国家卫生健康委员会"十三五"规划教材
全国高等学校教材
供本科应用心理学及相关专业用

心理治疗
Psychotherapy

第 3 版

主　编　胡佩诚　赵旭东

副主编　郭　丽　李　英　李占江

编　者　（按姓氏笔画排序）

王　琳（哈尔滨医科大学）　　　　　　赵旭东（同济大学医学院）

孔令玲（滨州医学院）　　　　　　　　赵希武（哈尔滨医科大学大庆市第三医院）

冯　坤（清华大学玉泉医院）　　　　　赵静波（南方医科大学）

朱　凯（北京理工大学）　　　　　　　郝树伟（北京大学医学部）

刘兴来（齐齐哈尔医学院）　　　　　　胡远超（吉林大学）

苏　英（北京大学医学部）　　　　　　胡佩诚（北京大学医学部）

杜玉凤（承德医学院）　　　　　　　　高　玥（南京中医药大学）

李　英（吉林医药学院）　　　　　　　郭　丽（中山大学）

李占江（首都医科大学附属北京安定医院）　黄慧兰（皖南医学院弋矶山医院）

李献云（北京大学回龙观临床医学院）　梁　红（北京大学回龙观临床医学院）

张红静（山东大学齐鲁医学部）

人民卫生出版社

图书在版编目（CIP）数据

心理治疗/胡佩诚,赵旭东主编. —3 版. —北京:人民卫生出版社,2018

全国高等学校应用心理学专业第三轮规划教材

ISBN 978-7-117-27020-5

Ⅰ.①心…　Ⅱ.①胡…②赵…　Ⅲ.①精神疗法 - 医学院校 - 教材　Ⅳ.①R749.055

中国版本图书馆 CIP 数据核字（2018）第 156355 号

人卫智网　www.ipmph.com	医学教育、学术、考试、健康,购书智慧智能综合服务平台	
人卫官网　www.pmph.com	人卫官方资讯发布平台	

心 理 治 疗
第 3 版

主　　编：胡佩诚　赵旭东
出版发行：人民卫生出版社（中继线 010-59780011）
地　　址：北京市朝阳区潘家园南里 19 号
邮　　编：100021
E - mail：pmph @ pmph.com
购书热线：010-59787592　010-59787584　010-65264830
印　　刷：三河市潮河印业有限公司
经　　销：新华书店
开　　本：850×1168　1/16　印张：30　插页：10
字　　数：805 千字
版　　次：2007 年 7 月第 1 版　2018 年 8 月第 3 版
　　　　　2023 年 8 月第 3 版第 6 次印刷（总第 19 次印刷）
标准书号：ISBN 978-7-117-27020-5
定　　价：79.00 元
打击盗版举报电话：010-59787491　E-mail：WQ @ pmph.com
（凡属印装质量问题请与本社市场营销中心联系退换）

全国高等学校应用心理学专业第三轮规划教材
修订说明

全国高等学校本科应用心理学专业第一轮规划教材于 2007 年出版,共 19 个品种,经过几年的教学实践,得到广大师生的普遍好评,填补了应用心理学专业教材出版的空白。2013 年修订出版第二轮教材共 25 种。这两套教材的出版标志着我国应用心理学专业教学开始规范化和系统化,对我国应用心理学专业学科体系逐渐形成和发展起到促进作用,推动了我国高等院校应用心理学教育的发展。2016 年经过两次教材评审委员会研讨,并委托齐齐哈尔医学院对全国应用心理学专业教学情况及教材使用情况做了深入调研,启动第三轮教材修订工作。根据本专业培养目标和教育部对本专业必修课的要求及调研结果,本轮教材将心理学实验教程和认知心理学去掉,增加情绪心理学共 24 种。

为了适应新的教学目标及与国际心理学发展接轨,教材建设应不断推陈出新,及时更新教学理念,进一步完善教学内容和课程体系建设。本轮教材的编写原则与特色如下:

1. 坚持本科教材的编写原则 教材编写遵循"三基""五性""三特定"的编写要求。

2. 坚持必须够用的原则 满足培养能够掌握扎实的心理学基本理论和心理技术,能够具有较强的技术应用能力和实践动手能力,能够具有技术创新和独立解决实际问题的能力,能够不断成长为某一领域的高级应用心理学专门人才的需要。

3. 坚持整体优化的原则 对各门课程内容的边界进行清晰界定,避免遗落和不必要的重复,如果必须重复的内容应注意知识点的一致性,尤其对同一定义尽量使用标准的释义,力争做到统一。同时要注意编写风格接近,体现整套教材的系统性。

4. 坚持教材数字化发展方向 在纸质教材的基础上,编写制作融合教材,其中具有丰富数字化教学内容,帮助学生提高自主学习能力。学生扫描教材二维码即可随时学习数字内容,提升学习兴趣和学习效果。

第三轮规划教材全套共 24 种,适用于本科应用心理学专业及其他相关专业使用,也可作为心理咨询师及心理治疗师培训教材,将于 2018 年秋季出版使用。希望全国广大院校在使用过程中提供宝贵意见,为完善教材体系、提高教材质量及第四轮规划教材的修订工作建言献策。

4

教材目录

序号	书名	主编	副主编
1	心理学基础（第3版）	杜文东	吕　航　杨世昌　李　秀
2	生理心理学（第3版）	杨艳杰	朱熊兆　汪萌芽　廖美玲
3	西方心理学史（第3版）	郭本禹	崔光辉　郑文清　曲海英
4	实验心理学（第3版）	郭秀艳	周　楚　申寻兵　孙红梅
5	心理统计学（第3版）	姚应水	隋　虹　林爱华　宿　庄
6	心理评估（第3版）	姚树桥	刘　畅　李晓敏　邓　伟　许明智
7	心理科学研究方法（第3版）	李功迎	关晓光　唐　宏　赵行宇
8	发展心理学（第3版）	马　莹	刘爱书　杨美荣　吴寒斌
9	变态心理学（第3版）	刘新民　杨甫德	朱金富　张　宁　赵静波
10	行为医学（第3版）	白　波	张作记　唐峰华　杨秀贤
11	心身医学（第3版）	潘　芳　吉　峰	方力群　张　俐　田旭升
12	心理治疗（第3版）	胡佩诚　赵旭东	郭　丽　李　英　李占江
13	咨询心理学（第3版）	杨凤池	张曼华　刘传新　王绍礼
14	健康心理学（第3版）	钱　明	张　颖　赵阿勐　蒋春雷
15	心理健康教育学（第3版）	孙宏伟　冯正直	齐金玲　张丽芳　杜玉凤
16	人格心理学（第3版）	王　伟	方建群　阴山燕　杭荣华
17	社会心理学（第3版）	苑　杰	杨小丽　梁立夫　曹建琴
18	中医心理学（第3版）	庄田畋　王玉花	张丽萍　安春平　席　斌
19	神经心理学（第2版）	何金彩　朱雨岚	谢　鹏　刘破资　吴大兴
20	管理心理学（第2版）	崔光成	庞　宇　张殿君　许传志　付　伟
21	教育心理学（第2版）	乔建中	魏　玲
22	性心理学（第2版）	李荐中	许华山　曾　勇
23	心理援助教程（第2版）	洪　炜	傅文青　牛振海　林贤浩
24	情绪心理学	王福顺	张艳萍　成　敬　姜长青

配套教材目录

序号	书名	主编
1	心理学基础学习指导与习题集（第2版）	杨世昌 吕 航
2	生理心理学学习指导与习题集（第2版）	杨艳杰
3	心理评估学习指导与习题集（第2版）	刘 畅
4	心理学研究方法实践指导与习题集（第2版）	赵静波 李功迎
5	发展心理学学习指导与习题集（第2版）	马 莹
6	变态心理学学习指导与习题集（第2版）	刘新民
7	行为医学学习指导与习题集（第2版）	张作记
8	心身医学学习指导与习题集（第2版）	吉 峰 潘 芳
9	心理治疗学习指导与习题集（第2版）	郭 丽
10	咨询心理学学习指导与习题集（第2版）	高新义 刘传新
11	管理心理学学习指导与习题集（第2版）	付 伟
12	性心理学学习指导与习题集（第2版）	许华山
13	西方心理学史学习指导与习题集	郭本禹

主编简介

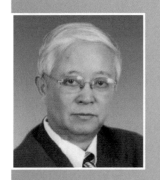

胡佩诚，北京大学医学部医学心理学系教授，博士生导师，心理医生，世界促进中国精神分析主席，亚洲大洋洲性学会前理事长，中国医学心理学教育分会前会长，美国临床性科学院特聘教授，《中国性科学》杂志主编等。曾出访世界五大洲40多个国家参加国际学术会议以及合作研究。

于20世纪80年代初开设了我国第一批综合医院及大学生的心理咨询门诊。曾主持30多项国内外基金的科研项目，主编或参编出版学术论著160多部，以中英文发表学术文章等共190多篇。在教学实践中，培养了数十名硕士、博士。在临床工作中，接待了数千名患者，有很好的口碑。数本书获国家或北京精品教材奖，在国家级教学成果一等奖中作出了重要贡献。

由于其突出的科普贡献，2002年获得中宣部等三部委颁发的"全国科普先进个人奖"。2005年获得北京大学医学部"最受学生欢迎的十佳教师"称号；2008年在德国获得国际性科学领域的大奖"赫希菲尔德"奖；2010年获得北京大学医学部教师的最高荣誉——"桃李奖"。

主编简介

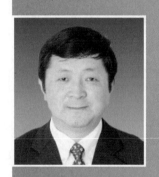

赵旭东，德国海德堡大学医学博士，同济大学医学院教授，精神医学、哲学心理学博士生导师，人文医学与行为科学教研室主任，兼同济大学附属精神卫生中心（筹）院长、附属东方医院精神医学教研室主任；国家卫生健康委员会疾病控制专家委员会委员；中国心理卫生协会副理事长暨心理治疗与心理咨询专委会主任委员，中华医学会心身医学分会副主任委员，中国心理学会临床与咨询专业委员会前任主任委员，中国医师协会精神科医师分会常委，世界心理治疗学会副主席，世界精神病学协会都市精神卫生分会常务理事。专业特长：心理治疗学、心身医学、文化精神医学。对我国引进和开展心理治疗、心身医学有开拓性贡献，长期从事精神科及临床心理科诊疗工作。

完成国家科技支撑计划、国家自然科学基金、中德科学中心、国家卫生部行业专项项目等资助的多个科研课题，获省部级科技进步二、三等奖 4 项，发表 SCI、SSCI 论文数十篇，出版德文专著 2 部、中文专著 1 部，参编英文专著 1 部，为人民卫生出版社国家规划教材担任主编、副主编、编委共 10 部。获得全国"五一"劳动奖章、西格蒙德·弗洛伊德心理治疗奖，获得全国优秀科技工作者、卫生部首批有突出贡献中青年专家、全国医学科技之星称号。

副主编简介

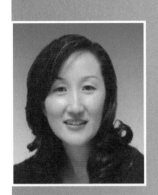

郭丽，1984 年毕业于同济医科大学临床医学系；1987 年东京大学医学部临床研究生；2000 年北京师范大学心理学院 / 香港中文大学教育学院博士生；香港中文大学中国文化教育研究所访问学者。现任中山大学公卫学院副教授 / 硕士导师，从事学校心理健康教育和心理咨询与治疗研究。正式发表国内外核心学术期刊论文 86 篇；主编卫生部 / 教育部"十一五"和"十二五"心理治疗教材的辅助教材《心理治疗学习指导与习题集》；编著《女性心理学》《家庭治疗》《亲子沟通》《心理咨询理论与技术》《医学心理学》等心理学书籍、教材 32 部。获全国优秀医学论文大赛科研成果一等奖，被评为中华医学会全国优秀医务工作者。现任中国心理学会医学心理学协会理事、广东省心理卫生协会心理咨询专业委员会副主任委员。

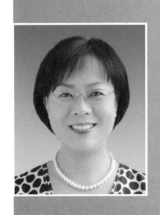

李英，教授，现任吉林医药学院应用心理学院院长，兼任中华医学会行为医学分会第五届委员会行为预防学组委员，吉林省心理卫生协会常务理事，吉林省心理咨询师协会常务理事，吉林省性学学会常务理事，吉林省心理学会理事，吉林市心理卫生协会副理事长、秘书长，中国健康心理学杂志编委等社会工作。

从事诊断学、内科学、精神病学教学及临床工作 16 年，从事心理咨询与治疗、性医学、心身医学等心理学相关课程教学 13 年，从事临床心理咨询与治疗 23 年。主要研究领域为临床心理咨询与治疗、学生心理健康教育与辅导、性心理辅导与咨询、心身疾病及精神疾病的诊断与治疗。发表科研及教学论文 40 余篇，主持及参与完成省级以上科研课题 17 项，主编及参编全国统编教材 7 部，专著 1 部。经常受邀到医院、学校、企业、社区、军队做讲座，宣传心理健康方面的知识。

副主编简介

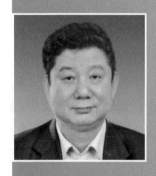

李占江，主任医师，教授，博士生导师。首都医科大学附属北京安定医院副院长、临床心理学系主任。中国心理卫生协会常务理事、认知行为治疗专业委员会副主任委员。中国睡眠研究会理事、睡眠心理卫生专业委员会、睡眠障碍专业委员会副主任委员。《中华精神科杂志》《中国心理卫生杂志》《中国临床心理学杂志》等期刊编委。以第一或通讯作者发表论文79篇，其中SCI收录11篇。

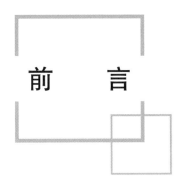

前　言

随着中国改革开放进程的不断加快，竞争与压力骤增，一些应对竞争与压力的职业也蓬勃发展起来，这就是心理治疗、心理咨询、心理保健以及心理辅导等职业在中国的兴起。同时，培养这些专业人员的应用心理学的教学与实践也在迅速升温。

本书为第 3 版，在保留了第 1 版、第 2 版教材优点的同时，又做了大幅度的修订。增加了许多新的章节与内容，也适当删减了某些过时的内容，使全书更为合理与可读。全书有选择性地介绍到目前为止世界上发展得较为完善的心理治疗方法，从理论到实践，从观念到操作，理论性、实用性、可读性很强。这本著作也是迄今为止为数不多的心理治疗中文著作及教科书。

本书每一章的基本框架是：概述、基本理论、治疗过程、基本技术、应用研究评价、治疗案例及思考题，推荐阅读放在了全书的最后。但是每种具体治疗方法的表述方式有所不同，特别是某些方法适合把案例合并于技术之中。因此，全书并非完全统一的模式，请读者理解编写此书的初衷。

这里想特别说明一点的是，心理治疗是一个实际操作要求非常高的专业，就像医师的培养要求有教学医院为学生提供见习与实习一样。目前我国的发展还不平衡，主要是实习基地与督导教师的不足。在这样一个大背景下，本书撰写时还特别考虑到如何促进学生的操作能力。因此本版中，在每一章的后面均增加了一个临床案例，让学生们根据所学的课程内容进行独立思考，并能够展开讨论。讨论是使学生提高实际操作能力的一种重要方法。希望这样的改变能使更多自觉学习的学生受益。

目前已有的心理治疗方法已达 400 多种，可见流派之多、方法之各异、研究者之众多。本书只能选择一些具有代表性的方法，难免挂一漏万。本书在介绍了主要方法的基础上，推出了一些国内还较少人知晓或较少人操作的方法，如眼动治疗、漂浮治疗等，希望有一些"耳目一新"的感觉。

本书最为重要的一个突破是将目前的心理治疗做了一个梳理，提出了一个较为实际的学习目标。这是一个在现阶段的创新思维，为了更好地服务于我国心理治疗的实际，将众多的心理治疗给予了一个很好的归类。

第一层次：**掌握**（初级层面）
- 第一章　绪论
- 第二章　心理动力学治疗
- 第三章　人本主义治疗
- 第四章　行为治疗

第二层次：**熟悉**（中级层面）
- 第五章　认知治疗
- 第六章　认知行为治疗

- 第七章　家庭治疗
- 第八章　创伤心理治疗
- 第九章　催眠治疗

第三层次：**了解**（高级层面）

理论型

- 第十章　焦点解决短期治疗
- 第十一章　格式塔心理治疗
- 第十二章　叙事治疗
- 第十三章　集体心理治疗

操作型

- 第十四章　沙游戏治疗
- 第十五章　眼动治疗
- 第十六章　漂浮治疗
- 第十七章　生物反馈治疗
- 第十八章　表达性心理治疗
- 第十九章　传统特色的心理疗法
- 第二十章　心理治疗督导

在本次修订中，我们特别介绍了我国学者自己创立的心理治疗方法，如李心天、钟友彬、鲁龙光、杨德森等教授们的方法值得我们去研究、发展、继承和创新。

还需要说明的一点是，虽然心理咨询的一些理论和方法与心理治疗有交叉、融通，但毕竟有其独立的研究领域，因此许多咨询技巧并未在本书中介绍，请大家参考本套教材中的《咨询心理学》一书，不在这里详述。

本书作者均为受过心理治疗方面良好训练的教授、副教授或心理学博士，而且许多人都是把他（她）们心爱的讲稿拿出来，经过加工撰写而成本书，相信读者读后会感到收益颇丰，且书中方法易于操作、便于工作。

本书针对的读者是应用心理学或医学心理学专业的学生，以及正在从事或即将从事心理治疗、心理咨询、心理保健以及心理辅导的专业人员、广大的医务工作者、心理学工作者以及爱好者。

但愿本书的出版能为我国临床及医学心理学的发展贡献一份力量，但愿本书能为我国心理咨询与治疗的大厦添砖增瓦，更祝愿中国的心理学能尽早进入世界一流的行列！

衷心感谢为了这本书作出贡献的所有学者、编辑、管理者、学生及一切相关的朋友们。对于书中出现的任何不足，也敬请大家原谅。

胡佩诚

2018 年 5 月

目　录

第一章 绪 论

学习目标：

1. 掌握　心理治疗的性质；心理治疗的原则。
2. 熟悉　心理治疗的概念；什么样的人适合做心理治疗师；心理治疗的病历书写。
3. 了解　心理治疗的历史与发展的概况；心理治疗的发展趋势。

心理治疗是临床心理学的重要内容，也是当前我国心理健康促进中的重要技术与方法，非常值得我们认真研究。本章将这个领域中的宏观内容给予呈现，以期了解。

第一节　心理治疗概述

一、心理治疗的概念

1. **心理治疗的定义**　心理治疗（psychotherapy）或称精神治疗，是以一定的理论体系为指导，以良好的医患关系为桥梁，应用心理学的方法，影响或改变患者的感受、认识、情绪及行为，调整个体与环境之间的平衡，从而达到治疗目的。

还有一些心理学家提出过一些定义，但似乎均未能比以上的定义更为明确和符合中国的文化。例如美国的精神科医师沃尔培格（L.R.Wolberger）认为，心理治疗是针对情绪问题的一种治疗方法，由一位经专门训练的人员以慎重认真的态度与患者建立一种职业性的联系，以消除、矫正或缓解现有症状，调节异常的行为模式，促进积极的人格成长和发展。

2. **心理治疗的标准**　英国的艾森克（图 1-1）提出了心理治疗的 6 个标准：①这是一种在两人或多个人之间的一种持续的人际关系；②其中参与者之一具有特殊的经验并受过专门训练；③其中的另一个或多个参与者是由于对自己的情绪或人际适应感到不满意才加入这种关系；④所应用的方法实际上是心理学的原则，包括解释、暗示以及说明等；⑤治疗的程序是根据心理障碍和一般理论以及某一患者的障碍的特殊起因而建立起来的；⑥治疗过程的目的就是改善患者的问题，他们也正是因为有问题才前来寻求帮助的。

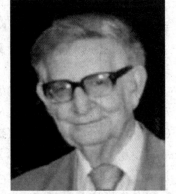

图 1-1　艾森克（Hans J. Eysenck，1916—1997）

二、心理治疗的简史

心理治疗源远流长。我们的祖先曾经创造了多种多样的心理治疗方法，谱写了光辉的篇章。早在 2000 年前，我国的《黄帝内经》曾指出，"精神不进，志意不治，病乃不愈"，所以医者要对患者"告之以其败，语之以其善，导之以其所便，开之以其所苦"。长期以来，祖国医学认为任何治疗应从"治神入手"，并以"治神为本"。

在西方，早在古埃及和古希腊时代就已经使用暗示疗法来治疗疾病。19 世纪和 20 世纪初，西方流行麦斯麦（Franz Anton Mesmer, 1734—1815）的催眠疗法。之后，奥地利医生弗洛伊德（Sigmund Freud, 1856—1939）首创的精神分析法也得到广泛的传播。20 世纪 50 年代末，行为疗法开始迅速发展。这些心理治疗到目前已成为重要的心理治疗流派。近半个世纪以来，随着心理科学研究的深入，不但原有的心理治疗方法不断地改进和完善，而且许多新的治疗方法和手段也如雨后春笋般出现。

现代心理治疗的方法在我国的应用开始于 20 世纪前半叶，当时仅限于精神病学领域，又由于主要沿用弗洛伊德的心理分析学派的理论与方法，脱离中国文化传统，效果不理想，影响较小。20 世纪 50 年代，我国的心理治疗工作者李心天等对神经衰弱的心理治疗进行了研究，形成了具有我国特色的"悟践心理疗法"。我国学者钟友彬结合中国实际创造了中国式的心理分析法，称为"认知领悟疗法"，同样取得了很好的疗效。此外，湖南医科大学张亚林等在 90 年代提出的"道家心理治疗"、北京大学医学部胡佩诚提出的"漂浮治疗"在国内外均具有一定的影响。

随着我国经济、军事及其他各个方面在世界的崛起，我国的心理学也在迅速发展。据 2016 年我国在世界心理学的重要刊物发表的文章数量来看，我国已进入世界前十位的状态。在世界重要的学术会议中，中国学者的身影越来越多地在世界舞台上展现。

专栏 1-1

弗洛伊德的故事

弗洛伊德 1856 年生于捷克。1873 年入维也纳攻读医学，1881 年获医学博士学位。1895 年创立精神分析法，提出用精神分析的方法治疗癔病的理论。

1908 年建立维也纳精神分析学会，很快欧洲各国的精神分析学会均相继成立，并建立了国际精神分析协会。1909 年在美国克拉克大学讲学，获广泛反响。1923 年又将人的心理结构分成三个层次，创立了一个全新的心理学研究领域。1938 年因德国法西斯侵占奥地利而移居英国。

弗洛伊德爱情中的另一人是安娜，安娜也是一名犹太人。弗洛伊德在奥地利首都维也纳担任精神科医生的时候，认识了安娜。安娜当时是一家制药公司的女工。弗洛伊德很重视爱情。他与安娜的感情很好。弗洛伊德与安娜孕育了两个儿子、两个女儿。

弗洛伊德的主要著作有《癔病研究》（与布洛伊尔合著）、《释梦》、《精神分析的起源和发展》、《梦的解析》、《对性学说的三个贡献》、《超越快乐原则》、《自我与本我》、《图腾与禁忌》、《群众心理学和自我分析》、《强迫行为和宗教仪式》、《文明及其不满》、《摩西和一神教》、《自我与伊德》等，他的学说对心理学、医学、人类学以及史学、文艺、哲学都产生了不同程度的影响。

弗洛伊德于 1902 年起一直任教于维也纳，他最伟大的贡献是发明了精神病的精神分析治疗法，他在早期便已研究通过诱导和催眠来治疗歇斯底里症和神经官能症，此后又由此发展出他的治疗方式，揭开无知觉或潜意识的发病原因，并发现这种病可以通过发泄而达到治疗效果。他建立了"潜意识动机支配人类许多行为"的理论。另外，弗洛伊德对从人类性生活的基本认知，发展出关于人类性行为的理论。这个理论的主要观点是，禁忌和社会

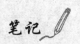

习俗对性的抑制作用会导致神经官能症的发作。

弗洛伊德在晚年的时候患上了口腔癌，1939年弗洛伊德在英国伦敦去世，终年83岁。

三、心理治疗的现状

近一个世纪以来，国外，特别是一些经济上较发达的国家，心理学及其心理治疗的事业有了长足的发展。其特征有三：

1. **从业人员多** 许多国家从事心理学方面研究与临床工作的人员数量与医生、律师相当，成为三大行业最多的一个行业。例如澳大利亚每4000人中就有1人从事心理学的工作，美国则达到每2000人有一位心理工作者。中国目前在数量方面有了长足的进步，但在人员的素质上还难以满足社会的需要。目前我国正在进行的工作是不断提高人员的学术质量，追赶世界发达国家的水平。

2. **机构设置多** 在一些发达国家中，医院、社区、学校等部门均设立有心理咨询与治疗机构，为患者和来访者提供了很方便的就诊或咨询的场所。私人开业也十分普遍。我国也在提出让心理健康的服务能覆盖全社会，目前正在缩短与发达国家的差距。

3. **专业化程度高** 在某些国家里，心理咨询与治疗分工已越来越细，有些诊所专门治疗儿童、妇女、残疾患者或性问题，有些机构专门从事精神分析方法、行为治疗或催眠治疗。我国的工作还有待进一步发展，但正在快速缩短与先进国家的差距。

此外，关于从事心理治疗与咨询人员的资格与执业鉴定工作在许多国家已走上轨道，我国在这方面也越来越正规。

第二节 心理治疗的性质与应用

一、心理治疗的性质

心理治疗要完成对人的思维、行为以至人格的改造与纠正，其治疗过程不同于传统的医学治疗。主要的治疗过程具有以下的特点：

1. **自主性** 心理治疗的关键是帮助患者自己改变自己。在心理治疗过程中的医患关系，不是传统意义上的关系，而是一种合作努力、一种伙伴或同盟的关系。患者从一开始就发挥主动的作用。通过治疗，患者变得越来越具有自主性和自我导向能力，对自己的情感和行为更负责任。

2. **学习性** 心理治疗的过程就是一个学习过程。心理治疗的一个基本假设就是，个体的情感、认识以及行为都是个体过去生活经历的产物，它们是"学习"而来的。因此心理治疗需要具备三个条件：一是患者自愿主动，参加治疗应有强烈的动机；二是环境允许他的改变，有一个可能提供转变的外环境；三是能克服学习的内部阻碍，这需要转变其防御机制，与治疗师取得配合。

3. **实效性** 心理治疗是一项有实效的工作，它是有效的、有益的，而且是人道的。

二、与相关学科的区分

1. **心理治疗与思想政治工作的异同** 心理治疗与思想政治工作的相同点是都是做人的工作。此外，相互间有包容，即思想政治工作要研究人的心理活动，心理治疗中要涉及人生的价值观。心理治疗与思想政治工作的不同点（表1-1）。

笔记

3

表 1-1　心理治疗与思想政治工作的不同

区别	思想政治工作	心理治疗
目的	调动群众的社会主义革命和建设的积极性,保证党和国家各项政治经济任务的完成,解决政治态度和立场问题,树立正确的世界观、人生观和价值观	帮助来访者消除或缓解心理症状,促进其人格向健康协调的方向发展,提高环境适应力,摆脱消极情绪
性质	意识形态领域中政治活动的一部分	心理科学的范畴,一种治疗技术
内容	基本路线、爱国主义、集体主义、革命传统、理想道德、民主法制、形势改革教育等	心理障碍、心身疾病、心理问题的调适、儿童教育、心理卫生等
理论基础	马列主义、毛泽东思想,辩证唯物主义	各种心理治疗的学派理论,人格心理学,变态心理学等
方法	个别座谈、集体座谈、评比座谈、参观访问、大报告、谈心	个体与集体心理治疗,生物反馈治疗
工作方式	主动	被动
人员要求	领导干部、党团、工会干部	受过专门训练的心理治疗师
效果评价	促进两个文明建设,有利于促进生产力发展	促进来访者的心理健康

2. 心理治疗与心理咨询的异同　二者相同点在于二者的理论与方法是相同的;咨询与治疗的不能完全分开,即使有差异,也是非本质的;他们的不同点(图 1-2,表 1-2)。

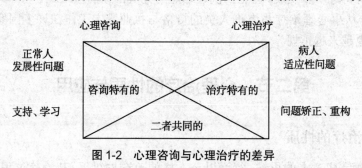

图 1-2　心理咨询与心理治疗的差异

表 1-2　心理治疗与心理咨询的区别

	心理治疗	心理咨询
工作对象	可称患者,主要为精神病、神经病、心身疾病、心理障碍等患者	可称来访者,在适应和发展方面发生困难的正常人
工作者	精神医生、医生心理学家	临床咨询心理学家
工作任务	人格障碍、行为障碍、心身疾病、性变态	人际关系、学习、升学、婚姻
工作方式	强调人格的改造和行为的矫正,费时较长,数周~数年	强调教育、教育与发展,费时较少,一次至数次

三、心理治疗的临床应用

心理治疗可以广泛地应用于临床与心理的许多疾病与问题。最常应用在神经症、儿童与成人的行为障碍,包括性心理障碍、应激或挫折后的情绪反应、重型精神病的恢复期、心身疾病的辅助治疗、学习问题、个性问题以及某些慢性病患者的康复治疗等。

经过漫长的发展历程,心理治疗已经作为现代医疗卫生领域的重要技术得到了广泛的应用。近 30 多年来,我国的专业人员经由对国外心理治疗的初步引进、吸收和转化,进入了推广的阶段,同时也结合社会文化背景,积极发展本土心理治疗。在 2013 年 5 月生效的

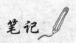
笔记

《中华人民共和国精神卫生法》中，首次明确了心理治疗的法律地位："从事精神障碍诊断、治疗的专科医疗机构还应当配备从事心理治疗的人员。""心理治疗活动应当在医疗机构内开展。……心理治疗的技术规范由国务院卫生行政部门制定。"

对于心理治疗在临床上的应用范围，有不同的理解。专门的心理治疗意指那些由经过训练的医师或临床心理学工作者在医疗机构实施的心理治疗，用于心理疾患或精神障碍、心身障碍。治疗师基于有关心理正常与异常的理论，用可以学习掌握的技术，通过言语、表情、举止行为及特意安排的情境，使患者或咨询顾客（client，咨客）在认知、情感、意志行为等方面发生变化，以帮助他们解决学习、工作、生活、健康等方面的问题，从而能更好地适应内外环境，保持心理和生理的健康。

临床上还有一大类"心理治疗"，涉及所有临床专业领域的医务人员与患者之间的交流、互动过程，体现在医务人员随时随地表现出来的基本素质、专业精神与态度之中。一些欧洲的教科书，如英国的《牛津精神病学教科书》及德国的《医学心理学与医学社会学教科书》，使用"心理学治疗"（psychological treatments）或"心理学干预"（psychological interventions）来表示任何一种应用心理学原理的工作技术，而不仅仅限于只有少数人经过大量培训后才能掌握、使用的专门心理治疗。按照这样的定义，下面按照医生应用心理学原理和技术的有意程度、复杂程度，列出几种属于心理学治疗或干预的医患互动方式。

1. **医学咨询**　医生接诊每个患者的过程，必然就是接受询问、给予解答的过程。面对无法沟通的严重疾病患者，要对相关人员进行解答；即便是对于较轻的躯体不适或异常，医生也切不可以为简单而轻率敷衍了事，而要耐心听取陈述，进行分析、解释，提出进一步诊疗，或预防保健、康复方面的建议。

对于诊断明确的疾病或是需要继续诊察的不明情况，在进行重要的检查、治疗前，医生需要经常与患者及其家属进行有关病情及诊疗措施的沟通，谈话时有针对性地小结迄今为止的相关发现、存在的问题，疾病诊断、性质及程度、预后，介绍、讨论下一步诊疗措施，探询并澄清对方的不解、疑惑、犹豫、阻抗等认知性屏障，减轻其恐惧、焦虑、忧郁等负性情绪，争取合作。

从内容上看，上述日常医务活动涉及的问题并不一定是心理问题，而是临床各科的躯体疾患，患者、医生双方都不认为是有意识地在做心理学的干预。但传达有关知识、建议、医嘱时，医生话语的语用学效果，即患者方对信息真正理解、采纳的程度，却受到心理学因素的影响。有经验的医生能使用适应于患者认知水平、情感状态、价值观、意志力和期待的语言，简明扼要地传达专业信息，并让患者有恰当的心理准备、依从性，增强应对疾病的能力。

2. **健康教育**　在许多慢性疾病的长期治疗和康复计划中，患者行为、心理上的改变或适应与躯体治疗同等重要，所以，有意识地融合了医学、心理学和教育学原理的患者健康教育非常关键。例如，高血压、糖尿病、肿瘤、支气管哮喘、骨质疏松症等都有比较成熟的健康教育培训课程包。

3. **心理咨询**（psychological counseling）　属于低复杂度的心理学治疗，求助者一定程度上意识到心理方面的困扰，多数出于自愿而来寻求服务。可由所有卫生专业人员来进行。通过提供信息、支持，激发自助的信心，以解决较轻的情绪问题，帮助人们适应紧张的环境或做出困难的决定。

4. **专门心理治疗**　指中等复杂或复杂的心理学治疗，也是本章随后介绍的主要内容。

在临床实践中，大众对于心理治疗的巨大需求远远没有得到满足。在诸多影响因素当中，主要的障碍有三个：①医患双方对心理治疗的用途和效果认识不够；②社会、文化、经济因素对心理治疗应用造成的屏障；③从事心理治疗的医生和临床心理学工作者极其

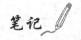

缺乏。

对于心理治疗用来做什么，以及有没有用的问题，20世纪众多篇论文的分析，得出以下主要结论：

（1）受益普遍性：不同类型的神经症患者都可以得到心理治疗的有益帮助。治疗能够缓解症状；不仅加快自然的治愈过程，还常常提供新的应对策略和对付未来问题的方法；如果经过正规训练，心理学家、精神科医师、社会工作者所做的各种治疗或治疗性咨询均能使患者受益。

（2）长短程结合：一般而言，短程治疗已经能够解决许多障碍，但仍有一些问题需要复杂而昂贵的长程治疗。

（3）巩固收益：正规治疗的疗效一般是持久的。治疗师较注意在改善症状的基础上，巩固治疗收益，并且培养适应现在和未来生活的能力。

（4）疗效差异：专业心理治疗的疗效优于一般的支持性人际关系和安慰剂。各种心理治疗形式、流派的总体疗效之间没有大的差异。不过，行为治疗对某些较难治的问题（如惊恐发作、恐怖、强迫）似乎更好些。

（5）流派整合：与流派相关的某些特异性治疗效应是存在的，但更明显的趋势是，越来越多的治疗师摒弃了门户之见，重视跨流派的共同机制，谨慎考虑技术与患者素质、人格、现实处境及诊断学差异等因素之间的匹配问题。有人注意到，患者类型对治疗模式的选择有影响。有些治疗师对某些类型的临床问题有偏好，也较容易取得好的效果。

（6）非技术因素：一些超越流派的非技术性因素，如人际性、社会性和情感性因素，在促进治疗变化方面有巨大作用。治疗师的个人性影响有时超过操作技术。信任、温暖、悦纳和智慧的个人魅力在治疗中发挥了关键的作用。

（7）治疗师个性：治疗师以及患者的情况千差万别，心理治疗并不是使人人都受益。除了患者方面的因素，治疗师消极的个性特征、应用技术不当、错误合用治疗方法，可能产生副作用，甚至对患者造成伤害。

不过，虽然患者应该可以从心理治疗获益，但实际上仅有一部分人真正接受心理治疗，因为在他们的需求与得到的服务之间存在以下几类因素，影响患者接受治疗的可能性：①患者的基本情况，如症状、诊断、人格特点、生活处境；②治疗背景条件，如治疗环境、时间设置、治疗模式、是否服药等；③治疗关系：治疗师与患者之间的适配程度、互动质量；④具体技术对于患者问题或期望目标的针对性。

综上所述，心理治疗有广泛的适应证。它既可作为治疗较轻的心理疾患的主要诊疗手段，也可以联合药物治疗，用于重性精神障碍的恢复期、康复期；对于精神卫生以外的全科或专科领域，心理治疗也可发生意料之外的影响。不论对于何种疾病，心理治疗的疗效既要靠医师有意去追求、达成，又要靠医师在日常临床工作活动呈现的言行举止来时时积累，让其自然发生。

第三节　心理治疗的体系

心理治疗的种类繁多，只从一个角度来分类很难概括全面，现从不同角度来分类介绍。

一、从理解上分

可以分为广义与狭义的心理治疗。广义的心理治疗指医疗全过程，通过各种方式和途径积极地影响患者的心理状态而达到治疗目的。其中包括医护人员对患者的接触、谈话、检查的过程以及医院优美舒适的环境，方便合理的医疗制度，卓著的工作效率，无一不在对

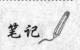

患者进行心理治疗。狭义的心理治疗就是指医生运用心理学的理论和方法，对患者进行有针对性的治疗，如精神分析法、行为疗法、人本疗法等。

二、从形式上分

可以分为个别心理治疗和小组心理治疗。个别心理治疗是通过治疗者与患者的个别谈话或其他方法的治疗。小组心理治疗是把数人或十几个病情相似或不同的患者编成小组，由治疗者分次向小组实施的治疗。

三、根据患者意识范围的大小

可以分为觉醒治疗和催眠治疗。觉醒治疗是指患者的神志处于清醒状态，根据医生表达的信息，患者能自觉地进行积极的思考，有意识地调整自己的情绪。这是心理治疗最常采用的。催眠治疗是指患者处于意识极度狭窄的状态下，患者可接受医生的言语指导，可将在意识中已经忘却的心理创伤回忆起来。

四、根据学派理论

可以分为心理动力学派、行为主义学派和人本主义学派等治疗方法。建立在不同的学派理论基础上的心理治疗方法将在以后的章节中加以详述。

五、根据理论与操作模式

心理治疗依其主要学术理论与施行之要点，可分为分析性心理治疗、认知性心理治疗、支持性心理治疗、行为性心理治疗、人际性心理治疗、操作性心理治疗等种类。

1. **分析性心理治疗**　乃以"精神分析"（psychoanalysis）的原理为基础，经由探讨患者的深层心理，了解潜意识之心情动机、欲望及精神动态，协助患者增进对自己心理的了解，进一步改善适应困难的心理机制。其特点是把着眼点放在个人的"内在精神"（intrapsychic）之结构、功能与问题，着重感情与动机之分析，并关心自我对现实的适应方式。

2. **认知性心理治疗**　又称"认知治疗"（cognitive therapy），其主要原理认为凡是情绪或行为反应均与其认知有连带关系。一个人对己、对人、对事的看法、观念或想法，都会直接或间接地影响其心情与行为。因在治疗的方法上较容易处理"认知"之层次，经过对认知上的纠正或更改，便可连带改善其情绪与行为。譬如改善自己对自己的看法，行为上就能较有信心等。因此其治疗的着眼点乃放在认知上修正，故称之认知治疗。

3. **支持性心理治疗**（supportive psychotherapy）　其主要特点在于运用治疗者与患者间建立的良好关系，积极地应用治疗者的权威、知识与关心，来支持患者，使患者能发挥其潜在能力，处理问题，渡过心情上的危机，或避免精神崩溃。支持性心理治疗并非帮助患者了解自己的潜在心理因素或动机，而在于支持协助患者去适应目前所面对的现实环境，所以称为"支持"治疗。

4. **行为性心理治疗**　一般称之"行为治疗"（behavior therapy），其原理乃根据学习心理学，认为任何行为给予适当的奖赏或处罚，便可操纵其行为，既可消除不适应的行为，也可建立所需的新行为。因此，行为治疗不在乎患者的过去，也不用追究不适应性的行为问题来源，而主要把着眼点放在要更改或消除的行为，研究如何策划有系统地、按程序、适当地给予赏罚，来产生行为上的更改，产生治疗效果。

5. **人际性心理治疗**　包括人本主义治疗、婚姻治疗、家庭治疗或小组治疗等，其主要着眼点在人际关系上，包括人与人之间的沟通、权利和分配、角色的扮演、情感与关系、认同与联盟等。其治疗方式强调注重目前的情况，实际的练习与操作，来改善夫妻间、家人间或群

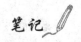

体间的人际关系。

6. 操作性心理治疗(operating psychotherapy)　这是一类新兴的心理治疗方法,其运用了高科技与操作的手段达到单纯语言治疗难以达到的目标。例如,漂浮治疗、眼动治疗、生物反馈治疗、沙游戏治疗等。这一类治疗无论在理论与实践上有着更强大的生命力,而且越来越受到业内人士的认可与欢迎,也亟待发展起来。

虽然从理论观点上心理治疗可如此划分区别,但在实际运用操作时往往可视其需要而运用各种原理,或可混合采用。

六、根据实施的时间

长期、短期与限期心理治疗——心理治疗又依其治疗期间的长短,而可被分别形容为"长期心理治疗""短期心理治疗"与"限期心理治疗"等类别。诚然,心理治疗的期限并无硬性规定,要看接受治疗者之意愿,所关心的问题之轻重与内容,以及治疗者的建议等因素而决定;也要斟酌现实情况,包括来往的方便与否,治疗费的负担等而施行。

习惯上所谓"长期心理治疗"(long-term psychotherapy)乃指治疗的期间较长久,如超过两三个月,甚至一两年。因治疗的目的不仅在于症状与问题的消失,而还在于改善性格及行为的方式,需时间长久。治疗患者不但期间长,治疗的重点还放在深层心理的探讨,企图纠正内心的情结,则称为"强化心理治疗"(intensive psychotherapy)。假如只因病情的关系,需常常看病,并作长期性的追踪式诊察与支持性治疗,并不意味着为长期心理治疗。

所谓"短期心理治疗"(short-term psychotherapy)乃尽量在短期内完成。可能是五六次或十余次的会谈,也可以是经历两三个月的治疗。关键是不把范围无限扩大,把治疗重心搞清楚。

所谓"限期心理治疗"(term-limited psychotherapy)是指在治疗开始时,就立下一个共同的制约,如五次、十次或两个月等。这样定下期限,双方有心理上的准备,并可针对此约定的期限,双方共同努力去实现治疗的目标。

第四节　心理治疗的机制与原则

心理治疗的治愈因素很多,大致可分为基本的治愈机制及特殊的治愈机制两大类来讨论。

基本的治愈机制——不管是传统的心理治疗也好,现代的心理治疗也好,尽管心理治疗之原理或施行模式不同,各种心理治疗或心理咨询有其共同的治疗性因素,可协助被治疗者或患者改善及进步,被称之"非特殊性之治疗机制"或"基本的治疗功效"。

这种基本的、非特殊性的治愈机制,与治疗者所施行的治疗方式不太有关系,而是超出治疗之学理与技巧而无形中产生的治愈效果。

特殊的治愈机制——所谓特殊的治愈机制,乃是治疗者运用治疗原理,有意地选择执行某种治疗策略及技巧,希望产生特别的治疗功能。因此,随着治疗模式不同,各种治疗方式有其特殊之治愈机制,并特别去运用,有目的性地让它发生。

有研究显示,心理治疗疗效中的60%是基本机制所致,特殊机制及患者本人的因素分别占20%。医生如果主动追求积极的、建设性的互动,那么其言行举止实际上在不经意间就已经开始发挥基本的治愈机制。

关于治愈机制,生物学的原因也在探讨之中,一些心理治疗方法取得成功的研究中,也有着越来越多的报道。

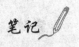
笔记

一、基本的治愈机制

1. 对治疗的期待 有些患者一旦决定接受心理治疗或辅导之后，其心情就已经显著改善，治疗还没开始，就已经好了一半。很明显地跟治疗没有关系，而是接受治疗这件事本身起了作用。随着每个人对心理治疗的了解有所不同，对接受心理治疗也有不同的期待。有些人幻想治疗者能轻易地为被治疗者解除所有的困难；有的希望治疗者能作患者的后盾，去应付面对的困难；有的是因决定接受心理上的治疗，自己就开始注重自己的心理情况，费心检讨自己的心思，小心管理自己的情绪及控制自己的行为，无形中已经发挥心理治疗的功效了。

2. 对治疗者的信任 毫无疑问，患者对于治疗者的信任是一项很有作用的因素；有了信任，病情也好得快。特别是素来依赖心很强的人，非依靠权威者不可的人，或者带着幻想似的期待，认为父母或上面的人具有魔术性的能力，能替他解决所有问题的人，都会对治疗者产生很大的期待。对于这样的人，对治疗者能否感到信任是主要关键。有些医生在自己诊所会摆上患者称赞致谢的书框，表示自己的医术高超；或者在诊所里挂上自己的文凭，以显示自己的学术背景，说来都不过是在引起患者对治疗者的信任。

3. 可依赖的安全感 当患者感到医师或治疗者很关心他们，并且供给体贴与温暖，从而感到安全感，也是帮患者康复的另一基本治愈因素。特别是一个人心里空虚寂寞，或者是举目无亲的情况，能获得治疗者的关怀或安慰，是很有治愈作用的。可是这种因素常常不知不觉地存在，不容易被察觉。一旦遇到治疗者因休假或其他理由暂时不在，短暂停止治疗时，有些患者会马上产生心情不稳定，甚至病情恶化，这时才会令人察觉治疗者的存在对于患者是如何的重要，患者如何由治疗者而获得安全感。

4. 希望的力量 一个人遇到情绪挫折时，假如治疗者能帮他们栽培对于将来的希望，多半的患者或求医者就能本着所怀抱的希望而去面对自己的困难，进而改善处境。因此治疗者要帮患者去建立对自己的希望。

5. 改善的动机 有时患者的问题不在于不知道自己的病情，而在于没有心愿去更改自己的心理或行为。这时，治疗的功效在于能帮助患者培养动机，用心接受治疗，并去改善自己的行为。比如常犯行为问题的青少年，形成抽烟习惯后无法戒掉，要他感到自己行为的坏处，对自己错误行为产生不安之感，才能建立起改善的动机。又譬如一对夫妻关系不好，但只有一方想就医改善，另一方却毫无意思改良时，如何让后者也认识到问题的严重性，共同改善夫妻关系，是治疗的关键。

6. 向治疗者模仿 认同治疗上的另一功效是让求治者有意或无意地吸取治疗者对人对事的看法，模仿为人做事的态度，学习与人相处的要领。特别是年轻人缺少健康的父母或师友时，由治疗者供给适当的人生模范，让求治者或患者向治疗者认同，是治疗过程中常产生的基本治愈机制之一。

二、特殊的治愈原理

基于特殊的治疗理论而被认定的治疗功效，是随着特别的治疗而有意使用的治愈机制。

1. 对病情的了解 精神分析的治疗理论认为患有神经症的患者乃因受潜意识境界的"情绪症结"（emotional complex）而引起神经症（neuroses）。因此，治疗的目的是去发掘这种潜意识的情绪症结，并经由指点说明，帮患者去了解，经由对病情的了解与认识——获得所谓的"病识"（insight）——而改善自己的情感反应，消除症状。

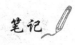

笔记

2. **获得吐诉倾泄** 有时一个人心里藏着一些不能告人的秘密，因而心情痛苦时，可通过治疗的场合让患者能吐诉、谈论、倾泄苦闷而感到轻松愉快，改善心理的负担与压力。这种情感上的"吐诉倾泄"（catharsis）也是一种治愈的机制，至少有暂时性的功效。

3. **修复心理创伤** 又称分析性的心理治疗，假如发现患者幼年时曾受心理创伤，会把治疗的操作放在早期心理创伤的修复。如幼年时遭到一些家庭或生活上的创伤事故，如丧失父母，被父母在躯体、性方面或心理上虐待，面对家人的不幸事故等时，因幼童的适应能力脆弱，常常无法应对，再加上缺乏家人或父母的适当保护或支持，会更难于去面对接受，往往会产生心理上的恶果，也是日后心理发展上的阻碍。对于这种情况，治疗者要帮助患者去重温幼年时候的遭遇，希望在治疗者适当保护与支持下，学习采用较成熟的方式去应付这些创伤，以便获得治愈的功效。

4. **纠正非功能性的"认知"** 根据理论，治疗者会把重心放在目前患者具有的"认知"上的问题，宜着手更改此时来访者的非功能性的"认知"（cognition）。纠正此看法，所有的情感与行为都会跟随着更改。这就是认知治疗所依据的治疗机制。

5. **处理心理上的"阻抗"** 从精神分析或分析性心理治疗的临床经验得知，治疗者要帮助患者把心理症结"意识化"时，常会遇到患者的"阻抗"（resistance），不能轻易地去获得对疾病的共识。就算是以认知治疗的角度来纠正患者的认知与看法，也会面对这种阻抗作用。广义上说来，这种阻抗作用实际上就是情绪问题的根源与表现；要治愈患者的心理问题，也就等于在处理患者的阻抗。能处理阻抗作用，就等于获得治疗的功效。这就是精神分析理论上的看法。

6. **促进"自我"功能的成熟** 在分析心理治疗的过程当中，帮患者以成人的眼光去重温幼小时的经验，去面对过去的创伤时，或者认知治疗中专心着眼于认知上的更改时，实际上是在督促患者能以较"成熟"的眼光与态度去处理心理上的困难。所以，心理治疗的治愈机制是在促进患者心理及人格上的成熟。

7. **善用"自我防御机制"** 督促患者在心理及行为上的成熟，可经由千头万绪的路径去进行。从精神分析或分析性心理治疗的立场说来，可把着眼点放在特殊的观点上，即如何帮患者改用较成熟的"自我防御机制"（defense mechanism）。自我防御机制，如"否定作用""外射作用""转移作用"或"升华作用"等，依其成熟的程度可分为自爱性（精神病性）、不成熟性、神经症性及成熟性的机制。治疗的方向是检讨患者所采用的自卫机制，并督促改用较成熟的机制，以较有效的方式来适应。

8. **新行为的训练与养成** 行为治疗的理论着重在患者所表现的具体行为，治疗上选定需改善的目标行为，按学习的原则，按拟定的步骤训练更改非功能性的行为。在方法上可采用"脱敏"的步骤，也可采用奖赏或惩罚的条件来策动行为的改变。因此，治疗的功效在于新行为的训练与养成。

9. **改善人际关系** 以婚姻治疗、家庭治疗、小组治疗为主的治疗模式，其主要理论是把人际关系看成人的行为的主轴。与人的沟通、来往、交互反应、角色的扮演或联盟关系的形成等是人际关系里的着眼点。就这些人际关系的层次来改善人与人的关系，是治疗的功效。经由人与人的关系，包括家人、亲人、夫妻、亲友间关系的改善，可解决连带性的个人心理问题。

10. **人生态度的改变** 许多治疗模式里所依赖的功效，乃在更改基本的人生态度。譬如以存在主义为核心的存在治疗，主要在帮患者对自己及人生的看法做检讨，经由人生态度的改变来改善问题。日本森田疗法的治疗关键也是帮患者对自己症状及问题的看法改变，经由基本态度的更改来处理自己原先面对的困难。这也是一种特殊的治愈机制。

三、心理治疗的原则

（一）治疗关系的建立原则

一个成功的心理治疗者应具备与他人建立密切联系的能力。心理治疗工作是在人际关系或交互作用的背景下进行的。这一关系是治疗的起点和终点。虽然心理治疗需要适当技术和策略，但总的看来，心理治疗的技巧涉及适应性、对他人的尊重、感情移入、敏感以及倾听能力等。一句话，即建立和保持良好的人际关系的能力。

心理治疗与患者之间的关系并不等于一般的友谊关系。其主要特点为：

1. **单向性**　在治疗关系中，一方是治疗者，另一方是患者、求助者。在这种关系中所关注的是患者的问题，而不是治疗者的问题。治疗关系一旦建立，它就是单向性的，一切为了患者的利益。它不同于友谊的双向互利关系。

2. **系统性**　心理治疗有着明确的目的和对象。治疗者要采取一系列有计划、明确、针对性强的措施帮助患者解决问题，增进自我理解、改善行为，更有效地适应与应对环境。

3. **正式性**　治疗者的目的和职责就是给患者提供帮助。这种关系既非儿戏，也不是为了寻开心。它是正式建立的关系，一切活动均不能超出这种关系约定的目标与范围。

4. **时限性**　治疗关系要以目标达到为终结。以后如果再有问题，还可以重新建立治疗关系。

（二）心理治疗原则

不论进行何种心理治疗，治疗者均应遵守以下的原则。

1. **信任原则**　这是心理治疗的一个重要条件。患者对医生要有信任感。在此基础上，患者才能不断接受医生提供的各种信息，逐步建立治疗动机，并能无保留地吐露个人心理问题的细节，为医生的准确诊断及设计、修正治疗方案提供可靠的依据，同时医生向患者提出的各种治疗要求也能得到遵守和认真执行。另一方面，也要求医生从始至终对患者保持尊重、同情、关心、支持的态度，密切与患者的联系，积极主动地与其建立相互信赖的人际关系。在心理治疗过程中，建立良好的医患关系，其主要责任在医生方面，这是检验一个心理治疗医生是否称职的重要条件。

2. **保密原则**　心理治疗往往涉及患者的各种隐私。为保证材料的真实，保证患者得到正确及时的指导，同时也为了维护心理治疗本身的声誉及权威性，必须在心理治疗工作中坚持保密原则。医生不得将患者的具体材料公布于众。即使在学术交流中不得不详细介绍患者的材料时，也应隐去其真实姓名。

3. **计划原则**　实施某种心理治疗之前，应根据详细收集到的有关患者的具体资料，事先设计治疗程序，包括手段、时间、作业、疗程、目标等，并预测治疗中可能出现的变化及准备采取的对策。在治疗过程中，应详细记录各种变化，形成完整的病案资料。

4. **针对性原则**　虽然许多心理治疗的方法适用范围不像某些药物和手术治疗那么严格，但有一定的适应证，特别是行为疗法。因此在决定是否采用心理治疗及采用何种方法时，应根据患者存在的具体问题以及医生本人熟练程度、设备条件等，有针对性地选择一种或几种方法。针对性是取得疗效的必要保证。

5. **综合原则**　人类疾病是各种生物、心理与社会因素相互作用的结果，因而在决定对某一疾病采用某一治疗方法的同时，要综合考虑利用其他各种可利用的方法和手段。例如对于高血压、癌症等疾病进行心理治疗或行为治疗，应不排除一定的药物或理疗。此外，各种心理治疗方法的综合使用，也有利于取得良好的疗效。

6. **灵活原则**　从某种现象上说，心理现象比生物现象更具复杂性。患者的心理活动受

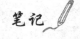

多种内、外因素的影响，不但不同患者之间心理活动存在很大的差异，同一患者在不同阶段的心理变化规律也往往难以预测。所以在心理治疗过程中，医生应密切注意患者的心身变化过程，不放过任何一点新的线索，随时准备根据新的需要变更治疗程序。此外，也要注意各种社会文化和自然环境对治疗过程的影响，包括文化传统、风俗习惯、道德观念、文化程度、经济地位等。

7. **"中立"原则**　心理治疗的目的是要帮助患者自我成长，心理治疗师不是"救世主"，因此在心理治疗过程中，不能替患者作任何选择，而应保持某种程度的"中立"。例如当遇到来访者询问"我该与谁结婚？""我应该离婚吗？"等问题时，要让来访者自己做出决定。但是在遇到法律、道德的基本底线上，是不能采取中立原则的，即治疗师要有明确的表示。

8. **回避原则**　心理治疗中往往要涉及个人的隐私，交谈是十分深入的。因此不宜在熟人之间做此项工作。亲人与熟人均应在治疗中回避。

（三）心理治疗对治疗师的要求

是不是懂得一些心理治疗的技术就能当好一个心理治疗师呢？一个优秀的心理治疗师应具备哪些良好的素质呢？

1. **要有一颗帮助别人的心**　要真诚地理解患者，做到通情达理，平等而不是鄙视，也不是板起面孔。仅仅想自己做个好人，而不愿意伸出援助之手的人，最好不做此项工作。

2. **有一个敏锐的观察力**　心理治疗师要善于"察言观色""听话听音""善解人意"，这些能力的培养十分重要。

3. **要有丰富的生活经验和知识**　一个资深的心理治疗师，应了解社会各层各界人士的生活与工作。要有较宽的知识面，应该不仅懂得医学、心理学，还应懂得社会学、人类学等，才有可能与来访者找到较多的"共同语言"。

4. **要具备乐观的生活态度**　来访者大多数由于生活中的问题，情绪比较低落。如果治疗师也是一个悲观观念很重的人，则难以使患者积极乐观起来，反而会起到"推波助澜"的作用。

5. **要遵守职业道德**　要有高尚的医德，尊重患者的隐私，尊重异性患者，要严格遵守一切心理治疗中的道德规范。

第五节　心理治疗发展趋势

一、心理治疗前景的预测

有人预言，心理咨询与治疗将会成为中国 21 世纪的一个热门行业，其原因有以下的考虑：

1. **健康与医学模式的转变**　健康与医学模式的三维观念的转变，必然促进心理治疗的迅速发展。因此，心理、社会、躯体的完满状态是难以达到的。

2. **社区医疗的发展**　随着 WHO 提出的 2000 年"人人享有健康"目标的实现，社区医疗将会有长足的发展，全科医生、家庭医生将成为重要方向。心理咨询与治疗的知识与技术将成为全科医生或家庭医生的知识结构重要的组成部分。

3. **脑科学的研究**　心理学是研究人脑运动规律的科学。人类要实现脑科学研究，例如脑移植等的突破，离不开心理学家特别是心理治疗学家的参与。

此外，心理治疗本身具有交叉科学的性质，也决定了其发展迅速是历史发展的必然。

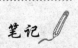
笔记

二、心理疗法整合的趋势

（一）心理治疗整合的现状

心理治疗的发展极为迅速。从弗洛伊德创立精神分析学派至今，心理治疗的各种学派、体系不断涌现，交叠更新。在美国，1959年哈珀（R.A.Haper）认定有36种心理治疗的体系；至1976年，帕洛夫（M.B.Parloff）发现共有130多种疗法；到了1986年，卡拉瑟（T.B.Karasu）则报告有400种以上的心理治疗学派。近年来，国内外心理治疗的发展呈现出各种理论学派"门户开放"的整合或折中的发展趋势，另外，焦点解决短期治疗、漂浮治疗、心理咨询与心理治疗本土化也呈现一定的发展势头，面对众多的心理治疗理论与学派的发展现状，作为一个心理治疗的专业工作者应有充分的了解和判断。

当代心理咨询与治疗的方法多种多样。过去，这些学派之间的争论十分激烈。各学派的治疗师与咨询者坚守自家的理论观点及方法，对于其他学派的理论观点及方法技术予以抵制排斥。近年来，许多心理咨询与心理治疗家渐渐抛弃了门户之争，开始出现多种方法并用、多种观点均予考虑的现象。明显的趋势显示，自20世纪80年代初期起，心理治疗理论已迅速朝向整合与折中发展。1983年"心理治疗整合协会"（The Society for the Exploration of Psychotherapy Integration）国际学术组织机构正式成立。

从不同的学派来看，每一学派都在致力于不断完善自己的理论，并在临床实践中提高治疗效果，缩短治疗周期。与此同时，他们也向外吸收一些于己有利的其他学派的理论观点及方法技术。相比之下，吸收外来方法技术的倾向更为积极。精神分析学派的许多治疗师及咨询者运用了行为学派的某些方法，而行为学派的治疗者也在不断吸收、运用其他学派的方法充实自己。

从心理治疗者个人来看，趋向于各种方法、理论兼收并蓄的情况更为突出。对1970年及1980年的临床与咨询心理学家进行的一项调查显示：30%～50%接受调查的人都认为自己是采用折中方式（Messer，1986）。

儒克和沃而腾（Zook and Walton，1989）提出类似的研究报告，他们对临床心理学家与咨询心理学家进行调查，发现大约四分之三以上的受访者至少选两种理论取向。除此之外，还发现年轻的临床心理学家们较偏爱行为取向，而年长的临床心理学家较偏爱心理动力取向；年轻的咨询心理学家较偏爱行为取向，而年长的咨询心理学家较偏爱人本取向。

（二）形成整合发展趋势的原因

纷繁众多的心理治疗学派曾经历了若干年的相互争论与竞争，为什么近年来出现趋向整合的发展？贝特曼等（BD.Beitman et.al）认为其原因有六个因素：①各种疗法剧增；②单一理论存在不足；③各种疗法效果相同；④共同寻求治疗成功的相同因素；⑤强调患者的特点和治疗关系；⑥社会环境对心理治疗提出的现实要求。其他研究者也曾讨论过出现整合倾向的原因。综合来看，出现整合倾向主要有下述一些原因：

1. 不同心理疗法各具疗效 心理治疗的各种理论学派主要是围绕着理论观点的不同而展开的方法，但在治疗结果方面，都可以用疗效来评估。不同的心理治疗、咨询方法与控制组和安慰剂组进行实验性比较的研究发现，治疗组疗效显著。此外，对于不同来访者采用不同方法进行治疗与咨询的研究也表明，各种心理治疗与咨询的方法的效果是十分接近的。

2. 不同疗法各有治疗特色 根据卡拉瑟的统计，400多种心理治疗学派并存于世，其中大量的学派是在20世纪70年代末至80年代中涌现出来的。如此迅猛的增长速度，其理论模型和技术方法使专业人员目不暇接，面临多种选择。纵观近年来心理咨询与治疗的发展，尽管有几种主要的心理治疗方法具有较大的影响力，却没有哪一种治疗学派能够在心

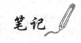

理治疗领域中占有独霸一方的绝对优势。

在心理咨询与治疗的实践中，专业人员越来越清楚地认识到没有哪一种理论和方法适用于所有的来访者和所有的问题。各学派都存在着相关理论的不足。如，精神分析学派过于重视潜意识的作用，而忽视了意识的作用；经典的行为治疗学派则完全忽略了人的主观能动性；等等。因此，各治疗学派开始了对自身理论方法的思考，逐步开始取长补短。在技术方法上开始了各种方法结合运用的尝试。

3. 寻求影响治疗成效的共同因素　治疗者认识到心理疗法并非完善，各具特色，由于研究证实各种心理治疗的总体疗效无明显差异，人们开始意识到不同的心理治疗可能存在着某些共同的因素在影响着治疗的变化过程。因此，寻求心理治疗中影响疗效的共同因素成为 20 世纪 80 年代心理治疗研究中的重要趋势，而这种研究趋势又对整合的总体发展趋向起到了推动作用。

4. 现实社会的要求　高度发展的社会，人们要求心理治疗缩短疗程，提高疗效。由于单一心理治疗理论及方法的限制，而不同心理治疗的疗效又相似。因此，心理治疗的各学派治疗者和专业人员不断调整治疗方法以适应和满足来访者的需求。实际上，对心理治疗整合的模型探索，也代表了专业人员对当前社会文化发展的适应性反应。

总体来看，对于心理咨询与治疗的各种不同疗法的疗效的比较表明，各种学派均各有其长处，这使得人们趋向于取长补短，吸收其他学派的方法，改进自己学派的技术。理论的不断完善与方法的不断改进是咨询与治疗中的自然趋势。世界范围内心理治疗的发展趋向由"分"而"合"，表明了这一领域中实事求是地对待理论及方法的态度。在心理治疗中，这种新的发展趋势及其所反映的求实态度，必将会导致心理治疗理论对于人更深刻的认识和对人的心理失调机制更为清晰的理解，这种趋势也必将导致心理治疗理论及方法的科学研究的进一步发展。

三、心理治疗疗程短程化趋势

随着信息时代社会高速的发展，类似经典精神分析治疗的持续数年之久的心理治疗过程，已不适应现代人的生活节奏。1963 年，美国正值社区心理卫生运动发展之际，短程心理治疗应运而生，目的在于为更多的有需要的人提供服务，以满足社区心理卫生的需要，而实际应用中也发现短程治疗具有较好的效果。

Spoerl（1972）HMO 记录中显示，6708 名来访者中 39% 只进行了一次治疗，61% 在 10 次之内。Lazare 等人报告第一次会谈后患者脱治率大于 50%。因此，塔尔曼（MosheTalmon）提出单次简快开放性一次性治疗，1990 年出版了《单次简快治疗》一书。"单次"治疗目标是指针对患者可能看过不再来情况，尽量利用仅有的一次机会对患者产生影响，开放性接受患者有可能今后接续的治疗。

短程治疗作为一种系统的治疗方法是有计划性的，不是单纯的疗程缩短，而是有理论依据，具有治疗目标的达成。多数学者认为，短程不只是治疗次数较少或时间较短而已，关键是治疗师能尽早确认出患者问题焦点确定目标、治疗过程中具有时间敏感性（time sensitive）和治疗的实效性（time effective）。

虽然心理治疗者们对短程治疗会期的看法不一致，但大多学者对短程治疗基本特征的看法较为一致，均认为短程治疗有五个基本特征：①及时干预；②治疗家的活动水平相对较高；③明确、有限的治疗目标；④清晰明确焦点的确认和保持；⑤与患者共同商定治疗时限。

四、心理治疗应用方法本土化趋势

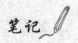

20 世纪 60 年代开始，跨文化心理学在西方兴起，70 年代美国社会心理学危机四起，70

年代中期欧洲迅速掀起心理学欧洲本土化运动。处于世界心理学界边缘的第三世界心理学研究者也纷纷投身到本土化心理学和跨文化心理学的研究中。

多元文化思潮主张要承认和接纳人类的多样性，给予不同民族、种族和文化群体以平等的地位，因为统一性存在于多样性之中，主流文化得益于群体文化的共存与互动。普遍重视各文化群的生活方式、风俗习惯、语言文字和价值观念。多元文化思潮丰富了心理治疗专业的理论。例如，最佳心理健康和正常心理发展的理念是多样的，文化差异在治疗中有意识地受到关注，心理治疗作为一门专业不能只与一个文化群体有关。多元文化观已激励专业具有一种新的社会责任感，并能主动地采取治疗，并积极地对有碍最佳心理健康的偏见和陈规提出挑战。

本土心理学主张特定文化影响着该文化社会系统成员的性格形成、心理问题机制、精神病理特性、求助行为和心理治疗方式。传统的民俗性、本土性心理辅导与治疗方法虽然难以用西方心理"科学"解释，但仍有价值，可与现代心理理论系统并存。

由于传统心理治疗的理论基础存在局限，追求所谓的"客观性"和文化"普适性"而拒绝考虑文化与价值因素，以致忽视患者的文化背景。大多心理治疗的方法与技术带有西方文化色彩。人们逐渐发现它难以充分解释和适应少数民族的心理与行为需要，而主流的文化在智力、文化和种族方面视之同化为获得成功的标志。

重视患者的文化背景及文化结构是多元文化主义对咨询理论的直接影响。这就使心理治疗从传统的以问题或疾病为中心模式转向了以文化为中心。强调情境导向，参照患者的文化背景解释其认知、情绪和行为问题，并依据文化差异调整辅导和治疗的方法技巧。重视性别、年龄、教育、职业、宗教、种族等文化变量的影响，专业人员探索适合本民族、本地区的本土化（indigenous）理论与方法，尝试建构可广泛整合人类文化差异的理论与方法。

如，北京中医药大学刘天君教授的移空技术，是以气功修炼中的存想与入静技术为核心，由治疗师指导患者充分运用意识的想象功能，先将所需要解决的心理疾病或障碍的心身症状象征性物化，并放入想象中为其量身打造的容器，而后想象在不同的心理距离上反复移动盛放了象征物的容器，使象征物及容器在移动的过程中逐渐变化乃至消失，从而缓解或消除心身症状的本土化心理治疗技术。

五、心理治疗疗效评价客化趋势

在心理治疗领域中，因各种心理治疗的目标不同，疗效的评价标准也不一样，疗效评价的客观性一直是一个有争议的问题。例如行为治疗的目标是消除症状或行为模式的改变，所以只要症状改善就认为治疗有效，而精神分析则认为症状改善是表面的、暂时的，不能认为治疗有效，只有从根本上改变患者的态度或人格的治疗才是有效的。正因为如此，在疗效评价研究出现一些矛盾的结果，在临床实践中也存在类似的问题。

近年来，在疗效评价中出现一种倾向：在评价治疗效果中重视评价多方面功能的改变，包括外显的症状、情绪和行为，内在的认知模式、自我强度和人格特征和总体的社会功能及生活质量。此外，人的生理、生化、免疫学指标，磁共振中的观察，均已进入心理治疗效果的评价。

总体来看，心理治疗的发展趋势，使得人们趋向于取长补短。理论的不断完善与方法的不断改进是治疗中的自然趋势。世界范围的心理治疗的发展趋势表明了这一领域中实事求是地对待理论及方法的态度。在心理治疗中，这种新的发展趋势及其所反映的求实态度，必将导致心理治疗理论对于人更深刻的认识和对人的心理失调机制更为清晰的理解；同时，这种趋势也必将导致心理治疗理论及方法的科学研究的进一步发展。

笔记

第六节　心理治疗的病历书写

一、概述

心理治疗档案是指在治疗师对来访者进行心理治疗的过程中形成的以各种媒介形式呈现的记录材料。在心理治疗档案中也可以包括治疗师与来访者之间签订的协议，内容可包括心理治疗开始的时间、实施的地点、价格、治疗的频率、联系方式、保密协议等。由于这些档案材料使用目的的不同，会有不同的呈现形式。如心理治疗病历、治疗会谈笔记、会谈的录音或录像材料、会谈中形成的文字或图表、心理治疗协议或知情同意书等。其中，心理治疗病历是心理治疗档案中最重要、最基本的文档材料，是心理治疗过程的完整体现，也是衡量心理治疗质量的重要手段之一。

心理治疗病历依据是医疗机构病历档案管理的目的还是治疗师用于个案督导的目的在形式上和内容的详尽程度上也会不同。如果是医疗机构的病历归档，主要用于追踪个案和小组在治疗过程中收集到的主要问题和障碍的表现、演变规律、个人史、诊断、主要问题或障碍的形成和维持的假设、治疗计划和治疗实施过程和效果评估等。而用于治疗师个人督导目的的治疗病历内容应更详尽，如与来访者问题相关的详尽材料，治疗师如何形成对来访者的个案概念化，提出治疗假设的原理，治疗的实际实施过程，可能遇到的困难或挑战等问题。用于专业督导目的的心理治疗病历中往往需要提交具体的治疗对话记录、治疗录音或录像。记录的内容丰富，涵盖面广，可以包括亲密的个人关系、幻想、梦想的细节等，甚至来访者生活中敏感的其他个人信息，或者治疗师的个人反应、假设、推测等。不管是医疗机构保管的还是治疗师自己保管的心理治疗病历，除了内容详尽程度不同外，在格式和内容要求上要尽可能一致，这样才能便于医疗机构对心理治疗管理的规范化，提高医疗机构心理治疗的质量管理水平。

所以，作为心理治疗专业的本科生，心理治疗病历的书写是心理治疗师必须具备的重要基本功之一。下面就心理治疗中用于案例督导的心理治疗文档的主要内容和格式介绍如下。针对医疗机构病历中心理治疗的记录内容和形式，在不同的医疗机构可能会有不同的要求，需要依据所在医疗机构的具体要求来进行。

二、主要内容与格式

关于心理治疗文档的书写没有统一的格式。美国认知治疗协会在认证心理治疗师时提出了心理治疗病历书写的格式，但是在国内由于该专业的发展尚不够完善，政府管理部门还没有统一的规范化的心理治疗病历格式。中国心理学会临床心理学注册工作委员会对于注册心理师申请者规定了心理治疗案例的格式，包括基本信息、案例概念化、治疗方案、治疗过程、治疗效果、评价和反思六部分。目前在国内，在诸如心理治疗案例督导、文章发表、资格申请等不同目的要求方面，在内容和形式上会有所不同。在此综合了相关机构在心理治疗病历的书写要求，归纳出心理治疗病历书写的主要内容和格式。主要包括：一般信息、个案史（主要问题和症状、个人史、既往史等）、案例概念化、治疗目标、治疗计划、治疗过程等。

（一）一般信息

心理治疗病历的一般信息主要包括心理治疗设置的基本信息和来访者个案的人口社会学资料等，如治疗地点、时间、具体时长、紧急联系人。在来访者信息中，包括姓名或化名、年龄、性别、种族、婚姻状况、文化程度、职业、宗教信仰、家庭住址、联系方式等。

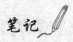
笔记

(二) 个案史

个案史主要包括来访者主要求助的目的和第一印象、主要问题或精神障碍表现的发生发展过程、诊断和治疗经过,既往疾病历史、个人史和家族疾病史等。

1. **来访者的求助目的和第一印象** 在此简要描述来访者寻求心理治疗的主要目的,并就治疗师在首次接触来访者时对其外在表现的感受进行必要的描述,包括其言谈举止、衣着外表、面部表情或神态、步态等。

2. **来访者的主要问题和症状** 主要记录来访者寻求心理治疗的主要心理行为问题或精神障碍的主要症状表现。这些症状的发生发展过程、诊断和治疗经过等。来访者报告或治疗师询问得出的有诊断和治疗意义的症状或具有鉴别诊断的相关症状和问题也要重点记录,如目前的问题或症状的性质(何时、何地问题开始出现,是在什么情况下出现的,何时何地最严重? 在这些问题出现时,来访者会有什么样的内心感受? 来访者在经历这些问题时是如何应对的? 采取了什么样的措施? 效果如何?)同时还需要进一步记录来访者在针对这些问题是否寻求过心理健康专业人员的帮助? 如果接受过心理健康专业人员的帮助,具体得到是心理咨询或心理治疗? 何种流派的心理治疗或咨询? 时长如何? 还是精神药物治疗或其他医学的帮助? 具体的药物或治疗的名称和剂量等。得到这些帮助后的效果如何?

对于目前存在的主要问题或症状的性质以及严重程度,要从认识活动、情感活动和意志行为基本心理过程全面收集记录来访者目前存在的精神病理症状的表现和具有鉴别意义的精神症状的性质和严重程度,如出现的频度、持续的时间、痛苦程度和对其社会功能的影响程度等。为什么现在才寻求帮助? 是否曾经想过伤害自己或他人? 如果有,实施过任何计划或任何尝试? 目前是否有自杀的想法? 同时,在此需要收集来访者目前的躯体情况,是否存在现患的躯体疾病? 具体疾病名称、目前的治疗情况和必要的实验室或其他医学检查的结果等。

3. **既往史** 来访者在目前主要问题出现前是否出现过其他的心理健康问题,以及精神疾病史和物质滥用史。躯体疾病罹患情况,如遗传病、传染病或重要的躯体疾病,以前的治疗情况,是否痊愈,以及目前的治疗情况等。

4. **个人史** 来访者的个性特点、爱好、社会关系、成长经历、养育环境、重大创伤事件、支持系统、工作和学习情况等。重点关注与目前问题和治疗有关的信息,说明导致有关症状的学习史、家庭环境,教育和职业方面的心理和身体发展信息。描述在个体发展中,家庭环境和缓解状态中的具体压力及其性质。描述当前的社会背景(家庭、经济、职业和一般生活状态)。在成长的经历中要关注家庭经济状况、养育环境和方式,兄弟姐妹、父母亲的工作状况和性格,父母之间的关系和家庭成员间的互动模式、其他比较重要的人、童年时期重大事件、学习情况、恋爱婚姻关系情况、人际关系、社会支持系统等。

5. **家族史** 在来访者两系三代中有无精神障碍或类似心理行为问题史。如果有,需要详细描述其具体情况。

6. **心理评估和诊断** 在收集上述资料的过程中,实际上也是心理评估的过程。治疗师可以有针对性地进行心理症状的评估、诊断和病理学工具的测量。治疗师依据上述收集到的个案资料和心理测量结果,对来访者的主要心理行为问题或精神病理症状制订问题列表,依据来访者对自己问题的认识能力和求助动机,评估其问题的复杂性、治疗方法的匹配性、求助动机水平和心理治疗改变的可能性等。依据 ICD 诊断分类系统对精神障碍进行心理诊断。尽管我国精神卫生法对精神障碍的诊断明确规定是由精神科医师进行,但在进行心理治疗时,治疗师也应当针对来访者的精神障碍或心理行为问题进行全面的评估、诊断和记录。如果治疗师不能进行诊断,需要精神科医师会诊,明确诊断并进行记录。

7. **案例概念化** 在收集资料、评估和心理诊断的基础上,治疗师要对来访者的主要心

笔记

理行为问题或精神障碍的形成和维持的心理机制形成假设，并提出主要的心理干预策略的过程就是案例概念化。在心理治疗病历中，案例概念化是非常重要的部分，也是心理治疗师必须理解和掌握的一项基本技能。尽管不同心理治疗流派对心理问题或精神障碍发生和维持的心理机制有不同的解释或理论假设，但在案例概念化的基本内容和形式上主要要解决如下的问题：①来访者的主要问题的准确评估；②在横断面上理解主要问题或症状的形成和维持的机制（又称微观案例解析或横向案例解析）；③从纵向上理解在主要问题发生的心理社会原因（又称宏观案例解析或纵向案例解析）；④根据以上的信息，提出心理治疗的工作假设。工作假设可以简要描述来访者目前的心理行为问题或心理症状形成和维持的特定心理机制，简要总结工作假说的主要特点，指导治疗干预措施，将治疗师的心理治疗工作假说与来访者的心理行为问题或疾病的心理病理机制或模型链接起来。

8. **治疗目标**　要在问题列表基础上，治疗师和来访者一起讨论，形成一致的治疗目标并记录下来。在这里，治疗目标不完全是针对来访者的精神症状或心理行为问题，也可以是问题背后的原因。治疗目标可以分为短期目标和长期目标分别记录。要注意短期目标和长期目标的内在逻辑性和可实现性。

9. **治疗计划**　治疗师对依据与来访者商定的治疗目标而制订的总体干预规划。在治疗计划制订中，依据疗程的不同，治疗计划的详尽程度可以有所不同。短程的心理治疗往往可以精确到治疗次数和每次治疗的目标、治疗任务和所用的干预技术，而长程的心理治疗更多地采取分阶段进行治疗计划的制订。如治疗初期的主要目标、主要任务、治疗次数和主要的干预技术，治疗中期的主要目标、治疗任务和所用的治疗技术方法，治疗后期的治疗回顾、复发的预防和如何结束治疗的设置与思考等。

10. **治疗过程记录**　是指针对每次治疗的情况进行详细的记录。包括每节治疗目标、治疗设置、治疗技术和方法、治疗过程、来访者反应或反馈、总体情绪和病情评估、治疗时间等。在认知行为治疗中还要记录家庭作业的布置和完成情况。在不同的心理治疗流派，对治疗过程记录要求会有不同，这会取决于治疗流派的治疗设置。在比较规范的认知行为治疗过程中，是将每次治疗按照相对固定的格式进行记录，其中可以包括来访者每次心理状况评估、治疗间期的情况或者进行的练习或家庭作业、治疗的技术等，也可以包括因某些治疗技术和方法可能出现副反应而对患者的告知。详细的心理治疗过程记录可以完整呈现来访者的整个心理治疗过程，可以帮助治疗师回忆起治疗过程中的一些重要细节，进行案例回顾，修订或完善治疗计划，总结治疗的成功与失败之处，提高案例督导质量，促进治疗师的自我成长等。

11. **治疗总结**　在治疗结束后可对整个治疗进行总结，详细介绍双方治疗关系的性质和质量，治疗师所遇到的任何问题、治疗师如何解释这些问题并且是如何解决的。描述治疗师最初的案例概念化和工作的假设对实现治疗目标的帮助，治疗计划是否有修改。当治疗进程中出现障碍时，治疗师需要关注到，并思考如何跨越这些障碍。简要报告治疗的结果。如果没有完成完整的治疗，描述治疗进展的程度以及没有完成的原因。

三、注意事项

正如上面所述，心理治疗档案的记录与保管在国内没有形成统一的管理规范，各医疗机构参照国家医政管理部门的相关规定需要制订各自的管理规定，我们期待国家组织相关专家制定我国统一的心理治疗档案管理规范。但由于心理治疗的特殊性，在各个医疗机构具体实施心理治疗病历记录中应注意以下几个问题。

1. **心理治疗真实性与个人隐私保护**　心理治疗病历从科学性的角度讲，应当真实、详细，才能完整呈现心理治疗的真实过程，为医疗、教学和科研提供真实的、客观的档案资料。

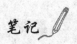
笔记

但是，心理治疗中必然会涉及来访者个人隐私问题，如何保证保护来访者的隐私，又能够保证心理治疗过程记录的真实客观是在日常工作中面临的两难问题。为此，心理治疗病历的保管就要不同于一般医疗文档的保管要求，需要制订严密的保管措施，以确保来访者的个人隐私得到严格保密。当然，涉及法律层面的问题时，依据涉及法律问题的性质和严重程度，来访者的个人隐私保密程度会有不同。如果涉及危及来访者个人或他人的生命安全的意图或行为时，与此相关的信息就应该不在保密原则的保护之下。

2. 心理治疗病历目的的不同要求　由于心理治疗病历记录的目的性的不同，在心理治疗的详尽程度上会有所不同。在医疗机构中心理治疗病历缺乏严格保密管理措施下，心理治疗病历的详尽程度会有所不同。如果仅用于医疗档案的保管，心理治疗病历重要体现在治疗过程的技术操作和理解层面的记录，涉及个人隐私部分需要进行必要的处理。如果用于治疗师个人督导或研究，在案例概念化和治疗过程会有更详尽的记录，但也需要在严格执行保密和知情同意原则的前提下进行案例的讨论、督导或科学研究。

3. 心理治疗流派和治疗形式对记录内容的不同要求　心理治疗流派很多，在不同的流派，对心理行为问题或精神障碍的理论假设不同，在治疗设置上也会有不同的要求。因此，在心理治疗病历的内容和格式上会有所变化。如认知行为治疗有较严格的结构化，在心理评估、案例概念化、治疗目标和治疗过程的记录上会按照认知行为治疗的理论模型来理解和解释心理行为问题或精神障碍，从认知、行为、情绪和生理层面进行案例概念化，描述来访者典型的思维、情感和行为（相关的生理反应），明确的治疗目标和治疗假设，具体的治疗方法和过程等。在动力性心理治疗中，在治疗目标、案例概念化和治疗过程的记录上会有明显的动力学特征，更多关注客体关系、无意识领域的冲突和防御机制的使用等。家庭治疗更多地从家庭层面来理解问题的性质和制订治疗目标和干预策略。在个体心理治疗和小组心理治疗上，由于治疗形式上的不同，对治疗内容和格式的要求也会不同。在本文中介绍的心理治疗病历格式和内容是以个案治疗为主进行介绍的，而对于小组心理治疗，在内容上更多地是从治疗小组共性问题出发来进行案例的理解和治疗目标、治疗程序和技术的记录，而不会涉及更多的个性化的内容。

临床案例与思考

一位成年男子，由于身体过度肥胖，超过500磅（1磅≈0.454千克），被迫使自己锁在了房间内。最后由当地的消防部门破坏其房门，强行将其抬出家门而到医院接受治疗。这张照片与报道震惊了当时的该国社会。原因到底是什么？该报道讲到：男子之所以出不来，其一是因为其胖到他的房门已经不够其身体出入的尺寸；其二，该男子在内心的感受上也不愿意走出其家门。

思考题：

1. 以上男子的肥胖问题是否足以使其难以出门？

2. 其精神上的原因可能是什么？

3. 联系周边的情况，你认为心理问题在今天的我国社会处于的状况如何？

（胡佩诚　郭　丽　赵旭东　李占江）

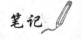

第二章　精神分析与心理动力学治疗

学习目标：

1. 掌握　精神分析的基本理论、经典的精神分析治疗和心理动力学治疗的基本技术，在临床实践中能够从心理动力学的视角去理解个案。
2. 熟悉　心理动力学治疗、客体关系及自体心理学理论的临床应用。
3. 了解　荣格的分析性心理学理论、阿德勒的个体心理学理论以及拉康理论。

弗洛伊德创立的精神分析是西方现代心理学与医学心理学的主要流派之一，现已扩展到社会生活的不同领域，如医学、文学、历史和哲学领域等。本章将详细地介绍精神分析治疗和以精神分析为基础的心理动力学治疗的基本理论、技术与方法。

第一节　经典精神分析概述

一、概述

精神分析（psychoanalysis therapy），亦称心理分析。它有两个方面的含义，一方面是指一种心理治疗技术和方法；另一方面指的是有关潜意识的理论。精神分析理论是所有的人格理论中内容最复杂、影响最大的人格理论。弗洛伊德等人的著作不仅影响心理学，而且几乎影响现代人类文化的各个方面。它产生于 19 世纪末，开始是探讨精神神经症的病因和治疗的一种方法和理论，到 20 世纪 20 年代，这个理论逐渐扩展到社会科学的各个领域，并由一种潜意识心理学体系发展成为无所不包的人生哲学。它既是西方现代人文科学一个重要的理论支柱，又是当代西方的一种主要的社会思潮。

二、弗洛伊德生平简介

精神分析的创始人是西格蒙德·弗洛伊德（Sigmund Freud，1856—1939）（图 2-1），他是 20 世纪最杰出的思想家和心理学家之一。有人将弗洛伊德所创立的精神分析看作 20 世纪的重大科学成就之一，一般把弗洛伊德所创立的精神分析称为经典精神分析（或称古典精神分析）。

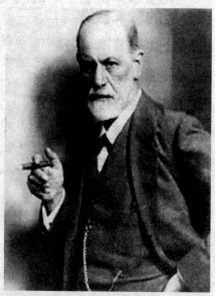

图 2-1　西格蒙德·弗洛伊德（Sigmund Freud，1856—1939）

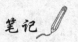

弗洛伊德于 1856 年 5 月 6 日出生于奥地利的弗赖堡（现属于捷克斯洛伐克）。4 岁时随全家移居维也纳，在那里一直生活了 80 年。父亲是一个不得志的羊毛商，也是一个极为专横的人。父亲在 42 岁时和第二个妻子生了弗洛伊德。母亲共生了 7 个孩子，弗洛伊德是长子，年轻的母亲对弗洛伊德极其宠爱并寄予厚望。

弗洛伊德在中学时代就显示出非凡的智力，成绩一直名列前茅，17 岁考入维也纳大学医学院，1876 年到 1881 年在著名生理学家艾内斯特·布吕克的指导下进行研究工作。1881 年开始私人开业，担任临床神经专科医生，1886 年与马莎·伯莱斯结婚，育有三男三女，女儿安娜·弗洛伊德后来也成为著名的心理学家。1938 年因遭纳粹迫害迁居伦敦，于 1939 年 12 月 23 日因口腔癌在伦敦逝世。

弗洛伊德对精神分析的兴趣是在 1884 年与布洛伊尔合作期间产生的，他们合作治疗一名叫安娜·欧的 21 岁癔症患者，他先从布洛伊尔那里学了宣泄疗法，后又师从沙可学习催眠术，继而他提出了自由联想疗法，1897 年创立了自我分析法。他一生中对心理学的最重大的贡献是对人类无意识过程的揭示，提出了人格结构理论、人类的性本能理论以及心理防御机制理论。

由于对患者及对自己的梦的观察和分析，弗洛伊德发现和确认了无意识心理现象。提出梦是愿望的满足，形成了梦的分析技术，1900 年出版《梦的解析》一书。1905 年弗洛伊德出版《性学三论》一书，他把生物发生原则用于研究心理性欲的发展，对这一问题做了种系发生的和个体发展的观察与概括。1908 年，第一次国际精神分析大会召开，会议决定出版精神分析年鉴。同年，弗洛伊德建立的"心理学星期三讨论会"改为"维也纳精神分析学会"。这些标志着精神分析学派的正式成立。1909 年，弗洛伊德应美国心理学家霍尔的邀请，前去美国讲学，并被克拉克大学授予名誉博士学位，弗洛伊德的精神分析开始得到国际承认。1914 年弗洛伊德发现自恋的心理现象，并以先天的内部驱力，即爱力来解释人的行为，认为生命由此得以支持。这一能量被称为生本能。1920 年，弗洛伊德修正关于本能驱力的理论，提出死本能作为补充。1923 年在《自我与本我》一书中，他详细阐述了他的人格结构理论，认为人格结构包括本我、自我和超我 3 个部分。

弗洛伊德终生从事著作和临床治疗，他的思想极为深刻。在探讨问题中，他往往引述历代文学、历史、医学、哲学、宗教等材料。他思考敏锐、分析精细、推断循回递进、构思步步趋入，揭示出人们心灵的底层，这就是精神分析的内容极其丰富的根源。

弗洛伊德一生著作颇丰，论文和专著有 300 多部。主要著作有：《歇斯底里研究》（1895 年）、《梦的解析》（1900 年）、《性欲三论》（1905 年）、《论无意识》（1915 年）、《自我与本我》（1923 年）、《焦虑问题》（1926 年）、《自我和防御机制》（1936 年）。

在精神分析百年的历史长河中，精神分析运动并非一帆风顺，弗洛伊德本人及其后继者不断对精神分析理论和实践进行修正和变革。弗洛伊德之后的精神分析运动大致遵循着内部发展与外部发展两条路径。内部发展路径指的是精神分析内部的不断分裂与重组、演变与发展。其逻辑线索是：弗洛伊德所倡导的驱力模式，经过荣格和阿德勒等人的过渡之后，进一步演化为自我模式、客体关系模式和自体模式，分别对应着精神分析的自我心理学、客体关系学派和自体心理学等，它们从学科内部推动着精神分析运动向前发展。外部发展路径指的是，弗洛伊德之后的精神分析从外部学科，如医学、社会学、文化学、人类学、哲学、语言学等里面积极汲取养分，一些精神分析学家把传统精神分析理论与其他学科相结合，分别出现了精神分析社会文化学派、存在分析学、马克思主义精神分析学和后现代精神分析学等，它们推动了精神分析运动向外发展。在 20 世纪，精神分析已发展成为一种理解人类心理和人格的理论体系和治疗精神疾病的方法。下面分别介绍这些观点及其对心理治疗实践的影响。

第二节　精神分析的基本理论

弗洛伊德的精神分析理论学说主要包括以下几个方面。

一、驱力理论

弗洛伊德认为，本能是人格的推动因素，人的行为的基本动力都源于生物本能，或性的驱力，他称之为力比多（libido）。力比多提供了心理活动的能量，是推动个体生存和发展的内在动力。

在早期理论中，Freud 提出两种本能：性本能和自我本能。性本能是以性欲为基础的种族保存本能，自我本能是以食欲为基础的自我保存本能，如果性本能长期受阻会导致人格变化，如果自我本能长期受阻会导致死亡。在第一次世界大战期间，使他感到在人格中可能存在侵略本能或自我毁灭本能。因此，他把性本能和自我本能合为"生的本能"，与生的本能相对立的是死的本能。他认为，生命是从无机物演化而来的，人的生命一开始就有一种返回无机状态（毁灭生命）的欲望，死的本能体现为恨和破坏的力量，死的本能可以是直接内向，表现为自责、自罚和自杀等动机；死的本能也可以直接外向，表现为恨、攻击、破坏和征服别人等动机。他认为，攻击驱力是从死的本能中派生出来的，当指向外界的攻击驱力受到挫折时往往转向自我内部，攻击自己，成为一种自杀倾向。两种本能有机地结合在一起，生命就在它们的冲突和相互作用中表现出来。

弗洛伊德的驱力理论，特别是性驱力理论，是其理论中最具争议的，他的生物本能论，特别是泛性论，就遭到荣格、阿德勒等早期追随者的反对，直接导致了精神分析学派内部的早期分裂。

二、无意识理论

精神分析理论认为，人的心理活动可分为三个层次：潜意识、意识和前意识。它认为作为一切意识行为基础的是一种潜意识的心理活动。

如图 2-2/ 文末彩色插图 2-2 所示，人的心理活动就像一座漂浮于海上的冰山，露在水面上的部分是我们可以看得见、感觉到的心理活动，而藏在海水底下的那部分则是看不见、无法意识到的潜意识领域。这种潜意识就其数量而言，远远超过人的意识心理活动的部分，就两者的关系而言，潜意识是意识的基础。所以它在正常情况下是不能被人发现的。

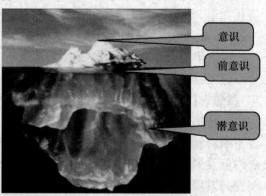

图 2-2　冰山理论

意识（consciousness）处于表层，是我们在清醒状态下能够觉察到的各种有目的的心理活动。这一部分在 Freud 的理论中不很重要，只是一个人心理活动的有限的外显部分。前意识（pre-consciousness）介于意识与潜意识之间，其中所包含的内容是可召回到意识部分中去的，平时并不为人所知，但集中注意或加以提醒可进入意识。潜意识（unconsciousness）处于深层，是指人们对自己一些行为的真正原因和动机不能意识到。也有人将这一概念称为潜意识，指人们在清醒的意识下面还有一个潜在的心理活动在进行着，不为人们所意识到，却"暗中"影响着人的外部行为。也可理解为人们对自己内在心理动力（动机、欲望和压抑等）的无意识。由于它处在深层，被压抑

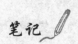

着,很难觉察到。但通过分析可被揭示出来。主要是那些与性和攻击性有关的内容,当被觉察到时会引起难堪和焦虑,所以常常被意识所排斥,但也常常在不经意中流露出来,如日常生活中的口误、笔误、做梦、遗忘、神经症症状等。通过精神分析的自由联想、梦的分析或催眠等能够被发现和证实。

潜意识是经典精神分析最基本的命题,也是最少发生分歧的命题,是精神分析运动发展中岿然不动的根基。

三、人格结构学说

1923 年弗洛伊德提出了人格结构学说,即一个人的心理分别由"本我""自我"及"超我"三个部分组成,并共同表现出其人格特征。

(一)本我(id)

本我又称原我,是与生俱来的,具有生物的基本属性。本我充满原始的活力和本能,遵循趋利避害原则,或"快乐原则",即追求个体的舒适、逃避痛苦并维持生存及繁殖。初生的婴儿只有本我,并具有初级的思维过程(primary thinking process),其特点是:①对事物的评价以欲望为标准(常好幻想),不考虑逻辑关系;②没有时间、空间的概念,不受这些条件的限制;③常直接用行为动作来表示需求及情绪情感;④情感水平分化低,评价事物非好即坏,非爱即恨。无法对事物作出整合处理。本我是人格中的原始成分,不易把握,但又是人格活动的"能量库"。它像"火山下的岩浆",需要寻求本能欲望的释放和满足,但常常只能在无意识中表现。

(二)自我(ego)

自我在人格结构中代表理性和审慎,是自己可意识到的执行思考、感觉、判断或记忆的部分。自我是在儿童能够区分自身和外界时出现的,其功能为对外适应环境的要求,满足自身的需要;对内调节本我驱力及作适当宣泄,起着"泄洪闸"一样的延迟作用。自我的控制与调节的能力与防御机制有关,代表着心理成熟水平。自我的活动区域主要在意识范围,但也有部分是无意识的(防御机制)。自我的活动遵循"现实原则",并具有次级思维过程(secondary thinking process),即成人的思考方式,是后天发展起来的。其特征是:①评价事物以现实(客观)为依据或参考,而不是以个人的主观意愿或好恶;②遵循逻辑思维,考虑事物的因果关系;③主要通过语言来表达思想,进行交流;④情感有细致的分化,具有对事物的整合能力,而不是采取极端方式。

自我夹在"本我"与"超我"之间,既要满足"本我"的需要与要求,又要接受"超我"的指示与监督,起着重要的协调作用。但有时不免又要受"夹板气",左右为难,出现心理冲突。自我的另一个重要功能是现实检验能力,区分自我与非我的界线,即区别外部客观的现实与内部主观的愿望或想象的能力。精神分裂症丧失了现实检验能力;神经症也因内心的冲突而使现实检验能力有所减弱,如癔症患者会把想象当成现实,如相信巫术等。

自我是本我的执行者,但同时又要反映现实的要求。对本我欲望要求立刻满足而采取现实的态度,这就构成了对本我的压抑(在潜意识中持久的压抑)。自我是处在本我、超我和外在环境之间的中介物,它要同时满足三者的要求,并在三者之间进行协调。自我还要同时抵御这三者的过分要求,维护其自身的自主权,保存其自身的组织,如果抵御不住,便会导致自我的焦虑,甚至导致自我的解体。所以,弗洛伊德后期曾认为,精神分析的工作就是强化人的自我。

心理治疗的条件之一,就是患者须有自我的存在,能够与医生建立关系,对自己的心理活动有洞悉力。

(三)超我(super-ego)

超我是理想的"自我",代表一个人的良知、良心,是心灵的道德知觉和我们的理想抱负。超我是人格中的监控机构,遵循"道德原则",是道德的坚定维护者。超我提出种种要

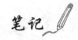

求,不断监督和批评"自我";它代表了社会文化的价值观念和道德准则,来约束个人的行为表现。超我是从儿童早期的奖赏和惩罚的内化模式中而来的,是在"社会化"的过程中逐渐发展起来的。

总之,人格的三个系统不是孤立的,他们相互作用构成人格的整体。其中本我是人格中的生理成分,自我是人格中的心理成分,超我是人格中的社会成分。在弗洛伊德看来,如果这三个系统保持平衡,人格就得到正常发展。但是三者的行动原则是各不相同的,所以冲突是无法避免的。三个系统的平衡关系遭到破坏时,往往产生焦虑,导致精神病和人格异常。人格结构中这三个部分,以不同角色相互协调而发生作用,同时也可发生相互矛盾和冲突。即使这种人格结构的划分尚缺乏严格的科学依据,但从临床实践中却有重要的价值,不但可以解释现实生活中的各种心理现象,而且可以解释某些神经症、精神疾病的机制,并用于精神分析治疗。

四、性心理发展阶段学说

弗洛伊德认为个体性心理的发展主要是"力比多"(libido,性力)的投注和转移,需要经历以下几个阶段:

(一)口欲期

在 1 岁以内,此时"力比多"投注到口腔,婴儿通过吸吮、哭喊等方式获取营养及口腔满足。这种方式使婴儿依赖于母亲,加强了母婴关系,或称为共生(symbioses)状态,从而获得了安全感,也是人格发展中信任及自信的重要源泉。如果这种依赖关系没有很好形成(在口欲期没有得到很好的满足),婴儿就缺少安全感,会出现如咬拇指、恐惧、自卑、自恋等行为方式。在这一时期如给予过度满足,"力比多"则"固结"在这一阶段,不易继续发展,形成所谓"口腔性格",表现出过度依赖、嫉妒等人格特征。口欲期形成的母子关系为二元关系。

(二)肛欲期

在 1～3 岁左右,"力比多"的投注转移到排泄区域。幼儿在排泄过程中及对排泄的控制中获得快感。弗洛伊德认为此时的心理发展与形成自主控制和攻击性(施虐)有关,同时也逐步建立起与父母的关系。如这一时期没有得到很好的满足,或心理的发展受挫(与父母的关系不良),则"力比多"也会"固结"在这一阶段,表现出所谓的"肛门性格"。行为上会出现过分守秩序、爱清洁、过分认真、吝啬、节俭、固执、不灵活、报复性强等特征,也是日后产生"强迫症"的重要心理基础。

(三)性蕾(俄狄浦斯)期

又称生殖器期,一般在 3～6 岁。此时"力比多"又转移到生殖区域,因为儿童的第二性征尚未发育,故称为"性蕾"。此时的儿童开始关注自身的性器官,并开始爱恋异性父母。"俄狄浦斯"的名称来源于希腊神话,说的是一位王子(俄狄浦斯)长大后杀父娶母的悲剧故事。弗洛伊德借此神话传说试图说明每个儿童都有爱恋异性父(母)、憎恶同性母(父)的心理倾向,他称之为"俄狄浦斯情结"(Oedipus complex),或"恋母情结"。这种"俄狄浦斯情结"也是日后神经症及其他心理障碍的根源之一。

弗洛伊德解释说:在孩子希望得到父母爱的同时,男孩子因为自己有阴茎而感到骄傲,向父亲认同,与父亲竞争母亲,但同时也会担心会受到父亲的惩罚(阉割焦虑,castrationanxiety)。女孩发现自己没有阴茎,认为是母亲的责任,形成对母亲的怨恨、排斥,会羡慕、嫉妒男人的阴茎(阴茎嫉妒,penis envy),如学男孩子排尿的姿势。最后向母亲认同,与母亲竞争父亲,并希望自己将来能够生一个有阴茎的男孩。当然这种解释带有明显的"男权社会"的文化特征,也似乎有些牵强。不过,恰恰是这种"焦虑"或"嫉妒"使男孩或女孩向自己同性的父母认同，成为自身性别特征发展的动力，日后才能长成为一个"男子汉"或"娇女子"。在这一时期由于"竞争"所形成的"三角关系"也使儿童从共生（symbioses）状态中解脱出来，促进了独立和心理的发展，因而具有积极意义。

此期如果出问题，男孩子会出现同性恋、易性癖、露阴癖等性变态，会担心自己的阴茎大小，怀疑自己的男子气概。女孩则会出现对男性的虐待，与男人乱交等不良行为方式。

（四）潜伏期

6～12岁，此期是一个相对平静的阶段，"力比多"似乎"冬眠"了，不再从自己的身体中寻求快乐和满足。此期孩子的兴趣投向外界，快乐主要来自儿童的游戏和学习。通过各种活动，形成自信、自强的个性品质。个体在此期如果不能很好地度过，会出现孤僻内向、自卑的个性弱点。

（五）生殖期

指12岁以后，躯体逐渐成熟，进入青春期和生育阶段，形成以生殖器为主要来源的性快感区。此期的个体开始形成家庭成员以外的亲密客体关系，并与社会文化价值观同化及适应外界要求，完成社会化的过程，形成独立的人格。

五、心理防御机制

防御机制（defense mechanism）是精神分析学说中的一个基本概念。它是一个人直接的、习惯性的心理保持机制，即当个体潜意识中本我的欲望与现实或超我之间出现矛盾造成心理冲突时，会出现焦虑反应。此时自我通过一些手法、技巧，来控制本我的欲望和冲动，从而起到减轻焦虑的作用。这些手法、技巧因而具备某种心理保护的功能，所以称为自我的心理防御机制。弗洛伊德认为防御机制是在潜意识中进行的，是一种"无意识"的过程。

"防御"一词最早源于1894年弗洛伊德的《防御性神经精神病》一书，当时提出并描述了九种防御机制。1936年他的女儿安娜·弗洛伊德在《自我与防御机制》一书中发展了防御机制的理论，至今已有几十种防御机制被提出。

（一）心理防御机制的分类

根据发展过程中出现的早晚可分为四大类。

1. **"精神病性"防御机制（psychotic defense mechanism）** 也称自恋性防御机制。这类防御机制在婴儿期就开始被使用。因为婴儿期尚不能区分自我与客观现实间的界限。婴孩常轻易地否定、歪曲"现实（reality）"来保护自己，正常成人偶尔也会暂时使用这种机制，如在遇到重大的精神压力或打击时。精神患者则常常极端地使用，故得名。这种类型的防御机制包括否认、歪曲、外射等。

2. **幼稚的防御机制（immature defense mechanism）** 出现于婴幼儿期，成人中多见于较轻的精神患者或人格障碍者，也称为不成熟的防御机制。包括倒退、幻想、内向投射等。

3. **神经症性防御机制（neurotic defense mechanism）** 在少年期得到充分利用。因为这时儿童能分辨自己的欲望和现实要求间的区别，但需要处理内心的矛盾、冲突，故常使用压抑、隔离、转移、反向形成、抵消、补偿、合理化等防御机制。因为在成人中常被神经症患者使用，故得名。

4. **成熟的防御机制（mature defense mechanism）** 出现较晚，是个体成熟之后才能表现出的。这种防御方法不但有效，能解除现实的困难，满足自己的欲望，也能被社会所接受，具有积极意义，包括理智化、幽默、升华等。

（二）常见的心理防御机制

1. **潜抑（repression）** 潜抑是指把不能被意识接受的念头、感情和冲动不知不觉抑制

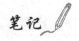

25

到潜意识中去的一种心理防御作用,它是各种心理防御机制中最基本的方法。潜抑常常是焦虑的来源。弗洛伊德解释潜抑是无意识的,并认为人在五岁之前的痛苦事件均已排除干净,然而这些事件仍因隐伏在潜意识而影响着往后的行为。

2. **否认(denial)** 是最原始简单的心理防御方法。指对某种痛苦的现实无意识地加以否认,以减轻心理上承受的压力,可以暂时起到缓解焦虑的作用。如小孩子不当心打碎了碗,发觉自己闯了祸,会马上蒙起眼或把手背后说:"不是我打的。"一些心脑血管疾病或癌症患者开始往往都采取否认来拒绝接受自己患病的现实。

3. **反向形成(reaction formation)** 为了防范具有威胁性的行动,人们可能会主动地表现出相反方向的行动。借助在意识的层次上形成与不安的欲望截然相反的态度与行为,人们不需去面对令人不安的欲望所带来的焦虑。例如,表现出强烈的爱来掩饰心中的恨,在心中浮起负面的反应时表现出特别的亲切,以及用超乎寻常的仁慈来掩饰残忍的念头等。

4. **外射(projection)** 即以个人想法推断客观事实,或认为别人的想法也是如此,常将自己认为要不得的观念、品质归于他人。如一个经常对他人怀有敌意的人会找出许多理由说别人对他都不友好,以减轻自己内心的不安和痛苦。这种外射作用是产生妄想的基本机制,常见于精神病患者。

5. **内向投射(introjection)** 与外射相反的心理防御机制,即把原本是外界的东西吸收到自己内心,变为自己人格的一部分。如一个尚未涉世的小孩子就对周围人都不信任,保持高度警觉,是因为他已通过潜移默化,从父母那里获得了"防人之心不可无"的观念,并把它吸收(内射)到自己的脑子里,成为自己的观念了。

6. **投射性认同(projective identification)** 是指个体将自我不能接受的部分分离出来,投射到一个幻想或真实的客体身上。然后,再将这个客体内化。这个过程就是投射性认同。

7. **退行(regression)** 指一个人不能适当地应对紧张的情境,其行为表现出人格发展不成熟阶段的某些特点。如一个人排队买火车票时要"加塞儿",当大家纷纷指责她这种自私行为的时候,她感到无地自容,竟然一下坐在地上又哭又喊,声称大家合起来欺负她。又如一个已经能控制大小便的孩子,不满意母亲生了另一个孩子后很少照料他而又开始尿床。这种放弃已经习得的技能,而恢复不成熟的应对方式,是由于不这样会引起内心的恐慌和不平衡。成年癔症患者的"童样痴呆"也可被看作极端的倒退。

8. **转换(conversion)** 是将潜意识的内心冲突转变成躯体化的一种防御机制。例如一个成就感很强的人在接受了一项重大科研课题后不久,便出现血压升高、心律不齐。临床上也常见心因性疼痛、痉挛、皮疹、感觉缺失甚至瘫痪等症状。这些躯体症状均由于心理冲突、情绪紧张焦虑变换而来,没有相应的疾病为基础,但可以帮助患者摆脱暂时的困境,以求心理平衡。如上述课题负责人的症状是由于潜意识中对任务的难度与自己能力进行比较后出现焦虑、信心不足才导致的。他不愿意承认自己能力有限、不能胜任。故通过症状既可以获得别人同情,又可以安慰自己"即使任务完不成也是由于有病而不是自己低能",从而缓解了内心的矛盾和冲突。

9. **抵消(undoing)** 是用来摆脱不愉快经验及其后果的自我防御方式。临床上常见的强迫性洗手、洗衣服等行为就是抵消这种防御失效了,表现为症状。日常生活中常见于对一个不能接受的行为象征性地、而且是反复地用相反的行为加以解释,以图解除焦虑。在中国民间,如果有人在除夕夜不小心摔碎了东西,人们会念叨"岁岁平安",说了不吉利的话后要吐口水。

10. **情感隔离(isolation of affect)** 是指个体将自己与某种不愉快的情景隔离开来,以避免由此引起的焦虑与不安。通过这种隔离,当事人使自己相信什么也没有发生,也无须因此做什么。此时,那些不愉快的情景并不是被遗忘了,而只是与该情景有关的联系被阻断了。

11. **转移（displacement）** 也称"置换"，人们有时对某一对象的情感，因某种原因（不合习俗或有危险）无法向对象表达，便会转移到其他比较安全、为大家所能接受的对象上去。如丈夫在工作中受了上级责备，回家可能把气愤、不满向妻子或孩子发泄，因为他不敢直接反驳上级。小婴儿感到孤独时就哭闹，家长可能会给他嘴里塞个奶嘴来代替母亲暂时安慰他，孩子长大些没有奶嘴就改为啃手指，再大些可能转为用其他替代物含在嘴里。从这个角度讲，有人认为吸烟行为可能是幼年情感缺失或障碍的一种转移。心理治疗过程中，患者也往往会在无意中把自己与亲人、密友之间的关系转移到医师身上。这种特殊关系被称为"移情"（transference）。心理医生对这种移情关系要有充分的认识并能妥善处理。

12. **补偿（compensation）** 指个人理想受挫或因生理缺陷、行为过失而遭失败时，转而努力发展其他方面，借以弥补因失败或失误丧失的自信。如身体有残疾的学生不能在文艺、体育方面施展，便加倍努力使自己在数学或文学方面才华出众。一位其貌不扬的姑娘，特别在学问和修养方面下功夫，最终成为令人敬仰的科学家。动乱年代没有得到学习机会的父母不惜一切代价给子女创造学习条件，也是给自己的一种心理补偿。这一机制运用得当，可以获得巨大的动力，而过度补偿也会导致病态。

13. **合理化（rationalization）** 又称为"文饰作用"，是最常见的心理防御机制。指人在遭受挫折或做了不符合社会规范的事，往往会为自己找一些能被自我和社会接受的理由来解释，尽管这些理由常常不值一驳，但个人却据此说服自己，从而免遭精神上的痛苦。如伊索寓言中的故事，狐狸吃不到葡萄就说葡萄是酸的。自己孩子智力有缺陷，就说"傻有傻福"。没考上医学院校就说医学院毕业不过是个天天与患者、死人打交道的技工。这种自我宽慰方式可以帮助人接受难以接受的现实，但用得过度也妨碍人对远大目标的追求。

14. **幽默（humor）** 这是一种积极的心理防御形式。指以诙谐的语言行为应对尴尬处境，使自己摆脱困境，维持心理上的稳定。例如，一位丈夫在餐馆里遭到妻子责骂。最后她尖声叫道："在世界上所有可耻的人中，你是最卑鄙的一个！"这时餐馆里所有人都投来吃惊的目光。丈夫觉察后马上提高声音说："骂得好，亲爱的！你还对他说了些什么？"他用机智与幽默为自己解除了窘迫，比较有修养的人常使用这种方法把僵持、尴尬的局面转为轻松自然。

15. **升华（sublimation）** 是把不易实现的本能欲望经改头换面指向能为社会所接受的、比较高尚的目标和方向。例如考场落榜、情场失意，若不顾一切地坚持自己的强烈要求，势必违背社会公德或触犯法律。但如果能把这些欲望引导到高层次的科学发明、文学艺术创作等活动中，既使自己的欲望间接得到满足，又有益于社会和他人。所以升华是最具有积极意义和建设性的防御机制。

六、精神病理学说

弗洛伊德的精神病理学说有以下几个方面。

（一）精神因果决定律

精神分析学说认为：心理冲突是疾病产生的原因，无意识中早年的心理冲突在一定条件下可以转化为各种神经症症状。患者的精神症状，并非只是精神功能缺陷的表现，而往往是对于心理挫折或困难所发生的防御作用，他们遵循心理上的因果关系而发生，称为精神因果决定律。精神分析就是据此为出发点来探讨和分析精神病理症状。

（二）创伤与挫折反应学说

个体面对强烈的精神应激、压力或挫折时，因其反应强烈，超出了正常的范围，而出现

笔记

精神病理症状。一般而言,强烈、持久、严重的精神应激,个体都会产生不同的心理创伤或心理反应。但有时应激事件的强度客观上并不巨大,但因在某个发展阶段发生,对个体影响较大,或因个性弱点或缺少家庭、社会支持系统,从而对个体构成严重的影响。

影响个体心身健康的因素,往往不单单是短暂而剧烈的挫折或创伤,而是微弱、持久的精神折磨或痛苦;并非单单是外来的过量应激或压力,而是整个家庭、社会环境和气氛;并非单单是不良的刺激或挫折,而是不可缺少的心理需要。

个体发育的关键期对一个人的正常心理发育极为重要。所谓关键期,是指个体在早期发育过程中,在某个年龄阶段对学习和掌握某项内容特别敏感,如果错过了该阶段,以后就不容易再去学习和掌握,从而影响日后的心理发展。

(三)病理心理的形成

精神分析学派认为,个体在心理发展过程中,在不同的心理发展阶段,遭遇到心理困难和挫折,就容易产生各种不同的精神病理症状。如在"口欲期"的儿童,假如缺乏拥抱、抚摸和照顾,就会缺乏基本的安全感;在"肛门期"的幼儿,如果被过分地约束,日后易与人发生争执,也容易过分约束自己,易形成强迫观念;于"性蕾期"的孩子,如果与两性父母无法维持平衡和稳定的情感关系,处理不好"亲子三角情结",日后则会影响其性心理的发展;于"潜伏期"的青少年,不会跟年龄相仿的同性朋友接近,跟自己的同性父母也缺乏亲近和认同,则容易发生自我角色紊乱,影响其正常个性的发展。

(四)各种精神病理观点

精神分析学派认为压抑和心理冲突是心理障碍的主要原因。

精神分裂症的临床表现也可看作是超我功能下降,本我功能亢进。如果用精神分析的眼光来审视精神分裂症的临床表现,可以找到以下对应关系:阳性症状中,妄想对应"投射"(如被害妄想、嫉妒妄想)或"无所不能"(如夸大妄想);思维散漫(或思维破裂、语词杂拌)对应梦中的"初级思维";病理性象征性思维对应"象征";语词新作对应"凝缩";本能意向亢进(性、食)对应"本能愿望的满足";情感倒错对应"反向形成";幻觉对应"投射的表象";等等。阴性症状中,淡漠、退缩、意志减退对应"退行";认知功能障碍中抽象思维障碍对应"初级思维";等等。

抑郁症是素来缺乏安全感的个体,遇到挫折,心理压抑,采取不对抗、不处理的被动态度,最后退行到抑郁寡欢的境地。另外的原因是因为这种个体对自己有过分的要求,受严格"超我"的谴责,从而产生悲观、抑郁心境。

强迫症的个体,是由于自我控制过分,对某些欲望或冲动一时无法接受,采用转移、隔离、反向形成等心理防御机制,来应付自己无法控制的冲动或性欲望等,而产生强迫症状。

性变态是儿童期或童年期力比多的投注客体或满足方式滞留在后来生活中的现象,是儿童性欲的直接表现。

癔症患者因心理发展较幼稚,当遇到一些无法承受的矛盾或挫折,包括异性间的情感问题,就采用潜抑的心理防御机制,拒绝面对这些心理困难,从而发生分离症状,以避免心理上的痛苦;或发生转化症状,使躯体某部分发生功能上的障碍,以应付所面对的挫折。

在此还需注意以下概念:①认同,是指经过行动或加工,使思想或行动的一个或几个方面变得像某事或某人。如果认同对象是强有力且具有攻击性的,叫作与攻击者认同。②客体,是指在人们的精神生活中有显著影响的环境中的人或物。原来是指治疗过程中被治疗者用来满足本能欲望的投射对象,即被治疗者的情感欲望所指向的人或事。后来认为客体是表示与人之间建立联系时的对象。③客体的丧失,客体实际的死亡,或客体已死亡的幻想,易导致抑郁。④向丧失的客体认同,如好朋友去世后,怀疑自己也患有同样的疾病。父

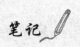

亲去世后,孩子变得更像父亲。⑤自恋,是指力比多指向自身。

第三节　精神分析治疗的基本技术

精神分析学说认为:心理冲突是疾病产生的原因,无意识中早年的心理冲突在一定条件下可以转化为各种神经症症状。因此,精神分析治疗师的任务是帮助患者将压抑到潜意识内的内容上升到意识层面,使得患者对症状和被压抑的冲突之间的关系产生领悟。当患者从早年形成的压抑中解放出来时,才是治疗取得成功和患者康复的标志。精神分析治疗的基本技术及过程如下。

一、基本技术

经典的精神分析的会谈方式一般是在安静、温暖的房间内,让患者斜躺在舒适的沙发椅上,面朝天花板,便于集中注意力于回忆上。治疗者坐在患者身后,避开患者的视线。会谈的时间每次约45~50分钟,每周会谈5次左右。治疗过程需半年至3年之久。具体的技术主要包括:

(一)自由联想(free association)

事先要让患者打消一切顾虑,想到什么就讲什么,治疗者对谈话内容要保证为患者保密,并鼓励患者按原先的想法讲出来,谈他想到的任何事。也许是昨夜的梦,也许是一段回忆或旧时的感觉,即使是幻想。或者谈到烦扰着他每天生活的某个当前处境。不要怕难为情或怕别人感到荒谬奇怪而有意加以修改。因为越是荒唐或不好意思讲出来的东西,却有可能越有意义并对治疗的价值很大。

在进行自由联想时,要以患者为主,治疗者应少讲话,更多地倾听患者关于内心世界的描述,这种技术称为"节制"。可以告诉患者"我正在听你说,我想更好地了解你是如何看待这个世界,而不想过多地打扰你"。治疗者不要随意打断他的话,当然在必要时,可以进行适当的引导。

一般来说,治疗者往往鼓励患者回忆从童年起所遭遇的一切经历或精神创伤与挫折,从中发现那些与病情有关的因素。自由联想法的最终目的是发掘患者压抑在潜意识内的致病情结或矛盾冲突,把它带到意识领域,使患者对此有所领悟,并重新建立起现实性的健康心理。

自由联想的疗程颇长,一般要进行几十次,不可能只进行几次就完全解决问题。因此事先应向患者说明这点,从而取得其合作。在治疗过程中,也会发生阻抗、移情或反复现象。要鼓励患者坚持下去,以达到解决其心理症结而痊愈的目的。

(二)移情

移情(transference)是精神分析中的一个重要概念,关注移情,并对移情进行工作是精神分析疗法的一种独特方式。因为移情是在潜意识领域发生的,因此关注患者的移情是了解其潜意识活动以及其人格特征的有效途径。所谓移情是指患者将过去对其有重要影响的人物的情感转移到治疗师身上,表现为患者对治疗师产生了强烈的情绪反应。

1. **移情的形式**　一般可分为:①正性移情(positive transference),是指将过去对父母亲或养育者的爱投射到治疗师身上。②负性移情(negative empathy),是将过去对父母亲或养育者的恨投射到治疗师身上。在治疗过程中,移情是必然会发生的,治疗师无法凭空制造患者的移情,移情也是不可避免的。其实在其他心理治疗方法中同样也会出现移情现象,只不过这些方法并不需要进入患者的潜意识领域,在这一层面对患者进行工作,治疗师只要把握好恰当的关系,不陷入到不良的纠纷中即可。③反移情(countertransference),反移

笔记

情是指治疗师将自己过去的情感转移到患者身上，反映了治疗师潜意识中的问题。如有些治疗师总是希望从患者那里获得自信，有的对离婚问题的解释充满个人情感色彩、偏见等。反移情发生的机制其实同移情是一样的。这并不奇怪，因为精神分析师同样是人，也有七情六欲，也有潜意识的活动。心理治疗师并不能排除或完全控制自己的反移情，重要的是治疗师要觉察出自己的反移情，并利用自己的反移情去了解和认识患者的移情。作为精神分析师的培训项目中的一个重要内容，就是要通过个人体验和督导，使治疗师了解自己的这种潜意识活动。

移情与反移情都是潜意识的作用，注意分析患者的移情和治疗师的反移情有助于发现患者的症结所在，促进治疗的顺利进行，减少治疗中不必要的麻烦。

2. 移情的作用 ①通过移情，可以使患者潜意识的冲突、痛苦等得以重现；②移情是治疗师了解患者潜意识的重要线索；③移情是治疗师治疗患者的重要手段。因为当患者了解了自己的移情，并意识到这是自己的投射时，就会逐步从这种状态中走出来，把握好现实的关系，达到领悟和"修通"（working through）。

弗洛伊德在其治疗实践中发现了一个十分有趣的现象，他称之为"移情神经症"。所谓"移情神经症"是指在治疗过程中，由于患者对治疗师产生了移情，其力比多投注到治疗师身上，结果使患者原有的病情减轻，甚至发生了奇迹般的好转。这往往发生在治疗的开始阶段，当医生对患者的态度和蔼可亲，使患者感到有所依赖时，往往都会发生这种现象。有人称之为"蜜月期"。非精神分析疗法中只要医患关系比较亲密，或患者对治疗师比较信赖时，也会发生此种现象。患者的症状虽然减轻或暂时消失，但本质上并未改变，所以重要的是要使患者了解自己的移情，并从中走出来。

为了使治疗师有效地处理移情与反移情，区分现实的治疗关系与投射性的移情、反移情关系，精神分析治疗十分重视设置问题。所谓设置是指治疗师与患者之间达成的契约，如费用、疗程（短程、长程）、治疗频率（经典式、短程式、开放式等）和治疗方式（坐谈、卧谈），关于设置的讨论由来已久，讨论的范围包括电话预约、服饰、坐的姿势和位置、能否在治疗中吸烟以及能否接受患者的馈赠等。

（三）阻抗

阻抗（resistance）是指患者心理内部（潜意识）对治疗过程的抗拒力，以防止治疗将痛苦在意识中重现。换言之，阻抗系指患者抵制"痛苦的治疗过程"的各种力量。所谓"痛苦的治疗过程"是指精神分析要揭示患者内心深处的创伤，这会使患者感到恐惧和痛苦。这种过程犹如对患者做精神上的外科手术，患者从表面上说愿意承担这种治疗，但在知觉和情感上讲却是畏惧的，所以会从本能上加以对抗。患者的症状是其人格防御机制的一部分，并且病症也使其从中获益，所以要使患者放弃原来的症状并不是件容易的事，患者要加以对抗也是自然的。

1. 阻抗的表现 阻抗有各种表现方式，如：迟到或擅自取消预约；对治疗者的问题加以回避；取悦于治疗者，借以"麻痹"治疗者；将谈话的重点指向治疗者；原地踏步；遗忘；控制讨论的主题；为治疗关系设定先决条件；过多地纠缠过去的事情；沉默；梦的缺失或只谈论梦，等等。

2. 阻抗产生的原因 ①患者安于现状，惧怕任何形式的变化；②害怕引起良心上的谴责；③不肯放弃那些形成疾病的幼稚冲动，往往见于色情的或怨恨的移情；④潜意识的冲突以行为和语言的方式表现出来，并由此产生愉快的感觉，如各种瘾、癖、性变态等；⑤继发性获益；⑥移情阻抗，这是一种特殊的阻抗，是患者对治疗者产生强烈的移情时而出现的阻抗，如患者的过分依赖，总是想得到治疗者的赞赏、表扬，对治疗者的性幻想等。

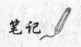笔记

3. 对阻抗的解释　精神分析中，治疗师也需要对阻抗进行工作和处理，要向患者进行澄清和解释。解释就是要使一个潜意识或前意识中的精神事件意识化，要使被分析者的理性自我意识到无意识中被遗忘或压抑的事情，意识到造成心理冲突的原因，明白发生在自己身上的精神事件的实际意义是什么。

4. 解释阻抗的时机　①医生已充分识别了阻抗；②患者能够充分体验到阻抗；③阻抗影响了治疗的进程。阻抗是自我功能的一部分，尽管阻抗的某些方面是有意识的，但最本质的部分是无意识地自我执行的。对阻抗进行系统和彻底的分析，是精神分析疗法的重要特征。发现阻抗，应及时解决。但要先认识阻抗，后解释内容。也就是治疗者首先要指出患者的阻抗，让患者注意到自己的阻抗。以后，在适当的时机，治疗者再探索患者为什么要采取阻抗，以及患者想防御的是什么。

（四）梦的分析

弗洛伊德认为，"梦乃是做梦者潜意识冲突欲望的象征"，梦是愿望迂回的满足，他将释梦作为理解患者无意识冲突和欲望的手段。人为什么做梦，弗洛伊德认为，无意识冲动不能永远被压制，因此，梦的主要功能之一就是使这些冲动得以象征性地表达。梦为无意识冲动的表达提供了一个安全、健康的出口。分析者对梦的内容加以分析，以期发现这些象征的真谛。

弗洛伊德认为与梦境内容有关的因素主要有以下三类。

1. 睡眠时躯体受到的刺激　如房间太冷，会梦到身陷冰天雪地的山谷中。

2. 日间活动残迹的作用　即所谓"日有所思，夜有所梦"。人们可以在梦中继续完成白天的智力活动。

3. 潜意识内容的反映　这是最重要的，他把梦分为"显梦"内容与"隐梦"内容两部分。前者指梦境中所显示的具体内容，后者指这些梦境内容所代表的潜意识含义。

人们通过"梦的工作"中的那些规律或心理机制而表现为各种离奇的梦境，一般可以归纳为以下六类。

1. 象征　即用一种中性事物来象征替代一种所忌讳的事物，可减少或避免引起梦中自我的痛苦或创伤。例如，用细长、尖锐、蛇虫等东西来象征阴茎。

2. 移置　指在梦中，将对某个对象的情感（爱或恨）转移和投向另一个对象方面去。如一位神经症男青年梦到一位穿黑衣的陌生中年妇女，开始冲动地对她拥抱，继而对她进行了残酷的攻击。经过分析，梦中这位中年妇女实际上是他的母亲，因为在童年其父亲病死后，她抛弃下他而另嫁人离去。

3. 凝缩　指在梦中，将内心所爱或恨的几个对象，凝缩成一个形象表现出来。最生动的例子是《红楼梦》中贾宝玉游幻境时梦到警幻仙子领他与其仙妹成亲。这位美女的形象是他所爱的三个女性的意象经过凝缩而构成的。

4. 投射　指在梦中将自己某些不好的愿望与意念投射于他人，而减轻对自我的谴责。如一男青年梦中梦到其未婚妻别有所恋并与人幽会。经过分析却发现他对未婚妻有所不满而萌发了追求其他女性的意念。

5. 变形　指在梦中将潜意识的欲望或意念用其他甚至相反的形式表现出来。例如一富家子弟，在其父病重后患了焦虑性神经症。其梦中梦见父亲病愈又能掌管家务了。经过分析，他的潜意识中盼父早死的不孝意念受到超我的严厉压抑。通过"反向形成"而产生了"父亲病愈"的"反"梦。

6. "二次加工"　指做梦者在梦醒过程中，往往会无意识地对自己的梦进行修改加工，使它比较有次序或合乎逻辑一些；或将梦中最有意义的东西反而置于次要或不显著的地位。这时，精神分析师在进行释梦时，就要去伪存真，抓住要点。

二、精神分析治疗的过程

经典的精神分析是使患者长期压抑的记忆得以恢复,然后对痛苦的情感进行修复以达到解决问题的目的,因此这是一个相当漫长的过程。可以分为三个阶段。

1. 开始阶段　先对患者是否适合做精神分析作必要的评估。经过1～4次的诊断性会谈,明确患者的病理心理诊断,也称"动力学诊断"。看患者是否具备精神分析的条件,如有治疗动机,有语言表达和理解能力,具有自我检验和现实检验能力,能与医生建立治疗性关系,有自我反省的能力,有时间和经济条件等。通过询问和倾听探索疾病的原因及寻求帮助的原因;详细了解患者的生活史,这样可以初步了解患者整个心理发展过程中所体验到的冲突。此外,还要重点评估患者的主要冲突是什么、次要冲突是什么、患者主要的防御机制是什么(成熟的、不成熟的、神经症性的)以及患者的人格结构有哪些特征。

2. 治疗过程　一般于开始的一个月内(又称蜜月期),患者有较快的疗效。但以后会出现更强的移情和阻抗,包括对治疗的失望。通过分析移情和阻抗使治疗顺利进行。治疗过程中的移情分析、阻抗分析、梦及幻想的分析是发现症结的快捷途径。

精神分析治疗中,要注意澄清、对质、解释、修通;分析患者潜意识的症结,使之意识化;分析患者的心理防御机制,要相信患者自身内部具有成长及自愈的潜力,避免过高地估计治疗师的作用。

3. 结束阶段　当患者在治疗过程中逐步达到了领悟、修通,"自我"有了一定的成长后,还需要逐步从与治疗师的"移情关系"中解脱出来,此时,就进入到治疗的结束阶段。精神分析的结束有一个相对的概念,即患者不再到精神分析师这里来了。但患者真正摆脱这种依赖可能需要较长的心理过程。因此,所谓结束,也意味着患者的独立和成长,需要一个相对长的过程。

临床案例与思考

基本情况: 某女,36岁,商场营业员,已婚。

主诉: 控制不住地反复检查、洗涤1年余。

现病史: 患者1年前给孩子治病打针时,医生说没交钱(实际已交,医生忘记了),患者感到委屈,自己又拿不出凭证,当时十分着急。医生是丈夫的好友,患者回家后又让丈夫领她再去诊所,说明情况。医生也没说是自己忘记了,只是说:"你快回去吧,我相信你。"从此,患者在工作时反复数钱,不敢帮别人领工资,总怕出错,怕给了别人钱后人家不承认。自己不敢去银行取钱,不敢去商场买东西,尚能坚持上班。患者得病后,丈夫调动到郊区工作,每天早出晚归,工作很忙。患者病情加重,感到自己无依无靠,特别难受。有一次自己的家被盗,失窃手表一只,房间被小偷翻得乱七八糟,从此以后患者又增添了反复检查锁门的情况,有时反复检查达20～30次。每次出门都让丈夫锁门才放心。

几个月后,患者的姥姥患病去世,患者痛哭了一场,情绪悲伤,病情变得更加严重。因为在商场工作,同事们说,商场里经常有坏男人,会把女人的衣服弄脏。此后患者在商场上班时,见到陌生人总是回头看,特别担心自己会遇到坏人。骑自行车上班也不时地回头看后面有没有坏人。在家衣服要洗很多遍,衣服不敢晾在外面,怕被坏人弄上脏东西。男人坐过的地方自己就不敢坐,在单位不敢喝水,不敢使用公共厕所,害怕这些地方会有男人的"脏"东西弄到自己身上。患者知道这些都是自己想出来的,实际并不存在。可总是控制不住地担心、反复洗涤。患者感到痛苦难忍,整天要求丈夫陪伴她,凡事都要问丈夫,如是否锁好了门,衣服是否有脏东西,问一遍还不放心,每天都要问无数遍,每次都要求丈夫说

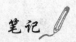

没事。丈夫因此烦得要命，有时故意不回答患者，但她会反复追问不止。

患者病后曾到多家医院就医，诊断为强迫症，给予氯丙咪嗪治疗，效果不佳，后经森田疗法治疗，症状减轻。患者求治心切，慕名前来心理治疗。

既往史：7 岁时患有哮喘病，直至 2 年前服中药"蛤蚧精"后痊愈。无其他疾病史。

个人史：姐弟二人，排行第一。足月顺产，母乳喂养，出生后，白天在姥姥家，晚上回到父母身边，直至上小学。小时候从记事起父亲对她特别严厉，经常训斥患者。患者不听母亲的话，母亲看不惯患者。患者 7 岁时，弟弟出生。患者有一次得了感冒，后来逐渐发展为"哮喘"，憋得喘不过气来。因为有病，父亲心疼患者。母亲对弟弟更加关心。平时外祖母最关心患者。小时候多与大患者 8 岁的小姨一起玩耍，晚上睡在一起，睡前小姨总是把鞋子摆得整整齐齐，患者也学着小姨的样子做。到现在，自己的说话声音都与小姨无异。

患者大约在 13 岁时，到一位教授医生家去看病，医生家有一位比患者大 3 岁的儿子，医生对患者很喜欢，经常留下吃饭。医生的儿子特别腼腆，羞得像大姑娘，吃饭时不肯主动上桌。吃过饭后，医生的儿子送患者回家，患者坚决不让他送。这段时间患者的病情在医生的治疗下有所减轻。后来，大约是患者 15 岁的时候，医生的儿子考上了专科学校，曾有一次到患者家来玩，与患者的母亲交谈，患者不好意思与他说话，后来医生的儿子就没有再去患者家。

大约在 16 岁时，父亲的一位朋友，一位男性知青，比患者大 10 多岁，求患者的父亲帮忙办理回城安排工作的手续，经常到患者家，与患者交谈。那位知青特别健谈，知识也非常丰富，研究《易经》，经常教患者练习毛笔书法，写诸如"有志者事竟成""滴水穿石"之类的话，当时不理解是什么意思。患者回想说，如果当时能按照他的意思去做的话，也许自己的病早就好了。他预言患者 30 岁以后会转运的，病也会痊愈。结果真是灵验，2 年前真的治好了"哮喘"病。可是不久又得了强迫症。

23 岁时经介绍认识现在的丈夫，恋爱期间丈夫对患者无微不至地关心照顾，患者很喜欢丈夫，感到自己总算有了一个依靠。丈夫身体不是太好，有类风湿关节炎，但不影响日常生活。患者因为自己也有"哮喘病"，所以也就没有嫌丈夫有病，尽管父母不同意患者的选择，可患者还是与他结了婚。结婚后发现丈夫的病很严重，出门要骑自行车。两年前，患者的哮喘治愈了，曾一度想跟丈夫离婚，后来觉得丈夫有病，工作也不容易；自己得了强迫症后，病也很严重，仍然需要丈夫的照顾，同病相怜，也就不再提离婚的事了。现有一个女孩，11 岁，健康，上小学 5 年级。

病前性格，自认为活泼，但是特别仔细认真，做事总不放心。如不敢给孩子玩扣子，怕孩子会吃下去死掉。平时工作认真仔细，当营业员十几年，从没有出现过一分钱的差错。

家族史：家族中无精神病及其他遗传性疾病史。

精神状态检查：由丈夫陪伴，衣着整齐，貌龄相符，接触主动，言谈切题，语速适中，表情自然。不让丈夫说话，自己述说病情。存在强迫疑虑、强迫洗涤。患者知道没有必要，可是无法控制。焦虑，总担心会出什么差错，怕自己负责任。未查出幻觉、妄想及其他思维障碍。无情感高涨或低落。记忆及智能检查未见异常。自知力存在，迫切要求彻底治愈。

初步诊断：强迫症。

患者多年来经常做的两个梦：

1. 梦到一条弯弯曲曲的路怎么也走不到尽头。

患者联想：那条路是当时去教授医生家的路，是自己见了教授医生后才有了这个梦。

含义：生活的艰险，希望得到父爱，得到异性之爱。也代表着现在的病让患者感到没有希望。

2. 经常梦到升高中考试，题目发下来，一个题也不会做，特别紧张焦虑。

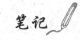

含义：患者感到缺乏处理现实问题的信心和能力，没有安全感。包括可能内心深处仍然在考虑是否与丈夫离婚的问题。是否再与那位教授医生的儿子联络的问题。

简要分析：

1. 强迫症与肛欲期的管教太严有关，如父亲的严厉训斥，导致患者的强迫性格，做事认真仔细。形成遇到事情不放心，怕承担责任。

2. 患者得病的诱发因素是给孩子看病时交钱的问题。患者怕被别人误解，是患者没有安全感的表现。加重因素是外祖母的去世、失窃、丈夫调到郊区工作（客体丧失）。

3. 患者在口欲期没有得到母亲的足够关心，白天在姥姥家，晚上在父母那里，这会形成患者的"不安全感"，形成患者对他人的过度依赖。

4. 患者与丈夫的关系寻求关心爱护、寻求依赖，是幼年母爱不足的表现和转移。

5. 患者在俄狄浦斯期没有很好地完成向母亲的认同，也没有得到足够的父爱，而是与小姨认同。

6. 患者在潜伏期由于弟弟的出生，使其有一种失落感，为了得到更多的父爱和母爱，患者患了"哮喘病"，这是症状的继发获益。

7. 患者的哮喘好了之后，曾想与丈夫离婚，正好自己又得了强迫症，所以强迫症具有维持不离婚的功能，同时也能够得到丈夫更多的关心和照顾。强迫性重复使用继发获益。

8. 患者性方面可能存在幻想，如提到那位知青叔叔时，患者说"我可没那个意思啊"。此是否定的防御机制。

9. 患者为什么会认为"脏"的，脏是象征意义的，可能与患者在俄狄浦斯期的性幻想的压抑有关。同时，也可能与患者后来所受到的教育有关。

第四节　精神分析的发展

1939 年弗洛伊德去世时，在许多不同国家和文化传统中进行创作的一些创新理论家的影响之下，开始出现了几种不同的精神分析传统。在早期影响较大的有荣格的"分析心理学"和阿德勒的"个体心理学"的体系，后又发展了自我心理学、客体关系学派、自体心理学及拉康理论等体系。

一、荣格及分析性心理学

荣格（Carl Gustav Jung，1875—1961），为瑞士精神病学家，于 1907 年开始与弗洛伊德合作，积极发展及推广精神分析学说，成为弗洛伊德主要的合作者与追随者。但后来因质疑及批评弗洛伊德的理论和治疗方法，分道扬镳，创立了荣格分析性心理学理论。

（一）荣格的分析性心理学理论

1. **人格结构理论**　荣格把人格的总体称为"心灵"，它有三个层次：意识、个体潜意识、集体潜意识。意识是人格结构的最顶层，是心灵中能够被人觉知的部分；个体潜意识是人格的第二层，它是潜意识的表层部分，包括一切被遗忘的记忆、知觉和被压抑的经验，以及属于个体性质的梦幻等，这和弗洛伊德的前意识很相似，是可以进入意识的；集体潜意识是人格结构中最底层的部分，它是人类在漫长的历史演变过程中积累下来的沉淀物，包括人类的活动方式和人脑结构中的遗传痕迹，如人对黑暗的恐惧。集体潜意识主要组成部分是原型。原型有多种，重要的有人格面具（persona）、阿妮玛（anima）和阿妮姆斯（animus）、阴影（shadow）以及自身（self），其中自身是最重要的原型，可以协调其他各部分的结构。

2. **性格类型理论**　除了意识、个体潜意识、集体潜意识外，"心灵"的结构中还有两种基本态度和四种独立的功能。两种态度类型为外倾型与内倾型，四种心理活动功能为感觉、

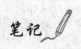

思维、情感和直觉。四种功能分别与外倾型或内倾型相结合，形成八种不同的性格类型：外倾感觉型、内倾感觉型、外倾思维型、内倾思维型、外倾情感型、内倾情感型、外倾直觉型和内倾直觉型。

3. **情结理论** 荣格认为，情结是一些相互联系的潜意识内容的集合，是整体人格结构中一个独立存在的较小的人格结构。它是自主的，带有强烈的情绪和情感色彩，具有自己的内驱力。情结虽然是潜意识的，但它对人的思想和行为有很大的影响，并足以影响意识活动。情结属于个体潜意识的范畴，它可以把个体潜意识及其被压抑的内容与集体潜意识以及其原型联结起来。

4. **心理发展阶段理论** 荣格把人生划分为四个阶段。第一阶段是从出生到青春期，即童年时期；第二阶段是从青春期到 35 岁或 40 岁，即青年时期，这一时期是"心灵的诞生"时期；第三阶段是从 35 岁或 40 岁到老年期，即中年时期，这是荣格最关注的时期；第四阶段是老年时期。

（二）荣格的分析性心理治疗

荣格心理学治疗面谈方式是面对面的，他们认为弗洛伊德的精神分析使用的分析椅使治疗师躲藏在患者背后，从而拒绝了患者和治疗师之间互动的过程。因此荣格心理学治疗师更希望以一种开放的方式来进行面谈，在面谈中以彼此的互动来实现患者和治疗师的同时发展。

分析性心理治疗治疗过程可分为四个阶段：

1. **意识化治疗阶段** 首先让患者表达，可以是口头表达，也可以是通过梦的记录、积极联想、沙盘技术、绘画技术、文学和诗歌阅读、艺术品的制作技术、舞蹈技术等，特别是梦的分析是分析性心理治疗很重要的技术。

2. **分析治疗阶段** 移情是荣格心理学治疗师所使用的重要技术之一，特别是在分析阶段。分析性心理治疗师在理解移情的内容时，和弗洛伊德的精神分析不同的是：他们不仅仅以个体在过去生活的各种经历所积聚的个体无意识内容来认识移情关系，还会从各种族文化或人类文化的"原型"象征来认识这种移情关系所蕴涵的意义。

3. **社会意义教育治疗阶段** 这个阶段治疗里面存在教育的意义，这包括个体符合社会的正确发展、观念的学习、人生追求方向的启示，个体在社会中的生活发展或其可行性，道德的意义等，重新帮助建立生活目标和方向。

在荣格的不少案例治疗中，他曾经以社会性的方式教育患者的人生发展或道德问题，来帮助患者认识其某种"原型"的发展方向正脱离实际社会的危险情况。

4. **个性化治疗阶段** 个性化要求的内部自我的发展存在差异，个性化——也就是在社会需求满足的情况下来按照自己的内心意愿来生活。

一般情况下四阶段的治疗是递进的，有些时候不一定需要全部四阶段，有时会只进行其中某一项。荣格心理学治疗以围绕治疗的四个阶段使用各种具体的技术，如危机干预、释梦、移情技术、沙盘技术、绘画技术、文学和诗歌阅读等，来完成自我实现和个性化的治疗目标。

二、阿德勒及个体心理学

阿德勒（Alfred Adler，1870—1937），奥地利精神病学家，弗洛伊德最早的支持者和反对者。1902 年参加弗洛伊德的精神分析小组，曾任维也纳精神分析小组的主席，后因与弗洛伊德意见不合，1911 年分道扬镳，创立个体心理学。

（一）阿德勒的个体心理学理论

阿德勒是一个中产阶级犹太家庭的次子，他的哥哥聪明健壮，而阿德勒却体弱多病，他

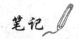

童年的记忆总是充满了与哥哥的比较。阿德勒认为，所有人身上与生俱来有一种自卑情结，人们会克服缺陷以达到优越目标，所以人生的过程就是不断地超越自卑走向卓越的过程。人们对于应付困境的方法和策略不断加以总结和归纳，并把它们逐渐固定下来，形成一套特殊的行为方式，即每个人的独特"生活风格"。他把人类的和谐生活、相互友好的要求称为"社会兴趣"，社会兴趣是个体与生俱来的潜能。阿德勒认为遗传和环境提供了塑造人格的原材料，个体运用这些原材料的方式成为创造性自我。创造性自我被认为是阿德勒对人格心理学最大的贡献，它对人本主义观点也产生了主要影响。阿德勒还认为儿童在家庭中的出生次序及所处的地位对其人格的形成有着重要的影响作用。

（二）阿德勒个体心理学治疗

阿德勒个体心理学的理论认为，人是社会性的，受到社会力量的影响和激发。人类本性是创造性的、主动的、决策性的。因此，个体心理学治疗注重个体的整体性以及对个体主观想法的了解。患者不被看作是有病的，需要治疗的，而被看作受到了挫折，需要用鼓励来改正错误的自我感知。心理治疗不是简单的、由治疗师开出改变的处方，它需要患者和治疗师朝着双方的共同目标积极工作。

个体心理学治疗要唤醒患者的社会兴趣。向患者说明主观的不适并不是患病，而是对生活的错误理解导致的。阿德勒试图鼓励患者向更有效、适应力更强的生活方式努力，这种变化可以通过解释个体的成长经历和其做出的选择来达到。掌握患者在家庭出生顺序、家庭氛围和价值观以及早期记忆等信息，有利于理解患者为之努力的个人目标。

阿德勒心理治疗由四部分组成：建立关系；调查患者的生活方式；向患者做出解释；重建生活目标。通过改变患者的某些原有的思想，使患者以更合作的态度和行为生活，帮助患者以更社会化的方式重建生活目标。在实践中，这四部分并不是按照治疗的阶段或步骤来划分的。如在整个治疗过程中，随时都可以做出解释，随时都可以通过调查获得新的信息。建立并维持积极的关系需要持久的努力，而鼓励患者重建生活方向也可以从第一次见面开始。

三、自我心理学

弗洛伊德一直以分析"伊底"（本我）作为理论的起点，但其在后期开始注重对"自我"的研究，预示着精神分析自我心理学（ego psychology）的产生。

弗洛伊德过世后，精神分析自我心理学被视作正统的精神分析的代表。自我心理学的非官方领导人是弗洛伊德的女儿安娜·弗洛伊德（Anna Freud），她于1938年跟随父亲一起来到了伦敦，第二年，她父亲去世。安娜·弗洛伊德强调"自我"的发展及"防御机制"的作用，初步提出"自我心理学"的理论，最终由哈特曼创建了自我心理学的理论体系。安娜·弗洛伊德强调在试图探索潜意识驱力、幻想或欲望之前，需要先理解和探索自我的防御功能，她认为只要患者当前适应不良的防御功能模式保持不变，任何想要探索和释放潜意识的本能冲动、欲望等的尝试都只能是徒劳。原因在于，最初导致这些欲望被埋葬进潜意识之中的那些元素依然完好无损。

哈特曼（Heinz Hartmann，1894—1970）被认为是"自我心理学之父"。他重视"没有冲突"的自我领域，认为自我独立于本能，并赋予自我的自主性，并强调自我的适应功能。哈特曼的自我心理学理论强调自我与环境的相互调节作用，使精神分析从本我中解放出来，走向正常的发展心理学。1939年，哈特曼《自我心理学与适应问题》一书的出版，标志着自我心理学的建立。

在20世纪40年代、50年代及60年代早期是自我心理学的鼎盛时期，在北美自我心理学成了精神分析中占支配地位的传统。当时，西方涌现了许多自我心理学家，如斯皮茨

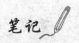
笔记

（A. Spitz）、马勒（S. Mahler）、雅可布森（Edith Jacobson）、艾里克森（Erikson）等，其中艾里克森进一步发展了弗洛伊德和哈特曼的学说，提出了心理社会发展论，使自我心理学的理论上升到一个新高度。他的主要理论有自我同一性、人格发展阶段理论等，强调社会环境在自我形成和发展中的作用，把人格发展阶段拓展到整个生命周期，突破了其他心理学家描述幼儿早期人格发展的局限性。他还详细论述了每一个阶段中的冲突和危机，如果这些危机未被解决，在遇到其他发展危机时，这一失败肯定会引发困境。

四、客体关系心理治疗

1938 年，当安娜·弗洛伊德和她的父亲到达伦敦时，那里已经存在一个非常有影响力的英国精神分析学派，这个流派的创立者是一位奥地利移民梅兰妮·克莱因（Melanie Klein，1882—1960），她于 1926 年移居伦敦（图 2-3）。作为一位儿童分析学家，克莱因对于理解母婴之间的早期关系特别感兴趣，她的思想为客体关系理论的建立奠定了基础。这些发展理论认为人类从根本上说是生活在人际关系之中的生物，每个人都拥有以系统发生为基础的与母亲及其他人之间的关系，强调我们有关自己与重要他人之间关系的内部表象对我们感知关系的方式、选择伴侣与朋友的方式、塑造与他人之间关系的方式所产生的影响。另一位英国的精神分析学家约翰·鲍尔比（John Bowlby，1907—1990）对儿童发展

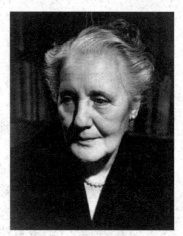

图 2-3　梅兰妮·克莱因
（1882—1960）

也特别感兴趣，提出依恋理论。依恋理论认为，当婴儿在分离焦虑之后寻求安慰时，他们对特定的家庭成员表现出特有的行为模式。某些婴儿容易重新发生联系，显示出他们觉得很安全。其他的婴儿则感到不安全，但表现方式有所不同：一些婴儿避免与依恋的对象接触，拒绝由他们提供的安慰；一些婴儿与依恋对象保持亲近，但也拒绝安慰；其他的婴儿则因分离和重聚变得完全混乱。婴儿的依恋模式在很大程度上受到照顾者依恋模式的影响，尤其是在与照顾者的交流中，并且影响长大后对伴侣的选择。

20 世纪 40 年代和 50 年代，客体关系学派和自我心理学派还处于对立阶段，当时英国精神分析学会出现了一个中间学派，又称独立学派，他们既受到弗洛伊德思想的影响，又受到克莱因思想的影响，但不愿意正式加入其中一个学派，这些分析家包括费尔贝恩（Ronald Fairbairn）、巴林特（Michael Balint）、温尼克特（Donald Winnicort）等。中间学派分析家强调自发性、创造性、治疗师灵活性的重要性，以及给患者提供一个支持性、被滋养环境的价值。

20 世纪 60 年代，以科恩伯格（O.Kernberg）为代表的美国客体关系心理学家对客体关系的发展作出了重要贡献。20 世纪 70 年代，客体关系学派与自我心理学学派由对立走向了融合。

（一）客体关系的心理治疗观

在客体关系理论（object-relations theory）框架内，客体（object）是与主体相对应的概念，是指某个个体的愿望或行为所指向的人。客体关系理论虽然也强调早期经验对人格形成和发展的影响，但认为这一影响主要来自于幼儿生存、成长所依赖的监护人——父母，尤其是母亲与幼儿的依恋关系。客体关系理论认为正常的人格发展是在与客体的关系中发展起来的，精神或人格的病理性是患者病态的客体关系造成的。因此，客体关系治疗师总是从关系的层面来理解人的精神病理现象并进行治疗。

在构成患者生活的各种关系中，首要的考虑应放在患者与治疗师的关系中。这种关系，不仅发生在现象学上的"此时此地"，而且包含了很多患者与他人的关系中运行的关键因素。

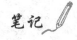
笔记

因此治疗师与患者的关系被看作患者生活中病态部分的生动表达。因此，治疗师与患者的关系本身会成为改变的焦点，通过这种关系，心理分化、错误的内化、病理性分裂等问题随之可以得到处理。

（二）客体关系心理治疗的治疗过程

1. 第一阶段：允诺参与（engagement）

（1）建立治疗关系：治疗师与患者的关系被看作是一种独特的治疗关系，治疗师明白他与患者的互动迟早会表现出操控性，通过创造出一种可能会引发投射性认同的人际环境，治疗师也制造了"此时此刻"处理投射性认同的机会。当患者在此关系中感受到焦虑等不适时，治疗师通过将彼此疏远的职业化关系变成含有关心、承诺和参与等成分的关系，确保患者继续接受治疗。

（2）建立治疗联结：随着治疗的进行，患者或许无法继续忍受治疗中遇到的压力，甚至会过早结束治疗。治疗师不要在患者还没做好准备之前便给患者提建议或做解释，可以通过支持、幽默、情绪联结（能传递治疗师共情性理解的技术）等来使患者积极参与到治疗中来。

如果治疗的允诺参与阶段成功的话，患者会以一种全新的方式来看待治疗，治疗联结已经建立，治疗师被纳入患者的内在客体世界。上述情况一旦发生，治疗师就可以非常有信心地认为已经成功完成了允诺参与阶段，治疗已经准备好加入下一个阶段。

2. 第二阶段：处理投射性认同　在客体关系理论里，投射性认同（projection identity）是一个诱导他人以一种限定的方式来作出反应的人际行为模式。它源于一个人的内部关系模式，即当事人早年与重要抚养人之间的互动模式，这种模式的内化成为自体的一部分，并将之置于现实的人际关系的领域中。

（1）如何判断投射性认同的产生：在客体关系中识别投射性认同的方法就是通过治疗师的反移情。在传统的经典精神分析中，反移情被认为是治疗师自己还没有解决的心理情结，在治疗过程中转移到患者身上，会干扰治疗的进行。但在当代客体关系工作中，反移情是被看作是对患者投射性认同的一种自然反应，并依靠这一反移情促进治疗的发展。

反移情的运用就是客体关系治疗师在建立足够情感联结的基础上，通过对自己的情绪反应的审视，洞察患者的人际交往的问题关系模型，在治疗关系中讨论分析患者的病态防御模型，以促使患者对于自身关系的反思和内心关系模型的发展。

例如，一个患者总是依赖别人，要求别人帮助他做事（本该由他自己做的事情）或做出选择，这样的纠缠最后总会激怒别人而造成人际关系问题，在治疗中治疗师也会感觉到这类依赖，通过这一觉察，治疗师可以理解患者的关系模型是病态依赖的方式。

（2）理解投射性认同的发生过程：首先，个体将自己的一部分（坏的，或者理想的部分）以投射幻想的形式放置在另外一个人的身上，并设法从内部控制那个人；然后，当事人竭力让接受者（投射性幻想的对象）采取与他所幻想相一致的行为；再后，接受者对投射者的"竭力"诱导行为采取反应，这时，接受者要么与当事人所幻想的行为一致，从而陷入当事者的圈套，要么接受者没有中套，即对当事者的行为不予理睬，这时投射认同失败。

（3）识别主要的投射认同类型：临床中常见有依赖性投射认同、权力性投射认同、迎合性投射认同、情欲性投射认同。

1）依赖型：使用这种投射认同的人，通常在做决定或需要独立行事的时候，不管在怎样的情况下都会有求于人。但实际上这种人是能够独立解决问题。例如，一个19岁的女孩，童年时父母离异，跟妈妈生活，她的姨妈在生活上与情感上特别照顾女孩。女孩上了大学后，却仍然在任何大小事情的决定上求助于姨妈。久之，姨妈有了不舒服感，内心有种不平衡的怨气——"你这么大了，怎么啥事还依靠我，况且你还有母亲"，姨妈最终能直接拒绝侄女的一些请求。但拒绝之后,女孩的一系列反应是:委屈,指责(你一直对我都是最好,现在这样无情);沮丧与怀疑(原来姨妈是那样喜欢我,为什么现在她这样呢,是不是我不好了?);无助与无奈(姨妈不爱我了,我好可怜,好无助)。而女孩姨妈的反应是:又气恼又内疚。

依靠依赖性投射认同的患者,在治疗中会通过将治疗师置于照顾者的位置上,将此类依赖性投射认同显现出来。治疗师往往被看作无所不能和无所不知的形象。患者会不停地索取建议、指导和支持。凡是治疗师感到来自对方的压力、控制、榨取感,透过这些负面感受,能够识别对方使用的是依赖性投射认同。

2)权力型:使用这种投射认同的人,通常是诱导出他人的软弱、无能感,从而实现自己的控制欲和权力欲望。

例如,有的人在工作环境中,有强烈的控制欲望,表现得盛气凌人,总认为别人无能,没有自己的指导,工作无法顺利完成。

在治疗关系中,他会无意识地表现得他什么都懂,甚至会讲出许多高深的哲理,或提一些刁钻的问题,或总是否定治疗师的意见,让治疗师感觉到"他的强势""你不如他"的无助感、压力感和愤怒感。这些感受是对患者诱导性行为的正常反应,他们构成了对权力的投射性认同的反移情。

3)迎合型:使用这种投射性认同的人,通常是竭力诱导他人身上的内疚和感激之情,从而实现自己的成就和拯救欲望。

例如,一个女士述说,她在生活中对人特别地好,从来是为别人着想,总是帮助别人,但总是得不到别人的理解,甚至在关键时候得不到别人的帮助,为此她伤心不已也愤愤不平。

在治疗中,有的患者总显得很谦卑顺从,不时地对你的衣着、声音、观点赞不绝口,会主动承担起治疗室的打扫卫生工作,有的会介绍其他客户给治疗师,有的表示会自愿成为治疗师实验对象。这些人的行为给你的感觉是"这人真好""善解人意",久之你会有一种无形的压力感,让治疗师感觉亏欠于患者。

4)情欲型:使用这种投射认同的人,性是生活的主题。当事者是通过性的方式来建立关系,并以性保持的关系来诱导他人的情欲反应,从而满足性欲和控制欲望。

患者通过将一些含有色情的东西带入治疗关系,在治疗中将情欲型投射性认同表现出来,如患者会详细描述他们的性问题和性取向,穿着暴露或充满诱惑性。他们认为治疗师愿意和他们一起工作的真正原因是性。治疗师的反移情是治疗师的情欲被唤起,会表现出对患者情欲故事的浓厚兴趣。

总之,不管是何种投射性认同,治疗师的任务都是将与投射性认同相关的元信息传递转为公开。如果这一任务没有完成,或元信息传递模棱两可,治疗将会停滞不前。另一方面,如果以话语的形式使得元信息传递浮出表面,比如使患者表达出离开你他将无法生存,这是一个绝佳的机会,治疗师可以借此成功触及下一个阶段的问题。

3. 第三阶段:面质 一旦患者的投射性认同中的元信息浮出表面,治疗师接下来就可以以一种直接而强有力的方式来面质患者的投射性认同。

(1)治疗师拒绝并面质患者的投射性认同:在坚决拒绝患者的投射性认同时,要一如既往地关心患者。在这一阶段,避免采用"解释"。因为在客体关系心理治疗中,患者的大部分病理都是以感受的形式存在的,因此需要在感受的水平上被面质。治疗师帮助患者体验当前存在的强烈的感受,让患者明白:开放的、坦诚的关系能够实现,离开投射性认同,生活仍可以正常继续。

(2)探讨患者对面质的反应:患者对拒绝的反应通常为愤怒或退缩,并不会即刻放弃投射性认同,而是会采用各种对策如强化、责备、次级投射性认同和告辞来应对拒绝。强化是

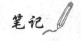

患者会让事态变得"一团糟";责备是利用自己的感受而责备治疗师;次级投射性认同是患者以另一种投射性认同代替原来的投射性认同,迫使治疗回到第二阶段;告辞是患者在其他方式失败后采取的放弃治疗的方式。

治疗师需要明确告知患者:治疗非但不会结束,而且会一如既往进行下去。

(3)关系的转变:在此阶段的后期,患者意识到,他们与治疗师之前建立的不良关系模式已经不再可行,且开始以一种与以往有些不同的方式与治疗师打交道,虽然投射性认同还不时出现,但投射性认同的频率和强度都逐渐减弱,患者和治疗师都准备进入治疗的最后阶段。

4. 第四阶段:结束 治疗师在这个阶段要向患者提供一个让其审视其投射性认同对他人影响的机会,使患者对自己与他人建立不当模式的原因有深入的认识,对早期客体关系如何影响这一模式有所了解。此外还涉及结束与分离的议题。

(1)反馈:治疗师通过向患者给予反馈,提供他人是如何感知、理解患者的信息,内容包括投射的接受者会有什么样的行为、想法等。目的是使患者对投射性认同有更深刻的认识,进而修正患者的自体 - 客体关系。

(2)解释:客体关系心理治疗中的解释强调的重要议题与被抛弃、被拒绝的威胁,以及"好"与"坏"的内化有关。解释可以帮助患者将一种体验——自己的感受,转变成另一种体验——与他人的互动。可以使患者能够根据与特定个体有关的"好的"和"坏的"体验来分析"好的"和"坏的"感受,最终成为"解放"的基础。

(3)解放:为了能够成功结束治疗,患者需要使自己从病态的客体关系中解脱出来。确切地说,患者需要挣脱那些在过去与自己形成病态联结的人的束缚。解放即是患者放弃自体"好的"部分,同时也放弃自体"坏的"部分。"解放"意味着患者能够将内在客体体验为可能犯错的客体,并能够宽恕其缺点。

(4)分离:客体关系心理治疗过程中,治疗师被作为一个重要的"好客体"整合进患者的自体中,使患者的自体变得更加坚固、强大,患者逐渐不再依靠治疗师的存在才感到安全。但治疗师和患者必须分离,与患者一起分享各自对分离的感受。

五、自体心理学治疗

自体心理学(self psychology)是由科胡特(HeinzKohut,1913—1981)和他的追随者建立的。科胡特的著作《自体的分析》和《自体的重建》等在他的批评者和追随者中引发了巨大反响。

海因兹·科胡特(图2-4)1913年生于维也纳,1938年在维也纳大学获得医学学位,接受了正规的精神分析培训。一开始,科胡特是一位很受尊敬的主流自我心理学家。后来随着他的思想及临床工作的发展,他对于治疗自恋患者产生了特别浓厚的兴趣。随着时间的推移,他的理论阐释越来越偏离主流的精神分析思想,最后,创立了自体心理学。自体心理学自出现后,便迅速成长为最重要的精神分析理论之一。

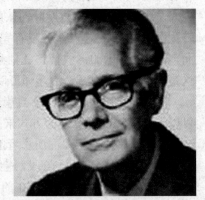

图2-4 科胡特
(1913—1981)

(一)自体心理学的相关概念

科胡特的观点大部分来自他对自恋型人格障碍患者所做的分析工作。要理解自体心理学及其治疗方法,必须要理解其中几个关键概念:

1. **自体(self)** 自体指的是个人在生活中所形成的总体人格。他将患有自恋型人格障碍称为"自体障碍"，这些患者的特征包括极不稳定的心境，以及对失败、失望、冷落极为敏感。对这些患者的最终诊断，主要不是依据这些症状，而是依据出现在治疗中的某些未解决需要，他称之为"自体客体移情"。

科胡特认为核心的自体有两个重要的成分，一个是夸大性自体，另一个是被理想化的父母意象。夸大自体的体验可表达为："我太棒了，太完美了；看着我吧！"理想化父母意象的体验或可以表达成："你是完美的，但我是你的一部分。"

2. **自体客体（self object）** 是被自体经验为其自身的一部分，并为自体发挥某些重要心理功能的客体。当生命发展阶段中，自体客体没有足够地同理（empathy）自体所需要的时候，自体就会产生暴怒、郁闷等情绪。如此创伤长期存在，自体的发展就受到障碍。而对自恋的需求就会病态地反复表现在该个体的行为中。

3. **自恋（narcissism）** 科胡特认为自恋是一种借着以往的经验而产生的真正的自我价值感，是一种认为自己值得珍惜、保护的真实感觉。也就是说一般个体的自恋是健康的，而且社会也是允许适度自恋的。而只有个体过度自恋，并超出了社会对于自恋允可的范围才是不健康的。个体的自恋会终其一生，并不断转化为各种不同形式。成年期所显现的健康自恋有下面各种形式，如创造力、幽默及同理心。不健康的自恋会导致社交上的冲突、抑郁感受及内在匮乏感。

4. **移情** 自体心理学的移情包括三种移情：镜像移情（希望通过别人对于自己的表情反映体验到被关注）、理想化移情（希望依靠强大的理想化客体而满足）、另我移情（希望得到默许或者和别人产生认同及被接纳的感觉）。治疗师通过对这些移情关系的处理，通过一种神入和深刻的同理心的发展，使患者和分析师之间的健康关系得以内化到患者内心中，成为其人格的一部分，使患者对于自我形象产生足够的胜任感，得以健康生活。

科胡特身后的自体心理学被称为后自体心理学，包括主体间思想、双元对话、社会建构主义等新发展。后自体心理学经过三十多年的发展，使精神分析抛弃了晦涩难懂的理论描述，运用科学家／实践者模式，使精神分析的操作日渐变得简明和更加有效。把对实证的科学主义思想和方法落到实处，放弃了"元理论"，转而运用现象学和人本主义思想作为哲学指导的精神分析。将治疗对象从自恋性人格障碍扩展到众多心理精神疾病，包括自杀、成瘾、同性恋等各种社会心理问题，并在科胡特自体心理学治疗实践基础上，发展了夫妻治疗、团体、家庭和短程治疗等治疗形式。

（二）自体心理学治疗的过程

自恋性自体障碍的实质是自体结构的缺陷，因此治疗的焦点是修复自体结构的缺陷。

患者自体缺失的需求记忆被激活，他并非有清晰意向性的，而是无意识地开始以一种过往需求与作为自体客体的治疗师做联结。治疗师成了患者自体的客体，此时治疗师就开始包容、消化，以神入的方式去理解和反馈患者。经过恰好的挫折，患者逐渐去幻想化而发展其自体，通过转变的内化作用而达到健康自体的重建。

以上过程是共情性的理解和解释过程，相应于传统精神分析的治疗过程，它经由一个科胡特所描述的三步变化，使得治疗取得进展、自体获得所缺失的建构。

第一步，是分析当新的自体客体移情出现时，所遇到的防御和阻抗。

第二步，是展开各种自体客体移情并修通它们。

第三步，是在更成熟的成人层次上，在自体和自体客体之间建立一种共情性的谐调。

治疗师通过镜像移情、理想化移情、另我移情关系的处理，通过一种神入和深刻的同理心的发展，使患者和分析师之间的健康关系得以内化到患者内心中，成为其人格的一部分，以完成变质性内化的治疗，使患者对于自我形象产生足够的胜任感以健康生活。

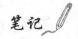

（三）自体心理治疗的技术

自体心理治疗的核心技术是同理，或称之为共情（empathy）。共情意味着一个人能够超越自己、超越自己的边界去理解另一个人。自体心理治疗的共情是一种深度共情，是真实非迎合的。在自体心理学，共情用镜映表示。镜映，即像镜子一样回应，并包含情感成分。

深度共情意味着可以超越自己的边界，可以听对方说，进入对方的世界去感觉他表达的东西，并用我们的语言去表达给对方听，如果对方感觉你听懂了他，即达到一种"镜映"的效果，让原始的夸大的自体重新被激活。

六、拉康理论

本节介绍的最后一种精神分析理论是拉康理论。这个理论起源于法国精神分析学家雅克·拉康（Jacques Lacan，1901—1981）的研究工作。拉康在当代精神分析思想界的地位与其他学者都不同。他主宰法国精神分析长达数十年，对欧洲大陆的精神分析产生了重要影响，对英国精神分析的影响也越来越大。在美国，传统上，拉康分析的影响通常仅限于文学评论、人文学科、女性主义思想这些领域。现在，拉康的概念正在不断进入美国的临床精神分析。

众所周知，拉康的理论很难理解，其部分原因在于他的著述充斥着带有法国知识界特征的概念和语言：无所不包的哲学、政治、文学引用及隐喻，以及政权主义的命令与反极权主义的违抗的复杂混合，由于语言及语境造成的翻译上的问题，使读者很难理解其主体风格。拉康以结构主义哲学为哲学基础和方法论工具，对弗洛伊德的精神分析进行了语言学的解读和重建。首先，他提出了"重回弗洛伊德"的口号，力图唤起人们对潜意识的重视，他对美国的自我心理学传统持极端的批判态度，认为美国的自我心理学违背了弗洛伊德最为根本、最为重要的有关潜意识过程的重要性；其次，提出了用想象界、象征界和现实界这三种成分代替弗洛伊德的本我、自我和超我；最后形成了自己的独特心理治疗理论，认为精神分析是一种话语治疗，治疗目标就是揭示患者话语中流露出来的潜意识欲望，对于揭示和移情提出了新的看法，将精神分析治疗的固定时间变为弹性时间等。

拉康以其反传统、不确定性和多元性等后现代的思维方式和结构主义语言学等方法发展了弗洛伊德的精神分析思想，对哲学、历史学、人类学和精神病学都产生了深远影响。

第五节　心理动力学治疗

精神分析治疗的适应证除了各种神经症和部分心身疾病外，同样也适合于个人心理困惑、人际关系不良者等。但是，由于精神分析需要许多时间，有一些特别的设置，如"患者躺在一个安静、光线适当的房间内或坐在舒适的沙发上，治疗师站在或坐在其后而不与患者面对"；"每周4～5次，持续数年甚至几十年的长程治疗"。因此，目前无论国内外都很少能开展"经典"的精神分析治疗。取而代之的是，有些精神分析学家不再采取其传统的方法，而是采用面对面的普通谈话方式，每周一次，在数月内短期完成治疗工作，使得精神分析变得更加实用和简洁。但一些经典心理分析的技术仍在各种改良的分析疗法中广泛使用。

为区别于经典的精神分析，人们把在弗洛伊德学术和理论的影响下，逐渐形成的一种心理治疗势力和体系、各种改良的分析疗法称之为"心理动力学心理治疗"（psychodynamic psychotherapy），或"心理分析方向的心理疗法"（以下均简称"心理动力学治疗"）。

一、概述

心理动力学（精神分析为基础的）治疗的概念来自于苏里番学派（H.S.Sullivan）。但"心理动力学"的概念从未被教科书和词典正确地描述过。"以精神分析为导向的心理治疗""内省取向的心理治疗""动力性心理治疗""精神动力学心理治疗"和"探究性心理治疗"均是对该治疗方式的描述，且与精神分析理论密切相关。

什么是心理动力（psychodynamic）？心理（psycho）一词源于希腊语 psyche，原意为灵魂，现意为心灵；而动力（dynamic）源于希腊语 dynamis，原意为力量，现意为行动中的身体力量。"心理动力"一词为弗洛伊德创造，简单来说，心理动力即指动态的心灵力量，与早期的静态心灵观点相反，心灵是一个时刻变化的系统，混杂着动荡不安的元素。这些无意识的元素能够变成有意识的，反之亦然。

心理动力学的基本观点是假设无意识的心理活动可以影响有意识的思想、情感和行为，心理动力学治疗是指以心理动力学的观点为基础的心理治疗方法。

二、心理动力学治疗的特点

1. 治疗的目的不在于改变人格，而是将重点放在对人格的冲突/结构的了解上，重点为症状改善的人际关系，包含与此相关的社会范畴的交互模式及现实的人际关系。

2. 治疗对象为神经症、有治疗动机和明确目的的人。

3. 不使用躺椅，面对面的情境中进行。

4. 治疗的频度更灵活，每周 1～4 次皆可，但不少于每周 1 次，每次 50 分钟。治疗的长度是开放式的，可以是短程，也可以是长程，一般在 50～200 小时之间。

5. 心理动力性设置有着"自由的空间"，自由联想、行为、愿望及幻想、梦及其他内容均可成为话题。但一般较少选择自由联想，而更多是治疗师通过询问、重述、对质和快速处理移情的手段。

6. 治疗师的行为较灵活，其治疗导向的目的性明确；对生活事件的回顾与现实结合。

7. "节制"的治疗师中立态度不再是节制性的"无动于衷"，分析治疗师的反移情可对治疗起帮助作用。

三、心理动力学治疗作用原理

为了斟酌该对患者说什么话，我们必须明确为什么说这些话就能帮助患者。也就是说，我们需要理论来支持治疗是如何其起作用的。在心理动力学治疗中，有多个治疗作用原理可以用来指导我们的工作。

（一）使无意识有意识化

在心理动力学治疗中，我们认为能够帮助患者的一件事情就是使无意识有意识化。这一观点是弗洛伊德最早的治疗作用原理的基础。弗洛伊德在描述他的临床工作时，假设有些患者出现病症是因为未能达到意识层面的思想和情感对他们的意识产生了病态的影响。弗洛伊德认为这种思想许多都存在于记忆之中，因此他声称这些患者"饱受过去回忆的折磨"。

那么，如何帮助人们将无意识的事情有意识化呢？为了理解无意识的思想和情感，我们必须把它们解码为有意识心理能够理解的形式。我们利用词语来做这样的事情。词语是无意识与有意识心理之间的桥梁和纽带。可以把词语比喻为一艘船，它在无意识与有意识心理之间搬运着想法。一旦我们针对一个想法或情感有很多词语的时候，就可以谈论它了，令其接受意识的检阅，从而也能更充分地了解我们自己。

（二）支持薄弱的自我功能

前面我们说过，人的心理分为三个基本成分——本我、自我、超我。本我由愿望和需求组成，超我由意识和个人理想组成，而自我管理着人的内在心理活动与外部世界的关系。为了做到这点，自我仰仗许多重要的功能，例如冲动控制、内在和外在刺激管理、承受焦虑

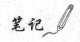

和强烈的情感以及启动防御机制。如果这些自我功能衰弱了，那么人们就可能在各方面遭受痛苦的侵袭。

心理动力学治疗可以通过支持薄弱的自我功能来帮助患者。实施起来可以是外显性的，例如我们可以教会患者用新的方式处理强烈的情感；可以是内隐性的，例如进行一次面谈单独讨论对治疗师的情感来减轻患者的焦虑。治疗作用原理显示，患者不仅可以在自我功能衰弱的时候从治疗师那里借来自我功能，获得暂时的收益，而且他们可以内化这些新的思维和行为方式，在更为持久的基石上稳固自我功能。

（三）使心理和情绪的发展再现生机

在人们的生活中会有一两个方面出现发展性问题，例如，童年时很少受到表扬可能会阻碍创造性的发展。心理和情绪发展的方方面面可能以变幻莫测的方式受到阻滞或妨碍，致使人们无法成长成熟，这样会产生各种各样的问题，例如不恰当的应对机制、受损的人际关系和自尊问题。发展性问题的原因通常都是令人心痛的，例如虐待、忽视、情感剥夺、父母不认可或者过度受刺激。在与治疗师建立新关系的条件下，心理动力学治疗有助于发展再现生机，可能发生的新进展包括几个方面：①发展出思考自身和调控自尊的新方式；②发展出与他人交往的新方式；③发展出更灵活、更具适应性的应对机制。

四、心理动力学治疗的两种模式

心理动力学治疗在发展的过程中不仅在治疗时间和治疗师的态度等要素上发生变化，在整个治疗的形式方面也有不同的分化，我们可以区分出两种不同治疗技术和治疗重心的治疗模式：表达性心理动力学心理治疗（expressive psychodynamic therapy）和支持性心理动力学心理治疗（supportive psychodynamic therapy）。

表达性心理动力学心理治疗是通过分析患者的防御机制和阻抗来揭露患者的心理冲突，并通过解释和内省的方式解决冲突。其扩展了分析的技术（比如澄清、解释、建议等），但是摒弃了经典精神分析的自由联想和梦的解析的方法，也不去过分追究造成现在心理痛苦的早年经历。患者应有足够的自我强度，有领悟能力，并能忍受冲突带来的焦虑。

支持性心理动力学心理治疗在于通过增加自我强度的各种方式来减少外在的（情景的）或内在的（本能的，驱力相关）压力。支持性的心理动力学心理治疗旨在增强患者的能力，解决患者内心的冲突和焦虑或者是症状性的表现。通过非解释和内省的方式促成有效行为的发生和症状的缓解。支持性心理动力学心理治疗的一个原则是唤起患者正性的对治疗师的一种依附关系。这种关系是其他支持性机制合理起作用的基本前提，也可称为移情性治疗的基础。在支持性的心理动力学心理治疗中，患者和治疗师之间的关系更多时候不是解释型或分析型的模式。所采用的治疗技术有：宣泄疏导、建议、巧妙处理、澄清、广义的解释。治疗师可以灵活运用这五项技术来处理患者特殊的需要。而且在适应证上，所有不能用经典的精神分析或表达性心理动力学治疗的患者都可以适用于支持性的动力性心理治疗。可见其比经典的精神分析的治疗范围要宽广。

上述两种技术看起来泾渭分明，事实上支持和表达并不是两种完全独立的治疗技术，一个患者可能得益于以表达技术为主的治疗过程，而另一个患者可能得益于以支持技术为主的治疗过程，但是在整个治疗过程中，这两种治疗技术可能都会被使用到。

五、心理动力学治疗与经典的精神分析治疗区别

从心理动力学治疗的特点中我们可以看到，心理动力学治疗对潜意识的处理以及在治疗中出现的移情和反移情仍然被保留下来，与经典的精神分析治疗所不同的是治疗的时间和间隔，治疗方式以及治疗师态度的变化。德国精神分析联合会（DGPD）把所有与精神分

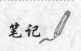
笔记

析有关的治疗定义为：在关注移情、反移情和阻抗的治疗关系下对生活经历中病理性潜意识冲突和人格发展中致病性障碍的处理过程。这样看来，移情、反移情和潜意识仍然是所有精神分析性治疗的特点。心理动力学心理治疗也同样具有这样的特点。心理动力学治疗与经典的精神分析治疗区别概括如下（表2-1）

表2-1　精神分析和心理动力学心理治疗的比较

特点	精神分析	心理动力学心理治疗	
		表达性模式	支持性模式
频率	每周固定4～5次，每次50分钟	每周固定，1～5次，每次30～50分钟	频率灵活，一周1次或更少，30～60分钟，或根据需要决定
疗程	长程，一般3年以上	短程或长程，数月到数年不等	短程或间断性长程，从1次会面到终生不等
设置	使用躺椅，治疗师不在患者视野中	面对面，偶尔使用躺椅	面对面，不使用躺椅
操作模式	系统分析移情（正性和负性）和阻抗；主要聚焦于治疗师和治疗过程中发生的事件；促进移情性神经症；鼓励退行	对动力和防御的部分分析；聚焦于当前人际事件以及对生活中他人的移情模式；分析负性移情。一般不探索正性移情，除非它阻碍治疗进展。只鼓励有限的退行	形成治疗同盟和现实的客体关系；除少数例外情况一般不分析移情，聚焦于意识层面外在事件；不鼓励退行
分析师-治疗师角色	绝对中立性；患者会感到困惑；反射性-镜子角色	修正的中立性，对患者的内隐的满足和较多的主动性	悬浮的中立性，对患者明显的外在的有限的满足，指导和自我暴露
交互改变的机制	在相对剥夺性的环境中出现领悟，领悟起到主导地位	在具有较多共情氛围环境中出现领悟，对慈善可亲的客体的认同	附属性或者代理性自我作为暂时替代物，抱持性环境；有限的领悟
针对人群	神经症者；轻度病理性人格	神经症；轻到中度病理性人格；尤其是边缘和自恋人格障碍者	重度人格障碍；潜在或者已经发作的精神病；急性危机事件；躯体疾病
对患者的要求	高动机，心理学头脑，较好的既往客体关系，维持移情神经症能力，较好的混乱忍耐性	中度-高度动机，心理学头脑，形成治疗同盟的能力，一定程度的混乱忍耐性	一定程度的动机，形成治疗同盟的能力
基本目标	人格的结构性重组；解决无意识冲突；对内心事件的领悟力；症状消除是以上过程的直接结果	人格和防御模式的部分重组；解决意识和前意识层面的冲突；对当前人际事件的领悟力；客体关系改善；症状消除是治疗目标或者是为了进一步的探索	自身的重新整合和应对的能力；以前存在的平衡状态的恢复或者重现；对性格病理性的更好的调整和接受；基本目标是症状缓解和环境重构
主要技术	主要是自由联想，完整的动力学解释（面质、澄清、修通），强调起源学重构	有限的自由联想，面质、澄清和有限的解释为主；强调此时此地的解释和有限的起源学解释	不用自由联想，建议和暗示为主。使用宣泄。此时此地的面质、澄清、解释为辅，不使用起源学解释
辅助治疗	基本上避免使用，若使用需要全面分析正性和负性意义	有可能需要（如药物），如果使用，则需要探索其负性意义	经常需要，药物，家庭治疗，康复治疗，住院治疗。强调辅助治疗的正性意义

笔记

六、心理动力学治疗的过程

在心理动力学治疗中，主要通过两个过程带来改变。一是理解源自儿童期的认知和情感模式（防御机制），二是理解在医患关系中被患者重新体验到的患者在儿童期与主要人物的冲突关系（移情）。治疗的焦点是复原和理解这些情感和知觉。治疗的设置是促进这些模式以某种形式出现，使他们可以被分析，而不是与现实的医患关系混淆或被忽略掉。

心理动力学治疗成功的首要因素是，要让患者有参与感并对治疗关系保持信任。

（一）评估阶段

评估包括一般的医学评估、心理动力学倾听和心理动力学评估。

医学评估首先要评估患者是否存在器质性疾病、是否需要药物治疗、出现不良后果的风险等，以判断患者是否适合做心理治疗或心理动力学治疗。如对主诉抑郁的患者，首先要评估其有无自杀风险，有无躯体或器质性疾病，是否需要抗抑郁治疗等。

心理动力学倾听要求治疗师采取好奇的询问态度倾听意义、喻义、（心理）发展序列以及患者经历过的人际关系和医患互动关系方面的细微特征（Mohl，2003）。要特别注意现在和过去的经历，这些经历涉及了情绪和愿望；这个说明周期中处理情绪的方式以及与周围环境的互动；自尊调节；人际关系。这四个方面反映了精神病理学的四种心理动力学视角：内驱力、自我概念、客体关系和自体心理学。

心理动力学评估的资料来源于询问和心理动力学倾听。评估的目的是整合患者的主诉、现病史、既往史、家族史、发展史、创伤事件、精神状态检查结果、医患互动模式、移情和反移情等。通过评估，实现从心理动力学的视角理解患者主观描述的、过去的和现在的经历。根据心理动力学的解析，治疗师可以对潜在的医患互动、患者的防御模式和人际互动做出预测。

治疗师与患者一见面，评估就开始了。评估通常需要1～4次的访谈，但也有可能需要更多次数。

在评估阶段的一个任务是判断患者的问题是否是心理动力学治疗的适应证。

专栏 2-1

心理动力学治疗的适应证

虽然心理动力学治疗还需要对其效果进行更多的实证研究，但目前有超过30个随机控制实验的结果提供了充足的证据。在涵盖了抑郁症、焦虑障碍、进食障碍、物质依赖、边缘性人格障碍以及 C 类人格障碍的随机控制试验中，心理动力学治疗与认知行为治疗同样有效。对躯体障碍和疼痛障碍也有明显效果。

心理动力学治疗尤其适用于两大类问题：

一是由无意识引起的临床表征，二是自我功能薄弱引起的心理问题。

根据临床经验，当无意识充分被有意识觉察后，一些问题会得到改善，可以推论：无意识成分可能是因果中的因。我们可以用发展的模式来看待这种因果关系。随着我们的发展成长，某些情感、愿望、幻想、恐惧和冲突都会使我们面临无法承受的焦虑和威胁，于是我们就会将这些情感、愿望、幻想、恐惧排除到意识之外，使我们远离无法承受的焦虑，但是我们这样是以失去健康发展为代价的。

自我功能薄弱引起的心理问题是另一类可以从心理动力学治疗中获益的问题。这类问题可以是急性的（暂时的），也可以是慢性的。不论是急性还是慢性，都可以得益于以支持为主的心理动力学治疗。

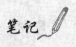
笔记

（二）开始治疗阶段

首先向患者说明心理动力学治疗的目标和过程,通过教育、解释和举例的方式让患者了解心理动力学治疗,设置治疗框架和边界等。

在此阶段最重要的是要建立安全的治疗氛围,治疗师的任务是:让患者理解过去是现在的模板,了解移情、防御和阻抗的概念,解释治疗师的节制,保持关切和建立治疗联盟,处理患者在开始治疗阶段的失望。

在开始阶段,治疗师也有机会识别患者的移情、防御和阻抗模式,可以引导患者认识到:对此类模式的认识将促进自我理解。也需要关注患者的梦,通常在治疗初期汇报的梦尤其会揭示患者的核心冲突,在以后的治疗中,梦会变得晦涩难懂。

（三）治疗阶段

1. 阻抗和防御的处理　不管患者治疗的动机有多强烈,但患者对恢复健康都持有矛盾的态度。情感症状总是伴随潜意识冲突,这些冲突是由创伤性记忆和痛苦体验等组成,导致患者出现症状的某些力量会阻止这些记忆、体验和冲动在意识中出现,阻碍患者将痛苦的情感内容带入意识,因此阻抗和防御必然会在治疗过程中产生。

解释阻抗的原则是承认现实因素对阻抗的作用,尊重患者的阻抗和防御,避免与患者争论,牢记"在解释内容前先解释阻抗"或"由表及里地解释阻抗",意思是治疗师首先要指出患者的阻抗,让患者意识到自己发生了阻抗,然后治疗师会探索患者在防御什么以及为什么要阻抗。

2. 对移情和反移情进行工作　在心理动力学治疗中,理解移情和反移情是治疗师最重要的工具之一。

对移情进行工作:强烈的移情提供了一个理解和修通患者早年重要生活经历的机会。治疗师帮助患者识别移情的存在,帮助患者重现过去,协助回忆过去史,协助理解在所有情境中个人的反应。当移情充分展开并被仔细探索后,患者才最有可能成功地维系幸福感和触控感。并且,在探索过程中,患者将会掌握自我探索的技巧,这些技巧在治疗的结束阶段会进一步得到强化。

对反移情进行工作:经典的精神分析认为,治疗师的反移情是治疗师对患者移情的反应,来自治疗师未解决的潜意识中的冲突,会影响治疗的进程。在心理动力学治疗中,反移情被描述在治疗情境中,治疗师对患者几乎所有的情感反应,是更好地理解患者的工具。治疗师可以通过体察精神激起的微妙的情感反应,来发现患者的核心冲突。然后治疗师可以通过自我分析来探索这些情感反应。这些情感反应可以来自治疗师潜意识的映射,也可能是隐藏在患者行为、言语或幻想中的核心要素。而后者恰恰提供了一个机会,治疗师从而更深入地理解患者的情感体验。

有两种类型的反移情:一致性反移情(concordant countertransference)和互补性反移情(complementary countertransference)。一致性反移情是对患者情感状态的认同,互补性反移情是对患者过去客体(通常是父母)情感状态的认同。例如,当有敌意的患者贬低、攻击治疗师时,治疗师心中唤起的被伤害和被贬低的感觉是一种一致性反移情,治疗师从而体验到对患者的共情;如果治疗师抵制被伤害和被贬低的一致性认同,在自我防御中采取批评和敌意进行还击,那么他表达的就是互补性反移情,即采取了患者过去主要客体的情感状态。这样,治疗师承担了批评性母亲的角色。

对待反移情,治疗师要对自己在心理发展和生活中遇到的问题保持清醒,不要认为患者的感受是针对自己的,不要将反移情"见诸行动",而是要利用反移情作为理解患者的线索,当体验到互补性反移情时,要寻找一致性反移情。

3. 梦的运用　心理动力学治疗更强调患者近期的经历,而不是过去的经历,因此早期

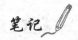
笔记

治疗师更关注梦的日间残留，即患者近期生活中发生的事情，构成梦的素材来源于此。接下来，治疗师可以帮助患者识别和说明梦中的防御机制和阻抗，运用梦来揭示潜意识的愿望、恐惧和冲突。

（四）结束阶段

心理动力学治疗往往没有规定期限，但往往会有一个时刻到来，那是患者和治疗师一致认为该是结束治疗的时候了。

1. 识别结束阶段的到来　结束治疗并不意味着别人已经完全实现了他的希望和愿望。一个成功的治疗进入了结束阶段，患者会体验到从心理痛苦中解脱出来，内部冲突和症状得到缓解，行为上出现持久改变。在这个阶段失望也在所难免，但他们之间学会了用心理的方法来理解和解决冲突，为失去的希望而哀伤。

心理动力学治疗结束的标准：体验到症状的缓解、理解了自身的特征性防御和移情反应、自我探索并将其作为一种解决内部冲突的方法。

2. 结束治疗阶段的任务　对于患者而言，需完成四项主要任务：回顾治疗，有助于自我认识和自我探索；体验和治疗师的分离，丧失体验转变为成长的机遇；重新体验和掌控移情，是别人联系新掌握的技能和知识的机会；开始自我探索，解决当前已被充分理解的内部冲突。

对于患者和治疗师，均需要识别治疗中的失望、局限和不成功的方面，讨论未来心理治疗的拮抗性，讨论对未来的计划。

七、短程心理动力学治疗

在第二次世界大战之后，人们对心理治疗的需求迅速增长。伴随着社区精神卫生运动的开展和对卫生保健成本的考虑，对短程心理动力学治疗的兴趣大为提高。现在短程心理动力学治疗几乎成为每位精神分析治疗师必不可少的技能。

短程心理动力学治疗朝向的只是焦点冲突区的行为改变。在治疗时间上的限制有别于长程心理动力学治疗，有独特的特征、目标、患者的选择和治疗技术。长程心理动力学治疗聚焦于患者过去的经历，短程心理动力学治疗聚焦于影响患者当前生活中的核心心理冲突。

短程心理动力学治疗要点：

1. 患者的选择　患者有一个焦点冲突；有能力从情感层面进行思考；有强烈的治疗动机；至少有一个有意义的关系；能够对治疗师尝试性的解释反应良好。通常需要排除有严重抑郁、精神病或见诸行动的患者，排除有边缘型、自恋型、或偏执型人格障碍者。

2. 疗程　短程心理动力学治疗一般应限制在 10～20 次访谈，通常是每周 1 次，也有部分病例可能需要 40 次的访谈。

3. 技术　心理动力学治疗的所有常见技术都可以用于短程心理动力学治疗，包括防御分析、移情解释和重建。也可以聚焦的方式将梦用于有悟性的患者。移情解释通常需要别人有领悟力并通过教育让患者对移情现象有所了解，在患者能够理解的深度上进行解释。保持对焦点的关注是短程心理动力学治疗的关键。在治疗的中期，对移情和阻抗进行解释，可使形成于过去并在当前重现的核心冲突更为具体。

临床案例与思考

基本情况：王某某，男，18 岁，高一学生。

求助的主要问题：患者从初中开始在学校和同学关系处不好，上高中后更明显，认为班长故意压制、排挤他，因此不愿和同学交往，班主任认为其有心理问题，故建议其进行心理治疗。

对患者的初始印象：由父亲陪同一道走进治疗室，身高中等，体型偏瘦，长相清秀，穿着时尚。但是人看起来精神萎靡，穿着和整个人的状态显得很不搭。

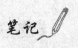
笔记

重要的成长环境和心理创伤:独生子。患者出生于本市一个县城,从小与父母、奶奶一起生活。父母均是工人,小学文化,家庭经济状况良好。父亲性格急躁,对患者要求严格,犯一点错就让其下跪。母亲性格温和、隐忍,听从父亲的话。小学时成绩很好,老师喜欢他,同学都围着他转。初中时迷恋某明星,认为自己就是该明星,故意做成和他一样的发型,觉得那样很酷,认为身边的同学都是自己的粉丝,自己就是舞台上的主角。当时班上另一个男同学长得很帅,成绩又好,还是班干部,班上的同学都主动找他玩,患者内心嫉妒,但又没办法。中考填报志愿时,故意没填那个同学填的高中。上高中了心想着在高中要好好表现,要回到小学阶段,从头再来。可是事与愿违,高中的班长是个各方面都很优秀,又很有人缘的男生。同学们都喜欢找班长玩,服从班长的安排,患者之前的计划、想法全都被粉碎了。这学期有几次和班长闹得不愉快,无法专心学习,也不愿和同学交往,非常苦恼。

治疗过程和结果:

1. 主要采用心理动力学治疗方法,介绍治疗设置,设置为每周一次,固定时间,收费60元/次。收集资料,充分共情,与患者建立良好的治疗关系。

2. 治疗过程

(1)第一次治疗:患者由父亲陪同进入咨询室,父亲先进来,患者紧随其后进来,父亲满脸愁容,一进来就开始指责患者,说其在学校表现太差劲,班主任要求父母带其来做咨询。患者一直低着头,小心翼翼,像个犯错的孩子。整个过程中不敢抬眼与咨询师对视。患者父亲交代完基本情况后,治疗师建议单独咨询,让父亲回避,患者同意。

(2)第二次到第十次治疗:这几次治疗主要是收集资料,建立良好的咨访关系。治疗的焦点集中在人际关系问题上。通过共情、支持、释义技术,让患者感受到被理解,并渐渐明白当前的人际关系状态与其原生家庭有关。此期进入到治疗的蜜月期,患者每次来治疗时心情特别愉悦,表情很轻松,可以正常和治疗师眼神交流,经常放声大笑。

(3)第十次到第十七次治疗:患者开始出现阻抗,表现为无故不来咨询,也没有提前通知治疗师,还表现在咨询时有几次长时间沉默。原因为分析到父亲对其的影响,触及患者对父亲的愤怒时,患者在意识层面无法接受,经常强调"父亲是为我好""我不能让父亲失望"。这阶段的治疗重点放在对阻抗和移情、反移情的分析上。

(4)第十八到十九次治疗治疗:最后两次治疗时,患者称自己现在能看清自己了,自己以前的想法都是幻想,自己根本没有那么大能力,觉得和同学都是平等的,大家都一样。可以和班长正常说话了,人际关系较前好转。因上课学习时间紧张,每次请假过来治疗影响到学习,想等暑假再来治疗,和治疗师商量后,治疗师同意暂停治疗。

思考题:

1. 患者暂停治疗的可能性原因有哪些?

2. 患者的防御机制有哪些?

3. 请从心理动力学的角度分析患者症状产生的原因。

(黄慧兰 杜玉凤 赵静波)

笔记

第三章　　人本心理治疗

学习目标：

1. 掌握　人格改变的必要及充分条件；以人为中心疗法的治疗目标；非指导性的治疗方式与建立有效的治疗关系；以人为中心疗法的会谈技巧中的具体化、对峙技术。

2. 熟悉　以人为中心疗法的人性观及自我理论；心理失调的原因，以人为中心疗法的基本假设；以人为中心疗法的治疗过程；以人为中心疗法的其他会谈技巧。

3. 了解　以人为中心疗法的发展历史及现状；以人为中心疗法的理论特色；以人为中心疗法的理论批评与局限；以人为中心疗法的适应证。

20世纪50年代末和60年代初在美国兴起了人本主义心理学，它主张研究人的本性、潜能、经验、价值、生命意义、创造力和自我实现。它既反对作为"第一势力"的行为主义的机械决定论，又反对作为"第二势力"的精神分析的生物还原论，并迅速成为20世纪中期"第三势力"。人本主义心理学与其说是一个严格的心理学派，倒不如说它是一个观点相近的广泛联盟。它是由许多类似的心理学家的观点组成。其中最著名的是A.H.马斯洛的需求层次理论、C.R.罗杰斯提倡的自我实现的人本主义心理学和罗洛·梅为代表的提倡自由选择的存在主义心理学。人本主义治疗是以"人本主义"哲学思想为基础的一系列心理治疗方法的统称。其中包括以人为中心疗法、经验性心理疗法、格式塔疗法和存在主义疗法等。本章主要介绍由卡尔·罗杰斯（Carl Rogers）创立的以人为中心治疗方法。

第一节　概　　述

一、人本主义心理学的概念

（一）人本主义心理学

人本主义心理学自创立以来，至今尚无公认的定义。奥地利心理学家彪勒（Charlotte Bertha Buhler, 1893—1974）认为人本主义是对行为、经验和意向性的科学研究；美国心理学家阿特金森强调人本主义应该研究人的主观经验和价值；国内学者车文博认为其是以人为本，并着重研究人的创造力、潜能、自我选择、价值和自我实现的学科。

人本主义心理学（humanistic psychology）是以人为本研究整体人的本性、经验与价值的心理学，亦即研究人的本性、潜能、经验、价值、意向性、创造力、自我选择和自我实现的科学。其基本理论观点有两个：

1. 以人为本是人本主义心理学的宗旨。

2. 整体人观是人本主义心理学的方法论。

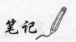

人本主义被称为除行为学派和精神分析以外心理学上的"第三势力"。

（二）人本主义心理学的理论取向

人本主义心理学的理论取向是以现象学和存在主义为基础，坚决反对机械论和还原论，坚持以人为本和以整体人为对象，强调人性、动机、潜能、经验、价值、意向性、自主性、创造性、自我选择、自我实现和健康人格等一系列对个人和社会富有重大意义问题的研究，旨在建构具有更大包容性的真正人化的心理学。

（三）人本主义心理学方法论

人本主义心理学是以存在主义和现象学为哲学方法论，以整体分析、现象学方法和个体特征研究法等为具体研究方法。其基本特征就是反对方法中心主义、实验主义和客观主义，主张以解决问题为中心，把客观实验方法和主观经验方法整合起来。人本主义心理学的方法论不仅是批判行为主义和精神分析的理论武器，而且也是创建人本主义心理学的理论支柱。

二、人本主义心理治疗的特点

人本主义心理治疗是以"人本主义"哲学思想为基础的一系列心理治疗方法的统称。其中包括以人为中心疗法、经验性心理疗法、格式塔疗法和存在主义疗法等。

其中卡尔·罗杰斯是第一位（1942，1951）在治疗师 - 患者关系中引入一种新的人本主义概念的人。1947 年，他被选为美国心理协会会长标志着心理学与临床实践的一次历史性融合。人本主义心理治疗的发展经历了萌芽期、非指导性治疗、当事人中心治疗、个人形成论、会心团体的实践、罗杰斯之后的以人为中心治疗六个阶段。在人本治疗的发展过程中，其他人也对人本疗法作出了贡献，包括聚焦取向心理治疗、情绪聚焦治疗、前期治疗、以人为中心表达性艺术治疗等，它们丰富了人本疗法。人本主义心理治疗的特点：

1. 对人性的信任。
2. 强调治疗关系的重要性。
3. 态度高于技术。
4. 对当事人主观感受的重视。

在这一章节中我们将重点介绍由卡尔·罗杰斯所创的以人为中心疗法。

第二节　以人为中心疗法的历史

一、以人为中心疗法概述

罗杰斯 1940 年最初将其理论与治疗称为"非指导性治疗"（nondirective therapy），1951年改称为"来访者中心治疗"或"来访者中心心理治疗"（client centered therapy and client-centered psychotherapy），1961 年之后，确立为"以人为中心治疗"（person centered theory），或"以人为本治疗"。1979 年，罗杰斯曾就这一术语的变化做过解释。罗杰斯说，之所以要使用"以人为中心"，是因为来访者中心治疗的发展进入了一个更为广阔的领域，大大超出了心理咨询和心理健康领域。正如莱文特和施利恩所说：重新命名反映了工作重点的转移，即现在的大量工作是在为各种各样的人进行心理咨询，而大部分人并不愿意把自己称为寻求心理治疗的"患者"。

罗杰斯的创新之处在于，他的学说提出了一种新的人性观，认为人是可能自我成长和自我实现的。这一观点与战后大部分美国人的价值观和对生活的期望产生了共鸣。罗杰斯称前来咨询的人为"来访者"，而非"患者"；他和他的追随者们由此发展出一套以来访者为

51

中心，强调来访者与治疗师之间关系更加平等的、非常指导性的心理治疗模式，而治疗的目的就是为了促进来访者的"个人成长"。在临床工作中，治疗师必须根据来访者本人的发展来确定治疗的方向，要把治疗重点更多地放在解决现实问题上，而不是以前问题上；要更重视来访者的感觉，而不是其想法；要更重视来访者自身的资源，而不是治疗师的资源；要更注重来访者的潜能，而不是病态；要更重视治疗中双方的关系，使这种关系能够给来访者提供积极体验，而不是给来访者提供某种合理的解释。罗杰斯相信，每一个人都具有理解和处理自己问题的能力，这也是罗杰斯治疗的核心思想。

在罗杰斯的理论中我们也可以看到 Rank、阿德勒、存在主义者、人本主义者的影响。Rank 先前突破了弗洛伊德的精神分析法，关注的不是自我（ego）和本我（id），而是个体的创造力，他并不强调技术或过去的经历，而是强调个体的独特性以及对个体经历的关注。罗杰斯和阿德勒都认为应强调个体的价值以及需要同别人保持良好的关系，个体应被全面地看待以及被视为能积极和负责任地发展的人。对以人为中心疗法的发展有重要作用的一个观点是自我实现。马斯洛关注于"正常"个体的需要和行为特征，并论述关于爱、创造和"终极体验"，即人们感到彻底放松的状态，更普遍的强烈兴奋的状态。马斯洛不仅涉及满足生理需要及安全的需要，而且寻求归属、爱、尊重和自我实现的需要的重要性。马斯洛积极的人性观点与罗杰斯是一致的，两人都对人性持一种积极乐观的观点，叫人本主义。罗杰斯的治疗观点也受到存在主义心理学家的影响，存在主义和以人为中心疗法，两者都强调自由、选择、个体价值、自我负责的重要性。

二、以人为中心疗法的发展历史

卡尔·罗杰斯（Carl Rogers，1902—1987）生于芝加哥（图 3-1）。六个孩子中排行第四（5 个是男孩）。早年攻读过农业、生物、物理和神学，以后获哥伦比亚大学临床心理学博士，接触了行为主义理论并接受了弗洛伊德学派的精神分析训练。他曾在纽约 Rochester"社会阻止迫害儿童"的儿童行为指导中心作为心理治疗家工作了 12 年，以后分别在俄亥俄州立大学、芝加哥大学、威斯康星大学心理学系和精神病学系工作。罗杰斯不知疲倦地旅行、写作、工作，直到1987 年 2 月去世，享年 85 岁。

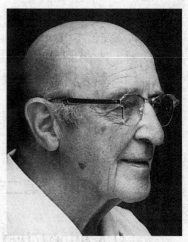

图 3-1　卡尔·罗杰斯
（Carl Rogers，1902—1987）

罗杰斯 20 世纪 40 年代在罗切斯特儿童指导中心做心理治疗工作，对霍妮（Karen Horney）和兰克（Otto Rank）的新精神分析学说非常了解。他把当时美国出现的新思想与他自己的知识、心理治疗工作的实践经验、新精神分析学说（特别是其中兰克的"个体自物定向"概念）结合在一起，从中发展出一套新的价值观念和治疗过程，建立起罗杰斯心理治疗的范式。

以人为中心疗法的形成与发展可分为四个阶段：第一阶段，实践经历阶段；第二阶段，非指导性的运用阶段；第三阶段，以当事人为中心阶段；第四阶段，以人为中心阶段。

1. 第一阶段，实践经历阶段　包括罗杰斯的早期职业发展。他最初在纽约的 Rochester"社会阻止迫害儿童"的儿童研究部门供职 12 年，其中最初的 8 年期间，他加入了诊断和治疗那些被法庭或社会监护人指控为违法和被剥夺了基本权利的孩子。他早期的工作受到心理分析概念的影响，但当他认识到"患者知道什么受到了伤害，应该怎么办，什么问题最重要，什么经历被埋没"时，他的观点渐渐变了。他的《儿童问题的临床治疗》早期著作充满很实际的经验，反映了他的治疗经历。

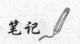

2. **第二阶段，非指导性运用阶段**　罗杰斯的第一本书《心障儿童的临床治疗》出版于1939年，书中还没有提出"当事人"的概念。1940年，罗杰斯到俄亥俄州立大学开始在心理治疗实践中总结出自己的经验，于1942年出版了《咨询与心理治疗》一书，他在书中第一次使用了"当事人"一词，提出了自己新的心理治疗观。论述了咨询关系的本质及非指导性方法的运用。他的治疗过程的观点，表明他在非指导性阶段中的治疗风格。标志着他的治疗方法的发展以及他强调的对当事人的理解和对此理解的沟通。

3. **第三阶段，以当事人为中心阶段**　1945年罗杰斯的《当事人中心疗法目前的实践、内涵和理论》的出版标志着当事人中心疗法阶段的开始。在该书中，当事人中心疗法扩展到包括人格的理论以及在儿童、群体、领导培训和教育的应用。包括人本主义人格理论的发展及人本主义心理疗法的变化，以及继续关注于人而不是技术。Brodlley（1994）指出罗杰斯在第三阶段比在第二阶段保持更多的理论上的一致性。他的工作得到了美国心理学学会的认可，1956年他被授予杰出科学贡献奖。这项荣誉及《当事人中心疗法》一书的出版，使罗杰斯在美国国内外获得广泛认可。

4. **第四阶段，以人为中心阶段**　1961年，罗杰斯出版了《论成人》，这本书论述了他的人生观、研究观点、教学观点和对社会问题的观点。此书的撰写面向心理学家和非心理学家，标志着以人为中心阶段的开始，并超越了一般的治疗方法而去考虑那些被认为对所有个体均有影响的问题。罗杰斯1963年去了西部行为科学研究所，投身于人们相互关系的研究。1968年，罗杰斯创办了人学研究中心，该中心成了罗杰斯参与世界范围的旅行和全球问题的工作基地。他的《卡尔·罗杰斯论人的力量》（1977）一书论述了以人为中心的理论如何能够用于不同文化的人民和怎样给其带来政治的变化。

三、以人为中心疗法的现状

以人为中心治疗的新近研究，Sexton &Whiston（1994）支持了咨询关系中共情共感的重要性，Orlinsky, Grawe &Parks（1994）回顾性研究也得到相同的结论；涉及3026位当事人的元分析，Bohart, Elliott, Greenberg & Watson（2002）认为同感程度和治疗效果存在正相关；回顾24项研究，Orlinsky, Grawe, & Parks（1994）报告：肯定和治疗效果存在正相关；回顾76项研究，Orlinsky&Haoward（1986）报告：在所回顾的这些研究中，有56%的都支持咨询师的肯定和积极的效果之间存在确定的联系。根据"工作同盟"模型所进行的最新研究证实，有大量的研究显示："治疗师提供积极关注的能力似乎与他们的治疗成效存在显著的关联。"Farber & Lane（2002）、M.Cooper（2012）的调查指出治疗师的个人特质（例如强壮、愿意跟来访者建立深度关系等）能促进治疗关系的深度建立；且"积极关注"同样被证实是产生治疗效果的一个促进因素。Murphy & Cramer（2014）的研究也支持咨询师和来访者之间关系越深，对来访者的帮助越大（Wiggins, Elliott, & Cooper, 2012）。Stiles, Barkham, Twigg, Mellor-Clark, and Cooper（2006）收集了采用以人为中心疗法、精神动力疗法、行为疗法的共1309位当事人的3年数据，发现此3种疗法之间的差异并不显著。Elliott, Greenberg, and Lietaer's（2004）的meta分析发现以人为中心疗法与行为治疗、其他人本主义经验性治疗方法之间并没有显著的差异。近期的研究中，Elliott, et al.（2013）的meta分析指出高过程指导性治疗方法（如EFT、FOT、格式塔治疗等）和低过程指导性治疗方法（如以人为中心疗法、不定向支持疗法等）之间的差异不明显。研究同时表明以人为中心疗法在焦虑、关系困难领域的并没有很好的效果。但是在抑郁患者的研究中，尤其是产后抑郁有着明显的改善（P.J.Cooper, Murray, Wilson, &Romaniuk, 2003；Morrell, et al.2009）。但关于真诚一致的研究结论则比较模糊。Kirschenbaum（1979）指出，真诚一致是罗杰斯提出的助长条件中解释得最不清楚的一个条件。因此，它有可能是治疗师最难掌握的一个条件，

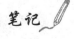
笔记

比如自我表露的程度。

罗杰斯提出的治疗师与来访者之间的平等关系这一点也影响了当代其他的以循证医学指导的实践和训练，如辩证行为治疗（Linehan，1993，2015）、情绪中心疗法（Greenberg &Watson，1998，2005）。在积极心理学界已经普遍接受罗杰斯的"以人为中心"的理论是其积极心理学概念的先驱之一，因为它强调的是功能完整的行为（Greenberg &Watson，1998，2005）。现如今以人为中心疗法模式的疗效证据不仅仅来自于人本主义心理学，更从自我决定理论、创伤后成长理论等理论中的调查中来（Joseph &Linley，2006a；Ryan &Deci，2000）。

以人为本心理治疗也在不断的发展过程，Sanders（2012）提出了大量的"以人为中心"治疗方法的子类：①经典的以人为中心治疗；②目标-导向治疗（FOT）；③情绪中心疗法（EFT）；④综合的以人为中心疗法；⑤存在主义以人为中心疗法；⑥经验主义以人为中心疗法。

尽管目前以人为中心疗法在美国和部分北欧国家中的应用有小幅度下滑，但是其在英国仍旧处于鼎盛状态。实际上，以人为中心疗法是培训过程中应用最广泛的一种方法。但是在我国，其越来越多地被应用于临床心理咨询和心理治疗的实践中。其"人性本善"的人性观与中国的传统文化相似，其对咨询师的要求与道家的"清静无为"不谋而合，其教育理念与儒家教育思想相近。但因中国传统文化深受儒家影响，其人格特质具有保守、谨慎、顺从、依附权威、谦让、含蓄等，这是"以人为中心"疗法在国内发展中面临的挑战（吉海霞，2014）。未来以人为中心疗法的学者们仍需要更充分地与心理学领域中的主流理论接触并促进与以人为本的理论方法相一致新发展（Joseph & Murphy，2013a，2013b）。

第三节　基本理论

一、人性观

纵览大部分罗杰斯的著作及过去五十年来个人及专业生涯，我们可以整理出一个一致性主题——我们深信在尊重及信任的前提下，人类均具有一种以积极及建设性态度去发展的倾向。罗杰斯（1987）的专业经验告诉他，如果他能进入一个人的核心世界，就可发现一个值得依赖而积极的中心。他坚决相信人是有能力的，能自我引导，且能过着美好的生活（Cain，1987）。当咨询师能够体会，并能表达出真实、关怀，以及不带批判色彩的了解时，当事人最有可能产生显著的改变。

罗杰斯不敢苟同人是不可信赖的假设，以及人需要指导、激励、教导、惩罚、奖赏、控制、应由处于较高地位的他人及专家来管理的看法。在专业生涯上，罗杰斯一向主张治疗师应具备同感、尊重与真诚的特质以制造一种促进成长的气氛，使个体在其中可以向前迈进，而达到他们所能成为的人。

罗杰斯不同意心理分析学派对人消极的看法，他对人有极大的信心，强调每个人的价值和尊严。他认为，人性的发展和生物进化一样，具有建设性的方向，他把这种倾向叫作"造型倾向"（formative tendency）。

（一）人的主观性

人所得到的感觉是他自身对真实世界感知、翻译的结果。罗杰斯认为："人基本上是生活在他个人的和主观的世界之中的，即使他在科学领域、数学领域或其他相似的领域中，具有最客观的功能，这也是他的主观目的和主观选择的结果。"当事人作为一个人也有自己的主观的目的和选择，这就是"当事人中心"一词的含义。

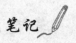
笔记

罗杰斯认为当一个人发怒的时候，总是有所怒而发，绝不是受到肾上腺素的影响；当他爱的时候，也总是有所爱而爱，并非盲目地趋向某一客体。一个人总是朝着自我选择的方向行进。因为他是能思考、能感觉、能体验的一个人，他总是要实现自己的需要。罗杰斯相信每个人都有其对现实的独特的主观认识，所以他认为人们的内心是反对那种只能以单一的方式看待真实世界的观点。

（二）人的实现倾向

罗杰斯认为，人性的发展和生物进化一样，具有建设性的方向。实现的倾向是一种基本的动机性驱动力，它的实现是一个积极主动的过程，不但在人身上，而且在一切有机体都表现出巨大的、发展自己各种能力的倾向性。在这一过程中，有机体不但要维持自己，而且要不断地增长和繁衍自己。这种实现的倾向操纵着一切有机体，并可以作为区分一个有机体是有生命的还是无生命的鉴别标准。他的基本人性观强调：人是理性的，能够自立，对自己负责，有正面的人生取向；人有追求美好生活、为美好生活而奋斗的本性；人是建设性和社会性的，值得信赖，可以合作；人有潜在的能力足以有效地解决生活问题。人有能力自我导引，迈向自我实现。

（三）人性其他看法

罗杰斯认为，人基本上是诚实的、善良的、可以信赖的。这些特性与生俱来，而某些"恶"的特性则是由于防御的结果而并非出自本性。他认为每个人都可以由自己决定，每个人都有着实现的倾向。若能有一个适宜的环境，一个人将有能力指导自己、调整自己和控制自己，从而达到良好的主观选择与适应。罗杰斯也承认人有侵犯冲动和多种复杂的心理冲突。但解决这些冲突不应采取心理防御的态度。心理防御无助于问题的根本解决，甚至是有害的。因此，罗杰斯认为心理治疗的目标就是"将一个具有充分潜能的人早已存在的能力释放出来"。

（四）人性观的核心

1. 人是理性的，能够自立，对自己负责，有正面的人生取向。
2. 人有追求美好生活、为美好生活而奋斗的本性。
3. 人是建设性和社会性的，值得信赖，可以合作。
4. 人有潜在的能力足以有效地解决生活问题。
5. 人有能力自我导引，迈向自我实现。

二、三个基本特点

1. **以患者为中心**　以人为中心治疗强调动员来访者内部的自我实现潜力，使其有能力进行合理的选择和治疗他们自己。治疗师的责任是创造一种良好的气氛，使来访者感到温暖，不受压抑，受到充分的理解。治疗师这种真诚和接纳态度，会促使来访者重新评价自己周围的事物，并按照新的认识来调整自己和适应生活。

2. **将治疗看成是一个转变过程**　心理治疗主要是调整自我的结构和功能的一个过程。一个人有许多体验是自我所不敢正视和不能清楚感知的，因为面对或接受这些体验，与自我现状的结构不协调，并使其感受到威胁。治疗师如同一个伙伴，就像是可以接受的改变了的自我，帮助来访者消除不理解和困惑，产生一种新的体验方式，而放弃旧的自我形象。通过以患者为中心的治疗所起的新型人际关系，使患者体验到"自我"的价值，学会如何与他人交往，从而达到治疗的目标。

3. **非指令性治疗的技巧**　与一般的指令性心理治疗比较，罗杰斯反对操作和支配患者，很少提问题，避免代替患者做出决定，从来不给什么回答，在任何时候都应让患者确定讨论的问题，不提出需要矫正的问题，也不要求患者执行推荐的活动。

笔记

三、以人为中心治疗的基本原理

（一）基本假设

罗杰斯（1967）的以人为中心治疗的基本假设归纳成一句话："如果我能提供某种特定形式的关系，以及其他人发现自己有能力去运用这种关系以促进成长及改变，则个人的发展就随之而发生。"

以人为中心的理论前提认为人有一种与生俱来的实现的倾向。人的内在的动力是由多种的不同需求组成；人的不同需求是由低级向高级发展，并存在个体差异性；这种实现的倾向不仅要在生理、心理上维持自己，而且要不断增长和发展自己。

当自我与自我概念的实现倾向一致时，人就达到了一种理想的状态，即自我实现。自我得到的经验、体验与自我概念冲突矛盾时，自我概念受到威胁就产生了恐惧，通过防御机制否认和歪曲自身的经验、体验。当经验、体验与自我的不一致有可能被意识到、知觉到，焦虑就产生了。一旦防御机制失控，个体就会心理失调。基于这种认识，罗杰斯在《当事人中心治疗》一书中，从心理治疗角度解释了什么措施可以使精神障碍好转。自从罗杰斯1957年提出下列假说以来，人们已经进行了30多年的研究："只要当事人能够感受到哪怕一丁点来自治疗师的所谓'核心助长条件'——无条件积极关注，共情共感的倾听和真诚一致，那么对治疗有利的人格的改变和相应的积极变化就一定会发生。"

因此，以人为中心的治疗相信人在本质上是可信赖的，人有不需要治疗师直接干预就能了解自己及解决自己困扰的极大潜能，只要提供适宜的环境气氛，建立有治疗功能的良好关系，使当事人体验到那些被自己否定和扭曲的感觉，学习接纳自己，增进自我觉察，"将一个具有充分潜能的人早已存在的能力释放出来"，助长个体"真实自我"，他们就能朝着自我导引的方向成长，得以"实现自我"。

（二）治疗目标

以人为中心疗法与传统的方法不同。以人为中心疗法目标在于帮助个人更为独立与整合。它注重于人本身，而不是长久呈现的问题。罗杰斯（1977）认为，治疗目的不仅在解决问题，而是协助来访者成长，这样他们就更能克服目前和将来所面对的问题。

怎样才能去除面具发现真实的自我？治疗的基本目的是建立安全与可信任的治疗关系，使当事人能减少防卫，真实地自我探索，进而察觉阻碍成长的各种障碍。在安全的治疗气氛中，当事人开始了解他们因戴这些面具，而失去了真正的自我。

除去社会化过程中形成的防卫面具，从虚假的背后显现出来的应该是一个不断实现的人，他对自己有较实际的看法和积极的评价，自我信任和较有自主能力，性格较健康、人具有统合性，能够对自己和本身的感受以及对他人较为接纳，善于评估内在资源，对经验采取开放的态度，能克服压力、易克服挫败，行为上表现较成熟、具社会化、适应能力强、乐于继续成长。鼓励发挥这些特质，就是以人为中心疗法的目标。

四、以人为中心的自我理论

罗杰斯和其所倡导的以人为中心的理论认为，自我（self）是一个人真实的自我；而自我概念（self-concept）则是一个人对他自己的知觉和认识；自我概念并不总是与一个人自己的体验或机体真实的自我相同的；理想的实现倾向即自我实现，是指自我与自我概念完全一致的情形；在自我和自我概念一致的情况下，自我概念又可能向着实现机体的自我更深层需要的目标而发展。

（一）有机体的评价过程

一个人的有机评价过程，与他对体验的估量以及对这种体验满足实现的倾向的情况而

笔记

得出的评价的价值排列有关。例如，一个婴儿的行为表现出他更喜欢诸如新奇感和安全感等体验，他依靠这些经验来维持其有机体并使之得到发展；他对于那些诸如疼痛和饥饿的感觉体验以及那些不利于维持其有机体自身及发展的东西，会采取拒绝的态度。

对自身的体验、经验评估的过程，是在有机体的水平（无意识的有机体水平）进行的，而不是有意识借助于言语信号进行的。这种评价过程的源泉或评价的产生在婴儿身上似乎可以看得很清楚：婴儿只对其自身感觉和本体感觉进行反应。当人们长大一些之后，他们的评价过程在帮助他们达到自我成长方面就会变得更为有效了，达到这样的水平之后，他们就能感觉到自己的经验和体验，并能意识到这种经验和体验了。有机体的评价过程对于现实的或真正的自我来说，是一个中心概念。

（二）自我概念的早期发展

自我概念最初是由大量的自我经验、体验堆砌而成，由在各种情境中区别作为主体的"我"（I）和作为客体的"我"（me）以及自己（self）的经验构成。此时，对于主体和客体的我及自己的认识尚未达到可用言语表述的水平。例如，婴儿饿了，他可能会把他对饥饿的消极评价结合进他的自我概念中。在儿童与环境的交互作用之中，越来越多的自我体验被意识到并被言语化了。在与环境、与他人的交互作用中，儿童区分出了不同于他人、他物的自己，发展出了包括有关他对自身的知觉和各种各样与自我概念有关的积极和消极评价的自我概念。

（三）价值的条件化

价值的条件化（conditions of worth）对来自他人的积极的评价的需要，是在婴儿早期发展中通过学习得到的。当一个人的行为得到他人的好评时，人们对积极评价的需要就得到了某种满足。当儿童对其父母微笑时，对方就会有一种愉快的体验，并对此做出积极的评价。在生命最初的岁月中，这种行为是带有偶然性的。当然，对儿童来说，也存在着另外一种可能性，即他会感到他从某些对他来说重要的人那里得到积极评价的需要，会与他自身的体验发生矛盾和冲突。不正确的评价是建立在他人的评价之上，而不是建立在个体自身的有机体的评价过程之上，这就是价值的条件化。

个体存在两种评价过程。第一种是有机体的评价过程，这种过程可以真实地反映实现的倾向。第二种是价值条件化的过程，这是建立在对他人评价的内化或对他人评价的内投射基础之上的，这一过程并不能真实地反映个体的实现倾向，相反却在妨碍着这种倾向。当个体采用第二种评价过程反映现实时，就会产生错误的知觉，而这可能更多地是为了避免出错而不是为了自己真正的需要。

（四）价值条件作用影响

不同个体在价值条件作用内化的程度上各不相同，这与其所处的环境及对积极的评价需要的程度有关。有些人的自我概念可以发展到能够准确地感知许多自身的经验与体验的程度。但是，没有人能够达到完全排除价值条件作用的程度。对不同个体来说，其区别在于将价值条件作用内化到自我概念中的程度多少。如："实现目标来报答父母，如果我做不到就不配为人""名誉是很重要的，如果失去了，我就是一个失败者"等，这种价值的条件化不仅仅是把一个人应怎样做人的评价内化了，而且当一个人没能做到他认为应该做到的情况时，把别人怎样看待他自己的外部评价内化了。价值的条件作用的内化，会降低人的自身评价，即产生"自我压抑"。

五、心理失调的原因

以人为中心疗法重视理解是什么原因使来访者保持了现在的这种行为，而不是满足自己的真正需要。个体根据什么原则行动？什么情况促使其精神障碍的形成？了解失调的行

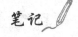

为和知觉是怎样保持下来，是以人为中心疗法理论与实践的关键点。

（一）经验或体验的过程

罗杰斯认为个体生活中的经验或体验可能会产生4种结果：

1. 这些经验或体验被忽视了；

2. 这些经验或体验可以被个体准确地知觉到，并且由于它与个体的需要相符或由于它可强化自我概念，而被结合进自我概念之中；

3. 这些经验或体验可能被歪曲，用以解决自我概念和经验、体验之间的矛盾；

4. 个体可能对其真实的经验或体验予以否认或根本就不去接收这种信息。

人处于一种实现其自我概念的过程中。高适应者的自我概念允许他知觉到更多的自身感觉和本体体验，相似于自我实现或有机体的自我实现。而低适应者自我概念的实现过程很少基于有机体自身的评价过程。其结果，高适应者可以在大量现实信息的基础上与他人进行交往，与环境发生作用，而低适应者则很少具有这种能力。

（二）低自我概念和经验、体验的不一致

当经验或体验被准确地言语化，并被结合进自我概念之中时，就可以认为自我概念和经验、体验是一致的，或者说自我概念与有机体的自我是协调一致的。而当经验或体验遭到否认或歪曲时，自我概念与经验或体验就不一致了。这种不一致既可在经验或体验是积极的情况下产生，也可在消极的情况下产生。在治疗过程中，当事人大多具有很低的自我概念，经常否认和歪曲来自外部的积极的信息反馈，也常抑制其自身的积极情感。

（三）前知觉过程的防御机制

罗杰斯用潜意识（subception）或前知觉（pre-perception）的概念来解释与实现的倾向有关的自身感觉及本体体验被否认或被歪曲的机制。潜意识包括有对经验或体验的过滤机制，它会消除或改造矛盾的经验或体验以及对个体有威胁的经验或体验。因此，有机体在不用牵涉到意识或知觉的更高一级的神经中枢的情况下，就可以辨别经验或体验的意义了。潜意识的过程就是自我概念的防御机制，用以对那些可能对个体现有的自我概念及其构成具有威胁的经验、体验的反应。焦虑是一种紧张状态，是有机体对潜意识中自我概念和经验、体验的矛盾反应。当这种矛盾或不一致有可能进入知觉或意识，并可能因此而迫使当前主要的自我概念产生变化，焦虑就会产生。

（四）紊乱状态和崩溃

适应程度低的人的自我概念常常阻碍了他自身的感觉和对本体体验的准确知觉。在这样的情况下，一旦突现某种特别重要的经验、体验或在某一领域中出现非常明显的不协调情况，防御过程就可能失灵，不能成功地控制局面。这样，其不仅会因其自我概念受到某种程度的威胁而产生焦虑，还会由于防御过程失败，导致这种经验或体验有可能言语化而被意识到。此时个体就不得不面对着那些他所否认的经验或体验，而这些东西又超出了他所能把控的范围。简单的问题也有可能导致严重的失调。其结果就出现了紊乱的状态，甚至于可能出现精神崩溃的情况。罗杰斯提到，当个体寻求"治疗"时，精神崩溃就已经发生了。而一旦出现了精神崩溃的现象，防御过程就开始起保护个体免受由不一致的知觉带来的痛楚和焦虑的干扰作用了。

（五）无效的自我概念与心理失调维持的原因

自我概念是理解人的心理失调状况产生的关键。有效的自我概念允许人们真实地感知其经验或体验，不论这种经验是来自有机体内部，还是来自外部环境；无效的自我概念，虽然不能使人正确地感知其经验、体验，却很顽固地固守着其阵地。原因是：第一，与有效的自我概念相似，无效的自我概念也使人感受到了需要的满足，它也是个体适应的源泉。第二，无效的自我概念中包含许多价值的条件作用，这可能会成为人生某一阶段的功能，这些

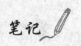

作用一旦被保存下来，还会发展出某些有用的机制。尽管如此，由于价值的条件化产生于个体对积极的评价的需要，它们可能作为"情绪的负担"（emotional bag-gage）而深深植根于自我概念和其结构之中。第三，价值的条件作用越是深深地植根于自我概念之中，它们就越来越难以改变，这是因为要改造它们，必将产生由于意识到自我概念与经验或体验的不一致而导致的焦虑。第四，价值的条件化对个体来说具有使个体价值感下降的作用，这就使得个体很少能有足够的勇气承认和面对他自身的矛盾之处。虽然把不一致的知觉同化到自我概念中去的可能性时刻存在，但对于适应程度低的人来说，这种可能性似乎太小了。

六、具有治疗功能的关系

罗杰斯曾指出："治疗的成功主要并非依赖治疗师技巧的高低，而依赖于治疗师是否具有某种态度。"1957年，他在《治疗性人格改变的充分必要条件》一文中，提出治疗师应以真诚、无条件积极关注和共情的态度对待来访者。自从罗杰斯1957年提出下列假说以来，人们已经进行了40多年的研究："只要当事人能够感受到哪怕一丁点来自咨询师的所谓'核心助长条件'——无条件积极关注，共情共感的倾听和真诚一致，那么对治疗有利的人格的改变和相应的积极变化就一定会发生。"他认为治疗师的主观态度影响着治疗关系的质量，而治疗关系对来访者人格的改变所产生的影响远远大于治疗师所采用的治疗技术。

（一）治疗关系特点

以人为中心治疗关系需要具备哪些特点，才能有益于创造一种适当的心理治疗气氛，使当事人体验到必要的安全和自由，以促进人格的改变呢？

罗杰斯（1987）认为，下列6点是人格改变的必要及充分条件：

1. 两人有心理上的接触；

2. 第一个人，即当事人，表现出表里如一；

3. 第二个人，即治疗师，在治疗关系中始终是一位表里如一或整合的人；

4. 治疗师对当事人提供无条件的尊重，或真正的关怀；

5. 治疗师对当事人的内在参考架构有共情的了解经验，并尽量将这种经验告知当事人；

6. 治疗师的共情与无条件的尊重，在与当事人沟通中应达到让对方能感受到的最低标准。

心理治疗研究领域中人们研制出了许多量表和测量工具来测量这些"核心助长条件"。早期研究认为：在个体治疗与咨询中，有大量的证据支持这一假设：当事人知觉到的治疗助长条件和治疗结果存在着联系。Halkides等人关于过程结果研究的文献综述也证实了"核心助长条件"的有效性。但20世纪70年代和80年代的研究也出现了一些模棱两可的结果争论。罗杰斯最初的假设包括：助长条件只有在被当事人知觉到之后才有效，所以使用"评价"是有问题的。由于所有的助长条件都必须呈现，所以只研究一种条件是不合适的。当然，很多研究仅仅是对低水平的助长条件进行考察，忽视了需要高水平（而不是低水平）的助长条件。

（二）治疗关系的作用

治疗成功的关键是为当事人提供一种良好的人际关系。也就是说，在治疗的助人过程中，最具治疗功能的不是技术，而是治疗双方建立的关系。

1. 促进心灵探险 如果治疗师和当事人之间能发展出一种相互信任、无条件地接纳对方、充满真诚坦率、愿意倾听彼此心灵的自然流露的良好治疗关系，就能有效地促进当事人在自己的心灵世界作探险旅行，更加清楚地认识自己、了解自己、肯定自己，同时也有机会发挥自己的潜能，有效地面对困扰和处理问题，而这些改变和学习为他提供了成长的机会。

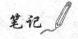

2. **重大人格改变**　"如果我能提供某种特定形式的关系，其他人会发现他本身就具有该能力去运用这种关系，以便成长及改变，而个人之发展就可发生"(Rogers，1961)。罗杰斯更进一步假设"除非在一种关系中，重大积极的人格改变是不会产生的"(Rogers，1967)。

（三）治疗关系建立的前提

治疗关系建立有助于创造一种适宜的心理气氛，使当事人在其中能体验到必要的自由，促进人格的改变。罗杰斯假设如果以下这三种条件存在一段时间，建设性的人格改变就会发生。这三种条件不会因为当事人类型不同而改变。

1. **接触**　治疗双方有心灵上的接触。

2. **敏感**　善于发现当事人出现的不一致或矛盾。

3. **统整**　治疗师在治疗中表现出是一致或统整的人。

（四）治疗关系的核心

1. **平等**　平等感（a sense of equality）是良好治疗关系的特征。

因为治疗师并不把其知识当成秘密，也不企图把治疗过程神秘化。当事人的改变主要就是依赖这种平等关系。

2. **接纳**　当当事人体验到治疗师是以接纳的态度聆听他，就慢慢学会以接纳的态度聆听自己。

当他们发现治疗师的关心和看重他们（即使是那些被隐藏起来或被视为消极的领域），他们也会开始看重自己。

七、以人为中心治疗的理论特色

以人为中心治疗的理论特色是：方法是反传统治疗法；对人性持正面而乐观的看法，重视人的内在主观经验，强调当事人的积极主动的角色，以及自我负责与自我指导能力；注重人而不是人所呈现的问题，在治疗中当事人是核心；治疗历程是关系导向，而非技术导向；重视治疗师的人格与态度。罗杰斯的历史贡献主要体现在：1959年创立的"自我理论"是杰出的人格理论；非指导性的，以来访者中心助人方式；在心理治疗中引入了"当事人""来访者"这一流行说法，奠定了职业心理咨询运动的基础；第一个对治疗过程进行录音、转录，并出版了某些完整治疗会谈的逐字稿，使得对治疗过程的研究变成现实。罗杰斯是人本心理学运动的主要领导人，是"会心团体"运动的领导人。

（一）强调研究

罗杰斯对心理治疗的贡献之一是，他将概念陈述为验证假设，并研究它们。他逐渐地将心理治疗领域纳入研究范围，坚持将治疗的记录来进行批判性的检视。他首创将研究技术应用在治疗师与当事人之间的对话上(Combs，1998)。他的研究方式开启了各种心理治疗派别对治疗过程与结果进行多方面的研究。他鼓励心理学界设计新的科学研究模式来研究个人内在主观的经验。他的治疗与人格改变理论具有很大的启发性，尽管对于这个治疗法仍有很多争议，但是他的研究已经促使治疗工作者与理论家去检视他们自己的治疗风格与理念。

（二）重视治疗关系

在心理治疗中，使用或应用适当的技术与技巧非常重要，但现在仍普遍存在一个过于强调治疗技巧的倾向，而忽略了治疗师的人格特质与态度的发展。罗杰斯关于关系氛围是治疗中"必要条件和充分条件"的学说在心理治疗领域产生了巨大的影响。罗杰斯则提出了一个看问题的新视角，认为真正产生治疗效果的因素是治疗关系的突变。在过去心理治疗效果的研究中，罗杰斯的这个观点得到反复证实，这些研究得到一个共同的结果：来访者对治疗关系性质的认识与临床治疗效果之间呈显著的正相关(Bergin & Garfield，1994)。

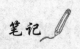

当代心理治疗工作中的一个重要发展就是把治疗工作的重点从"技术"转到"关系"，罗杰斯是这一实践的先行者。今天，罗杰斯的关于治疗关系重要性的观点已经被来自各种不同学派的心理治疗师所接受。目前各种理论都在强调"治疗关系"，但所侧重的方面各有不同，如精神分析治疗已把分析中的焦点问题从"内驱力"转向"关系"，即从患者的人际关系入手去寻找产生心理困扰的根源和解决困扰的办法。

（三）对多元文化下的心理治疗的贡献

对不同文化型态的人类关系领域与实务工作，以人为中心治疗法已经有许多重要贡献。事实上，以人为中心治疗法已经被应用于将各种不同文化的人种聚集在一起而发展出相互了解的关系。罗杰斯（1987）自 1948 年起一直竭力发展降低敌对专业团体之间紧张情势的理论。他的著作畅销于 30 多个国家，被译成 12 种文字。在许多欧洲国家的治疗、教育、跨文化沟通及降低种族与政治紧张情势等各种领域上，已经产生许多重大的影响，例如，国际会心团体已提供参加者多元文化的经验。在日本、澳洲、南美洲及墨西哥已接受个人中心治疗法的概念，并将其改良，以符合他们的文化。

主流心理学总是过于简化地预先确定地研究人类的行为。但人本主义通过将心理学的研究范围扩大来矫正这种简化论；人本主义研究什么使人人性化：快乐、创造性、高峰体验、爱、真实等，致力于将"自我"这个概念再度引入心理学，并培养人的潜能的发展（即自我实现），研究人在文化中，对于文化中"自我发展"和"自我满足"相结合的趋势作出回应。

罗杰斯与马斯洛的贡献在于量化人类经验，以及意识到定性方法的必要性；更强的严谨性和更深的深度相结合，定量研究能够应对阐述人类经验的艰巨挑战。主流心理学预先假定了自然科学的态度：实证主义和后实证主义哲学是机械论、还原论、因果论、元素论，而人本主义的态度是现象学和存在主义哲学，更大，更具有包容力的理论趋向：借鉴和联系欧洲存在主义的和现象学的传统以及亚洲印度教、佛教和道教的哲学，帮助应对 21 世纪的四个关键问题。人本主义整体性的视角有助于补救全球化进程中对本土文化传承的忽视，并将痛苦的全球化进程变得人性化；强调"身／心"一体的整合态度；认为万物都是相互联系的，呼吁"深层生态学"运动，人本主义的观点反对机械世界观，支持重建地球和治愈心灵的过程中以人为中心的努力；人本主义整体性的视角在整合心理和精神中的作用是显著的：冥想，觉察；生命的最终目的或意义—用整体心理学来关注自身。

第四节　基　本　技　术

以人为中心治疗的三个基本的特点是：第一，在整个治疗中，关注的重点是人而不是问题；第二，把治疗看成一个转变过程，在整个治疗中，来访者是一个学习的过程；第三，非指令性技巧，在整个治疗中，并不给予"权威性"的指导。

一、治疗策略

（一）治疗过程策略

罗杰斯在其工作的早期，曾就治疗过程提出过 12 个步骤。但他强调说这些步骤并非是截然分开，而是有机地结合在一起的。归纳起来有以下四个阶段。

1. **预备阶段**　预备阶段是治疗关系的初建过程。当事人前来求助，这对治疗来说是个重要的前提。治疗师向当事人说明咨询或治疗的情况，治疗师要使对方了解咨询或治疗的时间是属于他自己的，可以自由支配，并商讨解决问题的方法。治疗师的基本作用就在于创造一种有利于来访者个人成长的气氛，鼓励来访者情感的自由表达。治疗师必须以尊重、共情、真诚、无条件接纳和积极关注的态度，建立相互信任的治疗关系，促进对方对自己情

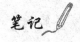
笔记

61

感体验作自由表达。来访者开始所表达的大多是消极的或含糊的情感，如故意、焦虑、愧疚与疑虑等。治疗师要有掌握会谈的经验，有效地促进治疗关系的发展。

此阶段重点关注来访者有关自我概念形成的重要资料：①当事人为何在此时需要咨询？是否有突发事件？是否处于危机？是否需要马上采取紧急行动？②什么环境因素促使当事人寻求咨询？③当事人提出求助的问题是什么？④当事人祈望是什么？是否适当？⑤当事人有无好的支持系统？⑥当事人的工作或学业情况如何？⑦当事人家庭状况如何？

2. **探讨阶段** 探讨阶段是协助当事人自我探索阶段。治疗师要能够接受、认识、澄清对方的消极情感，治疗师接受了对方的这种信息必须对此有所反应。但反应不应是仅停留在表面内容，而应深入当事人的内心深处，注意发现对方影射或暗含的情感，如矛盾、敌意或不适应的情感。不论对方所讲的内容是如何荒诞无稽或滑稽可笑，治疗师都应能以接受对方的态度并加以处理，努力创造出一种气氛，使对方认识到这些消极的情感也是自身的一部分。当当事人充分暴露出其消极的情感之后，模糊的、试探性的、积极的情感不断萌生出来，成长由此开始。对于当事人所表达出的积极的情感，如同对其消极的情感一样，治疗师应予以接受，但并不加以表扬或赞许，也不加入道德的评价。而只是使当事人在其生命之中，能有这样一次机会去自己了解自己。使之既无须为其有消极的情感而采取防御措施，也无须为其积极情感而自傲。在这样的情况下，促使当事人自然达到领悟与自我了解的境地。

由于社会评价的作用，一般人做出任何反应总有几分保留；由于价值的条件化，使得人们具有一个不正确的自我概念，因此常常会否认、歪曲若干情感和经验。这与人的真实的自我是有很大距离的。在治疗中，如果当事人因处于良好的能被人理解与接受的气氛之中，在相互信任的治疗关系里，当事人才能有机会重新考察自己，对自己的情况达到一种领悟，进而接受真实自我。

探讨阶段重要观察主要包括：①当事人外表与行动；②当事人情绪状况；③说话的内容应留意当事人说话的多少、是否自然、是否清晰、是否有次序和连贯性、是否前后一致或互相矛盾、速度快慢、内容简洁或详尽、内容与感受是否一致等；④当事人是否可以感受治疗师对他的关心，是否有信任、顾虑？⑤当事人与治疗师是否已经建立并维持一种治疗关系？

探讨阶段围绕着协助自我探索、认识自我的发展目标。其重要探讨的内容应关注：①当事人人际关系如何？②当事人认为自己是有价值的吗？③当事人对何事感到后悔、内疚或伤痛？④这些事与当前的困难有何关系？⑤当事人如何看待自己？⑥当事人期望达成的目标是什么？⑦当事人的理想和目标是否适当、客观？⑧当事人是否有任何实现自己理想的计划？⑨当事人有无适当的支持系统？⑩当事人求助的问题是不是真正的问题？⑪当事人最大的弱点是什么？如何改善？⑫当事人最大的资源力量是什么？如何善加利用？⑬治疗中当事人对探讨的问题的看法？

3. **行动阶段** 行动阶段是协助当事人动力性态度与行动改变。此时治疗师要协助当事人澄清其可能做出的选择决定及应采取的行动。另外，对于当事人此时常常会有的恐惧与缺乏勇气，不敢做出决定的表现应有足够的认识。领悟导致了某种积极的、尝试性的行动，此时疗效就产生了。尽管这种效果即使只是瞬间的事情，仍然很有意义。进行一些积极的尝试后，治疗工作就转向帮助当事人发展其领悟以求达到较深的层次，并注意扩展其领悟的范围。当事人不再惧怕选择，处于积极行动与成长的过程之中，并有较大的信心进行自我指导。此时治疗师与当事人的关系达到顶点，当事人的全面成长常常主动提出问题与治疗师共同讨论。

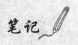

由于当事人长期的观念和行为习惯，在实施行为计划过程中易出现信心不足，过度自

责和多次反复的消极情绪会影响到当事人的退缩行为。有时，面对严重的情绪反应和症状反复，治疗师必须迅速做出反应和决定：患者是否处于危机中？治疗师应该采取的步骤？治疗师本身的能力和时间是否适合处理当前的问题？是否有转介的必要？转介的对象？目前的心理治疗是否能达到预期的目的？失效的原因是什么？

4. 跟进阶段 跟进阶段是促使当事人迈向成长阶段。当事人感到无须再寻求治疗师的协助，治疗关系即就此终止。此时需要治疗师系统回顾总结，综合心理治疗评估，支持患者自我发展，肯定自我实现，促进个人成长的目标导向，巩固当事人已有的建设性行为方式。通常当事人会对占用了治疗师许多时间而表示歉意。治疗师采用同以前的步骤中相似的方法澄清这种感情，接受和认识治疗关系即将结束的事实。

跟进阶段的评估内容包括：治疗师对患者的问题的初步结论；面谈中有疑问需日后澄清的问题；评估此次面谈能否达到预期目标？长远目标需要修改吗？评估自己与当事人建立的关系具有治疗作用吗？反省自己在治疗中个人感受和反应；咨询个案的成效和自己的心理状态？有否出现枯竭的危机？

（二）治疗方式策略

以人为中心疗法有两种治疗形式：一是个别谈话治疗；二是通过"交朋友"会心小组进行小团体治疗。详见本章常用技术和会心团体心理治疗的相关内容。

二、常用技术

尽管罗杰斯反对将人本治疗过度执着于一种方法或一种学派的教导或技术，担心会影响治疗的效果。但不少学者仍然总结了罗杰斯在治疗过程中常用的基本技术：非指导性的治疗方式、建立有疗效的治疗关系和会谈技巧。

（一）非指导性的治疗方式

罗杰斯 1942 年在《咨询与心理治疗》一书中，提出非指导（nondirective）的治疗方式。他认为非指导性的治疗方法是强调来访者有权为他自己的生活做出选择；重视个体心理上的独立性和保持完整的心理状态的权利；着眼点在来访者这个人而不是问题本身。其目的是促进来访者的成长，帮助来访者进行自我探索，促进其自我概念向着更接近自我的经验、体验的方向发展。

罗杰斯曾列举了前人的研究，表明指导式的治疗师与非指导式的治疗师在会谈中常用技术的不同之处。指导式的治疗师最常用的技术依次为：①提出非常特定的问题；②讨论说明或提供与问题或治疗相关的信息；③指出对话的主题，但让来访者自行发挥；④向来访者提出活动方面的建议；⑤确认来访者谈话的主题；⑥列出证据，说服来访者采纳行动的建议；⑦指出需要纠正的问题或条件。

非指导的治疗师常用的会谈技巧顺序如下：①以某种方式确认来访者表达自己时所反映出的情感与态度；②确认或说明来访者的行为举止所反映的情感与态度；③指出对话的主题，但让来访者自行发挥；④确认来访者谈话的主题；⑤提出非常特定的问题；⑥讨论、说明或提供与问题或治疗相关的信息；⑦根据来访者的情况确定会谈情境。

在非指导的会谈中，来访者的活动占优势，治疗师的基本技术服务是帮助来访者认清、理解他自己的情感、态度和行为模式。

（二）建立有疗效的治疗关系

以人为中心疗法强调治疗师的态度、个人特质、治疗关系的性质是治疗过程中首要决定因素，而治疗师的理论知识与技术则是第二位的。在治疗关系中，治疗师需要具备三种个人特质或态度来建立治疗关系的中心，即真诚或一致性、无条件的积极关注和正确的共情。

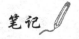

笔记

1. **真诚(genuine)**　真诚是指真诚与真实,或治疗师自身的和谐一致。帕德森认为治疗中的真诚,治疗师应该以一个真正的人出现在关系中,他在治疗关系中表现得开放、诚实;他不是一面镜子,不是一块共鸣板,也不是一幅空白的荧幕;他不戴假面具,也不伪装,他不是在扮演角色,而是表里如一、真实可靠地以真正的自己投入咨询关系当中。

伊根(Egan)曾根据罗杰斯的理论提出作为治疗师在会谈中与来访者进行真诚的交流所应注意的事项。其中包括:

(1) 从角色中解放出来:这是指治疗师无论是在生活中还是在治疗关系中都是真诚的,不必隐藏在自己专业角色的背后。

(2) 自发性的交流:治疗师与来访者的言语交流与行为应是自然的,不应受某些规则和技术的限制。而这种自然的言语表达和行为表现是建立在治疗师的自信心基础之上的。

(3) 非防御的态度:治疗师应努力理解来访者的消极体验,帮助他们深化对自我的探索,而不是忙于抵御这些消极的体验对自己的影响。

(4) 一致性:指治疗师应言行一致,表里一致。

(5) 自我暴露:治疗师应以真诚的态度,通过言语和非言语行为表达其情感。

2. **无条件积极关注(close attention)**　无条件积极关注是指注意强调他们的长处,即有选择地突出来访者言语及行动中的积极方面,利用其自身的积极因素。不带价值判断地表达对人的基本尊重,接纳人有权产生自己的感受,对当事人的接纳与关怀是无条件的。在具体的临床实践过程中,要真正做到上述要求并非易事。影响治疗师的主要因素是治疗师消极的人性观。治疗师在积极关注上易犯的错误是:盲目乐观;大事化小,小事化无;强调当事人消极的方面。

治疗师在任何情境中都必须做到对来访者以诚相待,而这种真诚又必须是发自内心的。当来访者意识到这一点时,他才能畅所欲言。这就形成了良好的人与人之间的关系,由于这种关系,治疗便取得了进展。由于治疗师对来访者采取了完全接受的态度,又由于治疗师对来访者能达到共情与理解的水平,来访者把治疗师当作一个能倾听和接受他的思想和感受的人,他就会一点点地与自己的内心交流,把过去完全排除在意识之外的经验或体验重新整理出来。而不论来访者所表述的事情的内容是多么的不可思议,治疗师始终对其表示关注与理解。来访者渐渐学会以同样的态度对待自己,也就能更坦率地表达自己的想法了。此时,其所否认或歪曲的经验、体验就会逐步减少,而自我概念与自我经验更趋向于一致,来访者就在这样的过程中改变和成长起来。

3. **共情(empathy)**　共情是在治疗过程中,治疗师不但有能力正确地了解患者的感受和感受包含的意义,同时可以将自身这种体验向患者传达,并能促进患者个人的感受和经验达至更深的自觉和认识。共情是以人为中心疗法的关键点。根据卡科贺夫(Carkhuff)的理论,共情是整个治疗关系中最重要的成分,被视为促进和支持当事人进行自我探索的核心。尊重和共情,为共情奠定了稳固基础,共情的了解始于全神贯注的倾听。共情不等于平时我们所说的了解,因为了解是站在我们自己的参照标准下的理性理解;共情也不等同于同情,因为同情双方所处的地位不同,在并非平等关系下所产生的感受并不相同。治疗师首先要放下自己主观的参照标准,设身处地从当事人的参照标准准确地感受来访者的内心世界;另一方面是能向来访者传达自己对他的同感。

治疗师的共情具有不同水平类型,初级的共情是站在治疗师自身的参照系统的一种体验与感受;而高级准确的共情则需要治疗师从来访者内心的参照体系出发,设身处地地体验来访者的内心世界,能以言语准确地表达对来访者内体验的理解,并协助引导来访者对其感受作进一步的思考。

吉利兰(Gilliland)等人认为共情式的理解就是要理解来访者言谈话语所反映的情感和

认知信息。对来访者的理解可分为表层的理解和深层的理解,如下例:

来访者:那次考试之后我感觉非常坏,我没想到我考得那么差。

治疗师(1):你对这次考试感到很失望。

治疗师(2):对你这次考试的情况感到惊讶和失望。特别是因为你曾希望自己做得更好一些。

在这里治疗师(1)的反应只是重复了来访者原话之意,而治疗师(2)的反应有助于来访者理解自己的情感的更深一层次的含义。治疗师的后一种反应有助于启发来访者对其自我、自我概念及自我体验之间的关系进行深入的探索。在这里,治疗师(2)的反应相当于高级准确的共情式反应。

高级准确的共情能准确地了解当事人的体验和感受,协助当事人进行自我表达、自我探索和自我了解,促进咨询关系的深入发展。因此,有学者提出提高共情水平的实践性建议:治疗师在日常生活中注意他人谈话内容的反应;尝试着用图像想象显示情景讲述他们的事情;丰富个人的情绪词汇和准确性;善于观察非言语行为和留意他人的用词。

4. 尊重(respect) 尊重也是良好治疗关系的特征。Egan 认为尊重不单是一个态度,不单是对人看法的观念,尊重更是一种价值观,即用行为表达出来的一种态度。尊重当事人是治疗的第一步工作,尊重当事人是一个有独特价值和潜力的个体。在以人为中心治疗中强调治疗师无条件的尊重是指对当事人整体的接纳,包括他的长处和短处。这就需要治疗师明确自己的价值观、态度和信念对当事人可能产生的影响,注意治疗中保持高度的自我觉察,在表达尊重上注重身体关注和心理关注,善用倾听和回应行为。当当事人体验到治疗师是以接纳的态度聆听他,就慢慢学会以接纳的态度聆听自己。当他们发现治疗师关心和看重他们(即使是那些被隐藏起来或被视为消极的领域),他们也会开始看重自己。治疗师要做到尊重,应注意以下几个方面问题:①无条件尊重;②非占有式关怀;③视接纳为先决条件;④温暖的态度;⑤关注聆听与回应;⑥不一定非要观点一致。

(三)会谈技巧

1. 情感反映 情感反映(reflecting feelings)是罗杰斯心理治疗中的一个基本方法。1986 年,罗杰斯曾专门解释说:"我并不是要对来访者的情感做出反应,而是要检验一下我自己对他们内心世界的理解是否准确,核查一下我所看到的与他们在那一刻所体验到的是否一致……我想,称作'理解检验'或'知觉核查'要比'情感反映'更加确切。"(Rogers, 1986)罗杰斯在治疗过程中的各种临床反应包含更为广泛的意义,实际上已经远远超出了"检验"或"核查"的范围。这些技术方法都蕴涵着罗杰斯最重要的几个治疗理念:表里如一、准确共情、积极关注。

2. 营造相互适应氛围 在治疗过程中,罗杰斯总是从营造相互适应氛围(providing orientation)开始,使自己和来访者很快适应对方。在双方第一次会面时,尤其需要相互适应。正式开始谈问题之前,罗杰斯会用几分钟时间使自己和来访者都进入状态,然后告诉来访者,自己已经准备好听对方讲话。

下面是马克个案中的片段:

罗杰斯:你要把椅子挪一挪吗?现在没什么问题了吧?好,现在我还需要一两分钟让自己静一静,可以吗?……咱们俩一起静一两分钟,好吗?(停顿 1～2 分钟)现在你准备好了吗?

马克:我准备好了。

罗杰斯:那好。我不知道你想谈些什么事情或问题,但你想说什么就说什么,我都愿意听。

3. 明确表达关注 我们从罗杰斯的每一例个案记录中都能发现,他总是让来访者随时

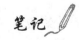

都意识到自己的关注，让来访者知道自己正在以一种接受的态度倾听。在个案的书中，我们只能读到罗杰斯使用"嗯，嗯"的回应来明确表达关注（affirming attention）。如果看录像，我们就能看到，罗杰斯的身体总是向来访者一侧倾斜，不时肯定地点头，通过平稳的注视始终与来访者保持目光接触。

4. 理解核查　罗杰斯经常使用理解核查（checking understanding）的技术，用以检验自己是否正确地理解了来访者的意思。以下是"愤怒与受伤害"个案中的例子：

来访者：就像有一个人，拿着个很大的树棍，打下来……唉，你能理解吗？（叹了口气）很难描述，你知道吗，你能懂吗？

罗杰斯：你是说，就像有一根大棍子打在你的屁股上，是吗？

来访者：（大笑）我没有这么说。

罗杰斯：你是这个意思吗？

来访者：我是这个意思。

罗杰斯：好，这就是了。我就是想知道，我是不是听明白了你的意思。

来访者：是的，肯定是。

5. 复述　复述（restating）也是"回应""准确反应"或"共情"，在这里专门用于指罗杰斯在临床治疗中的一种反应技术。谈话中罗杰斯有时并没有说明是在核查自己的理解是否正确，而只是把来访者所说的话"复述"一遍。这种复述看似简单，听上去好像只是一个回应或回声，但却能够像镜子一样准确反映出来访者的情感、思想和话语中想表达的意思。有时候来访者表达不清，但治疗师却能体会到来访者的内在情感，并把对这种情感的"共情"通过复述表达出来。有人将"以人为中心"疗法戏称为"复述"疗法。但这种"复述"要有一定的要领。

罗杰斯的 4 种复述方式：①复述原话；②把来访者的话加以整合，把其中的意思清楚地复述出来，③在复述中突出来访者的某种情感；④用第一人称复述。一般罗杰斯不常使用"复述原话"的方法。当他复述原话时，主要目的是表现对来访者所叙述的某一重要内容的关注。以下是吉尔个案中的例子：

吉尔：她想要救我。

罗杰斯：她想要救你。

第二种复述是罗杰斯治疗中的一种典型反应，即通过简洁而清晰的方式复述出来访者想表达但没有说出来的意思。这种复述的目的是把来访者的情感和意图整合起来，并使之更为清楚地表达出来。以下是路易丝个案中的片段：

路易丝：有时候，我觉得我根本不了解父亲。有时候，我会有一种悲伤的感觉，觉得他……我为他感到悲伤，因为，不论他想要什么，都以失败告终；我也为自己感到悲伤，因为我想了解他，但却无法做到。

罗杰斯：嗯，嗯。你为他感到悲伤，是因为他的处境艰难；而你为自己感到悲伤，是因为你不了解他。

有时，罗杰斯的复述起着加重或夸大来访者原话的作用，对叙述中的意思做进一步澄清，并点出访者所要表达的情感。以下是个案中的另一个片段：

马克：……我一说，我为南非政府工作，他们就都走开了。

罗杰斯：所以，你觉得自己在这种社交场合中就像是个别人躲之不及的麻风患者。

马克：是这样的，是的。……

此外，罗杰斯有时用第一人称复述来访者的话，这样，就把自己和来访者放在了同等的位置上，起到加强共情的作用。

6. 表示理解　罗杰斯对来访者的话语和非言语行为都非常关注。谈话时，表示理解来

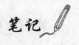

访者言语或细微的和非言语反应时的情绪体验是非常重要的,这可以使来访者更清楚地感受到,治疗师在关心自己,注视着自己,倾听着自己的叙述。个案片段:

吉尔:是的,我很生气,我很生她的气。

罗杰斯:(停顿片刻)我想你现在有点紧张。

吉尔:是的,是的,感到非常矛盾。

7. 消除疑虑　来访者有疑虑的时候,罗杰斯会为其消除疑虑(providing reassurance),方法是对来访者的问题表示赞同,并将其扩展为一种更具普遍性的观点。以下是个案中的两个片段:

罗杰斯:嗯。你大概会想:"我必须找到恰当的理由来证明自己。"

西尔维亚:嗯。(停顿20秒钟)如果是你,你会怎么想?你会这么想吗?

罗杰斯:估计每个人都会这么想。

格洛利亚:……虽然我总希望找到这种感觉,但实际很少能有这种感觉。

罗杰斯:我想我们谁都不可能经常有我们想要的感觉。

在某些情况下,也可以通过表示不赞同来为来访者消除疑虑。在西尔维亚个案中,罗杰斯曾表示不同意来访者的话。罗杰斯说,这样做就是为了制止她对自己做过的事情自责。

西尔维亚:我一胡扯起来就没完,让人听着烦。

罗杰斯:"我一说起来就没完,让人听着烦。"听起来,你在自责啊。

西尔维亚:嗯。

罗杰斯:但我听着可一点也没有觉得烦。

西尔维亚:真的吗?(笑声)

罗杰斯:真的。

面谈时,来访者可能认为自己某些的情感表达方式或行为是不被允许的。这时,罗杰斯会通过一个简明的"表示允许"(permission giving)反应来消除对方的疑虑,肯定地告诉来访者,他(她)有权表达情感或提出要求。下面是个案中的片段:

罗杰斯:我懂你的意思,我也有一种很强烈的感觉,想对你说:"如果你想在这儿把心里的愤怒发泄出来,就发出来吧。"(停顿)

来访者:但是,我不知道……可是,我不知道怎么才能表达,你知道,很难表达……

罗杰斯:当然,当然。我不是说你一定要这样。

来访者:我知道。

罗杰斯:我只是说我不介意你这样做。在这里,如果你想发火,就发出来。

来访者:你真的认为我可以那样?

罗杰斯:当然!

路易丝:……我想给你读读我写的东西。可以吗?

罗杰斯:当然可以。

8. 解释　解释(interpreting)是根据收集到的资料所做出的推断。以人为中心疗法并非完全不解释,而是不常使用。罗杰斯的解释听起来与使用精神分析疗法的治疗师的解释十分相似,但其区别在于:精神分析治疗的解释大多是基于弗洛伊德的人格理论,目的是分析过去的经历与现在的心理问题之间的关系;罗杰斯解释的目的是为了进一步了解来访者的内心世界,而非为了去"释放"内部能量。以下是路易丝个案中的片段:

罗杰斯:你很希望他(父亲)能够像你一样,能够经历一次你所经历过的那种认识过程。(长时间的停顿)

路易丝:(惊讶的口气)是啊,是啊!我希望他能更加了解自己。(停顿,带着哭声)他是

笔记

67

多么好的一个人。

罗杰斯：嗯？

路易丝：我希望他能够知道，他自己是多么好的一个人。

罗杰斯：是的。你很希望他也能画一张那样的画（译者注：指表现好父亲的画）。

路易丝：是的。

9. **正视问题**　虽然为来访者消除疑虑可以使他们畅所欲言，但有时来访者还是会感到有些问题难以启齿。此时，罗杰斯的做法是使来访者正视问题（confronting）。个案中的例子：

罗杰斯：我现在的感觉是，你在想："有很多原因让我不能把愤怒表达出来。现在我想谈谈所有这些理由。"

来访者：是的。（露出笑容）确实是这么想的……

罗杰斯：我听到你几次都解释说："我不是因为心里憋着火而生气。刚才就是一下子生起气来。"

来访者：确实是。（轻轻一笑）确实是。……你生气时是怎么把火发泄出来的？

罗杰斯：你想大声骂一句："他×的！"

来访者：是的，对对对！确实是！（大笑）噢，我的天！（大笑）

罗杰斯：但你做不到。

来访者：（叹气）唉，真是不可思议。我不知道。哦，我觉得有点儿热了。

10. **直接提问**　在有的个案中，罗杰斯使用了解释技术和直接提问（direct questioning）技术。似乎有违非指导性治疗的基本原则。有分析认为罗杰斯治疗中也具有指导性成分。以罗杰斯在吉尔个案中所做的几次直接提问为例，他先是澄清地问吉尔："听起来，关心你的人不是很多。"后来他反问道："你能那样关心自己吗？"接着，他又问道："你的这一部分（指来访者心理上代表她年幼时期自我的那部分）会去关心你的其他部分吗？"从这三部分的提问中可以看出，罗杰斯的目的是让来访者能够在更大程度上接受自我。

11. **提出反问**　面谈时，来访者渴望得到治疗师的指导和帮助，希望从治疗师那里得到解决问题的答案。作为非指导性治疗，罗杰斯采用的一种方法是以求助的问题向来访者提出反问（turning pleas for help back to the client），让其自己找出答案。格洛利亚个案中的片段：

格洛利亚：我知道你不会给我答案。但我希望你能指导我，告诉我从哪儿开始，怎么才能挽回我们的关系呢？

罗杰斯：我想问一下，你希望我说什么？

格洛利亚：我希望你对我说：你要诚实，去冒险，帕米会接受你的……

罗杰斯：嗯，听起来，你知道自己该怎么做。……

12. **保持沉默和打破沉默**　罗杰斯在对西尔维亚个案的评论中说，来访者沉默是有意义的，这是她经历艰难的心理过程的阶段。布朗是一位接受住院治疗的患者，罗杰斯每周与他面谈两次，每次60分钟。在与布朗的一次面谈中，罗杰斯保持沉默（maintaining silence）的次数共计25次，最短的一次为18秒钟，最长的一次为17分41秒，沉默时间加起来共计46分钟。首先，罗杰斯会根据来访者的需要来决定是否保持沉默。另一方面，罗杰斯也会根据面谈的性质（如连续性的心理治疗或训练班上的示范）来决定是否保持沉默。例如，吉尔个案是一次培训班上的面谈示范，时间为30分钟，其间出现过16次沉默，罗杰斯15次打破沉默（breaking silence），仅有1次保持了沉默。

13. **自我暴露**　治疗师的自我暴露（self-disclosing）可以使来访者增强自信心。罗杰斯的自我暴露内容可大致分为两类，一类是自己在治疗工作中遇到的问题，另一类是自己

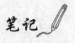

的个人问题。以下是格洛利亚个案中的一个片段，罗杰斯向格洛利亚讲述了自己对治疗的看法：

罗杰斯：你看，我真正关心的问题是，假如一个人还没有真正做出选择就开始做一件事，是不会有好结果的。这就是我为什么想帮助你，让你自己和你的内心做出抉择。

有时，罗杰斯也会把自己的个人问题告诉来访者。下面的例子来自布朗个案：

罗杰斯：我不知道这么说能不能对你有点帮助，我只想告诉你，我想我非常理解你的那种感觉，就是你觉得自己对于任何人都没有什么意义，因为我曾经有过那样的感觉，而且知道那种感觉让人非常痛苦。

后来，罗杰斯本人在对这一反应进行评论时说："当时，我只是想让他知道，我也有过这样的体验，并不是只是他一个人有过那种痛苦的感觉。这是一种非同寻常的做法，我一般不会这么做。"

14. **接受更正** 罗杰斯一旦发现自己的理解与来访者的本意或事实不符，他马上接受更正（accepting correction），然后再继续谈话。下面的例子来自玛丽个案：

罗杰斯：你觉得，你的那种博大的、真实的、内在的自我无法适应社会，而且永远无法适应社会，是命中注定的。

玛丽：也不是。虽然我的希望不会变为现实，但我永远不会放弃希望。

罗杰斯：对。你是说，从前不会，现在也不会。

玛丽：是，是的。

在以人为中心治疗过程中，治疗师始终如一地信守以来访者为中心的治疗原则，同时又要求灵活地运用各种治疗技术。以人为中心治疗师对每一位来访者的尊重、共情、真诚、积极关注的态度，体现着以人为中心治疗的基本理念。同时，治疗师对不同当事人所采用的治疗技术应该因人而异，尊重当事人的个体心理差异，体现着以人为中心治疗过程中具体情况具体对应的灵活性风格。

15. **具体化** 具体化技术是指治疗师协助求助者清楚、准确地表述他们的观点以及他们所用的概念、所体验的情感或所经历的事情。

当求助者出现以下情况时，应该使用具体化技术。

（1）问题模糊：求助者用一些含糊笼统的概念陈述自己的问题时，治疗师应该使用具体化技术使其明确所述问题。

（2）过分概括：例如求助者把对个别事情的意见上升为一般性的结论等，当求助者出现以偏概全的思维方式时就需要使用具体化技术予以澄清。

（3）概念不清：由于各种原因，求助者可能在某一概念的内涵和外延上与治疗师的理解不同，此时治疗师要使用具体化技术予以澄清。

16. **对峙** 对峙又称质疑、面质、对抗等，指治疗师指出求助者身上存在的矛盾，当治疗师发觉当事人的表达、认识、行为出现不一致、不协调和矛盾的地方时，向他指出提问，以做澄清。对峙的前提是已经有接纳、尊重、共情、真诚和温暖出现，否则将会威胁治疗关系，导致危机出现。对峙的功能是协助当事人对自己的感受、情绪、行为及所处境况提高自觉促进了解，协助当事人发现和了解自己对他人的一些混淆感受和态度。对峙的目标是促进当事人采取行动，指出当事人在运用资源时的矛盾，协助其善用被忽视的资源，帮助当事人不要仅停留在领悟阶段，认识行动的重要性而采取行动。

（四）罗杰斯的经典案例

一例来访者中心疗法治疗情绪障碍的案例报告：

奥克夫人是个年近 40 的家庭主妇，她是因为感觉婚姻和家庭关系中出现了一些问题前来咨询的。她说虽然已经结婚多年，但仍然无法适应夫妻之间的亲密关系。她不喜欢爱和

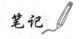

被爱的感觉，也没有强烈的性欲望。她觉得生活对她是一种束缚，她不能按照自己的愿望生活，任何东西都是强加给自己的。她觉得这样活着一点都不像自己，这种感觉似乎是从少女时代就有的，她一直是这样为了别人而活。因此，她变得不喜欢自己，更不喜欢现在的生活，她为此感到迷惑、痛苦，甚至有些绝望。她说可以这样过下去，可以接受这样的伤害，但是不能接受这样的痛苦。因此她一直有一种被欺骗的感觉，但又不知道被什么欺骗了，似乎生活中并不存在这样的东西。所有的只是一种感觉，她因此不知道怎么办，甚至无法去解决什么，因为问题似乎只出在自己的感觉上，可自己实在无法控制。

奥克夫人痛苦地阐述着她的困扰，她的表情、神态、动作、语言等无一不使她内心的挫败、烦躁和绝望一览无余。但同时她又那么热切地想探索问题，有一种超出寻常的自发的力量在促使她艰难地往前走，她竭力用语言和非语言的方式来表达这种模糊的感情，虽然这使她非常为难，但到第五次面谈的时候她已经开始对这种枯燥无味的探讨自得其乐。

对于奥克夫人这种"剪不断理还乱"的情绪纠葛，似乎所有的表面现象都不足为奇，它们千变万化，迷乱着当事人的神经和心智。在这样变幻莫测的面具下，似乎只有一个核心的问题，他们并不知道自己的真正感觉是什么，他们在成长的历程中从来都没有真正明白自己，他们往往屈从外在的意志和感官的感受，而忘却了自我的意志。当恶劣的情绪证实违背自我意志时，他们痛苦挣扎，却被这些面具禁锢得喘不过气来。这时候他们往往只能用一些暗示性的语言来宽慰自己，如"我是这样做的，但我其实不想这么做""我爱我的父母，但有时我让他们太心酸了""我真的不行，但有时候我又好像感觉比谁都厉害"，以求得暂时的呼吸。

奥克夫人似乎已经不再沉迷于此，她开始积极地探索，在这样五彩的面具下是否有更绚烂的景象。她也隐约地感觉到，从面具后面走出来，便是走向清新的世界，可以自由地呼吸。虽然她并不明白要探索的是什么，但她仍积极地表达着自己。

（C代表来访者，T代表咨询师，下同）

C：所有的看起来都是模糊的，但是你知道，我仍在努力。这看起来就像在拼七巧板，开始我只是枯燥地看单个的事实上也没太多意义的图板，但是通过摆弄，逐渐地，它们开始有意义起来，现在我甚至开始想到一些样式，我甚至能描述出它们。这样它们就好像吸引了我，我这样说是因为事实上我并不喜欢七巧板。它们总是激怒我，但是现在我有了喜欢的感觉。我的意思是玩弄这些实在毫无意义，（在整个谈话的过程中，她一直不停地在做一些姿势以表述她当时的状态）其实我的意思是，也许你只是机械地处理一些单个的问题，并没有从整体的角度考虑，但从处理这些问题的过程中，你会有那种最后拼好了七巧板的感觉。

T：在那个时候、那个过程中，开始仅仅是因为外形不同而悟出的那种放在哪里的感觉。是的，它们确实像这里的某个地方，但是应该更多地想到"这感觉像什么？它拼出来会是什么？"。

C：是的。这里面好像有一些自然的规律。一个……

T：你如果不亲自动手的话，就不能最后拼好。这是一个真实的、差不多是个感觉出来的感觉。

C：是的。并且它是，它是一种非常客观的感觉，好像我从来没有靠我自己这么近。

T：你觉得跳出来看自己，不知为什么反而会觉得离你自己更近。

C：唔。这是这个月第一次我没有想到我的那些问题，我真的是没有，没有想到它们。

T：我倒是感觉你没有真正坐下来好好想你的"问题"。那些根本不是你全部的感觉。

C：是的，是的。我猜想我真正的意思是，我没有坐下来认真把这些七巧板像我从图片上看到的那样拼在一起。这也许是，也许是我真正喜欢这种过程。或者我的确在学习什么。

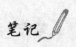
笔记

T：至少你做那样的事有那样的感觉，肯定有一个直接的目的。你做不是为了看图片，而是通过真正熟悉每一块拼板而获得一种满足，是吗？

C：是这样的。是这样的。而且通过接触获得了成就感，那太有趣了。但是我相信，心里有时不是完全高兴……

T：一种截然不同的体验。

C：是的，就是这样的。

通过这样的自我探索，主要是试图让潜意识回归意识，让潜意识自己走出面具，没有任何强迫把它们作为自我的一部分的企图，也没有把它们和别的意识强行联系起来的企图。只是尽可能把潜意识精确地表现出来，让它们成为意识的一部分，早先这些跟自我并没有任何关系。这样，所有经历的都可以看作是自我的一部分。

第六次面谈的时候，我们继续了这种新的不同寻常的经历。当这些潜意识的经验被唤起时，它们确实成为了意识的一部分。奥克夫人虽然用语言表达不清楚，但是内心里很清楚这些感觉。

C：唔，在这些过程中，我被我自己吸引住了，哦，我在唱歌。现在那歌声是模糊的。不，不是真正的唱歌，而是那种没有音乐伴奏的哼唱。也许要写出一首诗。我喜欢这样的念头，我的意思是那是不用经过考虑就能出现灵感的感觉，这又带来了一些别的感觉。我发现我在试着问自己，事情应该是那样子吗？我刚刚说的，可能吗？有时我都有点儿为我自己的话陶醉了。可是后来又开始怀疑，就会发生别的事情。我不知道这样想的根源。事实上，思想很多时候都是没有逻辑的。我想，我们就像在学着认字。嗯，我们没有退却，没有怀疑，没有热心，又没有兴趣，就像盲人用"点字法"学习一样。我不知道，但这种感觉有点混乱，好像正符合我现在的状态。

T：让我们看看，如果我有了你那样的情绪，结果会是怎样。首先，就和你一样，我会有相当积极的情绪反应，就和你差点创造出诗的感觉有些类似，也许是没有伴奏地歌唱，却是非常有创造性的，然后就出现了你那带有严重怀疑论的情绪。"也许事实上我仅仅在说话，仅仅在胡扯。"接着又是那种学习的感觉，你大概正在学习一种新的体验，新得就像盲人努力学习用他的指尖摸着认字一样。

C：唔，唔（停顿）……有时候我想，哦，也许我们真的能做出什么伟大的成就来。不知道为什么，当我来这里的时候，我不认为我的选择是对的，但现在看起来这个想法好像是错误的。哎，这些怀疑性的想法老是会这么不经我允许就爬到我脑子里来。我们之间的这种情形好像是一种，哦，有点像你正在给我伴奏；……也许这就是我今天为什么老是怀疑整个事情的原因，它不是强迫的，而是自发的。事实上，我悟出来了，我需要做的事情就是系统化整个事件，应该更努力工作，并且——

T：并且是要像我一样深入地询问自己，而不是强迫去解决事情或做事情，是吗？（停顿）

C：事实是我真的喜欢这种不属于我的另外的东西，虽然我不知道是什么，姑且称为刺激的感觉吧。我的意思是我有了我以前从来没有的感觉，并且我也喜欢它。也许那就是解决问题的办法，仅仅是我今天不知道。

这时候当事人的意识已经开始转变了，并且这种转变的意义是极其重大的。它意味着当事人开始意识到自我的存在，意识到自我的力量。这正是找到自我的开端，也就是面具开始松动了，当事人开始能够自由呼吸了。一般来说，这时候当事人会说出这样的话来，如"我来这里是解决问题的，现在我发现我仅仅是在自己解决问题"。奥克夫人面对这样的转变，虽然理智上认为好像是错的，但主观上又感觉非常好，并表示了感激。后者才是最重要的。

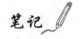

三、会心小组治疗

会心就是指心与心的沟通和交流。会心小组（encounter group）被认为是一种发展性小组咨询或成长性小组咨询。这种小组活动是借着实际上的体验，来促进个人的成长，并改进、发展人与人之间的交流关系。因此会心小组治疗（encounter groups therapy），也称交朋友小组治疗，是由罗杰斯所创的一种小组治疗形式。它是利用小组的力量来帮助人们矫正一些适应不良行为及心理障碍，提高适应能力的心理治疗方法。

20世纪60年代，个人中心理论从个别治疗扩展到小组治疗，在协助人们成长和改善人际关系中发挥了重要作用。罗杰斯将当时存在于美国的许多性质相同的治疗小组统称为会心小组，包括人际关系小组、T-小组、敏感训练小组、个人成长小组、人类潜能小组等。他认为这些小组尽管名称各异，但本质上是相同的，都强调小组中的人际交往经验，都注重此时此地的情感问题，小组治疗的目的不是为了治疗，而是促进个人的成长，包括了解自我，增强自信，寻求有意义的人际关系等。

（一）基本原理

罗杰斯认为会心小组的运作一方面是以格式塔心理学和勒温的团体动力学为基础，另一方面则建立在人本主义理论的运用上。

日本咨询心理学家国分康孝把会心小组的原理概括为6个方面：

1. **自我知觉** 不同于自我洞察，更强调体验自己此时的感情。
2. **感情表现** 觉察到真实的自我，就要将它表现出来，这里表现是指感情。
3. **自我肯定** 用语言的及非语言的形式坚持真实的自我。
4. **接受他人** 培养接纳他人的能力，最好的训练是倾听。
5. **有信任感** 相信他人行为的一贯性，建立良好的关系。
6. **完成角色** 为了在现实世界里表现真实的自我，必须通过自己的角色来表现才是现实的。

（二）会心小组组成

1. **小组的大小** 会心小组的成员由背景或问题相似的人组成。比如，都是不善于与人交往、有一定社交恐惧心理的人，或不习惯与异性相处和交往的人，等等。

一般认为，一个治疗小组的理想人数是8～15人左右，对于小组人数的多少，要考虑因素很多，包括成员的年龄、小组的类型、治疗师的经验以及所要探讨的问题的类型等。

2. **主持人** 会心小组应由1～2人主持。主持人应为治疗师，最好是两位异性的治疗师。

3. **活动安排与场地布置** 会心小组的活动可根据具体情况决定活动次数。少则三五次，多则十余次。

一般一周活动1次，每次90分钟。最好安排在周末，将会心小组的活动和周末业余活动结合起来进行。为了使大家都能有效地参与和投入，所有成员应能轻易地看到和听到彼此的反应，因此小组成员可采用圆形的排列方式，其间不要用桌子隔开。

4. **会心小组的形式** 治疗小组包括封闭式和连续式两种。在封闭式小组中，成员一旦确定下来就不再更换，除非有特殊情况，小组中自始至终都是相同的成员。而连续性小组中的成员则可以是随时变化的，每一位成员离开之后，可以再补选一位新的成员参加进来。

封闭式小组的主要优点在于可以不断地积累资料，整个小组因流动量少而显得稳定可靠；而连续性小组的优点则在于一位新成员往往会重新激起小组内的竞争意识，使整个小组显得较有活力，而且由于原来的成员已经获得了许多积极的小组经验，新成员在他们的帮助下往往会迅速地成长和发展。一般对于没有经验的初学者来说，应先从封闭性小组

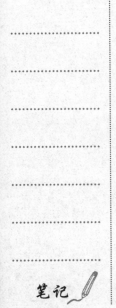

笔记

开始。

（三）进行过程

活动过程经历三个阶段：相互了解和接受阶段；正式活动和治疗阶段；活动结束阶段。

会心小组的活动可根据具体情况决定活动次数。少则三五次，多则十余次。一般每周活动1～2次，最好安排在周末，把会心小组的活动和周末业余活动结合起来进行。

结束阶段：当活动达到预期目的，可暂告一段落的时候，大家可谈论何时结束，准备彼此分别。如有再次集合交流体会的需要时，还可约定集合时间，如一周、半个月、一两个月或半年后再进行交流等。

罗杰斯在《卡尔·罗杰斯论会心小组》一书中总结了会心小组的进行过程。

1. 无目的的漫游　当治疗师或小组长在一开始就表明每个成员都有很大程度的自由，她／他不会对任何人负有指导责任时，大家会有一段时间觉得困惑、挫折及保持古怪的沉默，彼此之间的互动是很礼貌的、表象的。这个阶段的小组是混乱的、尴尬的、沉默的。

2. 对自我表达或探索的抗拒　漫游阶段的后期，小组成员已经开始自我表达，但仅限于"表面自我"，害怕揭示"内在自我"，这在许多人中造成了冲突的反应。但是在小组中，在成员彼此之间，也有只表达"公开的自我"倾向表现出来。只有在害怕、冲突中，人们才能慢慢地将"隐私的自我"表现出来。

在强化小组的初期，成员被要求以匿名的方式将自己的一些不愿意公开的感受写在一张纸上。在匿名的情况下，成员一般会表达自己的真实感受。

3. 对过去感受的描述　尽管对小组仍然有不信任，暴露自己也会有冒险性，但渐渐地，分享自己对过去生活的感受，已在小组中占有较大的部分。这个阶段，小组成员往往用"过去时"的方式间接表达自己的情感。

4. 消极感受的表达　在小组中，成员表达的第一个此时此刻的真实感受往往是对他人的消极感受。出现这种情况的原因，一是因为这种表达可以对小组的自由及可信任度作一个测试："这里真是一个我可以自由说出积极或消极想法的地方吗？"另一个不同的观点认为，表达正面的感受比负面的更难，并且更危险。

5. 对个人有意义资料的探索与表达　一旦消极的感受被表达出来之后，有些人就会很自然地在团小组中开始真实表现出自己来。之所以会这样，罗杰斯认为这是因为有人意识到这是他的小组，他可以帮助它，使它成为他所希望的那样。同时，他也体会到当他说出自己的消极感受时，这个感受或被接受，或是引起他人的共鸣，并没有任何他所害怕与担心灾难发生。他意识到这样做虽然有一些冒险，但在这里有自由，他可以表达自己。于是，一种信任的气氛开始在小组中发展。

6. 在小组内能直接表达对他人的感受　在小组进行的过程中，成员在或早或晚的阶段，会直接表达他对某人的行为、感觉等感受，有时相当积极，但有时也相当消极。这是一个体验明确的阶段，小组成员对他人的感受能即刻、直接地表达出来。这种态度的表达，通常会在日渐信任的小组气氛中深入开来。

7. 在小组中日渐发展出治疗的能力及空间　在小组中所发展出来的一个奇妙状况是，成员在面对别人痛苦及受苦的时候，能自然地表示出帮助、包容及治疗的能力与空间。罗杰斯认为这种治疗和治愈的能力在会心小组中是很普遍的，而且一般情况下，它可以自发发生。

8. 自我接受与改变的开始　许多人以为要在改变的过程中，才会自我接受。但事实上，无论在心理治疗或小组经验上，自我接受都是改变的开始。

举个例子："在我内心有一个受伤并有沉重负担的小男孩，我常常为他感到遗憾，其实我除了是一个有能力的经理之外，也是那个小男孩。"这种感受是比较真实普遍的体验，每

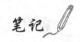

个人都努力去接纳自己和成为自己,对自己的感觉较为亲近,不再那么僵硬和闭塞,这就奠定了改变的基础。

9. **虚伪、假象的舍弃**　会心小组运行的状态之一就是对继续保持自我防御越来越难以忍耐。随着时间的流逝,小组成员们认为大家都应该已经取下了自己的面具,真诚相待。小组要求每个人都成为自己,不能再隐藏"当下"的感受,要拿掉日常生活中平淡而社交性的面具。

10. **个人接受反馈**　在这个阶段,团体成员们都自由地表达自己,因而也是一个人了解他人对自己看法的好机会。这些信息和反应可能会使人很不舒服,但是只要整个团体的成员是以真正的关心来对待彼此,这些表达就都是积极的、有建设性的。

11. **挑战**　有时候用"温和"来形容团体成员之间的相互反馈是不正确的,它可以称得上是挑战,甚至是抵抗。这些挑战可以是积极的,但大多数是消极的。因为成员之间虽然开始相互接受,但并不能完全接纳对方。通过这个阶段,成员之间相互理解的程度增加。

12. **在小组外的互助关系**　罗杰斯认为如果小组成员之间没有相互支持的话,小组外的生活是不值得一提的。他认为这种小组经验最令人欣赏的一个方面就是,当某一个成员正在为是否表达自己的看法而挣扎,或是正在受到伤害,或是正在为如何处理自身的问题而烦恼时,会得到其他成员的帮助,这种帮助很多时候是在小组中发生的。最令人惊喜的是,也可以见到这种帮助发生在小组之外的地方。罗杰斯认为只要愿意给予,每一个人都拥有治疗别人的力量,会心小组使这个力量成为可能。

13. **基本的心灵相遇**　在会心小组中,人与人的接触比一般人在生活中接触更直接、更亲近,这种接触与亲近就是这种小组促使人改变的原因之一。

14. **对积极亲密感及积极感受的表达**　在会心小组中,当感受充分表达并被接受之后,亲密感及积极的感受就会发生,当会心小组继续进行时,小组的精神及信任就会因此而建立起来。这种精神及信任不是建立在"积极感受"上,而是在一种"真实"的态度上,一种敢于表达无论积极还是消极的感受上。在罗杰斯看来,当人与人之间彼此真诚相待,会表现出一种真诚和爱的惊人的能力去帮助一个人康复,不管这个人是参加者还是小组长。

15. **小组中的行为改变**　通过一系列的步骤和过程,成员们似乎在姿态及行为、声调上有许多改变,但这些变化都是积极的,使小组成员变得更加具有自发性。此时成员们会表达出更多的真实感受,彼此之间也会表现出较多的关怀和帮助。

四、适应证

人本主义心理治疗的适用性非常广泛——在某种程度上它对所有人均适用。目前人本主义心理治疗已经广泛应用于个体、群体与家庭治疗、危机干预等临床治疗领域。人本主义心理治疗的适应问题包括:焦虑、酗酒、身心问题、恐惧症、交际问题、情绪低落、癌症及人格分裂等相关的临床心理问题。罗杰斯在威斯康星大学担任心理学和精神病学教授期间,曾对精神分裂症个案进行咨询。研究证明,人本主义心理治疗对精神分裂症也有一定的疗效。他认为即使来访者有严重的心理障碍,他仍然可以对治疗师的共情、真诚一致、无条件积极关注做出积极反应。以人为中心疗法注重尊重、共情、积极关注的氛围,强调建立治疗效能的关系,对任何来访者的个人成长均有益。但这并不意味着它适合每一种心理障碍。

自 1940 年,罗杰斯将其理论方法引入临床治疗后,开始对心理咨询和心理治疗产生重大影响。此影响不仅限于临床心理学领域,更扩大到人类关系领域。其他的应用领域还包括婚姻咨询、团体咨询、教育、行政管理、人际关系培训以及国际关系的研究等。有学者认为人本主义心理治疗特别适用于危机干预,如意外怀孕、疾病、灾难或者失去亲人等创伤治

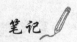
笔记

疗，也可用于危机干预的初始阶段。在多元化环境下更具有应用价值。

目前在全球范围内至少有 18 个国家的约 200 个机构和培训中心以罗杰斯的理论原则为根据进行研究和实践运用。其中有一些诸如以人为中心和经验主义治疗与咨询世界协会、以人为中心心理咨询与治疗欧洲协会等大型的组织机构。另外，世界上有不下 50 种以人为中心或经验主义的期刊杂志，其主要文章来源为当事人中心（以人为中心）理论家、研究者和从业者。

罗杰斯的大弟子 Paitesen 教授曾多次到香港中文大学执教，他的学生林孟平，香港中文大学心理学教授，于 1997 年首次在华中师范大学系统培训了国内 124 所高校的心理咨询骨干教师。1998 年至 2000 年她先后主持了由香港中文大学和北京师范大学心理学院联合举办的心理咨询与治疗专业的硕士和博士班，极大地推动了以人为中心治疗在中国心理咨询和治疗专业教育领域的学科发展和广泛传播以及临床应用。

五、理论批评和局限

有些批评者认为以人为中心治疗法只给予当事人支持，而未能挑战他们的问题。由于该治疗法基本观念的一些误解，有的治疗师把他们的反应及治疗方式限定在仅仅是反映及同理心的倾听。

1. 对其研究与理论的批评　虽然以人为中心治疗师愿意以实证性的角度去探讨他们的假说及程序，但是一些研究者曾经批评个人中心治疗法在方法论上有瑕疵。这些缺点包括：控制组的受试者不是欲接受治疗的当事人；没有采用不经实验处理的控制组；没有考虑安慰剂或假药效应；依赖自陈报告作为评量治疗效果的主要方法；以及应用不适当的统计方法。根据肯恩（1993）的说法，本疗法研究严重受到限制，因为缺少整合其他资讯。此外，他认为，有一群作风保守的从业人员执着于传统的治疗形式，也使本疗法受到限制。

2. 在多元文化治疗中的限制　尽管以人为中心治疗法已对许多不同社会、政治及文化背景的人进行咨询与治疗，并产生显著的贡献，但在它的内部架构上仍然有一些限制。较倾向于需要结构性的治疗当事人、寻求处理危机，或要求减轻心身症状，或要求学会某些技巧以应对每天层出不穷的问题。通常他们期待指导性的治疗师，那些无法为他们提供解决方法的治疗师则可能延误他们的问题。

以人为中心治疗法的第二个限制是，在某些文化中很难将核心条件转化纳入实际治疗中。治疗师传递这些核心条件的方式必须与当事人的文化基础一致，例如，就真诚一致而言，有些当事人可能习惯非直接的沟通，因此对治疗师的开放与直接的做法感到不舒服。朱氏与苏氏（Chu & Sue, 1984）提供一个有用的准则：实际工作者必须对弱势族群当事人的文化价值有高度的敏感度，同时又得抛开对个人的刻板印象，能了解及欣赏各种族群间所存在的巨大差异，显现治疗师尊重的态度。

以人为中心治疗法应用于弱势族群当事人的第三项限制是这个治疗法推崇内控（internal focus）的价值观，然而，某些弱势族群则看重外控的价值观。例如，他们可能以传统的期望作为指引，可能深受社会期望的影响，而不是由个人的喜好来决定。同样地，当文化价值强调共同利益时，个人的发展常须让步，而如果只考虑个人的成长而不以团体利益为依归的话，往往会被定为自私。

虽然以人为中心治疗法的观点在对弱势族群咨商时有特殊的限制，但不该因此下结论说个人中心治疗法不适用于这些当事人，人类族群之间有很大的差异，因此，有很大的空间可以去发展不同的治疗风格。虽然有些当事人喜欢具有主动风格的治疗师，也有许多当事人对于较不具指导性的治疗师反应很好。

笔记

临床案例与思考

张某,男,16岁,某普通中学高中二年级学生。身体健康,体态正常,无重大躯体疾病史,父母亲大学毕业,在机关工作,收入稳定,父母家族均无精神疾病史。自幼性格腼腆,说话少,勤奋用功,成绩从小学到初中都很好。高中寄宿,离开熟悉的家庭环境,感到很多事情非常不顺利,苦恼,不知所措。

有一次发现前桌的女同学偏着身子靠桌子写字,正巧女同学摸了一下自己的耳朵,认为这影响了他,认为女同学从他的眼光里看出"问题",同时摸耳朵是在警告他。从此,只要在余光范围有人,特别是异性,他就很紧张,注意力无法集中,学习没有效果,而且很慌乱。后来发展到与同性、与老师交往不敢使用目光,怕人们看出他的目光有问题。这之后,他基本上不与同学来往,很少参加集体活动,与同学之间感情也越来越淡漠,感觉在学校里没有人可以了解自己、信任自己、帮助自己,孤独感和自卑感时时刻刻笼罩着自己,情绪很不稳定,时而抑郁,时而焦虑,痛苦至极。由于情绪很不稳定使得学习精力很难集中,效果非常差,成绩也急剧下降,现在已经休学在家,与家人交往基本正常,言语较少,目光闪烁。

思考题:

1. 来访者想解决的主要问题是什么?你认为治疗目标应该是什么?

2. 基于你对人本主义心理治疗的认识,你认为该来访者适合哪种形式的治疗,为什么?

3. 你认为在该来访者的治疗过程中,应当保持怎样的治疗关系,使用怎样的技巧,才能达到治疗目的?

(郭　丽　胡佩诚)

笔记

第四章 行为治疗

学习目标：

1. 掌握 行为治疗的基本概念、特点、原则及常用技术；
2. 熟悉 行为治疗的基本理论；
3. 了解 行为治疗的产生、发展历史及应用。

行为治疗作为一种传统的心理治疗方法，是在行为主义心理学理论基础上发展起来的心理治疗技术，是当代心理治疗中影响较大的派别之一，也是在国内外很盛行的心理治疗方法。行为治疗以实践性著称，因其技术方法规范且易于操作，已广泛地应用于临床心理治疗和心理咨询，且已有大量的文献报道证实行为治疗是切实有效的。

本章将在简要回顾行为治疗理论的基础上，系统地介绍行为治疗的方法、技术及其应用。

第一节 行为治疗的历史与概述

一、行为治疗的产生和发展

行为治疗（behavior therapy），是根据条件反射学说和社会学习理论，以减轻或改善患者的症状或不良行为为目标的一类心理治疗技术的总称。这类治疗技术是在心理学实验的基础上建立并发展起来的。

20 世纪初，巴甫洛夫（图 4-1）在生理学领域中关于条件反射研究取得伟大的成功，在此基础上建立的巴甫洛夫学说揭示部分行为获得的机制（应答性条件反射）。而巴甫洛夫的"实验性神经症"也蕴含着这样的思想：异常行为（神经症）缘于条件反射。1913 年，华生（图4-2）发表在《心理学评论》杂志上的论文——行为主义者心目中的心理学——作为行为主义心理学正式成立的宣言之作，主张即使最复杂的行为也是由条件反射（应答性的、巴甫洛夫的）形成的。华生于 1920 年作了一个经典实验即"小阿尔伯特（Little Albert）实验"，证明个体的情绪反应可由条件反射来获得。此后，华生和他的同事还设想了几种可用来消除不适情绪反应的程序，其中一种类似于后来的系统脱敏训练，但是实验未能进行，原因在于小阿尔伯特在进行完最后一个实验后就离开医院。而这个设想在 1924 年由华生的学生玛丽·琼斯（Mary Cover Jones）以实验的方式实现了。

在 20 世纪 40—50 年代，克拉克·赫尔（Clark L Hull）及其弟子多拉德和米勒（Dollard and Miller）的工作延续了巴甫洛夫条件反射的方向，并针对以巴甫洛夫式条件反射为核心的学习做了更系统、深入的研究。而多拉德和米勒则在《人格和心理治疗》一书中把心理分析的理论概述改造为以赫尔的学习理论术语来表达的内容，这为行为主义者进入心理治疗领域奠定了基础。

笔记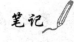

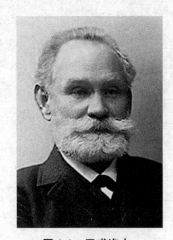

图4-1　巴甫洛夫
（Иван Петрович Пав, 1849—1936）

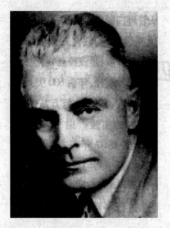

图4-2　华生
（John Broadus Watson, 1878—1958）

30 年代末，斯金纳（Burrhus Frederic Skinner）（图
4-3）在华生等人的研究基础上，提出另一类型的条件反
射——操作性条件反射，并将这两种条件反射进行了区
分，进而提出了操作性条件反射理论。到了 50 年代，斯
金纳开始把他的学说的应用范围扩展到人类生活的各个
方面，其中包括多种不适应行为的矫正。在《科学和人类
行为》这本书里，斯金纳依据他在动物实验中获得的行为
原则解释人们在各种日常生活情境中的行为。这种解释
大大刺激了其他研究者利用强化原理进行行为矫正的探
索。例如，富勒用一杯加糖的热牛奶作为强化物，使一位
住院卧床不起的智力深度迟钝的患者以适当的方式把右
臂抬高到垂直位置。艾朗和迈克尔做了第一个将操作性
条件反射原理应用于临床治疗的研究。艾朗在其导师迈

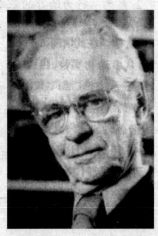

图4-3　斯金纳（Burrhus Frederick
Skinner, 1904—1994）

克尔的指导下，在一所精神病医院为患者进行了多次行为矫正，让工作人员应用强化、消
退、回避条件作用等程序改变患者的行为，这些行为包括扰乱护士的工作、粗暴的举动、
拒食、说假话等。这一研究证实操作性行为技术可以成功地矫正精神患者的某些行为和
症状。

斯金纳学派在美国取得迅速进展的同时，沃尔普（Joseph Wolpe）和艾森克（Hans
Eysenck）分别在南非和英国沿着巴甫洛夫 - 华生 - 赫尔的方向进行了一些开创性的工作。
沃尔普在英国生理学家谢林顿（Sherrington）发现的"交互抑制"现象基础上，进一步阐述了
交互抑制原理，并依据这一原理发展出系统脱敏疗法，这成为当代行为疗法的一个里程碑；
另外他作为著名精神病学家将行为治疗的技术方法应用于患者的临床实践中，进一步推动
了行为治疗的发展。著名的英国临床心理学家艾森克在其所提出的人格理论基础上，结合
临床实践工作提出社会学习的新理论。

班杜拉作为美国心理学家，是社会学习理论的首要代表人物，行为改造的倡导者之一。
他认为儿童通过观察生活中的重要他人的行为而获得习得性社会行为。班杜拉的社会学习
理论更加重视线索对个体行为及内在心理过程的作用，强调思想对行为和行为对思想的作
用。他的这些观点为行为主义者和认知主义者建立了一座桥梁，为认知行为治疗的建立作
出巨大的贡献。

自 60 年代，一方面，各种行为疗法的技术开发和治疗研究得到飞速发展；另一方面，两

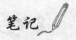

种理论方向的研究者们加强相互的学术交流。各种行为治疗的期刊纷纷创办,一些大学建立了训练中心,许多大学开设了行为治疗的课程。到20世纪70年代,行为治疗被誉为心理治疗领域中的第二势力,占据了非常大的优势。

行为治疗在许多国家均有很大的影响。例如在美国,已注册有三个协会(行为分析协会、行为治疗发展协会、行为实验分析协会),出版20多种专业杂志。行为治疗的方法和技术得到不断改进和扩充,从只注重观察和矫治患者的外部行为,到不断关注患者的内心体验和认知方式;由治疗师单纯的操作和训练患者的行为,到注重建立治疗关系和激发患者治疗动机。治疗的对象和应用范围也日益扩大,由个体到家庭,由患者的病态行为到正常人行为规范,由医院到社区乃至整个社会。

二、人类行为的定义

在心理学的研究中,行为(behavior)是指个体在主客观因素的影响下产生的所有活动,即个体任何可观察到的或可测量到的动作、反应及活动,包括个体外部的动作和内在的心理活动。

人类行为是行为治疗的主体内容,具有如下特征:

1. 行为就是人们所说的、所做或所表现的;
2. 行为具有一种以上的测量尺度;
3. 行为是可以被观察及记录的;
4. 行为可以对外界环境产生影响;
5. 行为是受自然规律支配的。

三、行为治疗的人性观

在行为治疗师看来,人类具有如下的特征:

1. 人是被环境和遗传决定的反应式有机体,也就是说个体的反应不仅受遗传因素影响,也受到外界环境的影响。

2. 人既是生产者,也是环境的产物,也就是说个体不仅能够改变或者创造事物,同时也会受到外界环境的影响,进而发生改变。

3. 人的行为具有规律性。虽然个体之间存在能力、价值观、信念、动机等差异,但是也具有一些共性行为。例如,我们通过观察或模仿来学习时,都经过注意、保持、动作再现和动机这四个阶段。

4. 人的行为具有可塑性。个体的行为并不是一成不变的,可以根据外界环境的变化而改变自身的行为,以适应环境。

5. 人的行为是通过学习获得的。

四、行为治疗的相关问题

1. **疗程问题**　行为治疗的疗程与传统的心理治疗不同,传统的心理动力性治疗是典型的长程治疗,而行为治疗针对具体的行为问题,如单纯恐惧症可能只需要几个小时,针对严重的焦虑症和强迫症也可以通过20次左右的治疗得到有效控制。这满足了目前各国对医疗费用的控制以及患者承受力的需要。

此外,和其他心理治疗方法相比,行为治疗的疗程更加灵活。比如采用暴露疗法时,一开始是一周几次治疗,后来可以一周一次,半个月一次,或者一个月一次。因此,行为治疗具体疗程的长短和治疗时间的间隔长短,需要根据对患者问题的评估和所采用的具体行为

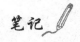

治疗方法而定。

2. 伦理问题　任何心理治疗流派均重视伦理问题,但行为治疗格外重视伦理问题。原因之一,社会对行为治疗存有偏见,认为行为治疗与其他心理治疗方法相比,常常违背人们自身意志去控制人;其二,与其他心理治疗相比,行为治疗的治疗对象更为广泛。对于婴幼儿、严重智力迟滞、严重精神疾病、自闭症等类型患者,行为治疗是唯一可以采用的心理治疗方法。而这些类型患者通常不可能完全表达自身治疗意愿。因此,行为治疗促进协会设立了"人类伦理问题"的规范(1977),为行为治疗师治疗自愿和不自愿的患者提供了伦理原则。

3. 跨文化问题　由于行为治疗针对个体的问题行为并对问题行为进行改变,而个体的行为受环境影响,具有学习习得性。环境因素包括自然环境和社会环境,其中的社会环境主要涵盖政治、经济、文化等社会因素,它们均影响个体的生活行为。因此,在评估个体行为问题时,心理治疗师也应考虑到社会文化环境对个体行为的影响。例如Meichenbaum(1985)强调在发展适当行为时,要考虑到文化差异。他主张在采取应对策略的时候,不应该违反社会文化的规范。在采用示范法时,也要考虑在示范者和患者之间是否存在文化差异。和其他心理治疗一样,行为治疗师也要考虑自己的价值观对患者的影响。

第二节　行为治疗的基本理论

行为治疗的理论主要有三方面来源:经典条件反射理论、操作性条件反射理论和社会学习理论。这三种理论的一个共同点就是学习,它们都是有机体学习的发生机制和条件的相关理论。只是三种理论阐述学习形式不同,所以学习概念是行为疗法的核心。在行为主义者看来,除了遗传和个体成长的有限作用外,学习是获得行为和改变行为的主要途径。无论是适应的行为还是不适应的行为,都来源于学习。既然心理治疗的作用是消除和改变不适应行为,重新获得适应的行为,那么学习可以作为实现治疗目标的主要手段。行为治疗技术实际上是一些消除、获得和改变行为的学习程序。

由于三种理论知识在心理学基础课程中有详细介绍,这里仅简要回顾。

一、经典的条件反射

经典条件反射(classic conditioning)又称为反应性条件反射(图4-4)、巴甫洛夫条件反射。它是以无条件反射为基础而形成的,一个中性刺激通过与无条件刺激配对,最后中性刺激能引起原来只有无条件刺激才能引起的反应,这就是初级条件反射的形成。在初级条件反射的基础上又可以引起一个新的中性刺激建立次级条件反射。由于人具有概念和语词能力,可以用概念和语词替代任何具体的刺激物,所以个体能够以语词和概念为基础建立极其复杂的条件反射系统。

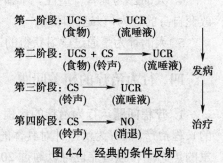

图4-4　经典的条件反射

经典的条件反射的建立与消退如图4-4所示:

(一)重要概念

在实验过程中,非条件刺激和条件刺激多次结合,并重复出现在研究中,因此巴普洛夫提出强化和消退、泛化和分化的概念。

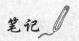

1. **强化和消退**　条件刺激和非条件刺激在时间上的结合称为强化(reinforcement)。强化次数越多,条件反射形成后越巩固。如果条件反射形成后,条件刺激不被无条件刺激所强化,就可能会出现条件反射的消退(extinction)。例如,对以灯光为条件刺激形成唾液分泌条件反射的狗,如果只给予灯光,不给予食物强化,多次之后,由灯光引起的唾液分泌量会逐渐减少,甚至完全不能分泌,即出现了条件反射的消退。

2. **泛化和分化**　泛化(generalization)是指在条件反射形成初期,除了条件刺激外,与该刺激类似的其他刺激也会或多或少引起条件刺激的效应,引发条件反射。例如,狗在形成对三声铃声的条件反射(分泌唾液)初期,也会对一声或两声作出反应,这些刺激与条件刺激越类似,泛化现象越容易产生。与泛化互补的是分化(discrimination),通过选择性强化和消退使个体学会对条件刺激和与条件刺激相类似的刺激作出不同反应。

(二)影响经典条件反射的因素

1. **非条件刺激(UCS)与条件刺激(CS)的性质**　越强的刺激其效果越显著。

2. **UCS 和 CS 之间的时间关系**　CS 必须先于 UCS 发生或与 UCS 同步发生。

3. **CS 和 UCS 之间的一致性**　在每一次实验中,CS 与 UCS 要同时展示。

4. **共同作用的次数**　CS 与 UCS 共同配合的次数越多,条件反射越强。

5. **以前对 CS 的体验**　如果主体以前在没有非条件刺激的情况下已受过某种刺激,那么,当这种刺激与一个非条件刺激共同作用时,就不太可能成为条件刺激。

二、操作性条件反射

美国心理学家斯金纳(Skinner BF,1904—1994)进行了著名的操作性条件反射实验。在一个后人以他的名字命名的斯金纳箱中,安放一个食物盘,然后把一只饥饿的鸽子放入箱中,鸽子在寻找食物过程中,可能啄红灯的窗户而获得了食物。如果这种操作偶然重复几次,鸽子就会主动啄红灯的窗户,也就是说它学会了获得食物的行为,食物是对啄红灯的窗户的奖励,因此这也称为"奖励性的学习"。操作性条件反射的实验有力地说明:行为的后果直接影响该行为的增多或减少。

操作性条件反射(operantconditioning)又称工具性条件反射(instrumental conditioning)。它的关键之处是有机体(动物或人)作出一个特定的行为反应,这个行为反应导致环境发生某种变化,即发生了一个由有机体引起的事件。这个事件对有机体可能是积极的,有适应价值的,也可能是消极的,有非适应价值的。不管是哪一种,这个事件会对个体后续的反应产生影响,如果事件具有积极价值的话,个体会更倾向于做出同样的行为;如果具有消极价值的话,则会抑制该行为,这自然是一种学习。通过这种过程,个体"知道"了行为与后效的关系,并能根据行为后效来调节行为。

在操作性条件反射理论基础上,进而提出了强化理论,它更着眼于行为结果。该理论认为在形成操作性条件反射的过程中,个体的行为是主动的,个体为获得奖励或回避不好的刺激,主动选择自身的行为。无论行为的结果是奖励还是惩罚,行为结果都可作为刺激物对个体产生强化作用。

(一)重要概念

1. **强化(reinforcement)**　是指在强化物作用下,行为的增强。强化有正强化和负强化,它们都会增加某种行为将来出现的可能性。正强化是指伴随着行为出现刺激的增加或刺激强度的增加,进而导致行为的加强。负强化是指伴随着行为出现刺激的消除或刺激强度的降低,进而导致行为的加强。

2. **惩罚(punishment)**　是指一个行为发生后跟随一个刺激,那么这个行为发生的可能性减小。惩罚也同样分为正性惩罚和负性惩罚,它们都会减少某种行为将来出现的可能性。

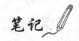

正性惩罚是指一个行为跟随一种厌恶刺激，导致这种行为发生可能性降低。负性惩罚是指一个行为跟随某一喜爱刺激的消除，导致这种行为发生可能性降低。

（二）操作性条件反射和经典条件反射的关系

操作性条件反射和经典条件反射有一定的关系，对于两者的比较见表4-1。

表4-1　操作性条件反射和经典条件反射比较

	操作性条件反射	经典性条件反射
行为类型	行为是由有机体发出的；有时称之为随意的	行为是有机体应答的或者反射的；是由先前刺激引起的，称之为不随意的
强化	程序：反应之后给予积极强化物（或者，反应之后去掉厌恶刺激） 结果：行为出现率增加	程序：先前或同时的中性刺激和非条件刺激配对 结果：中性刺激能够引起条件反应，而该刺激现在成了条件刺激
消退	程序：先前被强化的反应出现后不给予强化物 结果：反应的出现率下降	程序：进行消退（训练条件刺激不再引起条件反应）后，进入"休息期" 结果：条件刺激不再引起条件反应
自动恢复	程序：进行消退（行为不再出现）后，进入"休息期" 结果：休息期之后，先前被去掉的反应会再次出现，尽管比消退期间要少	程序：进行消退（训练到条件刺激不再引起条件反应）后，进入"休息期" 结果：休息期之后，条件刺激再次引起条件反应，尽管比消退期间要少

三、社会学习理论

社会学习理论提出了另一种学习形式，称作观察学习（observational learning）或模仿学习（imitation learning）。社会学习理论家争论说，人类绝大多数行为的获得并不是通过条件作用的途径进行的。的确，没有哪位成年人去为一位少年设计一套学骑自行车的强化训练程序，绝大多数孩子都是先观察别人如何骑车，在别人告知一些要领后，自己进行模仿练习而学会骑车的。按社会学习理论的说法，模仿对象的范围极其多样，不仅有别人的行为，书籍、电影等也常是被模仿行为的来源。

班杜拉（图4-5）通过对观察学习过程的分析，指出观察或模仿学习包括四个具体过程。首先是注意过程，也可以称为知觉过程或者观察过程，即集中注意观察所要模仿的示范行为，这是后面过程的基础；其次是保持过程，是指通过对观察得到的信息进行编码进而储存在记忆中的活动；第三是运动再现过程，即通过自己的运用结合再现被模仿的行为；第四是动机确立过程，这是使一项模仿行为习得与否的重要制约因素，这一过程会影响前面三个过程。多数有目的的模仿行为都需某种动机力量的支持，才能进行观察、记忆和重现等一系列活动，如果没有动机推动和支持，都有可能不发生（当然也有无意模仿，但这种模仿往往是零散的、随机的，且往往对个体不具有明显的意义）。

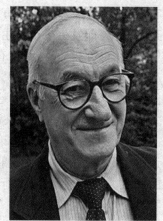

图4-5　班杜拉（Aibert Bandura, 1925－）

除了这种直接强化外，班杜拉还提出另外两种强化模式：替代性强化和自我强化。替代性强化（vicarious reinforcement）是指观察者因看到榜样或他人受强化而受到强化。例如：当教师强化学生的助人行为时，班上其他同学也会更多表现出互帮互助。自我强化（self-managed reinforcement）是指个体依据强化原理安排自己的活动或生活，每达到一个目标即给予自己一点物质或精神酬报，直到最终目标完成。

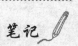

笔记

第三节　行为治疗的特点与原则

一、行为治疗的特点

一般认为行为治疗具有以下六个特点：①注重形成靶行为的现实原因，而非历史原因；②以可观察的行为作为评价治疗效果的标准，行为可以是外显的，也可以是内隐的；③依据实验研究，从中引申出假设和治疗技术；④用尽量客观的、具有操作性的术语描述治疗过程，以便使治疗过程能被重复；⑤精心发现靶行为，并认真选择使测量行为改变的方法；⑥对治疗具有针对性，即心理治疗师会根据不同患者的靶行为选择相应的治疗技术。

二、行为治疗的基本原则

实施行为治疗的过程中，治疗师应遵守以下基本原则，以确保治疗顺利进行，并收到良好的治疗效果。

1. 适当的进度　行为治疗在矫正患者旧有的问题行为，学习新行为和新反应的过程中，治疗师应根据患者的年龄、接受程度、问题行为的性质和程度等因素，设计符合患者特点的治疗进程，应从简单、容易的程度开始，逐步开展。

2. 适当的赏罚　个体建立新行为时，是否能成功地表现，是否能继续维持，要看该新行为产生时有没有得到适当的奖赏或处罚。越是得到夸奖与鼓励，个体则越容易成功且继续表现。反之，如果得到处罚与阻碍，则不易发生。在心理治疗上，要多利用此原则来影响个体的行为，帮助所希望产生的新反应能顺利产生，并能维持下去。

3. 恰当的训练目标　行为治疗的目标应依据具体、可行、可评估、双方接受的原则而制订，目标具体到可观察、可测量的水平。如果患者需要改变的问题行为有多个，那么就需要治疗师与患者共同商讨首先需要改变的行为或处理的问题，共同设计出单一、具体、明确的目标行为，逐一改善。

4. 激发改变动机　不管心理治疗师如何科学且适当地去训练患者使其改变行为反应模式，假如患者本人缺乏改变自身行为的动机，则毫无效果。治疗师要在建立良好关系的基础上，详尽说明治疗的方法和要求，充分获得患者的信任与合作，进而激发患者的求治动机，促进治疗效果的产生。

三、行为治疗的应用领域

行为治疗应用的领域很广泛，可用于不同年龄个体的各种行为障碍和问题。具体可应用于以下方面：

1. 发育障碍　发育障碍的个体都存在严重的行为不足的症状并伴有严重的不正常行为，如自伤行为、侵犯行为和破坏行为等。行为治疗不仅可以训练这些患者掌握生活技能，还能改善行为不足的症状，控制甚至消除不正常行为。

2. 儿童管理　行为治疗多用于矫正儿童不良行为，如口吃、发脾气、咬指甲、侵犯行为等。

3. 教育和特殊教育　行为治疗技术在教育方法、控制学生不正常行为、改进师生社会行为和自我管理等方面，起到重要作用。

4. 精神疾病　行为治疗技术已被广泛应用于精神疾病的心理治疗中，尤其是重症精神病患者的日常生活技能训练以及恐惧症、焦虑障碍、强迫症等神经症性障碍的临床心理治疗。

5. 康复治疗 对于躯体病、伤、残者身心健康与功能恢复的康复治疗,行为治疗技术是其中的重要的组成部分。

6. 社会行为 行为干预可以改善社会人群的不良行为,如对乱扔垃圾、能源浪费、危险驾驶、吸毒等起到一定作用。

7. 其他 行为治疗的相关理论和技术可以应用到工商服务业的管理、人类健康行为促进、儿童不良行为的预防、运动心理学、老年医学等方面。

第四节 行为治疗的基本技术

一、行为的观测和记录

要对个体进行行为治疗,首先要对个体的目标行为进行观测并进行记录。通过观测和记录目标行为所提供的信息,可以帮助心理治疗师确定患者进行治疗的必要性,帮助其选择合适的治疗方法,有助于治疗前后疗效的评估。

(一)目标行为

确定目标行为是进行行为观测和记录的第一步,实际上也是对要观察及记录行为下操作性定义的过程。对目标行为进行定义是使用主动动词对个体所表现的特异行为进行客观、明确的描述。例如:将"发脾气"定义为当某某大哭并躺在地板上踢地板或墙壁,或使劲将玩具或其他物品摔向地板;将"咬指甲"定义为任何时候将手指放在嘴里,并把牙齿合在指甲、表皮或其周围的皮肤上。

在给目标行为下操作性定义时,需要注意以下几点:

1. 目标行为的定义不是去推测个体的意图,而只是记录;

2. 类别不能用于定义目标行为;

3. 不同个体根据目标行为的定义,观测到的是同一行为;

4. 目标行为的定义要谨慎、仔细。

(二)记录的准备工作

1. 确定观测和记录的时间 对患者进行目标行为的观测时,一般是选择在某一具体时间段进行记录,这个时间段称为观察阶段。而最佳观察阶段可以是从被观测者本人或其监护人获得的最有可能发生目标行为的时间。

2. 确定观测和记录的地点 对目标行为的观测和记录可以在自然环境或人为环境中进行。一般而言,在自然环境中所获得的目标行为更真实,而在人为环境中的观测会更容易控制。

3. 确定观测和记录的人物 观测和记录的执行者即为观察者,最好是专业人员,如心理学家,也可以是目标行为发出者所处环境中与其有固定联系的个体,如父母、同事、教师等。

观察者应具备以下特点:直接观测到目标行为;能辨别目标行为;有时间且乐意充当观察者的角色。

(三)记录的方法和工具

记录方法有连续记录法、间隔记录法、成果记录法、时间样本记录法等。此处以连续记录方法为例进行介绍。

1. 连续记录的定义 在进行连续记录过程中,观察者要在整个观察阶段对被观察者进行持续的记录,通过辨认每次目标行为的出现和消失,以记录每次目标行为相关信息。在这个过程中,观察者能记录目标行为的尺度有频率、持续时间和强度。下面通过频率和持

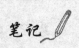

续时间来进行介绍。

2. **频率及记录工具**　目标行为的频率是指目标行为在某个观察阶段出现的次数。一般来说,对目标行为的记录工具的选取原则为方便并快捷,可以采用以下表格进行频率记录(表4-2)。

表 4-2　行为频率记录表

被观察者资料:姓名	性别	年龄

观察者:

目标行为的定义:

日期	频率	日总结
	1　2　3　4　5　6　7　8　9　10　11　12　13　14　15　16	

这个记录表是用来记录目标行为的频率,每次目标行为发生时,就在相应的方格中画"√",如果每天目标行为的次数超过16次,可在下一行进行记录。

3. **持续时间及记录工具**　持续时间是指目标行为从开始到结束所占用的时间。如果目标行为最重要的方面是持续时间时,那么就要记录持续时间,可用下表进行记录(表4-3)。

表 4-3　行为持续时间记录表

被观察者资料:姓名	性别	年龄

观察者:

目标行为的定义:

日期	持续时间							日总量
	开始	结束	开始	结束	开始	结束	开始	结束	

这个记录表可以记录目标行为持续时间,可对目标行为的开始及结束时间进行记录。如果每天目标行为发生超过4次,则可在下一行进行记录。

(四)观测和记录的注意事项

1. 取得被观察者本人或监护人的同意;
2. 防止"反应"倾向,也就是防止被观察者根据以往的经验,而非当时的状态进行记录;
3. 保证观察者的信度;
4. 及时记录;
5. 观察和记录方法具备可行性。

二、行为功能分析

行为功能分析(behavior functional analysis),也称为行为分析,是在行为治疗前,治疗师收集有关患者问题行为相关信息,并做系统分析的过程。通过行为功能分析,可以描述问题行为、明确前提事件、确定行为后果、提出明确假设和收集科学数据。

行为治疗的目的是消除患者的问题行为,所以行为功能分析是行为治疗最关键、核心的内容之一。治疗师在帮助患者解决问题行为之前,首先要对问题行为有充分的了解及分

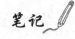
笔记

析。患者的问题行为哪些需要改变？改变的条件是什么？哪些因素有利于问题行为的维持与发展？哪些干预方法能更有效地改变问题行为？在对这些问题充分了解之后，才能找到最适合的行为治疗方向，进而对症处理。

行为功能分析具体可以从问题行为的影响因素、反应及后果三方面进行分析。

（一）针对问题行为刺激影响因素的分析

1. 诱发刺激是条件性刺激还是非条件性刺激 条件性刺激在首次出现时，常伴随着直接伤害，多次反复后，患者会形成对非条件性刺激的问题行为反应，进而会出现泛化，如"一朝被蛇咬，十年怕井绳"。

2. 刺激来源于外部还是内部 外部刺激通常指那些来自客观外界的刺激源，如环境因素、他人行为等。内部因素主要来自个体的主观想象，当一个外部刺激并不能真正构成威胁或伤害，患者相信这是伤害性刺激时，就构成内部刺激。

3. 刺激属于表面刺激还是潜在刺激 在探究问题行为表面刺激因素的同时，也要找到其潜在刺激因素，潜在刺激不仅会影响表面刺激，还是问题行为的决定性操纵者。例如，一位酗酒患者，经过了解发现酗酒的原因是工作压力大，通过饮酒来缓解工作压力大所带来的紧张情绪。但治疗师通过进一步接触，了解到患者在工作中经常给自己设置极高且不切实际的目标，导致情绪紧张，且目标难以完成。工作压力大只是表面刺激因素，而自己所设置的高且不切实际的目标才是潜在的、起主要影响的刺激因素。

（二）针对问题行为反应的分析

1. 问题行为反应的内容 问题行为的反应包括运动、认知、情绪和躯体反应四个方面。运动方面主要是患者的行为和语言是怎样的，如强迫性动作等；认知方面是患者怎样考虑的，对刺激的态度和认知等；情绪方面是患者的内心体验，如紧张、焦虑、恐惧、抑郁等；躯体表现是指患者的躯体生理变化，如呼吸急促、心率加快、胸闷等。

2. 问题行为反应的类型

（1）对刺激的分辨障碍：不能正确分辨刺激的性质、类型及程度等，因此不能对刺激做出恰当的反应，而是产生过分兴奋或强烈恐惧、厌恶等情绪。如一位女大学生因授课男教师多叫她起来回答问题，就觉得男教师对她有意思，每次回答问题都激动不已，并且给老师写情书。

（2）诱因障碍：主要是导致行为反应的强化系统出现问题进而引发问题行为。其中包括诱因不当和诱因失效。诱因不当，也就是诱发患者产生强烈吸引力的刺激物是社会不允许或对自身及社会有害的，如酗酒、吸食毒品、性变态等。诱因失效，是指对多数人产生强化作用的社会刺激对某些个体的行为不产生影响，如表扬、鼓励、批评、惩罚等均不能影响个体的行为。

（3）自我强化障碍：正常状态下，个体能通过自身的认知和对外界的反馈来强化自身的行为。而自我强化障碍者由于失去了对事物的需要及兴趣，其动机和意志力就大大降低，失去自我强化能力，表现为情绪极度抑郁，并且自己无法解脱。

（4）适应技能缺乏：患者不明确或明显缺乏社交技能，表现为不知道如何和别人交谈，怎样表现出恰当行为，与不同类型的人谈话时严重缺乏灵活性。

3. 确定靶行为 在治疗过程中需要加以改变的患者的具体问题行为，称为靶行为（target behavior）。靶行为从内容上来说是综合的，可以包括情绪体验、认知态度、行为模式及躯体表现等。针对靶行为的评估需要注意这几个方面：①记录靶行为的频率、持续时间、强度和情景特点等。②区分靶行为是反应性还是操作性行为。如是操作性行为，则靶行为的后果在维持靶行为中起着非常重要作用。③找到能有效"操纵"靶行为的自变量因素。靶行为作为因变量，其他影响因素为自变量，这些因素会直接影响靶行为的变化。所以在确定靶行为后，治疗师的首要任务就是要找到自变量即影响因素，以利于对靶行为的解决。

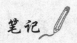

④分析动机和需要。需要是动机产生的基础，而动机能推动个体产生某种活动，并使行为指向一定目标。通过了解患者的动机与需要，就可以利用其作为奖励以建立患者的新反应。⑤患者的自我控制。评估患者的自我控制是指检查他曾经对控制自己的问题行为所做的努力，以及这种努力的成效如何，这对行为治疗的实施很有必要。

（三）针对问题行为后果的分析

问题行为给患者带来的后果：①社会性正强化：问题行为是通过他人给予的正强化来维持。如获得关注、得到自己喜欢的事物等。②社会负强化：问题行为是由他人给予的负强化以维持，也就是个体通过逃避或回避某一厌恶刺激而维持，如逃避困难的任务、厌恶的东西等。③感觉性正强化：问题行为的强化结果不是由他人完成，而是通过自身内在的感觉刺激或行为后果本身所维持。如寻求自我刺激感觉。④感觉性负强化：问题行为的发生自动减少或消除作为行为后果的消极刺激时所产生，如打头以消除头疼。

只有明确维持问题行为的所有强化后果，治疗师才能有的放矢地加以控制并能彻底改变。

三、放松训练

放松训练（relaxation training）又称为松弛训练，它是通过学习一定的肌肉松弛训练程序，有意识地调节或控制自身的心理生理活动，以降低机体唤醒水平，调整躯体及心理功能的紊乱状态，进而达到治疗疾病的作用。该疗法源自古代的一种自我心身保健方法，包括我国的气功、印度的瑜伽、日本的禅道等都属于这种方法。其共同特点是松、静、自然，主要用于焦虑症状的治疗。以下仅以其中的两种进行介绍。

1. **呼吸放松** 指一种通过调节呼吸以缓解紧张情绪的方法。呼气时要自然而然地，慢慢地将肺底的气体呼出来。此时，肩膀、胸部，直至膈肌等部位都感到轻松舒适。在呼吸时还要想象着将紧张徐徐地驱除，而内心的能量逐渐加强。注意放松的节拍和速度。具体步骤为：①让自己安静下来；②用鼻孔慢慢地吸气，想象"气从口腔顺着气管缓慢进入腹部"，腹部随着吸入的气体不断增多，慢慢地鼓起来；③吸足气后，稍微屏息一下，憋气2～3秒钟，想象"吸入气体中氧气与血管里的二氧化碳进行充分交换"；④用口和鼻同时将气体从腹部慢慢地自然吐出，腹部自然而然地瘪下去；⑤睁眼，恢复原状。如要连续做，可以保持入静姿态，重复呼吸。这种呼吸方式称为腹式呼吸。呼吸放松的特点是见效快。在紧张时，只要进行深呼吸2～3次，就可以起到放松的效果。

2. **渐进性放松（progressive relaxation）** 又称为渐进性的肌肉松弛疗法。依据是在有意识松弛肌肉的同时，情绪亦感轻松的心身整体反应现象。这是由美国生理学家杰克伯逊（Jacobson）于19世纪20年代创立的一种通过对肌肉反复的紧-松循环练习，以促进肌肉放松和大脑皮质唤醒水平下降的一种放松方法。具体措施如下：采取舒适的坐位或卧位，循着躯体从上到下的顺序，依次对各部位的肌肉先收缩5～10秒，同时体会深吸气和体验紧张的感觉；再迅速地完全松弛肌肉30～40秒，同时体会深呼气和体验松弛的感觉。如此反复进行，可只进行某一部位，也可进行全身肌肉一致的紧-松练习。练习时间从几分钟到20分钟，可根据训练肌群范围灵活运用。本疗法无禁忌证，老少皆宜，已广为应用。

3. **自主训练（autogenic training）** 又译为自律、自生、自发训练。它是德国脑生理学家格特（Vogt, O）于1890年根据自我暗示可以得到类似催眠的放松而提出的，后经德国舒尔茨（Schultz, J. H.）1905年确立，加拿大卢兹（Luthe, W）1969年修订，现已广为应用。

自主训练有六种标准程式即沉重感（伴随肌肉放松）；温暖感（伴随血管扩张）；缓慢的呼吸；心脏慢而有规律的跳动；腹部温暖感；额部清凉舒适感。训练时在指导语的暗示下，缓慢地呼吸，由头到足地逐部位体验沉重-温暖的感觉，依次进行，既可达到全身放松，也可根据病情选做某一部位及某一程式，如对高血压患者加前额清凉感训练，对心动过速者

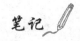

加心脏训练，胃肠不适者可加腹部温暖训练（溃疡病活动期例外）。

四、系统脱敏疗法

系统脱敏疗法（systematic desensitization）是由南非的精神科医生沃尔普（Wolpe）用猫进行了一系列实验而在 1947 年至 1948 年间发展起来的。他发现，一个不良反应（如焦虑）通常是由某种特定的刺激引发的，如果设法将这一特定的刺激诱发出一个正常的反应，那么原来的不良反应就会被抑制，因为正常反应与不良反应是互不相容的，通过正常反应的产生和强化就会削弱这一特定刺激与不良反应之间联结，沃尔普称之为"交互抑制"。后来他结合 Jacobson 的肌肉松弛技术和想象暴露（imaginary exposure）的方法，总结出一个基本的治疗模式，称为系统脱敏疗法。这是第一个可供临床医生使用的并具有逻辑程序的行为疗法。这一疗法后来成为许多行为治疗实践的基础。

系统脱敏疗法的基本思想是：一个可引起微弱焦虑的刺激，如果是在处于全身松弛状态下的患者面前暴露，会逐渐失去引起焦虑的作用，即肌肉松弛具有对抗焦虑的作用。

系统脱敏疗法分三个步骤：放松训练、焦虑等级评定、系统脱敏。

1. **放松训练**　治疗师首先使用放松训练法训练患者，使其掌握放松的方法，同时布置作业反复练习，直至患者在日常生活环境中可以随意放松，并且达到运用自如的程度。

2. **焦虑等级评定**　将曾经引起患者主观不适的各种刺激因素搜集并记录下，并让患者根据自己的实际感受评定主观不适单位（subjective unit of disturbance，SUD），通常以 5 分、10 分或百分制评定。以 5 分制为例，心情极度不适时评 5 分，平静、没有不适时评 0 分，两者之间各种不同程度心情不适可以评为 4、3、2、1 分，然后按其分数高低将各种刺激因素排列成表。让患者懂得这种评分标准，并学会按这种标准衡量自己的主观感受，给自己不同情景中的情绪一个较为适当的分数，并向医生示意或报告。

焦虑等级的评定可以由同一刺激源的不同程度构成，以下是考试恐惧者的不适层次表（表 4-4）。

表 4-4　考试恐惧者的焦虑等级

刺激	SUD（5 分制）
考前 2 周	1
考前 1 周	2
考前 3 天	3
考前 1 天	4
进入考场	5

如果引起患者主观不适的因素有多种，那么焦虑等级可以由各种刺激源组成。按其引起的 SUD 的高低依递增次序排列，如社交恐惧症患者的不适层次表设计如下（表 4-5）：

表 4-5　一名女性社交恐惧症患者的焦虑等级

刺激	SUD（5 分制）
父亲	1
同事	2
上司	3
男朋友	4
男朋友的父母	5

焦虑等级评定根据患者的病史、问卷检查结果及与患者的访谈来完成。一般只需列出患者认为最重要、最常见的心理社会刺激，无须包罗求全。排列应由患者完成或取得患者的认可。焦虑等级的评定关系治疗的成败，其中关键点是：最低层次的精神刺激所引起的不适，应小到足以能被全身松弛所抑制的程度；而且各层次之间的级差要均匀适当。级差过小会拖延治疗过程，事倍功半；级差过大，欲速则不达，导致治疗失败。

3. 系统脱敏 以社交恐惧症患者为例。由最低层次开始脱敏，一个层次的紧张焦虑消失了，才能进入到下一个层次，循序渐进。

心理治疗师指令：请闭眼想象你正面对着你父亲。

（患者闭目想象，当想象中的表象逐渐清晰并开始身临其境后，以手势向心理治疗师示意已进入角色，治疗师计时30秒到1分钟，以下同）

心理治疗师问：请你告诉我你的感受如何？

（患者以一个手指示意 SUD 为 1，表示有些紧张）

心理治疗师指令：继续想象刚才的情景，同时放松全身肌肉。

（患者继续想象，放慢呼吸，依次放松全身肌肉。几分钟后患者示意 SUD 为 0，表示心情恢复平静。）

心理治疗师指令：再次想象你正面对着你的父亲。

（患者闭目想象……）

经过想象，放松，再想象再放松……如此重复多次以后，患者在想象中面对父亲的紧张感觉逐渐减轻。直到患者在想象中面对父亲已不再紧张时才算一级脱敏。然后想象与同事会面、与上司会面等，逐步升级，如法炮制。最后在置身于与男朋友的父亲相处的想象时，仍无紧张的感觉即算脱敏完毕。

在脱敏之间或脱敏之后，将新建立的反应迁移到现实生活中，即现场脱敏，不断练习，巩固疗效。

系统脱敏疗法主要用于治疗恐惧症、焦虑症、强迫症，也可用于癔症、性功能障碍以及痛经等心身疾病。脱敏过程需要 8～10 次，每日一次或隔日一次，每次 30～40 分钟。

专栏 4-1

沃尔普和猫

20 世纪 40 年代末期，精神病学家沃尔普在实验室中电击小铁笼中的猫，每次电击之前先制造一阵强烈的声响。多次实验之后，猫只要听到强烈响声或看见那只铁笼，即使不受电击，都会出现明显的自主神经反应。他将这只猫禁食几天，然后送回放着鲜鱼的铁笼。虽然猫极度饥饿，却不肯食用鲜鱼。在铁笼外面甚至是在实验室隔壁的房间里，猫的进食仍受到不同程度的抑制。沃尔普认为，这是猫对实验环境产生了泛化的防御性条件反射的缘故，即产生实验性神经症。沃尔普想了个办法来克服猫的这些"症状"。他首先将猫放在离实验室很远的地方，此时在猫的眼里实验室只是依稀可见，因而猫只出现轻微的焦虑恐惧反应。这时给猫喂食，猫虽能进食但起初并不十分自然，不过待一会儿便能恢复常态，自如进食了。到了下次进食之前，沃尔普把猫向实验室的方向挪近一段，这时猫又会出现一些轻微的焦虑恐惧，沃尔普立即给猫喂食。同第一次一样，猫起初进食时不太自然，但不久便适应了。沃尔普让猫渐渐接近实验室。最后，猫回到铁笼也能平静生活了。换句话说，猫的焦虑和恐惧已被"治愈"。

这只患了实验性恐惧症的猫，在由远及近，循序渐进，每次只增加一点焦虑的同时，通过进食后得到一种满足和快意，来抑制焦虑紧张反应。但这种抑制能力是非常有限的，所以是逐步增加，最终达到最严重的程度。于是，系统脱敏疗法也由此产生。

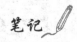

笔记

五、冲击疗法

冲击疗法（flooding therapy）又称为满灌疗法或暴露疗法，是让患者持续暴露在现实的或想象的能够唤起强烈焦虑刺激情景中，以迅速校正患者对恐惧、焦虑刺激的错误认识，并消除由这种刺激引发的习惯性恐惧、焦虑反应的治疗方法。虽然冲击疗法和系统脱敏疗法的治疗依据均为经典条件反射，但两者的治疗基本原则会有不同。治疗恐惧症，不是使患者按轻重程序逐渐面对所惧怕的情况，而是让患者直接暴露于最惧怕的情境中，甚至过分地与引发惧怕的情况接触。由于惧怕刺激的"泛滥性"情绪的来临，个体面对过分的惧怕刺激，恐惧反应逐渐减轻，甚至最终消失。即使没有放松的过程，没有交互抑制，只要持久地让患者暴露在惊恐因素面前，惊恐反应也终究会自行耗尽（exhausts itself），这也被称为消退性抑制。例如，一个女青年来诊时，哪儿都不敢碰，怕把自己身上碰脏。她不敢坐，不敢碰周围的东西，碰就会全身不舒服。后来让她住院，护士一下子把她的衣服都换下来。住院的当天她就不怕碰周围的东西了。再如，治疗花圈恐惧症的患者时，把治疗室的地上、桌椅上都摆满了花圈，将患者带进治疗室后，关闭门窗。患者突然置身于遍地花圈之中，全身战栗，汗流浃背，手足无措，经过一段时间后，患者的颤抖减轻，呼吸也逐渐平稳，最终非常疲乏地坐在布满花圈的椅子上。经过两次治疗，患者几乎没有明显的情绪反应了。

根据暴露的场景不同，可以将冲击疗法分为现实冲击疗法、想象冲击疗法及虚拟现实冲击疗法三种类型。现实冲击疗法是指让患者到现实的情景中体验到强烈的恐惧情绪。想象冲击疗法是指心理治疗师经过口头指示，让患者想象可怕的情景，并体验其恐惧情绪。虚拟现实冲击疗法是将虚拟现实的特定应激场景与现实冲击疗法相结合的一种方法，虚拟现实整合了即时计算机图形学、身体感觉传感、视觉成像技术，给患者提供近似真实的、可以沉浸并产生交互作用的虚拟环境。

冲击疗法适用于恐惧症、焦虑症、强迫症、创伤后应激障碍等。

冲击疗法不宜随便应用，应该是其他心理治疗方法失败之后才考虑的方法。应用时，首先要选择身体健康的患者，治疗前要求患者进行必要的体检，排除心血管疾病、癫痫等重大躯体疾病；其次应向患者认真地介绍这种治疗方法的原理及过程，如实地告诉患者在治疗中必须付出痛苦的代价，经患者及家属同意后，在治疗协议上签字方可执行；第三，要准备必要的急救药品以备不时之需。

六、厌恶疗法

厌恶疗法（aversion therapy）是治疗师通过给患者施加一定程度的惩罚产生的不快来消除其带来快感的不良行为的治疗方法。患者某种适应不良行为即将出现或正在出现时，立即给予一定的痛苦刺激，如电击、针刺或催吐剂，使其产生厌恶的主观体验。经过反复实施，适应不良行为和厌恶体验就建立了条件联系，以后当欲实施适应不良行为时，便立刻产生厌恶体验，而为了避免这种厌恶体验，患者会终止或放弃原有的适应不良行为。

这种治疗基本上是"处罚"消除法，即依据"负性条件"消除目标行为。所谓负性条件的范围很广，包括心理治疗师的皱眉、摇头不赞成、口头的训诫、在皮肤上的刺痛、给电的刺击、限制舒服行为的发生（如不准看电影、不准外出等）等。负性的条件不能对患者造成太大伤害，事先要取得患者及其家属的同意。例如对酒依赖患者的治疗可使用阿扑吗啡（去水吗啡），作为一种催吐剂，通常在注射后几分钟便引起强烈的恶心呕吐体验。治疗时，首先要注射阿扑吗啡，几分钟后让患者饮酒，几乎在饮酒的同时患者就会恶心、呕吐。反复几次之后患者的饮酒行为与恶心呕吐形成条件联系，于是只要饮酒便会恶心、呕吐。为了避

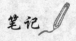

免恶心难受,只好弃酒不饮了。治疗原理示意见图4-6。

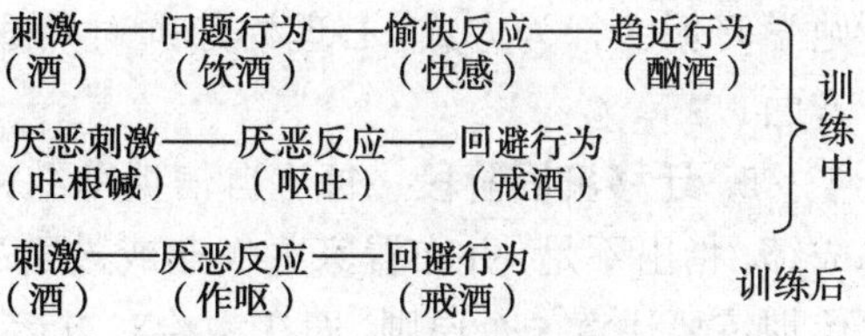

厌恶疗法主要适用于酒精依赖、吸毒、网络成瘾等成瘾性疾病,露阴癖、恋物癖等性心理障碍,强迫症等神经症,儿童不良行为习惯等。

厌恶疗法应该在严格控制下使用,因为目前尚有两个争议的问题:一是技术方面的问题。从学习理论可知,惩罚是有危险的,如有露阴癖患者经电击治疗后而遗下阳痿;另一些患者可因惩罚而增加焦虑。二是伦理问题。惩罚作为一种治疗手段,可能与医学宗旨违背。鉴于此 Cautela(1976)建议使用一种改良的厌恶疗法——内部致敏法(covert sensitization),即让患者自己想象被惩罚的情景,而不必由医生或其他人真的实施厌恶刺激。但实践证明其效果甚微。因此,厌恶疗法的运用最好是在其他干预措施无效,患者自愿的情况下选用。

刺激——问题行为——愉快反应——趋近行为 ⎫
(酒)   (饮酒)   (快感)   (酗酒) ⎬ 训
厌恶刺激——厌恶反应——回避行为 ⎮ 练
(吐根碱)   (呕吐)   (戒酒) ⎮ 中
刺激——厌恶反应——回避行为 ⎭
(酒)   (作呕)   (戒酒)   训练后

图4-6 厌恶疗法治疗原理

七、自信训练

自信训练(assertive training)也称为决断训练、肯定训练,或声明已见训练,是运用人际关系的情景,帮助个体正确、适当地与他人交往,表达自己的情绪、情感,从而在人际交往过程中能做出适当反应的训练方法。

自信训练适用于那些与他人交往时表现为被动、紧张、畏缩;不能表达自己愤怒或苦闷等负性情绪;很难对他人说"不";很难表达自己的正当要求和意见;在需要做选择、决策时不能轻松做决定的人,也可以训练社交恐惧症的患者。一般有以下几个步骤:

1. **一般了解阶段** 这在心理诊断中就应查明,并可对患者的个人生活进行一般了解。

2. **情景分析阶段** 自信训练有时会涉及个体对某类事情的态度和看法,比如很难说"不"的人,虽因难以拒绝他人某些过分要求而感到不快,但又认为拒绝别人的请求是一种不礼貌的行为或是认为太自私了,这种情况就需要帮他搞清楚自信训练的意义,区分自私和决断行为:自私的含义是只顾自己不顾别人的利益,而决断行为并非不考虑他人的利益,比如决断行为是在别人提出过分要求时进行拒绝或当自己感到做不到某事时说"不"。

3. **寻找适当行为阶段** 这一步是心理治疗师与个体共同找出个体出现的问题领域中的适宜行为。观察他人有效的行为,或由心理治疗师作为模型,使个体认识到同一种问题还可能有另一种解决或应对方式,使其认识到自己的行为是不适宜的,心理治疗师也及时地把自己对个体行为的感想反馈给对方。

4. **实际练习阶段** 这一阶段更多地采用角色扮演的方法,使个体在这一过程中通过主动模仿而学习新的行为方式。心理治疗师不仅要帮助个体学会用言语表达自己的情绪,而且应该注意视线的接触、躯体语言、面部表情等的作用,帮助对方学习非语言的表达方式。这其中还包括教患者正性和负性的情绪表达。正性语言表达,如"你今天看上去真精神""你的这个意见真不错";负性的言语表达如"你这样看这件事使我感到很失望""我不喜欢别人不遵守时间";等等。这种表达方式的练习采用心理治疗师说一句、患者重复一句的模仿学习方式进行。

自信训练也可以采用代表个体生活中一贯行为的某一典型事例为原形进行。例如一个女大学生,星期五就要参加一个重要考试,而她的一个女朋友约她星期三晚上去她家玩。她虽然说了要复习考试的话,但是总觉得不忍心辜负朋友的好意,就答应下来了。为此她心中很苦恼。她在很多场合都很难拒绝别人的要求,这件事是她近来一个典型的例子。心理治疗师帮她分析了这样做的利弊,使她意识到自己的行为是不适宜的,进一步示范她怎样以不伤害对方感情的方式拒绝朋友的邀请。接下来通过角色扮演的方法,让

笔记

她学习新的行为方式,心理治疗师对其适宜的反应应给予肯定并进一步指出可以改进的方面。

5. 迁移巩固阶段 每次自信训练结束后,心理治疗师都要给予对方以信息反馈,肯定成绩,指出不足,并布置家庭作业或鼓励患者把学习到的新行为运用到实际生活中去。自信训练要注意一个原则,即在教给对方运用决断行为的场合一定不要给个体带来某种消极的后果。如在老板与雇员的关系中,可教雇员以正当的方式提出自己的要求,但如果老板是个不讲理的人,这种方式可能就不适用。

八、矛盾意向法

矛盾意向法(paradoxical intention)是与设法让患者减轻或摆脱、消除症状的治疗方法相反,而让患者努力加剧症状的治疗方法。其理论前提是:在多数情况下问题行为的产生是由于人们过分担忧某些令人害怕的事物。也就是说,由于个体总是担心某种令他感到焦虑的处境,就使他变得万分害怕,以致不由自主进入预期焦虑,使个体变得无能为力。如果个体对某种处境恐惧,并且对这种恐惧害怕,会使他陷入恶性循环。虽然想极力摆脱恐惧的处境,结果被焦虑压倒。如果万不得已必须面临这一处境时,他就不能正常工作和学习。在这种情境下,如果使用矛盾意向法,即告知患者努力去做他在这种情况下最害怕的事情,或期盼这些事情发生,则致病的愿望会被相反的愿望取代。这种方式使人以先发制人的方式克服预期焦虑,从而能镇定从容地去应对他所面临的局面。

因为绝大多数患者的症状都是患者过度关注自己,或对某个念头有执着的态度导致,所以使用矛盾意向法对患者进行行为治疗时,要注意以下几点:

1. 通过对过去的反思,使患者不要过分关注自己或自己的症状;

2. 适时改变患者对某件事情或症状的态度;

3. 运用一定的幽默感。如果患者能以幽默的语言或方式述说症状时,其病症会在某种程度上得以缓解。

九、模仿法

模仿法(modelling)又称为示范法,是指向患者呈现某种行为榜样,让其观察示范者如何做出行为及通过这种行为获得了什么样的结果,因此引发他产生类似行为的治疗方法。其理论基础源于班杜拉的社会学习理论。

模仿法实际上包括两个方面,一方面是榜样示范,另一方面是模仿练习,即角色扮演(role play)。榜样示范是心理治疗师或其他人向患者清楚地演示新的适应行为。这种演示可以有多种方式,可以是心理治疗师、小组、同伴或他人的实际行为示范,也可以是影片、录像、录音或图画书等象征性示范,也可以通过心理治疗师的描述所引发的想象示范等。模仿练习则是由心理治疗师和患者共同扮演一种情景,让患者依照样板行为进行实际演练。在有些情况下,只有榜样示范,患者未被明确要求进行模仿练习,称为被动模仿学习。既要观察榜样示范又进行模仿练习则称为主动模仿学习。

治疗过程中,心理治疗师的工作包括帮助患者确定和分析所需的正确反应,提供榜样行为和随时给予指导、反馈、强化。当然,这些工作也可以由一位心理治疗师认为合适的其他人(例如患者的家人或同伴)来做,但心理治疗师要保持对整个过程的监督和指导,要针对患者的具体情况设计相关的示范行为,也要加强患者对模仿行为的吸收与巩固,使其成为个体自然行为的一部分。

模仿法通过示范和模仿,不仅能减少或消除不良行为,还能够获得或增加良好的行为。因此,模仿法不仅用于治疗多种行为障碍,如恐惧症、强迫症的行为障碍,儿童社会退缩行

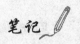

为、智障儿童的行为学习等,同时更多地用于日常生活中规范人们的行为,如父母、教师教孩子新行为,社会评选道德模范、劳动模范等。

使用模仿法时需要注意:

1. 年龄是影响模仿能力的重要因素,通常认为学龄期是模仿能力最强的年龄段。一般来说,模仿法更适合于年轻的患者。

2. 示范者的表现也是治疗成败的关键因素。通常而言,示范者的感染力越强,模仿动机会越强,改变的行为会越好。此外,示范者与模仿者的共同之处越多,模仿的信心越强,改变的行为会越好。如果示范者给人感觉是高高在上,非同一般,那么即使他有非凡的示范表现,也会让模仿者自叹不如,而不会很好模仿。

3. 能够有效强化正确的模仿行为,会使个体的模仿行为持续下去,并成为其行为的一部分。

十、行为塑造法

行为塑造法(behavior shaping),又称为"连续逼近法",是根据斯金纳的操作条件反射研究结果而设计的培育和养成新反应或行为模式的一项行为治疗技术,是操作条件作用法强化原则的有力应用之一。行为塑造法的应用不仅需要患者的积极参与,而且也需要相关医务人员和患者家属的密切配合。只有这样才能使患者在接近或朝着最终目标的变化时能得到及时而又适当的强化,并使患者的行为愈来愈达到最终的目标。

（一）理论依据

人类比动物具有更强的学习能力。以人类的学习能力为例,许多新行为甚至无须通过复杂的行为塑造过程即能直接掌握,然而具有较强的学习能力不等于就一定能掌握新的行为模式。根据学习的研究表明,学习的效果受许多因素影响。例如,动机是一个重要因素,但即使个体具有学习能力和适当的动机,也不是想学什么就能学会什么。掌握新的行为模式还需要一定的客观条件。个体的习惯行为,作为他的生活方式或风格的一个组成部分,是在长期的生活中逐渐形成的,因此,不良的习惯行为是不能一下就消除的,新的健康的行为模式也不能在一夜之间形成,更不可能一经出现便巩固下来、成为个体生活风格的一部分。在临床上,患者新的健康行为必须在逐渐摆脱不健康行为(疾病行为)的同时一步步地加以培育和巩固。这就需要采取许多措施以促进这一过程,行为塑造法便是其中的一项重要措施。

（二）操作方法及注意事项

临床上行为塑造法的采用,要求心理治疗师与患者首先共同确定最终目标,然后选好为实现最终目标所需要塑造的靶行为、选好塑造的起点和逐渐逼近最终目标应采取的步骤与每一步骤的子目标。此外,还需要确定达到每一个子目标的有效强化物或奖励。

1. **物化奖励**　行为塑造法主要涉及强化原则的应用,强化原则在新行为习惯的培育中的作用是肯定的。有时候心理治疗师可能希望也同时采用惩罚的方法处理患者在新行为塑造中出现的退步。如果用得适当,这也未免不可。例如,让患者想象自己臃肿笨拙的样子或并发心脏病将造成的恶果。这样做时,要注意同时给患者以鼓励,防止一退再退。许多研究表明,对于消除患者的不良行为或退步,惩罚的效果是不肯定的。

例如,一个由于长期进食过多、少活动而患肥胖症的患者,他虽然有强烈愿望或动机减肥,但要实现这一愿望就必须改变自己原有不健康的行为,培育健康的生活方式。我们可以通过行为塑造法帮助他实现减肥的愿望。对于患者来说,最终要达到的目标是恢复正常体重,达此目标的最切实可行的手段是减少进食量和增大体力活动量,因此进食和体力活动是我们要加以改变和塑造的靶行为。我们可以以患者每天平均进食量和体力活动量为起点或基线，分几个步骤减肥。开始阶段可以将他每天的食入量和运动量作为是否给予强化的依据。如，凡是食入热量比前一天减少 20cal（1cal ≈ 4.186J）或者散步距离比前一天多 50m，就给予表扬或奖励，否则不予强化。之后随着塑造过程的继续，逐渐提高奖励或表扬的行为标准。到了塑造过程的后几个步骤，强化的标准应逐渐变为实际的体重减少量。比如说，凡体重较前一周减少 500g 便可得到 1 张游泳票，减少量达 1000g 得到 1 次游园机会，等等。这样，通过系统地强化患者的合乎要求的行为、消除对不合要求行为的强化，患者就能逐渐地学会健康的行为，恢复正常体重的目标就可实现。

2. **积极参与**　行为塑造法的应用不仅要求患者的积极参与，而且也需要所有相关医务人员和患者家属的密切配合。只有这样才能使患者的接近或朝着最终目标的变化能得到及时而又适当的强化，并使患者的行为越来越逼近最终的目标。实验研究表明，那些被部分强化的行为比连续得到强化的行为更难以消退。另外，也需要注意避免强化原则的无意误用。

十一、自我管理

自我管理（self management）是指个体主动应用认知及行为策略对自身的思想、情绪、行为及所处环境等进行目标管理的过程。能够有意识地对自身的思想、动机及行为等进行调控是人类的显著特征，可以说自我管理是个体健康生活的重要组成部分。该理论最早是由管理学家德鲁克在 1954 年提出，它所体现的是行为疗法中一种倾向性改变策略。传统疗法是心理治疗师扮演主动角色，患者是被动的、依赖的角色。而在自我管理这种治疗模式中，患者在行为改变的各个环节中扮演积极的、主动的角色，他自己对改变负责任。这是一种患者主动参与治疗的模式。

实践表明，自我管理治疗有一些独特优点。这些优点包括：①它提高了患者改变行为的动机水平；②它直接在生活的自然情境中改变行为；③它对一些不易在治疗室里观察和处理的行为进行矫正，尤其是一些在生活中都要出现多次的行为，例如贪吃零食、乱扔东西、秽语习惯等，而这些行为改变用自我管理方法可能是最为有效的。

事实上，我们每个人每天都要多次进行行为的自我管理和自我控制。为了达到一定的目标，人们每天都在计划如何分配时间以更有效地完成学习和工作任务，如何安排饮食起居以保证健康的生活状态，如何调整自身的情绪以便更好地适应周围环境，而这些都属于自我管理的范畴。遗憾的是，我们的自我管理经常无效。我们老在对自己说："我不应该抽烟""我不应该嗜酒""我应该把自学时间延长一小时"，却又抽烟不止，贪杯如常，把应该延长自学的那一小时用在无所事事上，然后再使劲责骂自己是个不长进、意志薄弱的人。

从行为主义的观点看，把这些行为欠缺归罪于意志力是不解决任何问题的，因为它从来也不能告诉我们如何使意志坚强起来。行为主义认为自我管理无效的真正原因在于行为的即时后效与延迟后效之间的矛盾。马丁和皮尔指出了这一矛盾存在四种情况：

1. **轻微的即时强化与严重的延迟惩罚相对立**　抽烟的即时后效是享受感，延迟后效是呼吸系统的不适，甚至有肺癌的危险。虽然延迟后果比即时后果的分量重得多，但即时后果对行为的影响要比延迟后果强烈。

2. **轻微的即时强化与更重的延迟强化相对立**　一个人可以挣一个钱花一个钱，享受每一次小小的强化；也可以把钱攒起来，买房子买汽车，享受更有价值然而却是数年之后的强化。对于有收入然而存折上数目不见增加的人来说，轻微的即时享受战胜了长远的高级

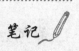

享受。

3. 即时惩罚与延迟强化相对立　每天延长一小时学习时间可能是难受的(枯燥感、疲劳感)，然而优秀的成绩却可能导致将来的好处(更好的工作，更高的薪水)。

4. 轻微的即时惩罚与更严厉的延迟惩罚相对立　这常是人们推延当做之事的原因。你畏惧疼痛而不去治疗龋齿，虽然拖延下去后果更严重——可能要拔掉这颗牙。然而还是即时后果占了上风。

从这四种情况看，人们自我管理失败乃是由于追求长远目标的意愿不敌直接后果对行为的影响，人们往往只顾眼前，不顾长远，行为的自我管理的关键就在于改变这种情况。

威廉斯和洛恩(Williams and Long)提出了一个自我管理行为模型，是众多自我管理模型之一，它把自我管理技术分成五个操作步骤，即选择目标、监测靶行为、改变情境因素、获取有效的结果和巩固收获。具体分解为：

(一)选择目标

一次确定一个靶目标，靶目标的陈述应该包括预定达到目标的时间及所希望达到的行为改善水平。

(二)监测靶行为

1. 选择适当的靶过程目标，为实施改变计划所做的具体行为改变的陈述，例如将减肥确定为靶结果目标时，"我将制订一个计划食谱，每顿食物热量低于 750 大卡，低盐、低脂、以蔬菜为主"，这样的陈述即为过程目标。

2. 在实施行为改变策略前，先对靶行为进行行为功能分析。

3. 开始记录与过程目标有关的行为数据。

(三)改变情境因素

1. 先要避免肯定会产生不希望行为的情境。

2. 改造情境，以便使你易于觉察自己正在做什么；限制会诱发"坏"行为的刺激；使所希望的行为易于出现；确定与失调行为不相容的那些替代行为。

例如：看电视或学习时，旁边清除爆米花等零食或饮料，必要时可放一碗芹菜梗替代零食；将运动鞋放在进门的过道上，以便容易看到，促使执行运动计划。

(四)获取有效结果

继续记录靶行为和维持环境的改变。同时，选用并管理强化物或惩罚物，使之与行为反应建立联系，促使目标行为的产生，这被称为强化匹配。

1. 组织强化匹配　①适宜行为及时得到强化；②容易取得强化标准；③其他人会支持达到行为目标；④对通往过程目标的行为制订一个渐进的强化时间表；⑤强化物既包括外部强化物也包括内部强化物；⑥强化物有足够的价值或力量使之有效；⑦按一个程序计划进行强化，以产生最大的激励作用——短期、中期和长期的；⑧坚持用图表形式精确地系统地记录行为；⑨可以以书面形式制订一项行为合同。

例如：如果患者放了一碗芹菜梗在身边，就可以看电视；如果没有，就必须立刻离开电视，由家人监督。如每次按计划完成运动，就可以做自己喜爱的事情；没有做到，就必须做不喜欢的事情。

2. 如强化匹配不能产生希望的行为变化，可使用厌恶性的惩罚方式改变行为。例如：没有按计划完成任务，采用电击等物理手段诱发痛苦。

(五)巩固收获

继续记录靶行为，继续维持环境因素的改变，维持自然结果。

1. 评价　建立一个有效的评估——反馈系统，以保证可以对自我管理进行调整、重新

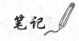
笔记

定义或改变方向，以达到和维持靶结果目标。

2. 维持自然结果 ①逐步撤销自我记录活动；②在自然环境中保持最多的改变；③维持自然的强化匹配；④逐步撤销人工强化匹配；⑤谋求社会支持；⑥应用自我管理方法于其他方面。

按照上述步骤，患者在心理治疗师的协助下制订一个详细的行为计划。自我管理的成败关键在于管理计划能否坚持不懈地实施。既然行为者以前经常屈服于行为的即时后效而损失长期利益，很难保证在执行计划过程中不出现类似情况。为了克服这个困难，自我管理常结合运用"行为合同"策略。行为合同策略要求患者与一位或几位支持者签订一项合同，合同中明确载明各方的义务和责任，执行方式，等等。例如：患者应该做什么，完成情况的衡量标准，其他人应该做什么，奖励和惩罚的手段、方式和管理办法等。

自我管理这种治疗方法可以适用于：临床治疗领域中针对抑郁症、多动症等所表现出来的心理与行为问题以及肥胖症、支气管哮喘、关节炎、糖尿病等慢性病的治疗。这些问题都可以通过提高这些疾病患者的自我管理能力取得更好的治疗效果。

十二、行为技能训练

行为技能训练（behavior skills training procedures，BST）指在训练过程中结合使用示范、指导、演习和反馈等方法，帮助个体熟悉有用的行为技能。

（一）行为技能训练的步骤

1. 示范 示范（modeling）指训练者向学习者示范正确的行为，学习者通过观察示范行为进行模仿。学习者必须具备一定的模仿能力，能够对示范内容集中注意力，进而表现出所示范的行为。

为提高示范的效果，进行示范训练时应遵守以下原则：

（1）示范过程中，要示范出一个成功的结果；

（2）示范者应和观察者地位相似或具有较高的地位；

（3）示范行为的复杂程度要与学习者的精神发育水平或能力相当；

（4）学习者必须集中注意力；

（5）示范行为要在适当的情景下发生；

（6）尽可能多地重复示范行为；

（7）使用多种方法以促进行为泛化；

（8）在示范结束后，尽快给学习者一个演习的机会，模仿正确立即给予强化。

2. 指导 指导（instruction）是要向学习者恰当地描述某种行为，为了达到最好的效果，指导应具有特异性，应对希望学习者出现的行为进行准确的描述。

在指导的过程中需注意以下六点：

（1）语言符合学习者的理解水平；

（2）指导者应是学习者所信任的人；

（3）指导行为应尽快实践；

（4）指导与示范相结合；

（5）学习者应注意力集中；

（6）应当重复指导语，以保证所听指导语的正确性，也可增强学习者将来自我促进行为的可能性。

3. 演习 演习（rehearsal）指在接受指导和观察行为示范后对这种行为进行实践的过程。演习是行为技能训练的一个重要环节。因为只有经过演习，训练者才能明确学习者已

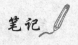

经学会了这种行为,而且提供了一个对行为进行强化的机会,同时也是对行为表现进行评估和改正错误的机会。

演习时要注意:

(1) 应当在恰当的时候对行为进行演习;

(2) 设计演习时,应当使演习容易获得成功;

(3) 正确的演习应立即给予强化;

(4) 错误的演习应当给予更正性反馈;

(5) 直到行为表现正确或至少能有几次正确表现的时候,才能停止演习。

4. 反馈 反馈(feedback)指训练者对学习者正确的行为进行表扬,对不正确行为进行进一步的指导。

反馈时应该注意的方面有:

(1) 行为演习完成后立即给予反馈;

(2) 反馈时应当对行为某些方面表扬;

(3) 表扬应是描述性的;

(4) 进行更正性反馈时,不要用否定的方式,应先对某些方面进行表扬;

(5) 一次只对一方面进行更正性反馈。

在上述过程中,示范和指导是引发正确行为的前提条件,是正确行为有效的辨别刺激。演习是对示范过程行为或在指导中描述过行为的实践。如果演习时行为表现正确,反馈应当强化对行为有促进作用的正确结果;当演习的行为表现不完全正确时,应以指导的方式给予更正性反馈以改善行为表现。更正性反馈在下一次演习时会成为激发正确行为的前提,因此,它具有促进和强化的作用。

(二)行为技能训练的应用

大量研究表明,行为技能训练是教授各种行为技能的有效途径。现已经广泛应用在儿童自我保护技能训练,如火警应急技能训练;社会技能缺陷的个体,如训练慢性精神病患者增加适宜的社会行为,训练残疾人改善社会技能;对成年人提高正确管教孩子和处理好家庭关系的技能也很有成效。

临床案例与思考

患者女,25 岁,已婚。因惊恐发作接受心理治疗。她从 16 岁开始不定期受到惊恐症状的困扰,中间有长时间几乎没有症状。1 年前,症状开始逐渐加重,每周出现 3~4 次惊恐发作,有时是在预期情况下发生,有时是在完全出乎意料下。这种现象通常维持几分钟,会伴有盗汗、眩晕、肌肉僵直、呼吸困难等生理反应及极度恐惧感。

该患者可以识别出多种她自认为非常危险的境地并设法逃避以减少惊恐状况出现,如坐电梯、坐车、坐飞机、坐火车、去美容院及超市等。只有她可以坐到过道位置时,她才去餐厅、音乐厅、博物馆等人多的地方。在公共场所时,她必须知道出口在哪里,并确定可以随时脱身,才会感觉心安。

心理治疗师在进行治疗之前,首先对她的问题行为进行了行为功能分析。问题行为的刺激因素,外部因素有自认为危险的地方,音乐厅、博物馆等人多的地方,内部因素有对情景的评价是危险的,令人不安的;问题行为的反应有盗汗、眩晕、肌肉僵直、呼吸困难、便急等生理反应;无助感、极端害怕、失控等情绪反应,避免去引发恐惧反应的场所、直奔厕所等行为反应;而行为的后果有家人的陪伴、避免令人不高兴的社会情景,丧失独立能力,依赖母亲或丈夫的协助,恐惧症状维持或加剧等。

在对患者进行行为功能分析之后,进行相应的干预:进行关于惊恐发展的心理健康

笔记

教育；通过暴露疗法，让患者适应所表现出来的焦虑情绪，提高自身的应对能力；通过自信训练、行为技能训练，提高患者进行人际交往的能力，协助患者尽快走出自我封闭的状态。

思考题：

这个案例中，心理治疗师所使用的具体治疗技术有哪些？治疗的原理是什么？

（孔令玲　李　英）

第五章　认知治疗

1. 掌握　认知治疗的特点、原则，认知治疗的程序及基本技术。
2. 熟悉　认知治疗的基本理论。
3. 了解　认知治疗的发展历史及其应用领域。

20世纪50年代美国心理学家艾利斯(Ellis)提出了"理性情绪疗法"，认为个体的不良情绪和行为来自其对所遇事件的认知方式，而不是来自事件本身。这种观点在当时并没有引起心理学界的注意。60年代，随着心理学家贝克(Beck)采用认知疗法治疗抑郁症获得成功后，认知治疗开始受到人们的关注。而当时迅猛发展的行为治疗技术也发生了变革，行为治疗学家开始注意到个体内隐的思维过程对行为的影响。两种治疗观点不谋而合，于70年代发展成为认知行为治疗。

目前，认知治疗成为当代主要的心理治疗理论取向之一，是一种结构化的、短程的针对现在的治疗方法，是临床心理治疗师最常用的工具，对心理治疗产生了深远的影响。认知治疗的几个代表人物是艾利斯(理性情绪疗法)、贝克(认知疗法)、迈切鲍姆(Meichenbaum，认知行为治疗)和拉扎勒斯(Lazarus，情绪想象、多样式疗法)。限于篇幅，此处仅介绍贝克的认知治疗。

第一节　认知治疗的背景和简介

一、认知治疗的产生和发展

阿伦·特姆金·贝克(Aaron Temkin Beck)(图5-1)是认知治疗的创始人，他曾经接受过精神分析的培训并应用于临床实践。在20世纪60年代初期，他在美国宾夕法利亚大学进行了一系列的实验研究，他预测这些研究结果会支持精神分析的构想。例如，他想找到抑郁是向内的或是反向形成的愤怒的证据，但是随着研究的深入和大量的临床观察，他开始得出结论，抑郁的一个重要因素是患者对自身有一种负性的歪曲的判断，特别是对他们自己、他们的世界和他们的未来都有负性的想法。于是贝克开始把目光由精神分析转向其他有影响的理论，如艾利斯的理性情绪疗法。该疗法认为非理性的信念会引起负性情绪反应及各种适应不良行为，通过治疗者与患者的非理性信念辩论，使患者在治疗中学习到的合理的思维方式得到强化，以理性信念面对现实生活，最终达到改变负性情绪和不良行为的目的。于是，贝克大胆提出认知是产生患者病理心理的一个关键因素。这在当时应该算作是一个革命性的看法，因为精神分析的理论和治疗在当时的心理治疗领域中占着统治性的地位。同时，贝克也受到当时主流心理学流派之一的行为主义影响。经过数十年的探索和发展，贝克在采用信息加工系统理论的基础上，吸纳了行为主义的理论、其他认知理论和分析性心理治疗的技术，提出了完善的系统化的认知治疗理论，并在治疗抑郁症患者中获得成功。

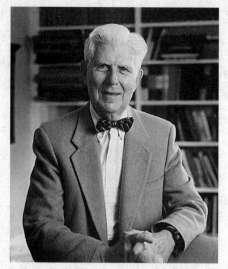

图 5-1　贝克（Aaron T.Beck, 1921—）

这种用信息处理模式来理解和改善患者病理心理状况的治疗体系，体现了人的高级认知过程在学习和适应中的重要性。认知治疗是严谨的、已获实证支持的完整体系。在全世界范围内建立了一些认知治疗的培训中心，并成立了认知治疗学会，专门给予认知治疗师资格认证。2001 年，美国精神科住院医生被要求具有做认知治疗的能力。越来越多的心理治疗家专注于认知治疗的理论和实践研究。在我国，认知治疗因短程、在意识层面对话、关注现实问题、矫治核心信念等优势，得到广泛应用，成为目前我国临床心理治疗的常用方法。

二、认知治疗的简介

（一）认知治疗的概念

认知心理学运用信息加工系统理论研究个体对信息加工的过程即认知过程。将认知过程分为：①注意；②解释（我们如何对我们注意到的现象进行解释）；③记忆。经过初级的信息加工，形成个体完整的认知过程。对认知过程的研究通常包括：①接受和评价信息；②处理和应对问题；③预测和评估结果。根据以上理论，认知被定义为外部刺激进入人脑后的内部加工过程，包括对刺激的接收、编码、存储、提取和利用等信息加工过程。

心理学家经过研究发现，认知作为个体心理活动的基础，不同的个体对同一信息加工和处理的模式不同，便形成不同的认知结果，进而产生不同的情绪和行为方式，对人的情绪、动机和行为有较强的调控作用。

由此，在心理治疗的应用领域，我们将认知（cognition）定义为指个体对某人或某事件的认识和看法，包括对过去的人和事件的评价、对当前人或事件的解释、对未来可能发生的事件所做出的预期。认知是与情感、意志和行为相联系的一种心理活动。

认知治疗（cognitive therapy）指治疗师以认知理论为指导，努力挖掘患者隐蔽的歪曲的不合理认知，通过训练和指导来纠正其不合理认知，建立新的更理性和现实的认知方式而达到消除症状、改善情绪和行为，促进个体社会适应的目的。

认知治疗对患者症状提出如下假设：

1. 认知是情感和行为反应的中介，引起人们情绪和行为问题的原因不是事件本身，而是人们对事件的解释；

2. 认知和情感、行为互为联系，互相影响。负性认知导致负性情绪及不良行为，而情绪和行为又反作用于认知，从而形成恶性循环，打破恶性循环是治疗的关键；

3. 情绪障碍者往往存在重大的认知曲解，这是其痛苦的真正原因。如果认知曲解得到识别和矫正，即可改善其情绪和行为。

正如古希腊哲学家 Epictetus 所说："人不是被事件本身所困扰，而是被其对事件的看法所困扰。"认知被看成是决定个体行为的一种主要力量。所以，认知治疗师的任务是帮助患

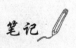
笔记

者识别、检验和矫正歪曲的、不合理的、消极的信念或想法，让患者学会对目前的境遇进行符合实际的思考和行动，从而减轻或消除症状，增强社会适应能力。

（二）认知治疗的特点

认知治疗关注监控个体行为的认知加工过程，认为个体对不同应激事件的情绪和行为反应缘于对事件的不同解释和评价。治疗师将治疗重点着眼于帮助患者改造信念系统，学习更有效的认知模式，使其更加理性、合理和逻辑化。由此，认知治疗具备下述特点：

1. **治疗师与患者建立并保持治疗联盟**　Hardy 等人 2007 年的研究结果表明：治疗联盟与治疗效果之间的关系要显著强于具体的治疗技术与治疗效果之间的关系。只有双方愿意一起工作，治疗才真正有效。

2. **强调理性思维和认知活动对情感、行为具有决定作用**　通过展现和揭示认知、情绪、行为之间的关系，使患者领悟到导致自己情绪和行为问题的原因。

3. **强调改变认知，从而产生情感与行为方面的改变**　治疗师对患者有明确的基于认知加工理论的理解思路，易于清晰构建患者认知活动与情绪、行为之间的关系，形成认知矫正为干预取向的治疗策略。

4. **注重家庭作业的作用**　患者通过家庭作业，达到自我监测和自我训练的目的，增加了自身的参与性和自主性。

5. 治疗线索较为明确、治疗的结构性较强、具有较好的可操作性。

6. 是一种针对具体症状和目标问题的短期和教育性的治疗。

7. 对治疗的进展和疗效具有可测定性，易于评价。

8. 治疗师的经验和训练起了较为重要的作用。

（三）认知治疗的原则

认知治疗师在治疗进程中，一定要遵守以下治疗原则：

1. 以患者系统的、习惯性的适应不良的认知图式为重点。发现构成这一认知图式的思维方式，包括自动思维、核心信念和中间信念；

2. 认知治疗要求良好的治疗性联盟及患者的合作与积极参与；

3. 用认知治疗首要的重点是现在，关注此时此地的问题；

4. 有教育意义，目的是教会患者成为自己的治疗师；

5. 有时间限制，为短程心理治疗技术；

6. 具有结构性和操作性，教会患者识别、评价自己功能不良的想法和信念，并对此做出反应；

7. 认知治疗师用不同的技术改变患者的思维、情绪和行为。

（四）认知治疗的目标

如前所述，认知治疗理论认为患者的情绪和行为障碍来源于不良的认知模式，所以治疗目标主要为治疗师协助患者发现其歪曲的、非理性的认知过程，并帮助患者改变不良认知，建立合理的、理性的认知模式，消除不良情绪和行为，达到心身健康之目的。

正如贝克所说："治疗师帮助患者确认其歪曲的思维，并帮助他们以更为现实的方式去建构自己的期望。"

通过认知治疗，患者至少会在认知、情绪、行为和社会适应方面有新的进步。

（五）认知治疗的应用

认知治疗已广泛地应用于临床精神疾病、心理障碍的治疗，以及大量正常人心理问题的解决。

1. **精神疾病**　焦虑症、强迫症等神经症；抑郁症；创伤后应激障碍；心理生理性障碍；物质滥用等。与药物治疗合并治疗精神分裂症。

笔记

2. **心身疾病**　如高血压、慢性疲劳综合征、癌症、糖尿病、慢性疼痛等。

3. **心理问题**　成年人的人际关系、婚姻家庭、子女教育、工作压力等问题；大学生的学习、恋爱、就业、适应等问题。

第二节　认知治疗的基本理论

一、认知加工的各层次

贝克和他的同事们将个体的认知加工分为三个不同层面的认知活动。它们分别是：①理性思维：是指在意识支配下的逻辑思维。这种思维的特点包括常常由特定问题所引发，思维符合理性和逻辑的规则，在意识层面为自己所意识，功能围绕解决问题，伴随的情感强度较小。②自动思维。被特定的情景或事件所触发，通常不易被意识到，常常是非理性的，不符合逻辑规则，貌似事实但通常对客观现实产生歪曲的认知，伴随较强的情绪反应，使情绪相关的认知过程不易被发现。自动思维可以导致正性和积极的情绪，也可导致消极的负性情绪。当我们做事时，有些言语和图像会浮现在我们的脑海里。这些不被立即意识到的思维或图像是一种影响行为的思维形式，深层的核心信念会影响不自主思维及行为模式。③核心信念与中间信念。核心信念是位于认知最深层的，更隐蔽地影响基本认知模式的牢固的观点和看法。核心信念常常与早年的生活经历和重要生活事件的影响有关。常常不被个体所意识到，但都是形成个体自动思维和态度、规则等的思想基础。核心信念较自动思维更具隐蔽性、稳定性和对认知过程影响的广泛性，是个人的基本心境、情绪反应、价值观的主要心理基础。中间信念是建立在核心信念基础上形成的态度、归因方式、内部的行为规则和指令。如"我必须……""我宁愿……"等。（图5-2）

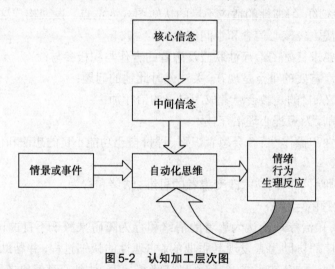

图 5-2　认知加工层次图

二、认知图式

所谓图式（schemas）是指那些相对固定的习惯性的对环境反应的方式。贝克认为，图式是个体从童年期开始通过生活经验建立起来的认知结构，形成了个体自己对生活的假设，并不断在生活中得到修改和补充。它是一种比较稳定的心理特征。图式是一些核心信念，它们就像一些用于信息加工的模板和潜在规则一样。图式决定个体对信息的选择，对新信息的理解和加工，判断和预测后果并赋予某种意义。

人在适应社会中可以在多个层面形成固定的反应模式，包括生理反应、认知反应、情绪

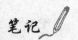

反应和行为反应。克拉克和贝克列出五种类型的图式：认知-概念的、情感的、生理的、行为的和动机的。认知概念图式是一种储存、解释和赋予这个世界意义的方式，是个体的核心信念。情感图式包括积极情绪与消极情绪。生理图式包括对躯体的感知，如伴有急喘气等症状的惊恐发作。行为图式指的是所采取的行动，如受惊吓而逃走。动机图式与行为图式相关，它通常能激发行动，如饮食、玩、学习、回避痛苦的欲望等。

这些图式可以是积极的、适应性的或消极的、适应不良的。例如，一位从小在父亲的批评和指责中长大的大三女生，她形成的"我不行，我很差"图式，影响在大学中的人际交往；再如，抑郁症患者的负性图式会占优势地位，以致在解释和回忆自己的经历体验时，形成系统的负性歪曲。同时，正性、积极的认知图式则变得很少。这样，抑郁症患者很容易看到事情负性的一面，而看不到积极的一面。他们更容易回忆起负性的生活事件，他们对事件出现负性结果的估计要多于正性结果。表5-1列出人们常见的适应型和不良适应型图式清单。

表 5-1　适应型和不良适应型图式

适应型图式	不良适应型图式
不管发生什么事情，我总能想办法控制局面	如果我选择做一件事，我一定要成功的
如果我钻研一件事情，我就一定能掌握它	我笨
我是幸存者	我是个骗子
别人能信任我	我和别人在一起从来都不自在
我是可爱的	离开了男人（女人），我什么都不是
人们尊敬我	要赢得别人的接纳，我一定要完美无缺
如果我事先做好准备，我通常能做得更好	不管我做什么，都不会成功的
没有多少事情能吓住我	这世界对我来说真是太可怕了

个体的生活经历各不相同，形成了各自独特的认知图式。这些图式指导着个体的信息加工过程，接受与图式一致的信息，否认与图式不一致的信息。个体按照自己的图式认识自己和外部世界。图式支持较为表层的自动思维的内容。因此，认知治疗的焦点在于治疗师帮助患者发现自己的认知图式，以及由此图式引发的情绪和行为反应。发现和改变患者的负性认知结构成为认知治疗的核心。

三、自动化思维

贝克自动化思维（automatic thoughts）的含义是指个体在一些情境之中（或在回忆事件）时迅速流过头脑的判断、推理和思维，很像一些自动化的反应所产生的思维流，显得模糊、跳跃。自动化思维通常是简洁的、稍纵即逝的、以"速记"的形式出现，可表现为语词性的和（或）形象性的。虽然自动化思维是自发涌现的，但大部分时间我们是意识不到的。D.A. 克拉克和他的同事们在描述自动化思维时使用了"前意识"这一用语，同时提出如果我们加以注意的话，这些想法是能够被加以识别和理解的。或经过稍稍训练可以轻易地把这些思维引入意识中，当其背后隐含的信念一旦被确认，自动化思维就变得可预测了。

贝克认知治疗理论认为，不同个体在同一个情境中对同一事件会产生不同的思维或解释，这些思维或解释通常是以自动化思维的形式表达出来的。每个人都有自己的自动化思维模式。现实生活中，有些处境确实使人不安，从而产生消极的自动化思维。如突然遭到人身攻击、被人拒绝或遭受失败、自然灾害等。然而，有心理障碍的人常常把生活中中性的甚至积极的处境加以误解,同样也产生消极的、悲观的自动化思维。这种消极的、悲观的,总是与不愉快的情绪有关的自动化思维也被称之为负性自动化思维(negative automatic thoughts)。其内容包括对目前事件的不良解释,对过去事件的消极看法,对未来的消极预期。

负性自动化思维被分为三种类型,第一种类型为自动化思维有某种程度的歪曲且尽管有相反的客观证据时,它还是照常出现。第二种类型的自动化思维是准确的,但其得出的结论可能是歪曲的。例如:"我没有兑现(对室友的)承诺"是有效的思维,但其结论"因此我是个坏家伙"是无效的。第三种自动化思维也是准确,但所导致的行为却是错误的。例如小王在复习准备考试,她想:"看完这些还要花好几个小时,我得熬到凌晨三点钟了。"毫无疑问,她的思维是准确的,但这种想法却增加了她的焦虑,使她的注意力和积极性下降。

负性自动化思维的共同特征是:①突然出现,不是经过逻辑推理而产生的;②内容消极,常导致患者出现不良情绪;③存在于意识边缘,稍纵即逝;④是认知曲解,导致痛苦的原因。例如,一个惊恐障碍的患者当心跳加快时,她会迅速认为得心脏病了,会死的。这种思维常常影响生理反应,引发一连串的身体变化,包括呼吸急促、大汗淋漓,头部与心脏的氧气减少,心跳更快,有濒死感。

负性自动化思维常常使人们产生痛苦的情绪反应和行为失调。诸如抑郁或焦虑等精神疾病的患者经常会体验到潮水般涌来的负性自动化思维,而这些自动化思维是不良适应或歪曲的产物。这样,事件、负性自动化思维和情绪之间产生了一定的相关性。表 5-2 中列出一位患有抑郁症的妇女玛莎的自动化思维。

表 5-2　玛莎的自动化思维

事件	自动化思维	情绪
我妈妈打电话问我为什么忘了我妹妹的生日	"我又搞砸了。我没办法讨她的喜欢。我什么事儿都做不好。有什么用?"	悲伤、愤怒
想着工作中马上就要到期的一个大项目	"这真让我受不了。我从来没有及时完成过工作。我没脸见老板了。我将会失去这份工作以及我生活中的所有其他内容。"	焦虑
我的丈夫抱怨说我总是那么易怒	"他真是瞧不起我。我是一个失败的妻子。我觉得什么事儿都没意思。为什么还有人会理我?"	悲伤、焦虑

在这个例子中,玛莎的自动思维证明了在抑郁症患者中通常所发现的具有消极的自动思维模式。虽然她感到很沮丧并在家庭和工作方面都遇到麻烦,但她的实际表现要比她过分挑剔的自动思维的评价要好得多。大量研究发现,患有抑郁、焦虑障碍以及其他精神症状的人具有高频率的负性自动化思维(Blackburn 等,1986;Haaga 等,1991;Hollon 等,1986;wright 等,2003)。大量负性自动化思维的涌现,是导致情绪和行为障碍的主要原因之一。

四、认知歪曲

贝克认为对有情绪障碍的人们来说,在他们的自动化思维和其他想法的逻辑中有一些特有的错误,这些错误将客观现实向自我贬低的方向歪曲。在他的研究中也证实了这种病理的信息加工模式所产生的认知歪曲(cognitive errors),如研究发现认知歪曲更频繁地见于抑郁症患者而不是对照人群。贝克与他的同事们描述了常见的认知歪曲。表 5-3 中列出了人们常见的认知歪曲。

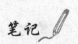

表5-3　几种常见的认知歪曲

认知歪曲类型	主要特点	举例
选择性概括	仅根据一小部分的信息草率得出结论和判断，而忽略显而易见的更多的信息	一位高三学生仅一次模拟考试没有考好便认为"我很糟糕，高考会失败"
主观推断	没有支持性或相关的证据下得出结论	"同学们在看我，一定是看我出丑"
过度概括	由某一件事件得到一个结论，再将结论不合逻辑地推广到其他方面。从个别事件的评价作普遍的推理	"我这个实验没成功，唉，做什么事我都不会成功"
夸大和缩小	用一种比实际上大或小的意义来感知一个事件或情境	一位出现头昏眼花者"我会晕过去的，我得心脏病了"
个性化	没有根据的情况下将一些外部事件与自己联系起来	"父母离婚都是我的错，是我给他们带来了不幸"
极端思维	非黑即白，非好即坏。表现为功能不良性完美主义	"我必须是完美无缺的，否则就是个失败的人"
错贴标签	根据以往的缺点和错误来定义自己或他人的本质，并做出专业化的结论	"他说谎，他人品有问题"

表中所列的认知歪曲在患者身上可能会存在几种。治疗师的任务是帮助患者认识到存在的认知歪曲，而不是分析出逻辑上发生的每一个错误。

第三节　认知治疗的程序

一、收集资料，建立良好的治疗关系

正如各种心理治疗方法一样，认知治疗的初始阶段同样以建立良好的治疗关系、收集患者的详细资料为目标。包括：

1. 建立良好的医患关系，耐心解释治疗的目的及方法，使患者积极主动参与治疗而不是被动参与，形成高度协作的治疗关系。

2. 全面了解患者当前问题及有关背景材料，如家庭背景、积极的和消极的个性形成经历、教育经历、工作史及人际交往等。列出关键问题，为全面了解患者、同时制订治疗方案打下基础。

3. 启发患者寻找不良认知，探寻和识别患者负性的自动思维和认知歪曲。

二、明确诊断，确定治疗目标

在运用认知治疗技术之前，对患者进行个案概念化是非常必要的，也是认知治疗与众不同之处。个案概念化（case conceptualization）是治疗师将收集到的患者信息综合分析，提出假设并制订治疗计划的过程。个案概念化贯穿于整个治疗过程，可以不断修改成熟，为每一个治疗干预措施提供连贯有效的指导。它能够帮助治疗师理清患者症状的产生原因以及症状之间的关系，提出工作假设，设计出一套个性化的治疗方案。

个案概念化过程中会用到以下技术：识别中间信念和核心信念的技术、提供假设的条件句并请患者完成、直接引出规则、自动思维中的共同主题、询问患者认为他的信念是什么、检查信念问卷及功能障碍性态度量表等。

下面列举概念化图表，通常先完成图表的下半部分，治疗师写下使患者不安的三个典

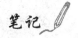

型情境，然后是自动思维、它的解释、情绪、行为。每一情境自动思维的意思应与靠近图表上端的核心信念逻辑地联系起来。然后搜集有关童年的资料以明确核心信念是如何起源和维系的。为应付这个痛苦的核心信念，患者产生了哪些中间信念，采用了怎样的补偿策略。治疗师将完成的图表介绍给患者，帮助患者弄懂他们的情境与当时反应的联系。当治疗师判断患者会受益时，可首先介绍下半部分，为上面部分节省时间。总之，治疗师制作一份精练的、高质量的案例概念化，就能够针对患者的主要问题和优势选用有效的认知治疗技术。（图5-3）

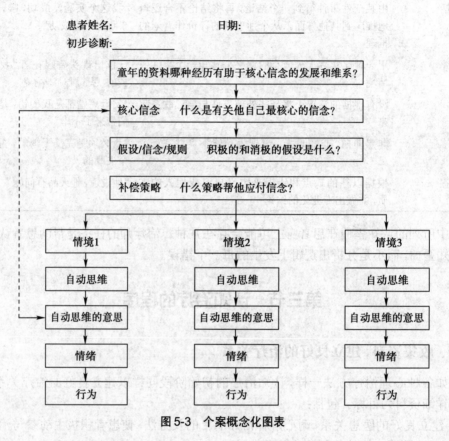

图5-3 个案概念化图表

医患双方在治疗目标、达到目标所用的方法和治疗时间等方面都要共同制订计划。认知治疗强调充分调动患者自身的潜能来解决自己的问题，利用患者其他方面的优势和能力开展治疗更为有效。成功的治疗目标是教患者所需的技术，使他们成为自己的治疗师。

三、实施治疗措施

本阶段的主要任务就是明确治疗重点，有针对地进行认知调整。治疗师协助患者暴露认知曲解或逻辑错误，通过提问、质询、反复"诘难"等技术，例如：证据是什么？有别的解释方法吗？这意味着什么？通过这些提问加以讨论、检验及合理推论。治疗师也可以提出多个合理化的建议让患者自己考虑选择，鼓励和帮助患者负起更多的责任去识别自己的问题并提出解决办法。

认知治疗注重患者的领悟，强调识别并改变个体消极的思维和适应不良的信念。治疗师的"诘难"和建议促使患者在顿悟中，改变负性自动思维，放弃原有的错误认知，建立正确认知。

治疗师为患者布置家庭作业是认知治疗的重要步骤。通过家庭作业，患者进一步认识自己的思维方式和对生活事件给予的负性的评价或解释。同时也学习自我辩论和分析，更

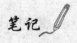

好地认清自己的问题所在,从而促使不理性或不正确的想法更趋于现实、合理,学会更好地在实践中运用所学的技术处理现实中出现的问题。

四、治疗巩固,预防复发

在以上治疗的基础上,继续保持良好的医患关系,治疗师应协助患者学会如何去把握自己的思维方式,如何用积极的、正向的思维方式应付可能的生活事件,如何掌握好认知治疗的有关技巧,并熟练家庭作业,随时进行自我监控,预防复发。

当患者成为一个有效的问题解决者时,治疗会谈的频率可以减低,最终治疗就可以结束了。总体疗程一般为12~20次,不要无限期延长时间。

第四节　认知治疗的基本技术

贝克认为:认知治疗师的任务主要有两项,第一,引导患者自我发现,即治疗师应用提问、家庭作业等方法和技术,引导患者发掘自身负性自动化思维及认知歪曲的过程;第二,指导患者自我改变,即采取一定技术促使患者修正歪曲认知及负性自动化思维的过程。贝克在1985年提出了五种具体的认知治疗技术。

一、识别自动化思维

认知治疗理论认为患者的自动化思维尤其是负性自动化思维是导致患者不良情绪和行为的主要原因之一。而自动化思维已构成患者思维习惯的一部分,由于它们是如此可信的、熟悉的和习惯化的,因此人们很少会去检验它们的有效性,患者常常注意不到它的存在。在认知治疗过程中,治疗师首先要帮助患者学会发掘和识别自动化思维(identifying automatic thoughts),然后学习校正负性自动思维的方法,将患者的思维引向一个更为积极的方向。

常用的识别自动思维的方法包括:记录思维、识别心境转换、心理教育、引导性发现、想象练习、角色扮演、使用检查清单等;校正自动思维的方法有:提问、记录思维改变、引出合理选择等。

识别自动思维的最简单方法是记录思维,即治疗师指导患者记录当对特殊事件做出反应时出现在他们脑海里的想法是什么,记录的过程将患者的注意力引向自己的思维,促使患者对自己思维模式正确性的发现和质疑,这种方法可以使患者发现自己的自动思维模式。具体记录方法可采用两栏法或三栏法,两栏法包括事件列表和自动思维,三栏法包括特别事件、自动思维和情绪。在治疗会谈和布置家庭作业时均可使用。

当患者能够识别出事件和情景会引起一种特殊的情感反应时,治疗师通过要求患者去想象这一情景的细节画面的方法来运用想象技术。当这一画面被清晰地唤起时,患者常常能够识别出与现实情境相联系的自动想法。运用这一技术时,治疗师要求患者尽可能地放松,闭上眼睛,想象自己正处在刺激的情景中。患者报告发生了什么事情的细节,就好像他们又重新经历一样。如果这一痛苦的事件是发生在人际之间的,认知治疗师可以运用角色扮演的技术,治疗师会扮演这一事件中的另一个人的角色,而患者则扮演自己。当患者完全投入到角色扮演中时,自动想法就会被识别出来。治疗师会对治疗会谈过程中患者所出现的任何心境的改变都非常注意,注意询问患者在刚才发生的心境变化中他/她的想法是什么。心境变化包括任何的情绪反应,诸如哭泣或愤怒。当患者刚开始学习识别自动想法时,这一技术尤为有用。

记录思维改变是校正自动思维常用的技术,也是患者自我监测的主要方法。以家庭作

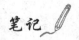

业的方式完成并将记录带到治疗会谈中。思维改变的记录可以帮助患者在识别自己的认知错误的同时，验证并引出合理的选择，甚至做出思维模式本质性改变。

五栏思维改变记录是常用的记录格式（表5-4）。用这一表格来记录在两次治疗期间令患者心烦情景所致的情绪和自动想法。最重要的记录是通过自我领悟或治疗会谈所推导出的理性反应以及行为结果。

表5-4 思维改变记录

情景描述	自动思维	情绪	理性的反应	结果
1. 导致不愉快情绪的现实事情	1. 写下导致不愉快情绪的自动想法	1. 明确悲哀、焦虑、愤怒等	1. 写下对自动想法的理性反应	1. 明确和评定理性反应后的情绪（0～100%）
2. 导致不愉快情绪的想法、白日梦或回忆	2. 评估对自动想法的相信程度（0～100%）	2. 评估情绪的程度（0～100%）	2. 评估对理性反应的相信程度（0～100%）	2. 描述行为变化

说明：当你体验到一种不愉快的情感时，记录下看起来是刺激了情感的情景（如果情绪只在你正在思考、做白日梦等情况下出现时，请记录下来）。然后记录下与情感相联系的自动思维。记录下你对这一想法相信的程度（0%，一点也不相信；100%，完全相信）

二、识别及矫正认知错误

认知错误即认知歪曲，较自动化思维更加难以识别和矫正。因此，认知治疗的焦点是了解患者歪曲的思维和信念，识别认知错误（identifying cognitive errors），并应用认知技术改变患者的认知错误及伴有的不良情感和行为。

认知治疗师常采用以下方法识别和矫正患者的认知错误：

1. **重新归因** 许多精神疾患的患者例如抑郁症患者，常常将生活中遇到事件的责任全部归因为自己的过错，而事实上并非如此，这就产生了归因偏差。通过提问、验证、分析等技术，治疗师帮助患者更加合理地对事件的原因进行分析，改变他们的归因方式。

2. **去灾难化** 对未来灾难性预测在抑郁症和焦虑患者中非常普遍，认知歪曲往往导致这种预测。治疗师可以通过提问等方式，协助患者意识到是自己过分害怕、担忧和不能应对预期等错误认知导致灾难性的预测，同时帮助患者建立应对预期结果真的出现时的应对策略和自信心。

3. **认知训练** 认知训练是治疗师在治疗会谈时，使用想象技术帮助患者预演在未来生活事件中，如何想、如何做、如何说的过程。这种技术能够帮助患者将治疗中学会的应对策略带到真实的情境中，在校正负性自动化思维和认知错误的同时，增加实现目标的概率。

例如，一位女性想晋升，但她脑中常出现被上司反问"你怎么敢跟我谈这件事？"这个破坏性的情景。治疗师通过认知训练，促使其反复想象自己与上司面谈时的情景，想象上司倾听她要求的同时提出的各种问题，该女性想象各种适合的方式表达自己的想法和应对上司的提问。这种训练大大降低了她的担忧和焦虑，同时提升了应对事件的信心。

认知训练通常在患者已经做过改变自动思维的其他基础方法后应用。操作步骤为：①预先考虑情景；②识别负性自动思维和歪曲认知；③校正负性自动思维和歪曲认知；④想象训练更合理的思维和行为方法；⑤实施新策略。

4. **挑战绝对** 患者通常说一些绝对的话来表达其痛苦。这些话中多有每个、从不、总是、没有人等。对治疗师来说，面质其绝对性思维可以使患者将他们的想法表达得更理性、更准确。

5. **挑战全或无思维** 患者有时会将事情说成全或无、黑与白。治疗师可以运用让患者

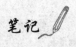

列出其信念或行为的优缺点的方法,帮助他们改变原来全或无的思维。

思 维 游 戏

苏格拉底是单身汉的时候,和几个朋友一起住在一间只有七八平方米的小屋里。尽管生活非常不便,但是,他一天到晚总是乐呵呵的。

有人问他:"那么多人挤在一起,连转个身都困难,有什么可乐的?"

苏格拉底说:"朋友们在一块儿,随时都可以交换思想,交流感情,这难道不是很值得高兴的事吗?"

过了一段时间,朋友们一个个相继成家了,先后搬了出去。屋子里只剩下苏格拉底一个人,但是他每天仍然很快活。

那人又问:"你一个人孤孤单单的,有什么好高兴的?"

"我有很多书啊!一本书就是一个老师。和这么多老师在一起,时时刻刻都可以向它们请教,这怎能不令人高兴呢?"

几年后,苏格拉底也成了家,搬进了一座大楼里。这座大楼有七层,他的家在最底层。底层在这座楼里环境是最差的,上面老是往下面泼污水,丢死老鼠、破鞋子、臭袜子和杂七杂八的脏东西,那人见他还是一副自得其乐的样子,好奇地问:"你住这样的房间,也感到高兴吗?"

"是呀!你不知道住一楼有多少妙处啊!比如,进门不用爬很高的楼梯;搬东西方便,不必花很大的劲;朋友来访容易,用不着一层楼一层楼地去叩门询问……特别让我满意的是,可以在空地上养一丛一丛的花,种一畦一畦的菜,这些乐趣呀,数之不尽啊!"苏格拉底情不自禁地说。

过了一年,苏格拉底把一层的房间让给了一位朋友,这位朋友家有一个偏瘫的老人,上下楼很不方便。他搬到了楼房的最高层——第七层,可是他每天仍是快快乐乐的。

那人揶揄地问:"先生,住七层楼是不是也有许多好处呀?"

苏格拉底说:"是啊,好处可真不少呢!仅举几例吧:每天上下楼,这是很好的锻炼机会,有利于身体健康;光线好,看书写文章不伤眼睛;没有人在头顶干扰,白天黑夜都非常安静。"

苏格拉底的思维游戏你学会了吗?

三、现实检验

现实检验(reality testing)是认知治疗的核心,即将患者的错误信念视为一种假设,据此设计行为模式或情境对这一假设进行验证,让患者在检验中认识到原有的信念是不符合实际的,并能自觉加以改变。

认知治疗师通过这样的方法帮助患者检验自动想法,患者根据他们的经历列出一个关于支持自动思维和否定假设的清单。有时,在考虑了证据之后患者会立即否定了自己的自动思维,认识到它是歪曲的,或者确实是错误的。

当先前的经验不足以测试假设时,治疗师会要求患者设计一个实验来检验假设。患者就会提出一个预测并制订出一个收集数据的方案。当所获得的数据与预测相反时,患者就会拒绝自动思维。当然实验的结果可能也会证实患者的假设。因此对治疗师来说非常重要的一点是先不要假定患者的自动思维是歪曲的。有些自动想法不能够通过实验的数据进行检验其假设。在这种情况下,有两种办法:治疗师可以根据患者的经历,通过质疑的方式来解释其矛盾。或者治疗师可以询问一些问题以揭示患者的自动思维逻辑上的错误。在检验

笔记

自动思维的时候，有时有必要帮助患者精确地使用词汇，尤其是对像"坏的""愚蠢的""自私的"这样的一些"普通的标签"。在这种情况下，我们需要给这些词下一个操作性的定义。

四、去中心化

绝大多数心理疾病的患者究其深层次的原因，均可找到缺乏自信、缺乏对自己正确认识的个性缺陷。因此，他们常常感到自己是周围人们注意的中心，他们的一言一行都受他人议论和评价。例如，某高二女生因认为同学们经常注意她、议论她而胆怯，不敢与同学交往。

认知治疗技术之一就是消除患者自认为的自己是他人注意的中心的想法，这就是去中心化（decentering）的过程。

去中心化可以通过认知治疗师精准提问引导患者改变不良思维。如治疗师可以提问："同学们不做自己的事而议论你吗？""什么样的人容易被大家注意和议论，你是吗？"这能引起患者的思考，会领悟到每个人都在忙自己的事，除非社会名流等人物会成为人们关注的中心并且也只是稍纵即逝，而普通人是不会成为人们长期关注的中心的。

五、抑郁或焦虑水平的监控

许多患者受抑郁或焦虑状态的困扰，往往认为这种状态会一直存在下去，因而苦恼，以致形成恶性循环。但实际上，抑郁或焦虑的发生是波动的、有规律可循的。因此，通过布置家庭作业等形式，鼓励患者对自己的抑郁或焦虑水平监控（monitoring distress or anxiety level），发现情绪变化的规律、特点和影响因素，用自我监测到的事实替代自己的主观想法，消除消极思维，增强治疗信心，这也是认知治疗的常用手段。

第五节　认知治疗的应用与评价

一、贝克对抑郁的研究与应用

贝克的认知治疗最早应用于抑郁症的治疗并获得成功。他提出抑郁认知模型，主要包括：①抑郁主要特征是三组消极认知，即对自我、对世界、对未来的消极看法。抑郁的其他特征都是这些观念的反应，包括躯体紊乱、动机障碍、情感失调。随着抑郁的加重，这些观念也就日益具有重复性、强迫性。极端的情况下，这样的观念会主宰抑郁者的思想。②以消极的认知图式为出发点，讨论消极的信息加工倾向。歪曲的认知图式是其对抑郁者假设的认知结构，引导着信息的歪曲加工过程。③功能失调的信念（观念）是关于自我和世界的过分僵化的信念，包括核心信念、中间信念（操作性信念、条件性信念）等，源自童年早期，是人们用来判断自我的不现实的、具有完美主义倾向的标准，其主导着消极的自我认知图示。抑郁的发生过程，即生活事件在功能失调信念作用下，经过消极认知图式处理，形成三组消极认知，从而表现出躯体紊乱、动机障碍、情感失调等。

贝克治疗抑郁的方法中，大部分是监控人的自动思维，注意这些想法在何时以及什么样的环境下出现。通过这样的练习，学会控制和消除这些消极认知。

二、认知治疗的贡献

认知治疗的出现缓解了精神分析和行为疗法的对峙局面，使心理治疗方法更加多元化。
1. 发展了一种以现在为核心、以问题为导向的结构性心理治疗方法。
2. 修正了行为主义理论中认知、情绪、行为的单向关系，强调三者之间的和谐与协调。

笔记

重视改变患者的认知方式来矫正其情绪障碍及不适应行为,同时也关注行为的改变可以促进认知方式的转变。

3. 建立了意识层面的对话和解读方式,而不去探究过去的、潜意识的内容。

4. 认知治疗重点强调了治疗中治疗师使用了逻辑和理性的方法,围绕认知这一环节,揭示患者认知的基本图式及其如何在患者的情绪和行为反应中产生影响。

三、认知治疗的局限性

1. 适应证的选择很重要。只有积极主动求治并且具备较好的认知领悟能力者,才会收到较好的治疗效果。病情较重的抑郁和焦虑患者,由于动力缺乏、精神活动的抑制,注意集中困难,难于集中于认知活动。对于急性应激反应状态者常常有明显的焦虑,难以集中于认知任务。因此,对这些患者认知治疗应在病情得到一定控制和精力有所恢复时采用。

2. 认知治疗将患者的认知过程作为主要的干预目标,而忽视人格对个体认知活动的影响,有一种将认知活动与人格成分有机联系分离的导向。

3. 认知治疗由于注重理性思维和理性操作,常常需要较大的精神能量,而不少患者由于心理疾病的影响,难于集中于复杂、连续的精神活动,情感的自由表达也有一定的限制,这使他们感到心理治疗太困难,从而望而却步。

4. 认知治疗使人产生另一种错觉,即认知是个人完全可以控制的,所有的认知都应该是理性的、合理的,有一种形成对认知过程过分和刻意控制的倾向,对有些本身就具有过分理性化和要求对思维控制的人,不但不利于其改变,反而有加重刻板思维的倾向。

5. 认知治疗过分强调理性思维的重要性,忽视了非理性思维对人类心理健康和心理平衡的作用,忽视了与意识层面的认知关系不大的自发的情感体验的意义,这些体验常常也是准确反映患者精神世界的重要线索。

由此可见,不少研究证实认知治疗对多种心理障碍者具有肯定和明显的疗效。然而,心理治疗需要个别化,治疗时应根据患者心理问题的性质、患者的精神状态及个性特征制订心理治疗方案。

临床案例与思考

基本情况:女,22岁,大学四年级学生,成绩好。中等身材,年貌相符。衣着得体,无特意修饰。母亲陪诊。

个案简介:自诉近四个月情绪不好,对什么都没有兴趣,虽然已考上研究生但高兴不起来,对学习的兴趣也下降。整日精神不好。也不想与别的人往来。睡眠差,入睡困难,经常梦到一些可怕的事,如被追杀。母亲是贤妻良母,在机关工作,对子女很关心。父亲为市级干部,担任较高的职务,半年前因车祸意外去世。从此以后与母亲一起生活。父亲去世后,原来的亲友也少与他们家往来,朋友也渐疏远他们,好像生活中失去了支撑。自感人们用冷漠的眼光看待她们,好像有幸灾乐祸的感觉。逐渐感到世界变得冷漠无情,人们都是在奚落她。

4个月前,男友也开始冷淡他。男友的家庭条件原不如她,现在父亲去世后,男友对她的态度也发生了变化,虽没有提出分手,但经常不接电话,态度冷淡。又不敢向母亲倾诉,因为母亲在父亲去世后也很悲伤,怕加重母亲的痛苦。心情压抑,对前途有些失望。对于男朋友的关系也感到心凉。想到过自杀但不敢行动,不知如何走出痛苦。

初步诊断:抑郁情绪。双方商定采用认知心理治疗。

前2次治疗主要内容:

治疗师对患者讲明保密等心理治疗的原则,表现出尊重、接纳、理解。

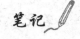

111

治疗师：有什么需要帮助吗？

患者：情绪很不好，感到生活好像没有什么意思，对什么都不感兴趣。

治疗师：什么时候开始有这样的感受？生活中有什么事让你这样悲伤？

患者：父亲半年前因车祸去世，从此以后我的生活渐渐和以前不一样了。好像人们用冷漠的眼光看待我，好像有幸灾乐祸的感觉。这让我感觉到世界变得冷漠无情，感到人们都在冷落我。

治疗师：这使你感到很痛苦？从哪些方面使你有这样的感受？

患者：男友给我的电话不像以前那样频繁了，态度也不那么热情了，亲友与我家的联系渐渐疏远，同学好像也不太理我。

治疗师：那你觉得他们该如何对待你呢？（认知指向的提问，了解求助者情绪不好的认知因素）

患者：人应该真诚，不能出于功利和有所图的态度来交往。我父亲去世了好像不能从我们家得到什么好处和实惠就不像以前那样亲近了，我过去在父母双方的亲戚朋友那里都很受宠，他们对我热情、友善，经常关心我，给我很多帮助。现在父亲不在了，我在家的地位、在男朋友心中的地位明显下降。这来得太快，太陡，我完全无法适应。

治疗师：你觉得他们应该像过去一样对待你，你应该像过去一样受到所有亲戚、朋友的关注？但事实是什么样的呢？好像现实并不像你期望的那样，这使你感到悲伤和痛苦。在你的看法中，他们都应该按照你期望的态度和行为来对待你，你觉得你对他们的这种期望是否合理，是否能够在现实中实现？

患者：我是这样想的。想到这些就忍不住感到失落。

治疗师：有时候，我们的脑子里常常会自动出现一些想法，这些想法可能与现实并不符合，当现实与我们的这些想法冲突的时候，就会产生沮丧、失落甚至绝望的情绪。使我们情绪痛苦的真正原因不完全是外在的因素，更在于我们内部的这些难以改变的固定的思维方式。我们需要一起来看看，是什么想法使你感到痛苦。当你感到情绪悲伤、低落时，脑子都出现些什么想法呢？接下来这一周，你可以做一个练习，观察一下自己情绪是如何变化的，每次体验到抑郁、悲伤这些负性情绪之前都想到什么？这些想法导致了你什么样的心情和行为。当你体验到好心情时，又伴随什么想法和行为。请将这些记录下来。

第3、4次治疗的主要内容：

治疗师：我们一起来看看你这两周的情况。（求助者出示家庭作业）从这两周的练习你看到了什么呢？是什么在影响你的情绪呢？你在很多次感到情绪不好时，都有被拒绝、被冷落感，精力下降，达不到以前的优秀的状态。"好像希望你时时都应该被关注、受到热情的礼遇，称赞"，"应该总是优秀的，被所有的人肯定和欣赏的"，这才使你很有自尊。正是这些脑子里面自动闪现的这些念头。

患者：难道我这些想法不对吗？

治疗师：但事实是这使你痛苦。谁都有这样的想法，但是，并不意味着这些想法必须实现，在任何时候都应如此。如果你想，别人可以这样对待我，也可以用其他方式对待我，这是他们的权利，我没有理由强迫他们一定要这样对待我。他们对我态度的改变一定有他们的原因。通过这些现象使你对人际关系有新的认识和理解。也许，正是需要修正你脑子里面长期以来的对人际关系的僵化看法。在这一周你可以尝试一种练习。在你的人际生活中，当脑子里常常自动闪现那些习惯性的关于别人应该如何对待你的思维，如果自己对这类思维有所警觉，并记录下来，在意识中观察自己此时的思维与情绪的联系，尝试用另一种人际关系态度的思维来替代这些习惯性的自动思维，再看看此时自己的情绪如何，在生活中用自己的行为对这两种思维和态度进行检验，观察哪一种思维更客观和真实。

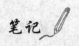

笔记

经过3～4周与治疗师的反馈和讨论,患者认识到导致自己情绪痛苦的这些适应不良的自动思维,并学会了对自己的导致情绪痛苦的自动思维的主动监测和修正,通过反复的自我评价和监测,负性情绪得到缓解,抑郁的症状得到改善。经过认知治疗,患者成为自己的治疗师,学会了自我帮助,增进了适应能力。

思考题:

1. 治疗师问"那你觉得他们该如何对待你呢?"的目的是什么?

2. 总结出该患者有哪些负性自动化思维。

3. 治疗师给患者布置作业:接下来这一周,你可以做一个练习,观察一下自己情绪是如何变化的,每次体验到抑郁、悲伤这些负性情绪之前都想到什么,这些想法导致了你什么样的心情和行为。当你体验到好心情时,又伴随什么想法和行为。请将这些记录下来。

请问治疗师运用了哪种认知治疗技术?

4. 讨论本案治疗过程中的优点与不足。

(李 英)

第六章　认知行为治疗

06章

学习目标：

1. 掌握　认知行为治疗的定义、基本理论和主要特点。
2. 熟悉　认知行为治疗的流程和主要技术方法。
3. 了解　认知行为治疗的演变和发展趋势。

在认知行为治疗（cognitive behavioral therapy，CBT）的发展中，行为治疗和认知治疗两者在理论上，特别是技术方法上的相互结合，促进了 CBT 的发展。CBT 即以学习理论、认知理论为基础，在实证研究证据支持下，通过认知和行为理论及技术方法来改变个体歪曲认知和非适应性行为的一类心理治疗方法的总称。它是以目前问题为取向的、短程的、结构式的治疗方法。CBT 既不是纯粹意义的行为治疗，也不是纯粹的认知治疗，而是在整合的认知行为理论指导下的心理治疗。

第一节　概　述

一、认知行为治疗的定义

CBT 是基于认知行为模型建立的一种以目前问题取向的、短程的、结构式的心理治疗方法。CBT 主要包括通过患者与治疗师的合作，识别与患者目前症状、情绪状态或问题解释有关的情感、信念和想法的类型及作用；让患者学会识别、监控和消除与靶症状／问题有关的错误想法、信念和解释；学习一整套的针对目标想法、信念或问题的应对技巧，从而实现矫正患者的心理行为问题或精神障碍的目的。

二、认知行为治疗的发展演变

认知行为治疗分为两条历史线索。主线是行为治疗，它被看作是认知行为治疗的前身。此外，认知行为治疗也受到心理动力学治疗模式的影响。首先，行为治疗是对激进行为治疗的改进。它吸取了行为主义中经典条件反射和操作条件反射的原理，发展出一套针对行为改变的干预措施。然而 20 世纪六七十年代行为治疗开始发生转变，这种转变使认知行为治疗理论的发展成为可能，甚至可以说是逻辑上的必然。首先，尽管行为理论作为心理治疗领域的主导力量已经有一段时间，但 20 世纪 60 年代末以来，人们越来越多地发现非中介的方法不足以全面地解释所有人类行为。Bandura（1965，1971）的替代学习挑战了传统行为理论对于行为的解释，Mische 等（1972）关于延迟满足的工作也证明了相同的观点。人们还发现，儿童学习语法规则的好坏不取决于家长和教育者的强化能力，即使语言学习的行

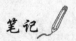

笔记

为模式遭受严重破坏也可以学好语法规则。行为学观点令人不满的另一个原因是它试图将"内隐"行为(如思维)也纳入到行为模型中。尽管这种做法有值得肯定的地方,但这明显与行为主义对于外显行为的强调不符。

其次,一些问题的特殊性质使得认知行为治疗的发展成为可能,比如强迫性思维,非认知的干预就没有效果。可以说只有那些与行为相关的障碍才能应用行为治疗。与此同时,对于具有多种表现的疾病行为治疗师也只以行为症状的改变为目标。在过去的工作中,这种对于行为的重视显著地增加了治疗潜能,但是治疗师们对行为治疗并不完全满意,因为他们发现主要问题,或者问题的主要方面并没有得到处理。认知行为治疗干预措施的发展帮助临床工作者填补了治疗技术上的空白。

第三,心理学领域正在发生普遍的改变,而认知主义或者"认知革命"是其主要组成部分。目前实验心理学已经发展、研究并建立了一系列中介概念。其中最有影响力的可能是认知的信息加工模型,显然它属于中介模型,并且得到了认知实验的支持。信息加工模型向临床领域的扩展是一个自然的发展过程。

20世纪六七十年代很多研究者对疾病的认知中介做了基础性的研究,这些研究甚至超越了一般认知模型的发展。如这一时期的 Lazarus 和她的同事开展了大量的研究并最终证明焦虑包含认知中介的作用。总而言之,上述有关认知心理学的研究,也可以称为"应用认知心理学",挑战了行为理论家对于心理现象的解释,使行为主义认识到自己的局限性,并试图将认知现象纳入到行为模型中。自我管理和自我控制的相关文献出现于20世纪70年代初,我们可以从中看到将认知和行为结合起来的尝试,也许这是两者结合的最早标志之一。所有这些试图在行为矫正中加入自我控制观点的尝试都具有相同的看法,那就是个体有能力监控自己的行为,设定内部行为目标,通过协调环境和个人变量,最终实现某种形式的目标行为管理。为了发展这些自我控制模型,必须对一些认知加工过程做出假设,例如为了定义自我控制策略,不得不假设个体本身具有"控制"的能力。

除行为主义以外,共同促成认知行为治疗发展的第二条历史线索是心理动力学的理论和治疗。正如人们对严格的行为主义越来越不满一样,关于人格和治疗的心理动力学模型作为另一种最为强大并可供选择的观点,也开始遭到人们的质疑。认知行为治疗领域的早期工作包括总结历史材料以否定精神分析理论对于无意识过程的强调以及长期治疗的需要,长期治疗依据的是治疗依赖于内部洞察力的发展,并涉及移情-反移情的治疗关系。然而有趣的是,认知行为治疗领域两个重要人物,Aaron Beck 和 Albert Ellis 最初接受的都是心理动力学的训练,后来他们各自发展出了自己的认知行为治疗模型,强调认知重建以及对特质性的持久信念和图式进行分析和改变的需要。

除了与心理动力学模型基本原理在哲学上有分歧之外,对于文献结果的分析表明,传统的心理治疗并不是特别有效。对心理动力学治疗效果最大胆的批评可能来自于 Rachman 和 Wilson(1980),他们指出"仍然没有可接受的证据表明精神分析是一种有效的治疗手段"。对于短期症状缓解和问题解决的重视是早期认知行为治疗师的治疗主题之一,尽管他们的工作是起源于心理动力学的。和其他社会运动一样,认知行为治疗最初形成的关键在于大量理论家和治疗师队伍的出现与壮大。开启这个过程的人物包括 Beck、Cautela、Ellis、Mahoney 以及 Meichenbaum。认知行为观点主要支持者的确立,对这一时代思潮的创建产生了影响,并引起了心理治疗领域其他人的关注。Beck 和 Ellis 都认为他们建立的治疗方法属于 CBT,并自称为 CBT 治疗师。此外为新兴的认知行为治疗创建一本专门的杂志有助于深化这一趋势。成立于1977年并由 Michael Mahoney 作为首任编辑的《认知治疗与研究》就提供了这样的一个平台,以促进和交流人类适应和调节领域内认知作用的研究和理论。CBT 既强调要改变个体的认知,也强调改变个体的行为,是两类心理疗法的有机结合。在

20 世纪 80 年代以来得到了蓬勃发展,成为目前在精神障碍心理治疗中循证证据最强的心理治疗方法。

三、认知行为治疗的循证研究

CBT 已经获得了大量的研究关注并取得了相当多的研究证据支持。CBT 在早期就借鉴了行为治疗的科学实证的研究方法,对心理行为问题和精神障碍的治疗进行了实证研究,包括个案研究、病例对照研究、随机对照试验(randomized controlled trial,RCT)和 meta 分析。在心理治疗研究中针对某一特定的治疗方法,决定其临床疗效的"金标准"是随机对照试验。meta 分析是一种数据收集方法并且允许对不同的研究结果进行定量概括。其分析依据是效应量的大小,这些效应量反映了目标治疗和对照组之间的标准差异。决定效应强度的规定是:0.2 指轻度效应,0.5 指中度效应,0.8 指高度效应。荟萃分析的优势之一是它将所有研究的样本量和效应值都考虑进去。此外,荟萃分析消除了研究中个体因素的影响,比如检查者偏倚。考虑到 CBT 疗效文献数量众多,为了有效地总结这些数据,人们利用随机对照试验进行了大量的荟萃分析。在由心理治疗方法促进与传播工作组(Task Force on Promotion and Dissemination of Psychological Procedures)编制的实证支持治疗(empirically supported treatment,EST)清单中,CBT 出现的次数最多,已被应用于大量的精神障碍和心理问题中,如焦虑障碍、抑郁障碍、失眠、进食障碍、精神病性障碍、物质滥用、人格障碍、婚姻家庭问题等。并且从绝对效能来看,CBT 对众多障碍都有效。CBT 也被证实具有其他一些优势,比如比药物治疗的脱落率更低,在 OCD 的治疗上比 ERP 的脱落率更低,在特定恐惧症的治疗上比暴露具有更高的接受度(如较少感到厌恶和侵入)。

四、认知行为治疗的适应证和禁忌证

1. **适应证** CBT 的适用范围十分广泛,既可应用于家庭中对子女行为习惯的培养,婚恋问题和学校教育等的干预,也可以应用于对各类精神障碍的治疗。CBT 是获得循证治疗证据支持最多的治疗方法。按照贝克的观点,认知治疗的基本方法几乎适用于所有的精神障碍。在精神障碍方面,应用最多的是抑郁和焦虑障碍,其他例如疼痛、睡眠障碍、进食障碍、性功能障碍、人格障碍等的治疗均有研究表明其有良好的疗效,目前在精神分裂症的辅助治疗中也获得了积极的成果。

2. **禁忌证** CBT 的禁忌证主要指不能与患者建立治疗关系的情况,包括:精神病性障碍急性期伴有严重的兴奋、冲动及思维紊乱等;严重的意识障碍、认知损害和情绪紊乱等症状,不能配合心理治疗的情况;伴有严重躯体疾病患者,无法配合心理治疗的情况。同时,也涉及与 CBT 不匹配的问题,如不愿意接受 CBT 或难以理解 CBT 基本概念和方法的患者也不适宜进行 CBT。

第二节　认知行为治疗基本理念

一、CBT 的基本模型

CBT 涉及三个核心的概念:认知、情绪和行为,体现了人类心理活动的基本过程(图 6-1)。认知是指人对事件或情境的态度、看法、评价、信念等,情绪是人的内心体验过程,行为是人的外在表现。如何理解这三个核心概念之间的关系,在 CBT 中具有重要意义。CBT 认为人的认知活动会产生情感(或情绪)并影响着人的行为;行为也会影响人的认知活动和情绪反应;当人的认知、行为活动发生改变后也可以改变人的情绪,情绪改变后反过来认知

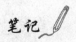

和行为也会发生改变。CBT 这一基本模型的核心是认知的中介作用。认为人的认知活动可以被监测和改变。我们可以意识到自己的认知活动，认知是可知、可评价的。认知改变将会导致预期的行为改变。尽管认知行为理论家承认外部的偶然强化可以改变行为，但他们强调还有其他的方法来改变行为，其中突出的就是改变认知。总的来说，CBT 用于测量改变的两个主要指标就是认知和行为。也有少数情况用情绪和生理的改变来代表认知行为治疗的结局，尤其当情绪和生理紊乱是治疗中的主要问题时（比如焦虑障碍和心身疾病）。CBT 目前的发展趋势是，人们越来越多地关注认知中介是如何对行为、情绪和生理过程产生影响，以及三者是如何在实践中彼此强化的。

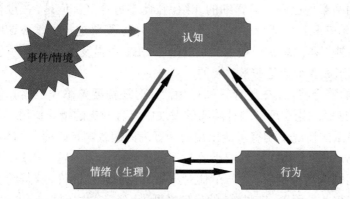

图6-1　认知行为治疗的基本模型

二、CBT 主要分类与特点

CBT 主要分为三类。它们是应对技能治疗、认知重建治疗和问题解决治疗。应对技能治疗主要用于处理患者的外部问题，强调整套技能的发展，以帮助患者更好地应对一系列压力情境。治疗成功的主要标志包括应对能力的提高以及负性事件的影响相应减少（如焦虑表现的减少），其中应对能力的提高属于行为学标志。相比之下，认知重建技术更多地用于处理个体的内部问题，假设情绪困扰来源于适应不良的思维，临床干预的目标就是监测并挑战适应不良的思维模式，建立更为适应的思维模式。问题解决治疗可以看作是认知重建技术和技能应对训练的结合，强调一般策略的发展，重视患者和治疗师在制订治疗计划时的积极协作。

尽管 CBT 存在不同的具体治疗方法，但他们具有的共同特点是：①具有时限性，通常在治疗开始时就预先设定了治疗期限，很多 CBT 手册建议为 12～16 次。为此，CBT 特别强调治疗目标明确和量化，从而可进行测量。②针对特定的问题，这与 CBT 的时限性有关。所以，CBT 往往是目前问题取向的心理治疗。③强调治疗关系的重要性，特别是合作实践经验主义特征的治疗关系在 CBT 治疗中非常突出。强调治疗效果的取得是治疗师和患者合作努力的结果。治疗师和患者在治疗过程中强调患者的自我控制，自我的主动性。CBT 从某种意义上认为患者是自己不幸的缔造者，并且能够控制自己的思维和行为。④具有教育的性质。很多 CBT 治疗师会把治疗模型教给患者，或者将其采用的干预原理解释给患者听。这种治疗师与患者之间的教育式互动是不同种类认知行为治疗的共同点，同时也使其区别于其他心理治疗流派。⑤强调患者成为自己的治疗师。患者在治疗过程中不仅能够克服已存在的问题，还在治疗过程中学会与治疗有关的概念和技巧，然后治疗师花费一定的时间帮助患者做一些练习，能学会一些治疗方法，这样在治疗结束后患者就能够应用他们学会的概念和技巧去维持疗效，预防复发。⑥家庭作业（或称行动计划）是 CBT 的明显特征。在每次 CBT 治疗会谈结束阶段要与患者商定布置家庭作业，这样使治疗延伸到治疗室

笔记

外，使患者在现实中应用治疗中所学到的技术和方法来解决自己的问题，实际上相当于试验或验证，巩固治疗的效果并发现新的问题，为下次治疗提供重要的会谈主题，所以说，家庭作业是前后两次会谈间的桥梁。有研究证明，家庭作业完成的好坏与 CBT 的疗效密切相关。

三、CBT 的基本理论

从 CBT 的发展演变过程来看，CBT 的主要理论是认知治疗和行为治疗理论的整合。所以，在学习和应用 CBT 时，治疗师必须学习和掌握认知治疗和行为治疗的基本理论。有关这些理论在前面两章均已进行了详细的介绍，在此不再重复。但是，在进行认知行为治疗中，仅仅有认知治疗和行为治疗的基本理论是不够的，需要进一步掌握这些理论对不同心理行为问题或精神障碍的理解或模型。也就是在 CBT 所提及的不同疾病的认知行为模型，对于理解问题的形成和维持是非常重要的。

由于 CBT 的整合特性，在进行认知行为治疗时还需要熟悉和应用其他相关的理论和知识。如素质 - 应激理论在理解精神障碍的发展中具有一定的指导作用。任何一个人在遭遇足够的心理应激的情况下均有可能出现心理行为问题或精神障碍，个体素质强需要更大的心理应激，素质弱的个体在遇到较小的心理应激也会出现问题。当然，个体最终是否会出现心理行为问题或精神障碍，还与个体对应激事件的认知评价、获得的社会支持和采取的应对方式密切相关。所以，在 CBT 的疾病模型中，经常关注到心理行为问题或精神障碍发生前的诱发因素、素质因素、维持因素和保护因素。通过收集这样的信息资料对患者进行心理教育，并调动患者的积极资源来解决自己的问题。CBT 治疗中除了上述的基本理论外，事实上 CBT 理论是开放的系统，不断借鉴和吸收现代心理学、认知神经科学、信息加工与处理、神经生物学等学科的新进展和新理论，整合到 CBT 的理论框架中，更好地理解心理行为问题和精神障碍，提供更有针对性的治疗。

第三节　认知行为治疗基本的操作程序

一、CBT 设置与结构

CBT 是限定时间的治疗，在治疗开始时就会与患者商谈可行的治疗次数。一般来说，CBT 次数在 12～16 次之间，但最少的次数在 6 次以上，长者可达 24 次，这完全取决于 CBT 治疗问题的难易程度。每次治疗时间在 50 分钟左右。不论 CBT 次数多少，一般要持续 3 个月以上，对于难治性问题至少需要持续 6 个月以上，如精神分裂症、人格障碍等，否则疗效难以维持。在治疗次数明确后，治疗频度的安排也很重要。治疗开始时治疗频度较高，如每周 1～2 次，治疗中期适当延长治疗间隔，如 2 周 1 次，临近治疗结束时，可以 1 个月 1 次。

CBT 是结构化的心理治疗主要体现在两个方面：治疗的整体流程和每次会谈。CBT 整体流程按照任务性质包括治疗关系的建立与巩固，评估与案例概念化，治疗目标设定与治疗计划制订，治疗计划的实施、反馈与调整。按照治疗的过程分为治疗初期、中期和后期三个阶段，每一阶段都有该阶段的主要任务安排。在每次会谈上，涉及议程设置和会谈结构。议程设置是针对治疗目标和计划确定每次会谈的主题，制订每次会谈的具体目标和使用的具体方法。每次治疗设定的治疗目标可测量，设置的内容要在一次治疗中能够完成，并取得一定的效果。会谈结构中除初次会谈结构不同外，其余治疗会谈结构基本相同。包括：①回顾上次会谈以来的情况以及心境检查；②建立与上次会谈的联系；③上次家庭作业复

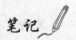

习与评估；④设置本次会谈的议程；⑤讨论本次会谈的议程；⑥布置新的家庭作业；⑦总结与反馈。

CBT 治疗的形式多以个别形式出现，也可以以小组的形式进行，同时也有基于认知行为的家庭治疗和夫妻治疗。

二、主要任务

CBT 操作要遵循心理治疗的基本过程，同时，概括起来把它分为三个阶段，在每个阶段治疗的重点有所侧重。

1. **治疗初期** 建立合作经验性的治疗关系，对患者进行资料的收集、评估与诊断以及案例的概念化，心理教育与正常化，治疗目标设定和治疗计划的制订。

2. **治疗中期** 应用认知和行为技术针对患者评估确定的治疗目标进行干预。包括识别和矫正自动思维和核心信念，矫正非适应性应对策略和行为，训练患者掌握和练习在治疗中所学到的认知和行为应对方法和技巧，缓解患者的情绪和行为问题或精神症状，促进社会功能恢复。

3. **治疗后期** 患者精神障碍复发的预防，治疗回顾、疗效维持和治疗的终止。一旦患者症状减轻，并且掌握了基本的技能，可以取得患者同意，配合逐步减少治疗，以帮助患者做好准备结束治疗，并应对从治疗开始到最后的强化治疗期间可能出现的复发情况。在治疗结束前与患者一起制作一张汇总表，将患者学到的技术都列出来，待日后遇到问题时就可以复习汇总表，帮助患者应用在 CBT 中学到的技术。

第四节　认知行为治疗的主要技术

CBT 的治疗技术有其自身的特点，总体上讲，分为一般技术、认知技术和行为技术。

一、一般技术

包括了心理治疗所共用的一些技术，如建立治疗关系、资料收集与评估、案例概念化、治疗目标设定、日程设置、治疗计划、心理教育、治疗反馈、治疗结束、家庭作业等技术。在 CBT 中，相对具有自身特点的一般技术有：

（一）心理教育与正常化

是 CBT 常用的技术，除了对患者进行疾病本身教育外还要进行认知行为治疗的教育，通过对素质应激理论的教育进行患者症状或疾病的正常化以消除患者的病耻感。心理健康教育的方法有：①组织小课；②在治疗中记录下练习内容；③使用治疗笔记；④推荐阅读材料；⑤使用计算机辅助认知行为治疗程序。

（二）案例概念化

是通过横向和纵向相结合的方法对患者疾病的发生、发展和转归变化进行理解。横向分析又称微观分析，理解患者当前症状（认知、情绪、行为和生理）之间的关系；纵向分析又称宏观分析，从毕生发展的观点，探讨患者出现目前症状的核心信念和中间假设。Persons 提出个案概念化的四个要素：①建立一个问题清单，包括主要的症状与问题；②确认产生这些障碍或问题的机制；③确认在当前激活问题的诱发因素；④考察当前问题在患者早期经历中的起源。在个案概念化完成之后，治疗师要制订出治疗计划，将治疗目标加以明确。个案概念化是一个不断演进的过程，必须不断对个案的进展状况进行评估，并调整治疗计划以更好地适应患者的情况。由于 CBT 从行为治疗和认知治疗发展背景的不同，在个案概念化的形式上会略有不同。从认知治疗背景发展来的 CBT 在案例概念化时的模式见图

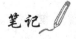

6-2。针对行为治疗背景发展的CBT案例概念化参见专栏6-1。

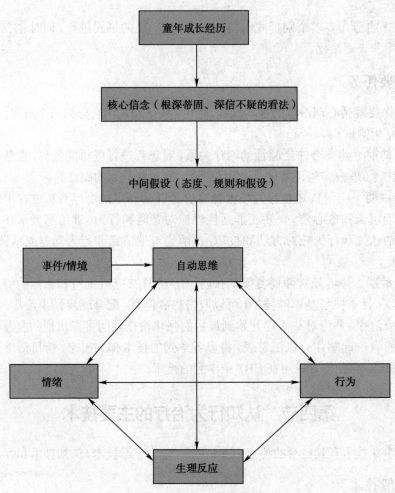

图 6-2　认知行为治疗案例解析图

行为功能分析

行为功能分析(behavior functional analysis)指在进行行为干预之前,对来访者问题行为的起因、所带来的后果以及来访者在此方面的动机与需求等做出评估,以便对症下药,确定来访者的问题行为和治疗的目标与方法,包括行为的宏观分析和微观分析。宏观分析又称垂直分析,主要是结合来访者的早年经历、家庭教养方式、重大生活事件等资料,对问题行为的形成与发展过程的分析,包括核心信念、规则假设、应对策略、具体的行为表现等内容,而微观分析又称为水平分析,分析聚焦于来访者的问题行为(靶行为),从以下四个方面来进行详细评估:刺激(stimuli, S),个体因素(organism, O),反应(response, R),结果(consequence, C),简称SORC分析。行为功能分析在心理咨询中具有重要的作用:首先有助于准确共情,其次有助于选择准确的切入点,第三有助于确定适当的干预方向,第四有助于把握适当的进程。

行为治疗所强调的行为分析是行为的微观分析,其基本框架为刺激S—反应R—结果C,其中S指的是诱发问题行为产生的情景或刺激源,分为内在刺激Si(如自身的想法、期待、生理变化等)和外在刺激Se(如环境、他人等),行为反应R指的是问题行为发生时来访者的具体反应,包括认知、行动、情绪、躯体四个层面的反应:认知(cognitive)—具体怎么

笔记

想？行动（motion）—外在的动作行为，包括言语和肢体的；情绪（emotion）—内心感受及体验，躯体（physiological）—生理反应如心跳、呼吸等。结果 C 指的是问题行为导致的结果，根据结果出现的时间，分为短期结果和长期结果，而根据行为强化机制，分为以下几类：C+ 代表结果对行为具有正性强化的作用，使行为增加；C– 代表结果对行为具有直接惩罚的作用，使行为减少；C+/ 代表对行为具有间接惩罚作用，使行为减少；C–/ 代表对行为具有负性强化作用，使行为增加。

（三）苏格拉底式提问

是 CBT 中最基本的提问技术，可以说贯穿于治疗的全过程。包括：①概念澄清式提问。如，这确切的意思是什么？②探索假设的提问，动摇患者所坚信的想法和假设。如，对此问题还有其他的可能吗？③探究患者对某件事的看似合理的解释和理由。如，你是怎么知道的？你觉得这个理由充分吗？"为什么……"④提问患者的观点。如，是否可以从另外一个角度看待这件事情？你觉得这个合理吗？⑤探索结果，即根据已有逻辑推测将会发生什么。如，如果这样对你意味着什么？⑥反问患者。如，你问这个问题的目的是什么？这个问题的意思是？

（四）家庭作业

又称行动计划，是 CBT 的重要特征之一。这使心理治疗室内的治疗得以延伸到治疗室外，使治疗学习和改变得以延伸，是两次治疗间的桥梁或纽带。它也是治疗效果的评估手段和巩固治疗的重要方法。家庭作业的主要内容包括阅读材料、情绪日记、行为实验、思维日记、行为活动计划表和暴露练习等。每次治疗结束需要布置家庭作业。家庭作业布置时要结合治疗目标，依据一个理论假设进行设计，详细介绍家庭作业步骤和预期的结果，在治疗室内进行必要的演练，让患者反馈成功的概率并与患者达成一致。家庭作业布置后，在每次治疗开始要检查家庭作业完成情况，因为家庭作业完成的质量与认知行为治疗的效果密切相关。

二、认知技术

是认知行为治疗的核心技术，又称认知矫正或重组技术。主要用于识别和矫正认知歪曲（包括自动思维、中间假设和核心信念）。常用的认知技术包括：

1. **苏格拉底式提问**　是识别和修饰认知歪曲最常用的基本技术。通过探究式、阐述式、引导式等提问方式来识别患者的认知歪曲，然后再用提问的形式来验证这些认知歪曲的合理性和可信度，从而动摇患者的歪曲认知。苏格拉底式提问运用得当的话，常常可以帮助患者发现其核心信念中的矛盾之处，体会到图式对情绪和行为的影响，从而开始转变。

2. **引导性发现**　是识别自动思维和核心信念最常使用的技术。以下是处理自动思维的引导性发现中的一些技巧：①引发情绪的询问路线。像悲伤、焦虑或愤怒这样的情绪对患者来说是比较重要的主题的标志。②明确情境。对自动思维的探询总是在针对一个被清楚定义的或难忘的情境时取得较好效果，特定情境的例子可以引出重要的自动思维的发现。③关注近期而非很久以前的事件。④单路线单一主题询问。⑤逐步深入。⑥依靠案例概念化信息引导。

3. **思维记录表**　通常以三列表或五列表的形式出现，内容包括情境、自动思维、情绪、合理反应、结果。三列表常用来记录事件—情绪—想法的关系，用以发现患者可能出现的自动想法，而五列表是在三列表基础上增加了替代性想法和情绪的再评估，用以矫正患者的认知歪曲。记录思维日记的过程将患者的注意力引向重要认知，提供练习识别自动思维的系统性方法，激发对思维模式正确性的质询感。查看记录下的自动想法常常使得患者自

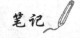

笔记

发地想要修改或校正适应不良认知。通常建议患者通过规律的家庭作业完成记录思维日记并把这些记录带到治疗会谈中。

4. 检验证据　矫正认知歪曲的常用技术。通过针对歪曲认知的成本 - 效益、优势 - 劣势或支持 - 反对证据等形式的分析，如列出支持和反对自动思维或其他认知真实性的证据，评估这些证据，然后改变这些思想使之与新发现的证据一致，来使患者发现自己歪曲认知的不合理性，促发患者改变的动机。考察图式的证据与考察自动思维相似，但由于非适应性的核心信念长期存在，并且实际的负性结果、批评、不良的人际关系或创伤等因素往往会增加其强度，因此患者可能会找出大量证据来证实这些信念的正确性，这时治疗师要帮助他们重新解释负性生活事件，找出尽可能多的与其信念相反的证据，努力校正其行为，使患者在将来获得更多的成功。

5. 行为实验　是依据患者歪曲认知观点的理论分析结果设计出可行的行为实验计划，通过行为实验的结果来验证患者歪曲认知的不合理性，从而动摇患者的歪曲认知。也是CBT 中常用的认知歪曲矫正的技术之一。

6. 认知和行为演练　在识别出歪曲的自动想法或核心信念，并经过苏格拉底式提问等以上的技术激发出患者的改变动机，制订了一份尝试新的或矫正的自动想法或图式的计划后实施。该计划在治疗室要经过演练，对可能遇到的困难制订应对策略，并写下修改后的计划，通过家庭作业，让患者在真实环境里练习新的想法或核心信念和适应性行为。在帮助患者矫正其中间信念和图式的过程中，要牢记"练习、练习、再练习"的策略。应用应对卡片可以帮助患者提高认知演练的效果。

三、行为技术

是 CBT 中行为干预的核心技术，主要包括在行为学习理论指导下针对焦虑、恐惧情绪和回避行为的暴露技术、放松训练和针对行为迟滞或减少的行为激活技术。

1. 暴露　是焦虑障碍治疗中最重要的行为技术，实质是让患者主动接触能引发其焦虑或恐惧的刺激，并且保持着这种接触，阻止采取回避行为或安全行为，直到他们开始认识到他们预期的负性结果并没有发生，这时他们的焦虑便开始减少。暴露技术分现场暴露和想象暴露两种。在暴露实施中，首先要将暴露治疗的原理和操作程序清晰地解释给患者，患者所关心的所有问题都应该拿出来讨论，并反复探讨做暴露治疗的利弊，最终取得患者的同意。然后制订暴露情境等级表，让患者描述并记录能引发他们焦虑的所有刺激线索（症状清单），教授患者对每项刺激线索引发的焦虑用 0（无焦虑）到 100（患者曾有过的最严重的焦虑）之间的数值进行评分。这些分值被称之为"主观痛苦单位"（subjective units of distress，SUDs）。布置患者以 SUDs 评估方法对每一项刺激线索根据其激发的焦虑程度进行评分。将这些刺激线索列成条目清单并按照焦虑程度值（SUDs 的得分）从小到大进行排列形成"暴露情境等级表"。最后，从那些能引发中等程度焦虑（SUDs 评分大于等于 4 分）的等级情境开始进行首次暴露。在暴露过程中，要让患者定时地采用 SUDs 评分对他的焦虑程度进行评定，直到患者的 SUDs 评分至少减半才考虑停止，在首次暴露之后，要以家庭作业的形式安排患者自行完成每天的重复暴露，直到焦虑情境逐一消失为止。

2. 行为激活　是利用强化原理增加患者在某方面获得奖赏行为的频率，或者通过让患者集中于其他活动而减少其抑郁性思维反刍等惩罚行为的频率。行为激活分为四个步骤：监测当前活动、建立一份奖赏活动的清单、制订活动计划安排、完成这些活动安排。通过监测评估当前的活动，让患者看到自己改变的潜力。让患者评估每项活动中患者感受到的愉快感（pleasure，P 值）和掌控感（master，M 值）。患者记录每天完成日常活动计划的情况及每一活动的 P 和 M 值（0~10 分），将患者可能参与的有奖赏性活动列成奖赏活动清单。清

笔记

单中应包括：患者通常喜爱的活动、患者在过去曾经喜欢做的活动、患者曾经想去尝试但从来没有做过的活动。然后制订奖赏活动计划，布置患者每天从活动清单中选择并安排时间进行一些活动。可以让患者采用0~10的评分方法预测他们能从活动中体验到的愉快感和掌控感的大小。使用周活动安排工具表计划和安排患者在下一周里每个小时的活动，患者按照活动安排工具表去做这些计划好的活动，记录下他们对参与活动的实际掌控感和愉快感的评分。可以反复使用患者周活动安排工具表来完成每天的活动计划。通过患者按计划行事，患者的自信和愉快感就会增加，从而逐渐增加患者的活动。

3. **放松技术**　是一种以中和焦虑的生理反应为原理的方法，应当以那些干扰患者最严重的症状（如心悸、出汗、失眠等）为目标，患者通过学习掌握它来更好地控制自己的身体反应。放松技术主要有呼吸放松、渐进性肌肉放松和想象放松三种形式。呼吸放松主要是利用深慢的腹式呼吸来减少过度换气，达到缓解因呼吸困难而引发的焦虑；渐进性肌肉放松法能减轻骨骼肌的紧张，是一种渐进式紧张-松弛放松法，它是通过循序渐进地放松一组一组肌肉群最后达到全身放松的目的；想象训练需要患者选择一个放松的画面或回忆，再现该画面，并应用多种感官处理该场景。应当注意的是虽然放松训练可以减轻焦虑症状，但是它并不会像暴露和认知重建等治疗技术一样那么有效。此外，在暴露练习过程中使用放松技术反而会降低暴露治疗的疗效。当患者通过放松技术来控制他们的焦虑时，他们会失去完整体验焦虑的机会，无法从他们的焦虑经验中认识到焦虑是可耐受的、不危险的。正因如此，放松训练已经不再像其当初一样被看作是CBT的核心技术。

第五节　认知行为治疗的现状与趋势

CBT把眼光放在人的认知上，它强调意识的重要性，认为人的意识是导致情绪障碍和非适应行为的根源。在治疗方法上，CBT在调整和改变人的歪曲认知的同时，也注重对行为方面进行矫正和训练。CBT时间短、见效快，并且能够解决BT所不能解决的认知层面上的问题，因此，它的适应范围非常广，在心理治疗领域扮演着令人瞩目的角色。但是，CBT也存在着不可避免的局限性。虽然CBT告诉我们，人的错误认知会导致消极情绪和行为，但是，认知、情绪及行为之间的关系到底是什么，认知行为理论并没有给我们详细的答案。

CBT未来将应用于更多的不同种类的精神障碍，如已有研究结果表明CBT对物质滥用、进食障碍、人格障碍等的作用，CBT将来会继续完善对许多不同内科疾病的治疗，如心脏病发作后抑郁。临床心理治疗师也要继续扩展CBT在不同设置下对患者的治疗，包括在住院和半住院的环境下、在门诊、在专家的诊室中、在康复中心和学校等。临床心理治疗师要做更广泛的教学工作，教学对象包括精神科医师、护士、社会工作者等，以促进CBT的临床可及性。

近年来，CBT中的正念和接纳技术应用已愈发普遍并有继续扩大的趋势。对"正念"和"接纳"进行明确的界定，并且了解它们在CBT中如何使用是非常重要的。"正念"和"接纳"的术语，经常共同使用甚至可以互换结合使用。Baer建议，正念是指包括把人的注意力带入内部的体验中，如思想、情感，或身体的感觉，或带入视觉和听觉等外部环境，并接纳目前的体验。因此，正念是感知的、非批判性的。"接纳"被定义为尽可能的感受，或愿意体验目前的现实。这个定义类似于"正念"中非批判性觉察的定义，并包括积极或有目的性地让体验（想法、情绪、欲望、冲动、感觉等）发生，而不会试图阻止或压抑这些感受。同样，Hayes等强调接纳是集中于与以前回避的个人事件增加"接触"，再次关注觉察体验的基本作用。显然，正念和接纳在CBT中均有重叠的结构。目前已有的正念认知治疗（mindfulness-based cognitive therapy，MBCT）和接受与承诺治疗（acceptance and commitment therapy，

ACT）应用临床实践，并在精神障碍的干预中取得了一定的效果。ACT、MBCT 与正念减压训练（mindfulness-based stress reduction，MBSR）以及辩证行为疗法（dialectical behavioral therapy，DBT）一起被称为认知行为第三浪潮，这些方法都与东方佛学密切相关，Hayes 认为这四种方法都是基于正念的认知行为治疗，尤其是 ACT 与佛学的三法印、六度、六盖、缘起论等具有密切联系。越来越多的证据表明，源于西方的认知行为治疗越来越向东方哲学融合，因此，将 CBT 与中国传统文化结合将是未来发展的重要任务。另外，期待未来的研究有助于了解正念和接纳在人类健康中的心理作用，以及如何使它们作为 CBT 有效干预措施中的一部分发挥最大的作用。

认知行为治疗的最新发展趋势称为"第三次浪潮"。"第三次浪潮"中的治疗师通常和接受与承诺治疗联系在一起。接受与承诺治疗及其模型不强调认识的准确性，它们关注的是不同思维和行为方式所具有的实用功能。与结构心理治疗一样，接受与承诺治疗强调个体与世界相互作用的过程，而不是思维和行为的内容。它的创始人 Steven Hayes 认为这种方法属于极端的行为主义，因为它强调的是采取行动以增进心理健康和对现实的适应。由此可见接受与承诺治疗与其他认知行为治疗方法一样，对思维和行为都有所关注。

接受与承诺治疗与其他认知行为治疗的不同之处在于其不仅关注特殊情境下的认知或者附加给不同经历的评价和意义，也关注评价过程本身。因此接受与承诺治疗关注的是"元认知"过程，比如担心自己会担心，或者因为自己会抑郁而痛苦。关注元认知就是对于"注意"的关注，即对事件、情绪和思维的评价过程保持警觉。

另一方面，接受与承诺治疗模型认为改变能够以不同的方式发生，这是第三次浪潮中很多治疗模式的基础。因此尽管认知行为治疗中问题解决、自我控制和认知重建这些方法重视对认知和行为的评价，认为当其与情绪困扰或疾病有关时需要改变这些认知和行为，然而第三次浪潮中的治疗方法却有过不同的观点，它们认为有时需要做出的"改变"是认识到元认知过程是错误的，因此没有必要做出直接的认知和行为改变，相反应该转而接受目前正在经历的痛苦或处境并做出元认知的改变，比如从"这种经历难以容忍，我必须对这个问题做点什么"变为"这种经历是生活的一部分，我可以保持观望态度，不必直接改变它"。后一种思考方式减轻了患者试图解决慢性或重复性问题的压力，使患者放松并能够在生活中做出目的性强、有创造性的选择。很显然，接受与承诺治疗治疗师强化的是患者对困难情境的接受程度，甚至对患者做出承诺，帮助他们实现其生活中的愿望。一个常见的提问是"如果你没有_____你将做什么？"，然后在治疗师的帮助下让患者做他想做的事。进一步的研究证实，治疗师鼓励患者做出的那些积极的、适应性的行为会被患者的经历所强化，通过这一过程想要改变"问题"的需要就消失了。

正如 Hayes 和其他学者提到的，因为其对认知评价和行为改变的强调，第三次浪潮中出现的治疗方法仍然属于认知行为治疗。然而可以肯定的是，其用于处理症状、痛苦和问题的方法与其他认知行为治疗有本质上的区别，但其与"主流"认知行为治疗的关系仍然不是很清楚。有研究证实第三次浪潮中出现的治疗方法效果很好，但类似研究的数量较少。因此我们将饶有兴趣地等待证明这种方法的疗效的研究。

临床案例与思考

基本情况：患者男，30 岁，已婚，初中文化，来京务工。因人多时焦虑、紧张、心慌，回避社交 5 年。主动独自就诊。患者在 5 年前回老家时莫名地感觉紧张，自卑，不愿出门。与亲戚朋友在一起时不知该说什么，觉得自己很傻，大脑一片空白，紧张、心慌。渐出现与同事在一起时也控制不住紧张，脸上肌肉跳动，心慌，出汗，头皮麻，大脑一片空白，不知所措，因此回避社交场所。

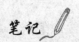

胞3行2,性格内向、自卑、胆小,自我要求严格。母亲强势,总是批评指责,父亲懦弱胆小。

治疗设置与过程: 每周1次,每次50分钟,共15次。

(1)第1~3次治疗:搜集资料并初步形成工作假设和治疗计划;建立治疗联盟;制订治疗目标:工作环境的"主观痛苦程度"(SUDS)评分为2~3分;回老家探亲时的SUDS评分为3~4分。

(2)第4~5次治疗:围绕社交焦虑障碍的认知行为模型展开评估和治疗,并形成横向案例解析,具体治疗内容如下:①引入自动思维的概念。②通过"苏格拉底提问","箭头向下技术"识别与问题相关的自动思维,如:"他们都在看我,我很傻,我做什么都不对,他们在捉弄我,我会大脑一片空白……"③以社交焦虑障碍的认知行为模型为理论基础,结合患者自身症状,与其讨论分享社交焦虑障碍的3阶段模型(预期阶段、情景暴露和事后加工),对以上每个阶段进行详细具体的横向解析,从而使其理解社交焦虑的恶性循环,让患者意识到社交情景中的歪曲自动思维(别人都在看我,他们在捉弄我,他们会笑话我,我不知道说什么)和自我社交形象的负性预测(我很傻)是产生社交焦虑的主要原因。④通过对"安全行为/自我关注"的利弊分析使患者认识到症状持续存在并加重的原因,为下一步的行为实验和暴露奠定治疗基础,激发治疗动机。

(3)第6次治疗:通过人生线技术与患者共同完成纵向案例解析,让其领悟目前自身问题的易感因素和维持因素,启发患者思考如何解决目前的问题?同时使其社交焦虑的问题正常化,减低其病耻感。

(4)第7~9次治疗:①复习横向解析。②通过苏格拉底提问动摇患者的热点自动思维"别人都在看我,笑话我特别傻""他们在捉弄我"的歪曲认知,并进一步引导患者进行行为实验(关注外部线索的注意力训练),验证想法是否符合现实。③通过苏格拉底提问和行为实验产生新的符合现实的认知:"我感觉大家都在看我,但感觉未必是现实,我可以去验证一下""他们觉得和我关系好才会和我开玩笑",并将新的适应性认知做成应对卡片。

(5)第10~13次治疗:以暴露练习为主,辅以聚焦于外部线索的注意力训练,具体治疗内容包括:①暴露的原理及过程。②建立焦虑等级清单。③识别焦虑情景中的安全行为。④教授并练习注意力训练。⑤以家庭作业的形式来实施现场暴露。

(6)第14~15次治疗:准备结束治疗,预防复发。

通过15次的治疗,患者的社交焦虑明显好转,Liebowitz社交焦虑量表分由49分减至26分。

思考题:

1. 该患者的社交恐惧是如何形成和发展的?
2. 在患者的治疗中应用到CBT中的哪些具体技术?

(李占江)

第七章　家　庭　治　疗

学习目标：

1. 掌握　家庭的概念及功能；家庭治疗与个体治疗的差异；家庭治疗的基本理论；系统式家庭治疗、鲍恩系统家庭治疗、结构式家庭治疗及体验性家庭治疗的特点和差异。

2. 熟悉　家庭治疗的一般程序；家庭生命周期的发展阶段；家庭治疗的操作技术；家庭治疗与个体治疗的差异。

3. 了解　家庭治疗的发展史。

家庭是我们感知世界最初的发源地，是社会的基本组成单位，在我们众多的人际系统中，家庭是最初接纳我们的地方，对个体个性的形成产生最为重要的影响，它是儿童社会化的主要场所，在家庭中我们学到一些基本的规条，它将影响我们看待世界、他人、自己的角度，也影响我们与他人互动的方式。良好的家庭不仅维持其自身系统的稳定、保障成员安全，也鼓励成员实现个人的潜力并进行自我探索和自我实现。因此了解并关注家庭是非常重要的，这让我们更好地认知家庭的功能和作用，并为个人成长和改变提供重要的资源。

第一节　家庭治疗概述

一、家庭研究及理论简介

（一）家庭的概念

传统概念为两个或两个以上的人由于婚姻、血缘或收养的关系所构成的一个整体；新近的含义为生物学关系、情感关系或法律关系连接在一起的一组个体。

（二）家庭的功能及影响

1. **经济功能**　家庭为成员提供生活必需品，是整个系统的物质基础，家庭通过提供固定生活场所、衣食住行的支持，为家庭成员提供安定的感受。

2. **生育功能及性爱功能**　个体通过进入婚姻生活来繁衍后代，保障家庭种族的延续性。性生活是家庭中婚姻关系的生物学基础，性爱功能与配偶间的情感联结、生育等行为密切相关，社会通过婚姻制度使之合法化、规范化，使家庭成为满足两性生活需求的基本单位。

3. **抚养与赡养功能**　在家庭代际关系中存在双向的义务与责任，抚养下一代并赡养上一代。

4. **行为规则与互动模式**　家庭成员在家庭中建立行为规则，并通过彼此的互动模式来影响家庭的互动方式，孩子可以从中学习并模仿符合家庭规则的行为。

5. **社会化功能** 家庭是文化传递、社会学习的场所。家庭成员教导子女社会规范、价值、信仰和理想，培养其适应环境的知识和技能。

6. **情感交流功能** 家庭成员彼此通过情感交流表达爱、欣赏、感谢、认可与接纳等为成员提供精神上的满足。

（三）家庭的类型

1. **原生家庭**（family of origin） 由父母和自己组成的家庭，自己在其中出生、发育、成长，称为原生家庭。

2. **再生家庭**（family of procreation） 长大以后由自己重新建造，组建家庭，自己当家，养育子女的家庭。

（四）家庭生命周期的发展阶段

Erik Erikson 提出的心理社会阶段论将人生划分为八个阶段，每个阶段对应着一种发展关键以及在这一发展关键正常或异常时出现的典型表现。受此启发，Jay Haley 于 1973 年在介绍著名精神科医生、心理治疗家 Milton H. Erickson 杰出工作的书里，提出了家庭生命周期（family life cycle）概念，并将其引入了家庭治疗领域。他认为："症状往往出现在家庭生命周期发生变化、中断之时。此时，症状是一种信号，表示家庭在克服其生命周期某一阶段的问题时遇到了麻烦。"

Carter 和 McGoldrick 将家庭生命周期（表 7-1）从家庭中的子女成年期开始划分，共有六个阶段。以下简介各个阶段对应的情感发展过程，以及家庭在每个发展时期应该做出的适应性变化。

表 7-1 家庭生命周期

家庭生命周期	情感发展过程关键	要求的变化
1. 子女成年	接受亲子分离	自我与原生家庭分化；建立亲密伙伴关系；在工作中建立自我
2. 通过婚姻建立家庭：年轻夫妇	承担新人际系统的责任	成家；调整与家庭和朋友的关系
3. 养育幼年子女的家庭	接受新家庭成员	接受父母角色；调整夫妻关系，给孩子空间；调整与原生家庭及祖父母的关系
4. 养育青少年子女的家庭	增加对于家庭边界的弹性；容忍子女的独立性	调整亲子关系，使孩子学会处理家庭内外关系；重新关注婚姻与事业；开始操心赡养老人
5. 子女解离、求偶、结婚	接受家庭成员离开及新成员进入	调整夫妻间二人关系；与子女发展成年人之间的关系
6. 晚年的家庭	接受代际角色转换	保持亲密夫妻关系、功能；注意生理状况改变；选择家庭及社会角色；用老年人经验与智慧支持子女的中坚角色、空间；支持上辈，但不过多授权；处理配偶、同胞、老友亡故；直面自己的后事；回顾人生

家庭生命周期的观念对于家庭治疗师的临床工作提供了一种关于时间历程的发展观，有利于将横断面的、具体的、内容性的临床问题置于纵向的历史维度进行考察。当一个人在生命周期的过渡点上出现停滞或不能很好地做出调整时，则会出现相应的问题。

（五）如何看待家庭的正常与异常

对于家庭是否正常、幸福，不同的人出于不同的文化价值观、人生经历，会有迥然不同的看法；就在家庭治疗师之间，也存在不同的"常模"观。例如，系统式家庭治疗师与结构式家庭治疗师之间就有分歧。

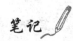

笔记

Hoffman 认为，"正常"的定义是社会性的建构，受到主观的世界观和文化的影响。有人总结了 4 种关于"正常"不同的观点（Offer &Sabshin）：①没有麻烦问题、没有症状：这是医学的观点，注重负性、排除性标准。②处于平均水平：体现统计学观点，平常即正常，见怪不怪。③健康：属于理想观点，要求家庭具备美好的、应该的特质与功能。④系统中的基本互动过程顺畅：这是系统思维的观点，兼顾平常与理想功能，重视系统成员间，以及各种生物、心理、社会变量间的互动。

按照建构主义的看法，上述这些观点其实无所谓对错。所以，以下两种看似对立的论断各有道理，但只是具有相对的正确性。

托尔斯泰说过："幸福的家庭都是一样的，不幸的家庭各有各的不幸。（All happy families are alike, every unhappy family is unhappy in its own way.）"

而纳伯科夫确认为："幸福的家庭多少会有不同，而不幸的家庭却总是类似。（All happy families are more or less dissimilar, all unhappy ones are more or less alike.）"

对上述问题最为详尽的论述见于 Froma Walsh 在 20 世纪 80 年代开始主编的《正常家庭过程》一书，现在已经出版第四版。她和其他作者认为，当家庭治疗发展到一定程度时，肇始于临床精神病学、精神分析的家庭治疗需要全面、广泛而坚实的理论基础，尤其是需要突破对病理现象、缺陷问题的狭隘关注，需要对于所谓"正常家庭"的观察、测量、解说与促进的方法。他们概述了近几十年来不同文化背景之中与家庭生活相关的方方面面，让家庭研究与家庭治疗与时俱进。其中，最重要的是对家庭中的健康、积极力量的重视，对家庭面临大环境、小环境变化和压力时所具有的弹性、复原力、适应性与发展性的推崇和礼赞。

二、家庭治疗的概述及基础理论

（一）概述

1. 家庭治疗是以家庭为干预对象，通过会谈、行为作业及其他非言语技术消除心理病理现象，促进个体和家庭系统功能的一类心理治疗方法。它关注家庭成员的互动关系及其模式，并从中寻找个体心理问题的根源。在家庭治疗中，家庭作为一个整体参与到治疗中，治疗师通过改变家庭成员的互动方式，发现问题产生的家庭动力机制，从而解决个体或家庭所共同面临的问题。

2. 个体的异常心理及行为，不仅仅是发生于个体内部的过程，而且也是社会现象，受到人际系统内互动模式的影响，或者其本身就是对于系统过程的反应或干预调节。家庭治疗不仅仅关注患病的个体，而且是把个体放在家庭的背景中观察，注意家庭系统的偏常现象。

（二）家庭治疗的流派分支

由于有来自精神分析、行为治疗、人本主义治疗、催眠等多种流派的理论和技术，也有由于受到系统论、控制论、信息论和其他一些社会、文化、哲学思潮影响而发展的独特理论，家庭治疗有多种流派、分支。

按治疗目标，可以分为：①解决家庭问题（如策略式或行为家庭治疗）；②中间形式（结构式家庭治疗）；③重塑家庭（如精神分析、萨提亚系统式家庭治疗及家庭系统治疗）。

按治疗技术的风格，或干预的主要作用方向，可以分为：①理智性；②体验性；③行动性。

现在，家庭治疗不同流派、分支之间并非壁垒森严，而是互相融合、共同发展、对外扩展。例如，系统式治疗（systemic therapy）是作为家庭治疗的一个分支发展起来的。后来，系统思想不但逐渐影响了大多数家庭治疗师，而且还作为一种基本思想，被接纳进入个别治疗、集体治疗和大型组织 - 机构咨询之中，成为日益重要的一类治疗，以至于出现了用"系统式干预"涵盖所有以系统理论为指导思想的个别治疗、家庭 - 婚姻治疗、团体治疗的倾向。

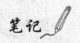
笔记

（三）家庭治疗发展中的基础理论

1. 家庭治疗的系统论 20 世纪 40 年代，奥地利的生物学家 Ludwig von Bertalanffy 提出一般系统论的观点。他指出任何实体都是依靠它的各个部分互动来维持，从原子到宇宙。一个系统由小系统组成，同时也是大系统的一部分。系统是自我组织、自我生产、自我修复、自我复制的生存单元。不仅指由物理、化学过程构成的生命体，也包括由交流、互动构成的社会系统，社会系统内各个成员之间的相互交流，以及由这些交流所引发的生理、心理过程及其后果，如思维、情感及相应的神经递质改变，精神障碍、心身疾病。根据系统论，家庭也可以理解为是由互相关联的个体和子系统以血缘、婚姻、家族文化的代际传递、行为反馈等复杂方式自我组织起来并持续发展的开放系统和因果网络；家庭内部及家庭与外界之间发生的各种交互作用，就是系统内及系统受外部影响的控制过程。

以此相应，"系统（式）思维"（systemic thinking）是指一种观察、描述的方法。从某成员与其他成员的关系出发，而非由内因来解释其行为。系统式的观察方法总要把个体行为与一种具体情境和整个观察框架联系在一起。这种情境不仅对理解患者的行为非常重要，对于观察、反思医患关系，以及评估医疗干预的作用和副作用也同样如此。

家庭系统论的主要原则：A 系统大于部分之和，例如一块手表的功能大于齿轮与弹簧之和，当众多事物组成一个新的系统时，新的事物出现。这个观点提醒我们家庭作为一个系统不仅仅是人的集合，还呈现系统内外不同的人际互动。B 家庭是一个开放的系统，不断与家庭外系统发生交互作用。系统层次包括五个部分：社会、政治、经济、文化；社区、工作、朋友；扩大家庭；核心家庭；个人。家庭成员在以上五个层次不断发生交互作用。C 将家庭系统视为生命有机体，而非机械装置。这意味着家庭系统将通过持续不断的努力让系统生存下去，并可以积极、主动地去创造。

2. 家庭治疗的控制论 控制论是家庭治疗模型中最初被提出的一个模型，它将家庭系统看作是一个自动控制系统，在这个系统中有"专门的调节装置"控制系统正常运转，维持系统的稳定和系统所需的功能。整个系统是一个信息交流的过程，控制是通过信息的传递、变换、加工、处理来完成信息交流。控制论帮助我们去理解家庭是如何运转的。家庭系统在获得信息的过程中，通过反馈通路来控制和维持系统的稳定。反馈通路包括与外部环境系统有关的信息，也包括系统内部的相互关系信息，通过反馈通路建立输入（原因）和输出（结果）的联系。在反馈回路中，每个元素都对下一个元素产生影响，直到最后一个元素将积累的效应反馈至初始的部分。图 7-1 中可见 A 影响 B，B 影响 C，C 再反馈回来影响 A。根据反馈在系统中不同的作用和特点，分为正反馈和负反馈。负反馈维持系统稳定运行，正反馈则需要改变这个系统。

举例：梵天的母亲是一个非常能干的女强人，事业有成。父亲性格内向，情感冷漠，缺少沟通。正反馈回路：当母亲指责父亲，父亲与母亲互相争吵，梵天与父亲关系亲密纠结，对母亲感到愤怒，认为母亲是始作俑者，并将满腔怒气发泄在母亲身上，而母亲认为梵天对自己的怨气都是父亲没有教育好而造成的，便进一步指责父亲，整个家庭失去控制，进入恶性循环中。当出现正反馈通路时家庭需要做出改变。负反馈回路：当母亲指责父亲，父亲沉默不语，儿子靠近父亲并为父亲辩护，母亲能够控制自己的情绪，允许儿子表达自己的看法，并反思自己的行为，儿子停止抱怨，维持家庭的稳定。负反馈常常可以维持系统的稳定。

3. 家庭治疗的建构主义 上述的两大理论帮助我们理

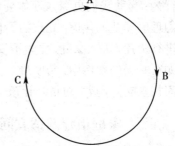

图 7-1 梵天家庭的反馈回路

A. 妈妈；B. 爸爸；C. 儿子梵天

图中每个元素都对下一个元素产生影响，直到最后一个元素将积累的效应反馈至初始的部分。可见 A 影响 B，B 影响 C，C 再反馈回来影响 A

笔记

解了家庭系统运转的方式及家庭作为一个系统的整体观。但忽略了重要的内容，即家庭成员的信念影响他们每个人的行为，文化促成了这些信念的形成。Foerster 1981 年对神经网络的研究发现，我们无法像照相机一样准确、完整地记录世界，而是通过不同的经验来记录有差异的世界。每件事物都要通过观察者思想的过滤，意味着我们带着自己的主观体验看客观世界。这个观点警醒我们，我们每个人的认知系统将影响我们家庭生活中的方方面面。20 世纪 80 年代，由于建构主义的盛行，家庭治疗的观点从关注行为和人际交往发展为关注认知及个人内在信念。建构主义帮助我们透过行为去观察我们的感受、对事件赋予的意义和我们的建构方式，并帮助我们看到这些建构如何影响我们的生活。

建构主义的核心要点：真理是由人们构建出来的，那么真理具有相对性；由于不同的人构建自己的内在世界方式不同，对事物的理解与看法、感受、外在行为也不同；通过语言沟通，人们可以产生相似并相对统一的社会构建系统，因此个人的信念非常深远地受社会文化的影响；人们看待事物的视角不是由眼前的事物决定的，而是由他的经验、他所处的社会群体及他所从事的社会活动决定的。

4. 依恋理论 当治疗开始关注家庭系统、家庭的运转模式及个人的信念时，很多治疗师将关注点放在人与人的依恋关系上。依恋通常是指亲子之间形成的一种亲密、持久的情感关系。当婴儿为了维持和靠近母亲或主要照料者时所出现的行为称为依恋行为。依恋可以让婴儿在危险或面临压力时，寻求亲近，这是自然选择过程中的进化，它帮助我们存活下来。婴儿对依恋对象的信赖程度越高，越容易将依恋对象视为安全及舒适的来源，体验到更高程度的安全感。有安全依恋的婴儿对照料者有充分的信心，同时与外界互动时也信心十足；而非安全依恋关系的婴儿则缺少这种对照料者的信心。研究表明，幼儿早年与母亲及主要照料者分离后，出现一系列反应，包括"反抗""失望""疏离"。Ainsworth 提出依恋关系中个体间的重要差异在于依恋是否具有安全性。她与同事（1978）设计了陌生情境测验（strange situation test），评定 1 岁婴儿对其母亲的依恋的安全性。将依恋关系分为 3 种类型：①安全依恋（secure），这类婴儿在母亲陪伴下，可以自己愉快地玩玩具，并不总需要母亲的参与。当母亲离开时表现出痛苦的感受，当母亲返回时，婴儿主动与母亲联结，情绪得到平复并再次回到游戏中。②不安全依恋，回避型（insecure-avoidant），这类婴儿的反应与母亲是否在场关系不大，母亲离开也不会感到担心或忧虑，重聚时缺少与母亲的主动联结，表现为回避行为。③不安全依恋，反抗型（insecure-ambivalent），此类婴儿对母亲的离开感到愤怒，常表示强烈反抗，当母亲回来后，又出现"余怒未消"，他们在重聚时既想得到安慰，又想惩罚母亲。当我们在治疗中应用依恋理论时，这一新的视角帮助我们理解婴儿不同的外在行为；帮助我们更深入地体会愤怒和防御背后所隐藏的依恋关系中的恐惧和弱点；帮助我们理解婴儿的焦虑；儿童的不良行为可能是不安全依恋的反应。治疗师可以运用依恋理论进行治疗，进入家庭，探索不安全的依恋关系，帮助家庭重新找到新的安全的依恋方式，例如在梵天的案例中，帮助母亲变得温和而宽容，帮助父亲更加积极、主动，鼓励他们彼此之间相互支持，减少对抗。让孩子感受到更多的理解和认同，添加新的依恋体验。

三、家庭治疗的适宜问题——适应证与禁忌证

在现代心理治疗领域里，家庭治疗算是刚步入壮年的一支。20 世纪四五十年代，精神分析仍处于极盛时期，一小批精神分析师不满足于以个体为单位的心理干预，联合其他学术领域—如人类学、心理学、社会学与社会工作、传播学的专业人员，借用来自系统论、控制论、信息论等倡导的新思维模式，将观察的视野扩展到了最普遍的人际系统—家庭。到了六七十年代，家庭治疗在西方社会遍地开花，成为几乎家喻户晓的心理帮助模式。到了八九十年代，家庭治疗日渐成熟，应用范围除了处理精神卫生问题之外，还扩展到了针对各

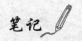

种行业、人群提供服务。

家庭治疗的临床适应证较广，适用于青少年期的各种心理障碍、各种心身障碍、夫妻与婚姻冲突、躯体疾病的调适、重性精神病恢复期等。

家庭治疗主要用于核心家庭中，即父母与子女住一起的家庭。符合下列方面的情况均可进行家庭治疗：①家庭成员有冲突，经过其他治疗无效；②"症状"在某人身上，但是反映的却是家庭系统有问题；③在个别治疗中不能处理的个人的冲突；④家庭对于患病成员的忽视或过分焦虑于治疗；⑤家庭对个体治疗起到了阻碍作用；⑥家庭成员必须参与某个患者的治疗；⑦个别心理治疗没有达到预期在家庭中应有的效果；⑧家庭中某一成员与他人交往有问题；⑨家庭中有一个反复复发、慢性化精神疾病的患者。

家庭治疗的禁忌证是相对的。只有在重性精神病发作期、偏执性人格障碍、性虐待等情况下，不首选家庭治疗。

四、家庭治疗与中国

与西方社会近 60 多年的热闹境况相比，在最为重视家庭价值的中国文化里，将家庭作为心理健康的研究单位，有着深厚的培养土壤。家庭治疗有众多分支，1988 年首先由德国人 Helm Stierlin 和 Fritz B.Simon 传入中国并形成影响的是系统式家庭治疗，随后，Minuchin 的结构式家庭治疗得到较广的普及。近十年来，体验性家庭治疗（Satir 模式转化式家庭治疗）也在中国得到传播，后现代主义的观念和方法如叙事疗法受到很多专业人士的喜爱。尽管家庭治疗在中国发展只有不到 30 年的历史，但我国紧密的家庭代际关系、深厚的社会文化都为家庭治疗的发展提供了最为有利的条件，使得家庭治疗在中国心理治疗中越来越被重视。

在我国有得天独厚的条件这首先是因为中国家庭数目庞大，但过去 60 多年里在结构、功能上发生的变迁过于急剧。最突出的例子是：儒家文化传统在家庭生活中丧失了统摄地位，大家庭制度瓦解，核心家庭成为主要的家庭模式；近 30 多年来实行的独生子女政策、老龄化，大规模的人口流动、迁移，使亲子关系过度紧密与过度疏离并存等。在社会整体迅猛发展、变化的过程中，家庭要面对的挑战十分艰巨和复杂，形成了对于家庭研究、干预的巨大需求。再者，正常或异常的家庭模式其实尽管千差万别，还是有一定的跨文化普遍性。我们可以借鉴其他国家在过去几十年里积淀的成果，针对具体的国情，进行内容丰富、有深度的研究与实践。

我国的一些精神科医生、心理治疗师 20 多年来一直从事家庭动力学、家庭治疗的临床、科研和教学培训工作，对家庭治疗的跨文化移植及本土化发展积累了不少经验和教训，对这个领域的未来也充满了信心。大量科研成果及临床案例说明，中国的家庭治疗师在初期可以直接借用已有的理论框架和大多数实用技术，来对中国家庭进行观察、描述、理解、解释和干预。在此基础上，应该根据中国文化背景、社会现实及其动态的发展变化，进行理论的改良、创新，并且发展有文化适应性的关系技术、促进变化的技术。

第二节　家庭治疗基本理论

一、家庭治疗发展简史——流派及代表性人物

（一）精神分析学说的影响

家庭研究及家庭治疗作为一个相对独立的专业领域，是在 20 世纪中叶出现的。不过，在此前的精神分析、社会工作、家庭教育及婚姻咨询工作已经有些萌芽出现。

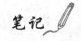

笔记

弗洛伊德已经涉及家庭内部动力学的问题，提出了众所周知的"俄狄浦斯情结"。奇怪的是，尽管强调早期家庭关系对于人格发展和症状形成具有核心性意义，他却不愿意在其临床实践中与患者的家庭成员进行交谈。

在阿德勒和荣格的著作中可以很清楚地看到，他们更加关注家庭关系。他们提出的某些思想被后来的研究者们接受、运用。在讨论人们取得公平感和权力感的可能性时，阿德勒指出，对有些人来说，进入疾病状态中的行为，可能是他们支配和操纵社会环境的手段，而其他人可能是通过公开的战斗去达成这种目的。荣格则强调说，父母亲没有经历过的生活，没有满足的需要，对于其子女的影响远远超过其他因素。

苏利文（Sullivan）通过其明确的人际取向的思想影响了大量的精神分析家，这些人有很多为日后建立家庭治疗学作出了贡献。他是第一个声称并且展示了精神分裂症可以通过心理治疗痊愈的人，他始终追求精神病学、自然科学和社会人文科学的合作。

50 年代是家庭治疗的奠基年代。根据高登拜克（Goldenberg）的意见，有五种相互独立的学科及临床发展为家庭治疗的出现提供了舞台：

1. 精神分析治疗被运用于更广泛的情绪问题，包括扩展到整个家庭的问题。
2. 一般系统论主要研究互相关联的、构成整体的各部分间的关系。
3. 对于精神分裂症患者家庭的研究　家庭在疾病形成中的角色受到特别重视。
4. 儿童教育及婚姻咨询两个领域的发展。
5. 对新治疗技术，如集体治疗的兴趣日益增长。

在此阶段，所谓的"第二代精神分析家"继续扮演着主角，但由于与系统理论和控制论的结合而修正了经典的精神分析学说。

（二）20 世纪 50 年代的先驱者

对精神病患者的家庭进行家庭治疗的第一个案例，是由克里斯蒂安·米德尔福特（Christian Middleford）做的。但是这一项开创性的工作几乎无人知晓。

1951 年，心理学家约翰·贝尔（John Bell）在伦敦听说，约翰·包比尝试过将患者的家庭归入治疗。这促使贝尔开始考虑与家庭进行会谈的具体技术性问题，并且在临床上尝试，他建立小组家庭治疗，在治疗中通过小组开放式讨论来解决家庭问题。

那萨·阿克曼（Nathan Ackerman）是一位儿童精神科医生。在从事一项有关失业者精神疾病状况项目的研究后，他坚信情绪问题既存在心理动力学机制，也是由直接的社会条件产生出来的。随后，他开始将家庭作为诊断和治疗的更恰当的单元，他所接受的精神分析培训背景帮助他敏锐地觉察家庭每个成员的内心世界。在 1955 年，他组织了第一个家庭诊断的学术会议，1960 年开办了以他的名字命名的研究所，出版了第一本有关家庭关系的诊断和治疗的书：《家庭生活的心理动力学》（阿克曼，1958），并与唐·杰克逊（Don Jackson）创办了第一个家庭治疗杂志《家庭过程》。

塞奥多尔·利兹（Theodore Lidz）既受过精神分析训练也受过神经精神病学训练。他也是家庭研究的奠基人之一。从与美国的"精英家庭"打交道的经历中，他认为这些家庭没有能够完成恰当的内在结构和角色的分化；有些父母亲互相疏远，满怀敌意地互相竞争，试图从孩子那里夺得孝顺、忠诚、亲近、同情和支持。这种家庭情境被他称为"婚姻分裂"。他将另外一种家庭情境称为"婚姻偏斜"，指的是在这种家庭中，父母中的一方（通常是母亲）常常显示出用一种具有破坏性的方式支配家庭的倾向，而父母中的另外一方常显得依赖、软弱，在这种处境中逆来顺受，并且让孩子将此视为正常。

莱曼·威纳（Lyman C. Wynne）是一名学医的人，同时又十分熟悉社会学、社会心理学和文化人类学。1947 年，他对一些具有精神病成员的家庭进行研究，开始使用"家庭系统"的概念，并提出自己的理论。针对精神分裂症患者家庭中反复出现的、破碎的和缺乏理性的

笔记

交流风格或沟通方式，他们提出假设：含混不明的、令人困惑的交流模式，很可能促成了精神分裂症成员将发生的事件以一种含糊不清的或歪曲的方式进行解释的倾向；反过来，这样一种表现在交流当中的迷惑不清的现象，可能强化了在应付家庭内外的人际关系方面的无能。

莫瑞·鲍恩（Murray Bowen）于1946年在自己的诊室研究精神分裂症孩子与母亲的母子共生关系，在1952—1959年，将精神分裂症患者的主要家庭成员安顿在美国国家精神卫生研究院空场上搭起的木屋中，目的是把这些家庭作为一个个的单元来研究。后来他发展出"家庭系统理论"，体现了精神分析概念和系统论思想之间的结合。精神分析强调自我的发展、代际问题及过去经历的意义，而系统思想则着眼于此时此地构建着的和交互作用的家庭单元。随后Bowen引入父亲的角色创建了三角关系理论。

伊凡·勃思措梅尼 - 纳吉（Ivan Boszormenyi-Nagy）也是一位持"多代观点"的精神分析师。他一直努力尝试将精神分析的概念、客体关系理论与系统理论综合在一起；与此同时，他的眼光却深深放在人类关系现实的深层根源之上。照他的观点，如果要更准确地把握人类存在的实质，人们既要理解个体的现实，又要理解关系的现实，尤其是那些存在于代与代之间的问题，这些问题存在于每一个家庭。他的工作的中心议题是家庭情境中的伦理与公平问题。

与上述几位先驱者相比，卡尔·维塔克（Carl Whitaker）却是以看上去荒诞不经的方式作出了自己的贡献。早在第二次世界大战中，他就发明了一些有创意的技术——使用协同治疗师，将家庭中几代人都拉入治疗，提倡"做活跃、主动的治疗家"，以及运用"荒唐治疗"等。从他的"体验式"观点出发，他把自己故意融入到治疗过程中去，以图在家庭成员之间发展一种轻松、体恤和亲密的关系。例如，他会在治疗过程中将症状之不得体和其他的什么行为方面推至极端，以至于症状的荒唐性甚至对于患者来说都变得显而易见。为了达到此目的，他甚至自己也表现出荒唐的行为或是"创造性的疯狂"来。

通过40年代中一系列关于控制论、系统论的学术会议，一种振奋人心的新的认识论、思想方法诞生了。控制论认为，系统通过反馈而达成其稳定。这就是说，上次操作的结果返回于操作主体，形成对当前功能的自我控制。

格里高利·贝特生（Gregory Bateson）认识到了这些概念对社会和行为科学以及人类交流过程有极高的可用性。他将家庭类比为一个控制系统，将精神分裂症当作一种关系的现象，而非精神内部的病态。由他发展出来的"交流学"的原则后来发挥了重要作用，使得很多临床家将注意力从追求解释"为什么个体会这样那样的行为"，转向了观察在信息交流及形成人际关系的时候发生了"什么"。

1952年贝特生开始观察动物及人的交流中的矛盾现象，或称悖论现象。参加这个项目的研究者包括杰·海里（Jay Haley）、唐·杰克逊（Don Jackson）等人。1956年，这个"帕罗阿多小组（Palo Alto）"发表了精神病学历史上最受争议的观点——"双重束缚"理论。根据他们的说法，童年期的双重束缚是精神分裂症发生发展的决定性因素。

这个概念描述的是这样一种情景：一个个体，通常是一个孩子，从一个对他至关重要的人那里得到矛盾的信息，但后者却禁止他评述这种信息的矛盾性。受到威胁的个体注意到，他不得不以某种方式进行回应，但同时这种回应注定要失败，不管他决定要采取何种回应方式。如果这个孩子反复或持续地暴露在这种毫无出路的境地中，他就学会借助于同样相互矛盾的信息来逃避惩罚，逃避伤害。作为一种防御性的手段，这个个体将从此以扭曲的方式来应付所有的关系，但却渐渐失去理解自己的以及别人的交流行为真正意义的能力。从此个体（孩子）便开始表现出精神分裂症的行为。从这个概念出发，贝特生小组将精神分裂症视为在一个家庭交流系统中"无能"的结果。

133

还有另外两个重要人物的名字与帕罗阿多小组的名字连在一起——弥尔顿·艾里克生（Milton H.Erickson）和弗吉尼亚·萨提亚（Virginia Satir）。艾里克生是一位具有特殊治疗风格的精神科医生，这种风格可将催眠包括在内，又可不含有催眠的成分。他是最佳的榜样，告诉了我们如何处理个体与群体间（包括家庭）的联系，如何处理意识与无意识的微妙联系。当帕罗阿多小组在研究中开始涉及发展家庭治疗这一新生领域时，他在这些方面的临床经验深刻影响了这个小组。

弗吉尼亚·萨提亚受到了帕罗阿多小组的影响，开始在家庭治疗领域中成了一位重要人物。她有清晰灵活、热情感人地进行演讲、教学的天赋，有强大的个人魅力，在书籍中和大众媒介中对于宣传普及家庭治疗，尤其是对帕罗阿多小组的工作作出了卓越的贡献。她在冷静和理智的治疗中添加情感的维度，由于受罗杰斯思想的影响，将人本主义及存在主义、积极心理治疗引入至家庭治疗中，聚焦沟通及情感表达的释放，运用家庭雕塑体验性地帮助家庭建立温暖的氛围，并指导家庭相互接纳和理解，由于着眼点在于家庭的资源和积极正向的改变，为很多家庭带来了希望。

（三）20世纪六七十年代的成长

以上述及的先驱工作如同燎原之火，引发了这个领域的蓬勃发展。在60年代初期，来自其他流派的很多治疗家将家庭治疗视为一种理解精神疾病根源及其治疗的新道路，而不仅仅是一种治疗方法。他们更多地着力于家庭模式的改变，而不仅仅是在一种家庭的背景中处理家庭的问题。

萨尔瓦多·米纽琴（Salvado Minuchin）在一个贫民区进行研究和临床工作，发展了一套适用于低阶层青年违法犯罪者的临床干预技术。在对这些贫穷、受忽视、不稳定并且常常没有父亲和母亲的家庭的研究基础上，他发展了"结构式家庭治疗"。这种治疗着力于解决现实的问题，重视家庭问题出现及持续的社会环境。除了治疗这些贫穷的家庭，Minuchin和他的同事们还感兴趣于心身疾病家庭，尤其是那些具有神经性厌食症患者的家庭。自此以后他的理论和方法发挥了越来越大的影响。

Minuchin强调家庭内的等级组织，家庭系统的完整性以及各个次系统间相互依赖、联系的功能。他认为这是决定个体在家庭中幸福与否的三个重要因素。

Minuchin所谓的"结构"指的是持续起作用的，对系统进行调控的互动模式。这种结构在家庭生活周期中面临不断变化的情况时，应该具有一定的灵活性。家庭的结构（也即互动模式）及其灵活性，帮助我们识别一个家庭的功能模式是否完好。

结构治疗的首要目标是家庭组织性的改变。治疗的前提是，只有在家庭的互动模式改变以后，个体的行为改变即症状的减弱才可能出现。为了达到此目的，治疗家首先考虑的是当前的交互作用、当前的行为，而不是对于过去历史的刨根问底或促进对病态的自知力。他们的风格非常活跃积极，"处心积虑"；应用的干预措施直接针对僵化的、老化的或无效的家庭结构。

60年代末，关于交流和互动模式的理论基础已具雏形，研究者们发明了很多创新性的概念，并为所有系统取向的治疗家们所接受。这里值得一提的有如下几个概念：家庭规则、家庭内稳态、多余信息、标点、对称性与互补性关系，以及循环因果等。

上述这种交流学观点从诞生之日起就发挥了重大的影响，导致了许多新颖的变异与发展。最有影响的一个新模式是策略式家庭治疗。

米兰小组领导人马拉·赛尔维尼-帕拉左尼（Mara Selvini-Palazoni）所建立的并且直到目前还在继续发展的模式，属于策略式家庭治疗，与贝特生的循环性认识论最为吻合。这个模式专注于贝特生著名的定义所揭示的信息——"信息产生于那些能够产生差异的差异之中"。它的特征在于，治疗家注意行为关系中的差异，以及家庭成员感知、建构一个事件

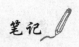
笔记

时所表现出的种类和方式上的差别。

此期还有许多其他模式成长起来。多数治疗师认为,他们的主要工作目标在于改善家庭内的交流;与此同时,改善个体的功能和症状被视为心理治疗的次要目标。因此,适应证不断扩大,精神病学、心理学和社会工作以外的众多专业领域也越来越多地借鉴家庭动力学及家庭治疗的观点和方法,以解释和处理与家庭有关的问题。在心理科学内部,行为主义心理学也开始注意家庭治疗;一些新技术的引入,如单向玻璃和录像设备的使用,为专业培训、治疗家之间的交流及治疗本身提供了更大的可能性和更好的条件。

(四)20世纪80年代以后的家庭治疗——趋向综合与创新

到80年代初,家庭治疗已存在30多年,这个领域通过职业化和国际化已经非常强大,专业杂志的数目已上升到80多种;仅在美国就有数百个独立的机构;大量的、规模大小不一的专业性组织连接着志同道合的同事;国际性的专业大会往往吸引着来自世界各地的参加者。

在不同流派百花齐放的同时,几个主要学术思潮之间综合的趋势也很明显。人们继续进行着严格的自我检验,同时还把注意的目光投向伦理学的、社会文化的、哲学的以及认识论的课题,如与家庭主题有关的乱伦、性别敏感性、暴力、权力、民族、后现代化、自我组织等。

在哲学和认识论的讨论研究中,系统论的概念经历了一场深刻的变革,施崴泽(Jochen Schweitzer)将这场变革总结如下:"写历史的人有时将1950—1980年这个阶段称为'第一控制论'的阶段。这个阶段的主要任务是发展关于被观察系统的理论。与这些知识及"内稳态"中心概念相对应的是60年代及70年代的结构式或策略式的时代。相对80年代以来是'第二控制论'的时代,发展出了关于观察一个系统的观察者的理论。混沌理论,自我组织概念和激进构成主义从80年代初以来对系统治疗的理论和实践产生了巨大影响。对于策略式-斗争式的干预,人们渐渐失去了兴趣,这也许是迫于压力。既然系统终究要做与其自我组织相应的事,既然进一步的发展终究是不能客观描述,也不能通过指令操纵,治疗者和咨询者就改变了他们的角色。他们努力促进对话,在这些对话中,对于现实各种各样的构想被描述出来;这些对话也就是在呈现各种不同的对现实的构想,也就是说,在这些对话中,对现实的不同构想被玩赏、上演着。他们感兴趣于咨客系统的自身逻辑,努力去鉴赏这种自我逻辑对于咨客生活实践的价值或有用性。然后才对他们的咨客假设性的呈现可能的行为、思维和情感方式,以此来扩大咨客进行选择的范围。最后,他们提示咨客自己在产生问题的过程中可能承担的角色,有时候还考虑,结束治疗是否正好意味着问题的结束。"

上述的这一转变以及新的概念体现在各个流派的临床实践中,他们变成了以系统论为指导的家庭治疗家们的共同财富。在一定程度上这些新的思想也影响了以其他方式工作着的非家庭治疗师和精神科医生。这种影响的方式是,这些人至少是片段地在其日常工作中使用家庭治疗的方法,虽然他们并没有从认识论的意义上接受这些新观点。在系统式家庭治疗的实践中,理论基础和方法已有很多不同的变种。

以下重点介绍在我国影响较大的系统式家庭治疗、鲍恩家庭系统治疗、结构性家庭治疗及体验性家庭治疗。

二、家庭治疗的重要流派及其理论

(一)系统式家庭治疗

1. **概述** 系统式家庭治疗在整个家庭治疗的体系中占有非常重要的地位,也是最早传入中国的家庭治疗模式。1987年中国4位著名的专家远赴德国考察,并于1988年将系统式家庭治疗从德国引入中国昆明,通过中德心理治疗讲习班将系统式家庭治疗正式引进中国,

笔记

在中国的治疗界刮起了治疗新风尚，培养了很多高资质的家庭治疗师，为中国的心理治疗事业作出了重要贡献。系统化的观点将"生物－心理－社会"医学模式应用在整个治疗的始终。它影响了家庭治疗师的视角，将家庭作为一个系统来看待，家庭的成员是家庭系统的重要组成部分，每个家庭都深刻地被家庭所影响，同时也反过来影响家庭的系统。家庭互动之间不是直线性的互动，而是相互影响和制约的。很多家庭治疗流派都将系统化的观点、视角融入自己的流派体系中。系统式家庭治理起源于策略治疗和米兰系统式治疗。

（1）系统的概念与系统式思维：系统是自我组织、自我生产、自我修复、自我复制着的生存单元。不仅指由物理、化学过程构成的生命体，也包括由交流、互动构成的社会系统，社会系统内各个成员之间的相互交流，以及由这些交流所引发的生理心理过程及其后果，如思维、情感及相应的神经递质改变，以及精神障碍、心身疾病。以此相应，"系统（式）思维"（systemic thinking）是指一种观察、描述的方法。从某成员与其他成员的关系出发，而非由内因来解释其行为。系统式的观察方法总要把个体行为与一种具体情境和整个观察框架联系在一起。这种情境不仅对理解患者的行为非常重要，对于观察、反思医患关系以及评估医疗干预的作用和副作用也同样如此。

（2）互动意识：系统思维重视环境对个体的影响，但又不认为具有自主性的个体可以轻易地被外界直接影响，而是同时强调人际互动中的个体对情境的整体认知和评价。也就是说，家庭治疗不谋求直接的说教或干预。

在早期将人当作"无意义机器"的所谓"第一控制论"阶段，家庭治疗师也受到行为主义的影响，把人当作"黑箱"来对待，注重刺激与反应之间的简单对应关系。后来，人们重视人际系统网络中个体自主性对于系统自我组织的重要性，引入博弈论观点来分析人际互动，提出有关人际关系及人际冲突的基本模式。

Bateson、Mead 在 20 世纪 30 年代指出，人际关系的基本模式有"对称"和"互补"两种。

Fritz B. Simon 在 90 年代提出人际控制、操纵的四种基本方式，也就是一方欲让另一方与自己达成共识、与自己保持一致时常用的手段：①威逼；②利诱；③共情与理解；④信仰。他把前两种归为"基于生物学硬性规则"，把后两种归为"基于社会性软性规则"。这个分类法对家庭治疗的启示是，人们在人际互动中常常错用了这两类规则，因此就产生了矛盾和冲突。更进一步，他提出了人际关系的四种类型：①支持——和谐、一致；②反对——强冲突；③既支持又反对——弱冲突；④既不支持也不反对——弱冲突。

这四种关系普遍存在于人类生活的各个层面与领域。在临床上，家庭治疗师应用这样的类型学说对家庭动力学进行观察和分析时可能会发现，心身疾病患者的家庭成员的特点是，他们之间往往会频繁产生各种弱冲突，却又陷于其中、不能自拔，因此容易出现精神动力学所说的"躯体化"倾向。

（3）沟通模型：在《人类沟通的语用学》一书中提到包括语言在内所有的行为都是沟通，因此语言与非语言的行为都是沟通的外在呈现，所有的行为都携带相应的信息。沟通将影响我们的外在行为。那么人类沟通有两个原理：第一，人们总是在沟通，不管他是否表达语言，他都在沟通，有时我们沉默不语也是沟通，有时我们愤怒的眼神也是沟通；第二个原理，沟通的内容表达信息，而信息规定了相应的行为，同时也显示出了沟通者之间的关系。信息是有功能的，有些时候信息是一份通知，比如说"妈妈，我明天要考试"，有时信息在发号施令或表达请求，比如说"妈妈，姐姐抢我的玩具"，那么意味着你可能要为你的孩子做些什么，这个命令需要结合语境才能知道孩子表达的是命令你去制止姐姐的行为，还是请求你的援助，我们通过沟通的内容和沟通者的关系了解信息的内涵。例如一个 5 岁的女孩愤怒地对自己的爸爸说："爸爸你为什么总是看手机"，可能提示她对爸爸感到不满，爸爸和她的关系是疏离的，一方面表达愤怒，一方面有可能传递一个请求，请你花时间关注我一下。

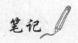

（4）基于个体心理病理的循环因果观点：基于系统的观点，一个有痛苦心理体验、行为异常的患者，其病态并不仅仅是内在的生物学因素构成的因果链条的最后一环，而是各种内因与外因之间互动关系的过程性、动态性表现，而且可能是复杂因果关系网络中还要继续起到影响作用的动因；病理心理或行为既可被视为众多因素的结果，也可以被看作是对系统中的因素、状态产生的积极反应、调节乃至干预。换句话说，一个精神症状也许是"有功能的"。但是，这些功能也许是代价太高的选项。

前述的"双重束缚"情境是一种典型的"无结局游戏"，身处其中的人均进入了恶性循环，分不清谁是因谁是果。再比如婚姻中争夺控制权的"对抗升级"式的夫妻冲突，常让旁人有"清官难断家务事"之感，因为肇事者与受害者在不断地互相转换角色。

在遭遇困难、麻烦时，人们针对问题做出的反应，包括竭力用来解决问题的办法，有可能对问题起到火上浇油的效果。"再加一把劲！"对系统失衡进行矫正的过程中可能加大失衡，把日常性的困难变成真正的麻烦问题，把小问题加重为大问题。

所以，20世纪六七十年代的策略治疗，提出了"解决问题的办法即是问题"的观点，并且提出了许多类似中国道家哲学、佛教禅宗修炼的临床方法，如"以毒攻毒"般的症状处方、悖论干预，或"无中生有"般的"奇迹提问"技术，用于打断由于人们过度痴迷于理性、执着于短期利益而造成的恶性循环或僵局。20世纪80年代以来，一些受到后现代思潮影响而发展出来的理论和技术，提倡心理治疗中的"共同创作""协作"的理念。有人用人本主义心理治疗的方法激发潜能，还有人着力于提高创造性，均是尊重个人自主性、针对人际系统进行积极扰动，促进其自我组织的努力。

2. 正常家庭的发展　系统式家庭治疗的观点认为正常的家庭如同生命系统一样。具有两个特点，第一，在环境改变时，通过负反馈循环可以维持系统的稳定性。第二，在环境改变时，做出相应的调整和改变，通过正反馈循环做出改变以适应环境的要求。例如胰岛A细胞分泌的胰高血糖素使得血糖升高，而升高的血糖又反馈至胰岛A细胞，抑制A细胞的活动。所以当血糖升高时，通过负反馈机制维持系统的稳定性。但有些时候需要通过正反馈来迎接改变，例如分娩时，下丘脑分泌的垂体激素就是正反馈调节，分娩时催产素促进子宫收缩，将胎儿娩出，而子宫收缩及胎儿娩出的过程又刺激催产素进一步分泌，而迎接新生命的到来。关于家庭正负反馈可以详见控制论的介绍。总之家庭既需要负反馈维持系统的稳定，也需要在相应的时候做出正反馈迎接改变。米兰学派认为家庭知道如何可以更好地发展，而治疗师要做的很重要的就是让家庭知道整个家庭运转的模式、隐藏的信息和秘密，通过检视这种模式来做出改变。

3. 系统化家庭治疗的原则　假设-循环-中立。在治疗的初始了解整个家庭的概况，对家庭互动模式、家庭沟通模式进行评估和假设，在几次会面之后证实或驳斥这个假设，假设认为被索引的患者其实是为了维持家庭固有的平衡，对家庭起保护作用；治疗师通过循环提问，了解家庭的互动方式、成员间的关系、沟通的内容和沟通者之间的关系状态，沟通信息所影响的行为，循环提问的方法详见第三节；治疗师在中立的位置上，通过好奇心对家庭提出问题，通过家庭互动发现家庭的模式，不做道德及价值判断。帮助家庭做积极再定义和仪式感，重塑家庭的认知。

系统或家庭治疗的关键点：

1. 系统化治疗的三条原则。

2. 沟通的两条原理。

3. 人际关系的四类模型。

4. 循环因果的含义。

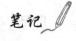

137

（二）鲍恩家庭系统治疗

1. 概述 在家庭治疗的众多先驱中，鲍恩（Murray Bowen）强调深入研究原理而非仅仅注重实用技术的应用。鲍恩在精神分析的基础上拓展了我们对人类行为的理解，从家庭系统的视角下观察个体如何保持独立性。鲍恩认为家庭的互动网络以及家庭每个成员的思想及感受塑造了整体的家庭生活，一些个体与整个家庭融合而丧失了自我选择和判断的能力。他从家庭的网络关系中寻找问题家庭的成因并找到适合的解决方案。鲍恩的治疗深受系统论及精神分析的影响，他提出了八个相互关联的核心概念，构建了自己的理论体系，包括三角关系、自我分化、核心家庭的情感历程、家庭投射、代际传递历程、情感隔离、同胞位置、社会情感历程。其中他认为自我分化与三角关系是其理论的核心，以下详述几个重要概念。

（1）自我分化（differentiation of self）：是鲍恩理论的基石，指人们面对焦虑时仍然可以避免自动化的情感反应，而是选择富有弹性及更有策略的方式应对。自我分化包含两个层面：内心层面及人际层面。内心层面意味着个体在遇到问题时将理智与情感区分开来的能力，也就是说当处于压力状态时内心状态是由理智掌管，还是被感受驾驭。当自我分化差的时候，个体被情感所操控，难以将事实与情感分开。因此出现两种最为常见的表现，一种为过度的情感依附，缺少主见，犹豫不决，害怕负责任，不敢做决定；另一种为过分地在乎自己的看法而忽略他人和情境，表现出焦虑、易怒。外在的行为表现为第一种过分依赖他人，不敢表达自己的真实想法，认为别人是对的，害怕出错，瞻前顾后；第二种行为表现为焦虑、急躁，喜欢掌控，行为专断，逆反。当自我分化良好的时候，个体可以掌控情感，抑制情感的过度反应，而不被情感所左右，在压力状态下可以理智地进行分析、评估，因此具备平衡情感和理智的能力。人际层面意味着个体在人际关系上是否成熟，个人与他人既有亲密又可以保持独立的能力。自我分化差的人在人际层面上也常有两种表现：一种为过度地与人体验到亲密，过分依附他人，而丧失了自己的独立性，与人纠缠在一起；另一种为缺少亲密体验，过分地展示自己的独立，而疏离他人。行为上要么过度情感依附、忽略自己的价值，在意他人的评价，要么过分自我，拒绝与他人建立亲密关系。而自我分化良好的个体，有清晰的人际边界，高的自我价值和独立的思想，这样在压力情境下，可以做出合理的判断和决定，同时也照顾到与他人的亲密关系，既能关注他人的需求，又不会自动化地受他人影响。

原生家庭是自我分化最初的场所，在家庭与孩子建立亲密的体验，同时也培养孩子独立性的养成，可以帮助孩子建立关于亲密与独立的平衡，同时也建立情感与理智的平衡。当一个家庭过分融合，彼此没有清晰的边界时，孩子会过分依附父母，没有主见，无法将理智从情感中区分出来；同时当一个家庭过分疏离，彼此间缺少情感交流，则无法让孩子体验到亲密。

（2）三角关系（triangles）：生活中最基本的关系是两个人的关系，但两个人的关系常常是不稳定的，这个时候为了避免焦虑，会引入第三个关系。鲍恩认为三角关系是人类在关系中面对焦虑的自然倾向。例如在生活当中当两个人处于压力冲突中，常常会引入第三个帮助处理问题或获得支持、偏袒。又比如在家庭中常常会看到夫妻双方关系疏远或冲突时，其中一方常与孩子结盟避免焦虑，但这样的三角关系影响了夫妻间的兴趣培养与情感交流，同时也损害了孩子的独立性。因此可见三角关系最大的危害不是引入第三个关系，也不在于寻求帮助或向他人抱怨，而是用这种方式回避问题，错失了改善关系的机会。

三角关系的四大基本特征：①一个平衡的两人关系因第三人的加入而出现不平衡，如孩子的出生让和谐的夫妻出现矛盾；②一个平衡的两人关系因第三人的离去而出现不平衡，如孩子上学离开家庭让过去稳定的家庭出现不平衡；③一个不平衡的两人关系因增加第三人而出现平衡，例如夫妻争吵，一方与孩子结盟而出现相对平衡；④一个不平衡的两人关系因第三个人的离去而出现平衡，例如存在婆媳矛盾的家庭中，婆婆离开家庭后，夫妻的关系改善。

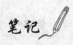
笔记

（3）核心家庭的情感历程（nuclear family emotional process）：指在核心家庭中的情感系统。它代代复制、延续相传。夫妻的互动常常遵循自己原生家庭中父母的互动方式，并将这种方式传递给自己的下一代。例如在自己原生家庭中母亲总是非常挑剔，而父亲总是疏离家庭，在这个家庭中长大的女孩成家后常常也对丈夫非常挑剔。高自我分化的个体在自己的婚姻家庭中较少发生情感融合，即高分化、低融合；而低自我分化的个体常常容易与他人发生情感融合，即低分化、高融合，在婚姻生活中与另一方发生情感纠结、婚姻冲突，或将问题投射到一个或多个孩子身上。常见的议题是父亲在原生家庭中分化程度低，婚姻生活中出现类似祖父的过度疏离，母亲为了缓解焦虑，将自己过多的关注投射在孩子身上，但这种依恋关系与正常的关注不同，它的核心是为了减轻自己的焦虑。于是妻子和孩子的纠缠关系更加重了丈夫的疏离，而形成了妻子与丈夫疏离，却与孩子纠缠在一起的关系，最终孩子的独立性也受到损害。

2. 正常家庭的发展　鲍恩认为自我分化好的家庭是家庭发展的最佳模式，当家庭成员的自我分化相当，焦虑水平低，与父母的情感关系良好，常常可以拥有幸福的家庭关系。在正常的家庭中，自我分化较好的个人能够在压力下尽快地恢复，面对冲突时有弹性地应对，很好地区分自己与他人的关系，对自己充满信任，与他人的关系持久而稳定。而分化较差的个人会出现情感依附，缺少自主性，对他人要么过分依赖，退缩到安全的依恋关系中，要么过分疏离、愤怒，而出现反射性抗拒，即通过与他人保持疏离来逃避亲系，以显示自己的独立性。这种依赖他人或与他人疏离的方式常常会产生一系列症状，如夫妻关系的不和谐、夫妻一方的功能失调等。

3. 评估与治疗

（1）评估：①对家庭系统的评估包括：当前主要呈现的问题；原生家庭的历史（父母何时相遇、恋爱、结婚、养育孩子的信息、现在和过去的身体状况）；原生家庭的搬迁史；再生家庭夫妻双方的出生日期、在同胞兄妹中的排行、孩童时期的重大事件。②通过家谱图来描述家庭现状。Bowen的弟子McGoldrick标准化了家谱图的绘制（图7-2）。家谱图标示除

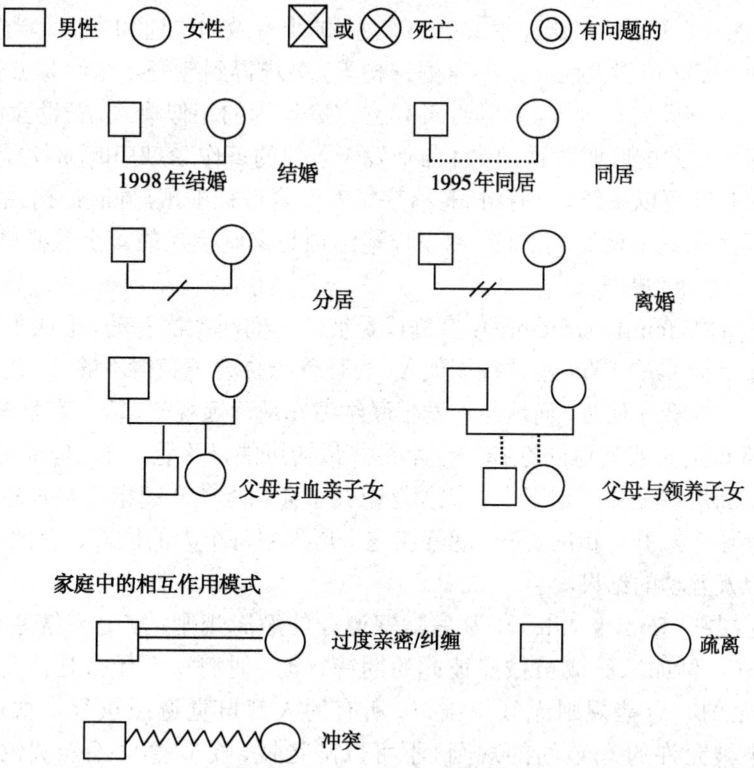

图7-2　家谱图中的基本符号

了家庭成员及他们的关系，包括他们的年龄、结婚的日期、死亡、居住的地理位置。其中男性用方格表示，女性用圆圈表示，年龄记录在里面，水平线表示结婚，垂直线表示子女。家谱图中包含冲突关系、疏离及三角关系，了解从上一代传承下来的情感反应模式。以梵天一家的家谱图来示范家谱图的应用（图7-3），由图中可见父母的年龄和结婚的时间，梵天是家中唯一血亲子，图中也描述了三口人的关系，夫妻关系疏离，母亲与儿子冲突，儿子与父亲过分亲密、纠缠。

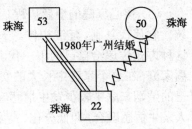

图7-3　梵天一家的家谱图

图中可见父母的年龄和结婚的时间，梵天是家中唯一血亲子，图中也描述了三口人的关系，父母关系疏离，母亲与儿子冲突，儿子与父亲过分亲密、纠缠

（2）治疗核心：了解家庭系统运作的方式，对家庭有更加深刻的理解。鲍恩强调不拘泥于任何一种固定的技术，治疗的主要工具是理解家庭而非治疗技巧。他认为重在帮助个体认识到自己在家庭及人际中自我分化的程度，学会观察自我角色，其治疗的基本机制是帮助个体达到低焦虑和自我聚焦。整个治疗帮助问题家庭探索家庭系统，注重治疗过程，帮助成员了解过去问题产生的原因，探索其在家庭中扮演的角色，让整个看到他们彼此的情感模式，帮助家庭在三角关系的互动中看到每个人是如何参与的。通过治疗师的引导，帮助家庭打破旧的三角关系模式，建立新的方式让家庭系统发生转化。

（3）治疗技巧：统一见后续家庭治疗技巧章节。

（三）结构式家庭治疗：米纽琴结构式家庭治疗

1. 概述　米纽琴（Salvado Minuchin）是结构式家庭治疗的创始人之一，他本人是一个非常有魅力的人，常以他惊人的技艺和临床技能征服所有的在场听众。他于20世纪60年开始从事家庭治疗，早期他发现问题家庭中存在两种相似的模式：家庭缠结，家庭成员纠缠在一起，过于亲密，处在混乱而紧密的联结中，这种家庭的父母和孩子紧紧纠缠在一起，过分地卷入彼的关系；另一种为家庭疏离，为了展示彼此的独立性，家庭成员之间彼此疏离，心灵距离遥远而孤独，在这样模式中的家庭，缺少有效的沟通和支持。当家庭成员处在问题家庭中时，在这种强大而无形的家庭结构下，很难得到改变。米纽琴尝试用结构化家庭方法帮助治疗师提供一种家庭框架，并建立家庭行为的相似模式，帮助家庭看到成员之间情感的界限和彼此的联盟关系，1974年他发表了他的著作《家庭和家庭治疗》。结构式家庭治疗帮助治疗师可以系统化、有组织、有序地对家庭进行干预，同时结构式家庭治疗的一个重大贡献是为家庭结构绘制蓝图，以下详述结构是家庭治疗的4个重要概念：家庭结构及家庭规则、子系统、界限。

（1）家庭结构（family structure）：家庭成员彼此之间一次次互动，形成了家庭结构。例如一个家庭中父亲非常认真，常常挑剔他人，习惯性指责妻子做得不够好，孩子在父母的争吵中会介入么？他会在何时、何地与谁发生联结呢？是远远观望、帮母亲争辩，还是和父亲站在一边指责母亲又或其他的选择？这个模式最初可能是不稳定的，但随着时间的进展，相似的模式不断地重复并固定下来。比如这个儿子会和爸爸一起指责妈妈的不足。结构式家庭治疗观察整个家庭对话的历程，观察在这个历程中每个人的位置、每个人的体验、彼此之间的互动以及互动的结果。

（2）家庭规则（family rules）：家庭默默遵守的潜隐规则，家庭系统通过家庭规则来管理整个家庭。例如家庭成员按照彼此的期待行动，他们知道什么是被允许的，而什么事情是被禁止的。这些规则无须说出口，所有的人都自觉遵照执行。如遵守时间的规定（迟到是不被允许的）、节约的规则（不可以乱花钱，要节省）、不能哭泣（哭泣是软弱

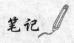

的表现）的规则、只能做正确的决定（不能犯错）的规则、等等。依照家庭不同的规则，会产生符合家庭不同的行为。例如为了符合关于"家庭只能做正确的决定"这样的规则，家庭成员在做决定时可能会显得犹豫不决，反复思考，也会提前花费时间做很多评估和调查。家庭规则由于已被家庭成员深深地内化，很多时候只是自觉地遵守却很少觉察。

（3）子系统（subsystems）：家庭由很多子系统组成，家庭按照性别（男 - 女）、代际（父母 - 孩子）、功能划分次系统。包括男人子系统、女人子系统、夫妻子系统、亲子子系统、手足子系统、祖父母与孙子子系统，一个人可以同时属于多个子系统。

（4）界限（boundaries）：家庭系统、次系统及个人与外部环境之间以一层无形的线为界限。界限从僵硬界限至模糊界限（图7-4）。米纽琴通过家庭界限来评估家庭的功能，适当的家庭功能需要清晰的界限。界限不清会导致各种家庭问题，其中界限僵化表示次系统与本系统外很少有联结，子系统过度限制，仅允许彼此间很少的接触，它处于疏离的状态，看起来它既独立又孤立。举例：某个强迫症青年的家庭，父母和他在家庭中几乎没有任何联结。连吃饭也在各自的屋子里进行。三个人每天回家呆在3个房间，各自在家庭中几乎零交流。这种僵化的界限过分地限制了彼此的关系，从而限制了情感的交流和支持。在缺少支持和理解的家庭中，这个青年的强迫症状也不断加重。另一种是模糊界限表示子系统与其他系统强烈地缠结在一起，过分卷入，每个人的角色是可以变换的，同时可以过度介入其他人的生活。系统中由于其他系统提供了很多保护而损害了子系统成员的主动性。例如一个家庭中，夫妻关系疏离，妻子将更多的精力投注在儿子身上，过分卷入与儿子的子系统中，对儿子过分保护，产生紧密的依恋关系；有时又对儿子非常不满大发雷霆，两个人关系纠缠在一起，使儿子的进取心和主动性受到影响，也影响儿子自信的形成。界限是否清晰对一个家庭是否幸福影响很大，界限清晰时，家庭系统可以将家庭信息很完整地传输出去，也传入新的信息，又称为开放的系统。当界限僵化或模糊时，既不愿向外传输信息，也对外界不感兴趣，成为封闭系统。

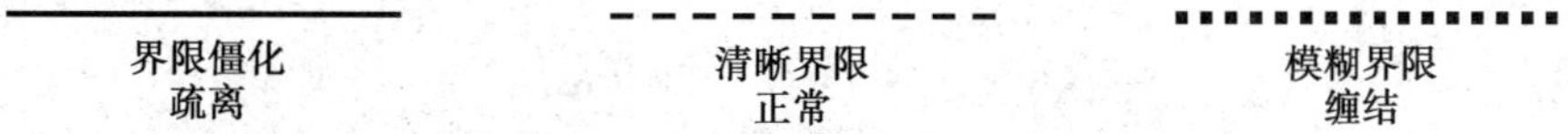

| 界限僵化
疏离 | 清晰界限
正常 | 模糊界限
缠结 |

图7-4　人际界限

2. **正常的家庭**　当夫妻双方进入到自己的核心家庭中时，首先需要建立二人的界限并适应彼此。一方面尊重彼此的习惯，也保持自己的个性，另一方面也按照对方的期待做出调整。这意味着他们需要共同从过去的原生家庭中走出来，建立自己新的家庭。他们需要建立新家庭的行为习惯，如早晨是否睡懒觉，谁来收拾家务，吃饭的口味到底该以谁为主等日常生活的各种琐事。在调整的过程中，一些重大的决定需要得到两个人较为一致的观点，比如住房、是否要孩子等。其他事件则慢慢达成双方均能接纳的状态。当夫妻双方进入婚姻，首先需要面对的是原生家庭父母系统对夫妻系统的冲击。夫妻需要共同界定一个界限来保障夫妻关系不被父母系统扰动，因此需要有夫妻双方私密的空间，同样也有夫妻之间的秘密需要被保密，而不需要原生家庭都参与进来。中国的很多家庭夫妻与公婆或岳父母住在一起，家庭的子系统界限常常过度缠结在一起，影响了整个家庭的关系。当夫妻双方怀孕生子后，另一个系统产生，即亲子系统，对于夫妻而言，仍然需要保持亲密感，保持私密的空间，而不是过度将孩子卷入进来。对孩子而言，清晰的界限是父母系统中不包含他，他与父母的亲子系统中包含他，有些时候是父母两个人在一起，有些时候是孩子和父母在一起。

3. 评估与治疗

（1）评估：通过会见整个家庭发现家庭的互动方式，运用家庭符号图来描述家庭的结构。家庭结构符号（图7-5）。

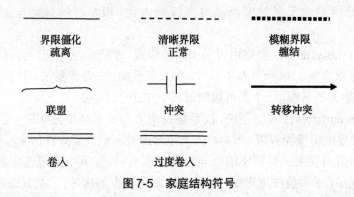

图7-5 家庭结构符号

举例说明：例如在一个家庭中，丈夫比较疏离，整天忙于工作，与家庭中妻子及儿子的关系疏远，妻子过度卷进了亲子系统，与儿子建立联盟关系，缠结在一起。（图7-6）

（2）治疗：治疗的核心是将家庭的内在冲突外化，通过结构式的方式让家庭看到在混乱和迷茫下清晰的蓝图。米纽琴曾在治疗中提到家庭治疗的三个阶段：①建立关系阶段；②画出家庭潜在的结构图；③通过干预调整存在问题的家庭结构。家庭治疗师通过介入和适应家庭环境进入到家庭治疗体系中，消除家庭成员的防御，建立与整个家庭的联盟。观察家庭的互动方式并让这些互动方式外化，初步绘制家庭的结构

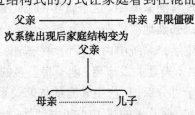

图7-6 缠结的母亲及疏离的父亲

图，注重家庭互动的整个过程，治疗师通过干预帮助家庭修正互动方式，并协助家庭设立新的清晰边界，推动家庭改变过去的固化的观念，建立新的观点，重新看待家庭并试图理解每个家庭成员。

专栏7-1

结构派家庭治疗开山鼻祖 -Salvador Minuchin

2017年10月29日，一颗巨星陨落，米纽琴大师离开人世。仅以此专栏回顾米纽琴一生，感谢这位伟大的家庭治疗大家对心理治疗事业的推动和发展，也欣赏这位老人毕生助人的使命感。

米纽琴于1921年出生在阿根廷的犹太人家庭中，为家中的长子，童年在阿根廷乡村的一个紧密的犹太人社区长大，在经济大萧条前，家庭富裕，父亲是一个聪慧的商人，后转为贫困。在他上高中的时候，就对人充满了好奇，当听心理老师讲述少年犯也是社会的受害者时，他希望未来去帮助那些拘留所的少年犯。

1938年米纽琴进入医学院，1944年他参加了反抗独裁的左翼运动，被政府关押3个月才释放。1946年他毕业后接受了儿科精神科医生的系统培训。1948年他在以色列参军，并在军队为那些战争中幸存的年轻犹太人治疗疾病。1950年米纽琴至美国学习精神病学。在精神病院与精神障碍患儿一起工作，他发现精神分析不适合这些患者。1951年他返回阿根廷，为那些处在混乱中的孩子们工作，这些孩子为大屠杀中幸存的孤儿和来自亚洲及中东的犹太儿童。在工作中他发现家庭的重要意义和对孩子深远的影响，他发现人是家庭的组成部分，而家庭是社会的基本要素，环环相扣。因此了解孩子和家庭互动非常重要。他在这些机构中尝试与小组一起工作而非个体，并逐渐发展家庭治疗的方法。他发现这些来

自破碎家庭的孩子,通过家庭治疗变得更加开放,而他们的家庭也开始更加有功能。

1954—1958年,米纽琴在William Alanson White威廉·阿兰森白学院精神分析中心接受训练。随后他运用家庭治疗的方法为Wiltwyck School的问题男孩工作,他尝试建立新的方法和概念,了解这些有问题孩子的家庭,通过实践、讨论,他获得了家庭治疗临床应用和理论的成功,并提出结构式家庭治疗的特征。

1965年他与妻子和两个孩子一同搬至费城生活,米纽琴成为费城儿童辅导中心的主任,并成为宾夕法尼亚大学儿童精神病学教授。在此之后,他开始与患有心身疾病的儿童一起工作。他发现家庭模式是患儿疾病的部分原因,家庭治疗可以改善患者的适应不良。

1960—1970年米纽琴开始关注更大社区中的家庭,他和他的团队开始研究团体与社区服务,并在社区中培养少数人成为家庭治疗师。米纽琴关注精神分析动力学理论,也思考系统论在家庭治疗中的应用。米纽琴于1967年发表了他的第一本著作《贫民窟家庭》,其中概述了结构家庭治疗理论模型。

1965—1981年他一直工作在费城儿童辅导中心,中心从最初的几个人,到现在发展为全球最有影响力的儿童辅导中心之一,期间著有《家庭与家庭治疗》,详细阐述了他从大量实践和研究中总结出来的结构家庭治疗理念。1976年他辞去中心主任,将大部分的时间投入教学、咨询、督导、写作以及在世界各地展示其激动人心的技术。1981年,在纽约创立家庭研究中心,专门培训家庭治疗师。1996年退休,退休后仍在世界各地讲学,传播家庭治疗的理念,于2017年10月29日离世。

米纽琴(1921—2017):我把家庭的价值观描述为对他人更负责任,更加宽容,学会妥协,懂得支持,更加灵活。本质而言,我称之为"生命的无声之歌",这是一个不断相互适应的过程,没有它的生活是不可能的。(图7-7)

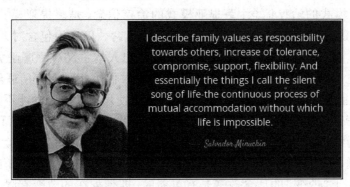

图7-7　米纽琴(1921—2017)

我把家庭的价值观描述为对他人更负责任,更加宽容,学会妥协,懂得支持,更加灵活。本质而言,我称之为"生命的无声之歌",这是一个不断相互适应的过程,没有它的生活是不可能的。

(四)体验性家庭治疗:萨提亚转化式家庭治疗

1. **概述**　体验性家庭治疗的代表人物是弗吉尼亚·萨提亚(Virginia Satir)。她于1951年开始家庭治疗,受人本主义和存在主义的影响,她的治疗过程温暖而注重个人情感体验,注重此时此地,相信个人的内在资源,运用"我是"帮助来访者建立高自尊的体验。萨提亚女士的治疗就像艺术表达一样令人惊叹。她的治疗中运用了格式塔技术、表达性艺术治疗中的雕塑,帮助家庭通过非语言雕塑带来更加深刻的体验,她从家庭的内部入手,通过让家庭成员表达爱的感受及真实的情感,创建新的家庭联结方式。理解萨提亚女士创立的家庭治疗需要了解她的世界观和人性观,即萨提亚女士治疗的基本信念。她通过对人的大量

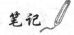

143

观察提出人们具有内部资源和选择，也拥有改变的可能，并在她的第一本著作《联合家庭治疗》中阐述了她的观点，运用积极心理学及系统化的视角提出了自己的理论假设。理论中提出：①种子模型和威胁 - 奖赏模型；②萨提亚模式的治疗信念。以下分别简述这两个部分。

（1）种子模式（the seed model）和威胁 - 奖赏模式：当个体处在不同的模式中，看待世界的角度会非常不同，如看待人的视角，看待关系的方式及对不同事件赋予的意义及对改变的态度。种子模式又称为成长模式，它认为在关系中与他人之间具有平等的价值，人与人之间的关系是相互尊重而平等的。这个模式将角色与个人分开，角色仅意味着我们在某个时刻某一段特殊关系中的作用，不代表我们个人的价值高低。它相信每个人都有独特性和美好的品质，每个生命的存在都是一份奇迹。人与人之间存在很大的相似性，但也存在个体的差异性，接受这些差异性是我们独特性的彰显。当对事件赋予意义时，它会考虑更多的变量，系统化的思维了解整个系统的变化，这意味着事件发生是众多变量相互叠加的结果，同时我们也拥有很多的选择。对于改变，种子模式接受各种各样的变化，它认为改变是随时发生且不可避免的，因此种子模式接受并欢迎改变的发生。而威胁 - 奖赏模型认为在关系中人与人是不平等的，角色与地位常常与自我认同发生混淆，角色高会带来优越感和权力，角色低会带来劣势或卑微，在人与人之间存在等级观念，因此需要控制或顺从。对于个人忽视并否认自己的差异，将个人的行为建立在一套行为规范上，个体被特定的行为规范方式支配，看待事物赋予意义时常常用线性的方式解释，忽略实际复杂的变量，用非黑即白的方式看待世界、理解世界。对于改变的态度，害怕未知和不确定，害怕离开熟悉的情境，尽管有时候自己是痛苦的，仍然愿意维持熟悉的模式。

（2）萨提亚模式的治疗信念：萨提亚模式的治疗信念，是萨提亚模式治疗的核心理念，萨提亚运用建构主义的方式建构了自己的治疗信念。信念中包含对人的信念，对"应对"的信念和对"改变"的信念。这些信念无不投射出人本主义对萨提亚女士的影响。本段挑选部分信念供学习者了解，关于人的信念中有人们因相同而有所联结，因相异而有所成长；父母常重复在其成长过程中熟悉的模式，即使那些模式是功能不良的；健康的人际关系是建立在价值的平等上；感受是属于我们的，我们都拥有它们，而且可以学习如何驾驭它们。关于"应对"的信念，我们拥有所需的一切内在资源，以便成功地应对和成长；问题并不是问题，如何应对问题才是问题，个人受到问题冲击的大小，在于此人看待这个问题的方式。关于"改变"的信念改变是有可能的；即使外在的改变有限，内在的改变仍是可能的。我们无法改变过去已发生的事情，但可以改变那些事情对我们造成的冲击。"希望"是"改变"的重要组成部分，大多数人选择他所熟悉的更甚于"改变"所带来的不适，尤其是在承受压力当下。治疗需要把焦点放在健康及可能性的部分，而非病理负面的部分。

2. 正常的家庭　萨提亚系统化家庭治疗认为正常发展的家庭需要情感的表达和流露，在这样的家庭中，父母尊重并接纳孩子，倾听并理解孩子，引导并教育孩子但并不会控制孩子。夫妻之间相互支持和理解，建立爱的氛围。彼此鼓励并相互认可，在相似中相互吸引，在相异中相互成长。这样的家庭系统是一个开放的家庭系统，每个人都有较高的自我价值感，可以坦诚地相互分享彼此的观点和感受，对自己行为、感受和观点负责。

3. 评估和治疗
（1）评估：萨提亚模式通过冰山系统、沟通姿态及家庭图的方式对家庭及个体进行概念化。

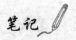

1）冰山系统（personal iceberg metaphor）：看作是对一个人的隐喻，冰山中外在的行为是外界可以观察和了解的，其他的部分则是隐藏在冰山下的，我们很少会有觉察。通过冰山图的绘制，帮助一个人理解当事件冲击到个人时，他内在的每个部分是如何运转的，他外在的行为是怎样的？他如何与人互动，也就是应对的方式是什么？他的感受是怎样的？他对事件有什么样的观点呢？当一个事件发生，对自己、对他人、对世界会产生怎样的观点？他在观点下的期待又是怎样的？那么他真正的渴望是什么呢？他内在世界的资源和他对自己的认识是怎样的？通过这个系统化的视角去概念化一个人，也可以用这样的方式去概念化一个家庭或团体。在概念化的过程中也对一个人的自尊或自我价值感做出评估。（图7-8）

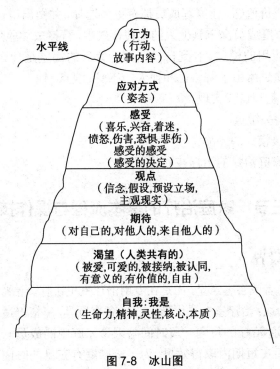

图7-8 冰山图

2）应对姿态（coping stances）：萨提亚女士提出家庭功能第二个基本要素是沟通过程中的应对姿态。通过家庭成员互动的方式观察每个人的沟通姿态。在健康的家庭中，良好的沟通非常重要。而在功能不良的家庭中，沟通是封闭的、歪曲的、模糊的或是不完整的。萨提亚女士在观察大多数人的沟通后，发现人们在压力状态下主要呈现4种应对姿态，分别为指责、讨好、超理智和打岔。①处在指责型的人常常表现的挑剔、易批判、喜欢控制、追求完美，最常用的语言是"都是你的错""你看你怎么总是做不好"等，他们常常不关注他人的感受，只在乎自己的体验。指责型的人具有很强的判断力和领导力。②处在讨好型的人，常常委曲求全，依赖他人，没有主见，过分尊重他人，看重他人，以至于忽略了自己。常用的言语是"都是我的错""对不起""没事、没事"。讨好型的人由于热情、温润，常拥有良好的人际，并知道如何可以体贴他人。③超理智型，认为解决问题更加重要，不注重感受，喜欢逻辑和快速地解决问题。这样的人常显得刻板、冷静、理智化并严肃。常用的言语是："我们就事论事，要讲逻辑。"超理智的人富有知识并注重细节和问题解决。④处在打岔型的人，常常显得活动过多或寡言少语，他们缺少安全感，与人交流时常打断讨论的议题，在交流中灵动而幽默。他们既不关注自己和他人，也不关注情境。萨提亚女士提出几乎所有的人在压力状态下会产生一种或多种应对姿态，而相应的应对姿态帮助人们在困难的处境下生存下来。她在与家庭工作的过程中，通过观察家庭的应对姿态，发现家庭互动的模式。她创造性地使用雕塑的方式将4种不同的应对姿态通过身体语言的方式展示出来,帮助家庭产生更加直观的体验。

3)家庭规条:家庭规条的概念与结构式家庭治疗的概念相似。包括在制订情境下家庭成员认为应该做或不应该做的所有行为。家庭常常默默执行这些埋藏在家庭内部的潜隐规则。在萨提亚模式中,家庭规则还关注家庭对待情感和愤怒的规则,有些家庭允许情感和愤怒的表达,在有些家庭中这些部分则是被禁止的,有些感受是允许表达的,比如开心、喜悦;有些感受则是不允许表达的,包括悲伤、愤怒、恐惧等。

(2)治疗的核心:萨提亚模式治疗的核心是运用人本主义理念,相信每个人都拥有丰富的资源,每个人都有创造力、充满爱心,治疗不仅关注整个系统,也关注系统中的每个人。治疗的目标是提升自我价值感,让家庭成员拥有更多选择,并做出最佳选择,帮助家庭成员更负责任。治疗帮助家庭成员深入到他人的交往模式中,直接去体验他人内在深刻的感受,觉察自己在互动中常应用的模式,看到自己在期待背后的渴望是什么,通过选择不同的方法满足自己的渴望。通过冰山了解自己和他人的感受、观点、他人的期待,在冰山不同层面做出调整,达到个人统整和自我实现。

体验式家庭治疗的关键点:

1. 成长模式与等级模式的差异。

2. 萨提亚系统化家庭治疗的治疗核心。

第三节　家庭治疗的基本流程与操作技术

一、时间、空间设置

家庭治疗不是在患者或咨客家里,而是在专用治疗室里进行。治疗师与患者及其家庭成员进行1~1.5小时的会谈;治疗室布置优雅、安静,备有玩具,座椅舒适且位置无主次之分。

在治疗初期和中期,治疗师每隔一段时间与来诊家庭中的成员一起访谈。由于家庭治疗并不期望通过说教而在短期内取得效果,为了给家庭有充足的时间在日常生活中发生变化,两次访谈中间间隔比其他心理治疗疗法要长,而总的见面会谈治疗时间却很短,所以也被称为"长间隔的简快治疗"。开始阶段可以间隔较短,一般1~2周一次面谈,以后可逐步延长至一月或数月面谈一次。

总访谈次数一般在6~12次,亦有单次治疗后即好转而结束的情况。超过12次仍未见效时,应检查治疗计划并重新确定该家庭是否适合此种形式的治疗。总时间长度一般在6~8个月内。若仅仅以解决症状为主,治疗需时较短;若希望重新塑造家庭系统,则需要加长疗程。

二、一般治疗程序

(一)建立工作关系、澄清转诊背景

1. **开场**　与个别治疗很不同的是,家庭治疗故意淡化患者的患者角色,所以治疗师一般不穿白工作服。治疗师首先讲清楚,治疗室里没有患者,而是咨客,旨在营造一种平等、和谐的工作气氛,建立良好关系,使自己能被家人接受,并共同查清问题,寻找积极、主动、有效的处理方法。与此相关的另一个不同之处是,家庭治疗非常重视中立,或者多方结盟,以此表明治疗师很注重家人的多方参与和表达各自不同的看法,促进家人间的沟通,引导家人满足相互不同的心理需要。

2. **澄清转诊背景**　了解不同家庭成员对当前问题的定义和解释;对于本次求助的

看法,本次来诊治的动机、期待;既往求助的经历及主要结果;由什么渠道、什么人转诊而来。

治疗师需要思考以下一些问题:谁是问题的当事人或"索引患者"(identified patient,IP,即"被当作患者的人")? 家庭、夫妻还是个人? 家庭呈现的主要问题是什么? 家庭需要怎样的变化? 家庭成员会如何变化?

(二)观察、诊断家庭动力学特征

1. 家庭的社会文化背景。

2. 了解家庭的交互作用模式,如:家庭成员间相互交流的方式与倾向;等级、权力结构及代际界限;家庭与外部世界的关系等。

3. 家庭在其生命周期中的位置,如子女成年、离家求学、就业、成婚,父母出现"空巢综合征"。

4. 家庭的代际结构 夫妻原生家庭的结构,夫妻在各自原来家庭中的地位与体验;目前家庭的结构与交流受原生家庭代际关系影响的程度;夫方或妻方是否有经历几代而下传的特点,以及是否在当前家庭中"复制"这些特点并对子女发生影响。

5. 家庭成员各自对"问题"的看法和定义,以及家庭对"问题"起到的作用:家庭与"症状"或"问题"的减轻或加重有何关系;在问题的消长变化中,家庭起到了什么作用等。这是会谈提问占时间较多的环节,以此来对症状性问题进行"情景化"或"细致化"。

6. 家庭解决当前问题的方法和技术,家庭成员针对问题或矛盾冲突时采用的方法、策略及其效能;是否存在不适当的防御机制或投射过程。

7. 绘制家谱图 采用家庭中三代人的结构、关系示意图,每个人的应对姿态(讨好、指责、超理智、打岔),从生物(身体健康状况及基本信息)、心理和社会几方面提供信息,并用于建立治疗关系、规划治疗、评价效果等。

8. 绘制个人内在冰山系统,详见萨提亚模式。

(三)规划治疗目标与任务

引起家庭系统的变化,创造新的交互作用方式,促进个人与家庭的成长。

1. 打破不适当的,使问题或症状维持、慢性化的"恶性循环"因果环路,建立适应良好的反馈联系,以使症状消除。

2. 重建家庭互动规则,消除家庭中回避冲突惯常机制,引入良好的应对方式,改善代际关系与家庭成员间的相互交流。

3. 引发家庭中可见的行为变化,而非着力于对问题的领悟。

4. 提高解决问题、应对挑战的能力。给"问题"家庭提供新的思路、新的选择,发掘和扩展家庭的内在资源。

(四)终止治疗

通过一系列的家庭访谈和治疗性作业,如果家庭已经建立起合适的结构,成员间的交流已趋明晰而直接,形成了共识,发展了新的有效的应付机制或解决问题的技术,家庭内的凝聚力、成员中独立自主的能力得到了完善和发展,或是维持问题(症状)的动态平衡已被打破,即可结束家庭治疗。

三、言语性干预技术

(一)循环提问

系统家庭治疗中最重要的提问技术。由意大利的"米兰小组"发展成熟。具体做法是:治疗师向一位家庭成员询问有关其他家庭成员行为及相互间关系的问题,然后又向另一位成员如此提问,余类推。该种类型提问可以贯穿治疗性会谈的相当大一部分时间。基本形

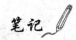

式为：

——问 A："B 对 C 的行为是如何反应和评价的？"（"每次你爸爸看到你妈妈表现出生气的样子时，他会做点什么？"）

——问 B："A 对 C 和 D 的关系是如何反应和评价的？"（你儿子喜欢妈妈常常夸奖妹妹吗？）

这种提问是在治疗师对"系统成员之间因为存在差异而产生互相影响"的假设引导下进行的，目的是了解家庭成员之间的差异，并同时使他们注意这些差异。按照贝特生（G.Bateson）著名的信息定义——"信息就是造成差异的差异"，这种技术的意义是多重的：首先，它不但使治疗师从回答的差异中得到信息，其实提问的本身就在被提问者及其他听者那里制造了差异，因此而向系统"输入"了信息，也就是执行了干预的功能。更重要的是，那些突显出差异的问题还使各当事人领悟到某种行为的出现是有情境条件性的，并非总是所谓"内因性疾病"的不可自控的症状；另外还可以教会各成员以循环因果的，而不是以直线因果式的观点看待问题。

这样一种"拐弯抹角"的提问方法好似带领一家人当面议论人，对他们有很大的影响力，交流的关系层面和内容层面都可以产生大量信息，有人称之为"循环催眠"。通过几轮提问，便可勾画出一个家庭内的关系格局及其对不正常行为的影响。一般这种讨论所涉及的问题应尽量集中于积极的方面。这种看似间接的方式对于治疗师保持中立也很重要，在不直接与"行为当事人"直接对质、交锋的情况下，就可以通过别人的话语传达自己要说的意思。循环提问也可以作为以下提问方法的基本形式。

（二）历程式提问

通过历程式提问，帮助来访者将故事和内容转换为内在的历程。常以开放式问题提问，不关注来访者描述的具体事件，而是关注事件背后的这个人，发生了什么？体验到了什么？你的感受是怎样的？你怎么看这件事？你想要什么？你的期待落空时你感受怎样？你对这个事件的发生赋予了什么意义？你怎么看待这个世界和他人？你是一个怎样的人？如果有选择你会怎样？以及类似的一系列问题，历程式提问的核心是将故事内容中的 what、when、where、who 转化为关于 how 的提问，通过直接的发问从对故事的描述中过渡到对人的关注。

（三）差异性提问

涉及压缩症状，扩展无症状的时间、场合或人事的情景性问题，使当事人受到启示——症状性行为的出现是有条件性的。尤其注意提问"例外情况"，也即在某人生病后，其他人因集中注意力于消极方面而不会积极留意的其他方面。如："孩子在谁面前很少或从来没像那样暴怒过？""请你比较一下，你的孩子在哪些情况下容易烦躁不安：是你一句话的意思重复说几次的时候，还是你放心让他自己去做的时候？""你估计一下，你哥哥几分之几像 18 岁的小伙子，几分之几像 3 岁的小宝宝？"

（四）前馈提问

未来取向的提问，对病态、行为的积极赋义投射到将来。此种提问刺激家庭构想对于未来的人、事、行为、关系等的计划，故意诱导这些计划成为将会"自我应验的预言"。或者反过来，让有关人员设想在存在诱发因素的情况下如何使不合意的行为再现，以诱导针对这些因素的回避性、预防性行为。如："请你想象一下，如果我们今天的会谈确实有效，你明天会是什么样子？你完全康复了又会像什么样子呢？""以你们对这孩子的了解，你们估计他为了得到那些当患者的好处，会在什么时候有下一次发作？"后一个问题可称为"预防性提问"。

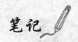

（五）假设提问

基于对家庭背景的了解,治疗师从多个角度提出有时是出乎意料的关于家庭的疑问。这些假设须在治疗会谈中不断验证、修正,并逐步接近现实。治疗师通过假设给受治者及家庭照镜子,即提出看问题的多重角度,让受治者自己认识自己,并有助于家庭行为模式改变,促进成员进步,或者让当事人将病态行为与家庭里的人际关系联系起来。如:"请你们二位设想一下,要是这孩子没有那些阵发性的气喘症状,你们在两年前提起的离婚问题今天大概会发展到什么地步了?""假如从现在开始,妈妈不再去麻将桌上泡,你爸爸发火的机会是会更多呢,还是会少一些?"

（六）积极赋义和改释

对当前的症状及系统从积极的方面重新进行描述,所有形式的轻蔑、指责都不被提及而代之以一种新的看问题的观点。这个观点从家庭困境所具有的积极方面出发,将家庭困境作为一个与背景相关联的现象来加以重新定义,而重新定义的过程传达这样的信息:情景是相对的,一种现象的意义也是相对的,因看问题的角度不同可以改变,而对于心理行为问题可以有多种角度,"横看成岭侧成峰"。例如,在向一个存在多种心身症状,成员之间情感程度分化较低的家庭提问完毕,回馈印象时,可说:"你们家在应付困难的过程中很团结,让人敬佩。你们很在意是否伤害别人,所以不直接用语言表达对别人的批评或者要求,而是用身体上很微妙的变化,例如出现不舒服,来让别人觉察。在别人痛苦的时候,你们家的人有非常敏锐的觉察能力和无微不至的关怀能力,有人可能会觉得这样的生活太累,太封闭,但我觉得这是些长处,只是请考虑一下如何减轻代价。比如说,用那些非凡的优点来发现和促进大家寻求快乐、放松、向外扩展的能力。"

"塞翁失马,焉知非福"的典故,是另一个众所周知的例子。

（七）去诊断,消除医学术语的"标签效应"

医学诊断有时对患者及其亲属具有"标签效应",使家庭系统进入"再加一把劲"的"无结局游戏",导致过度诊疗,造成医源性损害,使症状慢性化。在遵循常规诊断学原则进行诊断的基础上,家庭治疗师有时故意淡化诊断的重要性,利用矛盾心理,促使有关成员尝试积极的解决办法。具体做法可以是告知诊断名词有其相对性,也有心理性意义,应该用动态观点对待,正像中医"八纲(阴阳、虚实、表里、寒热)辨证"那样,随时变化。对已经有明确的过度诊疗后果的患者,可以让其选择减、停药物。

四、非言语性干预技术

（一）艺术性技术

如家庭雕塑、"星座排列"、心理剧、绘画分析等,家庭治疗强调非言语交流的重要性,尤其是Satir、Whitake等以扩展体验为突出风格的家庭治疗师精于此道。绘画、音乐、雕塑、心理剧等艺术治疗形式,都是绕过以数码语言为基础的抽象逻辑思维,从而启发观念、情感和行为改变的智慧的办法,在对于儿童情绪、行为问题的治疗中,沙盘游戏、绘画、手工制作常常起到比言语治疗更加有效的作用。

家庭治疗师培训中,最常用角色扮演、家庭雕塑的方法来训练对于家庭动力学的敏感性。家庭雕塑的做法是:在教员的指导下,由一个故事当事人提供真实的或想象的典型场景,并让其挑选其他学员担当角色,安置他们在体现不同关系距离的位置上,摆出与故事情节相应的姿势、表情,然后"凝固"成一组雕像,静止不动一段时间,让他们体会各自角色在此时此景中的心理、躯体体验。解除"凝固"后,教员让每个扮演者说出自己的感受、想法,以及对所呈现问题的理解和解决方案,也让旁观的学员谈论自己的感受、想法和建议。最后,让故事提供者(相当于家庭治疗中的一位当事人)谈论其对雕塑产生的感悟。

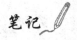
笔记

在家庭治疗过程中,治疗师可以运用这种技术帮助家庭。

(二)家庭作业(homework assignment)

让家庭成员共同完成。目的在于使治疗师的干预信息通过行动、通过隐喻深入人心,使家庭成员能利用自身的资源和动能,实现其家庭关系出现良性互动和发展。

治疗师为了将干预效应延续至访谈后,留给家庭较长的间歇期(可长达数周左右),使其有较充裕的时间发生变化,并且很郑重地要求家庭在会谈后至下次来前完成一些任务。家庭作业内容通常显得出其不意、荒诞不经、有悖常理,但愉快幽默、意味深长、直接指向靶症状,有的则似乎与当前问题没有直接关系,是通过影响家庭的认知、互动行为而间接起作用。

但须注意的是,布置这些扰动作用强大的作业需要有良好的治疗关系作为基础,否则很容易引起阻抗、治疗关系中断。

1. **悖论(反常)干预**(paradoxical intervention)**与症状处方**(symptom-prescription) 要求患者故意保持或"加重"症状行为。这是"以毒攻毒"的治疗技术,常常可以迅速控制适应不良行为。有时,安排患者在做此项作业前写一份"生病(或出现、保持症状性行为)的好处清单",然后请其为了"好处"而故意呈现症状行为。

2. **单、双日作业**(homework for odd-numbered and even-numbered days) 要患者在星期一、三、五和星期二、四、六做出截然相反的行为;其他家庭成员观察患者两种日子里的行为各有什么好处。此类作业的作用是引起对原有的退化、适应不良行为产生领悟。另外,面对冲突处境的人,如与父母情感纽带解离困难的青少年,其困惑常起于不能同时处理矛盾的(ambivalent)信息。这个作业可以帮助他们辨别自己的心理需要,澄清矛盾。

3. **记秘密红账**(keeping merit-accounts) 针对"缺陷取向"的行为如"记黑账""说坏话"而设计。令家庭成员对患者既往的优点、做过的好事,以及开始治疗以来的进步和良好表现进行"背对背"的秘密记录,不准记坏表现和症状,直到下次会谈时才由治疗师当众宣读。患者也得记录父母的优点与进步。这项任务主要针对临床上常见的缺陷取向现象:家庭成员对患者会有焦虑、沮丧、挑剔等负性情绪和态度,不再注意其功能良好的方面。

4. **角色互换**(role-exchanging) 练习让家庭成员定时或因事而定,交换在家中互相之间承担的角色,最好具体化到与当前问题有关的情境、事务中。

5. **"厌恶"技术** 源自行为治疗的技术,如水枪射击或弹橡皮筋。治疗师以善意、戏谑的方式,令家庭准备玩具水枪或橡皮筋,当出现适应不良行为时便瞄准行为者眉心射击或弹击,能快速终止某些适应不良行为模式。

6. **短期或中期规划** 请患者计划一段时间内,比如下一次生日前、休学时间结束前,或者三年之内,要做至少 5 件(或 10 件)好玩、新鲜、健康、积极的事,来证明自己已经不想再当或者已经可以不当患者,或可以少服药、不服药;或者来证明自己已经成长到了自己的生理年龄,而不再是"长不大的宝宝"。

7. **冰山日记** 通过绘制冰山,提升自我的觉察,看到自己的资源,并不断在我是的部分夯实自己的治疗收获。在行为层面观察自己的改善,更好地掌控自己的情绪;对自己的内在信念系统有更多的了解。更理解自己和他人的期待,也对自己的资源和内在的渴望更加清晰,知道如何可以用恰当的方式满足自己。

第四节　本章小结——家庭治疗的特点

既往的诊病模式给患者贴标签,无意之间却强化了病理化过程,是一种试图强行控制改造患者的缺陷取向,它不考虑行为的内心过程与家庭背景的关系。家庭治疗资源取向就是要打破、终止这种"制造患者"的过程,促进患者独立,觉察影响个人症状的家庭系统的互动方式及家庭结构、家庭界限及家庭规则,对症状有更加宏观的理解,将个人和家庭导向积极健康的新的生活模式中。

家庭治疗是一种以系统论、控制论、信息论、建构主义及依恋理论为理论基础,通过会谈和行为作业,对以家庭为单位的人际系统进行干预的心理治疗技术。与个体治疗相比,它重视症状在人际系统中的功能,而不是将其视为纯粹的障碍、病态,或是直线因果链上最后的个人性结局。这种资源取向思维模式反对给咨客贴诊断标签,不将咨客称为患者,而是利用各种治疗技术改革各当事人对问题的看法,将他们的注意力转移、扩展到无症状、无问题的时间、空间,以促进个体行为和家庭动力学模式的改变。

家庭治疗有如下特点:

1. 在如何看待家庭与心理健康的关系方面,既将家庭视为人生幸福的港湾,也重视其成为异常心理的病灶的风险。

2. 家庭治疗的关注范围,从个体心理健康迈向人际系统心理健康,从心理动力学扩展到家庭动力学。

3. 通过家庭结构、家庭界限、家庭规则、家庭子系统、家谱图绘制家庭蓝图,通过冰山图隐喻个人内在系统。

4. 价值取向与工作重心,从注重病理心理学到强调积极心理学,从关注缺陷到努力利用资源,从矫治病态扩大到提前预防、维持良好功能。相信来访者及家庭有改变的可能,拥有改变的资源。

5. 治疗师的角色,从权威教化转向平等助人,从单向干预提升到对系统的扰动。对家庭既有陪伴,也有引领、干预,同时也有相信和尊重。

临床案例与思考

一、索引患者的信息

1. 基本信息

年龄:(19880604)　　　　性别:男

姓名:松林(化名)　　　　婚姻状况:未婚

2. 生活状况　松林咨询前几乎不出家门,不与外界人交流,整日躺在床上看书,不起床,时有情绪爆发、情绪低落,总感到一种莫名的愤怒。每天在家中看经济方面的书,但拒绝外出找工作,与母亲关系紧张,有时愤怒时会与母亲发生肢体冲突。每天晚上6点可外出,在父亲陪同下打篮球2个小时后回家。

3. 当前工作状况　在家中的企业帮父亲做一些简单的事情,拒绝工作。

二、当前主诉以及前来求诊的原因

1. 主诉　情绪不稳定15年。

求治核心　总有一种无法言说的愤怒,感到抑郁,情绪高兴不起来,但依然想看书,希望自己能够改变命运,能够有所成就。对自己感到不满,包括自己的形象,认为自己肥胖、丑,对于别人的评价非常敏感,容易受伤。但无法启动改变,认为太困难了,自己病的太重了,不能改变。

2. 来诊方式　一家三口前来就诊。

3. 第一印象　来访者身高185~187cm,近视500~600度的样子,皮肤白皙,圆润,着运动装,头发较为凌乱油腻。面带笑容。与来访者初次交谈时面目表情有些紧张,眼睛睁得大大的,很在乎治疗师的回应,目光对视后马上移开。

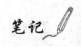

家庭印象：整个访谈，妈妈显得强势、掌控，几乎问及每个人的问题，都由妈妈代答。妈妈的表达中有很多评判和抱怨的部分。来访者听到关于自己的所有话题都非常敏感。在家庭中和父亲关系较为密切，与母亲关系疏远，有时会针对母亲的言论。母亲与父亲关系疏远，缺少直接的沟通。妈妈是家庭的权威。

思考题：

1. 请思考在此案例中，索引患者的自我分化水平、家庭的三角关系、每个家庭成员的应对姿态？

2. 如果从你目前所学的家庭治疗理论中，你会如何分析这个来访者及其家庭？

3. 请你绘制你自己家庭的家谱图，并分析你的家庭资源、家庭规条、家谱图中的代际影响。

（冯　坤　赵旭东）

笔记

第八章　创伤治疗

学习目标：

1. **掌握**　心理创伤、创伤治疗的含义和基本理论；掌握创伤治疗的几种主要心理治疗的原理。
2. **熟悉**　创伤治疗的几种方法。
3. **了解**　创伤后常见的精神障碍和反应类型。

　　创伤是由生活事件相关的天灾人祸造成的强烈的情感失控反应和心理伤害，当突发的灾难性事件持续的时间超过个体的心理承受极限时，心理反应过于强烈，就可能出现了心理创伤。本章的目的就是将创伤所带来的心理问题进行梳理与应对。

第一节　心理创伤与创伤治疗概述

一、心理创伤的含义

　　创伤（trauma）的英文一词在《牛津词典》中包含三个意思：心理学上的精神或心理创伤；痛苦经历或挫折；医学上的损伤或外伤。心理创伤是指由严重惊吓引起的精神状态，特别是有害影响持续长时间的精神状态。一些学者认为从学术角度来说，创伤仅仅指事件本身，而非事件导致的反应，心理创伤是指给个体身心带来痛苦并对精神造成强烈冲击、随着时间的推移依然残留在个体的记忆中给个体造成身心不良影响的事件；而另一些学者认为，通常引发创伤的事件是突然发生的异乎寻常的强烈应激性生活事件，但在现实中很多人并未经历过异乎寻常的事件，也出现了应激相关的心理反应，因此有学者对心理创伤的定义进行拓展，认为心理创伤是身处威胁性的环境和个体防御机制之间失衡与对垒的经历，伴随着无助感和无可避免地付出代价的感受，持久地动摇着个体对自身及其周围世界的认识。还有部分学者给出了更为宽泛的创伤定义：如果一个事件令人感到极度沮丧，且至少在一定时间内使人的内在心理资源耗竭，那么它就是创伤性的。可见，心理创伤不是事件，而是当事件发生时，让个体感到其生命或躯体完整性受到威胁，对事件及其发展无法预测和感到失去控制力，产生无助、强烈的恐惧和惊恐感受，超出了个体应对及整合信息的能力。

　　心理创伤常常分为Ⅰ型创伤和Ⅱ型创伤两类。Ⅰ型创伤通常发生在成年期，为一次意外事件发生后出现的功能不良性反应，创伤后应激障碍的症状表现比较典型。而Ⅱ型创伤通常与儿童期开始反复发生的严重负性事件有关，如儿童期长期存在的躯体虐待、性虐待或情感虐待等，一般是重复累积的严重创伤过程，由于发生在儿童期，个体的心理功能尚未发育成熟，处于发展过程中，创伤后应激障碍的症状表现通常复杂。

 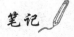

本章节中所说的心理创伤是由异乎寻常的负性生活事件所引起的个体的心理问题及症状。

二、创伤事件的主要类型

创伤事件（traumatic event）是指那些严重威胁个体安全或者躯体完整性，引起个体身心发生巨变的威胁性、灾难性事件。一般来说，创伤性事件的共同特点是，它们都能使个体产生强烈的恐惧感、无助感和失控感，并使个体感受到毁灭性的威胁。

一般来说，给个体造成心理创伤的创伤性事件可以有两种分类。第一种分类是按创伤事件波及的范围大小，分为灾难性事件（catastrophic events）和负性生活事件（negative life events）。灾难性事件是在人们生产、生活活动过程中突然发生的、违反人们意志的、迫使活动暂时或永久停止，并且造成大量的人员伤亡、经济损失或环境污染的意外事件。灾难性事件主要指自然灾害，如地震、火山爆发、洪水、台风、泥石流、森林火灾等；也包括一些非自然的人为灾难性事件，如空难、海难、核灾难、战争、恐怖袭击、大型交通事故、火灾等。而负性生活事件是指人们在日常生活中或成长过程中发生的一些不良事件，如家庭暴力、强奸或性虐待、人际暴力冲突、一般的交通事故、丧失亲友、离婚等。第二种分类是按是否牵涉直接人为的因素或故意的因素，分为人为事件（man-made incidents；intentional incidents）和非人为事件（natural incidents；unintentional incidents）。非人为事件是指自然灾害（natural disasters）或者非人为原因引发的事故；人为事件是指由人有意发起的会使人身心受威胁的灾难性事件，如恐怖袭击、战争、纵火、谋杀、强奸、交通事故、暴力冲突、虐待等。有研究者指出，相较于非人为性的灾难，人为性事件引发的个体心理恐慌感和威胁感要强烈得多。

目前美国精神医学学会出版的《精神障碍诊断与统计手册（第五版）》（DSM-5）对创伤的界定较以往版本更为明确，限定个体只有符合下述诊断标准 A 才有可能被诊断为创伤后应激障碍（post-traumatic stress disorder，PTSD）或急性应激障碍（acute stress disorder，ASD）："以下述一种（或多种）方式接触于实际的或被威胁的死亡、严重的创伤或性暴力：①直接经历创伤事件。②亲眼目睹发生在他人身上的创伤性事件。③获悉亲密的家庭成员或亲密的朋友身上发生了创伤事件。在实际的或被威胁死亡的案例中，创伤性事件必须是暴力的或事故的。④反复经历或极端接触于创伤性事件的令人作呕的细节中（例如，急救员收集人体遗骸；警察反复接触虐待儿童的细节）。在 DSM-5 的创伤后应激障碍那一部分的诊断特征中，对于诊断标准 A 做出了特别的解释：

诊断标准 A 中的直接经历的创伤性事件，包括但不限：作为战士或平民接触战争，被威胁的或实际的躯体攻击（例如，躯体攻击、抢劫、行凶抢劫、儿童躯体虐待），被威胁的或实际的性暴力（例如，强迫性性行为、酒精/毒品协助下的性行为，虐待性性接触、非接触性性虐待、性交易），被绑架、被作为人质、恐怖袭击、酷刑、作为战俘被囚禁、自然或人为的灾难以及严重的交通事故。对于儿童，性暴力事件可能包括那些没有躯体暴力或损伤的、与发育不匹配的性经历。威胁生命的疾病或致残的躯体疾病不一定被考虑为创伤性事件。可以作为创伤性事件的医疗事故包括突发的灾难性事件（例如，在手术过程中醒来，过敏性休克）。目击事件包括但不限于，看到威胁性或严重的伤害，非自然死亡、由于暴力攻击所致的他人的躯体或性虐待，家庭暴力、事故、战争或灾难、子女的医疗性灾难（例如危及生命的大出血）。通过听说某个事件的间接接触，只限于那些影响到近亲或亲密朋友的经历，这些经历是暴力的或事故（例如，不包括由于自然原因所致的死亡）。这些事件包括暴力性个体攻击、自杀、严重事故和严重伤害。

三、创伤治疗的含义

人们经历创伤时，一方面在创伤的环境中通过回避、分离来保护自己，使自己免受更多的灾难和痛苦，这是人们的防御机制在发挥作用，是一种自我保护措施，让人们生存下来。比如，通过人格解体、身体与精神的分离，很好地保护自己在经历创伤时不那么痛苦，这属于本能的反应；未经处理的创伤回忆以碎片化的形式存储在大脑中，人们运用防御机制可以让自己与痛苦隔离起来，似乎对于创伤事件的记忆变得模糊不清，但片段的事件记忆与强烈的情绪反应记忆结合在一起，很容易让个体触景生情，从而产生混乱的感觉及主观不适，如闪回、躯体疼痛、睡眠障碍、抑郁、焦虑、过分自责感等，因为创伤记忆破坏了大脑正常的信息加工、存储和提取功能。

创伤治疗（trauma therapy）是指针对经历创伤性事件并形成心理创伤的患者的心理治疗。单纯的谈话治疗往往不够，因为患者经常会受到大脑中片段化的、未被加工的、功能失调性的创伤记忆的阻滞，很难恢复。因此，需要引导患者重新暴露于创伤经历，用类似拼图的方式，将碎片化的创伤回忆拼凑完整，将整个事件作为一个整体重新呈现出来，从而发展出在创伤回忆中从未经历过的部分来完善体验，使症状得以减轻。有一系列临床治疗模式能产生有效的治疗效果。它并不是一种治疗疗法或者一种治疗模式，而是由多种治疗方法构成，针对患者心理创伤进行干预的治疗模型的整合。目前常见的创伤治疗的方法有认知行为治疗、眼动脱敏与再加工治疗、问题解决治疗、艺术治疗（如绘画、音乐、舞蹈等）、精神动力学治疗、人际关系治疗等。

在治疗中，应秉承尊重、理解和积极关注，同时传递希望。对于遭受创伤的个体来说，回避是相对轻松的选择，也很自然；而面对创伤的记忆和心理痛苦并不容易，是需要勇气的，治疗师在治疗中既要理解患者的回避，又要对这样的勇气加以注意和给予积极的赞赏和尊重。此外，来访者在治疗中表现出来的力量、适应能力和对未来的希望是创伤治疗有效的内在因素。

四、心理创伤研究与治疗的历史

早在18世纪中期，一些学者就对当时流行的癔症（hysteria）的属性进行了研究，他们质疑癔症究竟是躯体疾病还是心灵的创伤？是器质性疾病还是诈病？随着神经病学的发展，人们逐渐发现创伤的神经生理学特点。英国最早开始关注事故性创伤对心理问题发生的影响，之后美国、德国都开始了类似的讨论。在法国，研究者注意到儿童虐待和儿童性虐待对个体的性格及癔症发作有影响。布罗亚德尔（Paul C.H.Brouardel）发现一些被强暴过的癔症妇女的陈述通常带有性幻想的成分，她们常常歇斯底里发作，往往有撒谎史，而且喜欢撒谎。

但真正心理学意义上最早的心理创伤研究始于西格蒙德·弗洛伊德（Sigmund Freud），在他早期的癔症病因学研究中，他提出所有的癔症都是儿童早期受到性创伤引起的；当然，后来他意识到这个推论太过武断，没有足够的实证基础而将性创伤改为对性创伤的幻想，认为个体精神方面的症状是创伤性经历的结果。

其后，舒尔兹（Schutze）、席林格米勒（Seelingmueller）、克雷佩林（Kraepelin）都提出了各自对创伤和心理问题之间关系的看法。克雷佩林在其著作中写道："在导致内在罹难者心理疾病的众多原因中，战争是很特殊的一种……其原因可能是，由于在长久的危害中，患者受到了直指人心的持续的不安刺激……"第一次世界大战后出现了"创伤性神经症（traumatic neurosis）"的概念，英国心理学家将之描述为"战壕神经症"，他们认为这是战士受到了巨大的震惊，影响到了脊髓的通路所引起的。在1916年德国慕尼黑召开的神经科医生会议上，高普（Gaupp）和农勒（Nonne）将"战壕神经症"归为克雷佩林病的一种。当时德国的研究者对战争和交通事故所致的神经症患者进行研究，发现曾经有过精神症状、伴随原始性冲动人格、性变态、反社会行为模式和癔症特质的人群均为高发人群。

美国的精神科医生卡丁那（Abram Kardiner）也对战争神经症提出了自己的看法，他在1941年出版的《战争所致的创伤性神经症》中提出"神经症的核心是生理神经症"，并提出在意识改变状态下对遭受创伤的士兵进行谈话治疗，找到一个通向创伤记忆的入口，引导患者净化内心，并通过谈话将这个创伤记忆整合到生活中。第一次和第二次世界大战让大量的精神科医生和精神分析师开始针对士兵进行创伤治疗，积累了大量创伤群体治疗和创伤治疗的经验。

随着研究的深入，发现在长期压力下人的心灵可能发生有疾病意义的倾向性的改变，即人格被强制性转向冷漠、消极情绪状态、胆小害怕、失望和绝望、快感缺失和对创伤性事件的记忆增强，并在1961年德国巴登的精神病学会议上，学术上开始将其称为"与经历有关的人格改变"。在六十年代的美国，有许多著作、论文开始讨论巨大灾难给人精神状态所造成的不良后果。

越战之后，美国政府专门针对越战老兵的创伤后应激障碍成立了干预机构，为老兵提供住院、家庭和门诊治疗。该机构出版的《创伤应激综合征国际手册》也让人们了解到创伤事件对个体心理健康的不良影响。此外，在20世纪的六七十年代，女权主义机构加强了对女性的研究，关注妇女被强暴和遭受家庭暴力的后果。这些研究结果为我们现在理解和治疗创伤奠定了扎实的基础。

对心理创伤的治疗，除了早期精神分析学派的疗法和谈话疗法外，后期提出了创伤的认知行为疗法，即聚焦创伤的认知行为疗法（trauma-rocused cognitive-behavioral therapy，TF-CBT）；20世纪末21世纪初夏皮罗（Shapiro）提出的眼动脱敏和再加工治疗（eye movement desensitization reprocessing，EMDR）已成为创伤治疗的重要方法之一；绘画、音乐、舞蹈、阅读、叙事治疗等系列方法也被用于创伤治疗；最新的虚拟现实技术（virtual reality，VR）被用到创伤治疗中，它属于认知行为治疗的范畴。创伤治疗的方法一直在不断地更新和扩充。

第二节　心理创伤和创伤治疗的基本理论

一、心理创伤的基本理论

（一）精神分析学派

精神分析学派最早提出了关于心理创伤的理论。19世纪末，弗洛伊德开始研究"创伤性癔症"。在他早期的理论中，将癔症发作看作是个体早期滞留在内心的难以忍受的创伤经历所致，后来他把心理问题的根源从实际创伤的作用转换到潜意识中被压抑的愿望和本能的作用，虽然他并未完全否认创伤事件在某些病症中的影响，并将这些疾病称为"创伤性神经症"（traumatic neurosis）。他认为创伤是儿童早年的性幻想和伦理道德的冲突导致，外在创伤事件基本不起什么作用。他认为创伤中最重要的是情绪因素，任何强烈的情绪反应都会与创伤发生有关，并强调个体的创伤性记忆。

荣格（Carl Jung）和弗洛伊德一样，均认为外在的创伤本身通常不能解释它对心灵的深刻影响，都强调潜在的无意识幻想在创伤中的作用，他们认为患者很难区分创伤性记忆的现实性和无意识幻想。但荣格并不只从理论上关注"本能"，而是对很多有相似创伤经历的

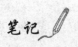

不同个体的故事和幻想进行研究，发展出一个多因素的理论模型，即强调心理分离与多种不同情结在创伤形成中的作用。荣格认为，个体对创伤经历的正常心理反应是从受伤的场景中退缩；而分离是个体抵制潜在心理损害的一种常见心理防御方式，通过分离，个体把不能忍受的经历分配到身心的各个部位，尤其是身心的"无意识"层面。

弗洛伊德和荣格都强调内在心理创伤的影响而非外在创伤，无意识幻想在处理创伤时具有积极作用。但是弗洛伊德更强调本能，认为创伤是被压抑的性欲望所导致；而荣格则关注各种创伤所形成的情结。但不管何种理解，心理创伤最后都导致个体采用分离的方式去压抑或遗忘创伤本身带来的痛苦。对经历了难以忍受的创伤的个体来说，分离的防御机制能够允许他们外在的生活继续，但是内在的创伤继续存在，并不断对内在和外在世界产生显著的不良影响。

弗洛伊德的追随者在前人研究的基础上提出了自己的见解。埃里克森（Erickson）提出，创伤会摧毁个体的安全感，其持续时间的长短受到重新认知和理解创伤所需时间的制约。假如个体能有效地将创伤在意识中整合、认识和重构，可以积极地回归现实生活，那么心理危机就能得以解决。因此，现代精神分析理论学家和临床医生都关注受创者的认知和承受伤害的能力，帮助他们发展出适宜的应对机制，从而在创伤中获得成长。

（二）认知行为理论

1. **认知理论** 认知理论认为，个体的情绪、行为反应与生理不适不仅与事件或环境有关，更重要的是与个体当时的自动化思维有关，即个体对事件或环境的解释、判断、寓意等功能不良性的认知与其情绪、行为和生理症状有关。因此，将个体功能不良性的认知调整为功能适应性的认知，即可导致其情绪、行为和生理症状缓解或减轻；当然，通过调整功能不良性的行为转变成功能适应性的行为，也可以导致患者的情绪、生理和认知症状的改善。

2. **行为理论** 行为理论认为，动物和人类均是通过经典条件反射习得了恐惧，比如，当一个中性刺激和一个无条件引发恐惧的刺激结合在一起出现一段时间，就可以使人习得对中性刺激的恐惧。用这个理论可以解释 PTSD 患者强烈的痛苦和恐惧，就是创伤时的各种刺激物与创伤事件（无条件刺激）一起引发恐惧，由于泛化作用和次级条件作用，使得与受创时的刺激相类似的其他刺激（条件刺激）也能引发恐惧反应。对于 PTSD 的回避行为和随着时间推移恐惧得以维持的解释是，创伤记忆和其他线索作为条件刺激可以引发恐惧和焦虑，当一个人用回避或逃跑行为面对那些条件刺激时，就会发现其对刺激的恐惧感和焦虑会降低，恐惧感和焦虑情绪的降低反过来会强化回避行为，即回避行为得到了负性强化。也就是说，通过操作性条件反射习得了回避，从而暂时降低与创伤有关的焦虑，但从长远来看，妨碍了清除创伤线索（条件刺激）跟焦虑恐惧之间联系的机会，即没有机会反复暴露于创伤线索，形成习惯，从而解除它跟恐惧焦虑之间的联系。这里强调的是习得理论（learning theory）在 PTSD 患者的恐惧和回避症状的形成和维持中的作用。

3. **信息加工理论** 对于 PTSD 的侵入性症状，即患者在意识或无意识状态下反复出现的创伤性记忆，信息加工理论（information processing theory）认为，正是因为个体形成了记忆恐惧网络才导致创伤的发生，而记忆恐惧网络引发了逃跑和回避行为。而记忆恐惧网络或心理恐惧结构包括刺激、反应和意义三因素。任何与创伤有关的东西（创伤的提醒物，包括中性和良性的刺激）都可以引发记忆恐惧结构和随后的回避行为。PTSD 患者的记忆恐惧结构相对稳定且泛化，容易被创伤的提醒物所激活，此恐惧网络的信息就会进入意识，出现侵入性症状，导致患者把一些情形或事件解释为潜在的威胁。当然，患者就会尝试回避这些创伤刺激物，于是出现了 PTSD 的回避症状。

4. **社会认知理论** 社会认知理论（social-cognitive theory）虽然也考虑信息的加工，但强调的是创伤对个体信念系统及其调整的不良影响，经历创伤的个体需要把创伤事件跟其既往的信念和期望整合在一起，即个体有完成信息整合的倾向，这就需要认知加工。也就是说，个体需要把从创伤中获得的那些新的跟其信念不相容的信息（闯入性的信息）整合到其既有的信念体系。在未完成信息整合之前，与创伤有关的闯入性信息在大脑中就处于一种激活的记忆状态，只有完成了信息整合或者说认知加工过程，创伤事件才算真正解决。与此同时，当与创伤事件有关的画面（闪回、噩梦、侵入性的追忆等）、对创伤事件的意义的看法和情绪反应变得突出的时候（完成信息整合的需要），个体的心理防御机制就会启动，患者就会表现出麻木或回避。这种回避情绪上的痛苦的欲望与完成信息整合的需求之间就出现了冲突，PTSD 患者就会在闯入期与回避期来回摇摆，一旦成功完成了信息加工，摇摆就不再频繁、不再强烈。而慢性 PTSD 就是因为没有成功地完成信息整合，创伤事件仍停留在脑海中处于活跃状态，就容易触发闯入症状和回避反应。

另外的社会认知理论研究者将 PTSD 患者的情绪反应分为两类，一类是与创伤事件本身直接引发的原发情绪（primary emotions）或主要情绪（attending emotions），比如恐惧、愤怒或悲伤；另一类是患者对创伤事件的想法或解释引发的继发情绪（secondary emotions）或人为情绪（manufactured emotions），比如羞愧、内疚等。由于原发情绪是人遇到创伤事件后自然而然出现的情绪，情绪表达出来后就可完成创伤记忆的处理，一旦原发情绪得以表达，它很快就会消散。但继发情绪不同，它与患者接触扳机事件之后对事件的看法、对自我或世界的看法有关，需要通过信念调整才能消散。患者经历创伤事件后往往彻底转变了其既往对自我掌控感、安全性、能力、信任、自尊或亲密关系的看法，从而出现了继发情绪。

认知理论认为，在创伤这一巨大应激下个体的注意力相当狭窄，短期记忆力明显受损，于是创伤记忆就以碎片化的形式保存在个体大脑中，缺乏细节、时间背景和顺序等，表现为自传体记忆差。患者接触扳机事件后，创伤的记忆片段被激活，出现了功能不良性的认知，由此引发功能不良性的行为策略。比如，接触扳机事件后认为这里有危险，自己无力应对，也就只能回避；或者认为如果经历了这件事情，自己却依然好好地活着，没有痛苦表现，那就不能称之为人，就对不起死者，则创伤事件就会自然而然地盘旋在患者脑海中而不离去。这种功能不良性的应对策略使患者没有机会去接触扳机事件或类创伤经历，从而发现并纠正其认知歪曲，完成创伤记忆的整理，这样就使得 PTSD 的症状持续下来，形成了恶性循环。

5. **双重代表理论**　双重代表理论（dual representation theory）把信息加工理论和社会认知理论结合起来，认为感觉输入取决于有意识和无意识的信息加工过程，从而形成两类记忆。一类是通过有意识的信息加工形成的记忆，这类记忆可以被有目的地提取出来，即语言获得性记忆（verbally accessible memories，VAMs），也就是自传体记忆，通常是选择性的记忆，它可以被修改或改变；VAMs 的记忆信息包括情绪和身体反应以及个体对事件的看法，与继发情绪有关，继发情绪可以是恐惧、愤怒、悲伤、内疚、羞愧等。另一类是通过无意识的信息加工形成的记忆，即情景获得性记忆（situationally accessible memories，SAMs），它不能被特意提取出来，也不能被改变或修改；这类记忆信息包括感官信息、生理症状和行动信息，与原发情绪有关。个体接触类创伤性刺激或主动去想创伤事件时就会激活 SAMs，个体就会出现闯入性画面或闪回，并伴随着生理上的警觉性增高。

二、心理创伤的影响因素

个体经历创伤事件后是否罹患 PTSD 或其他精神障碍既跟创伤事件本身有关，也跟个

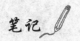

体的易感性有关。研究显示,到成年初期,四分之一的人曾经经历过创伤性事件,到45岁的时候绝大多数人都经历过创伤性事件。美国的两项社区全人群流行病学调查显示PTSD的终生患病率分别是6.8%和7.8%,而女性是12.3%。很多人都经历过创伤性事件,但最后罹患PTSD的人总是其中很少的一部分,PTSD罹患与否的影响因素有:

(一)创伤经历本身

1. **创伤事件的类型与强度** 通常创伤事件造成的破坏性越大,对人身安全的威胁越大,持续的时间越长,对个体的不良影响越大,个体越容易罹患PTSD。比如,美国参加的越战和阿富汗、伊拉克战争的惨烈程度明显不同,在美国参加越战的退伍兵中,30.9%患有PTSD,而且另外22.5%有部分的PTSD症状;而在参加阿富汗和伊拉克战争的退伍兵中,13.8%可能患有PTSD。此外,与自然灾害相比,人为事件给个体带来的负性影响更强烈,更易引发PTSD。研究发现强奸是最容易导致PTSD的创伤性事件,在报告曾遭受过强奸的人群中,65%的男性和46%的女性罹患PTSD。而在暴露于严重外伤、交通事故、龙卷风或海啸等自然灾害的人群中,20%~25%罹患PTSD。跟目睹或听说亲友身上发生的创伤性事件的人群相比,亲身经历创伤性事件的个体更易罹患PTSD。离创伤性事件发生区域越近的位置,人群罹患PTSD的概率越高。

2. **个体创伤当时的反应** 经历创伤事件后有急性应激障碍的个体、有PTSD的回避或麻木症状的个体、这些PTSD相关症状严重的个体以后罹患PTSD的概率高。在创伤发生期间或之后马上出现强烈负性情绪反应的个体,比如害怕、无助、恐惧、内疚、羞愧,其PTSD的严重程度高。在经历创伤事件后立即出现解离症状或惊恐发作的个体更易罹患PTSD。

(二)创伤发生后的影响因素

1. **创伤发生后个体的社会支持与社会联结** 创伤发生后,社会支持水平低的个体罹患PTSD的概率高。高水平的社会支持系统可以缓解创伤性事件的负性影响。

2. **创伤发生后个体的应对策略** 发生创伤后倾向于用自责、否认、解离、麻木等方式应对的个体更容易罹患PTSD。

3. **经历创伤后个体的认知** 个体对创伤事件持如下看法,比如,高估事件的威胁性或不良后果、认为安全感降低、持悲观主义、感觉跟社会缺乏联结、感觉被击垮了,更易罹患PTSD。

(三)创伤发生前的影响因素

1. **性别因素** 跟男性相比,通常女性更容易罹患PTSD。比如,美国的一项全国性调查显示,在暴露于创伤性事件的人群中,20.4%的女性和8.2%的男性可能罹患PTSD。但经历某些特定的创伤性事件,比如前面谈到的强奸,男性可能更容易罹患PTSD。对于女性患PTSD的比例高,可能的解释如下:①女性遭受特定创伤的概率高,比如强奸或者性恐吓;②女性焦虑障碍、抑郁障碍的患病率高;③女性更容易表现出对创伤事件的害怕、无助、恐惧的情绪反应。

2. **社会经济地位** 相对而言,社会经济地位低的个体遭受创伤后更易罹患PTSD。

3. **既往经历** 曾经遭受过虐待、其他创伤性事件或童年期不幸的个体遭受创伤后更易罹患PTSD。

4. **身体和精神健康状况** 有躯体或精神疾病既往史或现病史的个体更易罹患PTSD。

5. **其他人口学特征** 与成年人相比,儿童经历创伤罹患PTSD的可能性高,并且儿童年龄越小,个体对事件的整合能力越差,创伤事件可能停留在个体的潜意识中,从而影响其一生。此外,个性特征、受教育程度、种族等因素也影响着个体PTSD的患病率,一般性格明显偏离、受教育程度低、属于少数族群的人更易罹患PTSD。

6. **遗传因素** 如果个体有遗传方面的易感性,则容易罹患PTSD。比如有精神疾病家

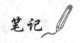

族史或创伤家族史的个体,经历创伤后更易罹患 PTSD。

三、创伤治疗的基本理论

一般来说,当个体面临应激事件时,如果其精神症状随着时间的推移不是逐渐减少,而是持续存在或加重,则需要对个体进行全面的精神检查和罹患 PTSD 的风险评估,必要时给予心理或药物干预。

临床上治疗 PTSD 的模式并不单一,但由于心理创伤与一般的心理行为问题及精神障碍不同,因此,采用的治疗方式也有所不同。目前,心理创伤的主要治疗方法有心理动力学取向的治疗、认知行为治疗、整合发展治疗、眼动脱敏和再加工治疗、艺术治疗(包括绘画、音乐、舞蹈、阅读治疗等)、虚拟现实治疗(一种暴露治疗)等。下面简单介绍创伤治疗的几种基本理论。

(一)心理动力学取向的治疗理论

心理动力学的观点之一是防御焦虑,在弗洛伊德看来,人类的许多基本愿望都是跟现实和超我之间存在直接的冲突,这种冲突导致的结果就是焦虑。为了防止焦虑,个体会通过压抑这些愿望的方式进行防御。精神分析理论认为任何生物都有自我保护的本能,去努力避免和消除各种有害刺激,个体经历创伤事件后会压抑创伤相关记忆以便保护自己,也就是进行自我防御;大部分有创伤经历的个体都会采用分离或回避的防御机制有意遗忘或压抑其创伤经历,从而保护自己的心理不受超我的谴责。个体最初的防御是一对矛盾体,既不断重复创伤回忆又极力回避创伤记忆,以期达到新的心理平衡,如果能够达到新的心理平衡,个体就走出了创伤,如果防御失败没有实现新的心理平衡,被个体压抑在潜意识中的创伤记忆的一部分持续进入意识层面就出现了 PTSD 的症状。PTSD 就是个体努力对创伤进行管理的结果,其症状则是心理防御的最终结果和表现形式。

心理动力学取向的创伤治疗主要是帮助患者更多地认识其潜意识的内容,增强患者对自我的理解和本我的强度。治疗主要分为三个阶段。第一阶段是加强安全感、稳定感,使患者在面对创伤性经历或相关刺激时足够坚强,对人格进行系统的发掘。第二阶段是帮助患者回忆痛苦的经历,将所经历的丧失和创伤痛苦表达出来。第三阶段就是重建创伤记忆,对患者的自我、人际关系和社会功能进行连接、整合和修复。

(二)认知行为治疗理论

PTSD 患者对创伤事件及其后果的评价过于负面、对于创伤的自传体记忆缺乏细节和背景资料(即碎片化记忆)、对自我的评价过低以及采用的功能不良性的应对策略(比如回避)导致患者把某些中性甚至正性的情形看成目前存在的严重威胁。PTSD 患者常把外界看成是充满危险的,并把自己看成是无能的。对 PTSD 患者的认知治疗包括引导患者重新思考对于自己、他人以及与创伤有关的情形或事件的负性认知和信念,重新评估这些消极的假设推论,建立一个更具适应性的对自我和对他人的信念,在特定的背景下动态理解创伤性事件。PTSD 的认知理论模型见图 8-1。

聚焦于创伤的认知行为治疗主要包括心理健康教育、放松训练、暴露治疗、认知重建和行为试验等,其中最重要的是暴露和认知重建。常见的治疗方法有延长暴露治疗(PE)、认知加工治疗(CPT)、压力免疫培训(SIT)、认知治疗(CT)、眼动脱敏再加工(EMDR)等。

认知重构可以改变患者各种适应不良性的想法、情绪、生理反应和行为;暴露疗法能有效改善患者的 PTSD 症状,减轻与创伤有关的焦虑,矫正不良想法和错误观念,鼓励患者学会自我控制。在创伤急性期,应用认知疗法或者暴露疗法及时的话,可以有效预防 PTSD 的发生。

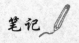

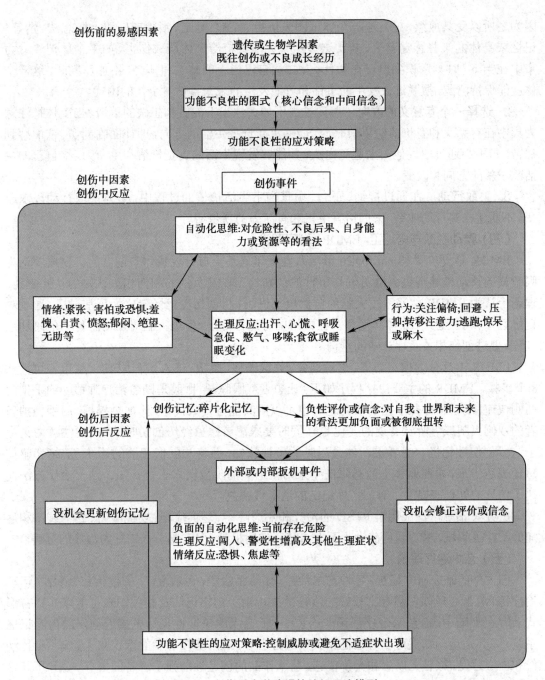

图 8-1　创伤后应激障碍的认知理论模型

（三）接受与承诺理论

Hayes 等人在认知行为治疗的基础上，采用接纳、认知解离、正念、观察自我以及价值、承诺行为等改变过程以创造心理的灵活性，从而提出了接受与承诺疗法（acceptance and commitment therapy，ACT）。这种疗法是让患者观察并记述自己最深层次的内心体验，以一种全新的视角去审视其对创伤所做出的反应，从中发现哪些是行之有效的、哪些是无济于事的或者起反作用的。ACT 理论认为，人们一直逃避或压抑痛苦，这种逃避或压抑恰恰是问题形成的部分原因。因此，我们需要打破常规，以全新的视角去看待。它的主要步骤就是接纳、选择和采取行动。

1. **接纳自己，活在当下**　接纳就是对此时此刻体验的一种积极而非评判性的容纳。ACT 认为痛苦是人生体验的一部分，生活中的痛苦不可避免，但可以选择不一直受其煎熬。

笔记

因为之所以受其煎熬，更多地与个体试图去抗拒、控制、赶走、消除或回避一些想法、情感、记忆或身体的某些感觉有关，其实这些经验无法直接给个体造成伤害，如果个体把注意力集中在当下，时刻意识到自己在做什么，知觉自己当下的感觉和体会，不加以判断，这样个体就能保持清醒，摆脱过去发生的事件和可能发生的未来事件对个体的困扰。

2. 选择一个有意义的方向 关注过去不如关注当下能做和想做的事情，当个体把注意力集中在有意义和有价值的事情时，才能够重新选择生活的方向，即使面临创伤、依旧感到痛苦，却不必通过取悦他人来避免内疚，并能够发现生活的真正价值和生命力，给自己的生活赋予新的方向和改变。

3. 采取行动 在通过接纳、正念、衡量当下生活价值的过程中，个体采取行动以求改变，不断建构其行动体系，去创造有生机和有活力的新生活。

(四) 眼动脱敏与再加工（EMDR）治疗理论

EMDR 是夏皮罗（Shapiro）20 世纪八九十年代基于自身观察体验创立的。夏皮罗认为眼睛横向移动能够促进大脑对创伤事件的认知加工以及负性的创伤相关认知的认知重建。理论上认为 EMDR 能够激发大脑的自然康复机制，将创伤性记忆转化为正常记忆，通过对记忆意象、消极想法、躯体感受和负性情绪同时进行处理，促进大脑对创伤事件的信息加工过程，促进创伤相关负性认知的重构。

EMDR 治疗分为搜集病史、患者准备、关键评估、脱敏、植入、身体扫描、结束和再评估8 个步骤。EMDR 的主要治疗程序如下：让患者双眼睁开，眼睛追随着治疗师移动的手指向两侧快速移动（治疗师手指的横向运动也可以用其他方式来代替，比如蝴蝶拍、用手轻拍患者的双侧大腿或者听觉音调的变化等），同时要求患者想象经历创伤时的情景，注意力集中于这段创伤性记忆。患者重新体验当时的负性认知，并将与创伤相关的认知、情绪和躯体感觉表达出来，再在躯体不适感降低下来乃至消失的阶段植入正性认知。这一治疗方法加速了信息的处理和提高了对创伤性记忆的适应性解决。

EMDR 治疗广泛应用于 PTSD 的治疗和焦虑障碍、恐惧症、性功能障碍、恐怖袭击和疼痛的治疗等领域，尽管到目前为止不太清楚其作用机制，但它属于认知行为治疗的范畴。

(五) 艺术治疗理论

国内外的临床研究证实，各种艺术治疗（如绘画治疗、音乐治疗、阅读治疗、舞蹈 / 运动治疗等）对于心理创伤都有比较好的治疗效果。由于创伤记忆及相关图式可能以非语言形式储存在大脑中，而艺术治疗强调非语言干预，艺术的象征性表达更接近创伤的内隐记忆系统，尤其是运动知觉可以对记忆和表象进行引导，通过连接患者的意识和无意识、身体动作和内心感受，减轻无助感和无价值感，艺术作品的创造性增强了患者的自尊，提升了其希望感，使得心理创伤得以治愈或好转。

1. 绘画治疗 绘画治疗主要运用非言语的象征方式表达患者潜意识中隐藏的内容，患者感觉相对安全，阻抗较小，也容易接受，特别适合一些言语发展不成熟的儿童。绘画治疗认为思维通常以视觉形象呈现，创伤中的很多情绪体验很难用语言去描述，在此情况下，语言描述相对苍白无力，但通过艺术符号，患者可以自由表达自己的愿望和困扰，而且不必受社会道德标准的限制，可以自由表达那些不被接受的思想、情感和冲动。当这些情感、思想和冲动被个体通过绘画的方式察觉和接受时，才能把负性的能量转化为正向的、建设性的能量。

绘画治疗包括心理治疗和创作两部分。当个体对伤痛无能为力的时候，绘画可以帮助受伤的心灵恢复；创作本身就是一种治疗，创作的过程为患者提供一种新的视角去看待自己所面临的问题。总体来说，绘画治疗具有很好的灵活性，能够以安全的形式释放出毁灭性的力量，可适用于很多不同的人群。

笔记

2. **阅读治疗** 作为一种辅助治疗手段，阅读治疗通常和其他治疗方法及药物治疗合并使用。阅读治疗是当患者出现困扰或思维和行为紊乱时，有意识地引导患者阅读一些相关的材料或书籍。这种治疗方法能够较好地暂时缓解患者的痛苦，起到一定程度的治疗效果。

（六）虚拟现实

虚拟现实（virtual reality，VR）是20世纪末期发展出来的一门新技术，它主要利用计算机、头盔显示器、数据手套等高科技设备建立起一个实时互动的三维虚拟世界。把虚拟现实技术应用到心理创伤的治疗中，取得了较好的治疗效果，它是一种暴露治疗。VR技术应用于创伤治疗主要是向患者呈现他曾经经历过的各种创伤情景，以便更深入地了解患者的潜意识或心理创伤；此外，通过VR的反复暴露调整患者的功能不良性认知和行为，提供新机会进行康复训练或技能学习，帮助其尽可能在短期内恢复功能。比如，Roth等运用VR技术让患有PTSD的越战老兵暴露于和越战相似的虚拟情境，使他们重新体验在越战中的经验感受，经过一段时间的治疗后，老兵的病情有明显的好转。

第三节　创伤后常见的精神障碍

对心理创伤进行治疗之前，需要掌握与创伤密切相关的创伤后应激障碍（PTSD）、急性应激障碍（ASD）的诊断标准、创伤后其他常见的精神障碍，才能对患者的心理状况做出评估，然后制订适合的治疗方案。

一、创伤后应激障碍

在经历创伤的人群中，超过90%的个体在创伤发生后马上出现PTSD的症状，但绝大多数个体的这些症状在随后的3～6个月减轻乃至消失。在美国《精神障碍诊断与统计手册（第五版）》（DSM-5）中给出PTSD诊断标准如下：

注：下述诊断标准适用于成年人、青少年和6岁以上儿童。对于6岁及以下儿童，参见下述相应的诊断标准。

A. 以下述1种（或多种）方式接触于实际的或被威胁的死亡、严重的创伤或性暴力：

1. 直接经历创伤事件。

2. 亲眼目睹发生在他人身上的创伤事件。

3. 获悉亲密的家庭成员或亲密的朋友身上发生了创伤事件。在实际的或被威胁死亡的案例中，创伤事件必须是暴力的或事故。

4. 反复经历或极端接触于创伤事件令人作呕的细节中（例如，急救员收集人体遗骸；警察反复接触虐待儿童的细节）。

注：诊断标准A4不适用于通过电子媒体、电视、电影或图片的接触，除非这种接触与工作相关。

B. 在创伤事件发生后，存在以下一个（或多个）与创伤事件有关的侵入性症状：

1. 创伤事件反复的、非自愿的和侵入性的痛苦记忆。

注：6岁以上儿童，可能通过反复玩与创伤事件有关的主题或某方面来表达。

2. 反复做内容或情感与创伤事件相关的痛苦的梦。

注：儿童可能做可怕但不能识别内容的梦。

3. 分离性反应（例如闪回），个体的感觉或举动类似创伤事件重复出现（这种反应可能连续出现，最极端的表现是对目前的环境完全丧失意识）。

注：儿童可能在游戏中重演特定的创伤。

4. 接触于象征或类似创伤事件某方面的内在或外在线索时，产生强烈或持久的心理痛苦。

5. 对象征或类似创伤事件某方面的内在或外在线索,产生显著的生理反应。

C. 创伤事件后,开始持续地回避与创伤事件有关的刺激,具有以下1项或2项情况:

1. 回避或尽量回避关于创伤事件或与其高度有关的痛苦记忆、思想或感觉。

2. 回避或尽量回避能够唤起关于创伤事件或与其高度有关的痛苦记忆、思想或感觉的外部提示(人、地点、对话、活动、物体、情景)。

D. 与创伤事件有关的认知和心境方面的负性改变,在创伤事件发生后开始或加重,具有以下2项(或更多)情况:

1. 无法记住创伤事件的某个重要方面(通常是由于分离性遗忘症,而不是诸如脑损伤、酒精、毒品等其他因素所致)。

2. 对自己、他人或世界持续性放大的负性信念和预期(例如,"我很坏""没有人可以信任""世界是绝对危险的""我的整个神经系统永久性地毁坏了"。)。

3. 由于对创伤事件的原因或结果持续性的认知歪曲,导致个体责备自己或他人。

4. 持续性的负性情绪状态(例如,害怕、恐惧、愤怒、内疚、羞愧)。

5. 显著地减少对重要活动的兴趣或参与。

6. 与他人脱离或疏远的感觉。

7. 持续地不能体验到正性情绪(例如,不能体验快乐、满足或爱的感觉)。

E. 与创伤事件有关的警觉或反应性有显著的改变,在创伤事件发生后开始或加重,具有以下2项(或更多)情况:

1. 激惹的行为和愤怒的爆发(在很少或没有挑衅的情况下),典型表现为对人或物体的言语或身体攻击。

2. 不计后果或自我毁灭的行为。

3. 过度警觉。

4. 过分的惊跳反应。

5. 注意力有问题。

6. 睡眠障碍(例如,难以入睡或难以保持睡眠,或休息不充分的睡眠)。

F. 这种障碍的持续时间(诊断标准B、C、D、E)超过1个月。

G. 这种障碍引起临床上明显的痛苦,或导致社交、职业或其他重要功能方面的损害。

H. 这种障碍不能归因于某种物质(例如,药物、酒精)的生理效应或其他躯体疾病。

标注是否是:

伴分离症状:个体的症状符合创伤后应激障碍的诊断标准。此外,作为对应激源的反应,个体经历了持续性或反复的下列症状之一:

1. 人格解体 持续地或反复地体验到自己的精神过程或躯体脱离感,似乎自己是一个旁观者(例如,感觉自己在梦中;感觉自我或身体的非现实感或感觉时间过得非常慢)。

2. 现实解体 持续地或反复地体验到环境的不真实感(例如,个体感觉周围的世界是虚幻的、梦幻般的、遥远的或扭曲的)。

注:使用这一亚型,其分离症状不能归因于某种物质的生理效应(例如,一过性黑蒙,酒精中毒的行为)或其他躯体疾病(例如,颞叶癫痫)。

标注如果是:

伴延迟性表达:如果直到事件后至少6个月才符合全部诊断标准(尽管有一些症状的发生和表达可能是立即的)。

对于>6岁的个体,采用上面的诊断标准。但是对于6岁及以下儿童,创伤后应激障碍的诊断标准如下:

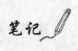

A. 6 岁及以下儿童,以下述一种(或多种)方式接触于实际的或被威胁的死亡、严重的创伤或性暴力:

1. 直接经历创伤事件。

2. 亲眼目睹发生在他人身上的创伤事件,特别是主要的照料者。

注:这些目睹的事件不适用于通过电子媒体、电视、电影或图片的接触。

3. 知道创伤事件发生在父母或照料者的身上。

B. 在创伤事件发生后,存在以下一个(或多个)与创伤事件有关的侵入性症状:

1. 创伤事件反复的、非自愿的和侵入性的痛苦记忆。

注:自发的和侵入性的记忆看起来不一定很痛苦,也可以在游戏中重演。

2. 反复做内容或情感与创伤事件相关的痛苦的梦。

注:很可能无法确定可怕的内容与创伤事件相关。

3. 分离性反应(例如,闪回),儿童的感觉或举动类似创伤事件重复出现(这种反应可能连续出现,最极端的表现是对目前的环境完全丧失意识),此类特定的创伤事件可能在游戏中重演。

4. 接触于象征或类似创伤事件某方面的内在或外在线索时,会产生强烈或持久的心理痛苦。

5. 对创伤事件的线索产生显著的生理反应。

C. 至少存在下列一个(或更多)症状,要不代表持续地回避与创伤事件有关的刺激,要不代表出现与创伤事件有关的认知和心境方面的负性改变,且这些症状在创伤事件发生后开始或加重。

持续地回避刺激

1. 回避或尽量回避能够唤起创伤事件回忆的活动、地点或具体的提示物。

2. 回避或尽量回避能够唤起创伤事件回忆的人、对话或人际关系的情况。

认知上的负性改变

3. 负性情绪状态的频率(例如,恐惧、内疚、悲痛、羞愧、困惑)显著增加。

4. 显著地减少对重要活动的兴趣和参与,包括减少玩耍。

5. 社交退缩行为。

6. 持续地减少正性情绪的表达。

D. 与创伤事件有关的警觉和反应性的改变,在创伤性事件发生后开始或加重,具有以下 2 项(或更多)情况:

1. 激惹的行为和愤怒的爆发(在很少或没有挑衅的情况下),典型表现为对人或物体的言语或身体攻击(包括大发雷霆)。

2. 过度警觉。

3. 过分的惊跳反应。

4. 注意力有问题。

5. 睡眠障碍(例如,难以入睡或难以保持睡眠,或休息不充分的睡眠)。

E. 这种障碍的持续时间超过 1 个月。

F. 这种障碍引起临床上明显的痛苦,或导致与父母、同胞、同伴或其他照料者的关系或学校行为方面的损害。

G. 这种障碍不能归因于某种物质(例如,药物、酒精)的生理效应或其他躯体疾病。

标注是否是:

伴分离症状:个体的症状符合创伤后应激障碍的诊断标准,且个体持续地或反复出现下列 2 种症状之一:

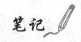

1. 人格解体　持续地或反复地体验到自己的精神过程或躯体脱离感,似乎自己是一个旁观者(例如,感觉自己在做梦;感觉自我或身体的非现实感或感觉时间过得非常慢)。

2. 现实解体　持续地或反复地体验到环境的不真实感(例如,个体感觉周围的世界是虚幻的、梦幻般的、遥远的或扭曲的)。

注:使用这一亚型,其分离症状不能归因于某种物质的生理效应(例如,一过性黑蒙)或其他躯体疾病(例如,颞叶癫痫)。

标注如果是:

伴延迟性发作:如果直到事件后至少6个月才符合全部诊断标准(尽管有一些症状的发生和发作可能是立即的)。

有关PTSD的特点请参见专栏8-1。

专栏8-1

创伤后应激障碍概述

创伤后应激障碍(PTSD)是在亲身经历、目睹或获悉创伤事件后一部分个体马上或过了相当长时间后出现的一种精神障碍,因其症状表现与焦虑障碍有共同之处,在美国精神障碍诊断与统计手册第四版中将其归入焦虑障碍类别;鉴于其表现的特殊性,后来在第五版中将其独立出来,放入创伤及应激相关障碍类别。当创伤事件是人为施加或故意所致时,如酷刑或性暴力,PTSD会更严重和持久。

亲身经历的创伤事件包括接触战争、被威胁的或实际的躯体攻击(如躯体攻击、抢劫、行凶抢劫、儿童躯体虐待)、被威胁的或实际的性暴力(如强迫下的性行为、酒精/毒品协助下的性行为、虐待性性接触、非接触性性虐待、性交易)、被绑架、被作为人质、恐怖袭击、酷刑、作为战俘被囚禁、自然或人为的灾难以及严重的交通事故等。对于儿童,性暴力事件可以是那些没有躯体暴力或损伤的、与发育不匹配的性经历。突然的灾难性医疗事故可以作为创伤事件,如在手术过程中醒来、过敏性休克;但威胁生命的疾病或致残的躯体疾病一般不作为创伤事件。

目击创伤事件包括看到威胁性或严重的伤害、非自然死亡、由于暴力攻击所致的他人的躯体或性虐待、家庭暴力、事故、战争或灾难、子女的医疗性灾难(如危及生命的大出血)等。

获悉某个创伤事件的间接接触,只限于那些影响到近亲或亲密朋友的经历,这些经历需是暴力的或事故,如暴力性个体攻击、自杀、严重事故和严重伤害,但不包括自然原因所致的死亡。

PTSD的症状表现通常与创伤有关,绝大部分案例的症状出现在创伤事件发生后一个月内,主要症状是创伤经历的再体验、回避、情感麻木、认知改变或心境改变以及生理上的警觉性增高。随着时间的推移,40%~60%患者的症状会在随后的半年到一年内缓解。

个体是否罹患PTSD可以用素质-应激-维持因素来解释。特定创伤事件作为应激源激活了个体潜在的功能不良性信念这一素质因素,由此引发了功能不良性的自动化思维,从而出现了情绪、行为和生理方面的症状,个体在功能不良性信念影响下采取的"帮助自己应对创伤事件"的补偿策略在创伤事件消失后自然就成为功能不良性的,从而作为维持因素使其症状维持下来。一部分PTSD患者随着时间的推移,能够不自觉地逐渐修正其功能不良性信念、将补偿策略转变为功能适应性的,从而使症状自行缓解;而另外一部分患者则深陷其中无力自拔,一直采取功能不良性的应对策略,比如压抑自己的想法或情绪、让自己变得麻木、回避、过分敏感等,暂时缓解了痛苦,却同时抑制了正性体验,没有机会去发现和修正自己的不良应对策略和信念,从而形成恶性循环,需要接受专业的帮助才能走出来。

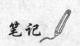

二、急性应激障碍

在经历创伤事件的人群中，13%～33% 的成年人和 17%～21% 的儿童青少年会罹患急性应激障碍（acute stree disorder，ASD）；75%～80% 的 ASD 患者随后也符合 PTSD 的诊断标准，但 ASD 并非个体罹患 PTSD 的最佳预测变量；最终患 PTSD 的患者约一半最初有 ASD。在 DSM-5 中，ASD 的诊断标准如下：

A. 以下述一种（或多种）方式接触于实际的或被威胁的死亡、严重的创伤或性暴力：

1. 直接经历创伤事件。

2. 亲眼目睹发生在他人身上的创伤事件。

3. 获悉亲密的家庭成员或亲密的朋友身上发生了创伤事件。

注：在实际的或被威胁死亡的案例中，创伤事件必须是暴力的或事故。

4. 反复经历或极端接触于创伤事件的令人作呕的细节中（例如，急救员收集人体遗骸；警察反复接触虐待儿童的细节）。

注：此标准不适用于通过电子媒体、电视、电影或图片的接触，除非这种接触与工作相关。

B. 在属于侵入性、负性心境、分离、回避和唤起这 5 个类别的任一类别中，有下列 9 个（或更多）症状，在创伤事件发生后开始或加重。

侵入性症状

1. 创伤事件的反复的、非自愿的和侵入性的痛苦记忆。

注：儿童可能通过反复玩与创伤事件有关的主题或某方面内容来表达。

2. 反复做内容或情感与创伤事件相关的痛苦的梦。

注：儿童可能做可怕但无法识别内容的梦。

3. 分离性反应（例如，闪回），个体的感觉或举动类似创伤事件重复出现（这种反应可能连续地出现，最极端的表现是对目前的环境完全丧失意识）。

注：儿童可能在游戏中重演特定的创伤。

4. 对象征或类似创伤事件某方面的内在或外在线索，产生强烈或长期的心理痛苦或显著的生理反应。

负性心境

5. 持续地不能体验到正性的情绪（例如，不能体验到快乐、满足或爱的感觉）。

分离症状

6. 个体的环境或自身的真实感的改变（例如，从旁观者的角度来观察自己，处于恍惚之中、时间过得非常慢）。

7. 不能想起创伤事件的某个重要方面（通常由于分离性遗忘症，而不是由于诸如脑损伤、酒精、毒品等其他因素）。

回避症状

8. 尽量回避关于创伤事件或与其高度有关的痛苦记忆、思想或感觉。

9. 尽量回避能够唤起关于创伤事件或与其高度有关的痛苦记忆、思想或感觉的外部提示（人、地点、对话、活动、物体、情景）。

唤起症状

10. 睡眠障碍（例如，难以入睡或难以保持睡眠，或休息不充分的睡眠）。

11. 激惹的行为和愤怒的暴发（在很少或没有挑衅的情况下），典型表现为对人或物体的言语或身体攻击。

12. 过度警觉。

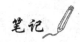

13. 注意力有问题。

14. 过分的惊跳反应。

C. 这种障碍的持续时间（诊断标准 B 的症状）为创伤后的 3 天至 1 个月。

注：症状通常于创伤后立即出现，但符合障碍的诊断标准需持续至少 3 天至 1 个月。

D. 这种障碍引起临床上明显的痛苦，或导致社交、职业或其他重要功能方面的损害。

E. 这种障碍不能归因于某种物质（例如，药物或酒精）的生理效应或其他躯体疾病（例如，轻度的创伤性脑损伤），且不能用"短暂精神病性障碍"来更好地解释。

三、创伤后常见的其他精神障碍

PTSD 常与其他精神障碍共病，共病使治疗的难度增加，特别是共病物质使用障碍或者人格障碍；童年早期遭受虐待（特别是性虐待）的儿童，成年后罹患人格障碍的可能性高。美国的一项研究显示，在既往任何时候有过 PTSD 诊断的人群中，88% 的男性和 79% 的女性与其他精神障碍共病：一半的男性共病抑郁症、酒精滥用或依赖，43% 品行障碍，35% 毒品滥用或依赖，31% 恐惧症，28% 社交恐惧症，21% 心境恶劣；49% 的女性共病抑郁症，29% 恐惧症，28% 社交恐惧症，28% 酒精滥用或依赖，27% 毒品滥用或依赖，23% 心境恶劣，22% 广场恐怖症。绝大多数 PTSD 患者在之前就已经患有某种精神障碍，最常见的是抑郁症（65%）、惊恐障碍（65%）、广泛性焦虑障碍（45%）和社交恐惧症（41%）。此外，创伤事件也可以成为其他精神障碍发病的诱发因素，下面就创伤后常见的其他精神障碍做一简单介绍。

（一）抑郁症（major depressive disorder，MDD）

一般来说，创伤事件发生后个体容易罹患抑郁症。因此，接诊 PTSD 患者时，需要考虑并评估患者是否共病抑郁症。

大量研究显示抑郁症常与 PTSD 共病。很多 PTSD 患者会先主诉他们的抑郁心境而不是创伤经历。DSM-5 抑郁症的诊断标准如下：

A. 在同样的 2 周时期内，出现 5 个或以上的下列症状，并表现出与以前不同的功能变化，其中至少有一项症状或是抑郁心境，或是兴趣或愉快感丧失。

注：不包括那些能够明显归因于其他躯体疾病的症状。

1. 几乎每天的大部分时间都是抑郁心境，既可以是主观报告的（例如，感到悲伤、空虚、绝望），也可以是他人观察到的（例如，表现流泪）。（注：儿童和青少年，可能是心境易激惹。）

2. 几乎每天的大部分时间，对所有或几乎所有的活动明显减少兴趣或乐趣（既可以是主观体验，也可以是观察所见）。

3. 在未节食的情况下体重明显减轻，或体重增加（例如，一个月内体重变化超过原体重的 5%），或几乎每天食欲减退或增加。（注：儿童则可表现为未达到应增体重。）

4. 几乎每天都失眠或睡眠过多。

5. 几乎每天都精神运动性激越或迟滞（由他人观察所见，而不仅仅是主观体验到的坐立不安或变得迟钝）。

6. 几乎每天都疲劳或精力不足。

7. 几乎每天有无价值感或过分的、不恰当的内疚感（可以达到妄想的程度）（并不仅仅是因为患病而自责或内疚）。

8. 几乎每天都存在思考或集中注意力的能力减退，或犹豫不决（既可以是主观体验，也可以是他人观察）。

9. 反复出现死亡的想法（而不仅仅是害怕死亡），反复出现没有具体计划的自杀观念，或有自杀未遂，或有自杀死亡的具体计划。

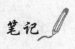

B. 这些症状引起有临床意义的痛苦，或导致社交、职业或其他重要功能方面的损害。

C. 这些症状不能归因于某种物质的生理效应或其他躯体疾病。

注：诊断标准 A 至 C 代表重性抑郁发作。

注：对于重大丧失（例如，居丧、经济破产、自然灾害的损失、严重的躯体疾病或伤残）的反应可能包括诊断标准 A 所列出的症状，如强烈的悲伤、沉浸于丧失、失眠、食欲减退和体重减轻，这些症状可能类似于抑郁发作。尽管此类症状对于丧失来说是可以理解的或被认为是恰当的，但除了考虑重大丧失的正常反应之外，也应仔细考虑是否有重性抑郁发作的可能性。这个决定毫无疑问需要依据个人史和在丧失的背景下痛苦表达的文化常模来做出临床判断。

D. 这种重性抑郁发作的出现不能更好地用分裂情感障碍、精神分裂症、精神分裂样障碍、妄想障碍或其他特定和非特定精神分裂症谱系及其他精神病性障碍来解释。

E. 从无躁狂发作或轻躁狂发作。

注：若所有躁狂样或轻躁狂样发作都是由物质滥用所致的，或归因于其他躯体疾病的生理效应，则不适用于此排除条款。

抑郁症可以伴有精神病性症状，也可不伴。研究发现伴有精神病性症状的抑郁症患者发生 PTSD 的概率比不伴精神病性症状的抑郁症患者高 4 倍。

（二）创伤性哀伤（traumatic grief）

哀伤或居丧反应是对丧失的正常反应，常常会随着时间推移而自然缓解。但当发生在突然的、创伤性的（暴力或可怕的）个体生命损害或死亡时，居丧反应可能变得较为复杂，并可能与长期存在的精神障碍有关，需要仔细考虑特定精神障碍存在的可能性。通常，创伤性丧失可能伴发抑郁症、PTSD、物质滥用等其他情况，或者引发个体罹患严重的躯体疾病。因此提出了创伤性哀伤的概念，指个体经历创伤事件后出现诸如"强烈的侵袭性思维，悲痛的怀念，感到过度孤单和空虚，过于回避死者的事情，不寻常的睡眠障碍，对活动丧失兴趣"。这样的症状在自然灾害、恐怖袭击以及导致死亡或者丧失的其他创伤事件的受害者中常常出现，如果症状随着时间的推移没有减轻，则要考虑创伤后常见精神障碍的可能性。

（三）广泛性焦虑障碍

因为创伤涉及危及生命的体验，因此创伤相关症状中焦虑症状比较明显，需要考虑是否存在广泛性焦虑障碍（generalized anxiety disorder, GAD）共病的可能性，特别是个体在经历创伤之前就有明显焦虑症状时。

经历创伤事件之后，个体非特异性的焦虑症状增加。广泛性焦虑的个体不一定有创伤的历史，但是对于有心理创伤的个体来说，如果其焦虑症状可以用 PTSD 很好地做出解释，则不诊断 GAD。

DSM-5 中广泛性焦虑障碍的诊断标准如下：

A. 在至少 6 个月的多数日子里，对于许多事件或活动（例如，工作或学校表现），表现出过分的焦虑和担心（焦虑性期待）。

B. 个体难以控制这种担心。

C. 这种焦虑和担心与下列 6 种症状中至少 3 种有关（在过去 6 个月中，至少一些症状在多数日子里存在）：

注：儿童只需 1 项。

1. 坐立不安或感到激动或紧张。

2. 容易疲倦。

3. 注意力难以集中或头脑一片空白。

4. 易激惹。

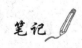

笔记

5. 肌肉紧张。

6. 睡眠障碍（难以入睡或保持睡眠状态，或休息不充分的、质量不满意的睡眠）。

D. 这种焦虑、担心或躯体症状引起有临床意义的痛苦，或导致社交、职业或其他重要功能方面的损害。

E. 这种障碍不能归因于某种物质（例如，滥用的毒品、药物）的生理效应，或其他躯体疾病（例如，甲状腺功能亢进）。

F. 这种障碍不能用其他精神障碍来更好地解释。例如，像惊恐障碍中的焦虑或担心发生惊恐发作，像社交焦虑障碍（社交恐惧症）中的负性评价，像强迫症中的被污染或其他强迫思维，像分离焦虑障碍中的与依恋对象的离别，像创伤后应激障碍中的创伤性事件的提示物，像神经性厌食中的体重增加，像躯体症状障碍中的躯体不适，像躯体变形障碍中的感到外貌存在瑕疵，像疾病焦虑障碍中的感到有严重的疾病，或像精神分裂症或妄想障碍中的妄想信念的内容。

（四）惊恐障碍（panic disorder）

惊恐发作可以由特殊的应激事件或者重大的丧失引发，也可以不存在应激事件。很多创伤个体在经历了创伤之后出现惊恐发作，需要询问其有关惊恐发作的问题，并考虑个体出现惊恐发作的可能性。如果患者的惊恐发作可以由 PTSD 解释，则不诊断惊恐障碍；除非患者的惊恐发作不是局限于接触创伤事件提示物时，惊恐发作无法预期，存在对未来再次发作的担忧，并因此有相应的功能不良性行为变化，则需要考虑 PTSD 共病惊恐障碍的可能性。

惊恐障碍在 DSM-5 中的诊断标准如下：

A. 反复出现不可预期的惊恐发作。一次惊恐发作是突然发生的强烈的害怕或强烈的不适感，并在几分钟内达到高峰，发作期间出现下列 4 项及以上症状：

注：这种突然发生的惊恐可以出现在平静状态或焦虑状态。

1. 心悸、心慌或心率加速。

2. 出汗。

3. 震颤或发抖。

4. 气短或窒息感。

5. 哽噎感。

6. 胸痛或胸部不适。

7. 恶心或腹部不适。

8. 感到头昏、脚步不稳、头重脚轻或昏厥。

9. 发冷或发热感。

10. 感觉异常（麻木或针刺感）。

11. 现实解体（感觉不真实）或人格解体（感觉脱离了自己）。

12. 害怕失去控制或"发疯"。

13. 濒死感。

注：可能观察到与特定文化有关的症状（例如，耳鸣、颈部酸痛、头疼、无法控制的尖叫或哭喊），此类症状不可作为诊断所需的 4 个症状之一。

B. 至少在 1 次发作之后，出现下列症状中的 1～2 种，且持续 1 个月（或更长）时间：

1. 持续地担忧或担心再次的惊恐发作或其结果（例如，失去控制、心脏病发作、"发疯"）。

2. 在与惊恐发作相关的行为方面出现显著的不良变化（例如，设计某些行为以回避惊恐发作，如回避锻炼或回避不熟悉的情况）。

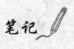

C. 这种障碍不能归因于某种物质（例如，滥用的毒品、药物）的生理效应，或其他躯体疾病（例如，甲状腺功能亢进、心肺疾病等）。

D. 这种障碍不能用其他精神障碍来更好地解释（例如，像未特定的焦虑障碍中，惊恐发作不仅仅出现于对害怕的社交情形的反应；像特定恐怖症中，惊恐发作不仅仅出现于对有限的恐惧对象或情况的反应；像强迫症中，惊恐发作不仅仅出现于对强迫思维的反应；像创伤后应激障碍中，惊恐发作不仅仅出现于对创伤事件的提示物的反应；或像分离焦虑障碍中，惊恐发作不仅仅出现于对与依恋对象分离的反应）。

（五）解离障碍（dissociative disorders）

解离障碍的特征是意识、记忆、身份、情绪、知觉、躯体表象、运动控制和行为的正常整合感被破坏或变得不连贯。解离障碍有可能破坏心理功能的各个方面。其核心是人的思维、感受、知觉和记忆的改变所引起的正常意识的变化，最常见于对创伤事件的反应，且这种反应不能归因于潜在的躯体疾病或成瘾性物质所致的生理效应。DSM-5 中的解离障碍包括解离性身份障碍、解离性遗忘症、人格解体／现实解体障碍、其他特定的解离障碍和未特定的解离障碍；个体出现解离障碍之前可能有、也可能没有创伤事件的暴露史，可能有、也可能没有同时出现的 PTSD 症状。当个体符合 PTSD 的全部诊断标准时，应给予 PTSD 伴解离症状的亚型诊断。

解离障碍常常和创伤有关，与解离症状相关的应激源包括儿童虐待、战争、性和躯体攻击、自然灾害等。不过，尽管大多数解离反应发生在有创伤史的人群中，但如果没有其他危险因素的话，大部分有创伤经历的人通常不会出现明显的解离症状。

（六）躯体症状及相关障碍（somatic symptom and related disorders）

DSM-5 中躯体症状及相关障碍包括躯体症状障碍、疾病焦虑障碍、转换障碍（功能性神经症状障碍）、影响其他躯体疾病的心理因素、做作性障碍、其他特定的躯体症状及相关障碍及未特定的躯体症状及相关障碍。躯体症状及相关障碍是患者受心理因素的强烈影响而发展出的明显的生理或躯体症状，伴随显著的痛苦和功能损伤。与创伤有关的躯体症状及相关障碍主要是转换障碍和影响其他躯体疾病的心理因素。

转换障碍是指可能在心理创伤或者应激事件发生之后，患者有自主运动或者感觉功能改变的症状，但临床检查的结果显示其症状与公认的神经系统或躯体疾病不一致，并且不能用其他躯体疾病或精神障碍来解释，而患者有显著的痛苦或功能受损。典型的转换症状有无力、麻痹、不正常运动、吞咽症状、言语症状、癫痫样发作、感觉丧失、特殊的感觉异常等。心理应激源可能存在也可能不存在。

影响其他躯体疾病的心理因素的个体存在一种躯体症状或疾病（而不是精神障碍），心理或行为因素负性地影响着个体的躯体疾病，但是这些心理或行为因素都不能用精神障碍来解释。

（七）物质相关及成瘾障碍

物质相关及成瘾障碍在创伤患者中较为常见。与一般群体相比，有物质相关及成瘾障碍的人常常报告更多的创伤历史和 PTSD 的症状；而物质滥用或依赖又会使个体暴露于创伤的概率增加，从而形成一种恶性循环。早期的创伤经历通常会使个体此后在生活中经历更多的创伤，这些创伤的累积导致了明显的 PTSD，而罹患 PTSD 的痛苦可能会使患者使用毒品或酒精作为"自我帮助"的手段，但这种"自我帮助"降低患者对环境的觉察并更容易陷入危险行为，这样就增加了经历额外创伤和创伤后痛苦的可能性，痛苦又导致患者进一步选择使用毒品或酒精。

（八）精神分裂症谱系及其他精神病性障碍

精神分裂症谱系及其他精神病性障碍最关键的症状是妄想、幻觉、言语紊乱、明显紊

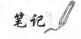

乱的或紧张症的行为以及阴性症状。精神病性障碍的出现也会和创伤有关,也可能会出现PTSD与精神病性障碍的共病。PTSD患者所出现的闪回等与创伤相关的侵入性症状,也容易被误认为是幻觉。例如,家暴受害者会报告听到施害者叫他们的名字或者辱骂他们。因此需要对有精神病性症状的患者进行评估,评估其与PTSD共病的可能性。

(九)自伤自杀、伤人与人格障碍

在PTSD患者中,有自杀意念、有自杀未遂史的比例高,人格障碍的患病率高,并且一部分人最终自杀死亡;PTSD患者出现暴力伤人的危险性高。因此,非常有必要评估每个PTSD患者的自杀及伤人的危险性和人格障碍的罹患情况。

四、创伤后心理健康状况的评估

患者经历创伤后,对其心理健康状况做出全面的评估,有利于治疗师和患者共同确定治疗目的,明确治疗的优先顺序,从而制订恰当的治疗方案。对创伤后患者的心理健康状况的评估包括临床访谈、结构式或定式访谈、心理测查量表和躯体健康状况的评估四部分内容。

(一)临床访谈

在临床访谈中,需要跟患者或者其知情人进行深入交流,以了解患者的一般人口学资料、主诉、现病史、既往史、个人史和家族史等资料,特别是了解患者从小到大的成长经历、被养育的过程、过去的创伤经历,了解患者目前成瘾性物质的接触情况、运动饮食睡眠情况、身体健康状况、人际交往状况和自我照料程度,以及这些方面在创伤事件发生前后的变化,并进行精神检查,从而明确其疾病诊断。与此同时,还需了解患者的优势或者资源所在,这是治疗中需要利用的力量;以及了解可能的劣势或不足,即患者存在的妨碍治疗效果的因素。

在临床访谈的过程中,需要根据第二节谈到的PTSD的影响因素和本节前面提到的常见精神障碍进行有目的的重点了解。此外,尚需重点了解患者的下述内容。

1. **生命安全** 确保患者及相关个体或群体的生命安全一直是精神心理状况评估的重点,鉴于创伤事件通常会威胁到生命安全、创伤后个体出现自杀自伤及伤人的危险性高,因此创伤评估的首要任务是聚焦于患者目前的身体或生命受到威胁的程度、自杀自伤的危险性、伤害他人的危险性,访谈时需涉及以下问题:

(1)目前急性死亡的危险性,或丧失其他身体功能的危险性。

(2)目前照顾自身安全的能力(如因中毒等失去自我照顾的能力)。

(3)自伤自杀行为既往史及自杀计划。

(4)攻击他人的危险性及计划。

(5)当前所处环境的安全性(如遭受虐待的可能性)。

在创伤治疗中保证患者及相关他人的生命及身体安全是首要任务,必要的话,可以将患者转接至相关医疗或法律机构中,或者联系患者可以信赖的家庭成员或亲友,给予患者需要的社会支持。尽管这部分内容极其重要,但不等于一接触患者就询问这部分内容。通常需要在访谈中等待合适的时机再询问,特别是访谈到相关内容时,这样患者会感觉交流很自然,不显得突兀。

2. **心理稳定性和对应激的耐受性** 在临床访谈中需要关注患者的心理稳定性,如果访谈过程中发现患者的情绪行为反应过于激烈,导致接下来的评估工作难以进行,则需要对此先进行干预,比如,给予患者宣泄情绪的机会、提供心理支持、减少环境刺激因素、解决特定的问题等,待患者稳定下来后再进行进一步的评估。

接下来需要了解患者对于创伤或其他应激的耐受性。一些患者表面看起来状况比较稳

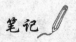

定，但一谈到创伤事件时则表现得非常痛苦、高焦虑及强烈的愤怒等，以至于访谈无法进行下去。因此，临床访谈需要根据患者的心理稳定性及其对应激的耐受性循序渐进地开展，甚至是边评估边干预、边干预边评估，从而避免或减轻评估过程可能给患者造成的再创伤。

3. **创伤经历**　当确定患者的相对安全性与心理稳定性之后，就可以开始了解其创伤经历了。通常会先询问创伤事件，再关注事件发生后对患者心理状况的影响。但在某些紧急情况下，特别是患者的精神症状异常强烈时，需要先了解患者目前的心理状况而非事件本身。当然，评估的顺序没有一定之规，需要治疗师根据访谈当时的具体情况而定。

稳定、安全、信任的治疗关系在创伤治疗中尤为重要。评估访谈通常需要首先了解患者来访的原因和目的。一般来说，关注与优先处理患者所关注的问题，再关注相关影响因素，容易使患者建立安全感和对治疗师的信任。在评估中，尽量使用患者的用语或中性词汇，保持共情和非评判的态度对于建立治疗关系非常重要，因为患者常常会对治疗师的言语及非言语信号异常敏感。羞愧与耻辱感是创伤常见的情绪反应，因此，访谈时需要给予患者明确的理解与支持，才能让患者克服羞耻心谈出关键的内容。在访谈中关注患者出现的强烈情绪反应，给予其宣泄的机会，抓住机会了解患者当时的自动化思维，对于理解患者、给予共情和支持很重要。创伤患者的评估往往不可能一次完成，需要分次完成，并在后续的治疗中继续进行评估。

通常创伤受害者不太愿意暴露自己曾经的受创经历，特别是涉及童年期虐待和人际伤害问题时，患者通常会因为太过痛苦或其他原因回避这些创伤记忆的激活。开放式、支持性的、非评判和自然的提问会让患者更容易接受，例如："现在我想了解一下你过去的经历。如果我接下来的问题让你有任何的不舒服，你可以直接告诉我，我来调整我的提问方式以适合你的情况。可以吗？"在获得患者的允许后，将要评估的创伤经历相关问题整合到初次访谈的问题中，使访谈自然流畅。

为了减少遗漏，在访谈要准备一份创伤问题清单，比如生活事件清单或者创伤史筛查量表，借助这些工具顺序了解患者的创伤经历。

4. **创伤反应**　在评估创伤经历的同时评估创伤反应，以了解创伤事件给患者带来的不良影响以及创伤后患者的精神障碍，既需要了解创伤发生当时以及随后患者的认知、情绪、行为及生理症状等应激反应，也需要了解患者随后的回避、高警觉或其他应对策略是如何让患者的症状固化维持下来形成恶性循环的。

在访谈的过程中，观察随着谈话内容的进展，患者的情绪、行为、生理反应的变化，并做好记录和进一步的询问。此外，访谈评估的一个重要目的是确定患者目前的心理健康状况和心理功能，因此，需要在详细的精神检查中根据患者的叙述了解患者与创伤有关的主要症状。

对于有创伤的患者，需要特别关注患者的创伤后应激症状，如焦虑恐惧的生理反应、侵入性再体验、回避、高警觉、解离体验、遗忘等；了解创伤相关的认知症状及相应的情绪反应，如低自尊、过高估计环境中的危险程度、将施暴者理想化或为之辩解、无助感、无望感、过度或不恰当的内疚、羞耻感等；了解患者的应对方式，比如物质滥用、转换反应（如瘫痪、失明）、心身反应、激烈的自残行为或无节制的狂欢等发泄行为、麻木回避行为、冲动攻击行为、轻率的性行为或犯罪行为等。

在访谈过程中留意患者所谈的内容可能反映出来的患者的潜在核心信念、规则与假设。例如，如果患者在人际交往中总是处于高警觉状态以防范他人的攻击，可能存在高估人际危险和低估自己能力的认知歪曲，提示其童年可能有被伤害的经历；如果在评估中发现患者对人际关系敏感和不信任，既表现出需要过度依赖他人，又担心被人抛弃或嫌弃，这提示患者可能有童年被抛弃或被拒绝的历史，一旦患者被抛弃的信念被激活，患者会出现强烈

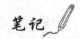

的愤怒和失望情绪。治疗师在评估与治疗过程需要关注患者的人际交往模式，特别是患者与治疗师的交往模式，并利用观察到的信息作为评估关键问题的切入点。此外，在评估中要保持耐心，传递出对患者的尊重，重视患者的安全感与自主性。

（二）结构式访谈

为了弥补非结构化临床访谈的不足，比如在明确诊断和病情严重程度方面的量化不够，常常会出现评估过度或不充分的问题。因此，在评估 PTSD 时通常会采用结构式或定式访谈的方法。常用的创伤相关障碍的结构式访谈有：

1. **临床用 PTSD 诊断量表**（clinician-administered PTSD scale，CAPS）　它既是评估量表，也是诊断量表，通常被认为 PTSD 结构化访谈的金标准。评估涉及外显行为的评定、症状的强度和频率等。它对 PTSD 的现患（最近一个月）和终生患（过去任何时候）进行了两分评定和持续的评定。除了涉及 PTSD 评价标注的 17 个条目外，还包括创伤对社会功能和职业功能的损害程度。但 CAPS 的不足是用时较长，每次评估需要一个小时甚至更长时间。

2. **DSM- Ⅳ轴 I 障碍结构化临床访谈**（structured clinical interview for DSM- Ⅳ-TR axis Ⅰ disorders，SCID- Ⅰ）　它是研究中广泛常用的精神障碍诊断工具，不足之处就是需要有经验的临床医生使用，不能评估症状的严重程度和出现的频率，评估需要的时间较长。

3. **PTSD 清单 - 民用版**（PTSD checklist-civilian version，PCL-C）　这是一个 17 项的自评问卷，依据的是 DSM- Ⅳ中 PTSD 的诊断标准制定的评估条目，评估仅需 5~10 分钟，信效度好。

4. **急性应激障碍量表**（acute stress disorder scale，ASDS）　它是自评问卷，主要是针对急性应激障碍进行评估。该量表包括 19 个项目，评估解离、再体验、回避和高警觉症状。其信效度较好，评估所用时间短。

（三）心理测量

除了临床访谈和结构式访谈外，也常用各种心理测量量表来了解患者的心理健康状况。常用的心理测量量表如下：

1. **一般性测查**　大量的心理测验量表可用于评估患者的焦虑、抑郁、躯体化、精神病性症状的严重程度，比如，抑郁自评量表、焦虑自评量表、症状自评量表 SCL-90、明尼苏达多相人格测试等。

2. **创伤相关测查**　在评估创伤后应激障碍时，也常使用一些有针对性的心理测验，比如，创伤后诊断量表（PTSD diagnostic scale，PDS），Davison 创伤量表（davidson trauma scale，DTS），事件影响量表（impact of event scale，IES），创伤症状清单（trauma symptom checklist 40，TSC-40），创伤后认知问卷（post-traumatic cognitions inventory，PTCI），等等。

（四）躯体疾病和生理反应

除上述评估内容外，需要了解患者目前的躯体健康状况，即了解患者目前是否患有任何躯体疾病，是否正在接受治疗，服用何种药物（包括非处方药、草药等）。躯体健康评估对于做出合并躯体疾病的共病诊断和鉴别诊断非常必要，因为 PTSD 患者有躯体健康问题的概率较高，而某些躯体疾病，如内分泌系统的疾病或大脑损伤等，也会出现类似于 PTSD 的症状。

PTSD 患者常出现明显的呼吸急促、心悸、心跳加快、脸红、手抖、出汗等生理症状，因此，也需要对患者的这些生理反应进行评估，以明确其生理症状与认知或躯体疾病的关系。

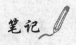

第四节　PTSD 的治疗

一、创伤治疗的核心原则

很多因素影响着创伤治疗的过程和效果。为了营造有利于创伤治疗的氛围,创伤治疗必须遵守下述核心原则:

1. **提供和保障安全**　对于患者来说,安全永远是需关注的第一位问题。只有在感觉安全的环境中,患者才能够试着去回顾和探讨曾经发生的创伤事件以及与此有关的认知、情绪、行为和生理反应。在治疗中,安全既涉及身体上的安全,即不会遭受身体或性方面的侵犯;安全还涉及心理上的安全,即感觉不会被粗暴对待、嘲笑、拒绝、剥削、批评、伤害等。在治疗过程中治疗师需要时刻留意患者的安全感,必要时通过干预措施提升其安全感;并在确定患者体验到安全感之后,再进行进一步的治疗。

2. **提供和保障稳定感**　创伤患者很容易出现崩溃感,因此在治疗中,治疗师必须采取措施使患者在一定的时间内有一定的能力去抵抗某些内在或外在的刺激,而不陷入崩溃感中。因此稳定化是创伤治疗中非常重要的组成部分。在治疗中提供和确保的稳定感有生活稳定和情绪稳定。

生活稳定是指患者的一般生活处于稳定的状态。如果患者陷入饥饿、寒冷、混乱、居无定所或居住在危险的环境中,就很难有能力接受心理治疗。所以,对创伤患者的干预常常也包含一些社会救助工作的内容,比如,提供庇护所、饮食、衣物,采取措施保障生命安全等。

情绪稳定是指在创伤治疗之前,患者应该达到一定程度的心理平衡状态。一般来说,如果患者有急性的精神病性症状、自杀风险高、应激反应严重、焦虑或抑郁程度重,在创伤治疗之前,应该采用药物治疗、危机干预或其他心理干预措施对这些问题先进行干预。只有当个体具备一定的心理稳定性后,才能开展创伤治疗。

3. **保持积极稳定的治疗关系**　在创伤治疗中,治疗师和患者之间的良好关系是至关重要的。大量的研究显示,预测治疗结果的最佳指标是治疗关系的质量而不是治疗技术。积极的治疗关系会给创伤治疗带来一系列的好处,比如,降低治疗时的脱落率,减少回避行为和更容易谈出自己的问题,对治疗的依从性高,更容易接受治疗师的解释、意见和建议,在暴露于创伤记忆时更能承受痛苦等。

4. **个体化的治疗**　尽管干预措施或多或少有些类似,但是在实践操作中,需要考虑到患者的个性特征及其他特殊性,更有针对性地开展个体化的治疗,这样治疗才最有效。在制订创伤治疗方案时,应考虑以下几个问题:

（1）情感调节:情感调节是指一个人忍受和缓解痛苦情绪的能力。情感调节能力差的人更容易被负性情绪淹没,出现功能失调。创伤治疗常常会激活创伤记忆,情感调节能力较低的患者可能会在治疗期间变得异常痛苦,甚至情绪崩溃。因此,在创伤治疗的过程中,治疗师需要根据患者的情感调节能力,不断地调整暴露的水平,以使其不超过创伤患者所能承受的痛苦水平。

（2）优势图式:创伤常常会对认知产生影响,创伤暴露常常会激活患者的功能不良性图式或认知,比如认为自己是无能的、坏的、无助的,他人是危险的,将来是无望的,等等;这些歪曲的图式通常与童年早期的经历有关。当患者面对一些刺激时,患者的图式或信念会被激活,就会出现自动化思维及强烈的负性情绪、行为反应。因此,在创伤治疗时,需要留意这一点,采取认知治疗的方式循序渐进地先处理患者的自动化思维,后期再调整其图式。

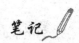

笔记

5. 监管和控制反移情　创伤治疗常常涉及儿童期虐待、成人期创伤及其他不愉快的事件,治疗师需留意自己在治疗中的自动化思维和情绪行为反应。不管是正性或负性的反移情,治疗师都应对此进行监管,留意在治疗中治疗师可能出现的阻碍治疗的问题,比如,将患者理想化,对患者产生性或爱恋的感受,出现逃避或否认的行为等。当然,并不是所有的反移情都是有问题的。治疗过程中必然会出现一些反移情,治疗师所要做的就是,尽量洞察到这些反移情并将其对治疗的干扰降低到最低。处理反移情最好的措施之一就是定期接受督导。

二、创伤治疗的基本技术

在创伤治疗中,除了使用一些通用的心理治疗技术外,比如倾听、共情、真诚、关心、尊重、具体化、提问、总结、澄清、打断、反馈等,还有一些特定理论流派的技术和方法。下面就介绍在创伤治疗中几种常见的基本技术和方法。

(一) 心理教育

很多创伤的幸存者对自己出现的侵入性症状、再体验、警觉性增高的生理症状和心理反应感到恐惧,以为是自己疯了,并将责任归到自己身上,或者认为自己是失败的或脆弱的。这些情况与患者不了解创伤的本质及创伤后常见的心理行为反应有关,心理健康教育就可以通过跟患者分享创伤相关的知识,让患者了解创伤相关知识。患者越了解这些知识,越可以跟治疗师建立稳固的治疗联盟去完成治疗。

对于急性应激障碍和创伤后应激障碍,心理教育(psychoeducation)的目标各不相同。对于急性应激障碍,帮助个体理解在创伤中正常反应的范畴,提供有效的自我应对策略以增强个体的复原力,教会个体识别自己需要接受干预的指征,即出现哪些应激反应时需要寻求专业帮助,并知道如何寻求帮助。对于创伤后应激障碍,心理健康教育的目标是帮助患者更好地理解自己的应激反应,了解应对策略方面的知识,帮助提升自我控制感,帮助患者减少疯狂感,学会以慈悲的方式看待自己,为建立安全环境以减少新的创伤提供信息,提供关照好自己、减少损害方面的知识。

心理教育的主题有:了解创伤以及创伤后常见的反应;PTSD 和 ASD 的常见症状;共病精神障碍的症状表现;积极和消极的应对方式;侵入性症状的管理;情绪调节方法;安全教育;治疗所用的方法及原理;等等。

心理教育是创伤治疗非常重要的部分,通常出现于治疗的早期阶段,并需在治疗中反复进行,这样才能强化患者对治疗的理解和依从性。心理健康教育可以是一对一的形式,也可以是小组的形式,还可以利用宣传手册、书籍等形式开展教育。在一对一的治疗中,健康教育应该是个体化的,通常与来访者的经历有关,也更容易被患者所理解。小组形式的心理教育往往个体针对性不足。

(二) 稳定化:情感耐受性训练

创伤会给个体带来生理、心理、社交等方面的变化。在生理上会引起大脑结构、神经内分泌系统和细胞体液反应发生变化;在心理上会引发个体在认知、情绪、意志和行为方面发生变化;在社交层面会影响人际交往和社会环境发生变化,从而使机体内稳态被打破、情感的耐受窗(进行创伤整合的最佳唤起范围)缩小甚至关闭,心理创伤患者在回顾与创伤相关的刺激和记忆时通常会产生极端强烈的负性情绪反应,内心的感受很容易被激发(情感反应过强或过低),痛苦的程度明显超出了患者可以调控的情绪状态。

因此,在创伤治疗的早期,需先解决患者高度焦虑或者情感调控能力偏低的问题,之后再进行进一步的治疗,将耐受窗提升和扩大,患者耐受创伤的能力才能提高,才能进一步进行暴露、整合创伤。不仅在治疗的开始,在整个治疗中都要贯穿稳定化的技术。

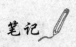

提升患者在情感上的调控能力和减压训练,一般分为两个方面:

1. 对于治疗过程中出现的、急性发作的、不稳定的情绪和症状进行处理的稳定化技术　稳定化技术通常被用在一些紧急的情况下,是指在治疗过程中,当患者处于对某些诱发刺激或者是对记忆的反应,体验到了突如其来的惊恐发作、闪回、消极念头侵袭、解离状态或者暂时性的精神病性症状,如果得不到稳定的控制,可能会使患者感觉崩溃。此时,治疗师需要把患者的注意力重新引回到此时此地的治疗环境中。

稳定性技术的实施步骤如下:

(1)尝试将患者的注意力集中在治疗师和心理治疗上,而不关注他内心正在发生的激烈动荡。治疗师可以改变自己的声音或将椅子轻轻移向患者来吸引患者的注意力,但是也要避免大喊大叫或者不恰当的打断或粗鲁的身体接触。

(2)请患者简单描述当前的内心体验。如可以问"现在是不是有什么令你感到沮丧难过的情形?"如果患者受到明显的惊吓,无法用言语表达,则可以直接跳到第3步。描述最好是概括而非详述,因为详述可能会强化患者的不良反应。

(3)引导患者充分利用其感知觉关注当前的外部环境。告诉患者他是安全的,不处于危险中;他此时此刻和治疗师在一起,正在和治疗师重新回忆过去的创伤而不是正在经历创伤中。治疗师可以让患者去描述自己现在所处的环境,有助于他重新回归现实。

(4)如果需要,也可以带领患者进行肌肉放松或者呼吸放松练习。

(5)重复步骤2,评估患者回到治疗过程中的意愿和能力;如需要,可以重复步骤3、4。

2. 对长期情绪失调的干预　除了干预急性发作的情绪失控的稳定性技术外,还需要关注并增强患者在一般情况下长期存在的负性情绪的调控能力。对于那些严重的长期PTSD患者,处理他们持续性的高警觉和过度焦虑的体验就显得尤为重要。而针对这方面的技术主要有放松训练、认知治疗、焦虑管理、应激免疫训练等。

(1)放松训练:创伤治疗中常见的降低情绪唤醒的方法是放松训练。对患者进行放松训练,一方面有利于降低患者整体的焦虑水平,另一方面也为后期治疗中对创伤性内容进行加工做好准备。

常用的放松方法有呼吸调节和渐进式肌肉放松。呼吸放松是最常用的一种放松方法。主要教导患者在感到紧张应激的时候如何去进行缓慢的腹式呼吸或正念呼吸训练,以帮助他们恢复正常的呼吸。另外,正念呼吸练习也对整个躯体和自主神经系统有镇定作用。一种常用的方法就是采取正念坐姿,让患者的注意力集中于呼吸上,逐渐平静下来。渐进式肌肉放松在行为治疗中已有提及,不过相比较而言,呼吸放松更适合大部分人使用。

(2)认知调整

1)情绪的识别和区分:要成功调控自己的强烈负性情绪,前提是患者能够准确地察觉并识别出这些情绪,但许多创伤患者不知道自己处于何种情绪状态。通常,患者感知到自己的情绪变化或者内心的混乱、紧张,却无法将当时复杂的情绪识别与区分出来。如果有规律地教患者觉察自己不同的情绪体验并对此展开讨论,患者可能会对自己的情绪状态有更好的掌控感。

2)识别和评估自动化思维:根据认知理论,情绪变化与患者特定情形下的认知或自动化思维有关。如果能够教会患者去识别和质疑那些诱发相关情绪的自动化思维,那么患者的情感调控能力会大幅提高。

通常患者的负性自动化思维和其早年的创伤有直接的关系,往往不容易被患者觉察到。例如,患者碰到特定的刺激会突然认为"自己会受到伤害"或者是"我会失去控制",而陷入恐惧或惊恐中,从而感觉自己无力自拔。如果引导患者学会在察觉情绪变化并命名情绪的同时,识别出相应的自动化思维,然后试着去质疑自动化思维的话,最终找出替代思维,那

笔记

177

么，他们再试着用替代思维重看当时的情形，就能够发现相应的负性情绪的强烈程度会降低。使用自动化思维记录表，让患者反复练习这一方法，其调控情绪变化的能力会提高。

（3）应激免疫训练（stress inoculation training，SIT）：SIT 是根据患者具体的问题和需求来教会患者相应的应对技巧，从而增强患者对恐惧或焦虑的掌控感。社会学习理论认为焦虑和恐惧沿着三个通道发生：一是身体或自主通道，二是行为或运动通道，三是认知通道。SIT 是分阶段完成的。

第一阶段是准备治疗阶段。通过开展心理教育让患者了解 PTSD 的知识，并学会识别出其焦虑和恐惧分别在生理、行为、认知三个通道中的相应反应。

第二阶段是针对患者在每个通道中的反应教授患者相应的应对技巧。个体首先选择 3 个希望缓解的目标恐惧，然后评估其"情绪的强烈程度"。应对技巧的训练依次包括：教授患者应对技巧的定义、理论依据、特定技巧的作用机制并展示某个应对技巧，然后患者将此应对技巧运用于一个与目标恐惧无关的问题上，并回顾该应对技巧是如何起作用的，最后患者运用这个应对技巧处理其中一个通道中的目标恐惧。

针对躯体通道中的恐惧，最常教授的应对技巧是肌肉放松和呼吸调节。对行为通道中的恐惧，最常教授的应对技巧是默默模仿和角色扮演。针对认知通道中的恐惧，教授的是引导性自我对话。

默默模仿就是让患者在头脑中将激发自己焦虑或恐惧的情境变成思维图像，然后想象自己成功地面对了这个情境。

角色扮演就是在治疗中治疗师和患者一起采取练习，成功地应对让患者焦虑的情境；回家后患者和家人一起练习。

自我对话训练就是教会患者关注其内心的对话，把那些负性的、非理性和适应不良性的自我陈述找出来并贴上标签，然后试着用更具有适应性的自我表达来代替。它包括准备阶段、面对和管理、应对被压倒的感觉以及强化 4 个训练步骤。在每个训练阶段，都要提出很多的问题或对话，以此来鼓励患者去评估他所害怕的负性事件发生的概率，管理压倒性的恐惧感和回避行为，控制自我批评和自我贬低，采取让自己感到害怕的行为，最后对自己所做出的努力给予强化并继续上述步骤。

SIT 需要先练习处理中等程度的压力，熟练掌握后再处理与创伤有关的情绪。

（三）暴露治疗（exposure therapy）

暴露治疗就是引导患者接触其所恐惧的情形，这是创伤治疗中最常用的方法。暴露包括现场暴露（暴露于所害怕的外部刺激或场景）、想象暴露（利用想象暴露于所害怕的图像、想象或回忆）、内感性暴露（暴露于所害怕的内在刺激，即躯体感觉或生理症状）和虚拟现实暴露（利用虚拟现实技术暴露于所害怕的虚拟情形）。现实暴露中的系统脱敏治疗需要制订出暴露的等级列表后再逐级进行暴露，使得治疗的效率容易受到影响。实施现场暴露，需要首先保证治疗环境的安全，暴露的创伤经历处于中等水平的恐惧程度，患者可以承受，不会引发患者情绪崩溃。

创伤治疗中的暴露是指让患者参与任何可以唤起或激发患者对先前创伤事件记忆的活动，以降低患者的恐惧焦虑情绪。创伤的暴露既可以是患者暴露于自己对创伤事件的回忆，也可以是患者与治疗师对创伤事件进行讨论，或患者将创伤事件写下来，读给自己或治疗师听。让患者直接暴露于其所害怕的线索、创伤性记忆或者想象处于自己害怕的情境中，保持在其中不回避，坚持相当长的时间，即延长暴露的时间，让患者对创伤记忆有最大强度的暴露，使其完全习惯暴露引发的焦虑，通常效果更好。

患者为了减少痛苦，可能会花大量时间、精力去极力回避这些可能激发自己创伤反应的情形，而暴露治疗需要患者有意识地面对并体验那些他们一直避免的事件，患者自然会

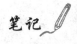

不愿意做。因此在实施暴露前，应向患者解释暴露的原理、暴露可能带来的不愉快感受、充分暴露的必要性、可能出现的回避行为以及如何预防这些行为、暴露当时如何避免出现情绪崩溃。让患者充分理解暴露治疗的重要性，增加其在暴露过程中的掌控感，减少治疗中的回避，取得患者的配合，增强治疗联盟，使得治疗可以持续进行。每次暴露后再对此次暴露进行充分的讨论，以强化患者的收获、增强患者继续暴露的动力。

暴露技术最主要的是要有足够的激活并维持一段时间，也就是暴露的情形要能引发患者强烈的情绪、生理反应和认知反应且持续一段时间，这样才有机会对其暴露中的情绪和认知进行加工，打破创伤记忆与负性情绪、生理反应和认知反应之间的联结，创伤记忆才会逐渐变成普通的记忆，其引发的创伤反应就会显著下降。如果仅暴露于没有激发任何情绪生理反应的创伤记忆，干预不会起到缓解症状的作用；而暴露激活的情绪生理反应太强烈，患者处于高应激水平，痛苦感强烈，就会不自觉地产生回避行为，从而影响暴露的效果。

（四）认知治疗或认知重建

创伤患者的认知治疗，一部分是针对患者目前日常生活中出现的刺激或问题引发的自动化思维和相应的情绪、行为、生理反应开展工作，运用自动化思维记录单教会患者质疑和挑战其自动化思维，通过找到替代思维来降低情绪、行为和生理反应的强烈程度或改变情绪、行为、生理反应。

创伤患者的认知治疗，另一部分是针对创伤相关的问题，就是患者经历创伤事件后如何看待创伤、自我、他人或未来，比如产生低自尊、高估危险以及无助感等负性信念，也可能将其应激反应看成是自己的问题或自己疯了的标志，或者认为这个世界不公平，未来不会转好等，因此产生自责、内疚、羞耻、愤怒、郁闷、无助感、无望感等情绪和相应的回避行为、自伤自杀行为或攻击行为。认知治疗就是引导患者认识到其情绪行为反应与认知之间的关系，重新思考自己对于自我、他人和未来的负性信念，学会将那些功能不良性的认知转变成功能适应性的认知，情绪生理反应就会不再那么强烈。

在创伤治疗过程需要患者尽可能详细地叙述创伤事件，包括事件的经过、当时及之后的体验、感受等，治疗师通过开放式的问题，引导患者发现其中存在的认知及相应的认知歪曲对其情绪、行为、生理反应的影响，治疗师通过"苏格拉底式提问"来帮助患者检验和审视他们从创伤经历中得出的推断和解释，从而引导患者形成新的认识，即找出替代的想法，最后形成情绪、行为、生理反应的变化。

运用苏格拉底式提问挑战和质疑自动化思维的例子列举如下：

1. 支持你这些想法的证据有哪些？反对的证据呢？
2. 对此事件还有其他的解释吗？
3. 如果你的想法是对的，那么最糟糕会发生什么？你能应对吗？最好会发生什么？最可能出现的情况是什么？
4. 在当时的情境中，你觉得自己可以做些什么让情况有所不同？
5. 如果这件事情发生在别人身上，你是否也会这么看？
6. 你能说出任何不符合自己信念的例子吗？你的这条准则有例外的情况吗？那是什么？
7. 当你那么说自己的时候，有没有可能低估了自己的能力？
8. 你觉得在哪种情况下这类事情在未来会再次发生？
9. 设想一下，如果创伤事件要再次发生了，你能够做些什么？

（五）认知加工治疗（cognitive procession therapy，CPT）

认知加工治疗是一种结构化的认知治疗，是以书写的形式暴露于创伤记忆。认知加工治疗的原理是认为 PTSD 患者不能以健康的认知方式适应创伤，患者从创伤中恢复就需要适应创伤，即需要忍受并在大脑中加工复杂的有冲突的想法和强烈的情绪，以一种平衡和具有功能性的方式接收新信息，从而适度改变对世界的看法，但不会根据自己的创伤经历就认为整个世界的秩序发生了变化。CPT 聚焦于患者在试图适应创伤过程中产生的认知歪曲，适合处理复杂创伤。解决的主题涉及与创伤有关的安全感、信任感、亲密关系、权力和控制及自尊问题。

在 CPT 治疗过程中，首先介绍 PTSD 的症状及所要采用的 CPT 治疗方法，然后请患者就创伤事件给自己造成的影响写出影响声明，要求患者聚焦在自己产生的与创伤相关的歪曲信念上，并理解在此信念影响下自己出现的情绪和行为反应。通过大声阅读自己写出的声明，从而发现自己的认知歪曲，在治疗师的引导下学会去挑战质疑自己的认知歪曲，形成新的更具适应性的信念。随着治疗的推进，会要求患者写出最糟糕的创伤事件的细节，大声读给自己和治疗师听，发现并继续质疑挑战其中的认知歪曲，形成适应性的替代思维。

（六）眼动脱敏与再加工（eye movement desensitization reprocessing，EMDR）

眼动脱敏与再加工是基于 Shapiro 的一次偶然观察制订出来的治疗方法。Shapiro 认为眼动能够促进对创伤性事件的认知加工，能够激发大脑的自然康复机制，将创伤性记忆转化为普通的记忆，通过对记忆表象、消极想法和躯体感受进行工作，促进对创伤事件的信息加工过程，促进对创伤相关的负性认知的重构。EMDR 融合了所有主要心理治疗流派的内容，从而形成一个八阶段的治疗方法，但其实质依然属于认知行为治疗。

EMDR 的操作步骤都包含关注过去、现在以及将来三方面的内容。其中，过去是指造成目前困扰问题的过去记忆，现在是指诱发适应不良的当前刺激（即扳机点），将来是指植入引导未来行为的正确表象。EMDR 认为人类具有的本能信息加工系统，能够对困扰性生活事件的反应进行重组，使人从失衡的功能状态恢复到适应性的解决问题的状态；人们遭遇的创伤事件或持续的应激会扰乱这种信息加工，运用 EMDR 的标准流程与双侧刺激可以使患者的信息加工系统恢复适应性的平衡，使个体从创伤事件中康复。

（七）问题解决治疗（problem-solving therapy，PST）

问题解决治疗是一种以目前问题为取向、短程、结构化、相对简单的心理治疗方法。通过传授患者有效的问题解决技巧，提升患者的问题解决能力，促使患者将负性问题取向转变为正性问题取向。因为生活中问题无处不在，每个生活在现实中的人都会遇到这样那样的难题，PTSD 患者在经历创伤后其问题解决能力降低，因此，需要在治疗中引导患者学会面对问题，找出解决问题的方法，发现做出行动比什么都不做会好。

问题解决治疗是分步骤完成的，首先是找出患者生活中面临的所有现实难题，制订出问题列表和要解决的问题的优先顺序；然后挑选一个问题先试着去解决，并明确解决这一问题的具体目标；接下来运用头脑风暴思考可能的解决方法；进一步对每个可能的方法进行利弊分析，找出对患者利大弊小的方法做出决定；最后制订行动计划去落实所选定的方法。然后在下一次治疗时评估行动计划的落实情况，如此往复直至完成既定的治疗计划。

（八）精神动力学治疗（psychodynamic therapy）

精神动力学理论认为创伤症状是个体在潜意识层面动用心理防御机制对创伤进行控制和管理的结果，在治疗中利用移情和反移情以及稳固的治疗联盟，帮助患者理解和认识其创伤、相应的心理冲突、防御机制以及症状所代表的含义，使其将潜意识的内容在意识层面表达出来，从而完善患者的人格结构。短程动力学治疗是目前发展的趋势，但依然缺乏实效研究证据的支持。

（九）人际关系心理治疗（interpersonal psychotherapy，IPT）

人际关系心理治疗是一种短程、有时限的个人或小组心理治疗方法。由于人际关系之间的创伤可以导致 PTSD，罹患 PTSD 之后又可以进一步损害人际关系，而 IPT 关注目前的

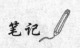

人际交往冲突及人际关系的修复，因此 IPT 通过增强患者在重要的人际关系中的沟通技巧，提高其人际交往能力，从而帮助患者重新认识和建立人际关系，减轻其症状。

（十）家庭系统治疗（family psychotherapy）

自然灾害、交通事故、空难等创伤会直接降临到一个家庭的全部成员，使这个家庭的系统遭受直接破坏，需要家庭治疗；此外，即使家庭中只有一个成员遭遇创伤，创伤的不良影响也会延伸到创伤患者的家庭，使其家庭关系和家庭功能发生不良变化。家庭治疗的重点是关注家庭这个系统对于创伤事件的反应，即通过改善冲突并在这个家庭内促进成员之间的沟通交流，来实现家庭功能的改善，从而导致患者症状的减轻或改善。

（十一）艺术治疗（arts therapy）

由于很多创伤患者无法接受语言方式的交流，而更易接受非语言方式的交流，因此艺术治疗在创伤治疗中有独特的价值。临床经验发现艺术治疗适合各种类型以及共病其他精神障碍的创伤；艺术治疗特别适合儿童、无法用语言表达其感受的患者和不允许自己用语言完整表达其创伤体会的高度理智的患者。无论是创伤的急性期还是慢性期，均可进行艺术治疗；艺术治疗可以改善 PTSD 患者的人格特质，也可以用于处理患者的社交退缩问题。艺术治疗可以改善患者的 PTSD 认知、情绪和生理症状、其他相关行为问题和功能障碍。

第五节　案 例 分 析

一、案例情况介绍

王女士，43 岁，已婚，大专学历，物流管理人员。她的病情主要叙述如下："就诊前两个月去亲戚家串门，亲戚邻居家的狗窜出来，被那一条大狗（站起来比人高）咬了，严重咬伤胳膊，三度狗咬伤，属于重度。被咬伤六个洞，我当时穿着毛衣和皮衣，连胳膊带衣服都咬坏了。当天注射狂犬病疫苗十多针。自从狗咬伤之后就一直头痛，每天晚上老做噩梦，半夜一身汗就醒了，在楼上听见楼下小区里的狗叫声就会心慌、出汗、特别害怕，也害怕下楼和出门。然后最主要的是，我是物流单位的库管，单位就有狗，从此班也不敢上。不能听见狗叫，听见狗叫就心慌、气短，然后就有点儿脑袋发懵的感觉，然后关门的声音也不能听，嘎一下关门的声音，因为那天狗咬时，那狗是从门里出来的，就嘎啦一下的声音那狗就窜出来了。反正就这一阵我是睡也不能睡，精神状态就是不好，健忘，我连锁门也记不住，电梯到楼下了，我锁没锁门啊，就精神恍惚，我有点儿受不了了，紧张。越到下午越头痛，就属于懵懵的状态。然后越到晚上，这天黑了，楼下开始遛狗了，我越紧张。这一个多月到现在就是这样，不敢出门，只能陆陆续续上班，但是到单位有两条大狗，我比它们还恐惧，我听它们的声我会难受得不得了，但是我也不能跟单位的同事说。前期我是忍着，后期我就喝咖啡，忍不了了，精神老是集中不了，怎么干活啊？不是懵懵的状态吗，我就觉得喝咖啡能够提神，然后我就喝咖啡。因为以前不喝咖啡，刚开始喝咖啡还行，后来就不行了，越喝越多还不管用，原来我搁一勺半，现在我搁两勺，但是我觉得效果越来越不是太好。

我认为我一到下午就犯蒙，是不是因为中午吃饭吃太饱或者吃饭后胃里消化了脑供血不足了，反正就瞎想吧，就让自己少吃饭，要不就不敢吃饭。不敢吃饭没多大效果，我觉得喝咖啡有一定的效果。还有就是脑子发蒙的时候从办公室出去上院里溜达，让脑子吹风清醒一下。我现在是没有办法了才来。

来就诊的目的就是别让自己老这么慌慌张张地活着了，别心里老觉得忐忑不安，而且

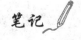

忘东忘西的，怎么觉得人好像慌得厉害的那种感觉；而且最起码能让我晚上正常睡觉。我现在是晚上睡觉很痛苦，开始是不敢睡，搭上睡不着，再到沙发上躺着，然后开电视，迷迷糊糊的有两点来钟了，可能睡着了，到四五点咣当就醒了，醒了就不能再睡着了。以前是在床上睡一整宿觉，早上六点半起床。因为睡不着才从床上挪到沙发上看电视来打发时间，狗咬了之后这一个多月没有在床上睡觉，因为被狗咬之后半夜一激灵就睡不着了，就来沙发上开着电视。我这一个多月都长白头发了，而且老觉得脑袋沉沉的、晕的状态，不能听见狗叫的声音和开门的声音，一听见心里就扑通扑通的一阵，我觉得这是什么毛病啊，狗咬的事情都过去了，随着时间都过去了。但是我觉得我可能坚持不了了。

这一个多月食欲差，不觉得饿，吃什么东西都没有胃口。缺乏兴趣，情绪低落，听电视里讲的事情就触景生情，联想到自己的情况就情绪低落。这段日子跟老公吵好几回架了，因为教育孩子的方式跟老公发火，以前不是这样。注意力不集中，上班不能踏踏实实地做单子。脑子反应速度慢，觉得自己脑子迟钝了，大家也可能意识到了，并问我怎么了。觉得自己做什么都没做成功，觉得自己什么都做不好，甚至觉得孩子都没照顾好。这一个多月，脑子懵懵的，给孩子做饭都做不好，甚至就干脆不做了，让孩子在外面吃，就觉得自己连孩子也没照顾好，自己也没照顾好，什么方面都不成了，就觉得自己什么都干不好，自己废了的那种感觉。没有自杀念头和行为。有时就觉得我怎么就不能一下子吃个药，把这些不好的东西全忘了，留下一些开心的事情呢？

在单位最近不太会说话，容易得罪人，被同事说自己。

最近一个多月有时喝酒，晚上心烦意乱时让自己喝晕了睡着，让自己喝高度的白酒，60度以上的，要喝得速度快，好让自己尽快晕乎，每周有2、3个晚上是靠喝酒入睡，每次喝二三两。有时睡前喝，有时晚饭时喝。

以前没有类似被狗咬伤的经历，不怕狗，不觉得狗危险，只是不喜欢狗而已。没有遭受其他创伤的经历，没有抑郁、躁狂、轻躁狂的既往史。没有躯体疾病既往史；曾经有过头部摔伤史，但没有为此去看医生；曾经接受过剖宫产手术。

一直以来习惯喝茶，晚上也喝茶，每周至少有3、4个晚上喝茶，被狗咬伤后继续喝茶。既往不喝咖啡和酒。平常不愿意运动。"

王女士大学专科毕业，性格内向，夫妻感情一般，有一个儿子。无精神疾病家族史。

精神科检查未见精神病性症状，呈现抑郁状态和创伤相关症状。有自知力，知情意协调。心理测评显示患者目前的抑郁和焦虑程度高。

依据诊断标准，诊断为PTSD共病抑郁症。

在治疗前，首先对患者进行了评估，评估主要是临床访谈和心理测查，初始访谈的内容见上面的文字描述。经过初始评估后，患者接受了六次认知行为治疗。治疗结束前症状大部分减轻，治疗次数远少于既定的十余次治疗计划。

在治疗中引导患者理解行为激活在改善抑郁方面的作用，制订规律运动的计划，每天快走四十分钟；引导患者认识到其行为应对方式对于症状维持的不良作用，采用问题解决治疗引导患者学着调整不良的应对方式，比如躲避、不出门、喝咖啡、喝茶、喝酒以及夜晚躺在沙发上看电视的行为，试着放弃这些让症状维持下来的因素，建立良性循环；教会患者使用自动化思维记录表监测自己在特定情形下的自动化思维以及相应的情绪、生理反应和行为，学会监测和调整自己功能不良性的认知和行为，从而管理和调节好患者的情绪；鼓励患者尝试暴露，但遭到患者的拒绝。

二、治疗经过

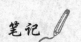

第一次治疗：明确问题列表和治疗目标，针对PTSD和抑郁症的症状、发展演变过程、

治疗可选方法开展心理健康教育，介绍了 PTSD 的认知理论模型和相应的认知行为治疗计划。介绍运动激活对于改善抑郁情绪的效果，制订运动计划。家庭作业是每天白天快走 40 分钟，看看运动对于改善情绪和身体不适的效果，并做好相应记录，记录运动后的身体感觉、睡眠和情绪以及想法的变化。

第二次治疗：开始运动后感觉情绪略有改善，但是不能每天坚持，因为怕路上遇见狗。治疗针对怕狗不愿运动制订新的行动计划，利用上下班的路上增加快走的时间；针对患者的饮酒、喝咖啡、夜晚喝茶、躺在沙发上看电视的行为进行认知行为模型的示意图分析，引导患者看到此种行为对于维系夜间睡眠差这一症状持续存在所起的不良作用，并开展成瘾性物质和睡眠卫生的心理健康教育；制订具体行动计划落实戒酒、咖啡和茶的任务，从沙发上返回到床上睡觉，不看电视。家庭作业是继续运动和落实行动计划。

第三次治疗：运动的计划得以落实，但改善睡眠的行动计划落实得不好：咖啡的量有所减少，但依然午后喝咖啡，认为不喝咖啡无法工作；夜间饮茶的习惯不愿放弃，认为即使放弃喝茶睡眠也不会改善；放弃饮酒几个晚上，但是节日期间有人送酒后继续饮酒；也不愿意挪到床上睡觉，认为边看电视边睡觉才好。治疗针对其适应不良的行为继续进行分析，认可患者目前睡眠不好带来的困扰，同时引入认知理论模型，引导患者看到其上诉自动化思维对其不愿放弃那些不良行为的影响，鼓励患者继续通过行为试验的方式来检验其想法的真伪。继续制订行动计划，在落实时引入丈夫和儿子的外部力量进行监督，并就寻求外部力量的帮助进行角色扮演。家庭作业就是继续运动和落实行动计划。

第四次治疗：运动和行动计划落实得不错，午后不再喝咖啡，不再夜间喝酒和饮茶，不在沙发上边看电视边睡觉，但转变成在躺在床上看书以消磨睡不着觉的时间。治疗认可患者的变化，就行为试验的结果进行讨论，引导患者发现自己认定的内容不见得就是事实，鼓励患者继续通过做试验来发现自己想法的真伪，学着不受负性自动化思维的误导；继续开展睡眠卫生教育，引导患者困了再去床上睡觉，不在床上看书和来回翻身等着睡觉，早晨醒后立即起床，白天不打盹。家庭作业就是继续运动和落实上述行动计划。

第五次治疗：运动和行动计划落实得很好，抑郁情绪有所改善，但依然做噩梦和在睡眠中突然惊醒。治疗继续开展 PTSD 症状的心理教育，强调情况改善需要时间，认可患者所做出的努力和取得的效果；针对患者存在的认为自己什么都做不好的想法和自责情绪，开展抑郁症和 PTSD 的影响以及认知理论模型的心理健康教育；鼓励患者回顾目前的所作所为，来质疑和挑战相关的自动化思维，形成新的更有功能的替代思维，从而体会到想法转变带给她的情绪、行为变化。新增家庭作业就是记录日常某一情形下患者出现的自动化思维及相应的情绪、行为和生理反应，学会用自动化思维记录表质疑挑战自动化思维，形成新的替代思维。

第六次治疗：患者继续完成了作业。治疗就日常生活中因为儿子的教育跟丈夫发脾气吵架的现象进行认知行为治疗，引导患者继续质疑和调整其认知。家庭作业就是继续用自动化思维记录表记录日常情形下患者出现的自动化思维及相应的情绪、行为和生理反应，继续质疑挑战自动化思维，形成新的替代思维。

第六次治疗后患者没有继续接受治疗，后续随访患者反映状况已经明显改善，不需要继续治疗了。

第六节　创伤治疗的应用与注意事项

一、创伤治疗的应用

创伤治疗可以应用于各种应激事件造成的心理行为问题或精神障碍。在创伤事件发生

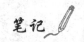

的早期,即心理危机阶段,通常会对幸存者进行危机干预或心理急救。如果随着时间的推移,创伤事件的幸存者没有走出危机且罹患了 PTSD 或其他精神障碍,其精神障碍长期影响患者的生活质量,患者通常需要接受创伤治疗。

创伤治疗可适用于以下人群:

1. 创伤后应激障碍(PTSD)患者;

2. 早年遭受性虐待或者人际家庭暴力的儿童青少年的心理行为问题;

3. 长期遭受人际家庭暴力的患者。

二、创伤治疗的注意事项

在进行创伤治疗时,有一些问题应该引起关注:

1. 有些患者希望将创伤记忆彻底消除或彻底忘掉其创伤,治疗前将患者的期望值降至合理范围是关键,创伤治疗所能做的只是在干预后使患者的情绪生理反应处于可承受和可控制的范围,使其能够重返回社会适应通常的社会生活。

2. 对于儿童青少年,他们面对创伤的承受能力和处理能力较弱,可能有些创伤反应会影响其一生,在对这些人进行创伤治疗时,要特别关注治疗方案的针对性和创造性。

3. 暴露治疗在创伤治疗中的效果较好,但是对于有些患者,比如,高度焦虑患者、重度抑郁患者、急性精神病患者、严重的自杀未遂者、对创伤事件持有强烈的内疚感和羞耻感的患者、情感调节能力严重缺乏的患者、近期刚刚经历创伤事件的患者、药物(毒品或物质)依赖的患者等,需要谨慎选择暴露的种类,更需要结合其他治疗方法来开展治疗。

三、创伤治疗师

(一)治疗师在治疗关系中的作用

心理创伤患者常会失去对他人的信任,不相信外界是一个和平安全的地方。治疗师需要在治疗的环境中帮助患者重建信任关系,这通常始于简单可靠、真诚、关爱的治疗关系。因此,治疗师重要的任务之一就是通过自己在治疗中传递出的关心、尊重、共情、支持、真诚、接纳和专业素养,关注患者所关心的问题,倾听其诉说,同时留意其非语言表达,抓住他们痛苦的关键点并表达出来;对于可能存在的疑惑,必要时予以澄清。真诚是建立信任的关键,创伤患者通常很敏感,很容易感觉到治疗师的言不由衷或敷衍;甚至会过分敏感,将一些无关的情况理解为敷衍或其他负面意思。因此,在治疗中治疗师需要通过言行传递出自己的真诚关注,努力去理解、帮助患者,并让患者感觉到这种关注和真诚,才会逐渐增加他们对治疗师的信任。

(二)治疗师的判断、灵活性与创造性

在创伤治疗中,患者会呈现很多不同的问题。治疗师需要跟患者一起判断哪些问题更重要,需要得到优先处理,从而确定问题解决的优先顺序。例如,无论患者在哪种状况下,危险行为,不管是自杀自残行为还是伤人行为,都需要优先处理。同样,创伤治疗有很多不同的治疗模式和方法,治疗师必须判断哪些干预方式是患者所能接受、效果较好的方法,并根据自己的专长提供相应的治疗,或者将患者转介给合适的治疗师。

此外,由于患者的心理发展水平、文化背景、认知能力不同,不同的人对于心理治疗的接受程度不同,有些患者可能很容易跟治疗师同步参与并完成治疗的相关内容,有些患者可能很难进入治疗,甚至拒绝参与治疗的任何活动。在治疗过程中,治疗师需要有很强的灵活性、应变能力和创造性,能够针对治疗中出现的阻碍依据相应的理论模型做出分析,及时调整治疗的策略或实施方案,以适合患者的具体情况。

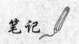
笔记

（三）治疗师的资质与培训

创伤治疗包括认知行为治疗、心理动力学治疗、家庭系统治疗、人际关系治疗、艺术治疗等。考虑到创伤治疗的复杂性，治疗师在提供创伤治疗前应接受过相应治疗方法的理论培训和实战督导，有其他精神障碍的相应心理治疗经验。治疗师还应接受某种治疗模式的创伤治疗强化训练，并接受定期的督导，这样，治疗师才可能有相对丰富的经验去对创伤患者展开治疗。例如，创伤聚焦的认知行为疗法（trauma-focused cognitive behavioral therapy，TF-CBT），通常会建议治疗师接受过如下训练：

1. 参加为期 1～3 天的此治疗模式的初始入门训练，此培训由具备相应资格的培训师提供。

2. 或者选择接受网络培训，网络版课程中涵盖滚动的治疗示范录像、文化关注以及针对每一次 TF-CBT 治疗中复杂情形的处理案例。

3. 使用此治疗模式对有多重问题的儿童和家庭进行，同时接受专家督导。

4. 参加 TF-CBT 的高级训练，进一步提高临床技能。

临床案例与思考

大三女生，下课后回寝室开门发现室友上吊自杀死亡，患者与室友关系良好，在室友自杀前曾注意到室友近期表现异常，因自己事情忙碌，本打算过几天事情忙完之后找室友好好聊聊，不料室友竟会自杀。事情发生后患者请假在家休息一个月，后感觉好些回来上课。但一回寝室感觉完全无法靠近，再度请假。后换宿舍楼，依然深受困扰。在事情发生的 3 个月后，患者前来治疗。患者自述经常失眠、做噩梦，梦到室友自杀的情景以及问她为什么不救她，患者完全无法靠近以前的宿舍楼，经常会哭泣，内疚自己没有早点儿找室友谈谈；如果自己早点儿跟室友谈的话，室友可能还活着，感觉好像自己是杀死室友的刽子手。目前没有办法正常学习，只能在每堂课尽量出现在教室，但会经常走神或者睡着，每天晚上又非常恐惧睡觉，一闭上眼睛就经常出现当时目睹的画面。

思考题：

1. 如果你是治疗师，在第一次治疗中，你会做些什么？

2. 如果请你为这个患者设计治疗方案，你觉得患者的主要问题是什么？你会采用什么治疗方法？请给出具体的治疗方案。

（李献云 梁 红）

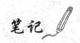

第九章　催眠治疗

1. 掌握　催眠治疗的概念，催眠程度的区分，催眠感受性及其测定技术，催眠治疗的导入、深化、治疗及唤醒技术。
2. 熟悉　催眠治疗的实施过程及临床应用。
3. 了解　催眠治疗的分类、发展历史和基本理论。

催眠治疗（hypnotherapy）是当前常用的心理治疗方法之一，与其他大多在觉醒状态下实施的心理治疗方法不同，催眠治疗是一种较为特殊的心理治疗方法。特殊之处在于，催眠治疗师会引导患者进入一种特殊的意识状态，并在这种特殊的意识状态下进行心理干预，这种特殊意识状态被称为催眠状态，也有人称之为恍惚状态。

第一节　催眠治疗概述

一、催眠治疗的概念

对于催眠的定义，当前还没有统一的认识。一般认为，催眠（hypnosis）是指通过一定的感知觉刺激，引导当事人进入一种注意力高度集中的、知觉范围窄化的特殊意识状态的过程。处于催眠状态的人暗示性会明显提高，患者与催眠师保持密切的感应关系，比清醒状态下更容易接受催眠师的暗示和引导。而催眠术（hypnotism）是指把人导入催眠状态的技术。催眠治疗则是指利用催眠术把患者导入催眠状态以实施心理干预的心理治疗方法。

很久以来，催眠的基本原理和技术一直被世界各地各民族广泛应用于宗教、疗病仪式及表演娱乐，被认为神秘莫测，不可思议，神力无边，但有时又被斥为异端邪说，因为确实有被滥用、误用而产生不良后果的情况，而被视为"魔术""巫术""骗术"，与迷信相提并论。随着19世纪中叶以来对催眠、暗示现象进行的科学研究，催眠术所产生的催眠状态这一客观事实以及其在合理使用时所具有的卓著治疗效果，已逐渐被医学和心理学界接受。

二、催眠治疗的发展简史

（一）早期的催眠术探索

使用类似催眠的手段改变人们的行为可以追溯到史前。古埃及巫医诱导他人进入睡眠样状态是很有名的；而进睡眠神庙在古希腊是很流行的实践方式，在庙中供奉的是睡眠之

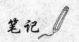

神 Hypnos。中医典籍《黄帝内经》中就有一边念咒、一边用手抚摸患者的医疗手段——祝由疗法；此外，道教还有"摄心术"等。这些无疑都有催眠的性质。

16 世纪的欧洲，人们试图对催眠治愈疾病的原因进行解释。最早的理论家之一是瑞士医生和炼金术者 Paracelsus，他认为磁石及天空中的日、月、星辰，对人体有治疗作用。1679 年，苏格兰医生麦克斯韦尔（Gul Maxwell）提出，有一种宇宙的活力或精力被人体吸入并影响着人们。1771 年，维也纳的耶稣会会士希尔（Maximillian Hell）将一块钢板放在病体上得到疗效而闻名于世。

（二）麦斯麦术与动物磁性论

1774 年 Hell 与维也纳医生麦斯麦（Franz Anton Mesmer）相识，并为他演示了磁性钢板的治病力量。此后，麦斯麦提出"动物磁性"说，假设在所有物体中存在着宇宙的磁性流体，当它在人体中失去平衡就会引起疾病。他相信，当磁体与患者接触，这种微妙而神奇的流体就离开磁体进入患者体内，可以恢复人体内磁性流体的平衡而治愈疾病，他称这种流体为"动物磁性"（animal magnetism）。后来，数以千计的患者开始求助于他用磁体治病，效果较好，他的声誉传遍了奥地利以至整个欧洲。1778 年，他到了巴黎，使用更为戏剧化的方法，开始穿着飘逸的彩色法衣，在钢琴伴奏下进行治疗。他向神魂颠倒的女性患者挥舞着长铁棒，很快使她们进入一种精神恍惚状态，在 2～3 次治疗后，大多数人的一些功能性疾病取得了明显效果。很快，他的患者多得难以进行个别治疗。为此，他用盛满水、铁屑、玻璃粉的栎木大桶，在桶中竖着多根长铁棒，供患者抓握，让患者手挽手，使他们可以通过手手相连来接受磁性的治疗。5 年中，动物磁性在巴黎风靡一时。但他的举动引起了科学界与医学界的反对，法国政府组织的委员会经长达 7 年的研究后认为：这种现象仅仅是缘于一种"想象的激发"，而不是什么神秘磁性的活动。

（三）催眠时代

确切地说，催眠时代是从英国的外科医生詹姆斯·布瑞德（James Braid）的工作开始的。

布瑞德对亲友们进行实验后认为，麦斯麦术的特征完全是主观的，并不依赖于催眠师所具有的任何魔力，认为法兰西委员会正确地否决了宇宙磁性或发自催眠师体内的力。1842 年，他首次提出了"Hypnotism"这个新词汇。

李厄保（Ambroise-Auguste Liébeault）是法国南锡农村的一位全科医生，他长期免费为患者做催眠术治疗，撰写了有关催眠的书，记录了他的治疗方法及许多案例。1882 年，他因治愈了一例坐骨神经痛患者而声名大振。后来，李厄保与伯恩海姆（Hippolyte Bernheim）联合构成了催眠界著名的南锡学派。该学派的标志是：催眠状态是在良好关系（rapport）基础上通过暗示作用而在患者自身的主观世界引起的；进入催眠状态的人是正常的。

19 世纪 80 年代，法国神经病学家沙可（Jean-Martin Charcot）（图 9-1）发现：暗示可引起"歇斯底里（hysteria）"症状（木僵）。这个发现对精神病学的发展起了重要作用，并促进了对心理因素在精神疾患中所起作用的认识。首先认识到这一事实的是弗洛伊德。他与布洛尔（JosefBreuer）共同工作时，开始用"催眠术"鼓励"歇斯底里"患者诉说，并从中发现其长期受压抑的经历，认为其中有些可能是症状的原因，通过情绪疏泄可使许多患者消除症状。1895 年，弗洛伊德与布洛尔共同出版了他们的经典著作《歇斯底里的研究》一书。布洛尔对患者安娜治疗取得成功的经验。弗洛伊德在实践中附加了动作，他将手按在患者的头上，以加强信心，这种简单的手法增强了效应。后来，弗洛伊德在实践中发现，有些人根本用不着催眠诱导，就逐渐放弃催眠，构建了他的精神分析中的"自由联想"技术。弗洛伊德对催眠研究的过早放弃延缓了人们对催眠治疗的发展与了解，精神分析成为一个学派，而催眠术则被逐渐忽视。

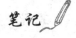
笔记

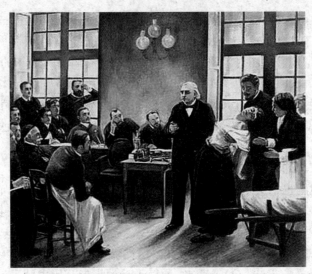

图9-1　沙可在演示催眠

　　总的说来，在19世纪催眠术曾作为学术界与医学界的一个研究热点。但20世纪的前30年间，催眠的研究被冷落了，只有少数像让内（Pierre Marie Félix Janet）以及库维（Emile Coue）的"新南锡学派"在继续研究。相对而言，在一战期间，这种治疗方法还只受到少数人的重视，到了二战期间，它开始受到了较多的关注。但随着麻醉药物的出现，利用催眠进行麻醉则显得是多余的了，不过，在医学、心理学界，当人们对催眠术的兴趣减退之时，大众对此的热情却日渐高涨。剧作家与娱乐场所为了自己的目的利用这种现象进行表演，此时，催眠术被滥用了。

　　进入20世纪30年代后，情况忽然发生了重大变化，作为一支新的生力军，实验心理学家加入到对催眠术的研究中来，给这个领域的研究带来一场彻底革命。正是通过试验，人们对催眠的认识发生了许多改变。1949年后，催眠术研究有效地开展起来了，研究人员和实践工作者开始成立了临床和实验催眠术学会。英国、美国医学催眠家协会陆续建立，并出版了各自的科学杂志。有关催眠术的研究已经不再受到科学界的歧视，英国医学协会和美国医学协会正式承认了这些研究。此后，催眠在世界各地得到了实验及临床心理学家、精神病学家等不同程度的关注，也提出了多种不同的催眠理论。

　　目前，催眠疗法的发展多聚焦于和其他治疗方法的整合或作为其他治疗方法的辅助手段出现。精神分析式催眠、理性情绪催眠、艾瑞克森式的催眠等不同模式的催眠纷纷出现，催眠技术也和认知行为疗法、短期焦点疗法、意向想象技术等在临床上广泛结合使用。催眠的内在理念也发生变化，从早期的权威式催眠发展为现在的合作式催眠（如艾瑞克森式催眠）。

专栏9-1

米尔顿·H·艾瑞克森

　　米尔顿·H·艾瑞克森（Milton H. Erickson, 1901—1980）被许多人认为是现代临床催眠和心理治疗实践领域中最有创造力和最有影响力的人之一。他独特的背景、视角和治疗取向都近乎是一个传奇。他天生是一个色盲和音盲，并患有阅读障碍，他极为努力地逾越了这些限制。艾瑞克森博士从小在威斯康星州的一个农场里长大，在他17岁的时候，他患上了小儿麻痹症，几乎因此丧命。当时，他全身瘫痪，唯一能动的是他的眼睛，他的康复之路漫长而充满艰辛。在之后的日子里，他常常会提到，小儿麻痹症对他来说就像一位良师，迫使他重新学习最基本的运动和知觉模式。在他之后的人生中，他仍然受到小儿麻痹症的后

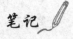
笔记

遗症的困扰,最终失去了双腿和一条胳膊的行动能力,不得已坐上了轮椅。尽管如此,他并未一蹶不振,许多在他晚年来到他身边学习的知名学者都十分崇敬他在面对后遗症所带来的顽固疼痛时所表现出的毅力和风度。

艾瑞克森认为,在构建催眠临床干预的时候,有必要将每个人独特的特质作为干预的基础,这也体现了对来访者的尊重。他还进一步推断业界使用一种更为自然的、谈话式的方式来进行催眠,这一方法采用的是诸如讲故事和使用悖论这种间接的手法。艾瑞克森博士具有十分乐观的信念,那就是人具有潜意识的资源,这些资源可以被加以组织并用以达成治疗目标,这一乐观的信念也导致业界发展出众多让人惊叹的催眠方法来努力实现他的乐观愿景。

三、催眠治疗的分类

催眠的方法和名称很多,迄今尚无统一的分类法。为了便于理解和掌握,现按不同的属性分类如下。

(一)按言语性暗示配合不同的感官刺激分类

1. **言语暗示加视觉刺激** 离患者眼睛约30cm处,催眠师手持一发亮物体,令患者双眼集中注视数分钟,然后用言语暗示。

2. **言语暗示加听觉刺激** 在言语暗示的同时,让患者听节拍器或感应器发出的单调的声音或滴水声,在暗示时还可以加上数数字。

3. **言语暗示加皮肤感受刺激** 使用轻微的皮肤感受刺激作为诱导催眠的方法,催眠师可用温暖的手同一方向、缓慢均匀地按摩其面部、双颊到双手的皮肤,同时使用言语暗示。

(二)按人数分类

1. **个别催眠** 催眠师对患者单独进行催眠。

2. **集体催眠** 对一组患者同时进行催眠。

(三)按意识状态进行分类

1. **觉醒催眠** 在意识清晰状态下对患者施行催眠。

2. **睡眠催眠** 对一些暗示性不强或7岁以下的小孩或不合作者,利用夜间熟睡之际进行催眠。

3. **麻醉药物催眠** 对一些不易进入催眠状态的患者,给其使用适量的镇静或催眠药物后,再进行催眠。

(四)按从观念运动开始的催眠法分类

1. 后(前)倒法和扬(降)手法。

2. 两手合分催眠法。

3. 两手摇动催眠法。

4. 身体摇动催眠法。

四、催眠程度的区分

催眠的程度因人而异。既有快速进入深催眠状态的人,也有始终无法进入催眠状态的人。催眠师须准确把握患者是否进入催眠状态及其程度,才能更好地实施干预。测定催眠程度一般是以催眠中所产生的现象作为标准。目前大多数学者把催眠状态分为浅、中、深三个层次,具体如下:

1. **浅度** 意识清晰度下降,呈嗜睡样,肌肉微松弛,感到疲劳无力,眼微闭,保持着认识和判断能力。如给其白开水喝时,虽催眠师暗示是糖水,被试者能辨别。用同一方法给予无味的液体闻时,嗅觉保持正确辨认力。因此,在浅催眠状态下,催眠师的暗示应恰如其

笔记

分,否则会遭到患者的抵抗或否定,醒来后,对于催眠状态中的暗示内容及周围情况的变化能回忆,甚至认为根本未睡,只感迷迷糊糊,疲乏无力,不想动。一般来说,浅度患者醒后同样会感到轻松。

2. **中度** 意识呈恍惚状态,意识范围缩小,在催眠下肌肉明显松弛,不能抬脚举臂,对于相似或近似事物辨别能力减退,而对有鲜明差异的事物能识别。如给其白开水喝时,暗示是糖水,则会感到是甘甜的糖水;将圆珠笔暗示是钢笔时,则能接受钢笔的认同,但不会接受是剪刀的暗示。常见失去自主能力,在催眠师的指令下,可睁眼、起坐、书写,能叙述发病经过和内心痛苦的体验,有时也会出现抵抗。清醒后,对催眠状态下的情况部分能回忆,而对周围发生的情况则模糊不清。常体会到:"自己像是个机器人,只能听从催眠师的指令,与其他人不能建立起联系,周围声音的干扰并不起作用,醒来后还想睡,但已心满意足了。"

3. **深度** 这时意识范围明显缩小,患者只能与催眠师保持联系,对外周其他刺激毫无知觉,面部表情呆滞,绝对服从催眠师的指令,有一种明显的依顺现象,丧失分辨能力。在暗示下针刺无疼痛的感觉。能毫无顾虑地陈述心中的隐秘,甚至埋藏已久而被"遗忘"的佚事也能回忆起来。如果在深度催眠状态下暗示他睡了4小时(实际仅睡几分钟),清醒后会感到精神振作,精力充沛,如同真的已睡了4小时一样。在催眠中自削苹果吃后不能回忆,清醒后不知口中苹果香味从何而来,记不起催眠中的情况,呈完全性遗忘。

施行催眠治疗时,会发生一个奇妙的现象,随着催眠治疗的实施,患者的暗示性会有所提高。即第一次只能进入浅度催眠状态,第三、四次就能进入中度或深度催眠状态了。因此,催眠师可充分利用这种时间优势,耐心施术,使患者受益。

第二节　催眠治疗的基本理论

催眠治疗在临床应用越来越广泛,也吸引了许多医学和心理学领域学者的关注,但是对于催眠的发生机制迄今为止尚无统一的结论。相关理论简要介绍如下。

一、条件反射说

巴甫洛夫曾对催眠现象进行了广泛而深入的研究,在动物实验的基础上,提出了条件反射理论。他认为条件反射是催眠现象的生理基础,具体来说,催眠是一种一般化的条件作用,把人引入催眠状态的刺激性语言看成是一种条件刺激。他发现在实验室里对狗进行单调重复的刺激,狗也会渐渐入睡或出现四肢僵直。对人而言,催眠词也是一种与睡眠有关的条件刺激,能使大脑皮质产生选择性抑制,也就是从睡眠到清醒的中间阶段或过渡阶段,即进入催眠状态。所以,巴甫洛夫还认为催眠是不完全的、带有部分觉醒的睡眠。在催眠状态下,大脑皮质并非完全抑制,其中一部分仍然在活动着和觉醒着,这也是患者与催眠师可以保持单线联系的生理基础。

二、暗示感应说

暗示感应说在所有催眠学说中占有重要地位,也是迄今为止最有影响力的催眠理论之一。该学说的主要倡导者是法国的伯恩海姆。暗示感应说认为催眠状态是一种暗示性睡眠,产生这种睡眠的基础是人类普遍存在的暗示性。伯恩海姆认为暗示性就是受暗示者把别人所暗示的观念接受过来,并在动作中加以实现。暗示性是一种观念活动的表现,也是催眠现象产生的关键,催眠是暗示的结果,没有暗示就没有催眠。

在催眠过程中,催眠师用暗示诱导患者进入催眠状态,又用暗示使其不知不觉中按催眠师的指令表现出不同状态。如暗示眼睛不能睁开,肢体不能动,或者暗示患者的病痛已

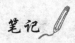

减轻或痊愈等。这些都是暗示感应的效果，表明患者接受了催眠师的暗示，并在自己的意识和行动中体现出来。

三、非常意识状态说

也有人认为催眠状态是一种非常意识状态（non-ordinary state of consciousness，NOSC）或变换意识状态（altered state of consciousness），是指一类与"正常的、理性的清醒意识状态"不同，具有短暂性和自愿性特征的意识状态，不包括睡眠和由疾病或反常社会处境所致的精神障碍。

A M Ludwig 1966 年提出，NOSC 有下列 10 条共同特征：①思维改变：原始思维占优势；不能进行有指向性的注意；②时间知觉改变：加速、减慢或停滞（无时间感）；③丧失自我控制感；④随着③的出现，出现强烈情绪，可从幸福、极乐、狂喜、销魂直至恐惧或深度忧郁；⑤躯体感觉、形体感改变：身体与外界的界限消失，身体的各部分变形、消融、身体提升、移位、化解，可引起强烈恐惧；⑥感知觉变化：视觉系统较明显，如幻觉、错觉、假性幻觉、联觉现象；⑦"意义"体验改变：正常清醒状态下很少或根本不会察觉的事物或关系会被赋予重大的意义，"顿悟"体验；⑧对各种强烈体验有"不可言说""不可名状"感；⑨再生或脱胎换骨体验；⑩高度暗示性：由于失去习惯了的恒常性，出现不确定感建构性的，似乎能起支撑、稳定作用的体验或信息特别容易乘虚而入。

四、神经心理综合性理论

当前对催眠的研究趋向综合性的解释模式，催眠术所能诱发的催眠状态及其在治疗中所产生的作用是一个复杂的生理、心理活动过程。心理暗示通过感受器接收信息，经由大脑加以分析、综合，产生相应的生理、心理学变化，这一综合性理论又称为"二层次学说"。第一层次：心理功能，即心理暗示作用于脑神经，诱导意识活动的改变；第二层次：脑神经功能，脑神经接受心理暗示后，进行储存、分析后通过神经生物学的变化，影响生理功能，自主神经系统和内分泌系统等发生相应的变化，进入催眠状态。在催眠状态下更容易接受暗示性指令。

第三节　催眠治疗的实施过程

一、治疗前准备

催眠室的布置尽可能简洁，避免无关刺激物，需注意隔音、光线与室内温度。催眠室内应保持安静，室内光线要柔和，室温不宜过热过冷，室内设备要有施术用的床或沙发，还要准备茶几或椅子。

无论患者是自愿还是被动接受催眠，实施催眠前催眠师都要对其进行访谈，根据其文化程度、社会背景、催眠感受性的强弱，进行必要的准备工作，并遵守催眠师的基本伦理道德规范，具体如下：

1. **充分了解催眠的原理与实施的方法和过程**　要向患者说明什么是催眠治疗，消除患者对催眠治疗的疑虑，从科学上解释催眠的本质。同时，催眠师要给患者一个稳重的和可以信赖的印象，保证对患者所表达的一切内容进行保密。

2. **了解患者接受催眠治疗的动机、目的和迫切性**　治疗师应了解患者对催眠治疗的认识程度，还要了解患者的个性特征及其对自己心理障碍了解的程度。然后通过催眠感受性测试了解患者的感受性高低，并根据不同的个体、不同的疾病、疾病进程的不同阶段，选择

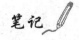

笔记

适当的催眠方法、催眠指导语，制订周密的方案，不可千篇一律。

3. 催眠师要与患者建立良好的关系 无论采取哪一种形式的心理治疗，都必须通过治疗师与患者双方的交往而完成，因而这一关系具有桥梁作用。催眠治疗更是如此，催眠师要与患者建立良好的精神接触，应以关心体贴的态度，倾听患者诉说的一切，了解并询问患者的病史，这有利于建立良好的关系，取得患者的信任，相互信任的关系能明显减少患者的焦虑，增强患者的信心，使其更易进入催眠状态。

4. 催眠师的职业道德和心理素养更具有重要意义 催眠师必须具有较好的耐心和容忍力，倾听患者的诉说，不论内容如何，都不能漫不经心。催眠师还必须具有对患者深切的同情心和责任感，设身处地把患者的痛苦当作自己的痛苦，特别是对敏感焦虑的患者更要妥善处理，要善于适应和处理各种复杂情况，在患者面前表现出充分的信心，使患者感到催眠师热情而又严肃，亲切而又稳重。以良好的情感状态影响患者，从精神上给予患者有力的支持。

5. 要尊重患者的权利，严守患者秘密 即使在催眠状态下，也应尊重患者，不能做患者不愿接受的事，更不允许使用催眠术来戏弄、欺骗患者，或施以不礼貌的行为。不经患者及其家属允许，不能录音、摄像。在催眠状态下得知的患者隐私，不能泄露给任何人，包括青少年的父母或其配偶。如若有些问题需与家长沟通，最好事先征得患者同意，患者的病情记录也必须保密。

二、催眠导入和深化

导入是指将患者从正常的清醒状态诱导到催眠状态的过程。这也是催眠治疗最重要的步骤，如果不能把患者导入催眠状态，也就无法进行催眠治疗。催眠导入的方法多种多样，催眠师可根据患者的催眠感受性特点采用不同的导入技术。

深化，对于大多数患者来说单纯的导入一般可使其进入浅度催眠状态，但对于某些心理障碍或身体疾病的治疗，需要达到中度甚至深度催眠状态才能取得较好的效果，此时需要通过继续引导加深患者的催眠程度，也就是采用催眠深化技术。

三、实施治疗

对于患者的心理问题、心理障碍或躯体疾病，大多数情况下，仅把患者诱导进入催眠状态并不能解决所有问题，因此，催眠术需要与其他心理治疗的方法和技术手段相结合，才能取得良好的治疗效果。也就是说，催眠治疗并不是单纯使用催眠术进行治疗就可以的。对于其他心理治疗方法的使用，催眠师可根据自己掌握的熟练程度以及患者的问题，采用不同的干预措施。

四、催眠觉醒

治疗完成后，需解除患者的催眠状态，让其将缩窄的意识重新扩展，恢复清醒。清醒的主要指标是恢复完整的时间、地点和人物定向力。唤醒时不宜操之过急，否则有时患者醒来后会感觉不适，如乏力、头痛、眩晕和心悸等。在唤醒之前，应做结束的准备，如暗示患者感觉良好，精神愉悦和自信，然后通过催眠唤醒技术慢慢让患者恢复清醒状态，这样患者醒来后会自我感觉良好。此外，还需要注意的是，唤醒前必须把所有在催眠过程中下达的可能对患者造成不良影响的暗示解除，否则可能会产生不良后果，如手臂不能活动的暗示等。

五、解释与指导

患者清醒后，催眠师应对其进行必要的解释和指导，如患者对催眠体验的疑问、治疗的

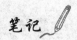

进展、后续的治疗流程及方案等。一般情况下，一次催眠治疗不足以解决患者的问题，大都需要进行多次治疗。让患者对治疗过程有清楚的认识，可避免其产生急躁情绪。此外，治疗结束后催眠师还需要注意消除患者在治疗过程中产生的移情倾向。

第四节　催眠治疗的基本技术

一、催眠感受性测查技术

（一）催眠感受性的概念

催眠感受性，是指患者对催眠暗示的敏感程度，或者进入催眠状态的难易程度。容易进入催眠状态者，其催眠感受性强，反之则低。催眠感受性与一般感受性并不完全一致，它受许多主客观因素的影响。掌握患者的催眠感受性是催眠师成功的主要秘诀，也只有在施术前了解影响催眠感受性的各种因素，才能因人施治。

（二）催眠感受性测查技术

测查患者催眠感受性有很多方法，下面举一些常用的方法。

1. **注视转睛法**　令患者凝视催眠师上下、左右移动着的手指。如能专注凝视者则具有高度感受性，如偶有目光游离则评为中度，经常目光游离不能集中注意则为低度。

2. **闭眼法**　令患者微闭双眼勿睁。若持久微闭，无眨眼且无眼球转动者为具有高度感受性；微闭眼但眼球频频转动者为中度；闭眼不自然，且经常眨动或时有睁眼动作则为低度。

3. **举手法**　嘱患者听从举手的指令，令分别交叉举左、右手各试3次。如全举对为高度感受性，有时举错并自行更正为中度，举错又不能更正者为低度。

4. **摇手法**　分别握患者左右手上下摇动数次，如无抵抗，甚至自行摇动说明感受性高，无自行摇动为中度，如不能自行摇动且有抵抗者为低度。

5. **摆手法**　令患者站立，左右手同步前后摆动，当催眠师叫停时即停而不动者为高度感受性，如停后恢复到垂直位置时为中度，不听号令停止者为低度。

6. **躯体摇摆法**　令患者双脚并立，微闭双眼，催眠师扶其双臂左右摆动躯体。如无抵抗，逐渐自行摆动为高度感受性；若无抵抗，但无自行摆动为中度；有抵抗者为低度。

7. **后倒法**　患者站立，告之不要怕，尽量后倒。催眠师轻扶其头部令后倒，如毫无顾虑往后倒为高度感受性，慢慢后倒者为中度，不敢后倒或倾斜在催眠师身上或脚步先移动再后倒者为低度。

8. **前倾法**　与后倒法相反，评定记分与后倒法相同。

9. **四肢放松法**　令患者平卧，全身放松，然后分别测试活动时四肢放松程度。四肢全部放松毫无抵抗者为高度感受性，偶有抵抗为中度，如有抵抗再嘱放松仍不能放松者为低度。

10. **嗅觉检验法**　分别用三管无味白水，令患者分辨哪一管是酒精，哪一管是汽油，哪一管是白水，如称“能分辨出三种液体”者为高度感受性，仅“分辨”出两种者为中度，称均不能分辨或都认为是无味者为低度。

11. **通电法**　置无电源之电极于患者手上（或颈部），然后给予暗示说：“电极能通过高频电流，使你的手背发热。”“现在高频电流进入了金属板，‘哧……’，你的手背感到发热了……越来越热了……你感到热得发烫！”如果被试者感到热得发烫，就说明被试者的暗示性是高的，否则就是低的。

12. **按摩法**　让被试者的双手勾在一起，催眠师用自己的手包住被试者的双手，并给予轻微的按摩。催眠师的目光固定在被试者的鼻梁上，并让目光凝视被试者的眼睛，同时暗示说：“你的手麻木了……两手握得很紧了……你已经不能把你的两手分开了！你试试看，

笔记

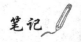

用点力。"此时，患者手动了一下，你连忙说："你的两手不能分开了，怎么也分不开了。"如果被试者真的不能分开了，说明其有高度的暗示性。

二、催眠导入技术

（一）从观念运动开始的催眠法

在催眠诱导法中，观念运动是最为切实有效的方法之一。所谓观念运动是指接受暗示后表现为身体运动的现象，催眠同这种观念运动有着密切的联系，可以说观念运动是从觉醒到催眠的桥梁。即使在觉醒状态下，也能通过暗示引起观念运动，而观念运动一旦产生，通过暗示诱导便会越来越强烈，最后进入催眠状态。一般来说，观念运动一开始就已经在一定程度上进入了较浅的催眠状态，随着催眠状态的加深，观念运动更易产生，并会很快地达到完全催眠状态，而且对任何暗示都能反应。

1. **后倒法**　让患者把双脚脚尖并齐，笔直地站立着，闭上眼睛，双手触额，稍微推向上仰。这样一来，身体就难以保持平衡。催眠师在患者的背后伸出双手支撑他的双肩，告诉对方放心地靠着，一面喊："1、2、3。"一面放开支撑着的手，身体便会向后倒。只要不断地暗示向后倒，大多数人都会这样站着倒向催眠师的手臂中。与后倒法相对的是"前倒法"和"侧倒法"，做法大体相似。

2. **扬手法**　其做法是让患者直立，催眠师站在他前面约一米远的地方，患者伸出右手示指指着催眠师的双脚中间，这就是暗示。如果目不转睛地凝视着示指指尖，手便会逐渐变轻，不断向上抬起来。在反复这样暗示的过程中，手便渐渐抬高，直到指着催眠师的眉间。抬到这种高度时，便暗示他停止抬手动作。这时，患者的眼睛同催眠师的眼睛就自然对视在一起了。于是催眠师目不转睛地凝视着患者的眼睛说："闭上眼睛，手像原来那样放下去，紧贴着身体。"接着，催眠师绕到患者的后面去，按后倒法的要领进行。"我说1、2、3，身体就会后倒，听着，1、2、3。"这时患者身体的确会向后仰倒，就这样不动地倒向催眠师的手臂中。

3. **双手合分法**　患者舒适地在椅子上随便或端正坐着，双手合掌置于胸前，安静地闭上眼睛（也可凝视着催眠师的眼睛），肘力放松，以免硬直。催眠师托住患者的两手手背，使其左右分开又合拢，同时使其手力放松，感到舒适，看到患者的心情完全平静下来后说："我一说手分开，手便迅速分开。不可自己使劲，让手自然地分开。"接着大声地说："喂，合拢的手分开。快点，快点分开！"患者的手开始分开。如果只是手指先分开，则可暗示说："手指已分开了，现在把手掌分开。"两手分开到两肩一样宽即可。这时暗示将分开的手仍旧像原来那样合拢，估计患者手掌合拢时说："手掌再合紧一点。"这样一来，两手手掌紧紧合拢，手指会微微抖动。因此这时要大声暗示说："喂，你的两手已无法分开了。"患者的两手便处于硬直状态，怎么挣扎，两手也分不开。这就完全进入催眠状态了。

4. **身体摇动催眠法**　患者两手交合，放在膝盖上，抱住下腹部，也可坐在椅子上，端坐或盘腿坐更好。全神贯注于放在下腹部的交合着的手心，精神集中于所谓的脐下丹田，深深吸气到腹部，然后慢慢地吐出来，这样呼吸几次，心境就会完全平静下来。这时便可施加身体左右摇动起来的暗示，如果身体摇动的幅度够大了。应立即暗示说："随着心境清静下来，身体摇动的幅度要逐渐变小。"等到适当的时候，再施加身体摇动停止、交合的双手不能分开的暗示，使患者逐渐进入催眠状态。

（二）放松法

方法举例

让患者坐在舒适的椅子上或沙发上，头和背有靠垫为好。

笔记

催眠师暗示："现在放松身体，先开始做深呼吸，放松地深呼吸，有规律地深呼吸。从鼻子慢慢地吸进来，再从嘴巴慢慢地吐出去。现在开始……吸—呼，吸—呼，吸—呼，吸—呼，吸—呼。每当你吸气的时候，把自然界的清气和平静的力量吸进去；每次呼气的时候，把身体内的浊气和紧张、不适全部呼出来。放松，放松。你觉得很宁静，你觉得很放松，你觉得越来越放松，越来越放松。你觉得沉重和放松，你的双脚、双踝觉得沉重和放松；你的膝盖和臀部觉得沉重和放松；你的双脚、双踝、膝盖和臀部觉得沉重和放松；你的膝部和腰部觉得沉重和放松；你的胸部和背部觉得沉重和放松；你的双手觉得沉重和放松；你的手臂觉得沉重和放松；你的双肩觉得沉重和放松；你的双手、手臂、双肩觉得沉重和放松；你的脖子觉得沉重和放松；你的下巴觉得沉重和放松；你的头部觉得沉重和放松；你的面部觉得沉重和放松；你的眼皮觉得沉重和放松；你的脖子、下巴、头部、面部、眼皮觉得放松了；整个头部觉得放松了；你的整个身体都觉得平静、沉重、舒适、放松。你的呼吸越来越慢，越来越深，你感到太阳正照着你的头部，一股气流、一股轻松的暖气流逐渐向下流去，流遍了你的全身。现在你的手心很热，是吗？现在你的脚心也热了，是的，全身都感到温暖、沉重和放松，你的全身肌肉都松弛了，不想再动了，一点力气都没有了，不能动了，你的眼皮感到越来越沉重，怎么也睁不开了，你已经入睡了。现在你的心情非常平静，已经感觉不到周围的一切，你已经进入催眠状态了，不会有任何人打搅你，睡吧，你会越睡越深，等你睡深时我再与你联系，只有我的声音你才能听到。睡吧，深深地睡吧，睡吧，深深地睡吧！"

（三）凝视法

这是最古老的也是最有效的催眠诱导术之一。使用这种方法时，让患者的目光固定于某一发光的物体上或催眠师的眼睛，同时用言语来暗示催眠。

方法举例

患者取仰卧位，头部及颈部垫高。催眠师坐在患者的床头，拿一发亮物体，如金属棒或钢笔等，放在患者眼前约 10cm 的地方，令患者集中注意力于物体上的某一点上，并逐渐向眼和眼下方移动，数分钟后，催眠师用单调、柔和、低沉的语调说："你觉得很安静，你觉得很放松，你觉得越来越放松，越来越放松，你的眼皮开始疲倦起来了，眼皮重了，眼皮重了，眼皮重了。你的眼皮感到越来越沉重了，你的头脑有些模糊不清了，越来越模糊了，更模糊了。你的眼皮变得更加沉重了，眼皮紧紧地粘在一起，怎么也睁不开了，怎么也睁不开了，你没有力气抬眼皮了。周围渐渐地寂静无声，越来越安静，越来越幽暗。你感到舒适的疲倦，全身不想动了，一点力气也没有了，也动不起来了。睡吧，瞌睡来临了。睡眠越来越深了，睡吧，睡吧，深深地睡吧，睡吧，睡吧，深深地睡吧，深深地睡吧。"

（四）言语结合听觉法

单调的刺激对大脑产生的负性诱导有使人入睡的作用，如蒸汽火车的行进声、室内的通风声、时钟嘀嗒声、落在器皿上的水滴声、感应器单调的嗡嗡声，都可用来引起催眠状态。在临床实践中，催眠师常常设计一种发出单调声音的装置，以帮助患者进入催眠状态。这种发出单调声音的装置就叫作节拍器。

方法举例

在催眠室里放置一架节拍器，令患者躺下。打开装置等 5 分钟，让患者适应这种声音。然后，让患者闭眼并细听这种声音，过一段时间后，开始语言暗示："节拍器的每一记响声都使你舒服得想睡觉，你的瞌睡来了，你现在已经不会听到其他的声音了，只能听到我的说

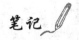

话和节拍器的声音。你现在感到全身舒服而沉重……你不想动了，不想动了，一点力气也没有了，一点力气也没有了；你的眼皮变重了，眼皮变得很重了，眼皮越来越重了，眼睛睁不开了，现在越来越安静，越来越黑暗，你没有力气抬眼皮了。现在我从1数到10，随着计数，你的睡眠就会加深，当我数到10时，你就会睡得又香又甜。①你全身舒服极了；②头脑有些模糊不清了，越来越模糊了，更模糊了……③越来越安静了，我的声音和节拍器的声音使你非常安静，使你入睡……④睡吧，睡吧，深深地睡吧，睡吧，睡吧，深深地睡吧……⑤你更想睡了，你坚持不下去了……⑥你睡得越来越深了……⑦你已经睡得很香很甜了……⑧熟睡吧，再熟睡一点……⑨我的每一句话和节拍器的每一记响声，使你睡得更熟更深……⑩你已经进入甜蜜的梦乡了。睡吧，睡吧，深深地睡吧。"

（五）手触法

先告诉患者该法需全神贯注于催眠师手指，并体验手指触及之处会有一种特殊沉重感，肌肉会突然松弛无力。当患者完全领悟，就开始施术。

方法举例

嘱患者轻轻闭上眼睛，静下心来，摒除脑中一切杂念，什么事情都不要去想，不论是愉快的事，还是不愉快的事，把它们统统忘掉，让你的头脑一片空白。

催眠师："现在我们开始做松静气功，请跟着我做深呼吸，吸气的时候心里想着静；呼气的时候心里想着'松'，放松。开始：吸——呼——，吸——呼——，吸——呼——，吸——呼——，吸——呼——，你安静地、均匀地、深深地呼吸吧！""你觉得很安静，很放松，现在你的呼吸越来越均匀了，越来越深了，呼吸越来越深了。现在你的眼皮重了，很重了，很重了，越来越重了，越来越重了，眼睛睁不开了，眼睛完全睁不开了，一点也睁不开了。瞌睡来临了，瞌睡来临了，你要睡觉了，你要睡觉了，没有什么来干扰你，睡吧！睡吧！深深地睡吧！深深地睡吧！睡吧！睡吧！深深地睡吧！深深地睡吧！"当发现患者已沉静，呼吸平稳，脉搏频率微有下降，上肢肌肉松弛时，就开始用拇指和示指轻轻压在其眼睑上。使眼闭合，暗示："你眼皮感到很沉重，眼球也有一种重压感，不能转动。"如手指感到眼球不频频转动就抬起手指，并暗示："你眼皮很沉重，睁不开了，越来越沉重，睁不开了……"，"你试试确实睁不开了，你睁睁看"。如眼皮不能睁开，就意味着患者已接受暗示。再用手指轻轻触及双肩和上肢，同时暗示："你肩部也感到沉重了吧！沉重了，肩也无力了。上肢也沉重无力了，抬不起来了，你体验一下这种沉重而轻松的感觉。"患者若抬不起上肢后就继续轻触下肢，并暗示："下肢也感到沉重无力了，也不能动了，体验一下，确实不能动了。"试探脚也不能动时就暗示："你全身完全不能动了，也动不起来了，你已沉睡无力，舒服极了……你已经进入催眠状态了。"

（六）惊愕法

这就是在使对方感到惊恐、大吃一惊的瞬间施加暗示，使瞬间的内心空虚状态固定下来。例如，将示指和中指稍微分开，在患者眼前约30cm远的地方伸出来，让他凝视着。看准时机迅速地将手指伸近他的两眼，这时他就会因吃惊而闭上眼睛。接着在闭合的眼睛上面轻轻地按住，大声果断地说："双目紧闭，怎么也睁不开。"停留一会后，迅速地将手拿开。这时，大多数人的眼皮会微微跳动，从而进入催眠状态。看到过别人被导入催眠状态的人，或已由该催眠师施加过一次催眠治疗的人，对他使用这种方法进行诱导，更为简单。

（七）快速催眠法

即瞬间进入催眠状态的催眠法。对于暗示性较强，或经其他催眠法取得成功后的患者，

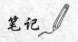
笔记

易于施行。突然的、快速催眠法主要应用于乙醇中毒、厌食症和强迫症等。对于那些不能忍受强烈和突然刺激或患有严重心血管疾病的患者、孕妇、小儿等应禁用。

方法举例

施术时使患者坐在床上或立于沙发前,告之:"一旦催眠后会很安全地倒在床上或坐在沙发上熟睡,进入催眠状态。"

施术方法是用手心压在患者头后部,嘱:"全身肌肉放松,听口令。"全神贯注于催眠师的言语,告之:"手突然从你的头部撤去,你立即就进入很深的催眠,并向后倒睡在床上。现在开始无力了……头昏了……注意!我准备松手,你就会立即熟睡……"如果发现患者身体摇晃,就提示已接受暗示,乘机突然地把手撤掉,用响亮的、坚定的口气说:"睡吧!熟睡了……"这样,患者会迅速进入催眠状态。如果发现患者催眠不成功或不深也不必紧张,可以再施以其他催眠法。

(八)灯光音乐催眠法

在一个幽静、舒适温暖而光线暗淡的催眠室内进行。患者在催眠师的陪同下进入催眠室,然后坐在柔软的沙发上,要求其注视距离约2m处的蓝色灯光(由于蓝光具有镇静作用),灯光由明渐暗,同时播放具有催眠暗示语的配乐录音带,这样患者会逐渐进入催眠状态。这种方法简便易行,可以个别也可集体进行,可以节省催眠师的时间,也不必花更多的精力就能达到深度催眠。

(九)药物暗示催眠法

是选用无麻醉作用的一类药物,常用10%葡萄糖酸钙10ml缓慢静脉注射。再结合言语暗示催眠。患者在药物暗示下就会进入催眠状态,催眠师通过药物所产生发热感和舌尖甜味感来提示药物已发挥催眠作用,结合上述言语催眠方法达到催眠的目的。这种非麻醉药物催眠法一般应用于不易进入催眠状态或暗示性不强的人。这种方法必须由有经验的催眠师来施行。为了进一步加深患者的催眠程度,可令患者想象乘电梯慢慢下降或乘船缓慢地漂移过风景如画的两岸;或者让患者计数或倒计数,使患者感到飘飘然,从而促使幻觉的产生。过一段时间后,催眠师可引入一个运动或感觉的观念。例如暗示患者,当他注意手或手指上的感觉时,手指上的肌肉就开始颤动,这样手及前臂开始变轻,以至从下而上自然浮起,并继续上浮,最后到达口边。同时催眠师还可加上其他暗示如手浮起得越高,催眠就越深;催眠越深,手就浮起得越高等。

(十)集体催眠法

一般选择感受能力相近似的一类患者,同时进行集体性催眠。每次十人左右,可以围圈而坐,也可背向就坐。设置一个共同注视的物体,如玻璃球、金针或较暗的电光,令患者全神贯注于这类物体,当患者感到疲劳时,就将自己的眼闭上。进行集体暗示:"当闭上眼后就会感到松弛无力,沉沉入睡了……"其他的暗示语可以按凝视法的指令。在集体催眠中各人进入催眠状态的时间是不一致的。可以暗示:"现在已有人进入催眠状态了,其他人会马上进入愉快的催眠状态。"如仍有少数未催眠,就个别加强催眠暗示,一般说,施行集体催眠术时能达到相互影响、相互督促的作用,更易于进入催眠状态。根据不同的情况或病种选择暗示语,进行治疗。

三、催眠深化技术

1. **倒数法** 当患者已进入浅催眠状态后,催眠师继续向其下达指令,如"你已进入催眠状态,但催眠程度还不够深,为了治疗效果更好,下面我开始数数字,从10数到0,随着我

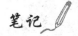

的数数,你的气力会逐渐消失,眼皮会完全不能睁开,外面的声音也会完全听不见,只有我的声音会非常清晰……"反复暗示数次后开始数数字,一般来说,患者的催眠程度都会有不同程度加深。在数数的过程中结合"你会越来越放松""你会睡得越来越深"等类似的引导语,效果会更好。

2. **正数法**　与倒数法相似,区别在于数数是从0到10,而不是从10到0。此外,数字的大小催眠师可根据情况自行确定,如从0到20等。

3. **下楼梯或电梯法**　引导患者想象他们自己站在一段楼梯上面,或者在一个电梯里。当他们想象"慢慢往下走,一次下一级台阶,可以进入更深的催眠状态中""当你乘着电梯慢慢下降,每下一层,你会体验到自己越来越放松,进入更深的催眠状态中"。通过这种方法,患者往往也会进入更深的催眠状态。

四、催眠后暗示技术

1. **直接暗示法**　所谓直接暗示,是指将患者导入催眠状态后,催眠师用坚决果断的语言直接暗示患者,如某些症状已经消除并且不会再出现、期望的行为会出现或越来越自信等。需注意,暗示用语需针对患者的问题或疾病的特点来拟定,表达应清晰、坚定有力。对于催眠感受性高的人,催眠暗示见效快,疗效好。

2. **模拟想象法**　患者在催眠状态下,根据催眠师的引导语,有目的地想象某种情境,并且有一种身临其境的感觉。这种想象训练可以模拟患者害怕、担心的人、物或情境消除其恐惧,可以帮助患者放松减压,提高患者的适应能力等。这种模拟想象的催眠疗法在临床上应用广泛,收效甚著。

3. **情绪宣泄法**　引导患者在催眠状态下宣泄压抑在潜意识中的负性情绪,如愤怒、焦虑、担忧、悲伤等。这种强烈的负性情绪在清醒状态时,患者往往因为种种原因难以表达,而在催眠状态下,可以打开患者防卫的大门,毫无顾忌地倾诉出来,术后患者往往会有如释重负的感觉。这也是当前催眠师常用的心理治疗手段。

4. **系统脱敏法**　系统脱敏法是行为治疗常用的治疗方法之一,在催眠状态下进行系统脱敏治疗,效果往往会更好。此外,冲击疗法等也可以结合催眠术治疗恐惧症等神经症。参见第四章行为治疗。

5. **认知矫正法**　患者的问题或症状有时与不合理的认知有关,在催眠状态下通过训练和指导来纠正其不合理认知,建立新的更理性、更现实的认知方式,可以消除症状、改善情绪和行为,促进康复。

6. **后催眠暗示法**　在催眠状态下施以暗示,让患者在醒后某时执行某种行动,患者清醒后往往会按指令执行。这一方法可以帮助患者改变某些不良行为及习惯。

五、催眠唤醒技术

常用的唤醒方法有:

1. **计数法**　"现在你该清醒了,我将喊1、2、3把你唤醒,当我喊到3的时候,你就会完全清醒,醒来后觉得很舒适、很愉快。我开始喊了……1,你开始清醒了……2,你的肌肉变得有力了……3,头脑清醒了,完全清醒了,非常舒服,舒服极了,舒服极了。"

2. **拍手法**　用拍手为唤醒指令来暗示:"当我拍三下手时你会迅速醒来,注意!我拍手的声音。"连拍三下,患者立即会醒来。

3. **敲钟法**　"现在你该醒来了,清脆的钟声将把你唤醒,当钟声敲了5次以后,你就会完全清醒,醒来后觉得很舒适,很愉快。听,钟声响了……当……第1声钟响,你开始清醒了……当……第2声钟响,你的肌肉变得有力了……当……第3声钟响,头脑清醒了,你开

笔记

始能听到周围的声音了……当……第 4 声钟响，头脑更清醒了，心情很平和……当……第 5 声钟响，完全清醒了。请站起来，双手使劲搓，搓到发热，再用手掌搓面部，用手梳头，搓耳朵，摩擦颈部，再活动一下四肢，非常舒服！非常舒服！非常舒服！"

4. **定时法**　可以施加如下暗示："从现在起再过 10 分钟你自然会醒来，醒来后全身舒适，心情愉快。"或者说："你现在处于催眠状态下，现在是下午两点，你再睡两小时，到四点钟你自己就会准时醒来。"患者一般能按指令规定的时间前后醒来。

第五节　催眠治疗的临床应用

一、催眠治疗的适应证与禁忌证

（一）适应证

1. 神经症、应激相关以及躯体形式障碍；

2. 心境（情感）障碍；

3. 伴有生理紊乱及躯体因素的行为综合征（如进食障碍、睡眠障碍、性功能障碍等）；

4. 儿童与青少年的行为与情绪障碍；

5. 成人人格与行为障碍；

6. 各类心身疾病如原发性高血压、消化性溃疡、癌症、痛经、盆底肌松弛、经前期紧张症及更年期综合征等；

7. 培养学习兴趣，增强记忆力、注意力，提高学习效率；

8. 减肥、戒烟、戒酒、潜能开发等。

（二）禁忌证

1. 精神病性障碍急性期患者，伴有兴奋、冲动及其他严重的意识障碍、认知损害和情绪紊乱等症状，无法配合治疗；

2. 患有严重躯体疾病、无法配合治疗者；

3. 对催眠有严重的恐惧心理，经解释后仍持怀疑者。

二、临床应用举例

仅以常见的失眠症及原发性高血压为例，详细列出催眠词，用于说明催眠疗法的实施和应用。其他疾病的催眠治疗，可根据具体疾病的实际情况引用本催眠词或进行适当增减。

（一）失眠症

失眠的病因，少数是由疾病痛苦或药物不良反应所导致，而绝大多数是对社会难以适应，遭受挫折或刺激后心情压抑，情绪不佳所造成。患者往往借助安眠药物入眠，但只能暂时缓解，无法根除，而且长期用药会产生严重的耐药性和药物不良反应。长期失眠的人，其内心的痛苦是常人无法体会的。

催眠疗法对这种病症有较高的疗效，在催眠师言语的诱导下，能使患者达到全身乃至心灵深处的放松。催眠师的循循善诱，能使患者摆脱所有影响睡眠的症结；再通过针对性的言语指令，使一切造成挫折、压力、紧张、不安的因素得以宣泄，深层的病因被消除，而且能使患者体验到身心放松的快感和愉悦。只要经常体验这种松弛状态，自然会恢复正常的睡眠功能。

催眠词举例

当诱导患者进入催眠状态后，催眠师说：你现在睡得很深了，你非常安静，体验到一种

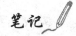

内心的宁静，再深睡吧！睡吧！熟睡一点。催眠治疗不仅可以治疗你的失眠症，也会带来许多益处——善于休息带来的效益。不过要治疗失眠症，最关键的一条是必须解除精神上的紧张。你应该了解，人的大脑有很大的潜力，失眠并没有什么可怕的后果，即使是长期失眠也不会拖垮人，甚至失眠所伴随的一些不适也不能完全归罪于失眠本身。经过我这次对你的治疗后，你的睡眠将好转，从今以后晚上睡得很安稳，睡得很香很甜，不再做噩梦，也不再需要任何安眠药都可以很快入睡，一直睡到早上天大亮后才醒来。睡吧！再熟睡一点！睡后你将变得精神爽朗，头脑也不昏不痛；睡眠改善之后，你能集中注意力，记忆力也会增强，你能记住所有需要记住的东西。现在你体会到格外的舒适和宁静，你已来到静静的山中，四周长满树木，对面山峦一片青翠，郁郁葱葱，十分美丽，远处溪谷中的潺潺流水声清晰可闻，你现在悠然自得，心旷神怡，请尽情地享受这美丽的景色吧……

你经过一次成功的催眠，你已经睡好了，体力已恢复了，神经的力量也恢复了，意志力也增强了，感到浑身有使不完的劲。新的一天的开始使你感到全身轻松，精神愉快，精力充沛。当我从3数到1时，你就会醒来。现在我开始数了，3……2……1，好，醒来吧！

（二）原发性高血压

催眠疗法可以用来治疗高血压。在催眠师言语的诱导下，能使患者达到身体和心理的放松。催眠师的循循善诱，能使患者摆脱心理压力；再通过针对性的言语指令，使一切造成挫折、压力、紧张、不安的因素得以宣泄，深层的病因被消除，而且能让患者体验到心身松弛的快感和愉悦。只要长期保持这种松弛状态，神经、精神、血管等状态日趋正常，血压自然恢复到正常。

催眠可使全身感到沉重，表明肌肉松弛，这样就使全身对大脑发出的刺激大大减少，有利于消除精神紧张，抑制过度兴奋；治疗时产生的温热感，说明是末梢血管扩张，这可使小血管痉挛现象得以解除，血流阻力降低。这些都是对高血压进行的"治本"之举。

在催眠状态下，患者的心跳减慢，提示副交感神经兴奋。副交感神经兴奋的另一些表现，是减少心排血量、扩张外周血管、保持情绪稳定，并且使兴奋交感神经的血浆多巴胺羟化酶活性降低。这一切都有利于降低血压的变化。

实验证明，经过催眠治疗的高血压患者，静脉血液中氧的含量比治疗前有明显增高，血浆胆固醇含量有所降低，脑血流图显示脑血管壁的弹性有一定程度的改善，这说明催眠治疗有防治脑中风的作用。

与其他治疗相比，催眠疗法没有药物治疗的不良反应，不会产生耐药性和成瘾性。而且催眠治疗是与患者的基础血压紧密相关的，即只对血压异常增高者有作用，正常者、低血压者不会出现降压现象；甚至对低血压者还会有一定的升压作用，因此不必担心血压异常下降。此外，本催眠词的作用远远不止降压，更有益智、保健、陶冶性情、坚强意志等功能。

催眠词举例

你现在非常安静，呼吸轻松，手臂、腿脚、全身感到沉重，手臂、腿脚一点不想动。你现在非常温暖，你好像被裹在温暖、轻柔的鸭绒被子里一样，感到暖和，特别是两条手臂感到暖和，你感到十分舒服，感到非常快乐，现在一股轻松舒适的暖流从手臂向上扩展到双肩和胸部，手臂的血管和心脏的血管已经舒张开来了，你的心脏在静静地跳动，心脏在静静地跳动，你的全身的血管也舒张开来了，你感到舒服，你觉得很好！现在你体会到格外的宁静和舒适，你无忧无虑地享受着催眠给你带来的轻松和愉快，你在这优美的音乐声中感受到前所未有的舒服。请尽情地享受这种轻松和愉快吧！

你现在已经深深地体会到这种轻松和愉快了，是吗？你现在很轻松，现在确实很轻松了。

你现在独自一人划着一条小船，飘荡在宽广的水面上，一阵阵凉风扑面而来，吹去了你额头上散发出来的热气，风儿带走了你的不安和烦恼，带走了你的悲伤和痛苦，清凉的微风吹去了你的头昏脑涨。寂静的湖光山色优美无比，你陶醉在这迷人的景色之中，使你悠然自得，心旷神怡。你处在天地之间，享受着大自然给你的抚慰，你在这人间仙境里，能不感到轻松舒畅吗？就是心头有解不开的疙瘩，也会马上茅塞顿开，神清气爽。

现在你的全身处在温暖、舒适、轻松的状态下，凉风吹着你的头部，你的额头觉得阴凉。你的头脑非常平静，心情非常愉快，以后你的头部也不会再胀痛，精神也不会再感到紧张。你注意，你身体里的真气正在积聚，越聚越多；现在一齐聚在肚脐下的丹田穴，这些真气越聚越多，在丹田部位旋转，先向左边旋转，转啊，转啊……好，现在开始向右边旋转，转啊，转啊……现在，真气从肚脐那里分别从左右两个方向，向后边的腰部流去，到了腰部正中的命门穴。这些真气在丹田、命门流动，是在滋养你的肝和肾，补充你的体质。现在，这股真气开始由腰部沿脊椎慢慢向下流去，流到了尾骨，流到了肛门，流到了会阴……随着真气的下行，带动着你的血压也跟着下降，你的血压下降了，下降了，现在，这种升高血压的压力沿着大腿两侧向下走，到了大腿，到了小腿，到了脚底，从脚底的涌泉穴向外发泄。你看，你的脚底是不是有股热气向外发散？散吧，散吧，你的血压也正常了，正常了，血压已经正常了。你睡得很好，你已经做了一次成功的催眠，血压已经恢复正常，醒来后你会继续感到轻松、舒适和愉快，血压会继续保持正常，再也不会焦虑紧张了。

现在你该醒来了，清脆的钟声将把你唤醒，当钟声敲了五次以后，你就会完全清醒，醒来后觉得很舒适……

催眠术十分神奇。但是其理论的研究仍然滞后，许多学者提出了不同的观点。尽管对催眠术的研究导出了如此纷繁的学术论点，可是，直至今日，对催眠和催眠术的看法上，仍无一个能被大家所接受的观点，也无法达成统一的认识。但是临床上仍在普遍应用。

临床案例与思考

李某，女，19岁，教育技术专业大二学生，主诉情感问题，压力很大。患者主诉在几个月之前认识同校一男孩，男孩很帅很优秀，两人经常一起自习吃饭，但并非男女朋友关系。患者有一个大自己6岁的男友，目前在另一个城市工作，由于年龄原因，两个人谈话话题较平淡，没有什么激情，男友对她较好，非常照顾她，但她觉得自己现在不是很喜欢男友。患者一直在考虑要不要和男友分手，但又自觉十分依赖男友，且同校男孩并没有主动表示对自己的爱慕。但如果不分手，又担心一直下去，自己遇到更喜欢的人怎么办？如果毕业时候再提分手，男友将近30，恐怕会不同意。患者近期开始失眠，头发脱落，胃口不好，焦虑，因此前来咨询，希望咨询师用催眠技术帮她了解自己潜意识的看法，帮她做出决定。

思考题：

1. 如果你是催眠师，你是否会在第一时间给患者做催眠帮她来看清她自己潜意识的看法？

2. 如果采用催眠疗法，你打算如何处理这个案例？请大致写出你的治疗方案和流程。

（郝树伟）

笔记

第十章　焦点解决短期治疗

1. 掌握　焦点解决短期治疗的架构与操作技术。
2. 熟悉　焦点解决短期治疗的基本观点。
3. 了解　焦点解决短期治疗产生的背景与局限。

20 世纪 80 年代,美国学者史蒂夫·德·沙泽尔(Steve de Shazer, 1940—2005)及其韩裔夫人 Insoo Kim Berg(1934—2007)在美国威斯康星州密尔沃基市(Milwaukee)成立了短期家庭治疗中心(brief family therapy center),这标志着焦点解决短期治疗(solution-focused brief therapy, SFBT)方法的诞生(图 10-1)。

焦点解决短期治疗是指以寻找解决问题的方法为核心的短程心理治疗技术。它是近三十年来逐步发展成熟的一种短期治疗学派,目前这一理论与技术仍在不断地发展并得到了广泛的注意与肯定。

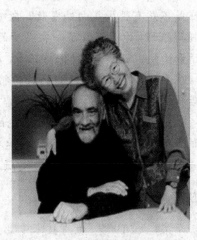

图 10-1　史蒂夫·德·沙泽尔(Steve de Shazer, 1940—2005)**及其韩裔夫人 Insoo Kim Berg**(1934—2007)

第一节　产生的背景

焦点解决短期治疗产生的原因与以下三个背景密切相关。

一、后现代哲学思潮的出现

所谓的后现代并不是指某一个具体的历史时期,而是以现代为研究对象,对现代乃至科学的反思。后现代思维也称为后科学思维,是一种有机整体论的思维方式。现代思维的过程往往是从局部分析再到整体;思维的内容上肯定终极真理的存在,认为主体与客体相互独立,意识与物质分离;观察是客观的、非参与性的。强调因果性和可知性,并认为知识和真理是客观的;方法论是实证,所以方法上一般采用实验、测量、干预等。而后现代思维的过程是从综合整体到局部;思维的内容上否定终极真理的存在,认为主客体互相包容,意识和物质互相联系;观察是主观参与性的,强调辩证互动性和不可知性,并认为知识和真理是主观的;方法论是建构,方法上一般多采用释义、参与、开发可能性等多元方法。一般

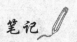

来说，不同的哲学思维方式产生了不同的心理治疗模式，但传统的心理治疗通常深受精神分析理论、行为主义、认知学派等理论的影响，习惯把人的行为分成各个部分再赋予一个新的意义，心理治疗师期待从这样的过程中协助来访者产生洞察或自我觉察，进而能采取新的行为而获得"治疗"。同时，传统的心理治疗认为人的行为一般存在着"因—果"的线性关系，只要找出一个人行为的病理因素，并且让他们充分认识自己的病理，人便有改善自我的可能。但是，这种从旧经验中寻找自我存在的根据和问题取向的治疗策略，很难使来访者有能力响应相对的、变动的环境。因此来访者无法脱离自我的限制，也无法在现实环境中找到改善自己的行动能量。

后现代哲学思潮的出现，为这种发现问题取向治疗策略的转变开辟了一条新的途径。建构主义是后现代哲学思潮的代表，它认为：事实与意义本身就是建构的，真理存在于语言和文化中。所以剔除或修正个人对自我歪曲的认知或调整个人的情绪经验并不能达到治疗的目的，人必须经由自我的创造与环境的互动才能建构真实的主体经验，强调个人对主观世界信念的影响力。正如要回答建构主义所提出的"人的存在意义是如何被建构的？"这个问题时，人不能单纯地被视为环境中的被动反应者，而要有能力把自己视为主动创造者，从主体经验中超越内外自我的限制。这正是后现代社会的主体精神与价值取向。

后现代建构主义同时强调语言的意义与重要性，认为每个人对现实所形成的假设都源于沟通，人与人之间通过语言的沟通达成一致，因此语言构成了人们对现实诠释的基础。后现代建构主义的治疗师优先关注来访者的语言模式及其对事件赋予的意义，鼓励来访者参与谈话，协助来访者检视所诉说的故事是如何影响自己的生活方式的，并赋予来访者力量以重新编写有正向意义的故事。后现代建构主义通过"语言—谈话"模式进行治疗，协助来访者对问题产生新的诠释、改写旧的故事并引导向新的解决方式。

焦点解决短期治疗正是受到后现代思潮影响而产生的一种新的治疗模式。焦点解决短期治疗理论认为来访者的问题并非是独立的客观事实，而是通过治疗师与来访者的交谈，在言谈间逐渐呈现并建构出来的互为主观的现实，这样的事实才是重要的并且是可以被改变的。

二、系统观念的影响

沙泽尔等创建的焦点解决短期治疗模式受到催眠心理治疗大师米尔顿·艾瑞克森（Milton Erickson，1901—1980）及加州 Palo Alto 心理研究所（Mental Research Institute，MRI）系统观的影响，主要体现在以下两个方面：一方面，焦点解决短期治疗模式相信人本身已经拥有的解决问题的能力。当来访者寻求协助时，往往被眼前的问题所困扰，并在以往无效的解决方法里不断碰壁。因此，要善用来访者已有的潜能，并且加以发挥。另一方面，焦点解决短期治疗模式把治疗的焦点放在探讨问题没有发生时的状况。比如，在来访者这个整体"系统"中有"黑"（问题发生时候的互动）和"白"（问题没发生时的互动）两个部分，MRI传统的做法是从黑的部分进行修改，但 SFBT 的做法却是从白的部分进行扩展。由于整个系统是相对平衡的，一旦白的部分扩大一些，那么黑的部分就会减少一些；白的部分增加一点点，那么整个系统的改变就自然而然地发生了。

三、社会发展的需求

随着社会和经济的快速发展，人们的生活节奏加快，主动寻求心理治疗的人数在不断增加，而治疗资源却相对有限。同时心理治疗的花费用在不断上升，心理治疗也逐渐被许多国家纳入健康保险的范畴内，因此对更加快速而有效的治疗方法的寻求，以及社会发展

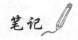
笔记

的现状都要求治疗师们寻求一种更简短、快速、有效的治疗方法。因此促成了焦点解决短期治疗模式在社会的普及化与广泛应用。

第二节 基本观点

一、事出不一定有因

传统的心理治疗理论认为：心理问题或疾病的出现都有其内在的原因，找出原因对症下药，这样才能达到治本的效果。所以在治疗的过程中往往会花大量时间与来访者探讨问题的本质，例如询问来访者问题形成的原因、问题的发展史、来访者的成长经历等。因此传统的治疗往往需要较长的时间去了解来访者的各种可能与问题相关的信息，即使这些信息与问题解决的关联性很小。如此一来，不仅对来访者走出困境帮助较小，而且容易让来访者陷入消极、负面的情绪旋涡里。

焦点解决短期治疗的治疗师们认为：SFBT 的一个重要的理念是——事出不一定有因。与其在治疗中耗费时间去寻找原因，不如直接指向目标，尽快寻找解决之道。对于解决问题而言，探讨其成因并无太大必要，因为问题的成因和解决方法之间并不存在必然的联系。因此 SFBT 不像传统疗法那样注重探讨过去，而是注重现在和未来；治疗师关注的是可能性，而不会尝试去探讨理解来访者的问题。SFBT 强调建构可行的解决方法而不是寻找问题，治疗的核心任务是帮助来访者想象他期望的情形会发生什么样的变化、有什么不同、问题想得到解决的必要条件是什么。焦点解决面谈的特征由此也被定义为"方法面谈"而非"问题面谈"。不寻找来访者问题的原因，而直指问题解决方法本身，这是 SFBT 的基本理念之一。

二、"问题症状"也具有正向功能

后结构主义认为：我们的世界、我们社会交际情景，都是由语言和词汇组成的。对结构主义而言，意义是稳定的并且可以通过转化来获得；但是对于后结构主义而言，意义是通过共同的交流与协商而获得的。后结构的意义是开放的，存在于人们之间而不是隐藏在个体背后的。

在交流中，我们都希望通过语言能更好地、更精确地表达自己，但事实并非如此。至少在一些个案的问题中，可以建构出新的、有利的意义去帮助来访者的思维发生必要的转变，但这样可能潜在地导致二级转变。正如沙泽尔所认为的，给某种行为贴上某个症状的标签是武断的，同样的行为在其他情景中则可能被赋予不同的意义，它们可能变成适宜的或者正常的。治疗师的一个主要任务是帮助来访者对他们的生活一天天地感到越来越满意，这种满意一般包括使行为正常化以及帮助他们重新建构行为的新的意义。

三、合作与沟通是解决问题的关键

焦点解决短期治疗认为：在言谈的过程中，来访者和治疗师的关系是一种合作的、互动的关系。来访者总是会说明他们如何去思考改变的发生，而当治疗师了解来访者的想法与做法时，治疗师和来访者合作并解决问题就成了必然。SFBT 强调倾听但不能止于倾听，而是通过一步步的、与来访者的情感和想法共同前进，配合来访者的声调、感情和用语，进入其内部世界并进行积极的行动引导。然后经由邀请，促进来访者产生进一

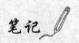

步的改变,协助他们搜寻并创造新的意义,继而产生新的想法与行为。SFBT 认为治疗没有失败,只有回馈;没有抗拒的来访者,只有不知变通的治疗师。治疗师与来访者合作的方式应该是正向的、未来导向的,支持来访者,通过正向的目标引导方式,并对模糊的陈述予以具体化。SFBT 还特别强调治疗师要让治疗适用于来访者,而不是让来访者去适应治疗习惯。在他们看来,无论是治疗师还是来访者都是专家,治疗师是解决问题"过程"的专家,来访者则是最了解自身问题的专家,只有两者互动合作,才有机会使问题迎刃而解。所以不同的来访者会用不同的方式与治疗师合作,治疗师仔细了解他们的思维和行为的意义,便会发现来访者努力地向自己启示了他们要改变所必需的独特方式。

四、不当的解决方法是问题的根源

焦点解决短期治疗假设:症状或问题通常是人们试图解决问题但却"形成不适当的习惯模式",问题本身不是问题,而是解决问题的方法不当,导致问题的出现,甚至会带来更大的问题。因此,SFBT 的治疗策略不是问题解决导向,而是解决发展(solution development)导向。它认为治疗师在面对每个问题时,应考虑问题的多面性及特殊性,找寻弹性的问题解决方法,并且相信来访者是有能力、有责任找寻出适当的解决方法的。

五、来访者是解决自身问题的专家

建构主义认为,意义与经验是交互建构的,改变对于不同的个体其意义是不同的。人们生活的意义是通过与环境的交互作用建构起来的,每个人都有其处理问题的独特方式和丰富的资源。在这一理念下,焦点解决短期治疗认为来访者有能力自己解决问题,治疗应从强调来访者的优点而非缺点着手。其突出表现在 SFBT 技术使用上的实用性与灵活性因人而异,没有统一的模式,主要关注来访者的特性、力量与偏好。在 SFBT 的基本理念中,不以精神病理的缺点看待人类行为,不特别去深究问题行为的根源,而是相信来访者本身具备所有改变现状的资源,强调利用来访者本身的资源达到改变自身的目标,提供机会让来访者去积极发现可以带来改变的线索。SFBT 认为来访者是他自身问题的专家,治疗师的任务只是"引发"来访者运用自己的能力和经验去产生改变,而不是"制造"改变。

在传统心理治疗过程中,治疗师会被当作解决问题的专家,由治疗师诊断来访者的行为,并制订治疗的目标。在焦点解决短期治疗中,治疗师的主要工作之一是协助来访者自己去设定改变的目标,把来访者视为解决自己问题的专家。

六、从积极正向的意义出发

焦点解决短期治疗强调来访者的正向力量,而不是关注他们的缺陷;强调来访者成功的经验,而不是失败的经历;强调来访者的可能性,而不是他们的局限性。SFBT 是从正向的角度——即来访者想要什么,而非不要什么——来拟定治疗目标,强调做什么能够解决问题。传统的治疗方法是从原因入手,努力减少"黑",而沙泽尔夫妇主张发展取向,从解决方法入手,努力增加"白","白"越来越多,"黑"自然会越来越少。从某种意义上说,这种正向积极的关注能使来访者有勇气从自责的、负性的谈话与想法转向谈论他们以往的成功经验(能力面谈)及关于他们还能再做些什么的想法。所以越是把焦点放在正向的、已有的成功解决方法并迁移运用至未来的类似情境中,则越能使改变朝所预期的方向发生。

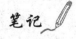
笔记

七、滚雪球效应

焦点解决短期治疗认为，从小的目标开始做起是获得成功的一半，小的目标可以带动来访者解决问题的信心与动机，尤其是当最先出现的小改变曾经获得过成功，那么行动起来将更容易。所以，SFBT认为治疗师在治疗过程中要引导来访者看到小改变的存在、看重小改变的价值，促进小改变的发生与持续。对此，SFBT提出通过赋予来访者的目标以积极想法与行为来强化其曾经改善处境的成功经验（无论这些经验是多么微小），这样做才可能帮助来访者意识到他们对自己的问题拥有比想象中要大得多的控制力，他们所做的就一定会有意义。同时，在一些团体治疗或家庭治疗中，团体或家庭成员中某一个的改变也必然会影响到与其他成员的互动，进而会带来其他成员以及整体团体或家庭的改变。米尔顿·艾瑞克森对此过程是这样描述的："在我看来，心理治疗就像在山顶上展开滚雪球的游戏。一旦雪球滚下山坡，必将越滚越大，最终变成一场符合山脉形状的雪崩。"

八、凡事都有例外

焦点解决短期治疗认为凡事都有例外，只要有例外发生，就能从例外中找到解决的方法。例外是指那些在来访者过去的生活经验中，可能出现问题的时候，问题却没有发生。例外是问题严重程度比较轻微的情况，也可以是假设问题解决情境中的解决方法或行动。SFBT认为，来访者所抱怨的问题一定有例外存在，只是被忽略了。治疗师的责任是协助来访者找出这样的例外，引导他们去发现所抱怨的问题没有发生或没那么严重的时候，到底发生了什么事。

九、改写故事，创造改变

当一位来访者谈及他所不喜欢的、当前的处境，SFBT治疗师会在治疗过程中建构一个问题行为已解决的情境，而且讨论出多种解决方法，找出来访者有效的行为，鼓励来访者多做一点。帮助来访者澄清目标，使来访者的目标是可行的、具体的、步骤化的、正向语言叙述的。检视来访者的期望是否合理，协助来访者对他的问题抱有适度的期待。

十、时间和空间的改变有助于问题解决

整体而言，焦点解决短期治疗的基本精神在于这是一个包含改变、互动与达成目标的整体模式。在确定目标的过程中，来访者便已经开始迈出改变的第一步，而这些改变都发生在问题解决的目标范围中。只有朝向目标导向的谈话，才是SFBT所鼓励的。经由思考的方式、与来访者对话的方式、建构解决方法的方式三者交互作用，可以反映出有关改变、互动及达成目标的概念。

第三节　架构与操作技术

一、操作流程

焦点解决短期治疗是一种"建构解决之道（solution-building）"的治疗方法。治疗主要包括两个部分：第一，在来访者的主观架构中发展出"设定良好"的目标，即那些正向描述的、小的、具体的、可以促使改变发生的目标；第二，以例外为根基，发展出多元的解决策略。

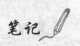

焦点解决短期治疗的晤谈时间和一般的心理治疗方法一样,约为六十分钟。比较特别的是,焦点解决短期治疗的谈话过程可分为三个阶段:①建构解决的对话阶段;②休息阶段;③正向回馈阶段。第一个阶段约为四十分钟,其他两个阶段则各为十分钟左右(表10-1)。

表 10-1　焦点解决短期治疗的流程

SFBT 流程	时间	内容
建构解决的对话阶段	约 40 分钟	● 问题描述 ● 目标架构 goal frames(寻找"设定良好"的目标) ● 例外架构 exception frames(探索例外) ● 假设解决架构 hypothetical solution frames(发展多元解决策略)
休息阶段	约 10 分钟	● 与幕后观察咨询的协同者讨论
正向回馈阶段	约 10 分钟	● 赞美 ● 信息提供 ● 家庭作业

每一个阶段的工作方式与目标不尽相同。第一阶段以治疗师与来访者的对话为主,除了流程介绍以外,还需要透过建构解决途径的对话架构,包括问题描述、目标架构(寻找"设定良好"的目标)、例外架构(探索例外)、假设解决架构(发展多元解决策略)等,完成资料收集及引发来访者正向思考的目标。在第二个阶段,则是休息十分钟,此时治疗师会离开晤谈的场所,以回顾与整理第一阶段中来访者对其问题解决所提及的有效解决途径,以及思考如何对来访者进行有效的回馈。这个过程是由治疗师与幕后观察整个治疗进行的协同治疗小组成员共同进行讨论。休息阶段作为 SFBT 治疗过程的一个整合部分,这段暂停时间将使得正向回馈更为聚焦、组织及有方向性。第三阶段中,治疗师再回到晤谈的地点,并以正向的回馈、有意义的信息及家庭作业,提供在休息阶段时所设计的介入策略给来访者参考,以促使来访者行动与改变的发生。

二、对话架构

第一个阶段是晤谈的主轴,亦是建构解决的对话阶段,主要是以治疗师与来访者的对话为主。这样的对话有其架构存在,主要包含了目标架构、例外架构和假设解决架构等。

来访者通过这些架构建构出其故事及真实世界,因此这个对话架构是一个邀请治疗师与来访者同时进入的共同建构(co-constructive)的架构。当治疗师与来访者能同时投入这些架构的思考中,就能共同建构出新故事——对旧有经验产生新解释,对原有的认定产生新想法,也让来访者的期待与事实更为接近,并且在这个过程中寻找出他想改变的目标与实现目标的方法。

图 10-2 的内容就是以这三个架构为主所形成的路径图,也可以视为焦点解决短期治疗在第一阶段的谈话流程与步骤。这个流程看似复杂,其实正是以三个架构为主。

晤谈过程中使用"目标架构""例外架构"和"假设解决架构"的用词,具有两个层面的意思。一个层面的意义是:治疗师如何运用这些架构来倾听和理解来访者的所言所行,同时,如何帮助来访者也用这些架构来倾听和理解自己在说些什么,所以这是一个知觉的层面(perceptual level)。另一个层面则是互动的层面(interactional level),即用这些架构来理解治疗师与来访者两个人之间的对话与彼此架构的运作,亦成为二人对话的主要架构。当然这个对话架构只是常见的一种可能性,并不表示所有晤谈的第一阶段都是如此。但是呈现出这个对话架构,更有助于焦点解决短期治疗师的学习。

笔记

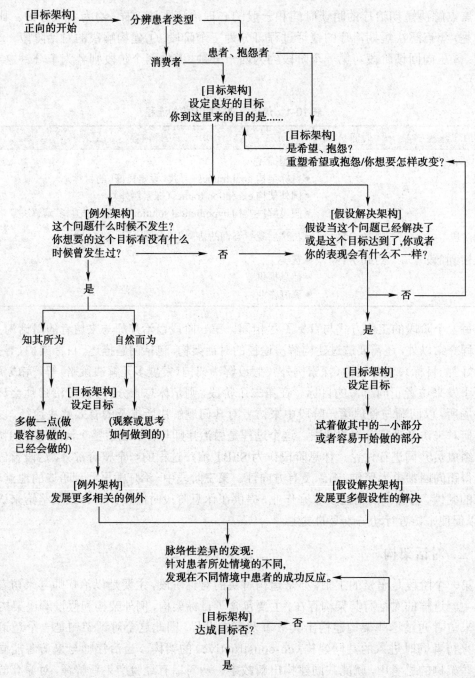

图 10-2　以目标架构、例外架构及假设解决架构所形成的路径图

三、不同架构的目标

（一）目标架构的主要目的

　　目标架构的主要目的是邀请来访者进入治疗对话，澄清他想要的目标，同时也建立治疗的工作目标。典型的目标架构问句是："你到这里来的目的是……？"有的来访者有清晰的治疗目标，比如"我想要提高睡眠质量""我想和我的孩子更好地沟通"等；而有的来访者没有较为清晰的治疗目标，可能只是一个希望或抱怨，比如"我觉得自己一无是处，什么都不好""我希望我周围的人全都能欣赏我、崇拜我"。咨询师也可以在运用例外架构、假设解决架构后，找到一些具体可行的目标，并详细设定行动目标。

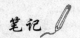

（二）例外架构的主要目的

例外架构则是邀请来访者去谈其所认为的问题何时不会发生，或是发现来访者想要的目标或解决方式早已存在的事实与内容是什么。如果是曾经有过的解决方式，就多做一点；如果有偶发的成功经验，就去寻找如何才能再次发生。催化来访者看到例外的存在，激发来访者的信心与能力，懂得有意识地选用成功的方法。常见的典型问句有：①询问来访者问题何时不发生，那时候成功的方法，如"这个问题什么时候不发生？""那时候你是怎么做到的？"；②询问来访者当问题结束或快要结束时候的处理，如"你什么时候发现它快结束了？""你是如何知道你的失眠问题已经过去了？""结束之后你又做了什么？"；③询问来访者过去曾经有过的偶发成功经验；④探讨来访者在其他方面的成功经验，而这个经验不一定与此问题直接相关；⑤询问来访者做了什么，让问题没有更糟糕。

（三）假设解决架构的主要目的

假设解决架构则是邀请来访者进行头脑风暴，假想如果问题已经解决或是目标达成之时，他会是什么样子、跟现在会有什么不同？并鼓励来访者去做目前可以做得到的那一小部分。典型的问句是："当这个问题已经解决了（或是这个目标达到了），你的行为会有什么不一样？"

四、建设性预设问句

焦点解决短期治疗的对话过程中，以治疗师的"建设性预设问句"（constructing presuppositional question）为最大特色。焦点解决短期治疗的治疗师透过"建设性预设问句"所选择的方向及所使用的语言而产生的暗示与教育作用，试图去影响来访者并改变他的知觉，导引出正向解决的思考方向。这样的对话流程，是一个强调"改变"的对话，而不是"谈论问题"的对话。焦点解决短期治疗认为治疗师是来访者建构出解决方案过程的共同参与者，治疗是一个系列的对话历程。在这个共同建构的对话过程中，强调正向与建设性的取向，而解决方法自然会被引发出来并最终形成。以下是常用的建设性预设问句类型：

（一）转变问句

SFBT 主要是以"可以做什么让问题不再继续下去？"这样的问句取代"问题发生时的原因是什么？"，即采用探究此时此刻可以做些什么的问句。由于 SFBT 专注于问题解决的历程而非探索其原因，所以有可能在不探究问题原因的情形下，就成功地解决了问题。"了解原因"在焦点解决短期治疗过程中不一定是必要的，重要的是"解决"的历程。

（二）例外问句

SFBT 相信任何问题都有例外。来访者有能力解决自己的问题，治疗师要协助来访者找出例外，让来访者看到以自己的能力和资源解决这些问题的可能。当来访者叙述其整日沉溺于抑郁的情绪而无法自拔时，治疗师经由来访者的叙述发现，其内在精神是找到例外的可能，也就是"何时抑郁不会发生"或是"何时抑郁会少一点"。通过研究来访者做了什么而使例外情境发生，并加强例外情境的发生，使这些小小的例外情境成为改变的开始，逐步发展成更大、更多的改变。

（三）奇迹问句

SFBT 经常会使用一些奇迹式问句，鼓励来访者探索问题解决的方向。奇迹问句的主要功能：①协助来访者确定治疗目标；②帮助来访者知道问题的解决方法；③协助来访者构思未来的景象，以便引出与问题相关的解决信息；④创造一个渐进式故事的一部分。来访者常叙述的是一个"递减的故事"，即情况是如何变得越来越糟糕的故事，奇迹问句可以帮来访者看到一个未来渐进好转的故事；⑤将奇迹问句作为一次情绪体验。有时随着来访者

笔记

209

对奇迹发生后的情境描述,会伴随情绪体验,而这同时又促进了来访者以更积极态度面对以后的生活。

这个技术通常适合当来访者不能确定自己的治疗目标或对自己问题不抱有希望时使用。奇迹问题有很多方式,这种技术可以对各个年龄阶段使用,尤其是针对儿童或青少年的心理治疗。

1. **奇迹式提问** "如果有一天,你醒来后有一个奇迹发生了,问题解决了,是否会有什么事情变得不一样?"

2. **水晶球提问** "如果在你面前有一个水晶球,可以看到你美好的未来,你猜你会看到了什么?"

3. **魔法棒提问** "如果给你一只想象中的魔法棒,你挥动它,你会发生什么样的改变?你发现自己变成什么样子了?"

4. **记忆录像带式提问** "几个月以后,当你的问题已经解决了,我和你一起来看看一卷录像带,这个录像带是记录着你从现在到问题解决的一切过程,你想我们会看到你做了什么,让事情有逐步的转变?"

5. **拟人化提问** "当问题已经解决的时候,如果我是墙上的壁虎(摄像机、灯等),正在看着你,我会看到你有什么不同?我会看到你做了什么?你的家人(老师、同学、同事、朋友等)又是如何可以知道的?他们会有什么不一样的反应?"

6. **结局式提问** "如果这是我们最后一次的治疗,当你走出门时,你的问题已经解决了,那时候你又会有些什么不一样?"

这些方面的言谈技巧,可以帮助来访者找寻适合自己的解决方法。

(四)刻度问句

刻度问句是协助来访者将抽象的概念以比较具体的方式加以描述,在焦点解决短期心理疗法中最常用的刻度问句是0—10的刻度量表,10代表所有的目标都实现,而0代表最坏的可能性。其应用的范围十分广泛,既可以评价来访者的问题改变前后的水平、来访者的信心和现状,同时它也提供了一个可以实时追踪治疗进展的方法,使来访者和治疗师之间的交流变得更加清晰。

刻度问句的主要功能:①描述具体化、行动化;②可用来做治疗进展的指标;③可供来访者以特别的方式定义自己;④可以协助来访者对过去经验的观察,预测未来的可能性;⑤可用于来访者对任何事情的知觉,包括自信、问题改变前后水平、愿意为改变付出的努力等。

例如:"请考虑以0～10分进行评估,0分代表当事情最糟糕的时候你的感受,10分代表事情获得最好的结果时候你的感受,现在你处于评分的哪个位置了(你会给自己打几分了)?"

对于儿童,可以将刻度问句更加具体化,以便于儿童的理解。如:可以用实物的刻度尺,向儿童说明,或是用表情脸谱、计点、贴纸等方式,使刻度问句不那么抽象。

(五)EARS 询问

E 代表"引发(eliciting)",引导来访者讲出发生了什么好的转变;A 代表"扩大(amplifying)",详细讲述改变,拓展例外的发生与比例;R 代表"增强(reinforcing)",赞许当事人在有效改变发生时所展现出的成功与力量;S 代表"再次询问(start again)",去思考与寻求"还有什么是比较好的?"。

EARS 询问技术主要功能:①协助当事人发现治疗期间生活上发生的例外,探讨促使例外再次发生的方式。②建构以当事人力量和资源为基础的会谈氛围。

EARS 询问技术一般适用于第二次以及以后的治疗中。

第四节　应用与局限

一、应用范围

焦点解决短期治疗虽然只有三十余年的发展历史，但是它已经被广泛运用于心理咨询与治疗的各个领域，涉及个体治疗、团体治疗、家庭治疗、专业督导、学校教师的咨询与训练、家长亲子教育、行政人员管理能力及学校氛围营建，尤其在员工帮助计划（employee assistance program，EAP）及治疗儿童与青少年的各种心理健康问题，包括行为障碍、焦虑、抑郁及药物滥用的治疗等方面。当前的各项相关研究，包括各种各样的环境、人口的研究与各种可能性的使用都表明 SFBT 的有效性将在更广泛的范围内被证实。经过三十年的研究，SFBT 已被证实是有效的治疗取向。当然，未来还需要有更多、更严格的研究来继续验证 SFBT 在什么情况下、对什么样的群体有效。

二、局限

焦点解决短期治疗也有一定的局限性。首先，有研究表明，对于较严重的心理障碍，SFBT 短期治疗即使是达到 25 次以上也不会比长期治疗更有效。我们不能否认对一些来访者而言能确实可以带来快速的改善，但这种改善有赖于许多因素的相互作用，也就是说，来访者是否能更快地适应新的环境依赖于过去经验对当前功能的影响。一部分来访者也许能在不探讨过去经验的情况下有所改善，但其他来访者也许不行，这也是 SFBT 的第二个局限，即它对来访者过去和更广泛评价的忽视。第三，SFBT 的局限性还在于它使得早期那种策略系统模式，即严格遵守狭隘模式与那种认为一种模式能适合所有来访者的想法更加持久。第四，SFBT 过于强调理论与技术方面的策略模式。

三、治疗案例

临床案例一

1. **问题描述**　来访者某女士 23 岁，自述近一个多星期以来情绪低落，有过一次自杀念头。来访者童年父母离异，由母亲抚养长大，大学期间有一个关系较好的男友。一个多月前，男友与之分手，且来访者毕业前先后面试了四家单位，都没有被录取。一个多星期前，来访者情绪低落，抑郁焦虑，经常有无能感，觉得自己没用。

2. **治疗过程**

治疗师：你今天来治疗，想收获些什么呢？（帮助来访者明确目标）

来访者：我不知道，我只是不想像现在这样，我现在很糟糕，每天就窝在宿舍里面看看电影，打打游戏，其他什么都不想做。

治疗师：我想问你一个奇特的问题，可以吗？

来访者：嗯，可以。

治疗师：假设你一觉醒来，有奇迹发生，你希望自己有怎样的变化？（奇迹询问，进一步明确目标）

来访者：我希望我能变回以前的那个自信的我，努力去找工作，不让妈妈担心。

治疗师：你有明确的想法和目标啊，不是吗？

来访者：是的，我以前很有抱负也很自信，不过那都是过去的事情了。前一段时间，我谈了四年的男朋友和我分手了，我想挽回，但是他都不愿意见我，还说他想忘记过去，让我以后都不要找他了。找工作方面也是，我也不知道为什么，面试的时候看到对面的面试人员就很紧张，大脑一片空白。后来可想而知，面试都失败了。我没有人爱，也不值得人爱，也没有能力，就连个像样的工作也找不到，我是一个彻彻底底的失败者。其实我上个星期五的晚上我还想过自杀的，我当时想像我这样的人还不如死了好，死就是唯一的方法了。

治疗师：是什么让你没这么做？

来访者：我想到我妈妈，我一想到如果我不在了，她会一个人很孤独地生活下去，再也没有指望了，我就非常难受。

治疗师：还有什么其他的吗？（寻找更多已有的积极资源）

来访者：我的舍友，她们都对我很好，也经常照顾我。还有我最好的朋友，她知道我失恋又找不到工作，经常给我打电话安慰我。我觉得她们都很在乎我，如果我真的出了什么意外，她们也肯定受不了。

治疗师：因此其实你周围有很多关心你的人，他们都爱着你，不是吗？

来访者：好像是的。可是我的同学都找到工作了，只有我一个人还没有着落。这样想来，我真的挺没用，高考的时候就没考好，现在找工作也是。但凡人生大事我都办不好，总是会紧张坏事，一到关键时刻就掉链子。

治疗师：那么在你的记忆中，有没有哪件人生大事，你没有紧张或克服了紧张，很完美地成功了？（探索例外）

来访者：嗯……其实大三的时候倒是有一次。那次英语演讲，老师让我去参加。我当时很紧张，因为准备时间很紧迫，老师又说如果能拿到名次可以对将来有帮助。所以我参加这个比赛的时候还挺紧张的，本来想能顺利讲完就不错了，没想到最后还拿了第一名。

治疗师：这真的很棒，很短的时间，很重要的任务，尽管紧张但是你完美地完成了，甚至得到预料以外的结果。你可以告诉我，你是怎么做到的吗？

来访者：其实也没什么。就是我制订了一个计划，每天看多少东西，然后分析了一下比赛的要求，我的长处是发音标准，短处是记忆力一般，太长的句子会出错，所以我就扬长避短。而且当时到了台上，我就一心想我下面说什么句子，没有去细看评委的表情。我发现虽然开始会紧张，但只要开头顺利，后面就非常顺畅。我后面也不会紧张了。

治疗师：那这样说可以吗，请告诉我理解得对不对，当你面临人生大事的时候，如果有准备计划和专注在内容上，你就有信心并且不会紧张了。

来访者：应该是的。其实想想我只要不紧张，正常发挥的时候都挺好的。不过想到又要去找工作我就头疼，真不愿去想，我忽然又不知道我该做什么了。

治疗师：假设我们今天结束这次会谈以后，你离开这里，开始度过你余下的夜晚。最终你睡得很香，非常非常放松，当你睡着的时候，忽然一个奇迹发生了。奇迹是让你今天到这里来的问题都解决了。但是由于你当时是睡着的，你并不知道这个奇迹已经发生了。因此，明天早上醒来之后，什么样的变化会让你知道这个奇迹发生了？（奇迹询问）

来访者：我不再颓废，不再天天窝在宿舍看电影、打游戏。

治疗师：嗯，还有吗？

来访者：我上网站或是校园招聘会去找工作。

治疗师：非常好，还有吗？

来访者：嗯……我会和舍友聊聊他们面试时候的经验，自己吸取教训，还有完善自己的简历材料。我还会和我妈妈聊聊最近发生的事情，让她不至于那么担心。

治疗师：除此之外，你还会感觉怎么样？

来访者：就是会回到"过去的我"。

治疗师："过去的我"？那样子的你是什么样子的呢？

来访者：自信、乐观、开朗，是个很有抱负的人。就算遇到任何困难也不会害怕，相信天道酬勤，努力后总会有结果的。

治疗师：很好。在一个从0到10的刻度表上，如果10代表奇迹之后的那天，所有我们刚才讨论的事情都发生了，0代表你认为死亡是唯一的选择时，那么你现在处于什么位置？（刻度问句）

来访者：可能是3吧，最近的确挺糟糕。

治疗师：如果说，事情按照奇迹发生的轨道如期进行的话，你想要自己在量表上的什么位置？

来访者：7吧。

治疗师：高于4会感觉怎么样？

来访者：应该会好点吧。

治疗师：当升到5的时候，你会做什么？

来访者：会挺开心的。

治疗师：具体一点。

来访者：开始着手完成一些事情，有成就感。

治疗师：我明白了。开始做一些事情，完成一些事情，那会感觉很好，会从中得到成就感。

来访者：嗯……是的。如果没有意外的，下次来分数应该会提高到4。

治疗师：这是怎么做到的？

来访者：一步一步慢慢来呗。

治疗师：很好。从这次结束到下次治疗中间会有一周时间，我希望你回去以后能完成两个任务，留意一下当你心情平静不再抑郁焦虑的时候你在想什么？当你产生变化时，周围同学最先注意到你的变化是什么？（家庭作业）

来访者：好的，我愿意尝试一下。

3. **治疗效果**　在之后的几周里，来访者报告说感觉好多了，情绪也不再低落，和同学交流过后发现其实很多同学也有过类似的挫折经历。给自己制订了就业计划和培训计划，尽管暂时还没有找到工作，但还是很有信心，不再自卑、抑郁。

临床案例二

1. **问题描述**　来访者是一位8岁孩子的妈妈，职业是某信息咨询公司职员，生活经历简单，没有什么重大事件发生。据来访者自述，她总是不能控制地给自己孩子太多的关注，有时候孩子可能无意中说的一句话，她都会考虑半天，往往还会引发担心、忧虑。比如有一次，她的儿子问她："妈妈，人为什么要死呢？"她听了这个话就非常担心，害怕自己的儿子过于早熟，虽然后来在和别人的聊天中获知别人的孩子也是这样，但还是担心孩子是否过多地背上了生活的负担，从而对这句话不能完全释怀。

另外还自述，对孩子总是不能完全放心，事事都要操心，虽然自己也明白随着孩子慢慢长大，应该培养他的自立能力，但还是无法抑制自己的过分关心和关注。这种情绪经常会引来自己无端责骂孩子，或是对孩子及家人发脾气，虽然丈夫也多次劝说过自己，但是仍然不能很好地控制自己，甚至有时还会因此影响睡眠，进而影响白天在工作中的表现，影响了工作效率和业绩，使自己感受到巨大的压力。

来访者主要的问题表现在亲子关系中，母亲过于焦虑儿子的行为，过度担心儿子成长中面临的问题，虽然也有一定的自察，但是常常还是不能有效地控制自己的情绪。从表面症状看来，过于自察和强调反思，往往有自责的倾向。来访者是主动来寻求帮助，有较强的

笔记

改变动机。来访者自我觉察能力较强,善自我反思,有一定的总结和概括能力。利用短期治疗的原理,经过3次焦点解决疗法治疗,来访者焦虑症状明显降低,基本能够做到比较适当地关注孩子成长中的问题,找到与孩子相处的多项正向策略。自述求助问题得到较好的解决,对自己关注孩子这个问题的评分大有提高。

2. **解决过程**　本案例的具体目标比较清晰,容易聚焦,而且当事人非常配合,因此解决较为容易。治疗过程分为三次,三次治疗跨4周时间,第一次和第二次之间相隔1周,第三次和第二次相隔2周,每次治疗大概持续50分钟左右。

第一次治疗:收集资料,目标初步聚焦。在来访者自述的基础上,治疗师和来访者共同聚焦治疗目标。确定了治疗的目标是解决两个问题:①让孩子独立;②来访者(母亲)能恰当地关注。并在最后时间布置家庭作业,请来访者收集和孩子相处的细节,记录下来,下次治疗的时候与治疗师分享。

第二次治疗:正向架构,焦点解决。本次治疗安排在第一次治疗的1周之后。本次治疗从回顾目标开始,进一步明确上次治疗提出的问题,并询问这次还想到什么新的问题。之后用标定法给每个问题打分,依照焦点解决法一次解决一个问题的原则,进一步聚焦问题。确定问题之后,再对这个问题现有状态进行评分,为治疗结束后用于来访者自我评估和治疗效果的评定之用。问题明确之后,就是针对问题,正向建构,焦点解决。

案例再现:因为焦点解决法最为关键的阶段是聚焦正向架构阶段,而且这个阶段的处理方法也体现出了焦点解决疗法的特色。因此本部分节选的内容主要是治疗师引导来访者回忆过去的经验,进行正向建构的过程。通过案例再现,以期能够对正向架构的具体操作过程做以说明。

治疗师:你刚才给自己对孩子的关注打了7分,那你想不想谈谈和孩子相处的具体事例。当发生什么情况的时候,你能够适切地关注,我会用图表来辅助你思考,好吗?

(来访者沉默了较长时间,这是来访者在积极思考,因此治疗师没有打扰……)

来访者:当孩子下楼和同楼的孩子一起玩的时候,我会比较放心,不会过多地关注,只提醒他时间和注意安全就好了。

治疗师:你在碰到孩子去玩的时候,一般要求多长时间呢?

来访者:1小时左右。

治疗师:这时你会焦虑吗?

来访者:不会,只要不影响到吃饭。

治疗师:那这个时候你的关注适度吗?对小孩子的态度怎样?

(来访者思考性沉默……)

来访者:比较平和。

(边谈边充实图表)

治疗师:你和小孩子的关系怎样?

来访者:亲密。比较亲密。

(边谈边充实图表)

治疗师:那你前面提到你过分关注,你怎么形容你的过分关注。

(来访者思考性沉默……)

来访者:前面提到孩子敏感,这时我会焦虑。

治疗师:你是不是觉得自己敏感?

来访者:对,孩子会说"妈妈你怎么知道?"。

治疗师:那这样孩子是不是觉得你很了解他?

来访者:大多时候是这样。

治疗师：还有什么时候你觉得你表现了适度的关注呢？

（来访者面带疑惑，摇头表示不解……治疗师进一步解释问题……）

治疗师：就是你感觉自己有效地表达了自己的想法，但又不觉得过分。

（来访者点头，并且陷入思考。）

来访者：正向语言的使用。

（边谈边充实图表）

治疗师：能不能列举一下你使用正向语言的例子？

（来访者思考性沉默……）

来访者：比如说出去玩，他能按时回来，我就会表扬他。

治疗师：还有什么正向因素问题？

（来访者思考性沉默。）

来访者：还有看电视的时间问题。

（边谈边充实图表）

治疗师：看来你和孩子的主要问题是在时间商量上了？

来访者：对。

治疗师：那你回头看看，自己原来对于关注问题给自己打 7 分，你觉得是因为哪些因素打 7 分呢？

来访者：我认为我能认识到我的过分关注，我会刻意注意。我对于自己不怎么关注的问题可以适切，对于关键问题就不能了。

治疗师：比如说呢？

来访者：情感问题、生死问题。比如说过年的时候，我们不上班，他不上学，我们在家，他就会说真希望能过这么平静的日子。我也知道平时他要上学，寄宿，我们上班不能怎么陪他，所以就尽量多陪陪他。

（来访者已经逐渐放松，陈述起来也比较自然和流畅）

治疗师：那还涉及一个问题，和孩子相处的问题。

（边谈边充实图表）

来访者：对。

治疗师：你刚才提到平静的日子，是怎么说呢？

来访者：春节很特殊，他不用写作业，我们会很好地玩，我也不催他作业。

治疗师：催作业，你经常催他才写完吗？

（来访者思考性沉默……）

来访者：大部分时候都要催才能写完，只有一次没催写完了。

治疗师：那能说说那次是怎么写完的吗？

（来访者沉默，回忆中……）

治疗师：回忆一下当时的情境，你是怎么做的？

来访者：那天白天他没写完，我提醒他不写完老师就会批评，前天晚上他写了一会，说实在太困了，我就没有强迫他写，他就睡了，第二天他很早就起来写完了。

治疗师：那这个过程中你做了什么？

来访者：提醒他，不是要求他。

治疗师：好，你做得真棒。那写了之后，你们做了什么？

来访者：没做什么，但是那天他上学迟到了，迟到了一点点。

治疗员：迟到？

来访者：我很担心，怕他养成拖拉的毛病，这样不好。

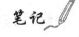
笔记

215

治疗师：所以你就要求他,他不听你就焦虑?

来访者：是。

(思考性沉默……)

来访者：所以有时候就跟他协议,如果写完作业就可以出去玩等。

治疗师：有成功经验吗?

(边谈边充实图表)

来访者：有,但不多。

(正向建构的时间也差不多了,也找到了不少的策略,来访者已经比较放松,对于图表中的正向策略,表示出肯定)

治疗师：那现在看看这些策略,你分别给这些策略打几分?你觉得自己最应该做的是哪些方面?

(回头看那个表,经过打分,来访者给时间商量问题打的分最高,说明她最关注这个策略)

来访者：(打分过程)

治疗师：好,现在时间大概也过去了40分钟,我们先暂停一下,你也思考一下我们刚才说的那么多的东西。

……

在暂停之后,请来访者自我总结,治疗师帮助来访者进一步挖掘成功经验,包括民主协商、制订协议、充分信任等方法和经验,并鼓励其应用到和孩子的相处中去。并且就对孩子适度关注这个问题,请来访者给自己再一次评分,发现对自己的评价已经提高。

治疗结束时,布置家庭作业,让来访者就自己认为重要的一个问题,回家后具体实施在治疗过程中找到的方法,下次来时分享经验。

第三次治疗：反馈结果,分享经验,治疗巩固。此次治疗在第二次治疗之后两周以后进行的。在上次结束的时候,治疗师要求来访者在基本建立成功经验之后,再约请治疗师进行一次巩固性治疗,因此这次的治疗时间是由来访者定下的。此次治疗来访者与治疗师分享自己成功的体验,孩子对家长的这种民主做法非常高兴,制订了协议,主动完成作业的状况大有改观,家长也不再过多地关注孩子的作业问题,并且也在尝试对于孩子其他方面的问题,比如看电视时间问题进行讨论。同时,在这个过程中,来访者也自述自己逐渐能够比较宽容地看待孩子,不再总是陷入一种自我担心和焦虑的状态中去了。

专栏10-1

焦点解决模式的基本假设

沃尔特和佩勒(Walter & Peller, 1992)总结了焦点解决模式所持的12项基本假设。

1. 越把焦点放在正向、已有的成功的解决方法并迁移运用到未来类似情境上,则越能使得改变朝所预期的方向发生。

2. 任何人都不可能每时每刻处在问题的情境中,总有问题不发生的时候,这就是所谓的"例外",这些存在于当事人身上原有的例外情形,常常可以被当作为问题解决的指引。

3. 改变随时都在发生,没有一件事是一成不变的。

4. 小的改变会带来大的改变,最后可以导致整个系统的改变。

5. 合作是必然的,没有当事人会抗拒,不同的当事人会以不同的方式与助人者合作,若助人者仔细了解他们的思维及行为的意义,便会发现当事人努力地向自己启示了他们要改

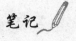

变所必需的独特方式。

6. 人们拥有解决自己问题所需的能力与资源,助人者的责任是协助当事人发现自己所拥有的资源。

7. 意义并非由外在世界所引起,而是与经验的交互建构,是个体透过本身的经验对外在世界的解释。因此,焦点解决模式并不重视探究事件本身,而更重视当事人对事件的解释,以及在事件中采取的行动与反应。

8. 每个人对某一问题或目标的描述与其行动是相互循环的,因此可以借由改变个体看问题的观点达到改变行为,也可以借由改变行为达到改变看问题的观点。

9. 沟通的意义可从收到的反应中来判断,对助人者而言,晤谈过程中沟通的意义要视自己所收到的反应而定。

10. 当事人是他们自己问题的专家,设定什么样的改变目标,应由当事人自己决定。

11. 当事人的任何改变,都会影响其与所在系统中每个人的互动,也就会带来其他成员的改变。

12. 凡是有共同目标的人,都是解决方案中的成员,助人者主要是协助团体成员协商出问题的解决目标,并找出个人可以做到的行动。

12 项基本假设又可以归纳成三条焦点解决模式的基本观点:

第一是正向思考,由"例外"带来问题解决。第二是小改变带动大改变,个体的改变可以引起其他个体甚至是整个系统的改变。第三是当事人是自己问题的专家,拥有解决自身问题所需的能力。

明显可见,SFBT 强调发展性、复原力与去病理化,相信"复原"是开始于来访者愿意改变的那一刻。SFBT 也十分强调,人们不会只被过去、心理疾病等局限,人们是可以创造自己想要的未来的,而且聚焦于未来的探讨将会比探索过去更可能提升自己。

临床案例与思考

王某,女,21 岁。大学二年级学生,因在大学里与寝室同学人际关系紧张,常感到焦虑不安而前来治疗。一直以来,来访者都觉得周围的人不喜欢她,几乎没有朋友,与同寝室的同学也极少交流,感到自己非常孤独。大一的时候与寝室同学的关系尚过得去,会邀室友一同去自习,但室友总是会拖拉,后来觉得这样等人太浪费时间,渐渐就独来独往了,与室友的关系也开始疏远。再者,对于室友在夜间卧谈,觉得非常无聊、幼稚,干扰了她的休息,会对室友这样的行为表现出明显不满,会出声制止。由于对于室友不满,故意在学院卫生评比时候避开不搞卫生,因此与同寝室三名同学发生激烈争吵,从此以后整天不愿在寝室待着,能避则避。近一个月以来,整天冥思苦想,经常失眠,上课注意力不集中,导致成绩下降。来访者希望治疗师除了缓解焦虑症状外,还要能帮助自己如何面对难以处理的寝室人际关系问题。

思考题:

1. 对于来访者的问题如何使用例外架构?
2. 请用焦点解决短期治疗为该来访者设计一套治疗方案。

(高 玥)

笔记

第十一章　格式塔心理治疗

学习目标：

1. 掌握　格式塔治疗的主要步骤和主要技术。
2. 熟悉　格式塔治疗的基本理论和基本概念。
3. 了解　格式塔治疗的发展简史。

格式塔治疗，又称为完型治疗，是当前主要的心理治疗流派之一。格式塔治疗的发展和精神分析治疗颇有渊源，同时深受格式塔心理学、存在主义哲学和现象学等多种理论和思想的影响，相信个体有自我实现的潜能。格式塔治疗注重来访者的主观体验，在良好的治疗关系的基础上，通过让来访者更加清楚地觉察自身的状态，帮助来访者获得更多的选择和愿意肩负更多的责任。

第一节　概　　述

一、格式塔治疗发展简史

格式塔（gestalt）是一个德语词，在英文中没有对应的词汇，意思大致是整体（whole）或构造（configuration）。它的意思是：物理的、生物的、心理的或象征的结构或形态，其构成因素并不是各组成部分间的简单相加，而是一种完整的结构或形式。因而国内也有人把格式塔治疗译为完形治疗。但格式塔这个词本身的含义非常丰富，难以直译，因此我们通常直接使用德文原词"格式塔"。

弗里德里克·萨洛蒙·皮尔斯（Friederich Salomon Perls，1893—1970）（图11-1），被视为格式塔治疗的首要创建者和主要实践者。皮尔斯1893年生于德国柏林一个中产阶级犹太家庭，他是以精神分析治疗师的身份进入心理治疗领域的，曾接受过经典精神分析培训。1920年，他获得医学学位后，在脑损伤士兵研究所给戈尔茨坦（Kurt Goldstein）做助手。戈尔

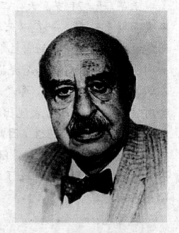

图11-1　弗里德里克·萨洛蒙·皮尔斯

茨坦从一种格式塔心理学的观点来看待脑受损士兵，着重于士兵对自己和周围环境的知觉。皮尔斯深受戈尔茨坦思想的影响。1921年，皮尔斯开始接受精神分析培训，曾在维也纳和柏林的精神分析机构内受训。皮尔斯得到过很多著名的精神分析大师的指导，例如霍妮便曾担任他的督导。精神分析理论为皮尔斯提供了理解人类行为的理论建构。

1934 年，当希特勒开始掌权，皮尔斯和他的妻子劳拉（Laura Perls）移居南非约翰内斯堡，发起并成立了南非精神分析机构。1936 年，皮尔斯满怀热情地参加了国际精神分析大会。然而大会期间，他和弗洛伊德本人以及其他精神分析治疗师的交往令皮尔斯很不愉快。这次不愉快的经历促使皮尔斯决定创建自己的理论。不过，即使是与弗洛伊德阵营决裂之后，皮尔斯还是以精神分析理论以及自己在精神分析中的体验作为基准，检查并比较自己思想的相似性和差异性。

1946 年，皮尔斯移居美国。1947 年，皮尔斯出版了《自我、饥饿和攻击—对弗洛伊德理论的修订》（《Ego, Hunger and Aggression: a revision of Freud's theory and method.》）。在书中他阐述了关于传统精神分析和完整有机体的观点。在这本书中，皮尔斯首次运用"格式塔治疗"这个术语。这本书也标志着他从精神分析领域中分离出来，创立格式塔治疗。1951 年，他出版了《完形治疗：人格中的兴奋与成长》（*Gestalt Therapy: Excitement and Growth in the Human Personality*），随后在美国各地建立了很多格式塔治疗的机构。然而直到 20 世纪 60 年代后期，格式塔治疗才作为一种重要心理治疗理论得到重视。

皮尔斯早期重视个体治疗，后期他的兴趣转移到了团体治疗，最后他开辟了社区治疗。

皮尔斯的妻子劳拉是一位格式塔心理学家，和皮尔斯共同工作了近 25 年，对于皮尔斯的工作作出了巨大的贡献。1970 年 3 月皮尔斯因心脏病去世以后，他的工作由劳拉继续。在皮尔斯去世后的很长一段时间内，劳拉成为格式塔治疗以及格式塔治疗师培训领域非常有影响力的人物。

二、格式塔心理治疗的理论背景

除了弗洛伊德的理论外，皮尔斯的理论受到多种思想的影响，包括格式塔心理学、现象学、存在主义、场理论、整体论等。尽管他的许多观点来自他人，但他创造性地整合了这些观点并加以创新性地应用，形成了自己独特的理论。

魏特海默、苛勒、考夫卡等格式塔心理学家为皮尔斯把格式塔主义应用于心理咨询与治疗领域奠定了心理学基础。这些格式塔心理学家在纳粹兴起于德国时逃往美国，并在美国发起了格式塔运动。他们的很多理论和著作对格式塔治疗理论的发展有很大的影响。劳拉曾师从魏特海默，而皮尔斯从劳拉那里学到了很多魏特海默的理论。不过皮尔斯并不认为自己是一个纯粹的格式塔主义者。

现象学、存在主义和场理论对格式塔治疗也有很大贡献。现象学建议通过自我观察而达到对自我体验的清醒的觉察（awareness）。格式塔治疗被视为一种现象学的治疗，也就是说它并不试图对"绝对的现实"进行定义。格式塔治疗和体验紧密联系。在格式塔治疗中，来访者当前主观体验到的内容被看作是改善觉察的重要信息。对于自我和他人的理解都是基于整体的体验，体现在了对姿势、声音、体态和呼吸等各个方面的体验上。通过关注觉察和体验，领悟得以发展。

存在主义关注的是人类直接体验到的当下。人们试图在自己的体验中发现意义。在这个过程中他们常常发现自己生活在一个背景中、一个社会中。基于人们对"现实"的共同假设——世界是什么样的、人应当是什么样的、应当做什么——社会塑造了个体的体验。这些基于共同假设形成的体验可能会扭曲个体对于自我、他人和世界的真实理解和体验。格式塔治疗通过增强来访者的自我觉察，使他们有能力选择如何组织自己的体验，使生活更加真实和有意义。

格式塔治疗很看重场理论。场理论关注的是整体，在这个整体中，每个部分都相互联系、相互影响。人格是一个整体，构成人格的要素与整体是相辅相成的。戈尔茨坦的整体论对格式塔治疗的影响也很大，特别是对于图形 - 背景构成的强调，为格式塔治疗的一些

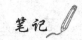

重要概念提供了基础。同时，皮尔斯受到语义学家提出的"语言对思维和行为的作用"观点的影响，鼓励对语言意义的精确应用，例如，指代个人的时候，用"我"取代"它"或"你"。另外，皮尔斯似乎也受到了心理剧的影响，这表现在心理剧和格式塔治疗的某些类似之处。

格式塔治疗的基本前提是：如果个体希望达到成熟，就必须找到自己的生活方式，自己所应负起的责任。格式塔治疗的基本假设是个体本身可以有效地应对他们的生活问题。格式塔治疗师的中心任务是帮助来访者觉察到他们如何干扰了自己对当前的感受和体验，帮助来访者充分体验他们此时此刻的存在。因而，这种途径本质上是体验性的。来访者受到治疗师的鼓励，在此时此地（here and now）直接体验他们与过去的未完成事件（unfinished business）的抗争。通过体验他们的冲突而不是仅仅谈论冲突，他们逐渐扩展了自我觉察（self-awareness）的水平。

简言之，格式塔治疗关注的焦点是提高来访者对自己的主观体验的觉察，提高他们更加真实地生活的能力和做出选择的能力，达到一种有意义的生活，并启动自然的成长过程，达到自我内在以及自我和环境之间的整合。

第二节　基　本　理　论

一、一种发展的观点：对人的本质的看法

对于人的本质，格式塔治疗的观点植根于存在主义哲学和现象学。和罗杰斯一样，皮尔斯也相信个体内在的智慧。如果个体可以不受干扰，自然发展，自我实现就会出现。人类有能力和力量去成长、发展，成为他们想要成为的人。个体有能力承担个人的责任并作为一个整合的人充分地生活。如果他们可以充分觉察到内心和周围在发生什么，那么个体可以应对自己生活中的问题。个体先天具有为了生活得有效、健康、满意和具有建设性所需要的资源。如果个体努力在每时每刻做自己，那么改变的过程会一直存在。任何阻碍、限制或干扰个体即刻存在状态的因素干扰了实现趋势，因而是不健康的。

个体由于在发展过程中遇到特定的问题，形成了不同的应对问题方式。当个体这些应对方式固定下来（即形成了固定的格式塔），在以后的生活中僵化地使用这些应对方式，不能对现实问题进行灵活处理，个体就陷入了一种个人成长的困境中。格式塔治疗为来访者提供了必要的干预和挑战，帮助来访者获得知识和觉察，认识和体验到过去的应对方式如何在现在阻碍了自己更为真实地生活。随着个体对阻碍的觉察增加，个体就可以选择应用自己的潜能过一种更加真实、生机勃勃的生活。

整体性原则对于解释格式塔人格理论也是必不可少的。整体性定义了两个关系。第一个方面是人的整体性属性，人的身体和精神构成了一个相互依赖的不可分割的整体。这意味着人是统一的、完整的。第二个方面是人与环境构成了人 - 环境的统一体，也就是人和环境是相互依赖的。格式塔治疗是整体性的，关注的是整体与部分之间的区别与联系，而不是关注彼此孤立的部分。个体是作为一个整体发挥功能，做出选择。

在皮尔斯看来，人格有三个亚系统：存在（being）、自我（self）和自我形象（self-image）。存在是本质核心，从出生就有，而自我和自我形象是在个体和环境的相互作用中发展而来的。在任何时刻，自我和自我形象都有发展的可能性。

自我就是觉察，是直觉的知识和选择。自我对于我们的生存、成长、整合和实现都有所贡献。并不是我们拥有觉察，我们就是觉察。我们的觉察并不总是正确的。自我形象阻碍觉察，防止我们和现实接触，导致我们否认自我的某些部分而过分认同另外一些部分，通常是那些内射的"应当"。自我是基于对个体需要的信任，而当我们不信任内在的需要和能力

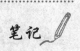

的时候，自我形象就出现了。自我是真诚的和自发的，而自我形象是虚假的和精心制作的。

觉察是格式塔治疗的核心，可以说格式塔治疗的唯一目的就是觉察。觉察是对现实的认识，既包括对自我的各个部分的认识，也包括对于自我与环境中其他因素的关系的认识。人可以真实地认识自己和周围的环境，并做出和自己的成长相一致的决定。

我们在儿童期经历的社会化过程可能促进也可能阻碍自我发展过程。如果我们将父母或老师的那些与我们自身需要并不一致的价值观和行为加以内射（内射意味着未经恰当分析就囫囵吞枣式地接收），我们就会出现分裂。我们试图遵循一系列专制的"应当"和"必须"。我们可能忽视自身的需要。如果我们和那些"应该"认同，我们就会卷入自我形象（self-image）的实现而不是自我实现。

当我们充分觉察到当前的感受和体验时，我们和环境之间在相互作用和整合。如果我们偏好智力而排斥情绪，我们就倾向于解释原因，而在这个过程中我们重新塑造了对于体验的觉察。解释代替了体验。因而，即刻的、鲜明的、体验性的感受比推理和逻辑更重要，直觉的理解比智力的解释更有价值，内在的智慧比理性的思维更值得信任。

皮尔斯确信人类是功能自主的负责任的个体，对于外在强化或奖赏在决定行为的重要性上评价甚低。外在的奖赏可能鼓励我们忽略内在的智慧，根据外在的标准评价我们自己和我们的需要。对于"行为为什么发生"的智力性领悟和解释可能导致我们接受行为而不是改变它——也就是导致停滞而不是成长。皮尔斯关注的是内在的奖赏。内在奖赏来自于由当前觉察和选择引发的改变，觉察充分存在于当前是令人兴奋的，我们拥有一种活着的感觉，活力充沛。觉察就是它本身的奖赏。当我们的需要从背景中浮现到前景时，觉察到它们并加以满足，会导致一种即刻的满足感，例如，未完成事件的终结会带来内在的缓解感和满足感。

除了整体性原则以外，内稳态原则对于理解格式塔治疗理论也非常重要。有机体的一个基本功能是不断地努力维持平衡或均衡，这种平衡或均衡不断被需要的出现所打破，通过需要的满足或消退而重新获得。这个过程是我们与生俱来的过程，为随后的活动和行为提供了基础。当个体感知到一种需要，例如性、饥饿或干渴，个体就处于不平衡的状态。这个重获平衡的过程被称为有机体的自我调节。重新获得平衡后，新的需要就可以浮现，进入觉察当中。

二、基本概念

（一）未完成事件

在格式塔治疗中，未完成事件是一个关键性概念，指的是来访者尚未获得圆满解决或彻底弥合的既往情境，特别是创伤性或艰难的情境。通常情境下，我们完成一个活动后就会进入下一个活动的准备中。如果这个循环没有完成，这个情境就会保持在"未完成"状态，一直停留在"现在"，长期萦绕不去。由于对自身需求的压抑，个体可能在意识层面对未完成事件一无所知。但未完成事件一直会对个体产生影响，个体可能会感受到模糊的挫败感或不适感，或者出现一些莫名的躯体症状。

未完成事件一般包括未表达的情感，如怨恨、愤怒、憎恨、痛苦、焦虑、悲哀、自罪、遗弃等。这些未表达的情感没有在觉察中得到充分的体验，它们徘徊在背景中，驱使个体在日常生活中不时地将它们呈现出来，在当前生活中干扰着个体与自身和他人有效接触。例如，一个男人从未真正感到被妈妈爱和接受，他可能会对妈妈形成怨恨，因为无论他如何努力寻求妈妈的赞许，他总会感到他做得不够好。在长大之后，他可能在和女性的关系中遇到困难。他努力寻找女性来肯定他作为男人的价值。然而，在努力获得女性的赞美的同时，他仍然会感到不满足。未完成事件干扰了他与女性建立真正的亲密关系。他的行为变

笔记

成了一种寻求爱的强迫性行为。但这个男性很可能并不理解自己为何在亲密关系中总是无法感受到满足。在体验到真正的满足以前，他需要体验到这个未完成事件的完成，也就是说，他需要意识到和妈妈的关系对现在的人际关系的影响，并表达他未曾表达和处理的感受。

由于过去的未完成事件不可避免地作为当下体验而出现在此时此刻，因此个体有可能在现在的治疗中觉察它们，从而完成并消化吸收。

（二）此时此地指向

格式塔治疗关注当下，来访者总是处于做此时此地的自己的过程中。皮尔斯认为，客观现实是不存在的。现实就是你此时此刻可体验到的觉察的总体。格式塔治疗的重要贡献之一是它强调此时此刻，强调学会欣赏和充分体验当前。关注过去被视为回避充分体验当下的一种方式。

根据皮尔斯的看法，很少有人能够充分地生活在现在。我们通过生活在过去或未来而回避生活在现在，而过去只能回忆而未来只能预期，也就是说，我们生活在幻想中而不是现实中。由于和现实脱离了接触，我们或者不能认识到当前的需要，或者否认它的存在。现实的需要没有得到满足，我们的生活变得凝滞。如果这种状态长期存在，我们会出现功能不良甚至不能正常生活。

格式塔治疗的干预措施是建立在当前真实的行为之上的。治疗师会注意来访者的姿势、呼吸、特殊习惯、手势、声音和面部表情。治疗师会邀请来访者体验他们的姿势，然后用言语表达这个姿势的意义。为了帮助来访者与当前建立联系，格式塔治疗师问关于"什么"和"如何"的问题，而很少问"为什么"。例如"你现在在干什么？""你现在感受如何？"，当来访者试图通过谈论过去、未来或个人的经验而不是真正体验它来回避自己的体验，治疗师要阻止这种企图。"现在，我觉察到……"这句话将使来访者保持在当前状态。"我"这个词要加以强调，因为这个词代表了个体对正在发生的一切的所有权。不问"为什么"是因为这个问题会将个体引入理性思考而不是充分体验，个体可能为了得到赞同或同意而编造一些理由，以此逃避此时此刻的体验。"为什么"的问题也会导致来访者强迫性地考虑过去，从而对现在的体验产生抗拒情绪。

在格式塔治疗中，治疗师并不是对个体的过去完全没有兴趣。如果过去以某种方式和当前的重要主题有联系，那么过去就是一个重要的主题，在治疗中通过将过去尽可能带入当前而加以处理。当来访者谈论过去时，治疗师会要求来访者重新扮演这个过程，就好像他正在经历它，并帮助来访者详细体验当时的感受，理解过去的体验对当前的影响。

（三）觉察

推动和激发充分而自发的觉察是格式塔治疗的基石。觉察的最佳状态是保持不断自我更新的连续过程，所以，觉察是一种体验形式，是一个人对自身的存在以及对世界"是什么"有所察觉。一个有觉察能力的人知道他在做什么，应该怎样去做，也知道他可以自由选择，并选择成为他自己。更进一步讲，觉察就是对此时此地正在发生的事情的非语言感知。个体越清楚地进行觉察，就越了解和认同自我，也就越能对自我负责，保持真正心理健康。格式塔治疗从本质而言是经验性的。觉察被视为具有治疗作用。通过在治疗中用行动表现出所有未完成的生活情景，个体获得了对于日常生活意义的觉察。

完全的觉察包括对自我、当前情境、主导需要、自我选择等的直接了解和认识，它不仅是对自我表层的认识，还包括知道自己所具备的能力，对自己的行为、感情和选择负责，能觉察到自己做了什么、如何做的，以及自己如何从多种可能性中做出选择。如果个体一味地以外界标准去决定自己"应该如何选择和行为"，就会压抑和控制自己，自身的真实欲望和需求就被忽视。

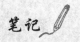
笔记

（四）责任

责任意味着接受自己投射于环境的东西而不是为了自己的思维、情感、冲动和行为而责备他人。责任意味着无论何时个体采取行动、做出决定和选择，他都是在实践着做出反应的能力。为自己的生活承担责任是拥有健康人格的个体特征。

觉察对于负责任的选择和行为是至关重要的。有觉察的人知道自己在做什么，是如何做的，有其他可行的方式存在，以及他们选择了成为自己现在的状态。这并不是说环境、遗传或以前的经验不会对个体有所限制，而是强调自己的选择和被迫接受的区别。通常人们都有更多的选择，而他们在无觉察中做出了阻碍自己成长和发展潜能的选择。例如，孩子无法选择自己出生在什么样的家庭，但是随着他们开始成熟，他们的确可以选择是否接受家庭的价值观。父母无法选择自己生出的孩子，但是他们可以选择如何做父母。

负责任并不能保证减少挫折、冒险或努力程度，也无法确保我们可以轻易克服生活中的问题和障碍。健康的选择仅仅意味着我们根据自己此刻的现状做出选择和行为。在健康的状态下，我们与自身和世界的所有可能性保持联系，并从中选择有助于我们自我实现的行为。

在承担责任的过程中，治疗师的目的是帮助来访者自我支持，而不是过分依赖于外在的支持。为达到这个目标，来访者必须涉及未完成事件，即那些需要来访者注意的重要的需求、顾虑和问题。通过增加了的自我觉察，来访者也会发现一些原本拒绝承认的自我部分。这些部分被提到觉察中，得到认真考虑。这个重新接受和承担责任的过程促进了整合。

（五）接触（contact）与界限（boundary）

接触在格式塔治疗里是促成成长和发生改变的必要条件。当个体和环境接触时，改变是不可避免的，因为吸收或拒绝接触到的东西都会导致改变。通过接触，个体可以更加清楚地体验到"我"和"非我"。接触通过几种接触功能得以实现：看、听、触摸、谈论、移动、嗅和品尝。在治疗中，治疗师可以教导来访者如何更自觉地应用这些接触功能，并且感受接触的效果。

在心理层面，与他人接触的需要跟人类最基本的需要同等重要。我们与他人的接触以及建立的关系区分了我们，同时通过设定自我界限（self boundary），即将自我与环境中的其他人分离开来，来定义我们的身份。我们学会了信任和认同我们的朋友，并且对于我们的自我界限外的人感到疏离。但皮尔斯同时指出，并不是所有的接触都是好的，有些神经症患者就是时刻与某人某物保持接触而不能适当退缩。所以当说到一个人的退缩时，必须先了解退缩的时间长度、退缩到何处，而不是笼统地将之归结于神经症或精神病的表现。接触和退缩既可以是健康的，也可以是不健康的。如果我们和团体过分接触，可能导致自我的丧失，对团体过分退缩，可能导致逃避接触。

（六）场理论（field theory）

场理论是基于相互依赖的原则。场中所有因素相互作用构成了场。没有哪个因素可以独立于场中的其他因素而发挥作用。

在格式塔治疗中，主要关注两种类型的场：第一种是"体验场（experiential field）"，指来访者所能觉察到的场，它常指我们组织体验的方式，是来访者独特理解的"现实"或"现象场"；第二种场是真实的场或"宏场（large field）"，是来访者存在的环境，此外，宏场还包括来访者意识之外的世界，以及他们不断发展的自我表现的潜在可能性。

从场理论的观点来看，来访者一直都在根据自己目前的需要、早年或过去的经验、固定的体验和应对方式以及未完成事件在积极主动地组织场。治疗师需要理解他如何这样做，以及他这样做表达了什么含义，他在交往时运用了哪些固着的或灵活的模式，他对环境中哪些影响因素和可能性缺乏觉察能力。治疗工作的重点是让来访者逐渐觉察到他一直都在

笔记

理解或解释场的事实,从而使治疗师能有效地与来访者共同建构其体验。这也意味着来访者能够(在合理的支持下)以不同的方式组织和解释他的体验。

(七) 图形 - 背景

皮尔斯受格式塔心理学的启发,将知觉研究中背景和图形的概念引入自己的理论中,并将其作为理论基础之一。当然,他的背景和图形并不是指视知觉,而是指心理场中与需要有关的背景和图形。

他认为,"与其他动物的本性一样,人的真正本性就是整合。"健康的个体有多种不同的需要,这些需要同时呈现出来,并自然地按照重要性、急迫性有层次地组织排列起来,形成一种需要层次。其中最重要的需要从各种需要中呈现出来,在前景中形成图形,其他需要则消退为背景。个体寻求平衡和闭合的本能促使他从环境中寻找满足需要所需的事物,找到以后就采取行动去吸收它,以重新获得满足感。当需要满足后,这个此前最重要的需要从前景中消退为背景,而第二重要的需要则上升为首要需要。具有健康人格的人,在自我调控下,图形和背景之间能够不断转换,满足不断出现的需要(图 11-2)。

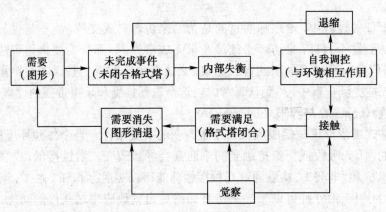

图 11-2　与需要有关的背景和图形

此外,人格的各个方面也构成一个格式塔,如果它们的闭合被阻止,那么人格的整体就是破碎的,不能达到整合,而且个别方面还可能会丧失它们的意义。

(八) 适应不良的本质

根据皮尔斯的看法,神经症患者的接触 - 撤回节律(获得内稳态的努力)是不平衡的。健康的个体可以根据每一种新的情境灵活选择接触的程度,在避免接触 - 部分接触 - 充分接触的连续谱上选择恰当位置。但神经症患者不知道什么时候应当接触而什么时候应当撤回,因为他们生活中有许多未完成情境干扰了他们的方向感。神经症患者无法辨别环境中的哪些客体可以满足需要。神经症患者丧失了选择的自由,因为他们无法看到那些显而易见的选择的存在。

尽管有些神经症是由创伤性事件导致的,但多数神经症是由于对成长过程的长期的日复一日的干扰造成的。通过正常的成长过程,个体通常能够学会自我支持并达到成熟。当个体无法学会自我支持,神经症就成为维持个体完整的防御系统,而神经症性行为是维持防御系统内平衡的努力。有四种主要的边界障碍阻碍了个体与环境的接触,导致了神经症的形成,他们分别是内射(introjection)、外射(projection)、回射(retroflection)、融合(confluence)。

解释内射(introjection)机制时,皮尔斯把它和食用、消化、吸收营养物质的生物过程相比较。个体也从环境中接受、消化和吸收概念、事实、伦理和标准。这些概念、事实、伦理和标准成了个体的一部分,个体因而改变和成长。然而,如果个体不加消化和吸收就囫囵吞

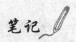

下这些概念、事实、伦理和标准，这些内容就会变成个体内部的异物。从心理上囫囵吞下整个的概念和观点被称为内射。如果个体囫囵吞下的不属于自己的概念和观点足够多，个体就无法发展出自己独特的人格。

外射（projection）机制是使环境中的某些人或某些物为原本来自自我内部的东西负责。外射不同于我们对于世界的假设和直觉。健康的人格知道这些假设和直觉是自己的，而使用外射的人不知道。偏执是极度外射的结果。外射者无法接受自己的情感，把自己的情感附着在他人身上。一个男人谴责一个女人表现出的性感行为（外射），实际上他是无法接受自己对性的感受。结果是个体的真实特征与他们对自己的觉察之间的分裂。

回射（retroflection）的机制是个体把他们本应当针对他人做的事情转向针对自己。回射者把活动的指向转向自己，将自我替代环境成为行动的目标。例如，回射者把愤怒转向内在，而不是向他人表达，这实际上是行为的缺失，造成了内在的压力，导致僵化的、闭塞的人格。原本用于自发性行为和成长的能量，现在用于阻碍回射的情感的释放。

融合（confluence）的定义是在自我与环境之间缺乏界限。新生儿以及处于短暂的忘我境界的成年人都是处于这个状态。处于病理性融合状态的个体并不能觉察到自我与他人的界限。因而这个人既不能进行良好的接触，也无法撤回。在不太极端的融合状态，个体可能要求他人的相似，不能容忍差异的存在。例如，一位家长把他的孩子看作自己的延伸，不允许孩子有自己的空间。

第三节　治疗过程

治疗过程的焦点是，让来访者更加清楚地觉察自身的状态，并通过觉察而有更多的选择和肩负更多的责任。治疗师设计一些实验，目的在于增加来访者对自己阻碍自我认识的习惯性行为的认识。为了能够得到成长，个体必须存在来自于需要的一定程度的紧张（图11-3）。

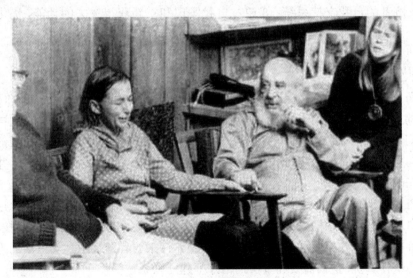

图 11-3　皮尔斯治疗现场

为了学会自我支持，个体必须在试图满足这些需要的过程中感受到一些挫折。治疗师要防止来访者操纵治疗师，让治疗师承担这种责任。治疗师要阻止来访者放弃对自我责任的企图，目的是让来访者学会独立。总之，治疗师帮助来访者认识到当前出现的需要，促使他认识到满足这个需要的途径，最后帮助来访者选择合适的方式满足他的需要。

笔记

需要注意的是,格式塔治疗包含的不仅仅是一系列的技巧和实验。越来越多的格式塔治疗师认识到,治疗师和来访者之间的咨访关系是治疗过程的核心。在格式塔治疗中,治疗师的人格尤其重要。"在治疗中最为重要的因素是治疗师的人格。对于来访者最有力的影响可能是对治疗师是什么样的人以及治疗师做了什么的观察"。

一、治疗目标

格式塔治疗有几个不同的重要目标。传统的格式塔治疗强调,格式塔治疗的一个基本目标是帮助来访者从"环境支持"转向"自我支持"。皮尔斯认为,治疗的目的是帮助来访者不再依赖其他人。普罗卡斯卡 1979 年提出,格式塔治疗的"理想结果"是来访者发现"他们不需要治疗师而且从来也没有真正需要过"。如果我们发现自身是如何阻碍自己认识到自身潜能,我们就有办法让生活更加丰富。现在,越来越多的格式塔治疗师开始强调关系的重要性。格式塔治疗不再强调个人主义或者只关注自我效能。格式塔治疗师要帮助来访者认识到自我资源和环境资源,并有效利用。

格式塔治疗的另一个目标是达到自己能够觉察的状态。通过充分关注此时此刻,并且在此时此刻感到安全,来访者现在觉察到,他们拥有应对生活中的挑战所需要的内在力量和个人资源。他们无条件地接受自己的本来面目,对他们的潜能、选择、知觉、情感和行为负完全的责任。通过完全体验当下的此时此刻,来访者可以摆脱自我操纵、环境控制以及其他干扰这种自然的自我调节过程的因素,让机体的自我调节来接管。

通过觉察、实验,格式塔治疗师希望达到如下目标:①促进和增加来访者以现实为指向的觉察,以及对自我和环境的体验;②关注来访者当前行为的内容和方式;③引导来访者进入和穿越困境的不同极端,在那里典型的适应行为和自我中被回避的部分都可以被觉察到;④应用娴熟的挫折技术,通过坚持让来访者处于体验的此时此刻,培养来访者的自我发现;⑤为解决和完成来访者的未完成事件提供机会;⑥使来访者发现他们可以做的远远多于他们认为自己可以做的,鼓励来访者从环境支持转向自我支持;⑦通过有觉察的负责任的选择,发展来访者的自我支持系统;⑧通过自我发现和重新获得失去的功能,优化整合动机系统。

二、治疗师的功能和角色

皮尔斯认为,神经症患者看不到他们现在真实的自我,而是一味地去想他们"应该"成为什么样的人。治疗师的作用在于,通过与求助者接触,使他们具有自我的觉察能力并体验当时他们是怎样的人。治疗师的任务在于引导来访者积极地投入,并以积极的态度去学习和认识自己,在咨询和治疗的过程中尝试新的行为并应用到实际的生活中,并注意自己发生了哪些改变。

格式塔治疗的危险之一是滑入到一种非个人的、技巧性角色中的危险。治疗师向来访者隐藏了自己,变成了无休止的练习和实验的指导者。学会格式塔治疗的各种技巧很容易,但是以一种技师的方式应用这些技巧是另外一种允许来访者继续不真实生活的方式。如果来访者想要变得真实,他们需要和真实的治疗师建立联系。

治疗师需要参与到新生活的创建当中。治疗师应用自己个人的体验作为治疗过程的不可缺少的成分。治疗师不仅是给予反馈的反应器,也不仅是自身并不变化的催化剂。治疗会面的信息是基于来访者和治疗师双方的经验的。如果治疗师要有效工作,他们必须敏感地调整自己,调整自己针对来访者的反应,和来访者保持协调,他们也必须和自己保持协调。治疗是在真诚的我 - 你关系上的双向投入。不仅来访者在改变,治疗师也在改变。

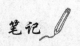
笔记

三、治疗中来访者的体验

格式塔治疗中，来访者为自己决定他们想要得到什么以及想要得到多少。皮尔斯对于那些寻求治疗的人心怀疑虑，认为没有多少人真正愿意投身到改变所需要的艰苦工作中。如他所言："任何人去找治疗师时心中都有所打算，我认为大约有 90% 左右的人去找治疗师并不是为了被治愈，而是为了更加胜任他们的神经症。如果他们是权力狂，他们希望得到更多的权力；如果他们是知识分子，他们希望更加理性；如果他们喜欢嘲讽他人，他们希望得到更敏锐的智慧去嘲讽；等等如此。"治疗师可以将皮尔斯的警告用于和来访者对质以帮助他们检验他们真正想要多少改变的时候。如果来访者有勇气去诚实地面对这个问题，也就是他们所希望得到的不仅仅是改善他们的操纵技巧，那么他们更有可能会有效利用治疗过程，得到更多的东西，而不仅仅是支持自己防御系统的现状。因而，来访者最初的责任之一是决定他们希望从治疗中得到什么。如果他们说他们感到困惑，不知道希望得到什么或他们希望治疗师为他们决定目标，这里就是一个开始点，治疗师可以和来访者探讨他们对于责任的回避。

格式塔治疗的一般性指向是来访者为自己——为自己的思维、情感和行为承担越来越多的责任。治疗师指出来访者现在回避个人责任的方式，并要求他们决定是否继续治疗、决定他们希望从治疗中学到什么、决定他们想要如何应用他们的治疗时间。当然，治疗师的这些工作应当在足够良好的治疗关系的前提下，在评估来访者的个人力量的前提下，有技巧地进行。

四、治疗师和来访者的关系

来访者和治疗师之间真正的关系是治疗过程的核心，关系的品质决定了他们双方会发生什么。格式塔治疗中的治疗关系常被描述为我 - 你、此时此刻的接触。在这个关系中，治疗师和来访者都存在于此刻，充分体验此刻，而且为此刻承担责任。治疗师和来访者都以当前为中心，强调双方直接的体验。格式塔治疗师了解治疗关系的中心位置，通过对来访者治愈和成长能力的尊重、在治疗关系中做一个真诚的人的意愿，维护治疗关系。来访者和治疗师的关系被看作是水平的而不是垂直的。

共情：是一个关键性因素。格式塔治疗师感受来访者正在体验的东西并对它做出反应，这非常重要。治疗师要清空自我的先入为主的观念和判断，对每时每刻的相互作用中发生的一切保持开放的态度，对来访者的整个沟通方式保持敏感、觉察，并有能力体验和反省。

非言语线索：来访者的姿势、运动、体态、声音、迟疑等为治疗师提供了丰富的信息，告诉治疗师真实的情况。治疗师需要注意来访者的言语表达和身体动作之间的不一致。来访者不时会显示出他们如何回避与当前的真实保持充分的联系。治疗师可能会指导来访者为他的姿势或身体某部分说话并且变成它们。格式塔治疗师经常会问：你的眼睛在说什么？如果你的手此刻可以说话的话，它们会说什么？你能否在左手和右手之间进行一场对话？来访者可能会口头上表达愤怒同时在微笑，或他们可能在说他们处于痛苦中同时笑容满面。治疗师可以让他们觉察到他们的笑容掩盖了他们的痛苦。

自发性：当治疗师可以在治疗关系中做自己，他对于来访者的反应就是真诚关系的自然结果。当治疗师与来访者的关系是真诚的、自发的，治疗师本身就是他的技巧。治疗师允许方法从过程中浮现，而不是扮演一个应用技巧的角色。创造性的自发性是格式塔治疗师应当具备的品质之一。

真诚：是治疗过程中至关重要的成分。如果治疗师忽视应用自身的人格特点作为治

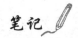

疗过程的一种工具，他们就只是一个纯粹的技师。进入这个过程的治疗师知道自己作为一个人和一个治疗师的需要。治疗师把和来访者会面的过程看作是一个共同经历治疗性旅程的机会。在这个旅程中，治疗师和来访者保持亲密的心理接触。同时，在这个过程中，治疗师把自己当作一件创造性工具以促进来访者对于自己作为一个创造性个体的潜能的觉察。

在这个过程中，治疗师可能会选择在适宜的情况下分享自己在此时此刻的体验，以促进来访者的觉察。由于某种原因有些观察是来访者无法直接获得的，治疗师可能会和来访者分享这些观察，以促进来访者的学习。

为了帮助和促进来访者的觉察和成长，治疗师应当：①辨认或呈现来访者的中心主题和问题；②对于来访者那些可能会影响到治疗过程、时间、方法的问题进行概念化；③建立和维持安全、专业的环境；④提供一种氛围，邀请来访者和治疗师接触并鼓励相互作用。

五、治疗步骤

1. **建立关系与评估**　治疗师和来访者的关系，是心理治疗的基础，格式塔治疗也不例外。治疗的第一个阶段，治疗师要积极努力和来访者建立良好的工作联盟。在这个阶段，治疗师要对来访者的核心主题和主要应对模式形成全面的认识。在评估的过程中，和来访者协同做出评估，是非常有效的方式。这种方式表达了对来访者的尊重，让来访者感到被理解、被接纳，有利于工作联盟的建立，也有助于促使来访者积极投入到治疗工作中。

2. **表达阶段**　格式塔疗法认为来访者第一步要做的是充分表达自己，把自己内心的想法表达出来，如果有一些掩饰，则不利于以后的治疗。皮尔斯认为在精神分析疗法中采用"自由联想"作为表达的主要方法是不可取的。他认为仅仅让来访者谈论他的创伤话题是毫无意义的，治疗师要帮助来访者在安全的治疗环境中"重新体验"这些创伤和问题，并尝试在"此时此地"解决这些问题，解决未完成事件。

3. **鉴别阶段**　格式塔疗法认为在表达阶段，来访者会有意无意地采取很多方法来掩饰自己，所以，治疗师仅仅根据谈话内容理解来访者，可能会把来访者问题的本质搞错。但无论如何，人是一个动力整体，个体的一些未曾意识到的体验，都会在其身体上有各种各样的表现。也就是说，来访者的声音、词语、姿势、意象甚至梦等往往能告诉我们真实的内容。因此，治疗师对来访者身体的外部表现应十分敏感。在这个阶段，治疗师要帮助来访者继续探索自己应对问题的固定模式，处理核心主题。

由于来访者有复杂而微妙的外部表现，要准确鉴别和理解，需要治疗师具有创造力和决断力。辛克指出，一个富有创造力的治疗师必须具备以下特质：①较好的时间感；②觉察来访者的情绪激发点的能力；③知道心理的"钥匙"放在何处，以及何时用这些钥匙；④灵活应变的能力——放过一些东西，以便进入其他更有价值的领域；⑤愿意竭尽全力去鼓励来访者承担责任；⑥知道何时该让来访者处于混乱之中，以使其学会发展自己的觉察能力。

4. **肯定阶段**　经过表达与鉴别阶段，我们已经把内心分离的各部分鉴别出来了，接下来便是"肯定与接受"。这个阶段治疗师鼓励来访者正视那些浮现到意识域中的人格各部分（包括好的与坏的部分），并让他们觉察到，不论好与坏，这就是他真实的"自我"。正是由于肯定，来访者才第一次直视自己的问题，而不是采用惯常的逃避机制，并感到了自我的全部责任感。来访者的肯定阶段是治疗的关键转折点。

5. **选择与整合**　来访者虽然在肯定阶段对自我有了深刻的了解，但如何具体地解决问题还缺乏经验。这时，来访者便进入了选择整合阶段。治疗师此时的作用是启发、示范、指

笔记

导，以使来访者不但对个人经验有全面深刻的觉察与认识，而且使来访者的自我支持系统有很好的发展，选择一种更为适宜的应对方式。由于神经症的复杂性，常常使来访者在最后的整合关头遇到最痛苦的折磨，因此，为了达到整合，治疗师必须采用一系列的治疗技术以使来访者领悟。治疗师也要帮助来访者接受自己尚未达到某些目标的事实，承担生活中的变化带来的不确定感和焦虑感，承担生活的责任。

第四节　基　本　技　术

实验是格式塔治疗的常用方式。1995年，Yontef指出，格式塔治疗中实验的目的包括：①澄清来访者已经觉察到的内容或使来访者对这些内容更加敏锐，在已经存在于觉察中的因素之间建立新的联系；②将先前只有肤浅认识的内容带入觉察中心；③将个体需要但是被排斥在觉察之外的内容带入觉察；④将控制系统带入觉察，特别是阻碍思维或情感进入觉察中心的机制。除此之外，实验还可以帮助来访者达到多项目的，如增强自我支持、完成未完成事件、探索新的行为模式等。通过在相对安全的治疗条件下体验自己的情感和行为，来访者将更有能力去面对生活中的困难和紧急情况。

实验是治疗师根据来访者的具体情况推荐或建议，由治疗师和来访者共同构建出来的，即实验来自来访者和治疗师之间的合作。对于来访者和来访者需要的尊重和敏感，增加了实验的治疗潜能。治疗师要小心地评估实验的强度，既要让来访者付出努力，又要保证来访者可以保持胜任感。

实验是一个邀请，而不是要求。治疗师邀请来访者进行实验。同时，让来访者知道他（她）有权拒绝这个邀请。如果来访者感到自己是迫不得已参与实验，那么实验注定失败，而且这个过程可能会强化来访者僵化的日常生活模式。同时，工作联盟也会受到影响。

实验没有预先决定的或可以预测的结果，它只是一个尝试适合与否的建议，一个进行体验的邀请。重要的是来访者在这个过程中获得过程性的结果，如恰当地表达情感、接受疏离的自我部分、体验良好的支持等。通常是由来访者决定自己希望达到的目标，决定何时停止练习或脱离接触。在实验的过程中，治疗师要时刻关注并评估来访者的状态，必要时调整实验的强度。当来访者有所准备、实验适宜、时机准确，实验通常会有很大收获。

实验结束后，咨询师要帮助来访者及时总结经验，将来访者在实验过程中的感悟及时言语化。必要的时候，治疗师也要帮助来访者考虑如何将这些新的体验和经验整合到未来的生活中去。

一、对话的游戏

格式塔治疗的目标之一是有效整合的功能状态和接受人格中被否认和拒绝的部分。格式塔治疗师非常关注人格功能中的分裂。一个主要的分歧在于人格中强者/支配者（top dog）和弱者/被支配者（under dog）之间。强者是正确的、权威的、有道德的、命令性的、专横的和操纵性的。这就是那个不断用"应该"困扰和用灾难的威胁来操纵来访者的"批评性父母"。弱者操纵的手段则是通过扮演受害者的角色，通常表现为防御、自贬、无助、软弱和无能。这是被动的一方，没有责任的一方，找出各种借口的一方。强者和弱者一直不断斗争，争夺控制权。这种斗争解释了为什么一个人的决心和承诺常常无法实现，为什么一直在拖延。由于对控制权的争夺，一个人分裂为控制者和被控制者，双方的战争永远不会真正结束，因为双方都在为自己的生存而战斗。

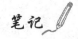
笔记

人格中这两个相对部分的冲突植根于内射的机制，也就是把其他人，通常是父母的某些方面结合到自己的自我系统中。皮尔斯认为这种价值观和特点的吸收是不可避免的，通常也是适当的。这个过程的危险在于不加判断地整个接受其他人的价值观，把它当作是自己的。治疗中至关重要的一点是个体要觉察到自己的内射，特别是那些会毒害人格系统并阻碍人格整合的毒性的内射。对话通常是以空椅的方式进行的。

空椅技术（empty chair or two chair strategy）可以说是格式塔治疗最著名的技术，是使来访者的内射外显的方式之一。实际上，空椅技术是一种角色扮演技巧。最经典的空椅技术中，治疗师把两把椅子放在房间中央。治疗师首先请来访者坐在一把椅子上，想象那个有关的人或客体坐在对面那张空椅中，然后开始和空椅占据者对话。然后，来访者坐到那张空椅中，代表空椅的占据者说话。这个过程反复进行。格式塔治疗中最常见的对话是在"强者"和"弱者"之间进行，或在来访者攻击性的"应该"和被动的阻抗性的借口之间。通过对话，来访者可以更清楚地辨认出内射，更充分地体验到冲突。来访者可能会说：那个声音真的好像我父亲附在我身上一样。通过来访者对这两个方面的接受和整合，冲突可以得到解决。

这种对话也可以在人格的任何两个部分或者同一特征的两极之间进行，例如认知与情绪、精神与身体、谨慎的自我和冒险的自我、好的自我和坏的自我、男性化自我和女性化自我、自然的自我和社会的自我、生物性欲望和道德标准等。创建了对话的双方之后，来访者可能变得更有觉察，接受和理解自我中的某些部分，而这些部分以前通常会被否认、回避或在觉察中得不到肯定。

这个技巧可以帮助来访者接触到自身的一些情感方面，这些方面是他们以前否认的。来访者不仅仅谈论冲突感受，而是充分体验这些感受。通过帮助来访者认识到这些情感是他们自身非常真实的一部分，处理来访者与这些感受的分离。

相对两极之间对话的目的，在于促进每个人身上都存在的极性和冲突进行更高水平的整合。目标不在于剥夺个人的某些特征而在于学会如何接受和带着这些极性生活。皮尔斯认为改变是不可能强迫的，不过，通过对极性的接受，整合就会发生，来访者会停止那些自我折磨的游戏。

如果未完成事件被辨别出来，空椅技术也可以应用，目的是帮助来访者在一个重要的关系中达到完成。治疗师邀请来访者通过幻想，让那个相关的人坐在空椅中，例如过世的父母或过世的重要他人，然后创建对话，包括那些未说明的事情、未表达的情感或未完成的承诺。在这个过程中，经常会有大量的情感能量的释放。压抑的情绪、未完成事件、对于考虑和谈论死亡的阻抗都可能会表现出来。在对话过程中，治疗师可以指导来访者告诉死去的人自己对他或她的怨恨和感激，为过去的行为向父母表达自责。最后，治疗师指导来访者对那个人说再见，象征着来访者放手让那个人离开。这个过程常常伴随有对丧失的悲哀情绪的表达。悲哀表达之后，未完成事件得以完成时，来访者可能会有放松的感觉或平静的感觉。

因为这是一个幻想中的练习，空椅中那个想象的人并不需要是一个活着的人甚至不必是真实的人。对话的对象可能是一个死去的爱人、未出生的孩子、历史中或小说中的人物，或一个固定的人格，只要来访者未完成的情景可以在对话中得到表达和完成就可以。

空椅技术也可以使来访者更加清楚地觉察到自己的行为是如何受到他人行为的影响。治疗师请来访者扮演除了真实的自己之外的一个或多个角色。通过提供足够的椅子可以做到这一点。治疗师请来访者从相关的人（例如丈夫、家人或朋友）的角度做出反应。这样做有助于来访者认识到自己并不孤独，其他人在陪伴着自己，可以从不同的角度看待自己的情况。

笔记

二、轮替、负责与秘密

1. 轮替　在团体治疗的情境下，如果治疗师感到一个团体成员需要就某个主题面对团体中的每个人，可以采用轮替技术。在这种练习中，要求团体中的一个人逐一走到团体中的其他人面前，对每个人或说些什么，或做些什么。这个练习的目的在于对质、冒险和暴露自我，实验新的行为、成长和改变。例如，一个来访者可能会说："我不敢信任这里的人。"治疗师可以建议他走到每个人面前完成这个句子：我不信任你，因为……治疗师可以创建很多练习帮助来访者参与，并且处理那些使他们感到恐惧的事情。

2. "我为……负责"的练习　治疗师请来访者做出一个陈述，然后加上"而且我为它负责"。例如，"我感到厌烦，而且我对我的厌烦负责。""我感到被排斥在外和孤独，而且我为我被排斥的感觉负责。""我不知道现在在该说些什么，而且我为自己不知说些什么负责。"这个技巧可以扩展觉察范围，帮助来访者认识和接受他们的情感而不是把他们的情感投射到别人身上。

3. 我有一个秘密　某些来访者会试图隐藏某些无法告诉任何人的事情，例如个人的弱点、过去的经历、令人害怕的愿望。对于这样的来访者，治疗师可以让他们回想自己的秘密（并不需要和他人分享）。想象如果别人知道了这个秘密会如何反应。这个技巧可以用于探索罪恶感和羞耻感，也可以探索为什么来访者不愿意泄露自己的秘密，探索他们对于泄露自己感到羞耻或罪恶的事件的恐惧。典型的情况下，来访者发现，他们的秘密并不像他们所认为的那样令人害怕，很少有人会因为知道了这个秘密而感到烦扰，大多数关心他们的人会继续关心他们。他们认识到他们在幻想中创造了这个灾难，他们的预期也不一定是现实生活中发生的一切。

三、投射的游戏

投射是指一个人在别人身上看到的事物，其实正是自己具有但却不愿意承认也不愿接纳的。一个人可以在其他人身上清楚看到自身的一些自己不愿看到和接受的东西。一个人可能会花费很多的精力否认自己的情感并且把自己的动机归罪于他人。特别是在团体中，一个个体对于他人所作的陈述通常是他或她自己态度的投射。

在投射的游戏中，治疗师请那个说"我不能相信你"的人扮演那个不值得信任的人的角色，也就是成为对方，目的在于发现在多大程度上这种不信任其实是一种内在的冲突。

四、反转技术

某些症状或行为常常代表了潜在的或隐藏的相反冲动。治疗师可以请来访者扮演某个角色或采取一种立场，而这个角色或立场和他所表达或显示的角色（立场）正好相反。反转技术的理论基础是来访者可以全身心地投入到那些充满焦虑的事件中，和自身中被否认、被隐藏的部分建立接触。这个技巧可以帮助来访者开始接受某些他们曾力图否认的人格特质。

一个宣称自己由于严重的压抑和过多的羞怯痛苦的人，在团体中扮演一个爱出风头的人。一个"超级美好"的女士，反转自己典型的风格，尽可能表现得像一个令人讨厌的泼妇。这样可以激发来访者对于另一个人、一个观点或自我中被否认或潜藏的方面的觉察和理解。被动的来访者可能发现攻击性品质；友善的来访者可能觉察到他们也可以是残酷的；对于某个人或某些人体验到无法解释的厌恶的人，可能发现自己拥有对方身上让他们感到最为厌恶的那些品质。觉察和接受导致整合。反转可以帮助个体强烈地感受到自己否认的一面并逐渐能够把这一面整合到自己的人格中。

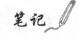

五、预演游戏

根据皮尔斯的看法，我们思维的很多部分是预演性的。我们在幻想中预演我们认为自己即将扮演的社会角色。我们因为担心自己无法很好地扮演自己的角色而体验到舞台恐怖或焦虑。内在的预演消耗了大量的能量，并经常阻碍我们实验新行为的意愿。

通过预演，来访者可以觉察到自己花了多长时间来准备扮演自己的社会角色，或当他们试图做其他人而不是自己本身，需要多少的努力。预演也可以用于培养对于当前环境中存在的选择的觉察，或缓解对未来事件的预期导致的紧张。例如来访者可以在幻想中预演在一次重要的考试中表现良好或表现不良，并探索他们在每种情况下的情感。他们也可以在幻想中预演向上级请求加薪。预演使得来访者可以隐蔽地练习和模仿适当的行为。

六、扩大游戏

这个游戏是为了使个体对于身体语言传递的微妙信号和线索有更好的觉察。运动、姿势和体态都可以传递出重要的意义，然而这些线索可能不太完整。治疗师可以请来访者反复扩大这个运动或姿势。这样做通常会强化和行为相联系的情感，并使得内在的意义更加清晰。对于身体语言的放大可以促进来访者对于不协调的觉察，包括言语信息和非言语信息的不协调，可接受的和不可接受的或被否认的情感之间的不协调，或在困境中的回避行为，例如谈论恐惧的同时微笑，用平淡的情感谈论兴奋的事情，和善地谈论某人同时紧握拳。通过复制或模仿来访者的姿势或语气，或请来访者重复一个姿势或陈述，并在每次重复中放大它，治疗师可以将这种行为带入到来访者的觉察之中。例如，如果来访者报告说他或她的腿在颤抖，治疗师可以请来访者站起来，夸大这种颤抖。然后治疗师可能请来访者对颤抖的肢体说些什么。治疗师也可以请来访者把情绪转化为行动。言语行为也可以进行扩大游戏。治疗师可以请来访者重复他们掩饰过去的陈述，并且每次重复时声音越来越大。效果通常是来访者开始真正倾听自己在说些什么。

七、保持感受

这个技巧可以用于某些关键性的时刻。当来访者谈到某种不愉快的情感或心境而且他们非常想要逃避的时候，治疗师可以督促来访者保持这种感受。

很多来访者希望逃避可怕的刺激和回避不愉快的感受。治疗师可以请来访者保持他或她现在感受到的任何恐惧或痛苦，鼓励来访者更深地进入这种他们试图回避的情感和行为。面对和体验情感不仅需要勇气，这样做也标志着来访者愿意忍受必要的痛苦来破除阻碍，为更高水平的成长铺平道路。

治疗师可以邀请来访者重复一句话，看看说这句话时感受如何。那些宣称自己无法做某件事情的来访者可能会被要求重复"我不愿做这件事"。那些相信某些事情不可能完成的来访者可能被要求重复"完成这件事对我而言是困难的，但不是不可能的"。当我们不愿意承认我们不愿做某事的时候，应用"不能"是自然的倾向。当我们害怕失败或想要逃避责任的时候应用"不可能"也是同样的倾向。尝试一个句子可能将这种倾向带入觉察当中。

八、接触和退缩

格式塔治疗师对于来访者退缩的自然需要很敏感而且也接受它。他们允许甚至帮助来访者体验从治疗过程中短暂的退缩，特别是在一个非常有压力的练习之后。最常用的程序

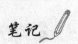
笔记

之一是指导来访者闭上眼睛，想象一个他们曾经感到舒适和安全的地方，在想象中回到那个地方，一直停留在那里直到那些感觉重新回来。一旦来访者放松和平静下来，治疗师可以指导来访者睁开眼睛，重新回到当前。

九、感受定位

格式塔治疗师鼓励来访者直接体验身体内与当前的情绪相联系的感觉。"向我演示一下你在哪里感受到了焦虑、困扰、紧张？"

十、对抗和扮演

来访者必须参与改变过程，获得新的行为需要对抗旧的行为并实施新的行为。对抗自我是非常有用的策略。来访者必须面对自我中拒绝承认的部分。对抗然后扮演自己拒绝承认的思维、情绪、感觉或行动使得来访者可以发现并接受这些部分。

扮演是基于这样一个观点：学习需要行动。格式塔治疗中，扮演包括把个体生活的某些方面戏剧化。适用于这种技巧的内容包括最近的未完成事件、某个特征或极性。例如一个人可能把任何依赖性行为都看作是软弱的象征。对这种情景进行扮演时，治疗师可以要求这个人在依赖和独立这两个相对的特征之间进行一场对话。治疗师会对这个对话过程进行一定程度的指导。在对话过程中，这个人可能体验到某些与自我的这两个相互疏离的部分相联系的情感反应。来访者常常会达到一种领悟，理解了平衡的功能状态包括独立与依赖。来访者这样的发现就是"扮演"这个技巧的本质。

除了进行对话外，治疗师可能为来访者提供机会进行一些依赖性行为，例如被扶持和被抚慰。来访者将真实体验到依赖的感受，进而对什么是可以接受的行为形成更加现实的估计，抛弃关于独立 - 依赖的僵化的模式。这个技巧也可以应用于个体生活的其他领域。

十一、家庭作业

通过家庭作业的方式，个体在治疗中觉察到的领悟、可能性和意义可以在日常生活中得到实施。家庭作业必须适用于来访者的冲突领域。应当应用治疗中的体验来发现和设计新的创造性行为。家庭作业还应当根据来访者尝试新行为的意愿和现有的能力来设计。例如一个和女性谈话有很大困难的男性，最初的作业可能是每天和几个女性打招呼，体会他对于这个行为的觉察，调整行为方式，逐渐达到更长时间的更亲密的交谈。家庭作业的方式非常多。治疗师和来访者需要做的是提出适宜于冲突领域、适宜于来访者愿意冒险的水平的任务或行为。

十二、梦的工作

在格式塔治疗中，梦的工作是一种非常有用的技术。1969 年皮尔斯出版的《格式塔疗法：逐字逐句》（*Gestalt Therapy Verbatim*）中，详细记录了皮尔斯指导的梦的工作的培训过程。皮尔斯关于梦的形成的理论中，"投射"这个概念是核心。在皮尔斯看来，梦中的每个人和每个客体都代表了做梦者某一方面的投射。梦中所包含的每件事情都与理解做梦的人当前的生活方式相关。

格式塔治疗并不解释和分析梦，而是试图把梦带回到生活中，重新创建梦，重新经历梦，就好像它现在正在发生一样。关于梦的工作，推荐的模式是首先列出梦中的所有细节，记住梦中的每个人、每个时间和每种情绪，然后把自己变化成为梦中的每个部分，尽可能充分地扮演并且创建对话。因为梦中的每个部分都被视为自我的一种投射，都是自身中相互对立和不一致的部分的表达，因而来访者要为各种特征或部分之间的接触创建脚本。通过

笔记

相互对立的部分之间的对话，个体可以更好地觉察到自己情感的范围，接触到自我中某些没有被很好认识或接受的部分，承认它们并为它们承担责任。

在皮尔斯看来，梦代表了一种未完成的情境，但并不仅仅是一种未完成的情境或一种未完成的愿望。每个梦都包含了关于个体和个体当前奋斗的信息。对于梦的内容无法回忆或拒绝扮演梦中的任何因素，指示来访者拒绝接受和接触自我中被拒绝的部分。

专栏11-1

你相信自己的眼睛吗？

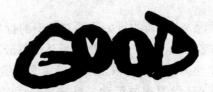

图 11-4　GOOD OR EVIL

图 11-4 你看到了什么呢？

以黑色为图形，白色为背景，你读出单词"GOOD"；然而，以白色为图形，黑色为背景，你读出单词"EVIL"。这些都是非常正常的生理反应。它形象化地说明：好（good）是不能脱离邪恶（evil）而存在的。

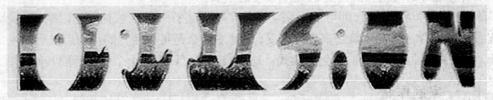

图 11-5　AN OPTICAL ILLUSION

图 11-5 你看到了什么呢？

第一眼你可能没看明白。但以白色为图形，黑色为背景，你读出单词"optical"；而以黑色为图形，白色为背景，你读出单词"illusion"。再看一遍，明白为什么这幅画称作幻觉（an optical illusion）了吧？

专栏11-2

格式塔治疗的道德戒律

格式塔治疗的道德戒律已由数位学者叙述。隐藏在这一系列训诫之下的体验是活力、"光辉"或"灵感"。这些戒律是：

1. 生活在此时（既不考虑过去也不考虑未来而是关注现在）。
2. 生活在此地（即关注在场的事物而不是不在场的事物）。
3. 接受真实的自己。
4. 停止想象（即只体验现实）。
5. 停止不必要的思考（即只以听、视、嗅、味和触为目的）。
6. 直接地表达——不要解释、评判或操纵。
7. 既意识到快乐也意识到不快。
8. 拒绝所有不属于你自己的"应当"和"应该"。
9. 为你的行为、思想和情感承担全部责任。

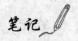
笔记

10. 服从于真实的自我。

11. 记住过去并展望未来。

12. 与你生活中的人、思想、事物以及机构进行开放的对话。

13. 用"适合"一词作为你诸多选择的试金石。

第五节　评　价

一、格式塔治疗的贡献

第一，格式塔治疗强调治疗过程的体验性，鼓励来访者直接接触情感和表达情感，对于问题、冲突对个体的意义的真实体验被最大化，而对于问题、冲突的谈论被最小化，通过某些格式塔手段，来访者可以在很短的时间内强烈体验到自己的情感。

第二，格式塔治疗注重深入到来访者的潜意识中，觉察自己的想法和情感，进一步了解自我。例如，格式塔治疗对梦的工作的强调，通过来访者复原梦的具体内容，促进来访者对未觉察到的自我部分承担责任，解决未完成事件对自己的影响。

第三，格式塔治疗强调对行为的应用。格式塔治疗注意非言语的和身体信息，把治疗过程中来访者的行为表现作为促进自我觉察的材料。格式塔治疗师运用来访者的行为，使他们觉察到自己的创造性潜能，并促进他们自己改变。

第四，格式塔治疗强调发挥来访者的创造性潜能。格式塔治疗的每次会谈都被看作一次存在性的会谈。治疗师清除自己先入为主的观念，在治疗的每时每刻做出反应，感受什么样的反应对当前的情景是适宜的，以及来访者是一个什么样的人。在这个过程中，原本用于阻碍和防御的能量得到解放，可以用于创造性的生活和行动。因而来访者进行创造性行为的潜能被释放出来。同时，格式塔治疗的技术多样，通过对话游戏、投射游戏等，更好地促进来访者的整合，解决未完成事件，从而使来访者达到实现自我需要的状态。

第五，格式塔治疗强调整合而不是改变。让来访者在短时间内改变一个根深蒂固的想法或排除一种由来已久的情感是很困难的，会加剧来访者的焦虑。然而，通过让来访者觉察到其人格中存在矛盾的接受与不接受的部分，逐渐引导来访者接纳这些部分，对这些部分加以整合，来访者会更愿意接纳和参与治疗的进程，使来访者更清楚地认识自己。

第六，格式塔治疗逐渐开始重视人格的认知成分。传统的格式塔治疗强调求助者对此时此刻的觉察和体验，但随着格式塔治疗的发展，格式塔治疗师逐渐增加了对认知的关注。单纯的觉察和体验能使来访者深入自己的潜意识，与未完成的情绪接触，帮助来访者体验和调整其信念，使得格式塔治疗变得更为有效。

第七，格式塔治疗可以很好地处理某些诊断，包括焦虑、恐惧、躯体化、适应障碍、职业问题和人际问题。它可以通过觉察和整合来排除阻碍能量发挥的部分。

二、格式塔治疗的局限

第一，格式塔治疗的目的包括觉察和冲突的内在整合，从格式塔治疗中获益最多的是那些在生活中具有良好的象征和想象能力的人。运用象征或使用象征性术语沟通有困难的人可能无法从纯粹的格式塔治疗师那里得到很好的帮助。

第二，格式塔治疗中常导致来访者强烈的情绪表达，因此，格式塔治疗师必须有经验，从情绪上陪伴和引导来访者度过情绪的表达过程，以及对体验到的内容进行认知和情感整合的过程。否则，来访者会感到未完成，而且比体验之前的整合程度更低。

第三，格式塔治疗师拥有应用技巧引导来访者的权利，技巧的多样性容易导致来访者

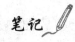

误解治疗师只会单纯地使用技巧，而且，年轻的格式塔治疗师确实有可能错误地应用各种技巧，阻碍来访者自主性的增长。

第四，传统的格式塔治疗强调个体的作用，把个体看作自己命运的唯一主宰者，而不考虑整个社会的作用以及其他人的影响。那些全心全意相信为自己负责的人会忽视了对他人的责任，因而在现实世界里会体验到大量挫折。治疗师应当注意把格式塔的概念和来访者的日常生活整合在一起。

第五，格式塔治疗师必须清醒地认识到自己个人的需要，例如对赞扬、对崇拜的需要。格式塔治疗过程常常有一种戏剧性的品质，治疗师必须谨慎避免为了造成戏剧性效果而过快地推动来访者。如果治疗师对来访者感到不耐烦，这一点会传达给来访者，很可能被来访者看作另一次拒绝或自己很无能的进一步肯定。

第六，格式塔治疗在团体条件下作为个体治疗进行时，尽管观察治疗可能会有所收获，但除非团体成员坐在了"热座"上，否则他的体验就是被动的。当格式塔治疗师过多地指导治疗过程，以至于团体其他成员都处于被动状态，成员们发展自己的责任感和自我支持的机会就没有了。

临床案例与思考

这个案例是向学习心理咨询的学生演示格式塔治疗技巧的过程中进行的个体格式塔治疗的一部分。

这部分个体治疗的内容来自于一个团体练习。团体练习中参与者首先放松，然后根据指导想象自己是一只动物，并根据指导进行想象练习。练习完成后，参与者简短地分享了他们的想象。随后一个参与者自愿成为来访者，进行个体格式塔治疗的演示。在想象中，这个自愿者选择了羊羔。治疗师指导她和这只羊羔进行对话。

Carol 的案例：33 岁

治疗师：我们作为 Carol 开始和羊羔对话如何？

来访者：我不喜欢对着无法回答的东西说话，不过……（暂停）

治疗师：试着谈一点。

来访者：如果你可以回答我的话，我会愿意对你说话。我想我是聪明的、毛茸茸的。我痛恨想到你即将不得不长大，因为我认为你现在拥有的快乐比你长大后多。也许你不那样想，不过你无法告诉我。我看到你想要从椅子中跑开。你看上去没有任何耐心，仅仅就是坐在那里说话，还有听我说。所以去跑吧。你可以去跑，不是一定要和我待在这里，因为我还是喜欢你。当你离我很远时，我觉得你很聪明而且很可爱。

治疗师：好，现在换椅子。现在你是羊羔，在回答 Carol 的话。

来访者：（声音变了，像个孩子）我很高兴你认为我聪明，因为我认为我是挺聪明的。我喜欢毛茸茸的，这样我蹭到石头的时候就不会受到伤害，因为我有这么多的保护。但是我真的很想跑开。我不愿在一个地方停留太长时间，除非我吃东西的时候。所以我很小的时候每次吃得不多。我很高兴你喜欢我，不过就让我在周围跑一会儿吧。我想在角落里跑，自己玩，然后再回来和所有的羊羔一起玩。

治疗师：那是什么？（没有回答）那是谁？

来访者：我想那是 Carol。

治疗师：呃……（来访者开始哭泣）发生了什么事情？（暂停）继续，保持那种状态。（来访者哭得更厉害）你能让你的眼泪说话吗？

来访者：（声音中带有喘息声，眼中含泪）我觉得它是因为现在我感到了太多的责任，而我不想要这些责任。我处于两代人的中间，绝大多数时候我感到非常孤独。现在我就是想

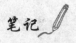

要摆脱它们。但是如果我摆脱它们，就可能会出现误解，也可能出现一点悲哀。那将会是一种冷漠无情的态度。

来访者现有的困境的两个方面都出现了——来访者的一部分想要得到自由，而另一部分被她对家庭的责任感所限制。在这两部分之间可以进行对话。

治疗师：好。我想让你做的是把Carol的一部分放在那里，想要获得自由、感到有太多责任的那部分。告诉她如果她做了她想做的事情，后果会是什么。

来访者：噢，你无法相信会发生什么。如果你现在离开，你知道你的家庭会有什么感受。你的女儿会不安，因为她无法理解。你的母亲会不安，因为她认为当你的女儿或儿子需要你的时候你必须在那里。如果你的另一个儿子回家来发现你不在，他很可能不会留在家里。

治疗师：你会让很多人失望。

来访者：是的，很显然，我不能这样做。你可以这样做，但是你离开一天以后，你会觉得悲哀。当每个人都理解你为什么走的时候再走会好得多。除非你可以得到这种理解，否则我认为你不该（暂停并笑起来），但是不管怎样（逐渐消失，似乎觉察到她正在对自己讲话）。

治疗师：继续对她讲。她不负责任。

来访者：除非他们理解否则你不该走，因为你应当照顾他们的感受，不伤害他们。当每件事都完美时，你就可以离开了。

治疗师：（指向另一把椅子）到这里并——

来访者：——并和我谈话。

治疗师：是的，和那个真实的负责任的个体谈话，那个将会照顾其他所有人的人。坚强如石的Carol和你想要在牧场上奔跑、想要自由的Carol，都是Carol。

来访者：（大笑）我理解你告诉我的东西。但是现在我觉得那都是空话（快速的、坚定的讲话，用一种似乎很肯定的语气）。如果我想要去做，我应当能够做到。你该知道我保持耐心的时间已经足够长了，如果我想要离开做些别的事情，我应当能够做到。我的年龄足够大了，知道自己想要什么。我并不认为我的离开会如你设想那样严重地困扰任何人。当我回来时，我会更好相处，感觉更好，而且有不同的思维方式。所以你坐在那里说我必须负责任，你并没有很好地照顾我。你这样说让我很烦恼。我并不认为你有权告诉我应该做什么。因为如果我想要走，那应当是我自己的决定。

治疗师：你对坐在那里的Carol有什么怨恨？

来访者：我怨恨她说我应当更负责任。

治疗师：再说一遍。

来访者：（更强的口吻）我怨恨你说我应当对自己的家庭、对我的母亲更负责任，但是你并没有说（哭泣）我应当对自己更负责任。

治疗师：继续说下去。就让我做我自己，（停顿）我想做我自己。（停顿）

来访者：（含着眼泪）我觉得如果我不是一直听别人说我应当如何感受，我可以更多地做我自己（措辞谨慎，速度减慢）。如果，如果不是每个人都对我那么苛刻的话，我也许可以更多地做我自己。

治疗师：你对我太苛刻了。

来访者：再加上家庭也太苛刻了。

当治疗师把"你对我太苛刻了"这句话给予来访者时，她的反应是把家庭也带入关注的焦点。治疗师指导来访者和家庭进行一次对话，因为她的能量似乎离开了自我转向了他们。

治疗师：好，让我们这样做。让祖母和孩子们坐在那里，痛骂他们一顿。那是他们该得的。

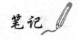

来访者：（笑出声来）也许他们不该。Becky，从经济上你对我期望太多。对我的时间你期望太多。而且我想你期望我接受你所有的情绪而不考虑我的感受。

治疗师：告诉她你不喜欢的事情。

来访者：我想你应该了解，从经济的角度而言，为什么有些事情不可行，比如一条新的牛仔裤。你已经有六条了，不需要第七条。我想你应该理解我并不是总有时间带你去你想去的地方，你应该理解有些地方我并不认为你该去。因为我担心你、担心你是否快乐、担心你能否独立生活，你让我不安，你干扰了我做我自己的时间。

治疗师：我非常需要你。

来访者：是的。我的确非常需要你，但那是有限度的。

治疗师：我希望你尊重我。

来访者：不，不用那么多。（从对女儿的谈话转向对母亲的谈话，变得愤怒，对母亲过多的责备表示不满）

在这一时刻，治疗师认为指导她和儿子对话更合适，而不是让她和妈妈对话。

治疗师：你想对 Jack 说些什么。（略）

思考题：

回顾来访者的工作，对于自己生活状态的觉察到了什么？

（苏 英）

第十二章 叙事治疗

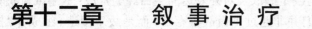**目标：**

1. **掌握** 叙事治疗的基本理论和特色对话技术。
2. **熟悉** 叙事治疗的过程和案例实录对话特点。
3. **了解** 叙事治疗产生的背景和应用评价。

第一节 概　　述

叙事治疗的创始人为澳大利亚临床心理学家麦克·怀特（Michael White）及新西兰的大卫·爱普斯顿（David Epson）。他们于 20 世纪 80 年代提出此理论，20 世纪 90 年代他们的书籍得以在北美发行，叙事心理治疗开始逐渐走向流行。怀特和爱普斯顿在其代表作《故事、知识、权力——叙事治疗的力量》一书中，系统阐述了他们有关叙事治疗的观点和方法。

一、主要概念

哲学家萨特说过：人类一直是一个说故事者，人们总是活在自身与他人的故事中。人们也总是透过这些故事来看一切事物，并且以好像在不断地重新述说这些故事的方式生活下去。可以说，故事创造一种世界观，一种人生价值。

1. **叙事的概念** 拉丁语"叙事（narrative）"的本意是指行为和具有连续性的体验，比较清晰的一种表述是：叙事是为了告诉某人发生了什么事的一系列口头、符号或行为的序列。关于叙事，有各种各样的表述，如"叙事是我们解释世界的源泉"，叙事是"人们理解自我生活和经历的方式，我们一直在故事中游弋"，叙事是"记述或设计以表达所发生的事情的前后联系的例子"等。

2. **叙事治疗的概念** 叙事治疗（narrative psychotherapy）是以故事叙说的方式，将生活中人与人之间发生的故事置于治疗过程的中心，通过治疗师的引导性提问，通过外化对话、改写对话、重塑对话以及支撑性对话等过程，鼓励来访者探索内心，从自己的故事中重新诠释生命的意义，从而构建自己渴望的生活，并获得身心的改变。

叙事治疗以故事的叙说为主线，每个故事都是一个叙事，但叙事并非都是传统意义上的故事，相比之下，它具有表达内容和方法上的多样性和复杂性。叙事是人们为自己的经验寻找意义的实现方式。叙事的功能在于了解生命的意义，并且在日常生活中，通过点点滴滴的行动来实践。它给人们提供了解过去生命事件以及计划未来行动蓝图的架构，其重要性在于彰显人类存在的意义。

3. **生命故事的内涵** 麦克·怀特对于叙事治疗的核心概念"生命故事"的解释是："人类是诠释的动物——在诠释生命经验这方面，我们扮演着主动的角色。这意味着对经验的诠释必然涉及认知架构,此架构提供经验背景,而人要从中归纳意义。故事通过认知构架形成。在诠释的过程中,所创造的意义影响了我们的生活、行为和在生活中采取的行动。生命故事或自我叙说的过程传达出我们决定撷取及对外表达的生命经验片段;故事或自我叙说决定我们如何塑造生命故事。我们并非通过生命故事存活,而是故事塑造、组成并'拥抱'着我们的生活。"

在这个对于生命故事的解释中,麦克·怀特运用了后现代主义对于诠释的解读,即诠释意味着人们并非依据生活的本来面貌理解世界,而是通过先入为主的概念理解世界。这些先入为主的概念来自过去的主观经验,并构成了人们的想法,而且受到生活情境中的道德规范的强烈影响。好的故事不仅可以治疗心理疾病和精神创伤,而且可以从中寻找自信和认同,透过令人愉悦、感动的隐喻故事,我们可以重新找到面对烦恼的现实状况的方法,正视我们的过去,并且找到一个继续努力、正向发展未来的深层动机和强大动力。

二、基本理论

(一)叙事隐喻(narrative metaphor)

麦克·怀特非常重视叙事的隐喻,认为叙事隐喻是贯穿在叙事治疗过程中的主线和灵魂,也是叙事治疗最核心的理念。在由叙事隐喻指导的治疗中,通过体验、讲述和再讲述来访者人生中尚未被故事化的因素所构成的故事,治疗师同他们一起工作,来为其人生找到新的意义。

运用叙事隐喻,不但可以理解人的生命,同时可以开启来访者的新体验,说故事的人可以是来访者,也可以是治疗师。治疗师听了来访者的故事,因为有感,会再回应一个故事,这样故事往返,在听与说间产生妙用,于是故事被重写了。

1. **问题故事**(problem story) 想象下图中的每一个点代表着一份人生经历(图12-1/文末彩色插图12-1)。当人们寻求咨询时,他们常常被困在一个非常单薄的人生故事中,在叙事治疗中,把这个单薄的问题故事叫作主线故事(dominant story)。这个问题故事通常只是聚焦于来访者众多人生经历中的一小部分。

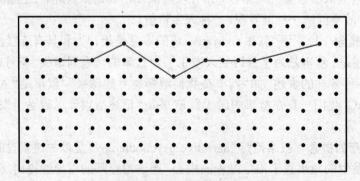

图 12-1 主线故事图示

2. **支线故事**(alternative story) 治疗师的首要工作是倾听这个故事,把它视作许多可能的故事中的一个。带着这样的态度去倾听来访者,可以帮助我们去觉察他们或明或暗提及的,却不被问题故事的情节所决定的好的事件,这些事件在叙事治疗中,被称作支线故事。我们随后便能提问,邀请人们走进那些事件,同我们(也是同他们自己)讲述这些事件及其意义,并把他们发展成难忘而生动的故事,如图12-2/文末彩色插图12-2所示。

3. **多重故事** 随着时间的流逝,这一过程促成了多重故事线的发展,这些故事线有着丰富而复杂的意义,讲述了人们生命的多重可能性,如图12-3/文末彩色插图12-3所示。这一过程并不能带走问题故事,但当问题故事只是多元故事中的一个时,它们常常具有了不同的意义。

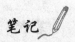

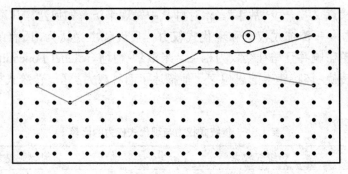

图 12-2　发展支线故事图示

作为治疗师，可以做的最重要的事情是倾听故事，尤其是问题以外的支线故事。跟进这些支线故事，不断问问题，一条新的生命故事被挖掘，我们会发现它不是独立的，它与其他线连在一起。人生有各种故事，我们的目的不是去掉问题故事，而是发展多元故事，当一个人发展了多元故事线，问题故事就只是多元故事中的一个而已。

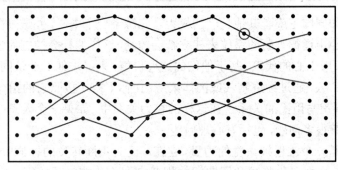

图 12-3　多元故事线

总之，叙事治疗主要是让来访者先讲出自己的生命故事，以此为主轴，再透过治疗师的重写，丰富故事内容。对一般人来说，说故事是为了向别人传达一件自身经历或听来的、阅读来的事情。但是，叙事心理治疗师认为，说故事可以改变自己。因为我们可以在重新叙述自己的故事，甚至只是重新叙述一个不是自己的故事中，发现新的角度，产生新的态度，从而产生新的重建力量。简单地说，好的故事可以产生洞察力，或者使得那些本来只是模模糊糊的感觉与生命力得以彰显出来，为自我或我们所强烈地意识到。面对日常生活的困扰、平庸或是烦闷，把自己的人生、历史用不同的角度来"重新编排"，成为一个积极的、自己的故事。

（二）社会建构论

1. 现实是由语言构成的　后现代主义把焦点放在语言如何构成我们的信念和世界，认为社会是在语言中建构出来的现实。语言并不是中性或被动的。我们的每一次说话都提示一个现实。对心理治疗师而言，工作的重点在于，不管是信念、关系、感受或自我概念的改变，都涉及语言的改变。语言本身具有澄清、扭曲和过度简化的特征，在注解的过程中，语言扮演着间接而举足轻重的角色。通过语言和内在独白，我们界定、组织个人的思考和感受。语言是文化的产物，承载着假设，通过既定的意义影响着我们如何诠释经验。因而，可以把有问题的信念、感受和行为转化并协调出新的意义，以新的语言描述自己的生活，借此产生更多新的可能性。

依照社会建构论，意义是由人与人之间的互动与对话产生的，这些意义并不局限于脑袋，也不存在于一般认为的个体心灵之中，而是存在于不断变化的故事中。因此，用诠释性

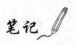

对话会带出一个"意义",一段"故事"。治疗师从中发现来访者如何建构其意义。

2. 两种权力——传统式权力和现代式权力　后现代主义认为,所有的知识都是暂时的、受到社会政治影响并且与社会权力相关。米歇尔·傅柯(Michel Foucault)是后现代哲学的代表人物,是麦克·怀特尊崇的思想家。他描述了两种权力类型:传统式权力以及现代式权力,见表 12-1。

表 12-1　传统式权力与现代式权力的比较

	传统式权力	现代式权力
来源	源自一个中心	在广泛且不断转变的社群中发展传播
执行方式	透过严厉的外在约束公开地执行	以自我监察的方式执行
控制方式	经由权威中心代表的道德判断来建立社会控制	经由自我和同辈规范的评价来建立社会控制
认同方式	促使人们去注意神、国王,或者它权威中心的代表,基于他们的道德价值,来寻求他们的认同	促使人们以理想化的规范去看外部事物,或者自我比较,且基于这些规范的价值来寻求认同

传统式权力如同国王或者其他长老的权力。它源于一个中心,并透过严厉的外在约束,公开地执行。它经由道德判断的系统来建立社会控制,这样的社会控制促使人们去注意神、国王,或者其他权威中心的代表,基于他们的道德价值,来寻求他们的认同。传统权力有一个明确发出指令的人,通过经济制裁或肉体束缚,让你不得不按照它的指令行事,如农奴和庄园主的关系,国王与臣民的关系。在这样的权力关系中,如果一个人没有按照规定行事,他就会被界定为有很多问题,包括有心理问题。

现代式权力是一个难以被察觉的力量,它在广泛且不断转变的社群中发展和传播。它基于规范和尺度,且由自我监察和同辈间的规范来评价和被广泛执行。它通过制造榜样、施加期待、施加主流观点,通过社会组织机构、传统、信念、大型社会文化论述,使现代权力不断运作起来。如果有人不符合这些规则,他的经验就被认为是病态的和有问题的。另外一些人,就算符合这些规则,他也会觉得自己有问题。你能不能达到这些标准,也是由你是否掌握到权力所决定的。它促使人们以理想化的规范去看事物或自我比较,且基于这些规范的价值来寻求认同。个人根本不需要外在的束缚,就可以透过从小内化好的标准、规则来给自己进行评价,如果没有达到这个内在规则,我们就界定自己有问题。因此,现代式权力经常会让人感觉自己是有问题的,通过和别人比较,发现自己与别人不同时,就会觉得自己有问题。

叙事治疗师对探讨现代式权力的运作特别有兴趣。当人们谈论"什么值得去追求""什么构成了成功或失败""什么样的人属于或者不属于这个群体",以及"如何在不同规则中衡量自己"时,现代式权力已经被包含进了这些故事里。一些较不丰富、较不被喜欢的故事,是人们寻求治疗师咨询的原因。这些故事正是现代式权力运作的结果,且这个运作是难以被觉察的。这些故事很容易因为隐藏在规范、标准,以及尺度背后而被认为理所当然,并使得我们很容易以此去衡量自身及他人。

经由学习现代式权力的运作方法,我们可以觉察到那些造成和支持人们问题的论述。这样的觉察让人们以看待不同故事的眼光,去看待他们自身与他人。在这样的眼光之下,他们可以去想象、经验和活出更多的可能性,来成就满意的生命故事。

3. 社会文化中的主流论述使问题产生　人生活在社会环境中,社会中的主流论述经常决定着我们的观念和行为。主流论述深植于社会文化里,它是一种文化的实践,给人们提供思维和语言的原料,提供概念和行动。主流论述通过一系列具有限制性的所谓潜规则和

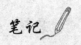

传统，维持某种特定的世界观，使得某些现象可以被发现，某些现象不为人所知，使得大多数人所知的、所持有的、所行动的，都是一种心知肚明的价值观。不符合论述所描述的特点，则被定义为病态的。个体通过内化好的规则，给自己施加影响，自己给自己下定义为有问题。

社会建构主义与多元文化哲学相一致。来自不同文化的来访者存在的常见问题是，他们时常认为自己的生活应该与其主流文化的现实保持一致。社会建构主义疗法为来访者提供了一个思维框架，所秉持的观点能够指引来访者尊重自己潜在的价值观，来访者可以在这个框架下思考自己的观点、探索故事对自己行为的影响。治疗师将鼓励来访者探索自己的现实是如何建构起来的以及这种建构导致的结果。在文化价值观和世界观的框架之下，来访者将可以探索自己的信念，并对那些重大的生活事件赋予自己的解释。

很多现代心理治疗方法都基于这样一个假设：个体的问题存在于个体内部。你的问题根植于你的内在，是你这个人出了问题，这个系统出了问题。相反，叙事疗法的治疗师工作的前提是：个体的问题存在于社会、文化、政治以及人际关系的背景之中，并非存在于个体内部。如果把问题放在更大的社会背景中，则是一个不同的视角。问题产生于人与主流论述的关系中。叙事疗法的治疗师会特别关注如何将诸如性别、种族、人种、性取向、社会阶层、伤残、宗教和精神性等内容纳入到治疗过程中来。他们认为问题不是出在人身上，而是出在更大的社会背景当中。

后现代主义疗法强调现实的多重性，并且后现代主义疗法还假设人们所感知到的真相往往是社会建构的产物，因此，后现代主义疗法能与多种多样的世界观相适切。叙事治疗强调人们通过来自文化和社会的有色眼镜，而非自然的生物或心理因素诠释和理解他们带到咨询室里的故事。这些社会文化的无形因素，是被我们所归属的群体和社会视为理所当然的假设和价值观，并且渗入日常生活和知觉观点。社会文化论述（即主流论述）使问题存在。

个人替代的故事，经常是无法纳入主流文化而被遗忘。因此，解构个人主要故事的文化信念，可以带来新的可能性。自己多重的述说，多动的真实是代替主流论述的唯一真实。随着时间的推移，时代的变化，主流论述也在变化。注重情境，来访者所在的小文化背景、家庭背景，思考大文化的主流论述如何在人们身上起作用，怎样把问题界定在论述中。

如一位31岁的女性来到治疗室，她的工作很满意，学业也达到了顶峰，但是她却感到非常难过和痛苦，在治疗室里泪流不止。她如此伤心难过的原因是没有找到合适的对象结婚成家。她哭诉已经参加了上百个类似给男女青年搭建桥梁之类的活动，真的觉得很累。如果没有"男大当婚、女大当嫁"的信念，没有"人到什么时候就要完成什么阶段的事"的信念，这位女性可能活得很富足、很快乐。但是，受着这些社会文化论述的影响，她认为自己已经是剩女了，人没有结婚就不完美。在日常的生活和工作中，她变得非常敏感，总觉得别人认为自己不正常。这就是社会文化主流论述作用的典型例子，没有在公众认为"应该成家立业"的年龄结婚，则她理所当然认为自己一定有问题。

下面的问题可以帮助人们思考社会文化中的主流论述：

（1）可能是什么假设让问题存在？

（2）什么样的信念支持着这类困扰？人们通常是如何被卷入这些信念的？

（3）什么可能是咨询你的人所试着达到的标准？

（4）是否有一些规范的尺度是那些咨询你的人所达不到的？那些尺度反映了什么论述？

（5）如果那些咨询你的人将他们自己与某些事物作比较，那他们将自己与什么作比较？

（6）在一百年前，这些问题会是问题吗？如果不是，什么论述使这些现在成为问题？

叙事治疗师的工作就是让不可见的论述变成可见，让我们知道它并不是事实，它是建

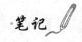
笔记

构出来的现实,人们就有了自由和选择,是否要去遵守?问题不在人身上,也不在人的心智当中。思考整个大型文化论述,它建构出来的事实如何作用在人身上,正是这些在运作的论述,使我们的关系产生问题。如某个学生,不能达到老师和家长期待的标准,就感觉到很难受,他就会有问题出现。与其考虑对这个学生下诊断,还不如思考是什么样的期待、什么样的论述在使这个学生的问题存在。

(三)人与问题的关系

问题产生于人与主流论述的关系中,以及主流论述情境性和随着时间的推移变化上,叙事治疗最大的贡献就是把人与问题分开。"问题"只是问题,人不等于问题,这是叙事治疗最重要的核心理念之一。

人的问题本身有其生命,虽然问题运作时会影响此人,但此问题不是此人。当我们看到问题时,这只是一个故事,但可能还有另一个故事,问题的出现有其世界观的影响。每个人都是专家,是自己问题的专家,应该由其来评断其生活或问题是好还是不好。许多问题都是种族、阶级、性取向、性别等文化环境所营造出来的,因此,寻求传统的内在病理观念的帮助会造成低估自己的能力,会限制他们自我资源的应用。人们应该相信问题不会绝对和完全掌控人,在人的一生中,总有几回不被问题影响的经验,问题是不会百分之百操纵人的。如果我们再度对生命取得主权,就会重新取得自我的资源。

当我们以人际观点来看问题时,就把人和问题分开了,即问题是在人际中产生的,而不是在人身上。有一些很常见的例子,如果一个人,或一对人、一些人,当他出现问题时,他总是把问题归结在人身上,是你的内在出了问题。我们会看到是什么样的主流论述在支持着这个观点的存在,为什么你会认为他的问题是他的内在呢?我们并不反对生理性解读,但这并不是叙事对心理问题的解释。

第二节 方法与过程

一、基本技术与方法

叙事治疗涉及的方法和策略很多,这里列举主要的几种。

(一)外化对话

在叙事疗法中,用来将个体与问题分开的方法便是所谓的外化练习,这可以给新故事的出现打开大门。问题外化(externalizing of problems)是麦克·怀特及大卫·爱普斯顿发展出来的,是叙事治疗最主要的治疗理念和技术。他们认为,人的生活之所以产生适应上的问题,其原因在于个人意义的实践与主流叙事间的矛盾,但在一般的状况下,个体并没有能力发现这些压制他们的"主流论述",于是必须透过重新辨识自己与他人关系的想法,用使问题外化的方式,产生自身意义和主流叙事意义一体化的知识。个体必须透过问题外化的过程,重新思索这些一体化的知识与自己的种种关联,找出其中不相容的地方,进而创造新的可能性,向原先界定与规范自己的真理挑战。

1. **外化的概念** 通常问题的运作会冲击或渗透人的生活,是独立于人的东西,而外化是此信念的实践。问题外化可以打开空间,让来访者做自己故事的作者。叙事治疗认为来访者的外化态度比技巧更重要。问题外化不是要消灭、铲除、杀死问题,透过外化是要创造一种语言的和关系的情境空间,让原本被问题挤压和控制的个人能够想象并活化个人如何与问题有不同的关系或较偏好的关系。治疗过程就是要使外化对话逐渐替代问题对话,其意义在于外化的态度与使用,不断在治疗关系中持续展开。因此,将问题与人分开,把贴上标签的人还原,让问题是问题,人是人。如果问题被看成和人一体的,要想改变相当困

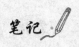

难,改变者与被改变者都会感到相当棘手。问题外化之后,问题和人分家,人的内在本质会被重新看见与认可,转而有能力与能量去解决自己的问题。

外化是叙事疗法中解构问题故事的一个部分。这一过程会将个体与问题分离开。如果来访者把自己视为问题的话,他们解决问题的方式就将受到限制。如果来访者认为问题并不存在于自身的话,他们就能够理解自己与问题的关系。如认为一个人酗酒和认为一个人的生活被酒精所干扰就是完全不同的视角。将问题与个体相分离,将提升来访者的希望并能帮助来访者摆脱特定的故事情节,如自我责备型的故事。如果来访者能够了解所在文化如何导致了他的自我责备的话,那么,他就能对特定故事情节进行解构,并产生出一个更为积极的故事来。

2. 外化的技巧

(1)使问题客观化:将问题和来访者分开,使来访者有一空间来审视问题和自己的关系。治疗师可以透过修饰来访者使用的语言,如"他的误解是如何让你感到难受?""内向是怎样让你无法和人形成朋友关系?"这些问话能使问题客观化。

(2)给问题命名:在经过一段谈话后,治疗师可以请来访者对其描述的困扰或经验起个名字,如"你已谈了不少有关你在学校里的一些事情,如果要为你在学校里碰到的讨厌的事,取个名字的话,你会叫它做什么呢?",在治疗的初期,来访者的叙述仍不充分时,命名可能会有困难,此时可暂时以"它"或"这个困扰"来指称,等到信息较多时,再请来访者命名较妥适。

(3)拟人化描述:这是较具戏剧效果的方法,是将问题视为有生命的个体,它是有动机、有想法、有感受的,它会侵入来访者的生活领域和人际关系,如"冲动这个家伙经常对你说些什么?","逃避这个坏东西似乎会溜进你的学校,你知道它有什么企图吗?"。

3. 外化的步骤　你如何看待一个人,你越能把"人与问题分开"看待,越能使用外化的语言。当人们经验到"卡住""迷失""在回圈中打转",或"前往不通的道路上"时,有一部分的问题可能是他们不清楚自己在生命中的位置。麦克·怀特发展了一种对这样的情况很有帮助的地图。他以四个阶段来建构"定位图"的方式,提供了一个指南,以及一些范例问题,见图12-4。

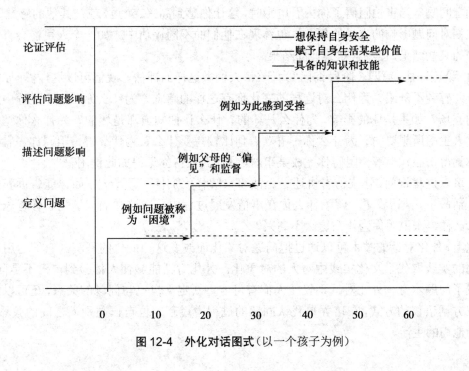

图12-4　外化对话图式(以一个孩子为例)

（1）定义问题，商讨出独特且贴近真实经验的问题定义。"贴近真实经验的"问题定义是根据来访者的说法和他们对生活的理解得出的。使用"独特"这个词，是因为不同的人对问题和困境的感知不同，同一个人在不同的时间对问题的感受也不同。没有任何一种问题或困境会直接成为其他问题或困境的复制品，也没有任何一种当下的问题或困境是过去的问题或困境的复制品。

因此发展一个经历，贴近来访者的经验，用当事人的语言理解他的问题，来把问题分开。如抑郁到底是什么？是什么样的过程使得他们对事情失去了乐趣？这些想法怎么影响了你的生活？你如何描述阻碍你的事物？你提到"伤心"，你觉得这是代表困扰你的事物最贴切的名字吗？你会如何称呼这件你一直在捍卫的事？

（2）描述问题的影响，经由生命中不同的范畴来定位问题的影响。外化对话的第二个阶段是对问题在生活的各个方面的影响进行调查。可以包括几个部分：①环境，如家里、单位、学校、同辈交往环境；②关系，如家庭关系、朋友关系、自己与自己的关系；③自我认同，如问题对人的目的、希望、梦想、愿望、价值的影响；④一个人未来的可能性以及人生的限度。

探索"问题"与人的相对影响问句可以从四个方向着手：①问题发展的历史长度，如这个问题跑出来多久了？这个问题变得更严重，还是变得比较好？②问题覆盖的范围，如它影响你的生活有哪些层面？它似乎影响了你的学校生活，还有其他部分？比如在家？③问题波及的深度，如它影响你的朋友关系有多深刻？这个问题的压感有多重？④问题如何达成上述的影响，如自责是如何告诉你，你应该要对父母的离婚负起责任？孤单是如何侵入你的家庭，偷走了你所有的快乐？如这个问题怎么在你生活中存在呢？什么维持了你这种状态呢？"伤心"如何让你知道它的存在？沉重是如何出现在你和你妈妈之间的？害怕如何阻止你做这件事？还有谁被愤怒、争吵和烦躁等情绪所影响？如何被影响？

（3）评估问题的影响：在第三个阶段，治疗师鼓励并支持人们评价问题的活动和行为，以及它们对生活的主要影响。我们可以这样提问：这些行为对你来说还好吗？这样的影响是好的还是坏的？你喜欢那样的影响吗？能够告诉我在此期间挣扎是什么样的？让当事人对问题的挣扎有一个真实的感受。你对这件麻烦的事有什么感觉？你喜欢这个沉重来到你和妈妈之间吗？当害怕阻碍了你去看电影时，这让你感到高兴、难过，或是其他的感觉？

人们对问题影响的立场的复杂性也体现在他们的不同评估中。如一个人可能会喜欢问题带来的某些结果，但不喜欢其他的结果。

（4）论证评估：第四个阶段询问"为什么"人们做这样的评估。我们可以这样提问：你为什么对此感到不舒服？为什么对这样的变化你有这样的感觉？为什么你在这个过程中选择这样的立场？如果是坏的影响，为什么是坏的？什么让你知道那是坏的？为什么你觉得这不是你人生中所想要的？为什么你不喜欢？你比较想要什么？为什么害怕阻碍你去看电影时让你觉得伤心？当懒惰阻碍你完成某事时，是什么使得你觉得如此地困窘？

也可以这样询问，让来访者讲述一个故事来解释"为什么"更合适，如你能告诉我你的一个生活故事，来让我更了解为什么你在事情发展过程中采取这样的立场吗？你爸爸会讲一个什么往事来说明你为什么这么不高兴？

综上，外化对话的技术可以通过把问题对象化而改变这种内化的理解。它们运用对象化问题的实践取代了文化实践中对人的对象化。外化对话能够使人体验到自己不是问题，问题成了问题本身。外化对话不仅使人们有可能重新定义自己与问题的关系，还可以通过尊重双方话语权的方式，在培养自我认同感的过程中重新定位自己与别人之间的关系，重新开始他们的生活。

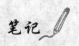

（二）改写对话

在叙事疗法中，外化问题后一般会紧跟着发掘独特事件的问题。治疗师会要求来访者谈及自己对抗问题的成功经历。这样做可以让来访者把注意力放在那些与问题故事相反的情境上，无论这个情境显得多么无足轻重。如治疗师可能会问：是否曾经出现过这样的情况，你的愤怒希望能控制你，但是你却成功地摆脱了它的控制？那时的情况怎样？你是怎么做到的？这些独特的事件一般存在于过去或现在，但是一样可能会出现在未来。你会采取怎样的方式来对抗自己的愤怒？类似这样的探索性问题可以帮助来访者看到改变的希望。通过这种独特的视角，来访者将以新的角度看待自己的生活。

改写对话要求人们发展他们生活中的故事，同时也帮助人们觉察曾被忽视却非常有意义的事件或经历。这些事件和经历被称为"特殊事件"或是"例外（exceptions）"。这些特殊事件或例外就是改写对话的起点。

1. 独特结果的定义　独特结果（unique outcome）是指那些无法由充满问题的主要故事所预测的情节或经验。尽管生活体验很丰富，我们只会给其中很小的一部分体验赋予意义。被赋予意义的是那些可以放进我们已熟知的生活故事情节的体验，这些体验是高度选择性的。大量的日常生活体验在意识屏幕上一闪而过，沦入历史的虚空。这些体验往往与我们生活中的主要故事"不搭"，因此，我们不会注意，不会赋予意义。可是，这些"不搭"的体验有可能会很重要，在理想的条件下他们可能会成为"独特结果"或者"例外"。寻找这种不搭的生活体验就像打开一扇大门，可以开发人们新的生活的故事线索。

独特结果是对话初期难以发现的，为生活的全新诠释提供了切入点。治疗师鼓励人们回溯过去的生活经验，开放思维方式，运用想象力，利用有意义的资源来展开故事情节。人们会变得对生活中和人际关系中曾经被忽视的部分感到好奇和痴迷，而且，随着对话的进展，这些潜在的故事情节会更加丰富，更加有意义，为解决人们生活中的问题、困境和窘境提供了基础。

2. 改写对话地图　展示叙事治疗中改写对话的地图，如图 12-5。改写对话的地图指导治疗师展开治疗性对话，重塑人们生活中的潜在故事情节。正是由于潜在故事情节的发展，来访者可以采取与他们生活主题和谐一致的方式来描述困境和问题。改写对话在叙事治疗中起着支柱作用。

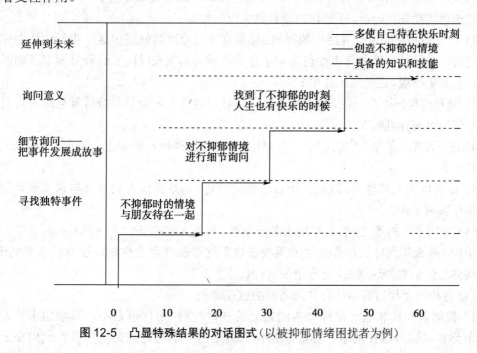

图 12-5　凸显特殊结果的对话图式（以被抑郁情绪困扰者为例）

在来访者对独特事件进行叙述之后，麦克·怀特建议通过直接和间接的问题引导来访者叙述出自己更为喜欢的故事来：你认为我从你对生活的希望以及你所做的努力看出了什么？你认为这会如何影响我对你这个人的看法？对于所有那些认识你的人而言，谁会是那个对你这种逐渐不再被问题所控最不惊讶的人？如果你希望充分运用你对自身的理解，你会做出怎样的努力？

麦克·怀特所谓的循环问题可以帮助人们将其独特事件的故事转换为解决办法性的故事：你已经取得了如此多的进步，你认为哪些人应该了解这一点？我猜有很多人对你的看法还停留在过去，你认为应该如何去更新人们的看法？如果有人处于和你一样的原因前来治疗，我能否和他分享任何你的重要发现呢？治疗师不应该以轰炸的形式来询问这些问题。问题是叙事疗法对话背景的自然组成部分，每个问题都是与下个问题紧密联系的。

3. 独特结果的过程和提问方式　透过发问引导来访者寻找过去、现在时空中，症状问题没有发生的例外情形，来访者对付问题有效适应生活的例子，以找回这些正向、有能力感、自信的情节，以破除旧有故事的强势，以创造新故事的可能空间。如有一个寻求帮助的来访者，他觉得自己没有受到别人的重视而感到挫折、沮丧、自卑，当他讲述自己的生命故事时，觉得一无是处，但治疗师要求他回忆过去生命中哪个人对他"还不错"，原本脑中空白的来访者，勉强回忆起一个小学老师的名字。治疗师鼓励他打电话给老师，结果却得到一个"意外的惊喜"。这名教师虽然已经忘了他的姓名和长相，但还是向他连连道谢，并且表示来访者的电话让他觉得自己的存在，对教学工作已经深感疲惫的他，又重新获得了动力。通电话的结果是：来访者不仅帮助了老师，也意识到自己的生命原来也是这么重要，从而寻找生命新的意义与方向。

（1）寻找一个可以开启新故事的事件：即使是在人们描述问题故事的时候，他们也经常提到不符合问题故事的经历。询问这些事件，如你刚刚谈到，即使绝望情绪常常让你有自杀的念头，但你知道你并不真的想死。上次这些知识帮助你阻止自杀念头，是在什么时候？你刚刚说到你的儿子上周有四个晚上把你吵醒。剩下的三个晚上发生了什么？有没有出现这样的情况，争吵可以掌控你，但却没有？

（2）把这一事件发展成故事

1）对于经历的细节进行提问：具体发生了什么？你首先做了什么？然后又做了什么？你当时知道成功就在眼前，还是你也让自己大吃一惊？

2）在时间和空间上扩展经历的提问：你如何让自己准备好迈出这一步？你认为你们关系中的转折点是什么？这件事如何影响了你那个早晨的剩余时间？这种处理事情的新方式更多是在家里出现，还是在工作中？

3）询问过程：你怎么做到的？你当时是否被一种意象所指导？或者你当时对自己说了什么？你当时有计划吗？

4）询问动机：在你人生的这个点上，什么促使你这样做？要做这个决定，对你来说最重要的是什么？

5）提问以加入其他人：这是一个自己做的决定，还是其他人也有参与？你女儿的这个成就如何影响了你？

（3）询问事件的意义：引发呈现出关于事件、相关人物和他们之间关系的新意义。从这件事中，你是否学到什么是你人生的重要事物？这个新视角让你对自己有什么新的理解？意识到你的伴侣将要这样做，对你来说有什么意义？

（4）寻找一个和当前事件有共同之处的过往时刻

1）提问以识别和这一事件有共同之处的过往时刻：这件事是不同寻常的事件？还是说以前你也曾做过这样的事？你能想到什么例子吗？谁可能预见这件事？他们在之前看

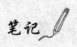

248

到你做了什么,使得他们可以相信你能够做到这件事?你女儿之前什么时候还做过类似的事情?

2)询问和这件事有共同意义的过往时刻:你人生中的什么时刻最好地诠释了你的坚持?从那时起哪些事情能引起你的关注?谁从过去就最欣赏你掌控自己人生的决心?如果我能和她对话,她会告诉我哪些记忆?既然你从伴侣身上意识到这点,有没有什么支持这个看法的记忆浮现在你心里?

(5)发展故事的过往时刻:同第二步一样,邀请来访者填充这一经历,将它在时间和空间上扩展,描述过程,描述他的动机,将其他人纳入故事。

(6)询问过往事件的意义:同第三步一样,引发呈现这件过往事件的意义。这个记忆对你来说意味着什么?现在回顾这件事,你觉得哪些方面希望或意图在当时指引你?在我们现在谈论这件事时,有没有什么你曾视为理所当然的事情变得更重要?当你回顾这件事时,你对你们的关系有什么之前不曾意识到新领悟?从这件事中你有没有学到什么重要的事物?

(7)将过去的事件和现在联结起来:提问以将过去的事件及其意义和现在联结起来。当你思考那一段过往时刻时,它有没有让你对上周的那一经历有不同的看法?如果我能询问当时的你,他对这些近期的转变有什么看法,他会说什么?既然我能从你的过去理解它的基础,你能看出我如何更能理解近期在你关系中的这一转变?

(8)将故事延伸到未来:以故事化的事件为基础,询问关于未来的提问。如果把我们刚刚谈论的这两个事件视为你人生的一个方向,你预期下一步是什么?今天看到这些事件,有没有影响你对未来的看法?考虑到我们谈论的这些经历,你对下学年有什么预期?

(三)重塑对话

麦克·怀特提出重塑对话(re-membering conversation),他根据一个观念:身份认同奠基于"生活协会",而非核心自我。这个"生活协会"的成员是一个人过去、现在和对未来的心理投射中的重要人物,这些重要人物的话对这个人身份认同的形成具有影响力。

1. 重塑对话的定义　重塑对话把人生视为一个由各种成员组成的协会,通过特定的方法让人认识到自己对自己的看法是自己过去和现在经历过的人和事物共同影响的结果,可以看到不同的可能性,可以在治疗中重构自我认同,使来访者能够重拾和过去、现在生活中具有重要关系的人之间的关系。

重塑对话给人提供了一个修改生活协会中的成员资格的机会。重塑对话不是被动地回忆过去,而是有目的地重塑一个人与生活中的重要人物的关系的历史,重塑一个人对当前的生活和对未来生活的投射的认识。

2. 重塑对话图示　找到一个人生活中可能需要重塑的重要任务和身份认同的方法很多。在重塑对话中要成为重要角色不一定需要直接认识。如他们可以是对一个人产生过重要影响的书的作者,或电影或连环画中的角色。这些重要角色也不一定是人,可以是一个人小时候玩过的公仔或者最喜欢的宠物。重塑对话有四个主题:①他人对你的人生所作的贡献;②进入他人的观点,从他们的眼光看待你自己,思考这对你的身份认同造成了什么不同?③你对他人的人生所作的贡献?④思考能够为他人的身份认同带来什么不同?如图12-6所示。

3. 重塑对话的过程和例句

(1)从过去经历中找出一个人,这个人如果现在在这里的话,会理解、支持,以及认同这些独特的结果所反映的事。如从你的过去经历中,谁看到你所说、做过以及所感受到的事,最不会感到惊讶?在你年轻一点时,有没有任何老师、邻居、亲戚或其他人,赏识你在最近这个事件中所发挥的能力?有没有谁是你目前还没有见过的,但如果这个人知道了,会赏识和支持你所采取的行动?

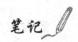

249

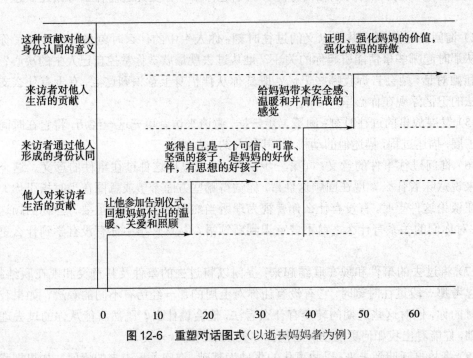

图12-6　重塑对话图式（以逝去妈妈者为例）

（2）引出关于过去关系的故事细节，或假设关系的基础。如什么事让你知道他们这样欣赏和了解你？有任何具体的事件来说明你与此人在这个方面的状况吗？如果你还没有和这个人互动过，什么让你觉得如果你和此人互动的话，他将会欣赏和支持你？

（3）邀请来访者描述他人对他的人生所作出的贡献。如这个人如何为你的人生产生贡献？你从与这个人的关系中学到什么？这个人表现出什么可能的做法、想法或者感觉？如果我从那个人的眼光来看你，我会看到什么？那个人心理对你的感觉是什么？

（4）邀请来访者描述他对其他人所作出的贡献。如你最欣赏这个人的什么地方？你对那个人的人生作出了什么贡献？那个人的人生如何因为认识你而有所不同？如果你还没与他有实际互动，想象如果你们认识了，你对他的贡献可能会是什么？

（5）邀请来访者将其他人拉近，如同他生活中的一员。可以问：如果你让其他人保持对你的关注，你的什么方面会被唤醒？如果你感觉到那个人就在你的心理与你一起，会在你每天的工作中造成什么不同？如果你现在从那个人的眼中看你自己，你最欣赏自己什么？如果你从现在起这样看待你自己，会造成什么不同？

（四）见证对话

局外见证者（outsider witnesses）是叙事疗法又一与众不同又别出心裁的发现。在叙事疗法中，有时治疗师会在治疗之前精心选择局外见证者，使来访者有机会在局外见证者面前讲述或者展开自己的生活故事。然后，局外见证者会根据某种特定的方式，通过重述来对来访者的故事做出回应。

1. 局外见证者的任务　局外见证者不是常见的正向反馈，也不是根据专业的评估标准进行评估，亦不是提供建议、做结论、给判断或讲道德故事。他们的任务是讲述来访者的故事哪些对自己有吸引力，那些故事让自己联想到什么，与这些故事相关的个人经验是什么，以及听了这些故事之后，自己的生活有什么变化。

局外见证人的重述可以对来访者所重视的生活方式进行有效的重现，并且可以通过见证人的眼光进行确认。来访者通过重新讲述自己的生活故事，也可以得到自己的生活和别人共同重视的方面之间建立关联的体验。通过这个过程，来访者可以更有力地面对生存的

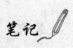
笔记

困境。

2. 局外见证的过程

（1）来访者讲述重要的生活故事：在这一个阶段，治疗师和来访者做访谈，局外见证者做听众。在访谈中，治疗师要找机会提一些问题，鼓励来访者讲述与其对个人身份的认同和对其关系的认同相关的重要故事。局外见证者仔细倾听这些故事，准备对他们所听到的故事进行复述。

（2）应邀参加的局外见证者复述：当治疗师和来访者的访谈进展到一定程度的时候，局外见证者与来访者交换角色。此时来访者做局外见证者的听众，局外见证者进行重述，治疗师通过提问来组织这个重述的过程。重述并非对整个故事的内容进行复述，也不是让外部见证人做总结。重述的是来访者故事中吸引局外见证者的部分。这类复述会对来访者的故事重新包装和点缀，大大超越了原始的故事。这些局外见证者的重述还有助于把来访者围绕共同主题的故事连缀起来，它们是非常有力地共鸣，因为它们生动地反映了人们如何以高度接纳的方式赋予生活事件以价值。

（3）来访者对局外见证者的复述进行复述：局外见证者复述之后，回到听众的位置，治疗师会问来访者在见证者复述的时候听到了什么。如此一来，他们就进行了第二次复述，也就是再次复述，只是这次是来访者对见证者的复述的复述。

3. 见证对话内容

局外见证者的重述并不是对他们所听到的全部内容进行描述，而是将焦点放在故事中最吸引的部分。回应的类型主要包括以下四个方面，如图12-7。

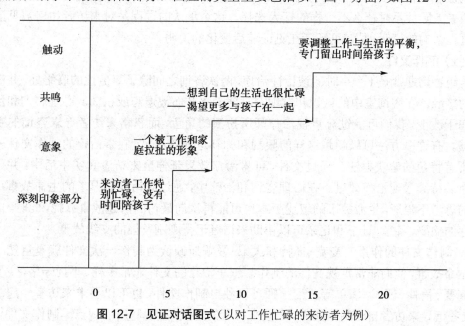

图 12-7　见证对话图式（以对工作忙碌的来访者为例）

（1）识别一个表达：当你在聆听来访者的生命故事时，哪一个表达吸引了你的注意力或捕捉了你的想象？哪一个引起了你情绪上的反应？要客观描述，不要直接给出结论，有什么让你印象深刻的，描述听到的和看到的，说出观察到的一个点。这些表达可能是具体的词或者短语，或者特定的心境和情感。在说到那些最吸引局外见证者表达的内容的时候，要请他们说明其独特性和具体性，不能泛泛地说谁都会感兴趣或者整个都感兴趣之类的话。

（2）描述意象：这些表达引发了他们什么意象，关于他们的人生、认同以及世界的，这些表达告诉了你什么，关于意图、价值、信念、梦想以及承诺。请局外见证者说出自己浮现的想法或者感受，更有意象、想象力、珍视的部分。

这些意象可能表现为来访者生活的某种比喻，或者是来访者的身份认同或对自己人际

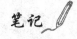

关系的认同的心理映像。或者他们可能表现为一种"感觉"，局外见证者从来访者的生活中推出来的一种感觉。局外见证者描述这些之后，治疗师应该鼓励他们思考这些比喻和心理映像可能反映了来访者什么样的目的、价值、信念、希望、梦想和承诺，思考来访者生活的方向是什么，重视什么。

（3）共鸣：这些表达和意象与你的工作和生活有什么关系？你生活中的哪些部分与这些表达以及意象能产生共鸣？你所听到的和看到的什么与自己有共鸣？鼓励局外见证者对来访者表达的兴趣放在他们自己的人生背景中去，特别关注这些表达如何促动了局外见证者的过去。最有用的是局外见证者说明他们的经历中哪些事情因为来访者的表达被激活，并进入他们的记忆。

（4）转移或者转化：因为在场见证了这些对于生命的表达，你如何被感动？这些经验把你带到了哪里，是因为你在场身为这段对话的听众才到达的地方？见证了这些表达以及对于这些故事回应之后，在哪些方面你与以往有了不同？

这个阶段把焦点放在触动上，治疗师请来访者说出因为见证这些生活故事，他们如何被感动。生活中听到别人如此感人的生活故事而不产生某些震撼很难。治疗师可以引导来访者联想这些体验把他们的心灵带到了什么特别的地方，如果用这个时间去购物或者照料花花草草则他们不可能会去的地方。这种见证的体验把见证者的思想带到了哪里，包括对自己存在的反思，对自己生活的理解，或者从更一般意义上讲对生活的理解。或者这种体验让见证者对自己和生活中人物的对话有什么不同的理解，或者对他们面对自己生活中的困境或者人际关系时什么不一样的行为选择。这个承认的过程是对来访者如何被见证和反应的过程影响的说明，是对见证者在见证前后变化的说明。

（五）制作文件

传统咨询通常是1个小时的谈话性治疗，两次咨询之间除了事务性的联络外，并没有沟通性的接触。在咨询室中的认识和发现有时随着离开而被遗忘或扭曲。心理咨询和治疗的重点在于改变，我们可能过分重视治疗师所扮演的角色，而忽略来访者寻求咨询的主动性与成绩。有许多方法可以超越这样的限制和弥补这样的不足，叙事治疗的制作文件就是一个非常有特色的解决办法。通过文件，可将治疗效果延伸至来访者真实生活中，并可在咨询结束后持续显现治疗效果。在心理咨询和治疗中，通过对话而丰厚了的生命故事可能在惯常的思考下消逝，生命故事的叙述版本也可能再次向最初的问题故事靠拢，此时，能够长久保存的摘要、备忘、证书和记录可以协助来访者记得刚刚发掘的支线故事。

1. 制作文件的作用 麦克·怀特和大卫·爱普斯顿认为制作一次文件就是重塑一次自己的生命故事，他们非常重视文件的制作。叙事治疗的文件非常多样，不拘一格，主要包括会谈摘要、信件、证书、清单等。治疗师可以独自制作文件，也可以要求来访者一起制作文件，或者指导来访者自己制作文件，记录来访者的进展、发现和新的观点。制作文件可以起到的作用是：①治疗师仔细思考哪部分故事想要重述；②如何介绍叙事治疗的理念以及如何跟进；③通过制作文件，可以重述和思考一个故事；④文件可以传递信息；⑤文件可以通过共同的目的把生命联系起来。

2. 会谈摘要 叙事治疗师在与来访者进行工作时，会记录要点。记录的内容一般包括这几个方面：①你想要重述会谈的什么部分？②有没有特别吸引你的注意、引发你其他想法的事？③有没有转折点被描述或行动被采取？④有没有被漏掉的闪亮时刻？⑤有没有隐含了"没有被说出来"的承诺、希望、意图、价值等部分？⑥什么值得被回顾和记得？在治疗结束，整理好这样一份摘要，打印一份或者邮件给来访者，可以使来访者更加明晰咨询中谈到的关键部分，分享自己对来访者的欣赏或对故事的观点，借此将会谈延伸。

3. 信件 大卫·艾普斯顿发展出了通过信件来实施治疗对话的独特办法，他认为巩固来访者收获的其中一项技术便是写信。在信中，治疗师会记录每次的治疗过程、对问题进行外化性的描述，其中还可能涉及问题对来访者的影响、来访者在治疗过程中所体现出来的能力和才能。治疗师可以时不时地再次阅读这些信。而其中记录的点滴片段都可以成为新故事出现的起点。这些信件还将对来访者面临的挣扎进行摘录，并对问题中心的故事和新故事加以区分。

治疗师的这些信主要用来鼓励来访者，鼓励他们认识自己在解决问题方面取得的成就或鼓励来访者思考自己的这种成就对他人的意义。利用信件记录来访者的改变，将会突出这些改变的重要性，无论是对来访者，还是对来访者生活中的他人。叙事疗法的信强调了将治疗中的所学实践到现实生活中的重要性。在对叙事疗法的信件的重要性进行的调查中发现，一封信的平均效果等同于三到八次的个体心理治疗的效果。

专栏 12-1

叙事治疗的信件实例

亲爱的东尼：

以前，你属于每一个人，顺从每一个人对你的想法。但是现在你已经能够做你自己。你照自己的身份，做恰如其分的事。但是还有很多事我不明白，我想你很清楚。

如果可以的话，请告诉我：什么时候是你的转折点？你特别关键性的领悟是什么？这种领悟又是何时、何处、在什么脉络下发生的？你什么时候第一次发现这种领悟对你生活与关系的影响？

最后这个问话，或许你生活中的某些人可以帮你详细地解答。你是否已经准备询问他们是否发现你有什么不同？第一次发现又是什么时候？这又如何影响他们心目中你这个人的形象？

如果你有兴趣对这些问题做一些笔记，或许我们下次会面时就可以讨论了。

祝好！

麦克·怀特

专栏 12-2

叙事治疗的证书实例
逃脱罪恶感证书

兹证明 已经克服罪恶感。

罪恶感现在已经不在她的生活占有优先地位。现在在她的生活中占有有限地位的是她自己。她现在不是有罪恶感的人，而是自己。

本证书要提醒 和别人，她已经辞去了担任他人生活超级负责人的职务，她不再那么脆弱地老是接受别人的要求，去在意他们的生活，把自己的生活丢在一边。

日期： 年 月 日
签名：

二、基本过程

叙事治疗的操作过程主要包括以下步骤。

（一）从问题之外开始了解来访者

1. 治疗师和来访者进入咨询室后，谈问题之外的事情 叙事世界观更关注人，想知道来访者问题以外的方面，对来访者这个人抱有兴趣，而不仅仅是他的问题。因此，叙事治疗师通常以询问来访者的身份、爱好、生活、交往等问题以外的方面开始，他们从更广的视角

笔记

去看来访者,使来访者明白他们比问题更充实更丰富。

2. "你有什么问题想问我",显示治疗师和来访者是平等的人 这样做的目的是,让来访者觉得咨访之间是一种互动双向的关系,我可以问你一些问题,你也可以问我一些问题。然后治疗师继续向来访者表达,在访谈的过程中,你对我问的问题不能理解,你都可以提出来。

(二) 进行双重聆听

在来访者诉说自己的故事和问题时,叙事治疗师进行双重聆听。

1. 聆听问题和问题故事 聆听问题和问题故事,以及来访者对这个问题的体验和理解是什么?这个问题对于这个人、这个家庭的意义,意味着什么?虽然我们要发展一些故事,发展一些偏好故事,但是,我们还是要花很多时间对他们的问题进行关注,这是为了更好地理解,他们那个问题的经验和体验是什么,去感受他们和问题中的挣扎和斗争是什么感觉。

2. 聆听问题之外没有被问题掌控的故事 以聆听来了解他们那些没有被充满问题的故事所预料到的行动和想法。也就是说,以聆听来了解让人们觉得困扰的部分是什么,以及他们在问题之外所拥护的价值观,视他们所说的为故事,而不是"事实"或诊断病症的线索。经由聆听人们当前所组织的生活及让他们觉得困扰的事物,来欣赏他们的故事。从聆听开始理解和寻找支线故事的入口,可以解构的观念,了解此人所用的语言和偏好,创造更多的可能性。当我们解构故事的时候,要细致地贴近问题的经验,能找到另外替代故事的入口在哪里?通过聆听,我们了解到来访者所使用的语言是什么?同时也了解他们的价值观、偏好,他们们想要对人生做什么?

(三) 将人和问题分开

与来访者一起探讨:在他的生命叙事里,是文化中的什么规范和想法,支持了他们充满问题的理解?这有助于拆解和揭露问题所支持及来自的文化和社会论述之下的故事。这样的过程是解构中的一个很重要的部分,其中最主要的两个方法就是命名和外化。

1. 命名问题 用贴合来访者经验的词语,而不是心理学术语来命名,用来访者日常经验的方式来命名,如"你的多动症的色彩是什么?"。不是给一个专家的名称,而是要抓住他的主观体验,然后开始用这样的语境来工作,抓到其内心体验去命名。一个人比标签多很多,并不是反对这些名字,只是反对这些标签,把人整个生命都囊括进去,好像所有这些身份认同都变成了标签。我想探知这个人与问题标签的关系是什么,我并不认为人就是问题。

2. 外化问题 把问题客体化,作为与人无关的一种现实,把问题物化在人的外面。问题如何在人身上运作,如何卷入,人为什么注意这些问题,造成了什么困难使人无法逃脱,外界的什么使问题一直存在?问题对来访者的生活及其家庭有什么影响?来访者及其家庭对问题的生命有什么影响?

(四) 重塑生命故事

治疗师在问题和偏好的故事之间搭建桥梁,以问问题的方式,来邀请来访者详细地叙说以及重新叙说生命的经历,如此他们便可开启丰富和丰厚的叙事,而这样的叙事正能反映他们所偏好的个人和生命叙事。可以通过询问转折点和人生的方向来重塑故事。

叙事治疗的隐喻是希望人们的生活有多重故事,要体验式地投入到多重故事或可能性之中,而这些故事是问题故事所难以预料的,而问题故事线在其他的多元故事线里,也会显得不一样。在治疗中,要让来访者清晰地看到问题故事与偏好、多元故事之间的桥梁是什么,让人们体验式地体会自己所拥有的能力和技巧。所以,我们要帮助他们去看到偏好故事中所蕴含的一些知识,可能是他们之前无法看到的,有些人容易做到,而另一些可能不会。

（五）见证和记录

治疗师和来访者一起进行"局外见证者"、文件制作，如用信件和摘要记录等，来加强治疗和巩固治疗效果。

（六）结束治疗前的询问

每次访谈结束时，叙事治疗师会习惯地询问：你觉得这次谈话对你有帮助吗？如果有，是怎样的帮助？你还愿意再来谈吗？什么时候愿意再来谈？叙事治疗不大强调来访者要一周来一次，而是请来访者思考：你想一想今天的访谈把你带到了哪个地方？这样的问题使他不会忘掉治疗中所谈到的内容。治疗的频率以来访者自己的感觉和决定为主，可以1周一次，也可以2、3周或者1个月一次。

第三节　案例对话实录与分析

对问题故事进行外化以及重塑支线故事是叙事治疗的两大主线，下面摘录两位叙事治疗师的实际访谈记录，并加以分析和解释，让我们更加深刻体验到叙事治疗对话的运用和作用。

一、外化对话的案例实录

下面这段案例访谈摘录来自Jill Freedman（美国的叙事治疗师，麦克·怀特的嫡传弟子）。本部分摘录了Jill（吉尔）治疗师对来访者的两次连续会谈的片段，可以反映出Jill与来访者拉薇妮进行外化对话的影响和作用。

拉：它（指来访者的问题）很大，它对我真的像个很大的问题……因为它以前从来就不像那样。而且它越来越恶化，一直没有变化。

吉：你是怎么知道它越来越恶化的？

（注解：治疗师用具体化提问促使来访者对问题描述得更清晰。）

拉：嗯，我觉得它好像越来越恶化，因为我越来越害怕。你知道我的意思吗？我以前不会有这样的感觉。我意思是以前有过这种感觉，就好比这种情形：拉薇妮，不管你那二十页是什么东西，请你站在前面，念给大家听。

吉：嗯哼。

拉：你知道，它没有那么强烈，可是有些东西开始在扰动。你知道吗？我只是觉得……

吉：听听看，它是什么。

拉：好。

吉：你说有些东西开始在扰动，你的意思是什么呢？

（注解：治疗师依然用具体化的提问追问来访者所描述的具体内容。）

拉：好，我有非常想吐的感觉，并不是真的吐出来。

吉：嗯哼。

拉：我的心跳开始加速，几乎觉得必须到浴室洗澡？嗯，我的意思是我开始流汗。

吉：嗯哼。

拉：然后我开始做这整件事，喔，我们坐在那里，他们都注视着我，虽然不很严重，可是我不习惯那种情形，我说了些蠢话，只是我实在没有什么可说的。当我要开始分析整件事时，它就使我完全无话可说。

吉：好，嗯，害怕是怎么知道该选什么时间，它怎么知道什么时候可以逮到你？什么时候可以进来制造想吐的感觉？还有……

（注解：这是非常典型的外化和拟人化的语言，用"害怕是怎么知道……"这样的语言使

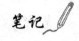

255

来访者感觉自己和害怕不是一回事，害怕是害怕，人是人，把问题和人分开，使来访者有自主的感觉。）

拉：好，用这种方式提问题很有趣。害怕是怎么知道什么时候可以来逮到我？嚇，这实在很有趣。

吉：为什么？你为什么觉得有趣？

拉：我不知道，我只是喜欢你这种说法，好像害怕并不是我的一部分，你知道我的意思吗？害怕好像某件在那里的东西，而不是在我里面。

（注解：从来访者的反馈中，我们可以清晰看到外化语言的巨大作用。）

吉：这就是我的看法。

拉：这就是你的看法？对，我想我懂。那是很有趣的问法，我喜欢。你现在给我一个完全不同的方式来看它，实在很有趣。

吉：嗯。

拉：我必须告诉你一些听起来很奇怪的事吗？

吉：什么事？

拉：不管怎么说，我觉得很奇怪。嗯，我意思是你刚才说完，然后我说我认为那是很有趣的说法，接着我就像，喔，它就真的在那里，我几乎觉得就像那样。我懂了，你知道我的意思吗？我觉得那个讨厌的家伙好像是一种外在的东西了。

吉：太棒了！

（注解："我觉得那个讨厌的家伙好像是一种外在的东西了"，这正是叙事治疗师期待外化问题能够起到的作用，来访者非常准确地感受到了。）

拉：一定有什么原因，对了，太好了，它困扰我是因为我有那种感觉。

吉：好，我能了解你以那种方式会怎么感觉，因为人都以那种方式谈问题。所以我知道那有什么感觉，你知道，一种解构的感觉。

拉：对，完全正确。

吉：对，对，让我提出一点要求，你是否觉得当你以某种方式脱离那种感觉时，你更能觉察到一些自己的力量？

（注解：治疗师进一步的询问，目的是使来访者不仅有自主权，而且，进一步感受到自己内在蕴含的力量。）

拉：有，我不知道自己是否能控制感觉，因为我只是觉得有一点迹象而已。我一说就解脱了吗？

吉：嗯哼。

拉：我说了，而它好像就在这里，好像某种，好像，呼！我是说不像是安慰的感觉。

吉：嗯哼。

拉：好像抛出什么，可是，在这里。我认为我能，我是说我开始觉得能像，我像是说："你这家伙，滚出去。"你知道我的意思吗？当然了，像是对自己说的。

（注解：来访者一方面已经可以把自己与恐惧分开，说"你这家伙，滚出去"；另一方面，她也意识到恐惧存在于自我身上。）

吉：对，好，回到我原来的问题。你认为害怕是怎么知道什么时候能进去那里？并且试图取得主导地位？

拉：嗯，我想，如果照字面意义来想的话，它并没有。几乎像是我邀请它进来的。因为你知道的，它怎么能有实际的想法。如果我们真的认为它在那里的话，一定是我让它进来的，它不可能就自己进来。

吉：好，我猜它可能这么做，也许有某种东西和它搭档，而使你无力抵抗它。

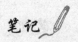

（注解：当来访者把自己问题的原因再次拉到她自己这个人时，治疗师再次巧妙地运用外化技术和语言"我猜它可能这么做，也许有某种东西和它搭档"，再次试图挖掘出"某种东西"，而不是来访者这个人全部。）

拉：喔。

吉：好比自我怀疑，而且我想有没有什么特别的东西可以让我们开始辨认的，像是……

拉：对，我懂你的意思，我懂你的意思。

吉：这样讲可以帮助你了解吗？

拉：没错。

二、改写对话的案例实录

下面这段咨询实录是迈克·怀特对一个问题孩子以及孩子的妈妈一起进行的访谈，主要针对这个问题孩子一次意外的行为进行加强，起到了意想不到的效果。这段访谈是针对彼得（来访者）遇到一次麻烦时选择了离开，而不是惯常的问题行为发作这件事展开的。

迈克：彼得，你同意这件事有些不一样吗？

彼得：是啊。

迈克：你愿意在这个问题上探索得更深一些吗？

彼得：不介意啊。

迈克：还有什么其他的事情，是你更乐意探讨的吗？

彼得：没有了。

（注解：这段对话，体现出叙事治疗师充分尊重来访者的意愿和选择。）

迈克：好的。彼得，你的妈妈刚才说，这件事令人鼓舞。这是她所说的，你认可吗？或者对"遇到麻烦时离开那个场景"这件事你有着不同的看法？或者是想要说不同的话？

彼得：没有。

迈克：没有什么？

彼得：我妈妈说的是对的。

迈克：也就是说，你也这样认为？你的变化是令人鼓舞的？

彼得：是啊，我赞同。

（注解：引出不同的视角，从妈妈的角度又一次把注意聚焦在"遇到麻烦时离开那个场景"这件与来访者惯常的行为不同的例外的事情上。）

迈克：你为什么说这是令人鼓舞的？

彼得：我不知道。也许是因为这一次我没有陷入那么多的麻烦吧。

迈克：我了解你当时非常生气，你本来会做点什么的。是什么使你这一次没有陷入那么多的麻烦呢？

（注解：治疗师描述当时来访者的情绪，进一步询问这次例外没有陷入麻烦的原因。）

彼得：离开那里，就是这样。

迈克：如何命名你的这个行为呢？"远离麻烦"这个词如何？

（注解：在叙事治疗中，对问题进行命名很常见，也是叙事治疗的特色，同时，对例外的闪光点或独特事件进行命名也是叙事治疗师常用的方法。）

彼得：是的。我当时心想，"谁需要这些呢？"

迈克：这次行为不同的原因，是你当时认为自己不需要它，这个想法使得你……

彼得：我认为是退了一步。

迈克：退了一步？

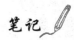
笔记

彼得：是啊，这次我让了一点点。

迈克：因此，这包含了三件事：让了步，认为自己不需要它，远离麻烦。

（注解：治疗师非常耐心和细致地总结来访者取得这次独特结果的原因。）

彼得：是啊，就是这样。

迈克：能对于"认为自己不需要它"多讲一点吗？

彼得：我只是忽然想到的。

迈克：你当时有什么感觉？

彼得：头脑非常热。

迈克：你感觉头脑非常热，但你仍然可以让一步，把事情想清楚。

彼得：是的，我并没有失去它。

迈克：你没有失去什么？

彼得：保持头脑冷静，我没有失去对心的控制。

迈克：好的，我们总结一下所有的事情：后退一步，把事情想清楚，认为你并不需要它，保持头脑冷静，没有失去对心的控制，并远离麻烦。

（注解：治疗师用"你当时有什么感觉？"和"你没有失去什么？"这样的问话来澄清来访者的思维和感觉，使来访者越来越能看清自己和自己的行为。）

彼得：是的，确实是这样。

迈克：这样做使得你如何呢？

彼得：你的意思是指什么？

迈克：你保持了头脑冷静，这将会发生什么呢？

彼得：嗯，我保留了我的特权。

迈克：什么特权？

彼得：周末可以离开。我可以去上金属加工课。我不必去接受辅导。

迈克：好，还有别的吗？

彼得：可以看电视，可以健身。

迈克：我开始明白"后退一步，把事情想清楚，认为你并不需要它，保持头脑冷静，没有失去任何东西，并远离麻烦"对你意味着什么。

（注解：治疗师"对你意味着什么"这样的表达和提问使来访者思考貌似偶然行为背后所蕴含的意义，目的是激发出来访者的期望和梦想，更深一步加强行为的意义。）

彼得：是啊，这次我没有毁坏任何东西，没有发疯破坏任何物品。

迈克：对不起，你能再说清楚些吗？

彼得：我没有像以前那样毁坏东西，破坏物品。

迈克：你能告诉我，你是怎样做到的吗？如何做到没有毁坏东西，并且保留了你的特权。

（注解：针对来访者并不常见的独特事件进行细节化的深入挖掘，以使来访者感觉有些时候他还是能够自控的，这对于巩固和加强这种例外行为，树立来访者好起来的决心非常有意义。）

彼得：也许，也许是……

迈克：你刚刚说"也许"，在你说"也许"这个词时，你在想什么？

彼得：嗯……也许我正在寻找一条我想走的路。

迈克：这是你做到这件事的一部分原因吗？

彼得：我想应该是的。

迈克：我认为这一切并不是空穴来风——后退一步，把事情想清楚，认为你并不需要

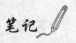

它，保持头脑冷静，没有失去任何东西，远离麻烦，寻找道路。你能否想到促进这件事发生的其他的事件？

彼得：哪些方面呢？

迈克：在这件事发生之前的一些事情，任何可能导致这件事发生的事件，或许某些事会促使你作出这样的决定，或许某些事为你远离麻烦做了铺垫？

彼得：呃……或许真的有些事情吧，但是我现在想不起来了。

迈克：关于这个问题，或许我可以问问你的妈妈？

彼得：好吧。

（注解：治疗师对于一次独特事件一直追问，目的是使来访者从各种不同的角度和层面去思考这一偶然行为。）

迈克：彼得，你帮助我了解了你离开麻烦的过程，但是，在关于是什么使得你有这样变化的问题上，我们被打断了。一会儿我想重新回到这个话题，看一看是什么使得你有这样的变化。但是，现在我更感兴趣的是想知道，你怎么看这些变化？

彼得：呃……我不知道……

迈克：对于发生的一切，我们已经有了清单：走出问题，后退一步，把事情想清楚，认为你并不需要它，保持头脑冷静，没有失去控制，远离麻烦，寻找道路。对于这件事我还列了一个清单：使得你保留了特权，避免发疯，毁坏东西。你觉得如何？当你发现这些变化时，你怎么看？

（注解：治疗师不断重复来访者一次偶然例外的行为发生的原因和结果，一方面使来访者一次又一次加深对自己的认识，另一方面在强化来访者的正性行为和品质。）

彼得：我想这些变化挺好的。

迈克：好的，好的，好的。好有很多种。这是哪一种好？对谁好呢？你觉得这件事是对你有益，还是对你妈妈，或者是看守所的人有益？

彼得：这是积极的。

迈克：对谁来说是积极的？

彼得：对我来讲是积极的。

迈克：对你来讲是积极的。你能讲一下哪些方面是积极的吗？

彼得：可以，这使得我感觉很舒服。

迈克：你了解为什么这个变化使得你感觉舒服吗？

彼得：因为有了一些成果。

迈克：是取得了一些成果的感觉，为什么这些成果对你这样重要？

（注解：治疗师用步步紧贴又逐步递进的问话使来访者不断澄清自己的思维和感受，不断挖掘出一次偶然事件的意义。）

彼得：因为我可以为我的人生做些事情了，我可以说一些我想说的话，做我想做的事情。

迈克：你表达得非常清晰。

彼得：是啊。我知道我有能力去促使一些事情发生。如果事情还没有结果，只要知道如何做，我就有能力为实现它做些事。

迈克：这对于你来说是你的一个成就，你可以拥有自己人生发展方向的发言权，这对你来说很重要，这些东西会持久吗？

彼得：我认为是这样的。是的，我认为以前是这样。至少一年，甚至更长的时间。

迈克：彼得，你去问一问你的妈妈，看看她对这件事的看法，你愿意吗？

彼得：当然，开始吧。

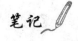
笔记

第四节　应用与评价

一、叙事治疗的方法对于心理学研究具有重要的意义

在叙事心理治疗中，重要的不是"叙事治疗"名称本身，而是叙事的方法。说故事的叙事方法可以视为对现存的思辨、实验、调查、观察和其他传统方法的补充。如果把叙事作为一种扎根隐喻。它使心理过程与日常生活、社会文化结合，这可以克服以往心理学研究把人从文化内容、社会历史文本中抽离出来的弊端，为我们的治疗提供了更广阔的空间和背景。

叙事作为一种方法在心理学研究中有不可替代的作用。第一，叙事可作为心理学研究中获得深度资料的重要手段。叙事资料作为数据资料的补充，可以通过对具体个案的深入剖析而揭示出一般的规律或独特的意义。第二，叙事还可作为干预手段在研究中使用。叙事总是与反思联系在一起，我们在叙说生活故事的过程中，也就审视了自己。这种反思或审视是一种内源性的干预，使我们自律，变得对我们的生活负责。第三，叙事还可以作为研究成果的一种表述方式。像个案分析、传记等都是叙事的表达方式。它展现给我们的不是一堆概念的躯壳，而是有血有肉、充满生命气息的人类心理世界本身。

二、叙事治疗的理念是传统心理治疗观念的巨大转变

叙事治疗将看待来访者和其问题的视角，由内在病理转变到发现并重视来访者内在知识和正向力量，这基本上是一种看待生命方式的转变，也是一种世界观的转变。叙事治疗与过去心理治疗最大的不同就是，叙事治疗相信来访者才是自己的专家，治疗师只是陪伴的角色，来访者应该对自己充满自信，相信自己有能力并且更清楚解决自己困难的方法。

叙事治疗经由问题外化、独特结果及发展替代故事的对话过程，发现已存在来访者生活经验中，但未说出的或遗落于原先自我叙说之外的闪亮时刻及独特结果等事件，催化来访者得以和充满问题的人生分开，他们将体验到原属个人的自主力量与动能，这种赋权给来访者的过程是极其具有力量的。

三、发现生命的意义比问题本身更为重要

在治疗师和来访者处于"叙事心理治疗"时，他们所面对的不是一种可以置身事外的"工具"或"技术"，而是来访者的生命故事，反映的是来访者的生命态度、生命要求和生命抉择。在这里，对待生命的积极态度就会释放出不同方向的能量。我们每个人都有历史的痕迹，有许多的故事，故事中积极的潜力被发现，向上的动力就会源源不断。

四、叙事治疗与中国文化的适应性

面子心理使中国人不愿意在外人面前表现自己的缺陷和不足，传统心理治疗把问题看作来访者身上客观存在的缺陷，并诱导来访者反复回忆和描述痛苦经历，确认自身缺陷，这对传统的中国人来说很难接受。叙事心理治疗很好地维护了来访者的面子，在外化过程中，治疗师对积极的例外事件给予关注，让来访者不必担心面子问题，多谈"闪光点"，重拾信心，而更加容易做出改变。当问题对来访者没有任何意义时，它对来访者来说也就不存在了。这非常符合中国人的辩证思维方式。

叙事治疗的关系取向与中国人关系自我观符合。中国人的自我概念里，除了包括身体实体的个体"我"以外更多的是能反映社会位置和关系的社会我。这个"自我"是一个以所

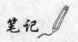
笔记

有与我有关的内容为元素的集合，也就是以关系为核心的自我。从关系角度去解决这些问题适合中国人，与传统文化相融。

临床案例与思考

刘某，23 岁，某高校研一女生。大四那年，本是预备党员的她因为没有通过英语四级考试而被推迟转正时间，感觉很受打击，后来有经历考研失利落榜的打击。在刘某最失意的时候，经朋友介绍认识了男孩张某，互相感觉很投缘。俩人熟悉后没多久，张某就开始有亲昵刘某的言语和行为表现，刘某感觉比较甜蜜。在刘某心里，他俩已是恋人。后来刘某再次考研，这次成功被录取，但同时她发现张某一直都有女朋友。刘某觉得不甘心，认为张某是爱自己的，并向张某表白爱意。但张某称自己从来只把刘某当成是好朋友，而拒绝了刘某。刘某很难过，陷入深深的痛苦之中，一方面痛苦于张某对自己感情的拒绝，另一方面，想到与张某相处时的点点滴滴，想到他对自己的所作所为，不相信他对自己没感情。张某的欺骗，加上自己对张某产生的深深感情，使刘某感觉非常痛苦，目前这种状态对她的学习、生活造成了很大影响，她几乎不能安下心来做任何事。

思考题：

1. 结合本案例说出来访者的主线故事有哪些？可能的支线故事有哪些？

2. 如果你是咨询师，你会做些什么来体现叙事治疗的态度？

3. 如何在本案例中运用叙事治疗的特色对话技术，这些特色对话技术各自的特点是什么？

（赵静波）

笔记

第十三章　集体心理治疗

学习目标：

1. 掌握　集体心理治疗概念、集体心理治疗的有效原理、集体心理治疗成员的选择标准。

2. 熟悉　集体心理治疗分类、集体心理治疗的基本思路、集体心理治疗的基本过程、集体心理治疗的基本技术。

3. 了解　集体心理治疗特殊方法、治疗师的功能和角色、集体心理治疗的由来。

从20世纪40年代集体心理治疗方法的诞生至今，经历了数十年的发展历程，随着临床实践的不断进展，集体心理治疗也逐渐形成了系统的理论体系，同时也在持续地发生着变革及不断的更新。集体心理治疗是在集体的情境下，通过集体内的人际交互作用，使得成员在共同的活动中可以彼此进行交往、相互作用，通过成员之间一系列的心理互动过程，在过程中探讨自我，尝试改变自我行为，并学习新的行为方式，从而达到改善人际关系，并解决生活中的问题。

第一节　概　　述

一、集体心理治疗的概念

心理治疗可以根据心理治疗对象的不同，将其分为个体心理治疗（individual psychotherapy）和集体心理治疗（group psychotherapy）。通常人们所指的心理治疗是指个体心理治疗，即治疗师单独对一位患者进行观察、诊断和治疗。而集体心理治疗近几十年间迅速发展起来，这种治疗形式已逐步在心理治疗领域确立起自己的地位，并成为一种兼具成本效益与临床疗效的心理治疗形式，相比欧美等发达国家，国内相关研究起步较晚，但发展速度飞快。集体心理治疗在港澳台地区称为小组治疗。

集体心理治疗（group psychotherapy）是指对一组患者集体施行心理治疗，利用患者之间的相互影响，以取得每个成员的人格和行为的改善。具体指的是将具有同质性的患者安排在一个小组，定期在治疗师的引导、启发与帮助下进行以治疗为目的的聚会。同时每个参加的小组成员积极配合，利用集体对参加者的诱导和帮助，以及小组成员之间的相互影响，促进各成员对自身的问题有所领悟和有所认识，从而解决其心理冲突，并舒缓情绪，消除精神症状。

人类总是要在各种各样不同集体中进行活动，人类的生活方式总离不开群体关系，无论是工作、生活、学习、娱乐都离不开集体内人与人的互动，而往往这些集体内的某些失调

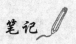

正是人们经历的心理困扰的源泉。因此以集体形式进行心理治疗而不是孤立的个人为治疗目的的心理治疗，近年来有了飞速的发展，人们更多地认识到这种集体形式的治疗价值。

目前，许多集体心理治疗的方法已被广泛地应用，并成为最常用的心理治疗方式之一。

二、集体心理治疗的基本思路

当存在某些共同问题的个体多次相聚于一个小群体之中，相互讨论他们自己的问题时，会促使个体重新思考问题，这样的心理过程有助于个体重新的自我成长。这一过程包括：形成统一目标的集体，通过多次的相聚建立集体的凝聚力并发现有相似问题的其他人，分享彼此的经验和教训，在分享中学习别人的经验，通过他人的评价和帮助重建自我的认识，并学习其他成员对社会行为的反映。除此之外，在集体中可以有机会表达其强烈的情感，以使得情绪得以宣泄。集体心理治疗的主要特点是在治疗师引导下，随着时间的进展，成员逐渐形成一种亲近、坦诚、互助合作、相互支持的关系和氛围，使他们尝试以另一种角度来面对生活，通过观察分析别人的问题而对自己的问题有更深刻的认识，得到治疗性的改变。这一点在个体心理治疗中是难以做到的。

集体心理治疗是由经过专业训练并具有集体心理治疗资质的治疗师有目的性地把有心理障碍（精神或情绪问题）的人组成一个小组而进行的一种心理治疗方法。这种治疗方式一般是由一名治疗师主持或配一名助理治疗师，治疗师一般由临床心理学家或心理医生担任，小组一般包括8～15名具有相同或不同问题的成员，治疗以聚会方式，每周一次或二次，通常每次时间约75～90分钟，但不同理论取向的集体治疗时间也有较大差异。治疗次数可视患者的问题和具体情况而定。如短期问题解决集体（如生活事件刺激、人际协调、适应问题等）可能6～20周，支持性治疗集体（如慢性或重大疾病、人格改变等问题）可能是长期的。治疗期间在治疗师的领导下，集体成员就大家所共同关心的问题进行讨论、观察和分析有关自己和他人的心理与行为反应、情感体验和人际关系。从而使自己的行为、情感体验甚至人格得以改善。

三、集体心理治疗的由来

集体心理治疗起源于欧美，集体心理治疗的发展经历了一段历史时期，许多心理学家和精神病学家都为它的发展作出过贡献。

最早运用集体心理治疗的是美国综合医院的内科医生普拉特。普拉特（Joseph Pratt，1872—1956），波士顿的内科医师、集体心理治疗之父。在20世纪初，患有肺结核的患者没有特效药可治，由于这些患者终身带病且会传染别人，常被人们所惧怕和回避，加上长年的住院，因此患了肺病的患者多数都表现出意志消沉、心情抑郁。美国波士顿的内科医师普拉特见此情况，从1905年7月1日开始，召集住院的肺病患者数十人，每周给他们讲解有关肺病的常识、治疗与疗养的方法，鼓励、激发大家的信心，并组织讨论，其方法称之为"emotional reeducation and persuasion"，普拉特的做法在患者中引起强烈反响，患者纷纷报告在其中受益匪浅。

此后，许多精神科医生模仿和发展了早期的集体治疗，并分别创立了一些专门用于集体治疗的方法。如马什（Marsh）等精神科医师在1919年后运用Pratt的想法来治疗类似疾病性质的精神患者。马什也召集医院的医师、护士、社会工作者及助理人员，以集体的方式共同讨论患者的护理问题，并试图改良精神专科医院的日常活动，但此类以教育为主的治疗方式很快由精神分析师予以取代。但他是第一位把集体心理治疗方法引进精神病治疗与康复工作的精神科医生。而后，在1921年美国精神病学家拉泽尔（Lazelle）于华盛顿的伊丽莎白医院运用Pratt的激励、鼓励、支持等方法集体治疗精神分裂症患者。1910—1914

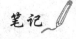

笔记

年间，维也纳精神病学家莫雷诺（Moreno）在维也纳创用心理剧（psychodrama）和社会剧（sociodrama）进行集体治疗，并提出了角色扮演（role playing）和集体成员之间情感互相作用（sociometry）的概念。1934年，舒尔德（Schilder）对门诊精神患者开始使用带有心理分析式的集体心理治疗。而沃尔夫（Wolf）主张在集体心理治疗中每个患者应轮流谈自己的问题，他将精神分析理论应用于集体心理治疗。

集体心理治疗的迅速发展是在第二次世界大战期间及战后，战争造成的巨大压力使得出现心理问题的人数剧增，面对一大批饱受战争创伤的士兵，数量有限的精神病学家、心理学家显然已无法满足社会需要，更何况一对一的个别治疗所需的费用也非一般士兵所能支付。因此，集体心理治疗作为一种经济、简捷和高效率治疗手段被用于对战后患有精神病或心理障碍的士兵中。在战后的几十年间，也出现了一些较有影响的集体心理治疗的理论和方法，如伯恩（Berne）创立了交互分析疗法，赛德尔（Satir）创立了联合家庭治疗。1943年在美国成立了集体心理治疗学会（AGPA），1950年创办了集体心理治疗杂志。以后，专业集体心理治疗工作者大幅度增加，专业文献也逐渐增多，至此集体心理治疗成为心理治疗工作队伍中的一支重要力量。

至今，美国集体心理治疗权威欧文·亚隆（Irvin D.Yalom）与维克多·弗兰克（Viktor Frank）和罗洛·梅（Rollo May）并称存在主义治疗方法的三大代表人物，其根据自己的临床实践，把集体治疗的实际工作经验升华为一系列专著，整理出版的集体心理治疗书籍已成为集体治疗师们的培训教材和主要参考书。

四、治疗集体的结构

治疗集体的构成主要包括治疗者师和患者，其涉及多方面的因素，下面分别予以介绍。

1. **集体心理治疗分类**　任何一种个体心理治疗都可以依据自己的理论原则建立起相应的集体心理治疗方法，因此集体治疗的治疗过程、方法以及它们所依据的理论基础存在很大差异。但无论哪一种集体治疗都强调：心理问题、行为障碍及各种适应问题是在人际交往中或特定的社会环境下产生、发展和维持的，那么解决这些问题就必须通过社会群体的功能来实现，因此各派集体治疗都十分强调群体关系的重要性。

我们通常可以把集体心理治疗分为：

（1）活动性集体：为了某种特定的集体目标而组成的集体。如慈爱伙伴集体（compassionate friends）。

（2）支持性集体：治疗师给予某些方面的知识性的讲解、引导以及精神上的疏解。如战胜暴力者集体（men overcoming violence）。

（3）问题导向集体：以解决某种特定问题为导向组成的集体。如戒酒集体（temperance group）。

（4）治疗性集体：包含各种心理治疗理论取向的集体心理治疗和为达成某种特定目的及人格改变和个人成长为目的的集体。如心脏手术患者组成的开心集体（mended heart）。

2. **治疗师的功能和角色**　治疗者是治疗集体的领导者，一般由1～2名受过专业训练的人员组成，他们可以是心理学家、精神病学家或社会工作者。一般认为，如果有两位治疗者，那么他们宜有不同的性格、背景和性别，一方面是为了适应集体中不同患者的情况，另一方面两位治疗者也可以互补长短。但是他们应有共同的治疗方针、策略和方法，这样才能在治疗中做到协调一致。

集体治疗最初阶段来访者彼此之间是陌生的，都只认识治疗师，因而治疗师是最初群体相聚的主要力量。欧文·亚隆（Irvin D.Yalom）指出，治疗者的工作在于设计出工作线路，并促使其启动，使它以最大的效能来运作。这就要求治疗者能够一方面控制整个情境，另

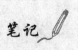

一方面为集体成员建立行为模式,促进意见交流、让成员尽量表达他们的思想、情感和意见。帕德森认为集体治疗者的主要功能就是要去开创和安排一个环境,让集体成员在感到安全和自由自在的情况下可以自然、真诚地彼此交往,以致最后能从集体经验中获得帮助(Patterson,1985)。因此,治疗者常常需要把自己当作集体内一个普通成员,感情投入地专心倾听来访者的表达,并仔细观察成员的一举一动,在互动中,治疗者可以为集体成员作示范,以适当的行为为集体成员提供模仿的榜样。在集体会谈中,治疗者应注意控制大家谈话的中心与方向,引导他们谈论有治疗作用的话题,而不要让集体会谈成为一般的家常闲聊。在这过程中,治疗者本身也要避免过多表达自我和说教,而应该努力提出问题,启发和引导集体成员进行反应。

3. 集体成员的筛选 选择适宜的治疗对象是集体心理治疗的一项重要工作,如果来访者被不恰当地分配到治疗集体中,那他们的治疗将一无所获。治疗者对集体成员的选择,一方面根据一定的理论基础和集体性质来决定,另一方面是遵循多数集体治疗所共有的选择原则,如成员应有谋求得到帮助的强烈愿望,并愿意向他人袒露心声,且具有基本的与别人相处的能力。在这些原则中,最重要的两条是坦诚和保密的原则。

集体成员选择的一个理想标准是,所加入的这些成员在治疗中能最大限度地从集体中获得帮助。欧文·亚隆在其发表的专著中指出,绝大多数治疗师并不选择适合集体治疗的来访者,相反,他们只是剔除那些不合适的来访者。多年的研究和临床经验表明,以下一些人是不宜参加集体治疗的,包括:脑损伤患者、妄想狂、极端自恋的人、具有自杀倾向者、吸毒者和急性精神病患者,以及具有社会病态人格的人。除此之外,喜欢探究他人隐私者、攻击性或仇恨心强的人以及在集体外的时间不断与其他成员保持亲密联系的人也不适合参加集体治疗(Hobbs,1951)。巴克(G Bach)也列出了四种可以淘汰出集体的人:①不切实际、活在梦里的人;②有严重的社会道德问题或违法行为的人;③支配性强、一定要垄断集体讨论的人;④有病态的防御行为的人。

专栏 13-1

集体对人们的影响

心理学家 Shaw(1981)指出,集体对人们的社会生活极为重要。集体为什么会对人们产生影响呢? 主要包括两方面的原因。

一、集体活动和集体目标更具吸引力,并且集体可以帮助我们达成单独时难以达到的目标。Sherif(1966)的现场研究证明了目标与活动的影响,研究中选取参加夏令营的两组学生(11～12 岁),开始时他们分别驻扎在营地两边,彼此并不知道对方的存在。随后,将两组学生召集到一起来完成集体合作才能达成目标的活动,结果发现,经过比较短的时间后,这两组学生自动建立两个集体,并且发展出各自集体的互动模式和行为准则。此后,实验者有意设计竞争类活动,并引入活动奖励。结果发现,两个集体都表现出为达成目标,成员们更努力竞争,甚至针锋相对,以便自己的集体能够获得更多的奖励。

二、集体可以满足个体归属与爱的需要。人们都有渴望得到家庭、集体、朋友等的关爱和理解,表现出需要参加一定的组织,在组织中获得情感甚至爱的需要。人们之所以喜欢成为集体成员,这主要与集体内部的人际吸引,刚好可以满足个体归属与爱的需要有关,像各种协会、各种俱乐部都由此而来。

第二节 基 本 理 论

集体心理治疗究竟是如何帮助来访者的? 它起作用的机制是什么? 集体中有哪些具有治疗功能的因素? 这些都是关于集体效能的问题。

J.Gayle 认为,集体治疗具有很多优势,既往的多项研究均证实集体治疗具有积极的效

笔记

果,在临床实践中发现,如果患者能够为自己做些事情的话,无论治疗师做什么,都能发现他们的自主性和自尊表现出增强的态势。集体治疗的过程是一个通过成员相互作用,来协助他们增进自我了解、自我抉择、自我发展,进而达到自我实现的过程,根据近年来集体心理治疗学家们的看法,一般来说,有以下的治疗机制在起作用。

一、集体的情感支持

被他人接受与容纳(acceptance and accomodation)——个人生活在社会里,假如不被家人、朋友或他人所接受与容纳,会感到孤苦伶仃,心情无所依托。假如自己有身心上的缺陷而被人拒绝或排斥,更是难受。集体治疗的基本功能就是让参与者感到自己被集体里的成员接受,感到自己是集体里的一分子而感到心安有所归属。假如是患病的患者,由于"同病相怜"可获得同情与接纳。

普同性(universality)——在参加集体治疗以前,许多患者往往把自己的问题看得过于严重和独特,往往以为只有自己一个人不幸才患了病,只因自己不小心或不聪明而发生了错误,或只有自己才遭遇到不可告人的丢人事,因而更加重心灵上负担与痛苦。但是在集体治疗时,通过成员之间的彼此分享,发现别人也有相同困扰或经历时,就会不再感到孤独,往往可以改变自己对问题的不正确认识,或者感到如释重负。

二、群体的相互学习

传递信息(imparting information)——集体是传达信息的媒介物。通过成员间的交往,可增进患者的内省力、自我理解水平和交往能力。通过角色变换,可看到别人眼中的我,并可提高自我表达能力,增加对他人的知觉敏感性,学习如何解决冲突。

行为模仿(imitative behavior)——成员间不仅可以交换认知上的经验,还可直接观察并模仿别人的一举一动,包括如何向别人讲话,如何劝别人,如何帮助人等。这种观察与学习也包括向治疗师的模仿,可以在不知不觉中进行。Bandura 的实验证明模仿是一个有效的治疗力量。

三、群体的正性体验

团体凝聚力(group cohesiveness)——有些人自小没有经历过温暖的家庭生活或体会亲近的朋友关系,对于人际关系持有负性的看法与态度。假如参加集体治疗的成员能经由治疗师的督促,逐渐建立有群体团聚性,能体会到成员相互关心,能团结一致,有共同的利害感,相互帮助,能对人与人的关系持有健康的态度。在接纳及理解的环境中,成员会更愿意表达自己、探索自己,逐渐觉察以前不能接纳的自我。

领悟互助原则(comprehend and mutual aid)——集体心理治疗的功效之一,就是要帮助人去体会到"人人需要互助"的人生道理,肯帮忙别人,为别人着想,以便利人利己,求得共同幸福的生活。在这个过程中,由于有很多彼此帮助的机会,有些患者会突然发现自己对其他人的重要性。这经常是一种新的体验,它可以促使患者提高自信,因为对任何人来说,被需要的感觉是很重要的,集体成员在这种有凝聚力的集体中也会对其自尊有重要的影响。在集体中,患者有机会帮助别人,也就有机会付出自己,外展、延伸自我的功能,这就是一种促进成长的有效途径。

四、重复与矫正"原生家庭模式"与情感

"原生家庭模式"的矫正性重现(the corrective recapitulation of the primary family group)——所谓"原生家庭模式"就是指每个人在自己小时候所体验的家庭关系。由于人与人所经历的家庭有所不同,每个人都有不同的原生群体经验。有些人饱受父母的温暖与照顾,经历充满情感与喜爱的家庭关系;有些人却儿时被遗弃、欺负或虐待,存留下来不敢回想或怨恨的过去,特别是心情不稳定或有心理问题的人,往往有令人不快的原生家庭体验。

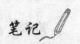

笔记

第三节　基 本 过 程

一、治疗前准备阶段

（一）初步考虑

在集体成立之前，需要治疗师确定有关治疗结构的一系列具体决定，如集体的名称、大小，集体的周期、新成员的加入、治疗频率及每次治疗持续的时间等事项。

（二）集体成员的构成

典型的集体通常有七八位成员（过少容易缺少互动性，过多则可能妨碍成员在集体内分享的时间），性别比例适中，年龄20~50岁（同质性集体可能年龄相当），来自不同的社会、经济和职业背景，临床问题和人格类型各异。

集体可分开放性和封闭性。封闭性集体的成员始终不变。适用于相对短期的集体。开放性集体允许成员在不同时候终止治疗，并由新成员替换补充。开放性集体的缺点是集体的凝聚力随着成员的进出受到威胁；优点是成功结业的成员能够鼓励包括治疗师在内的其他成员，而新成员的补充也常常令人鼓舞，并为人际学习提供了新的机会。

（三）准备性会谈

大多数参加集体治疗的成员都有一种期待性焦虑。他们会疑惑以下一些问题：

"集体治疗会不会不如个别治疗？"

"会不会强迫我说出内心真实感受？"

"集体内的事情真能保密吗？"

"我会不会受到其他成员的影响？"

因此，治疗师需要与集体成员进行一次或多次准备性会谈，让成员为集体心理治疗做好心理准备。减轻成员对突然处于集体环境中的焦虑、恐惧和揣测心理。这样做的意义对后期的集体发展具有深远影响。

（四）基本设置

1. 选择合适的治疗地点、环境和需要的道具。选择一个能够保证成员隐私安全，相互之间无障碍物的场所很重要。

2. 制订集体心理治疗设置和集体规范，如时间、地点、付费、保密协议等。治疗师要建立一个相互遵守的契约，特别是保密的原则，使每位成员都能做到在集体活动中所涉及的问题和谈论的事情在活动以外的场合不能谈论，同时指出集体成员不宜在集体活动以外的场合有来往，否则可能会影响整个集体治疗的进行和效果。

二、初始阶段

这一阶段从首次聚会开始，治疗师的主要任务是帮助每个成员建立最初的接触和联系。治疗师应该把整个集体看作一个整体，同时又关注每一个人在这个新集体中的主观体验。首次聚会中，治疗者的开场白往往显得十分重要，因为它经常是以后所有讨论内容的起点。

治疗者可以采用与下面开场白类似的方式来带动集体进行初次讨论：

"今天大家聚在一起是为了更多地了解自己，通过互相帮助来解决我们的问题。在以后的几次聚会中，我们将一起探讨一些令我们不舒服的感受，当我们发现这个集体中有很多人的感受和我们的很相似的时候，我们就会觉得好过一点。同时我们也可以参考别人是如何处理令他们烦恼的事。在我们这个集体的发展过程中，有时会很难说出一些感受，要把它们表达出来是件很痛苦的事。我们不强迫每一个人都要说出他内心的感受，但我们应该

笔记

明白，在这样一个集体中只有充分地表达自己，才能做到彼此分享，才能得到别人的切实帮助。因此我希望我们每个人都能为把这个集体建设成一个安全、坦诚、亲切的环境而努力。当我们在这个小型社会里能较好地适应之后，或许以后在其他现实生活的大环境中也能做到这样。好，我们现在就开始讨论，首先我想先介绍一下我自己，想必在座的各位已经知道了，我是……下面每个人能否简单介绍一下自己的情况，谈一谈自己的问题和目前的感受？当然一开始不必谈些很深入的问题。"

经过首次聚会以后的几次集体活动过程为初始阶段，在此阶段，成员关注的是是否被认可、赞赏，并积极地投入集体，界定什么是被接纳的行为，探索集体的方向、结构和意义等。

初始阶段基本特征：

1. 集体成员可能同时对许多问题关注并寻求共同点。尤其对于没有准备好接受集体治疗的成员想了解治疗的理论依据，或者对集体活动与个人治疗目标之间的关系存有疑惑。同时也会对集体其他成员及整个集体进行评判。成员会关注是否被认可、接纳和赞赏。

2. 治疗师不仅要关注整个集体的完整性，同时也要关注每一个成员在集体中的表现和主观体验。

3. 成员之间的沟通方式和话题可能都是相对固定和局限的，逐渐才会发展出相互给予支持和寻求建议。

4. 成员对治疗师怀有敬仰的感情和过高的期望。

三、发展阶段

发展阶段是整个集体治疗的重心，同时这一阶段也是最难处理的，是冲突与和谐并存期。集体的重心开始转移，成员内部、成员与治疗师之间开始出现各种冲突。冲突也意味着治疗性改变的开始。经过了冲突阶段，集体也逐渐发展成为一个具有凝聚力的集体，具有相互信任、自我暴露、亲密、坦诚相见的和谐关系。

发展阶段的基本特征：

1. **权利争夺**（fight for rights） 成员之间或对治疗师开始批评、支配、敌意、攻击。原有的人际模式在新集体中重现或打破而表现出情绪或行为冲突。逐渐地，成员意识并检视自己以往的人际模式而出现治疗性改变。

2. **凝聚力集体**（group cohesiveness） 这一阶段整个集体步入正轨。具有强大的相互支持力量，是每位成员认识领悟自身问题、克服自身阻抗的结果。

3. **接纳攻击** 治疗师不仅需要接纳被攻击，同时也要探讨、理解和解决攻击、诋毁的根源。

4. **现实理解** 成员对治疗师过高期望的破灭和对现实的理解与接受。

四、治疗终期阶段

这是一个重要又常被忽视的阶段。治疗的终期不是治疗的结束，而是集体治疗过程中重要的组成部分。治疗师组织讨论通过集体治疗每位成员都有哪些收获，原来不适的情绪或行为反应有哪些改善，人际交往的能力是否提高，还存在哪些未解决的问题，以及如何在实际生活中加以改变等问题。这种总结式的讨论往往能够强化患者在治疗中所获得的积极的集体经验，并帮助他们在治疗结束后能够更好地适应现实生活。

上述工作一般都是在治疗结束前的一两次聚会中进行。除了对集体治疗进行总结以外，治疗师还可让成员在最后一次集体会谈结束后仍有聚会，借以整合在集体活动过程中所获得的一切。这样做的好处在于：

1. 强化在治疗中所得到的集体经验。

2. 由集体成员发展出休戚与共的整体意识，使他们能随时应付在离开集体之后所遇到的困难和挫折；有机会松弛在集体里引起，却未能当场消除的紧张焦虑等反应。

3. 提供日后要处理的一些神经质行为的资料（如表现出来的移情现象等）。

同时一定要注意一些基本原则，即在治疗结束后的聚会中，一定要整个集体成员都到场，不能变成私下三三两两的聚会而脱离集体。治疗师一定要告诉集体成员，除了集体结束后的共同聚会外，他们绝不可以在集体以外私下交往。

第四节 基本技术

一、集体治疗每次开始的技巧

治疗师也许会期望集体成员在到达集体后，就能立即进入情况。但通常再花几分钟让成员定下心来，并连接前次治疗所遗留下未完成的工作，对集体的进行将有很大帮助。典型的方式是以轮流方式，让成员发表他对这次治疗的期望，以及是否愿意继续上次未完的任何问题，治疗师也可以问上回自我坦露的那些人，他们散会后是否更深层地思考过那些事情。此种技巧提供会谈之间的联结和追踪成员的机会。

以下是让集体专注的几个方法：

"在今天的聚会里，你们最想讨论什么？"

"我想让每个人轮流完成以下这句话：'现在我感觉到……'"

"闭上你们的双眼，想想接下来这些时间你们会得到些什么，问问你自己你想要什么，为了达到目标你愿意做些什么。"

"上个星期，我们停在……"

"对于上星期的讨论，或者其他任何未完成的事情，是否有人想在现在提出来继续讨论？"

"你们希望这次集体与上次比较，有怎么样的改变？"

"对你上次所谈的事，你还想到些什么？"

"当你想到这集体及它带给你的一切时，有哪些地方是你想改变的？"

如果成员进行半途被打断，不管是因为集体时间用尽，或是因为成员自己搞不清楚状况，此时，治疗师要重新继续进行。即使成员都认为已经丧失了最佳时机，但是仍有可能重获讨论的主题与情绪。治疗师可以要求成员从被打断的地方开始，或者用特殊的语句起头。不必强迫限制主题，治疗师可发现如果成员开始述说时，他们的情绪已经恢复得差不多。但是假使成员强烈地拒绝重新尝试，治疗师便可以了解成员压抑的情绪正是有关"被打断"这件事。通过这件事的发生，可以澄清集体不悦的气氛，而回到早先讨论的主题上。成员也许会发现被打断的情绪与早期经验有相关。

二、集体治疗每次结束的技巧

在集体开始前几次的会谈期间，花一点时间让成员说出他们参加集体的感受和看法是很重要的。我们将说明如何对前几次集体做个总结。以下的问题可说是相当有用的触媒剂，可以协助成员说出参加集体对他们最有意义的是什么。

1. 虽然我们相聚的时间不长，但是在这里你已经学到对你自己的了解是什么？

2. 从这几次的活动中，你减少了哪些负担？

3. 别人所谈到的事，有多少是你自己也关心的事？

4. 你觉得在集体中对你最大的帮助为何？最没有帮助的为何？

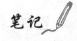
笔记

5. 集体中有谁的方式能让你感觉更安全？

6. 你在集体初期没说的而你在集体结束前想简单说一下的事是什么？

7. 有何方式你想在下次活动中要和今天会谈有所不同？

从成员反映集体的情况来修正集体是相当有用的。甚至每个人说几个字，简要地表示集体的概况，可以集合起来作为修正集体进行方式所不可或缺的资料。这种看法是避免不做或简单地做总结性讨论而唐突地结束集体聚会。

即使在初期聚会这段时间里，成员整合融入集体之中，感觉好像没有足够时间讨论他的事。如果因为集体时间终了，或来访者分心和未能掌握时间而切断来自来访者正在处理的事，治疗师可以协助成员简单地说出想要怎样做个结束。这将可以定出下次聚会如何回到他的问题上。成员要学习带到集体中讨论的问题常常无法有个"结束"，因为总是会不断地探求问题的新的方面。

在下一个聚会中，常有可能再一次探讨上次聚会所讨论的主题和感受，甚至来访者认为不再有机会讨论。治疗师可以说某句特别的话，要求成员重新从被打断的地方开始。在没有强迫讨论此一问题的情况下，治疗师常曾发现只要来治者愿意说话，上一次聚会感受可以再度浮现。

在最初几次的聚会中，成员学习如何利用分配给他的时间是很重要的。或许可以看出有些成员在指认他想探讨的事之前等待太久。在集体快结束之前，治疗师能教一些方法，以便能用简单的几句话，把话题引到个人身上，治疗师最好教成员如何评估他们在集体中所获得的和付出的。在聚会最后的几分钟，可以用口语和非口语的方式评鉴此次活动。

三、特殊方法

治疗者可用的方法是没有限制的，但为了避免心急的受训人误入迷途，有必要先提出警告：这些方法有可能过多地、不恰当地利用，从而有可能使治疗师看不清自己的真正任务。况且，就大多数方法的有效性而言，我们还缺乏可靠证据。限于篇幅，以下仅讨论几种技巧。

（一）录像带（video tape）

有几种方式使用录像带：仪器设备在治疗室内能使治疗师和患者所经历的情境立刻重现，治疗师选择有用的片段在下次治疗开始时播放，在常规的治疗期额外增加一次聚会，重放上次的磁带，专门安排一次聚会为某个患者播放磁带的一部分。

所有这些可能的方式各有其优缺点。一般而言，录像带有几个优点：如：集体成员能直接获得反馈，看到自己是怎样走过来的，处于防御状态的患者以他自己的方式歪曲一切，放录像能给他提供一个"亲眼看到"自己所作所为的机会，能让集体看到其工作是卓有成效还是一无所获，从而突出两者的不同。缺点包括：影响进度、打乱集体节奏。治疗师可能控制过多。不管其最终地位如何，录像带不能作为唯一的技术来用，只能作为辅助手段。

（二）马拉松治疗（marathon therapy）

一般集体心理治疗时间持续 90 分钟。巴赫（1966）采用马拉松式治疗，导致人们以各种方式实行延长治疗时间。巴赫的做法是，把治疗时间延长到 36 小时，这段时间里把患者的睡眠时间压缩到最低限或者根本不睡，他假定这种有意引起的疲劳能挫败患者的防御，从而使其真正面对自己、面对其他小组成员（希腊长跑者从马拉松跑到雅典，宣告了战胜波斯人的胜利后，立刻倒地死亡，巴赫式的马拉松绝不想导致这样的悲惨结局！）。此法还有一种不太极端的应用方式，即在 90 分钟的基础上另加 5 个小时左右，或是让小组在周末聚会 6～8 小时。这种微型马拉松对集体治疗有一定效果，特别是可以通过加强自我暴露和情感唤起，促进集体的凝聚力。

（三）定式练习（formulary exercises）

定式练习源于心理剧的传统。练习能加速小组发展，并建立特殊的行为模式，如：要求一个看不起自己的患者依次在其他各小组成员面前夸耀自己。然而，定式练习的应用也有其弊端：自发性可能受到损害、治疗师可能指导过分。同时，它也可能被不恰当地应用，如：作为打发时间或小组处于停滞时使用。来自对"交朋友小组"研究的证据表明，定式练习用得多的小组效果不如用得少的小组好。

（四）书面总结（written summary）

是一种简单的技巧。简而言之就是，治疗师为每次聚会准备一份打印好的报告（1页到1页半），下次聚会前寄交患者。总结包括对有关事件的叙述和编者评述。尽管这一方式尚未得到客观验证，但很多用过这种方法的治疗师都对其用途有很深的印象。它有几个作用：构成各次聚会之间的桥梁，促进连续性，为治疗师再次提供机会，强调自己在聚会时所抱的观点，强化它希望集体应采纳的准则；重新审视自己在治疗中没有想到的事情。此外，总结能填补空缺，使缺席的成员能跟上进度。治疗师本人也可从总结获益，因为总结是一份给集体和督导看的文件，必须力求准确清晰。

第五节　治疗案例三阶段

对象：门诊就诊的肿瘤患者。

入组标准：①病理确诊肺癌患者；②手术或放疗、化疗后，目前疾病无明显进展；③年龄≥18岁；④小学及以上受教育程度；⑤卡氏功能状态量表（Karmofsky Performance Status，KPS）得分≥70；⑥无严重精神障碍、中枢神经系统疾病、脑肿瘤及脑转移瘤，无意识障碍；⑦自愿加入。

一、第一阶段

——第1~2次集体治疗（建立关系，营造氛围）

介绍集体设置、内容及规则；成员相互介绍，建立基本信任的关系，引导成员们谈论目前最困扰他们的问题及相应的感受；设定目标；介绍冥想放松训练；家庭作业——为何患肺癌。

创始阶段，集体结构松散，人际沟通表面化。

治疗师："请成员在房间内自由漫步，见到其他成员，微笑着握手。当我说'停'，每个成员面对或正在握手的人就成了朋友了，然后彼此之间开始做自我介绍。"

接下来，治疗师需要帮助成员提供有益的反馈，治疗师可对成员进行口头指导来支持和促进这一反馈过程。

治疗师："假如在你离开医院之后，你和约翰（成员化名）成为了在一起工作的同事，或同时被困在一座孤岛上，等等，那么你会想到他身上有哪些优点让你觉得受益，或者哪些方面会阻碍你和他建立理想的人际关系？"

治疗师运用"坚守此时此地"技术介入之后，引导集体开始讨论刚才他们的反应。通过治疗性地使用此时此地策略，能让集体成员信任、支持、鼓励和肯定彼此，并以一种温和的方式为彼此提供关于对方如何被他人影响和感知的信息。

二、第二阶段

——第3~5次集体治疗（面对癌症，重视生命）

引导成员讨论与癌症相关的感受以及已经造成的改变，并描述这些改变对自己的影响，

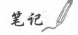

改变癌症的不正确认知，树立战胜疾病的信心。

引导集体成员讨论对死亡的焦虑和恐惧，鼓励他们真实地袒露对死亡的感受，并相互给予共情性支持。现实地评估可能的未来，相互交流珍惜余生的策略，尽最大可能提高生活质量。

发展阶段，是冲突与和谐并存期，集体也逐渐发展成为一个具有凝聚力的小集体，具有相互信任、自我暴露、亲密、坦诚相见的和谐关系。

治疗师："请每位成员在纸上画一条生命线，并在生命线上标出你现在的位置（写下当天的日期与年龄），预测自己死亡年龄。然后闭上眼睛静静回想一下过去影响你最大或令你最难忘的三件事情，并列出今后最想做的三件事或最想实现的三个目标。"填好之后，治疗师引导大家一起分享交流，每个人都拿出自己的生命线给其他人看，边展示边说明，注意自己与他人内心的反应。

三、第三阶段

——第6次集体治疗（促进成长，结束集体）

引导成员回顾自患病以来自己的情绪变化过程和相关的躯体症状；鼓励他们将在集体治疗中充分表达自己感受的行为泛化至集体外，并以此寻求更多的社会支持。

治疗终期阶段，了解成员在集体治疗过程中的改善，讨论成果与彼此反馈，结束集体。

治疗师："请大家围坐成一个大圆圈，每一个都来说说，对自己现在的印象如何，以及与刚参加集体时有何不同，看看自己在参加集体治疗后发生了什么改变。"

结束时，每位成员都给集体中的伙伴写一句祝福的话或建议，写完后，取下仔细阅读，并分享读后的感想，感谢成员的真诚和祝福，并珍藏这份礼物。

临床案例与思考

既往研究发现，癌症患者社会生活活动减少、对社会活动兴趣极低，存在明显的孤独感，多数伴有焦虑、抑郁等负性情绪。集体心理治疗能够提供社会支持和情感寄托，患者通过治疗，可以提升其社会功能，改善其生活质量。

在癌症集体治疗中，成员多数对获取知识和相互支持表现积极，而较少进行自我揭露，可以通过绘画等一些游戏来引导成员自我剖析，同时促进成员间互动；另一方面，癌症患者的治疗集体不可避免地会涉及死亡话题，而这一话题势必会引起一定程度的难受或焦虑，可以借鉴我国港台地区的经验，在集体中提供教育视频资料中对死亡的解释，这样的死亡教育对集体成员的生命和生活质量都有促进作用。

思考题：

1. 临床患者的集体心理治疗与普通人的集体心理治疗相比，有哪些注意事项？
2. 住院患者的集体心理治疗存在哪些异同与注意事项？

（王　琳）

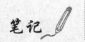

第十四章　沙游戏治疗

学习目标：

1. 掌握　沙游戏治疗室的基本配置。
2. 熟悉　沙游戏治疗的理论基础。
3. 了解　沙游戏治疗中治疗师的角色。

沙盘类疗法，即以沙盘、沙具、沙子为载体的心理治疗方法，因作为基础的理论不同，可以分为很多种。总体而言，可以分成两个大类，英文分别称为 sandplay therapy 和 sandtray therapy，对应的中文译名为沙游戏治疗（箱庭疗法）和沙盘治疗。本章主要介绍的是沙游戏治疗。

第一节　沙游戏治疗概述

一、什么是沙游戏治疗

瑞士儿童心理治疗师朵拉·卡尔夫在创立沙游戏治疗时，把它称为 sandplay，直译就是沙子游戏，简称为沙游戏。沙游戏治疗在我国的传播与两个重要的代表人物连接在一起，分别是申荷永教授和张日昇教授。申荷永教授在将这一方法引入国内时，称之为"沙盘游戏"，并出版了一系列沙盘游戏的著作，极大地推动了该疗法在国内的发展。张日昇教授师从日本著名学者河合隼雄的弟子学习该疗法，并受后者影响，沿用了"箱庭疗法"的称谓。当前在我国心理咨询和治疗的实践中，这两种称谓并用。

沙游戏治疗是当前一个非常有活力和影响力的方法，目前并没有完全统一的定义。本教材将沙游戏治疗定义为：沙游戏治疗（sandplay therapy），又称箱庭疗法，是在治疗者的陪伴下，个案从沙具架上自由挑选沙具，在盛有细沙的特制沙箱里进行自我表现的一种心理疗法，该疗法以荣格分析心理学为主要理论支撑。

同样运用沙盘、沙具、沙子这种载体，但因作为支撑的理论不同的其他疗法，统称为 sandtray therapy（沙盘治疗），如人本主义取向的沙盘治疗、格式塔取向的沙盘治疗等。在具体的理论假设、操作流程、效果评估等方面都与沙游戏治疗有很多的不同。

二、沙游戏治疗的发展历史

1. 沙盘类疗法的萌芽：地板游戏　究其本质，沙游戏治疗是游戏疗法的一种，其最初的形式可以上推至英国作家威尔斯（H.G.Wells）的地板游戏（图 14-1、图 14-2）。威尔斯在与两个儿子的互动中，与孩子们把玩具在地板上摆出各种城市和岛屿等，也就是所谓的"地板上

 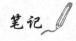

的游戏"，他发现孩子们玩得非常投入和开心，并且表现出令人兴奋的想象力和创造力。威尔斯发现，孩子们在多次游戏之后，与家庭其他成员之间的关系得到了改善，自身也处于和谐的状态中。后来，他于1911年出版了《地板游戏》(*floor game*)一书，把自己的发现记载于其中。这本书影响了很多的研究者，为沙游戏治疗的诞生提供了灵感。

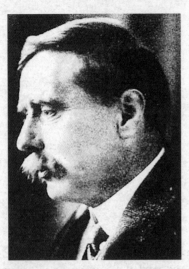 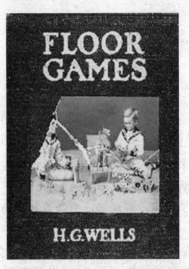

图14-1　威尔斯(1866—1946)　　　　　　图14-2　《地板游戏》

2. 沙游戏的前身："世界技术"　世界技术(world technique)，又称"游戏王国技术"，是英国克莱因学派女性精神分析师玛格丽特·洛温菲尔德(Margaret Lowenfeld)所创立的一种游戏治疗技术(图14-3)。洛温菲尔德创立的这个技术，与她个人的成长经历是分不开的——由于身体原因，她的童年大部分时间是在床上度过的，这就导致她很少有同龄的伙伴，经常体验到孤独感；再加上父母于她13岁的时候离婚，更让她对痛苦与孤独有超出同龄人的体验。这种经历让她在职业生涯中非常关注对于儿童内心世界的理解，并试图创立一种方法，帮助无法用语言有效表达内心世界的孩子把自己内在的情感释放出来。

在创建自己独立的儿童诊所后，洛温菲尔德面临一个问题：如何与那些患有神经症的孩子们有效地沟通。她需要一种表达与沟通的中介或载体，患病的儿童既可以通过这中介来表达，治疗者也可以由此载体来观察与诊断。她想起很早就读过威尔斯的《地板游戏》，并深受启发，于是找来各种各样的玩具和游戏材料，让前来接受治疗的儿童自然地游戏并自发地表达。1929年，在开设了新的诊所后，洛温菲尔德在游戏室中添置了两个新的浅盘，一盘装沙子，一盘装水，后来又将水改为湿沙。来玩游戏的儿童自发地在沙盘上将玩具、水、沙子等组合在一起，一种新的治疗方法就这样产生了。孩子们就在这样有沙有水的浅盘里，摆放着他们喜欢的各种玩具与模型，"表现"着他们的情绪，"表达"着他们所遇到的问题以及应付问题的方式。

后来，洛温菲尔德在成年人中也使用这种技术，并逐步制订了各种技术标准，如明确规定了沙箱的大小、桌子的高度等。在治疗开始之前，洛温菲尔德会向儿童简单介绍世界技术，并向儿童展示玩具，建议儿童在沙子中摆放玩具，或只用沙子来完成一幅图画。儿童在制作的过程中，治疗师坐在离儿童不远的地方进行自由观察，并可以询问儿童。可以说，沙游戏和世界技术在形式上是非常相似的。

洛温菲尔德认为，儿童思考问题的方式主要是利用体验性的生动意象，而非语言与文字。在与儿童交流时，图画和动作比语言更有效。在洛温菲尔德看来，"世界技术"可以被不同理论取向的心理治疗师所应用。

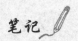

3. 沙游戏的诞生：创始人卡尔夫　卡尔夫（D.Kalff）是荣格流派沙游戏（Sandplay）的创始人（图14-4）。卡尔夫于1904年出生于瑞士，她熟悉多种语言，自幼学习汉语，对东方文化有浓厚的兴趣。她曾就读于荣格研究所，并从师于洛温菲尔德，在荣格的支持和帮助下，开始将荣格的理论与世界技术加以整合，形成了自己的风格，创立了新的儿童治疗方法，她将之称为沙游戏以区别于世界技术。卡尔夫对东方文化情有独钟，她把东方哲学以及荣格理论融入沙盘治疗中，赋予其新的内涵与方向。卡尔夫曾在欧洲、美国和日本等地举办了无数次演讲以及各个层次的培训班。1985年，卡尔夫与来自五个国家的荣格分析学家一起创办了国际沙游戏治疗协会（ISST），1988年创立了美国沙盘治疗协会（STA），1991年《沙游戏治疗杂志》正式创刊。正是她的积极推动，使得沙游戏作为一种治疗方法得以迅速普及。

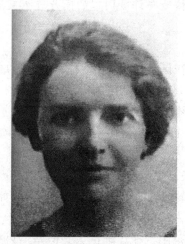

图14-3　洛温菲尔德（1890—1973）

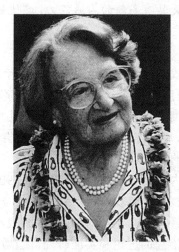

图14-4　卡尔夫（1904—1990）

专栏 14-1

多拉·卡尔夫的故事

　　沙游戏治疗的创立与发展离不开多拉·卡尔夫（Dora Maria Kalff，1904—1990），作为一名未接受过系统的心理学专业训练的女性，她以其天分、思考，更重要的是不懈的努力，开创了沙游戏治疗的新阶段，为心理咨询和治疗的发展作出了巨大贡献。

　　卡尔夫出生在一个中产阶级家庭，全家住在苏黎士湖附近的小镇，家中三女一男，她排行第三。父亲是一位颇具影响力的人物，拥有一家编织厂。母亲则是一位很温暖的女性，细心和熟练地照料一大家子的生活。在成长过程中，卡尔夫接受了系统的教育，曾学习过梵文，以及基本的中文，这些为她日后学习东方哲学，特别是道家哲学奠定了基础。

　　29岁时，卡尔夫与一位英国的银行家结婚，并搬到荷兰居住，婚后育有两个孩子。二战爆发后，卡尔夫与孩子逃离荷兰，回到瑞士，但因战火导致夫妻长期分离，1949年卡尔夫与丈夫离婚。

　　卡尔夫很晚才对心理学发生兴趣，她到苏黎士的荣格学院展开为期六年的研究课程时，已经45岁。巧合的是，荣格一家人度假的地方与卡尔夫的住所很近，她的大儿子与荣格的孙子结为好友，这促成了卡尔夫与荣格夫妇的会晤。卡尔夫十分擅长回应儿童的各种需求，受荣格一家人的鼓励，卡尔夫决定以儿童心理分析为自己的研究方向，并接受了荣格夫人的心理分析。

　　虽然卡尔夫决定从事儿童治疗工作，但在当时几乎没有和儿童精神分析相关的资源，

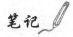
笔记

于是，她开始寻找适合于儿童的治疗方法。1954 年，卡尔夫在苏黎士的一场学术会议中听到洛温菲尔德谈到"世界技法"，并深受启发，决定到"儿童心理学院"(Institute for Child Psychology)向洛温菲尔德学习相关课程。在学习期间，她也曾受教于温尼柯特(Winnicott)等著名精神分析师，这些都对她扩展沙游戏疗法的使用有所助益。

她先在英国从事"世界技术"方面的研究，后来到瑞士执业。她逐步领悟到，儿童在游戏里面的创作，事实上是和荣格所谓个体化(individuation)的内在心灵过程相呼应，从而发展出一套属于她自己的方法，也就是现在的沙游戏治疗。

在沙游戏的研究发展过程中，东方文化也起到了重要的作用。她曾向日本禅师铃木大拙了解禅，并对藏传佛教中丰富的象征产生兴趣，这些都帮助她更为透彻地了解患者(个案)的心灵过程，进而使她的治疗工作变得更有深度。

卡尔夫具有高超的沟通能力，这使她可以轻松地与许多国家的同行进行交流，将沙游戏治疗推广到全世界。

沙游戏治疗自萌芽至今已经有百年的历史，在国外，沙游戏治疗已经发展成为一种非常成熟和有效的治疗方法。沙游戏治疗的应用领域也从最初的临床逐渐扩展到了学校、私人诊所和商业机构等；适应对象则由儿童扩展到不同年龄阶段的人群，由患者扩大到所有正常人；采用的方式除了个体，也开始尝试团体。目前，有许多治疗师仍在探索如何将沙游戏与不同的理论取向相结合。

在国内，沙游戏治疗始于 20 世纪 90 年代：张日昇教授将日本的箱庭疗法介绍到国内，申荷永教授将沙游戏治疗介绍到国内，1996 年，梁信惠博士在我国台湾地区开始推广沙游戏治疗。经过近二十年的时间，沙游戏治疗在国内得到了一定的发展。近十年来，国内关于沙游戏治疗的理论和实证研究日趋增多，研究范围也在逐渐扩大。但是，沙游戏治疗目前在国内还处于起步阶段。

三、沙游戏治疗的相关问题

1. 沙游戏治疗的优势　与当代其他众多疗法相比，沙游戏治疗具有很多优势，主要包括以下五项：

第一，沙游戏治疗能表达出个体无法用口语说出的情绪。例如，儿童通常没有能力确切说出发生在他们身上的事情，或者无法用适当的词汇来描述他们的感觉。沙游戏为个案提供了一个表达他们最内在想法和感觉的最佳媒介，借助沙子、沙具，内心深层的体验可以被象征性地传达给个案和治疗师。这些体验的分享密切了治疗师和个案间的联系，而这些通常是很难用语言方式建立起来的。

第二，沙游戏治疗可以为个案创造一个必要的"治疗距离"。对于遭受严重创伤的个案而言，直接讲述体验是非常痛苦的，有的时候也是不可能的，而通过沙具和沙子，个案既能象征性地表达自己的痛苦，从而得到一定程度的释放，也能与这种痛苦体验保持一定的距离。

第三，沙游戏治疗天然地可以提供界线及限制，这会为个案带来安全感。沙游戏治疗过程中谨慎的结构以及治疗师仔细挑选的工具为个案提供了界线，比如沙盘的尺寸、沙具的大小及种类、治疗室的环境，以及治疗师接纳的态度，一方面为个案提供了限制，另一方面，在这些限制之内，又为个案提供了包容的环境。这些，会让个案更好地表达自己。

第四，沙游戏治疗能有效克服个案的抗拒。这种治疗形式不具有明显的威胁性，非常吸引人，能够很好地吸引非自愿个案接受治疗，并减少个案在治疗中的抗拒。

第五，沙盘类治疗(包括沙游戏治疗)具有非常好的理论亲和力，也就是说，可以与不同

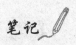

的理论流派结合起来，相辅相成。虽然当前最有影响力的沙游戏治疗被视为荣格学派的一种实务技术，但它也可以用来作为其他治疗方法的辅助工具。例如，如果一个治疗师在本质上主要是认知取向，那么他在沙游戏中就不太可能去做心理分析，而很可能会和个案一起在沙盘中帮助个案重新建构他的思维。可以将沙游戏技术融入你最熟悉的治疗方法，如完形技术、心像法、心理剧和认知重塑，并且在治疗的过程中不做或只做很少的解释。

2. 沙游戏治疗的基本设置 沙游戏室是实施沙游戏治疗的场所，要求环境安全、保密及舒适，通常需要专门布置一个房间。房间内光线柔和、色调温和、温度适宜，使个案比较容易带着平静、放松的感觉投入到沙盘制作中。沙箱和沙具的摆放也要考虑到舒适安全、位置恰当，便于个案选取沙具和制作沙盘。此外，桌椅、沙发等家具款式适当、摆放合理，墙壁挂饰如钟表、纸巾的选择和放置等，都需悉心设计，如选择静音钟表、不易碎摆件等。总之，沙游戏室整体风格简洁大方、温馨舒适，为沙游戏治疗创造良好的环境。

沙游戏室基本配置包括沙箱、沙子和沙具。

沙箱（也就是沙盘）通常是一个有边界限定的容器，大小、颜色和材质有具体的规定（图14-5）。目前，国内较为统一使用的沙箱内径为57cm×72cm×7cm。这个尺寸的沙箱在齐腰放置时，能保证个案使用和观看沙箱的视线范围，有助于为个案提供一个自由可控的空间。长方形的沙盘因空间形状的不平衡性可以产生紧张、躁动的感觉，使人有要移动和进入的愿望；而正方形或圆形使人产生平衡静止的感觉，导致人们的注意力很容易汇聚于容器中心，缺乏挑战性。对于长方形的沙盘，人们需要上下左右调整自己的位置才能最终找到其中心并规划空间布局。因此，相比于正方形和圆形，长方形能提供更多的探索空间和更大的挑战性，所以成为沙箱采用的形状。沙箱的材质一般为木质，外壁可为材质本色，也可涂成深色。沙箱的内壁涂成浅蓝色，浅蓝色本身可以对人的思维过程和行为产生心理以及生理方面的冲击。当沙子被挖除露出沙箱底部的蓝色时，会使人联想到水的感觉，可以代表江河湖海，而没有被沙子覆盖的蓝色四壁会让人联想到蓝色的天空。蓝色的水和蓝色的天交融在一起，构成一个浑然一体的心灵世界。除了蓝色的象征意义外，蓝色本色还可以被视为一种"客体"，在沙盘中它提供了一种清晰的视觉呈现。因此，沙箱蓝色的内壁是沙游戏治疗中的一个关键点。

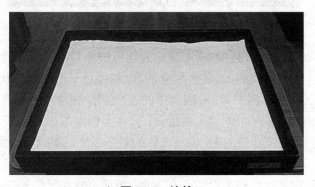

图 14-5 沙箱

沙子是沙游戏治疗中必不可少的重要工具，沙游戏治疗的一大特征就是使用沙子。沙子介于液体和固体之间，具有流动性和可塑性。当细沙犹如流水一般从指缝中流过，让人体验到生命的流动和自由。这也是很久之前人们选择用沙子做成沙漏来表示时间的心理机制，让抽象的时间因为沙子的流动而变得直接、生动。还有，几乎所有的儿童都喜欢玩沙子，抚触沙子也常常会唤醒愉悦的童年体验，带来一种童年式专注当下快乐、无忧无虑的心境回归，能消除紧张和焦虑。因此触摸沙子能帮助个案聚焦于当下，暂缓心理烦恼，获得身

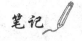

心轻松的感觉。沙盘治疗中的沙子可以为海沙、河沙或建筑工地所用的沙子。选用的沙子清洁、柔软、细腻、颗粒比较均衡。在沙子使用前要进行筛选和洗涤，保证质量。沙子数量一般约为平铺时到沙箱高度的一半，太多或太少都不利于沙盘制作。沙子颜色一般为黄色或白色，可根据治疗室的条件进行选取和配备。有条件的治疗室还可以配备两个沙箱：一个干沙，一个湿沙。干沙更柔和，易流动；湿沙可塑性更强，易造型。个案根据自己的构想来处理沙子的湿度，这也是沙游戏治疗的过程之一。洛温菲尔德沙游戏治疗流派认为沙子并不重要，他们选用桌面而不用沙盘。但有研究显示建设性地应用沙子（如将沙子塑造出创造性的作品）可增加重要的内容，如促进个案投入程度、提升表达的丰富性、扩充可供分析的信息、深化创造立体世界的感受。

　　沙具（图14-6）是沙游戏治疗中使用的各式各样的玩具，是个案用来表现内心世界的形象物，可以作为沙游戏治疗的语言。个案通过使用沙具，可以将无形的心理有形化，将无意识意识化，从而能更好地感受和表达自己的内心，并在治疗师的帮助下整合自我。理论上，沙具越多，类型越丰富，个案的选择空间就越大，其创作"语言"就越丰富，创造性也越强。但是，收集沙具往往是一个长期的过程，没有必要过度地求全求多，可在使用中逐步积累。特别是有些在使用中破损的沙具，也会被部分个案作为独特的表达工具使用，因此破损沙具并不需要全部更换。一般来说，沙游戏治疗配备的沙具包括八个基本类别，以下就沙具的分类进行简单地介绍。

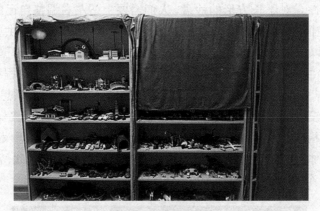

图14-6　各类沙具

　　（1）人物类：人物类沙具内容非常丰富。人物可细分为不同民族的人、不同性别的人、不同人生阶段的人、不同时代的人、各种职业的人，以及处于不同动作状态的人，如站姿的、卧姿的、行走的、工作的、休闲的等；有现实中的人，也有虚拟的人，如普通人、明星外形、外星人型等；有单个的人，也有团体的人物组合；有体型偏大偏小、美丑不同的人物；有形体完整的人，也有部分模糊或残缺的人，以及人体的某一部位，如手、头、眼睛等。人物类沙具常被个案用来当作真实生活中人物的象征，或者被用来当作对其有影响的某种人格原型。

　　（2）动物类：动物类沙具种类繁多。有飞禽，包括家禽和野生鸟类；有走兽，包括凶猛的和温顺的野生动物，以及家畜；有昆虫、爬行类及两栖动物；有水生动物，包括海洋动物和淡水动物；有神话、幻想动物和史前动物，如凤凰、恐龙等。在收集动物沙具的时候，除了要考虑动物种类，还要尽可能收集不同大小、不同形态的动物及受损的动物或者动物的肢体。动物类沙具往往是人类的本能和直觉的象征，也可描绘出人类本质的不同层面。

　　（3）植物类：植物类沙具一般包括树木、花草和蔬菜瓜果等。植物会随春去秋来发生周期性变化，植物四季的枯荣常提醒人们时间的流逝和季节的轮回，因此植物常常象征着生命的周期、死亡和再生。收集植物沙具应尽量收集不同季节、不同区域、不同气候特征的植

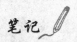

物，以及不同状态的植物，既要有开花结果的，也要有干枯死亡的；既有花草树木的植株，也有瓜果梨桃的果实。

（4）建筑物类：建筑物类沙具是社会环境的组成要素，可以构建家园，表现多种多样的社会生活环境。建筑类沙具可分为现代化建筑、田园风光建筑、宗教和文化建筑、公共设施建筑、卡通类型建筑及连接物和障碍物等。不同的建筑物有不同的象征意义，如房屋等建筑可象征安全和保护，桥梁等建筑物可象征沟通和交流，庙宇等可象征超自然的力量等。建筑物的材质也可丰富多样，有塑料质感、树脂质感、石头质感、金属质感等，可帮助个案表达建筑安全程度等。

（5）交通工具类：交通类沙具包括街道、交通标志和交通工具。交通工具可分为陆地交通工具、水上交通工具和空中交通工具。陆地交通工具主要有汽车、火车、自行车等；水生交通工具主要有帆船、独木船、舰艇等；空中交通工具主要有直升机、战斗机、热气球等。交通工具能给人带来运动和前行的感觉，在沙游戏中可能象征移动和改变，可能代表生活中的控制、释放、逃离、力量和沟通等。

（6）物品类：物品类沙具主要包括生活类物品和各种自然物质。生活类物品有家具、食品、服饰、乐器、武器、照明物、体育器材、通讯设备等。自然物质有火山、岩石、河流、太阳和水晶等。生活中的物品不计其数，因其自身的特点和个人对其的喜好不同，物品的象征作用也异常丰富。对物品类沙具象征意义的理解可以从质地、功能、外形和神话影响等方面考虑。

（7）场景类：以上六类沙具基本都是单一的，而场景类沙具则包含了两个及两个以上的元素，如接吻的男女、房子与人物组合在一起等，不同的沙具组合代表生活中常见的某些情境，这类沙具丰富了沙游治疗的象征语言，能更好地帮助个案表达自己的内心世界。

（8）其他：还有一些沙具，如果不属于以上七个常见类别，可以归类为其他。通常，不同的沙游戏治疗师会有一些自己独特的收集，比如一些奇特的人物和动物，或是特别的道具等。其他类别的沙具不会很多，但却会有独特的象征意义。

目前，国内在沙游戏治疗用具方面已形成市场化的系列商品，治疗师可以很方便地购买相应设备，但这种规格化的沙具缺少个性，无法与治疗师紧密连接在一起，沙游戏治疗师可根据实际情况进行选择。

第二节　沙游戏治疗的基本理论和方法

一、沙游戏治疗的理论基础

卡尔夫创立的沙游戏疗法，融合了东西方的文化，其理论基础一般认为主要有三个：一是荣格的分析心理学，二是卡尔夫所理解的东方哲学和文化，三是卡尔夫本人在实践中形成的一些思想。

（一）荣格的分析心理学

前文已经提到，沙游戏治疗与荣格（图14-7）的分析心理学是紧密联系在一起的，是后者在咨询和治疗实践中的应用。要深入了解沙游戏治疗，更好地把握个案的沙游戏作品，了解一些分析心理学的基础知识是非常重要的。

1. 个体无意识与集体无意识　荣格同意弗洛伊德关于无意识存在的观点，但是却不赞同弗洛伊德对无意识内容

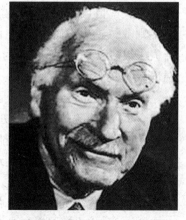

图14-7　荣格（1875—1961）

的解释。他在弗洛伊德思想的基础上，对于无意识做了更进一步的研究，提出了自己独特的思想，将无意识分为"个体无意识"和"集体无意识"，拓展了对于人类精神世界的理解。

个体无意识（personal unconscious）主要由情结（complex）构成，情结指围绕着一个共同主题的一簇情绪、记忆和思绪，它不能被人们自己所意识到。对于每个个体来说情结都是独特的。荣格认为个体无意识既来源于个人的、可被认识的材料，还包括被遗忘、被压抑的内容以及创造性的内容。

集体无意识（collective unconscious）是荣格理论体系的核心。集体无意识主要由原型（archetype）组成，组成集体无意识的原型是一套超越文化、年龄等个体差异的、先于个体经验的心理组织倾向。不同于个体无意识，集体无意识的起源无从知晓，或无论如何不能归结为个体经验的获得物，荣格认为集体无意识是人格中最深层次和最具影响力的成分，反映了人类种系演变过程中所积累的经验，沉淀于每个个体的无意识深处，是人类普遍具有的。也就是说，集体无意识是由遗传而来的，它的内容从来没有在意识里出现过，一个个体从出生起，其心理结构中就已经具备了集体无意识的内容。

2. **原型**　荣格认为，原型是经验的集结，它存在于每个个体的内心深处，在意识及无意识的水平上影响着每个个体。当个体与其祖先面临类似情境时，不需要外在的条件刺激，原型就可以使个体以其祖先所表现的方式去行动。原型具有强大的影响力，可以通过各种途径渗透到意识之中。梦、幻想、神话、艺术作品、宗教仪式都包含了大量的原型素材，提供了各种原型信息。原型有许多的表现形式，其中有重要影响的包括以下几种：

（1）人格面具（persona）：人格面具是一个人面对现实社会的一面，是人格的外层边界，是人们表现给别人的"自己"，其目的是以良好的自我形象得到社会的认可。每个人都有很多种不同的人格面具，人格面具为各种社会交往提供了多重可能性，比如，和爱人在一起，人们会是伴侣的样子，和朋友在一起是一种样子，一个人独处的时候又是另一种样子。人格面具能保证人们与他人，甚至是并不喜欢的人和睦相处，从而在社会中获益。但是，如果过分关注人格面具，可能会引起人格各部分之间的对立和冲突，不利于心理健康。

（2）阿尼玛（anima）和阿尼姆斯（animus）：阿尼玛指男性内在的女性元素，是男性无意识中的女性特质的补偿，也是男性心目中一个集体特质的女性形象。阿尼玛让男子具有女子气，并且为男性与女性交往的模式提供基础，母亲是男性阿尼玛最初的体现。阿尼姆斯则是与阿尼玛相对应的一个概念，指女性内在的男性元素，父亲是女性的阿尼姆斯最初的体现。荣格认为，每个人天生具有异性的某些性质，但是，由于人格面具的作用，每个人身上的异性倾向潜藏在集体无意识之中。个体适当展现自己的异性原型将有助于促进内心的和谐，但是不能展现或过分展现则可能妨碍个体的和谐生活，比如，一个男性如果过分展现自己的阿尼玛原型，那么他的女性气质就会比较突出，容易显得"娘娘腔"，生活中则多愁善感，优柔寡断；同样，如果一个女性过分展现自己的阿尼姆斯原型，那么她会失去很多女性的色彩，成为人们眼中的"假小子"或"男人婆"，生活中则专横固执，缺乏温情。

（3）阴影（shadow）：阴影是人类心灵中遗传下来的最隐蔽、最深层、最黑暗的邪恶倾向，它包含了人类祖先具有的一切不道德的欲望、思想和本能，类似于弗洛伊德的"本我"，是人最原始的一面。每个人身上都有阴影，但是个体自认为阴影的内容不能被社会接受，一般不会显示出来，人也很难做到承认并接纳自己的阴影。然而，个体越压抑阴影，越把阴影与意识隔离，就越无法阻止阴影在无意识状态下的恶性发作。不过，阴影也并非只是消极地存在，它既包含着人性中最坏的一面，也包含着人性中最有生命力的一面。可以说，意识到阴影的存在，本身就具有了某种积极的意义。

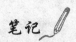

（4）自性（self）：在荣格分析心理学的体系中，自性是人类精神的核心因素，它代表着一种整体人格（total personality）。在原型系统中，自性是一个核心原型，是能够包容所有其他原型的原型。自性代表了一种"统合"和"统一"的力量，具有心理康复和治疗的作用。荣格认为，自性化的过程就是：一个人最终成为他自己，成为一种整合性的、不可分割的，但又不同于他人的发展过程。

3. **象征** 象征（symbol）的原意是身份的记号或标志。在荣格的理论中，象征和原型的关系密不可分，象征是原型的外在化表现，原型只有通过象征才能有形地表现自己。每件玩具、玩具之间的关系、由沙子所创造出的图形以及沙盘中的整体画面都有其象征意义、有其原型基础，这是和一个民族的历史、文化、宗教密不可分的。荣格强调象征在治疗过程中的重要性，象征是个人和集体无意识的共同反映。他认为象征本身有其治疗能力，通过揭示代表久远以前的象征可以促成个体的成长。

4. **积极想象** 积极想象技术是荣格在工作中创造出来的一种直接与无意识相接触的方法。荣格曾称积极想象为"一种睁着眼睛做梦的过程"，这个过程大致可以分为四个阶段。首先是放空心神，脱离自我意识，诱导出宁静的心灵状态，摆脱一切思绪，不做任何判断；其次，让幻想进入知觉范围，以自然观察的方法，注视无意识的内容，注视其自发出现和展开；接着，用书面形式或其他形式，如画画、雕塑、音乐和舞蹈等象征手法记录下这种体验；最后，心灵的意识开始有意地、积极地和无意识进行对话，对话的过程就如"两个具有对等权利的人之间的对话，他们都相信对方的论证正确，认为值得通过比较和讨论来修正互相矛盾的观点"。在某种意义上，沙游戏治疗就是积极想象技术的一种应用。个案在一个安全、自由的空间里，运用沙子和沙具建立一个与自己内在对应的世界，从创造开始，意识和无意识就开始了对话，经过之后的一系列过程，无意识的能量逐渐释放，意识和无意识的对立逐渐转化，最终达到和谐一致，实现人格整合。

（二）卡尔夫与东方哲学和文化

卡尔夫对东方的哲学和文化很感兴趣，对中国古代的思想也深有研究，她一生都致力于东西方心理学的整合。中国的道家思想、周敦颐的哲学思想以及禅宗思想都被卡尔夫融入了沙游戏治疗的体系中。

1. **沙游戏与道家思想** 以老子、庄子为主要代表的道家是中国古代主要思想流派之一，深刻影响着中国人的思维习惯和文化传统。道家思想以"道"为核心范畴，崇尚自然，认为天道无为，道法自然。

道家主张"道可道，非常道"，意思是"道"是无法言说的，"凡是可以言说的都不是道"。也就是说，最本原的存在是无法用对象化的思维方式去分析和描述的。老子提出"道法自然"，认为万事万物的运行法则都是遵守自然规律的。对"道"的理解和把握，道家重视"自悟"，认为那是仁者见仁、智者见智的。道家还主张"无为"，并不是什么都不做，而是指一切遵循客观规律行事，不破坏与干扰自然运行的规律。

道家的这些思想在沙游戏中都得以体现。它强调治疗师与个案心与心的交流，无意识与无意识的交流；强调尊重个案的内心，不随意干涉和影响个案；不主张对个案的沙游戏作品进行分析和解释；治疗师看似什么都没有做，实际上却为个案提供了一个自由和受保护的空间，帮助个案释放心中的压力，发现自己的问题，探索自己的无意识。这些都与道家思想不乏契合之处。

2. **沙游戏与周敦颐的哲学思想** 周敦颐是中国古代著名哲学家，宋代理学的开山鼻祖，流传下来的代表著作主要是《太极图说》。卡尔夫在其代表作《沙盘游戏：治愈心灵的途径》一书中，把周敦颐的太极图和哲学理念作为理解沙游戏治疗的重要理论基础。

笔记

281

《太极图说》中提到（图14-8）："无极而太极。太极动而生阳，动极而静，静而生阴，静极复动。一动一静，互为其根。分阴分阳，两仪立焉。阳变阴合，而生水火木金土。五气顺布，四时行焉。五行一阴阳也，阴阳一太极也，太极本无极也。"在这里，周敦颐提出了自己的宇宙观，认为"太极"是宇宙的本原，人和万物都是由阴阳二气和水火木金土五行相互作用构成的。卡尔夫在她的著作中引用周敦颐的太极图，创造性地把它比作人个性化发展的过程。卡尔夫曾十分自信地说："太极图的这些意象告诉我们，在悠久的文化传统中，我们可以从个体的发展模式中，看到我们生命的物质与心理律动。因而我认为，我们对于儿童和成人的所有心理治疗，都应该很好地参考这一观点。"

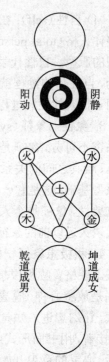

3. 沙游戏与禅宗思想　禅宗是佛教在中国本土化后的产物，提倡"心性本净，佛性本有，见性成佛"，不重经教，以自悟心性为主。从已有文献来看，卡尔夫本人并没有系统学习过禅学，但是她对于沙游戏治疗的理解不乏与禅宗精神的契合之处，如：参禅靠的是参悟者自己的感悟，而不是通过语言的传述，沙游戏治疗同样如此，强调制作者自己的感悟，而非治疗者直接的分析。

图14-8　周敦颐的太极图

此外，卡尔夫还深受中国《易经》和阴阳五行思想的影响，她本人也因此明确表示，中国文化和东方哲学是沙游戏治疗的重要基础。

（三）卡尔夫本人的理论

在其心理治疗生涯中，卡尔夫受到荣格分析心理学的强烈影响。同时，她还受到东方思想，包括藏传佛教思想的一些影响，最终形成了独特的沙游戏治疗技术。但是，她本人并没有对这些思想进行系统的归纳和总结，而是将之用治疗应遵循原则的方式表现出来，并影响到沙游技术的发展。

1. 母子一体性　卡尔夫提出，让个案成长的根本因素是治疗中形成的母子一体性的这种感觉。这里所说的母子一体性并不是简单地把治疗者看作母亲，把个案看作孩子。而是以母亲来代表治疗者在沙游戏治疗过程中应该具有的一种母性原理的态度，即关怀、保护和接纳个案，将个案视作一个具有无限发展潜力的人。某种程度上，治疗师就像母亲一样包容和接纳个案，这在沙游戏治疗中非常重要。母子一体性是治疗的基础，有了这种感受，个案能自发地创作沙游作品，反过来这种创作也会促进这种感受的产生。实施沙游戏治疗的时候，沙子、沙箱（盘）、沙具等都对这种感受的产生有重要的作用。

2. 自由而受保护的空间　卡尔夫曾师从英国著名儿童精神分析师温尼科特（D. W. Winnicott），并受其思想影响，重视治疗师为个案提供的"自由而受保护的空间"。她认为，个案来接受咨询的时候，内心往往有着各种各样的烦恼，这些烦恼或多或少被压抑，无法顺利表达出来。如果能够让这种状态缓解，个案就能够获得成长。为达成这个目的，治疗师应该为个案提供一个轻松、安全的治疗环境，在此环境中，个案在保护的氛围内自由地表达自己的感受。另外，它也能促使个案的自我治愈能力发挥出来。

卡尔夫认为，这种治疗性的环境需要治疗师和工具两方面的配合。一方面，治疗师与个案的治疗关系居于重要地位；另一方面，沙盘也能起到框架的作用，构成一个被保护的空间，而不是在一个漫无边界的场所随便摆放沙具，这种设置也有助于这种治疗空间的产生。

3. 象征性的体验　卡尔夫认为，很多时候，个案无法直接体验、重温自己的某种感受，这时，象征性的体验对于个案解决自身的问题，对于个案发展自我，都是必不可少的。在心

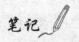

理疗法中,对于某种实际体验,以心理的方式、象征性的方式来体验它,这个很重要。如想体验母亲感觉的咨询者非常渴望被拥抱,那他在沙游戏(箱庭)治疗时,就很可能出现类似拥抱那样的行为。

二、沙游戏治疗的基本原则

1. **无意识水平的工作** 沙游戏治疗强调分析与治疗是在无意识水平上进行的,这也是荣格分析心理学的传统。在荣格派治疗师看来,意识与无意识的分裂与冲突是大部分心理病症的根源。而要化解这些病症,就要求在治疗与分析的过程中在意识与无意识之间建立起一座桥梁,无意识主要是由各种情结构成的,通过沙游戏进入无意识来化解各种情结,沙游戏者自主地进行沙盘创造过程,就是将大量无意识内容呈现为意识的过程,就是通过沙游戏增加与扩充意识自我的容量和承载的过程,也是实现无意识与意识连接的过程。

沙游戏治疗主要是在"无意识水平"工作,要做到这一点,首先需要对无意识有一种容纳与接受的态度。这也要求培养一种更加敏感和更为开放的心胸,来倾听发自内心深处的表达,让无意识自发地涌现。同时,也要求有一种更加积极的意识准备和更加成熟的心态,来面对和承受来自无意识的内容。因为在无意识中,有远古的智慧也有被压抑的内容,有对意识与自我的充实,也会有对意识与自我的挑战。卡尔夫曾经这样说:"当我1956年前往伦敦跟随洛温菲尔德学习其'世界技术'的时候,我的主要兴趣在于把此技术作为通往儿童无意识的一个理想中介。然而很快我就发现,当患者,不管是儿童还是成年人,在一般分析治疗规定的时间中逐一建构其'世界'的时候,就可以观察到由潜在的无意识所引导的一种过程的运作。"在沙游戏的过程中,个案与沙游戏分析师一起,在无意识的引导下通往治愈和发展之路。

在从事沙游戏治疗的时候,治疗者所面对的不仅仅是沙游戏者的意识自我,而且更要十分敏感地来面对沙游戏者的无意识。因而,所谓的"非言语治疗",实际上也就是挖掘无意识的语言;所谓的"非指导性治疗",实际上正是要发挥无意识的指导性作用。

2. **象征性的分析原理** 沙具是个案非言语沟通的字词,透过这些沙具,个案可以表达出难以用言语表达的感觉、想法、信念及渴望。每一个沙具除了是它自身以外,往往还有各种各样的象征意义。卡尔夫非常重视这一点,在《沙游戏治疗杂志》创刊号上,她撰文介绍了沙游戏治疗及其意义,同时也提出了对沙游戏分析师的基本要求。卡尔夫总结说:作为沙游戏分析师,除了心理学的基础和训练之外,还必须具备这样重要的两条,一是对于象征性的理解,二是能够建立一个自由和受保护的空间。

人们一般把沙游戏治疗称之为"非言语的心理治疗",但是沙盘图画实际上也在"说话",只不过它使用的是符合无意识心理学的象征性语言。当一个符号或文字包含着超出一般和直接意义的内涵时,便具有了象征或象征性的意义。比如,看似一个"车轮",当其出现在沙盘中的时候,除了其现实车轮的功能和作用之外,还具有深远的宗教与神话的象征性意义。这种"神话的象征意义",本身已超越了单纯意识层面的意义,深入于集体无意识内容的层面。在沙游戏治疗的工作中,对于这种象征性的理解,以及对于所象征内容的感受与体验,是非常重要的工作,也是所有从事心理分析者的基本共识。比如,动物往往可以表示与人类理性和判断相对应的本能、直觉、冲动和阴影等意义……不同的动物,则有着不同的象征,比如狮子的勇猛和攻击性,绵羊的温顺和无辜等。不同的颜色能够使人产生不同的联想,具有不同的象征意义,如红色与血液、兴奋与冲动,蓝色与天空和海洋、平静与深远等。正如卡尔夫所强调的那样,对于沙游戏分析师来说,理解沙游戏中的象征,也就等于掌握了从事沙游戏治疗的有力工具。

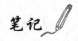

笔记

三、沙游戏治疗的实施过程

沙游戏治疗的实施过程主要包括两个部分：一是沙盘的制造，此过程个案可以运用沙子、沙具和沙箱进行；二是治疗师邀请个案对沙游戏作品进行体验、描述和理解。截至目前，沙游戏治疗的实施尚无完全固定的模式，不同的治疗者针对具体情况会进行不同的操作。一次沙游戏治疗一般包括以下几个基本程序：

1. 沙游戏治疗的导入 沙游戏治疗的导入是需要一定过程的。沙游戏治疗强调治疗关系的影响和作用。因此，在治疗初始阶段，治疗师要根据个案的实际情况，适时地引入沙游戏治疗，对个案做恰当的解释和介绍。对于那些已经了解沙游戏疗法，或不是第一次进行沙游戏治疗的个案，治疗师只要告诉他沙具都放在什么地方，沙游戏疗法的一部分设置即可。而对于那些不是很了解沙游戏疗法的个案，突然引入沙游戏治疗，可能会引起个案的一些抗拒。一般情况下，大部分儿童和一部分成年人，在进入治疗室时，就会被沙箱和各式各样的沙具所吸引，并向治疗师询问，对于这部分群体可以顺势导入。而对于大部分成年人，尤其是第一次接触沙游戏的个案，会对治疗方式和治疗效果存在疑虑，通常他们把沙游戏理解为小孩子游戏，不太相信它可以解决心理问题。这种情况下，治疗师需要向个案介绍有关沙游戏的常识，让其认识到沙游戏的作用和优势；也可邀请个案尝试用手去感受沙子，体验身心的放松；也可向个案展示一部分沙具，从而激发个案的好奇心和尝试的愿望。

个案一旦同意进行沙游戏治疗，治疗师就可以详细地向其介绍沙游戏疗法的理论、沙具的摆放位置、沙的作用及其制作过程。治疗师的引导语可以是这样的："请用这些玩具和沙箱，随便做个什么，想怎么做就怎么做。"个案可以坐着、站着，治疗师也可以根据个案最舒服的方式对沙箱进行调整。

如若在解释过后，个案仍不愿意尝试沙游戏，治疗师应遵循心理咨询和治疗的原则，不可以强迫个案进行沙游戏治疗。

2. 沙游作品的制作 经过简单解释或介绍后，个案对沙盘会有初步了解，进而可以开始制作沙盘。在沙盘制作过程中，治疗师一般坐在沙箱的侧面，扮演一个见证者的角色，默默关注个案无意识世界的流露和表达。尽管不用言语表达，但是治疗师可以通过目光与肢体语言，让自己的无意识与个案的无意识进行交流，帮助个案顺利自然地整合自身的心理状况。同时治疗师要为个案营造安全自由的环境，并对个案的沙盘过程进行记录（图14-9、图14-10）。

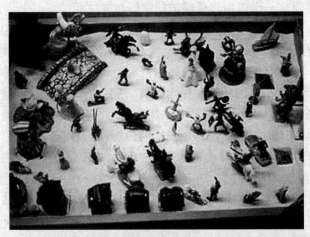

图14-9 沙游作品1

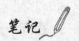

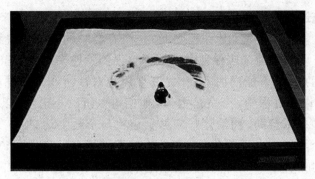

图 14-10　沙游作品 2

　　一般情况下，沙盘的制作都是由个案自发完成。但若出现下列情况，则应中断或制止沙游作品的制作。

　　（1）不断重复过于悲惨及杀戮的情形。

　　（2）个案出现要破坏沙具的状况。

　　（3）超越箱子实体的界限，也超过了治疗者容许的界限范围时。

　　3. 沙游作品的体验与对话　当个案制作完沙游作品后，治疗师应给予个案 3～5 分钟的时间体验自己的作品，在体验过程中，如果个案对于作品有不满意的地方，也可以适当地进行调整与更换。在此阶段治疗师不要对个案的作品进行任何评价，只需要以无条件的接纳态度来面对个案的作品。在个案形成最终的沙游作品后，则开始进入沙游作品的理解和对话阶段，这个阶段主要以个案对自己作品的描述和解释为主。

　　通常情况下，个案完成沙盘的制作后，会说"我摆放好了"或者"就这样吧"，或者将目光转向治疗师，示意自己已经完成。此时，治疗师可以邀请个案一起站在沙游作品前面，让个案静静地体验一下自己的内心世界。或是邀请个案围绕沙游作品，从不同的角度观看，不同的角度体验。在个案对作品进行观看和体验的时候，治疗师仍然需要扮演一个见证者的角色，并对个案的视线轨迹和情绪变化加以关注。

　　在这个阶段，治疗师可以适当地发问，如"你做的是什么""做完了，有什么感觉或想法吗"之类的问题。

　　在个案深切体验完自己的作品之后，治疗师可以邀请个案详细地介绍他的沙游作品。有的个案会饶有兴致地开始讲故事，非常详细地介绍他的作品，也有的个案只是简单地回应"这是什么""那是什么"。在个案对作品内容、场面构成进行描述和解释之后，治疗师还要再请个案确定自己作品的主题，可以说："如果你要给自己的作品起一个名字，会是什么。"

　　我们都知道，个案创造的世界是其无意识的流露，不管呈现方式如何，治疗师都应对个案的描述持开放和接纳的态度。因此，在个案介绍沙游作品的过程中，治疗师的询问不必太多，也不要以任何方式评价个案的作品，更不能把自己的理解强加给个案。

　　4. 沙游作品的拆除　当沙游作品对话阶段结束，也就意味着沙游戏治疗阶段的基本结束，最后一个步骤就是沙游作品的拆除。关于沙游作品的拆除，目前有两种不同的观点：一种观点认为，沙游作品应保持原封不动，直至个案离开之后，由治疗师进行拍摄记录并拆除；另一种观点则认为，沙游作品应该由个案本人在离开之前自己进行拆除。在实际操作中，治疗师可先询问个案的个人意愿，如果个案更愿意自己拆除，那么就由个案亲自动手拆除，治疗师则可注意观察拆除的过程；如果个案不愿意自己拆除，可以待个案离开之后，由治疗师进行拆除，但个案有权利知道他的作品将会在其离开之后拆除，因此治疗师需提前告知。

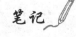

5. 沙游戏实施过程中治疗师的角色和任务　在沙游戏治疗中，治疗师最主要的任务是为个案营造自由且安全的环境，某种程度上，一个有经验的治疗师与新手治疗师的区别就在于营造这种环境的能力。应保证个案根据自己的意愿来进行沙游戏治疗，治疗师不对沙盘制作进行指点，更不能横加阻挠，尤其要避免对沙游戏作品进行评价与分析。也就是说，在沙盘制作的过程中，个案是主体，他们可以沉默不语，可以自由表达，也可以随时随地向治疗师寻求帮助，而治疗师应尽量避免与个案主动交流，只需要在个案旁边默默地扮演好一个陪伴与见证的角色，在必要时予以基本回应（如个案询问某种沙具有没有的时候，治疗师可以指一下具体的摆放地点）。卡尔夫曾提到，在沙游戏治疗中，不做任何事比做一些事要难得多。虽然沉默不语，看起来好像什么都没有做，其实不然，治疗师需要用全身心感受个案，和个案进行"心与心"的交流，这种交流是在无意识层面进行的。

治疗师的关注和陪伴对个案非常重要，能让个案在沙盘制作的过程中体验到回归童年的感觉，就像儿时有母亲在身边的陪伴和保护那样，从而有助于个案更加自由、更加充分地创造，全面展示其无意识的内容。对于个案的制作过程、作品本身，治疗师总是像母亲一样慈祥地关注，以一种欣赏鼓励的眼神对待个案心灵深处那种孜孜不倦的自我整合力量的发挥。因此，成为一个静默陪伴者和见证者是治疗师不可或缺的品质。

治疗师除了像母亲那样积极关注、无条件接纳和支持个案以外，同时还要进行沙盘制作的记录。个案在沙盘制作过程中，记录的内容可以包含：沙具的选用、沙具的摆放顺序、沙具的处理方式、沙具的移动轨迹、后期对作品的调整，以及和治疗者的交流等。进行记录的纸张需要提前设计并整合，在条件允许且不干扰个案的情况下，也可以用数码相机或摄像机进行记录。当然，与其他咨询方式一样，不管以什么方式进行记录，治疗者都必须事先征得个案的同意，并且做到严格保密。

6. 沙游作品的分析

（1）初始沙盘的分析：个案完成的第一次沙游作品被称为初始沙盘，对于整个治疗来说，具有重要的意义。卡尔夫认为初始沙盘能够反映出个案当下问题的本质，能提供治疗的方向及治愈的可能，并启发治疗师的工作。

从操作的角度来看，哈里特·弗里德曼的理论有助于对初始沙盘的理解。他认为，面对个案的初始沙盘时，需要反复思考以下问题：

1）沙盘的能量点在哪里，哪里是个案能量聚集的地方，或者是沙盘的哪一个地方显得比较有生气。

2）个案的问题表现在哪里，是通过什么呈现的，沙盘的哪一部分最让个案显得局促不安。

3）沙盘中表现出了什么样的分组和组合。俗话说物以类聚，人以群分，很多时候沙盘中所呈现的便是一个社会场景。

4）沙盘中表现了什么类型的问题。沙盘尤其是初始沙盘，可以帮助我们了解个案的问题，并且可以起到诊断的作用。

5）沙盘中呈现了能够提供帮助的资源或能量的来源吗？即使是在初始沙盘中，个案的移情都可能会表现出来，包括其无意识的自发涌现，都可能成为其沙游戏过程的能量来源。

作为沙盘治疗师，做了以上的思索以后，还需要问自己三个问题，以判断是否完成了初始沙盘的工作任务：

1）个案的问题是什么？也就是说，你在初始沙盘中发现了个案的问题吗？

2）个案的无意识是否有表现，他的意识与无意识的关系怎样？

3）个案可能用什么样的方法来解决他所面对的问题和困难？

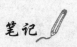
笔记

（2）一般沙游作品的分析：在沙游戏治疗中，不对个案的作品进行即时的解释，而是进行延迟性解释。在个案完成其作品后，治疗师不能进行太主动的诠释，包括对于沙具象征意义的解释，以及对作品本身的分析和评价。对于个案的作品，治疗师持完全接纳的态度，视每一个作品都是独特的，都是个案尝试处理自己创伤、问题的努力。这种态度本身就对个案起着非常重要的支持作用。

侵略性的解释（甚至于野蛮分析）会打破沙游戏自身的进程，产生多方面的不利影响。过早的解释有可能会对个案产生暗示作用。在治疗过程中，个案很容易将治疗师视为权威，后者过早地进行解释，可能影响个案在治疗中的自然进程。比如有意识地取悦于治疗师，按治疗师在解释过程中表现出来的好恶改变自己的作品，摆出迎合治疗师评价的内容。正像经常说的那样，弗洛伊德的患者做弗洛伊德式的梦，而荣格的患者做荣格式的梦。这种微妙的变化可能会让个案掩盖真实的自我，违背沙游戏治疗的初衷。

过早的解释还有可能会影响咨询和治疗的关系。首先，治疗师的解释并不必然正确，如果解释错误，个案对于治疗师会产生不信任感，影响后者的权威性，对于治疗本身也会产生怀疑。其次，即使解释是正确的，治疗师也很难做到完全的中立，可能或多或少传递出自己的价值观，即使是正面的分析和解释，同样也会有评价和指导的含义在里面，这样就违反了"提供自由而受保护的空间"原则，如果个案体会不到作为一个独特的人被关注的感受，自我认同和自我发展会放慢甚至停止，自我康复也不可能实现。

即时的解释也有可能超越个案承受的范围。沙游戏治疗是一个安全的过程，在这个过程中，最重要的是个案自愈力发挥作用。这是一个自我康复的过程，个案有自己的节奏和进度，对于过往经历中创伤性的经历，个案会在一个可以承受的范围内进行处理。如果治疗师的解释超过了个案的心理承受能力，则个案容易产生阻抗，沙游戏在个案心理上建立的自由和保护性空间就会被破坏。过度推动个案的结果只能是揠苗助长。

此外，沙游戏是用象征的手段在潜意识层面解决潜意识问题，能用隐喻的方式表达存在的情感问题，个案所感受的压力比较小，不容易产生阻抗。如果将这一切用语言使其明朗化，个案可能因感受到了难以承受的风险而减慢探索潜意识的速度。

所谓延迟性解释是在治疗结束一段时间后进行，这个时间跨度有可能是好几年。在解释时，个案和治疗师共同回顾保存的沙游戏照片。事实上，不是由治疗师来解释，而是让个案自己整合这些材料，使其抓住治疗过程中的关键而产生内省、顿悟，这种方式提供给个案一个进一步重整并强化自我的机会。

这里要说明的是，延迟性解释或者不做解释，并不代表对于作品治疗师不能有任何的判断与理解，只是说，对于沙游疗法来说，让个案做他想做的事就是真正的治愈之道，不应以解释干扰这个进程。对于个案的沙游作品，治疗师应该有自己的"理解"，即他自己对于作品的解读，但不能将理解内容随意告知个案。此外，在治疗中，治疗师必须很投入地观察、倾听，对沙游戏的各个发展阶段有清醒的认识，这些认识使得治疗师不时地判断其中一些细节。沙游戏过程中治疗师不是被动的，而是扮演更为积极的角色，通过提问而不是解释帮助个案对其自身有更清晰的了解。

对个案作品进行分析，不仅仅是对最后完成的作品本身进行解释，还要对沙盘制作过程中个案的所有表现进行全面的考虑。沙游戏治疗过程是一个动态发展的过程，分析作品时也尽可能不局限于某次的作品，需要结合前后几次的作品洞察个案的心路历程。沙游作品中的沙具是象征的媒介，每一件沙具都与很多象征意义相联系。对于不同的个案而言，同一个沙具的象征意义可能是不一样的。因此，分析沙具的象征意义要与个案的实际状况和整体沙盘相结合，不必刻板地赋予沙具一定的象征意义。

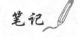

第三节　应用、研究与评价

沙游戏治疗通过非语言的方式，借助沙子和沙具将难以用言语表达的内心世界赋以象征使之有形化。沙游戏治疗的应用范围非常广泛，对儿童和成人都适用。对儿童来说，沙游戏是符合他们天性的表达方式；对成人来说，沙游戏可以让个体回归童年玩沙的自然状态，创造通向自己没有防御的内心世界通道。

一、沙游戏治疗在个体心理治疗中的应用

沙游戏的创立初衷是疗愈作用，经过不断地应用探索，其适用范围逐渐得到扩大。

最初，沙游戏治疗比较广泛地应用于儿童心理治疗。相较传统的方法，儿童比较容易接受沙游戏这种方式，在游戏过程中实现内心整合与自然表达。沙游戏可以用于治疗儿童创伤后应激障碍、儿童神经症、自闭症、注意缺陷多动障碍等问题，帮助被虐待儿童、情感障碍儿童、有攻击性行为的儿童、存在适应障碍的儿童、学习困难的儿童摆脱困扰。沙游戏不仅可用于个体治疗，也能应用于团体的治疗，例如用于儿童问题解决团体、亲子关系的治疗等。

沙游戏治疗的理论和实践也随其发展日益完善。应用对象不再只局限于儿童，在成人中也得到了广泛的运用。如用于严重慢性疾病患者、恶性肿瘤患者、战争创伤应激障碍患者、经历过或正在经历重大丧失的患者等。研究表明，沙游戏能有效缓解成人抑郁症、边缘型人格障碍、药物和酒精依赖以及心身疾病等。

在上文中已经介绍了沙游戏治疗的大致流程。当治疗对象是儿童时，在具体的操作流程上有一些特殊的地方，下面简单介绍一下以儿童为对象的沙游戏治疗。

在首次治疗时，儿童一般是在父母陪同下来访。治疗师应先向父母询问一些基本情况，让父母填写必要的问卷和量表，但时间不宜过长。这个过程中要注意不能让儿童产生受冷落、受指责的感觉。然后由治疗师带领儿童进入沙游戏治疗室，父母不需要陪同。在特殊情况下，如儿童表现出强烈的不安，可以让父母将儿童送入游戏室，但需要在治疗开始前离开，创造安全、受保护的空间，避免让儿童感觉到内心将被窥视。制作沙盘前，治疗师需要向儿童介绍沙盘、各种沙具，以及为湿沙盘提供的用水，告诉儿童可以使用这些材料在沙盘上创造出任何画面。每次治疗的时间大概为30～40分钟，在治疗结束前，需要留出几分钟时间让儿童讲述所摆的是什么，让儿童可以表达自己内心的感受。如儿童不愿表达，也不勉强引导表达。

首次治疗时需要向儿童明确一些沙游戏的基本要求：①告诉儿童可以使用架子上的任何沙具；②如果弄坏了沙具，治疗师可以修补，但不能故意破坏；③可以用沙子做造型；④游戏时不可以伤害自己，也不可以伤害治疗师；⑤治疗结束后，治疗师会整理沙具，儿童可以先离开游戏室，也可以和儿童一起整理沙具。因为儿童的理解能力有限，治疗师在告知这些规则时语言要简洁易懂，不宜给予过多的信息。儿童需要明确什么是可以被接受，什么是不被接受的行为，只有当他们了解行为界限时，才会有安全感。

当儿童开始自己探索沙盘和沙具后，治疗师就退到儿童侧后方坐下，观察并记录沙游戏的进程。记录内容包括：①儿童是如何开始进行的，是立即投入还是犹豫不决；②第一件选择的沙具是什么，之后又选择了哪些种类的沙具；③沙具在沙盘中的摆放位置是什么，彼此的摆放关系又怎样；④何时用沙子做了何种造型；⑤儿童在沙盘上的探索空间有多大；⑥最终摆出的图景是什么；⑦摆放沙具过程中的一些特殊动作，例如用力按压、掩埋、摆正、更换沙具或沙具位置等。儿童离开游戏室后，治疗师要把沙盘图景拍下来，留作资料以备

分析。

儿童在创造沙盘图景的过程中或在结束时可能会讲一个故事，如果儿童没讲，治疗师可以邀请儿童讲讲他都摆了些什么，想要表达什么感受。儿童会通过故事表达情感、沙盘所呈现的主题以及沙具的象征意义等。治疗师不需要对沙盘图景和儿童所讲的故事做出评价和解释，重要的是认真倾听、真心接纳。可以进行延迟性解释，即整个疗程结束后的某个时间，治疗师和儿童再重新回顾沙游戏照片，帮助儿童更好地理解沙盘中所表达的象征意义及情感冲突。

沙游戏治疗至少需要5~6次，长程可达几十次，持续数年。治疗开始前要和儿童的父母商定他们是否可以坚持下去。如果父母要停止治疗，应提前通知治疗师，治疗师可以再进行1~2次，让儿童有结束的心理准备。突然停止治疗会使儿童感到不适应，产生不良的心理影响。

在与儿童工作时，治疗师还需要认识到儿童与成人的区别。与成年人相比，青少年和儿童更倾向于用比较具体的、实物的形式来表达自己。对于儿童来说，游戏是一种自然的表达方式，有时在治疗结束之后，儿童也并不一定能意识到自己内心的变化；有时儿童会把过多的沙具倾倒在沙盘中，或者制作非常杂乱的场景，也有一些儿童会使用多个沙盘，儿童还会把玩具掩藏或掩埋在沙盘中。儿童的自我力量可能还很弱，心理防御也没有发展完善，因此，在治疗中治疗师对儿童不要过多使用面质，可以更多地使用第三人称与儿童交谈。比如，儿童不愿意谈论某件事情的时候，治疗师可以说："很多小朋友都不太愿意和别人说这样的事情。"而不是直接说："你好像不愿意说这件事情。"另外，对儿童强化规则和限制性是非常必要和重要的。

二、沙游戏治疗应用于团体

从创始至20世纪80年代前后60余年的发展历程中，心理学工作者一直将沙游戏疗法（箱庭疗法）运用于个体的心理咨询与治疗。80年代，迪·多美妮科开始将沙游戏运用于团体，开创了团体沙游戏疗法。我们以张日昇教授开创的限制性团体沙游戏（箱庭）疗法为例，介绍沙游戏疗法中的团体应用。

限制性团体沙游戏（箱庭）疗法，顾名思义，是指有一定规则限制的团体沙游戏治疗方法。它的治疗环境不需要很多的沙箱，只要一个标准规格的沙箱就可以。团体成员按照抽签或猜拳决定的顺序分轮进行箱庭的制作，所有的成员轮完一次即为一轮，整个过程中不允许成员间进行任何语言或非语言的交流和互动。规则是为了保证治疗的顺利进行，而限制性团体沙游戏（箱庭）疗法中的限定因素已经构成了一个重要的治疗维度，团体成员对规则的遵守情况可以看出其人格中的某些特点，而这些特点又是分析和理解团体沙游戏作品的重要方面。

团体沙游戏疗法的基本设定包括物理环境和心理环境两个部分。限制性团体沙游戏对于物理环境的要求并不高，它强调的是参与者对于环境的设定，而不是环境本身。如果实施团体沙游戏的空间足够大，拥有为团体使用的大沙盘，会有助于治疗的实施。但一个相对简陋的环境，就如同现实生活中会遇到的种种挑战和限制，有助于参与者觉察自己的应对模式，并提升灵活性。因此，团体沙游戏实践采用标准规格的设备即可，环境的布置也以方便、适度为准。

与个体沙盘一样，团体沙游戏的心理环境主要指治疗师所营造的安全、受保护的空间。在治疗实施过程中，治疗师是一个见证者和促进者，为团体营造好的氛围。为此，治疗师应在开始时就清晰地告诉个案团体沙游戏的设置，并强调整个活动过程是特别安全和受保护的。另外，签署一份同意参与团体沙游戏的协议书对于双方都是保护。

笔记

1. 团体的构成　常见的团体沙游戏成员构成一般有以下几种：具有同一特征或面临相同问题的个体组成团体，不同人格特质的人组成团体，自然团体等。有时，在做了详尽的了解之后，如果觉得某个个体不适宜在一个团体中，必须与其友好地交谈，以便支持其成长，避免造成伤害。

2. 指导语　团体沙游戏（箱庭）疗法过程中的重要一环就是向个案们说明团体箱庭制作的规则。如可以在开始制作之前说这样的指导语："我们每个人都有想和别人交流的想法，也都有遇到的问题，但有时我们用言语不太容易表达得清楚。现在让我们用这些玩具在沙箱里共同做个作品，这不是心理测试，所以不需要考虑好坏对错问题，只要将自己想放的玩具放上，将自己的想法表现出来就可以了。摆放的顺序由抽签决定，每人每次只能放一个玩具或完全相同的几个玩具，不许拿走他人已摆放的玩具，但可以挪动，成员之间不能进行任何形式的交流。"

对于初次接触团体沙游戏的参与者，带领者应询问他们是否理解了这些规则。当确定大家都了解规则后，参与者先触摸沙，通过摸沙的感觉，逐渐融入到沙盘制作中。

3. 实施及讨论

（1）团体沙游戏实施过程中，成员摆放沙具的顺序应该公平，而不是由治疗师或带领者来指定，可以采用猜拳或者抽签等方式来进行。尽量保证团体中的每个成员都有做"第一"的机会。如果小组某个成员连续几次都是第一个摆放玩具的人，那么在接下来的几次中由其他的成员抽签或猜拳决定"第一"。如果小组中所有成员都曾经有过做"第一"的机会，那么接下来的抽签或猜拳奉行"弱势优先"的原则，即抽到最末一个数字的人或猜拳输了的人为第一个摆放玩具的人，以保证制作顺序上的公平。

（2）每人每次只允许一个作业，如放一个玩具，挖一条河，或堆一座山等。完全相同的玩具，可以视情况而灵活机动。如挖一条河川，放三块石头，也可以算一次作业，否则就需要太多的次数。每人轮完一次后再开始下一轮，在开始下一轮前对前一轮的沙游戏场景进行拍照。

（3）整个制作过程都不允许成员之间说话，以免相互了解意图，但成员可以与治疗者之间有互动。

（4）不能将他人或自己已摆上的玩具拿走或放回玩具架，但允许移动自己或他人所摆放的玩具，并算作一次，移动完后在这一轮中就不能再摆任何玩具。

（5）制作过程中，团体成员可以选择在某一轮放弃，什么东西都不摆放。

（6）整个制作过程最后一轮中的最后一个人在摆完后还可以有一次修饰的机会，对整个作品进行一些调整，但不能再添加玩具。

（7）每次的制作时间没有严格的规定，但一般 4～5 人的团体以一次咨询的时间（50～60 分钟）为准。当治疗者感觉到制作将要结束的时候应该提醒团体还剩下一轮，使团体成员有心理准备，不至于由于突然结束而有不满意或不完整感，而判断是否结束的标准，主要是根据治疗者和团体成员对整个沙游戏制作过程的共感。

（8）团体成员参与治疗是根据自愿原则进行的。每个成员都有权在中途提出退出的要求，但必须向治疗者说明自己退出的理由。如果以后再想加入的话，应先向治疗者提出申请，由团体其他成员和治疗者一起协商决定。

如果制作过程中某个成员不想摆的话，也可以选择在某一轮放弃。制作完成后，成员进行讨论，谈自己摆放每个玩具的意图、对他人摆放玩具的感受，以及各自对作品主题的命名。

4. 记录及整理　由于人数的增多，团体沙游戏的记录比个体沙游戏的记录困难要大一些，对治疗者提出了很高的要求。为了不打扰成员的制作，治疗者一般在整个制作过程中

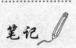

只进行粗略的记录,等完成后再整理。团体沙游戏的记录应以每一次每一轮为单元进行记录,其中包括每个成员制作的情况,摆放玩具的个数、名称、所占的区域,每轮的时间等。而且每一轮完成后,要对作品进行拍照,方便以后整理和讨论。

待整个制作过程结束后,治疗者还要简略地记下团体成员的讨论,讨论的顺序按摆放的顺序进行,讨论的内容主要为摆放玩具的意图、对他人所摆放玩具的感受、对作品的整体构思等,最后还要讨论作品的主题。成员离开后,治疗者再根据照片对整个团体箱庭制作过程进行整理,从中可以看出团体的心路历程和成长变化。

5. **作品的拆除和场面清理**　由于团体沙游戏制作时间较长,如果后面没有其他团体或个体沙游戏治疗的任务安排,那么最好还是由治疗者和团体成员一起来拆除作品,这可能会使得各个团体成员感到安全和满意,也不至于让治疗者一个人辛苦。有的时候,团体成员虽然都知道自己的作品最终是需要被拆除的,但其实是非常不希望自己将其拆除的。

也可以征求个案的意见,有时个别成员愿意自己动手拆除作品,但可能有些成员不愿意,由于帮助治疗者清理场面被个案视作做好事,这时那些不愿意自己的作品在自己面前被拆除的个案会感到有压力和不快,虽然也表示愿意并投入自己作品的拆除,但内心感受却是不好的。如若这样,就直接由治疗者自己来拆除,也便于治疗者在拆除过程中对照自己先前的记录,更好地完成档案的整理。

6. **团体沙游戏(箱庭)疗法的治疗者**　团体沙游戏(箱庭)疗法中的治疗者同个体箱庭疗法中的治疗者一样,也应该是见证者和促进者。除了对整个团体箱庭制作和彻底讨论过程进行记录之外,治疗者还要给予团体每个成员无条件的积极关注,使他们感觉到被包容、受保护。治疗者并不是规则的监督者,不是权威,应该允许团体成员自己有违反规则的行为存在,只有这样,他们才能从自己行为的后果中进行反思和调整。

总之,虽然治疗者和团体成员的角色不同,但治疗者也应该把自己看作团体的一员,用心感悟整个制作过程,与他们苦乐共度,才能收获团体的成长。

三、沙游戏用于诊断

卡尔夫强调个案初始沙盘所展示的内容是非常重要的,但是,将沙游戏用于诊断,不是洛温菲尔德和卡尔夫所乐见的。然而,沙游戏的理论性研究为我们提供了理解沙游戏的可靠依据;而作为投射测验,沙游戏成为诊断精神问题的一种新手段。目前这方面的研究包括:比较各年龄人群沙游戏的特点,被虐待儿童与正常儿童在沙盘中所展示出的差别,精神患者沙游戏的特点,沙游戏与其他投射测验的比较性研究,沙游戏与人格测验的相关性研究,以及跨文化的比较性研究等。诸多研究发现,沙游戏具有一定的诊断能力,对发现和诊断个案的问题可以起到积极的作用。

四、沙游戏用于心理教育

沙游戏治疗逐渐走进校园,越来越多的学校引进了沙游戏治疗设备,建立沙游戏治疗室,将沙游戏应用于学校心理健康教育。因为沙游戏治疗自身的特点,其在学生自信心的培养,自我和人格的完善,想象力和创造力的发展,团队建设和融合等方面,都发挥着积极的作用。研究表明,沙游戏对于学生的焦虑、注意力集中困难、言语沟通困难以及适应困难等问题都有良好的改善效果,对促进学生团体内互动融合以更好地适应集体生活也有明显的积极作用,为学校心理健康教育开辟了一条有效的新途径。

目前,沙游戏涉及的领域有幼儿园、大中小学、特殊教育学校、劳教所、监狱和部队等,一些有条件的大学已将沙游戏治疗设为本科生和研究生的教学课程。

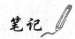
笔记

五、沙游戏的研究与评价

沙游戏无论在治疗、诊断性研究还是心理教育方面都获得了越来越广泛的认同。但是，沙游戏仍有分歧需要梳理，有不足需要完善。从沙游戏治疗出现后，一直存在着感性与理性两个极端。一些人认为，科学的研究方法会使治疗环境僵化，从而影响沙游戏能自然地激发出潜意识过程的效果。另一些人则认为，研究作为一种手段有助于更好地理解沙盘中所呈现的各种象征，并使沙游戏并入心理学主流。怎样将沙游戏的应用效果与沙游戏的诊断性研究成果相结合，弥合彼此之间的分歧，是未来沙游戏科学化发展的一个方向。

另外，现有较多的是对沙游戏治疗的个案分析，或是小样本人群的对照性研究，因此，关于沙游戏治疗，还留有许多有待回答的问题。比如，如何从沙游戏治疗中总结规律性问题，做深入系统的分析；或寻找同一类问题的个案，比较治疗效果；哪类个案使用沙游戏治疗的效果最佳；个案在什么条件下开始沙游戏治疗最好；等等。

我们还应注意到，沙游戏治疗过程中个案的种族、年龄、文化、教育以及宗教等背景都起着重要作用，这些会影响个案选择象征符号的意义。由此可见，沙游戏治疗的跨文化研究也是极具挑战性的课题，了解不同人群在沙盘上表达的共性内容是什么，特性内容又是什么，可以使沙游戏治疗更具有实效性。

沙游戏治疗在中国有着非常好的前景。目前，沙游戏治疗的应用与研究在中国还属于起步阶段，但是沙游戏治疗这种方法却非常适合中国人。因为，受东方文化熏陶，中国人相对西方人而言，是比较内向的和不善于表达内心感受的。这些人格特征使得中国人易于接受沙游戏这种非语言的治疗方式，借助沙盘，用含蓄、象征的手段表达出内心的体验，为治疗师提供一条了解个案内心世界的新途径。中国有悠久的历史、独特的文化和宗教特点，如果要深刻理解沙盘中所表达的象征意义，还需要进行大量的基础性研究，这对中国的心理工作者而言是机会也是挑战。尤其对于儿童沙游戏的研究，要紧密结合儿童的认知特点，了解儿童所处的时代文化等，这也是沙游戏治疗和发展心理学的结合点。

最后，沙游戏治疗也具有一定的局限性，比如沙游戏设备的购置和使用场地需要一定条件，不易携带；沙游戏的诊断和治疗都被限制在比较固定的地点来进行，不符合研究所需的灵活性和方便性；另外，沙游戏治疗的效果有赖于个案，有赖于其在游戏和想象过程中自身治愈力；沙游戏对治疗师自身专业能力素质有较高要求。

临床案例与思考

一般资料：求助者，女性，18岁，高三学生。

案例介绍：求助者是重点中学学生，求助者从小做事追求完美，争强好胜，不达目的不罢休。靠自己的努力考上重点高中，前两年学习成绩一直排在年级前十名以内。以考上北大、清华为目标，学习非常刻苦。感觉高考压力非常大，从高三下学期开始，规定自己每天只睡五个小时。一个多月来开始变得憔悴，脸色苍白，头晕，注意力不集中，记忆力下降，学习成绩也受到影响。求助者为此非常着急，经常睡不着。老师、家长建议调整心态、改善睡眠，求助者试图改变，但无明显效果。经老师建议，主动前来咨询。

思考题：

1. 如果采用沙游戏治疗，你将如何进行治疗的导入？

2. 在沙游戏治疗中，你如何判断治疗的效果？

（胡远超）

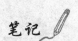

第十五章　漂浮治疗

学习目标:

1. 掌握　漂浮疗法的基本原理和治疗技术。
2. 熟悉　漂浮治疗的具体实施过程。
3. 了解　漂浮治疗和其他心理治疗方法的异同。

研究发现,漂浮疗法临床适用范围广泛,且有许多其他心理治疗技术所不具备的特点,因此受到越来越多研究者的关注。

第一节　概　　述

漂浮治疗(flotation therapy)是近几十年来在西方国家受到广泛关注的一种心理治疗方法。其定义是:漂浮治疗是一种结合理化、心理、推拿,使人体处于漂浮状态,大脑与躯体功能改善的综合治疗方法。漂浮疗法实际上是限制环境刺激疗法的主要模式,因此,要清楚地了解漂浮疗法的起源及其临床应用,应从限制环境刺激疗法谈起。

一、起源

漂浮治疗来源于 20 世纪 50 年代的感觉剥夺(sensory isolation)实验和研究(图 15-1/ 文末彩色插图 15-1)。感觉剥夺是指将外界刺激输入降低到最低程度,使机体在一段时间内处于与外界环境高度隔离的特殊状态。这些实验设置包括:让受试者带上眼罩、强制减少身体接触、长时间地平躺在足够安静的房间里。

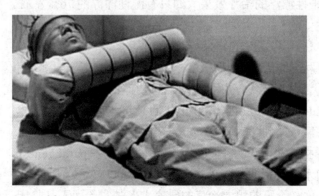

图 15-1　感官剥夺实验

早期研究认为,感觉剥夺具有高度应激性。个体在这种情境中经过一段时间后会产生各种病理心理现象,因而,感觉剥夺作为引起高度应激的技术手段应用于心理研究。然而,

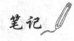

以后的研究逐渐发现，早期的看法并不完全正确。人为因素、不恰当的实验设置因素被排除后，许多研究得出了相反的结果。研究者发现，在感觉剥夺的最初 60～90 分钟内，被试的反应是放松的，这表现在血压、心率、呼吸频率、肌电图和肾上腺活动等监控参数的变化上。随着方法学的改进，研究者发现某些形式的感觉剥夺对于 90% 的志愿者而言是相当令人愉快的。

随后，美国学者 Jony C. Lilly 医学博士为了更好地研究感官剥夺对人的心理和生理产生的影响，1954 年在美国国家心理健康研究院（National Institute of Mental Health）的资助下，研发出了世界上第一台漂浮仪，这一设备实现了可以让受试者最大化降低外部刺激，同时又感受性良好地进行感官剥夺的实验。

由于感觉剥夺这一术语隐含着困扰、威胁和不适的含义，因而研究者们开始换用其他术语来描述这一技术。20 世纪 70 年代 Roderik A .Borrie 提出的"限制环境刺激疗法"（restricted environmental stimulation technique）这一称呼得到大家的认可。研究者们认为，这一术语准确反映了感官剥夺这类技术的实际内容。而且它的英文首字母缩写"REST"给人的感觉是令人愉快而放松的。目前，这一术语已经在世界范围内代替原有的感官剥夺这一术语而广泛使用。漂浮治疗是"限制环境刺激疗法"的一个最主要的内容，缩写为F-REST。

除漂浮治疗之外的"限制环境刺激疗法"的治疗设置，有一种被学术界称之为小室治疗（chamber REST）。小室治疗是将患者隔离在一间完全黑暗或仅有昏暗灯光并有一定隔音设备的房间内，房间内进食、水，在另一个房间内上厕所。要求被试者限制运动，但并不给以机械约束。实验者通过内部通讯系统随时监听被试者的反应，回答被试者提出的问题。治疗时间一般为 12～24 小时，如果被试者要求，可以提前离开中断治疗。和小室治疗相比，漂浮治疗的过程具有更多的独特感受，从而具有更好的治疗效果。但是，一般漂浮治疗在4～8 小时以后不适感会增强，所以漂浮治疗不适合长时间的实验和临床应用，而小室治疗在这方面比较有优势。Mason 和 Brady 在 2009 年的研究指出，短期的小室治疗对人格分裂的被试者激发出了更多的幻觉，这被解释为是由于焦虑导致的。

近年来，漂浮疗法发展出一种新模式，它与传统的漂浮疗法不同之处在于被试不是直接在水面漂浮，而是在一个盛有漂浮液的巨大水囊上漂浮。被试与漂浮液之间隔有一层低触觉薄膜。其他设置与传统的漂浮疗法相同。这种方法称为干性漂浮（REST-DRY）。相应的，传统的漂浮疗法也被称为湿性漂浮（REST-WET）。干性漂浮与湿性漂浮相比更为方便也易于应用。例如，被试在漂浮前后不需沐浴，对保养、清洁和消毒的要求也要低得多。但是临床数据显示，干性漂浮的治疗效果大约只有湿性漂浮的 70% 左右。

二、发展

回顾漂浮治疗发展的历史，经历了多个发展阶段。在第一台漂浮仪被研发出来 20 年以后，20 世纪 70 年代到 80 年代，利用漂浮设备进行各类研究的学术研究多了起来。这是因为健康本源学（salutogenesis）在西方 70 年代的兴起，为漂浮治疗技术的研究和应用提供了一种良好的研究环境。心理学家阿隆·安东诺维斯基 Aaron Antonovsky 在 1979 年指出：心理学研究中有关于描述患者"致病机制"的专门术语——pathogenesis，却没有描述健康人"健康机制"的专门术语。为此他在著作《健康、压力和应对》中创造了"salutogenesis"健康本源学这一术语。这一阶段的漂浮治疗的研究大多是实验而不是临床，研究方法并不统一，实验的设计也相对随意。这一阶段的学术性研究成果发现了，漂浮治疗对行为矫正、提升创造力、改善情绪等方面都有很好的效果。

20 世纪 80 年代起，漂浮治疗开始非常多地应用于临床，发展很迅速。在心理医师使用

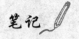
笔记

漂浮设备进行临床应用的过程中，又逐渐引入其他治疗的技术手段，比如催眠技术、音乐治疗技术、生物反馈训练技术等。主要的漂浮治疗心理学临床应用领域包括：压力管理、疼痛控制、失眠治疗、恐惧症治疗、成瘾 - 强迫症行为矫正等。其他的应用领域还包括：认知提升和表现提升、个人成长等（J.P Zubek，1969）。

20 世纪 90 年代后，学术界对漂浮治疗的研究方法给予了一些批评，认为早期的研究存在对实验设计的控制性不足、实验的程序性不足、对大样本的研究不足等缺点。这一时期的漂浮治疗的研究和临床相对地减少了。

2000 年左右，漂浮治疗技术随着全球化的浪潮在全世界得到了传播。在学术界，专注于"环境刺激限制疗法"的学者与专注于漂浮治疗的学者开始了学术研究上的协同，这一现象壮大了漂浮治疗的研究队伍。学者们重新设计了早期的一些实验，在原有的研究基础上，新的各类实验延展了实验内容，新的技术比如脑波生物检测技术被运用到实验中，获得了很多坚实有效的实验数据。这些因素带来了漂浮治疗技术再次的蓬勃发展。

在中国，1997 年胡佩诚在北京市第二医院设立了第一个漂浮治疗室。北京医科大学（现为北京大学医学部）医学工程研究室团队一起研制出我国第一台漂浮治疗仪，首次将西方的漂浮治疗技术引入我国，展开了对漂浮治疗的理论研究和临床实践。并且在国外同行的研究基础上，将中国心理治疗的一些特色融入了治疗方法，取得了很好的治疗效果。

第二节　基本原理

一、神经生物学相关原理

对漂浮治疗的脑神经生物学研究指出，漂浮治疗是改变意识的心理学技术，能引导出一个特殊的意识状态。这一状态的主要脑波是 theta 波，theta 脑波的出现伴随着创造力、直觉、洞见和沉静（Budzynski，1990）。对比而言，一般的放松技术最多能引导出并不稳定的 alpha 脑波。theta 脑波的出现解释了漂浮治疗后人的创意、思维力为什么会提升。

从认知的神经生物学角度出发，Norlande 指出，在进行漂浮治疗的时候，占主导地位的左脑功能受到了抑制，而此时需要右脑承担更大的责任。因此相应的心理状态，随着主导脑半球的改变而改变了，右脑对应的心理状态，更多的是非线性思维、想象力、创意等。

神经网络理论是 Melzack 在 1999 年提出的，他认为疼痛是一种多维度的体验，或神经标志（neuro signature），由人体的神经网络矩阵所产生。就是说，疼痛虽然是由人体感官的输入而引发，但是疼痛本身也单独地造成了疼痛的感受和体验。这一理论可以解释漂浮治疗中经常出现的疼痛减少的现象，这是因为漂浮可以释放掉由疼痛本身造成的疼痛。

二、神经化学的相关原理

神经化学的研究指出，压力或者觉察的不同状态会有不同的荷尔蒙分泌水平。漂浮治疗可以显著降低血浆皮质醇（plasma cortisol）和促肾上腺皮质激素（adreno cortico tropic hormone）等压力相关的荷尔蒙的分泌。漂浮治疗中最先被体会到的就是深度放松。深度放松后，人脑肾上腺轴的活动会减少，血浆皮质醇的水平被认为是衡量肾上腺轴活跃程度的一个指标，它会在深度放松后下降。在漂浮后可以观察到明显的血浆皮质醇的下降。也有研究指出，高的皮质醇水平和高的疲劳程度是关联的（Melamed，1999）。

同时，漂浮治疗增加了内源性阿片肽（endogenous opioids）的分泌，如内啡肽。这可以解释漂浮治疗中出现的愉悦感提升、疼痛感减少等现象。另外，漂浮治疗过程中肾上腺系统相关的荷尔蒙如醛固酮、肾素的水平会降低。相关的研究指出，漂浮治疗过程中的激素

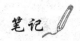

笔记

变化水平要远远大于其他心理治疗的放松技术带来的激素变化水平（McGrady，1987）。

三、新离解性理论

在漂浮治疗的临床应用中发现，漂浮治疗和催眠有一些共同的临床要素，比如降低的外部刺激、增加内部聚焦、对暗示的接受性提升等。A.Barabasz 认为，E.R.Hilgard 1974 年前后提出的催眠的新离解性理论（neo-dissociation theory）可以比较全面地对漂浮治疗进行解释。

新离解性学说事实上是对流行于本世纪初期的离解学说（dissociation theory）的修正。Hilgard 指出，每个人都具有一系列认知系统，它们按级别排列，可以分为主要认知程序和次级认知程序。催眠具有使各个认知系统互相离解的作用。

漂浮治疗中引导出的意识转变状态，是由于人在漂浮中启动了次级认知程序去处理信息而产生出的一种新体验，这一次级认知程序的启动是对主要认知程序的一种离解。

Hilgard 指出，每一个认知系统都有各自独特的信息输入输出渠道，因此要改变主要认知程序，就需要关闭或者减弱主要认知程序的信息输入输出。漂浮治疗的过程通过降低外部刺激来关闭主要认知程序，通过获取自身内部的信息来启动次级认知程序。

当次级认知程序启动后的漂浮者的一个反应就是会有类似做白日梦的现象出现，这就是新离解理论提到的发生离解的本质要素：幻觉的参与（imaginative involvement）。

四、意识理论

漂浮舱能在 90% 的程度上减弱常规的外部刺激，造成一个心理上的黑洞，或者一种心理的自由落体现象。在这种情况下，潜意识会被释放出来从而被来访者的显意识觉察到。

精神分析学派的意识理论认为，不同的意识层次包括显意识、前意识和无（潜）意识三个层次。前意识虽不能即刻回想起来，但经过努力可以进入意识领域的主观经验。无意识（潜意识）是原始的冲动和各种本能、通过遗传得到的人类早期经验以及个人遗忘了的童年时期的经验和创伤性经验、不合伦理的各种欲望和感情。弗洛伊德认为，许多心理障碍的形成，是由于那些被压抑在个人潜意识当中的本能欲望或意念没有得到释放的结果。

漂浮舱的发明者 Lilly 博士认为，人的意识就是一台计算机，这台计算机根据不同情况调用不同程序。人的基础信仰是这一电脑系统的元程序（metaprogram）。通过漂浮，人可以将最深的这一套元程序调出到显意识中。当人们了解自己的元程序后，就可以对这一元程序进行重新的编程，从而变得更自由和更有意识。

在漂浮治疗的深度放松状态中，改变的意识状态（altered states of consciousness，ASC）会由于漂浮设备的特殊环境设置，被自然地引导出来，不需要医师进行催眠暗示。在意识状态改变的状态下，来访者感受到了释放，激发出了内在的力量而获得了治疗。

意识状态改变的相关理论，也被研究者用来解释漂浮治疗的原理和效果。以人类历史的观点看，意识状态的变化被认为是世界上最古老的治疗技术，用来治疗多种多样的疾病。

在意识改变状态下，意识的选择功能和防御功能下降，内心的东西可以毫无阻碍地涌现出来，外面的东西也可以长驱直入，在内心深处留下深刻的痕迹。S.Gdlligan 对意识改变状态的研究指出，意识改变或者入静状态可以加强和扩展资源。将人从清醒状态下形成的固着、僵化态势中解脱出来，新建、重组自我体验，释放潜能。意识状态的改变过程是富有成效、自动地起作用，是有智慧的、有组织的和有创造力的资源，能够实现深刻的

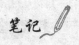
笔记

变化。

人的意识出现意识转变状态的特征包括（Kjellgren，2003）：①对时间感知的扭曲：加速、减慢或停滞；②躯体感觉、形体感改变：身体与外界的界限消失，身体的各部分变形、消融；③改变的认知模式出现导致的更深的个人的洞见出现；④高度暗示性。

五、心身医学理论

心身疾病，又称心理生理障碍，是指一组与心理与社会因素密切相关，但以身体症状表现为主的疾病。心身医学就是专门研究心理和社会因素与人体健康和疾病的相互关系的学科，是一门跨学科的边缘学科。

根据这一定义，心身医学研究的疾病是，病因包括（甚至主要是）心理或社会因素，而疾病的症状是躯体的。简言之，心理因素作为发病原因之一而引起的躯体疾病。

心身医学倡导健康领域的整体观念和系统思想，关注大脑、心理和躯体的相互作用，研究心理活动与生理功能之间的"心身关系"，成为超越精神病学与综合医院各临床学科的医学思想体系。心身医学的迅速发展，标志着现代医学模式正在从单一的生物医学模式向生物-心理-社会医学模式转化。

中国传统的中医理论中，也有和现代心身医学理论观念相同的理论。中医称之为的心身疾病，即指人体因精神情志因素所造成的各种脏腑气血阴阳失调的病变。临床上中医对心身疾病的界定比现代医学要宽泛。《黄帝内经》对心身疾病的病因病机已经有了明确的认识，认为精神心理活动原本是人体脏腑功能活动的产物，如《黄帝内经》曰："人有五脏化五气，以生喜怒思忧恐。"情志活动本身与气血运行有着相互对应的关系，而当情志异常波动时会对人体气机升降产生严重的干扰，从而产生心身疾病（黄健，2007）。

漂浮治疗的本质与心身医学的医学理念本质上是一致的，心身医学的关注重点和漂浮治疗过程中大脑、心理、躯体相互作用的关注重点是重合的。所以不但可以用心身医学的相关理论对漂浮治疗开展理论研究，漂浮治疗本身也是心身医学的重要治疗手段。

第三节 设备及使用

一、漂浮治疗的设备介绍

漂浮治疗必须使用漂浮仪（图 15-2、图 15-3/ 文末彩色插图 15-2、文末彩色插图 15-3）。漂浮仪是一个密闭隔音的小舱，被试需经由一个舱口进出。舱内盛有漂浮液，成分为接近饱和的七水合硫酸镁溶液（Magnesium sulfate，$MgSO_4 \cdot 7H_2O$），比重约 1.28，深约 25cm，密度在 1.3gms/cc 每立方厘米。漂浮液体温度与被试体温保持一致，温度在 34～37℃，饱和溶液可以使人毫不费力地漂在水面上。

关闭光源后，漂浮仪内没有任何光线，漂浮仪内的噪声应该低于 30 分贝，加上被试漂浮时戴耳塞，耳朵位于水面下，听觉刺激会进一步减少。被试者仰浮于液面上，液体上的浮力支撑着体重，被试者的重量感消失，所有的随意肌均可以完全放松。与小室治疗相同的是，医师也通过内部通讯系统随时监听被试者的反应，回答被试者的问题。治疗时间一般为 30～90 分钟。

漂浮仪的制造工艺方面，需要充分考虑到是否能做到最大限度的限制环境刺激。隔光是最容易做到的，隔音就比较复杂，特别是漂浮仪开始工作时候会有一些仪表设备运行的声音。但是因为被试者的耳朵位于水面下，一般由于水的隔绝，可以减少 30 分贝左右的空气中的噪声。进入稳定状态后，声音则会停止。

笔记

漂浮仪的过滤系统和消毒系统是十分重要的设备组成部分。医疗用的漂浮设备必须配置溴、氯或者过氧化氢溶液的消毒程序,并辅助以紫外线和臭氧消毒,但是其剂量必须控制好,否则会刺激皮肤。在前后两位来访者使用设备的过程中,漂浮液在设备的储液罐中必须进行全面消毒。在消毒的程序上,不但需要在漂浮液储水罐部分进行消毒,还要在漂浮设备的内外壁、淋浴区进行全面的消毒考虑和设计。过滤系统方面,由于漂浮液的分子直径较大,不能用超滤等过滤设备进行过滤,适合 $1\sim10\mu m$ 孔径的过滤设备,所以设计上一般采用 pp 棉 + 碟式过滤器 + 磁化过滤的系统。

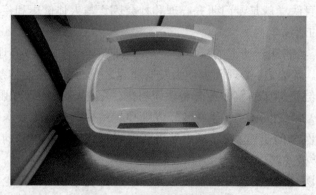

图 15-2　常见的蛋形漂浮仪

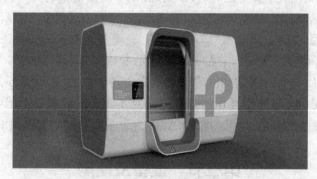

图 15-3　常见的屋形漂浮仪

二、漂浮治疗的工作程序

1. 找好适应证,并进行漂前访谈,要告知什么是漂浮治疗及基本原理;
2. 做好体检,排除皮肤病、性病、妇女月经期;
3. 必要的测验与化验;
4. 检查漂浮仪,检查水温及各控制开关;
5. 给患者耳塞、浴帽、毛巾、梳子及一杯清水;
6. 嘱受试者淋浴,穿一次性泳衣、泳裤;
7. 嘱受试者入池,必要时加漂浮辅助器(如浮枕);
8. 关灯,讲指导语,有些受试者第一次有恐惧可以晚些关灯;
9. 选择并实施治疗方案;
10. 讲结束语;
11. 再次淋浴,穿衣;
12. 必要时做与漂浮配套的手法推拿;
13. 整理性漂后谈话。

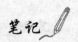

三、漂浮须知与注意

1. 漂浮治疗是一种综合心理治疗，对患者完全有益而无副作用；

2. 漂浮前，请患者先做好淋浴，把耳塞塞入双耳；

3. 进入漂浮仪时，请慢慢小心，不要滑倒；

4. 请勿让池水进入眼睛，万一进入，请用喷雾瓶内清水清洗；

5. 漂浮结束后，请再次淋浴；

6. 根据医嘱，部分患者需在换好内衣后到按摩室，接受按摩。

7. 要注意保护好漂浮者的"隐私"，根据漂浮者的性别决定漂浮师的性别。

四、漂浮的主观体验

由于漂浮液的浮力作用，被试可以非常轻松地漂浮在温度与体温相同的液体里，全身处于一种深度的放松状态，整个身体就好像没有边界一样"溶化"了，"重量感"也随之消失，意识进入"虚无"及"空白"的状态。在接受漂浮疗法后，受试者报告的主观体验有较高的一致性。师国伟等国内的学者将漂浮的主观体验总结为如下几点：

1. **失重感** 由于漂浮池里的液体比重超过人体的比重，被治疗者可轻松漂浮在液面上，"重量感"随之消失，全身的随意肌自然地展开，变得松软而柔韧。

2. **与环境交融** 由于漂浮池的温度和体温相同，被试漂浮其中时触觉消失，整个身体就像没有边界一样完全"融化"了。

3. **内心的空灵** 在诸多外界刺激被剥夺的情况下，静静享受放松与舒适，生活的琐事在这一刻离自己远去，在日常生活工作中由于各种应激源而体验到紧张焦虑感也消失了，内心愉悦而平和。

4. **想象被激发** 被试者主观感觉在漂浮过程中自身批评性、判断性、分析思维暂停，并且有鲜明且丰富的想象出现。

第四节　主要疗效因子

一、限制环境刺激

当代社会普遍出现的信息过载现象。在接踵而来、应接不暇的信息面前。在有限的时间内，一些人无法或很难找到自己需要的信息、一些人无法根据自己的需要选择并消化信息、一些人由于处理的信息量过大而出现各种身体或心理上的不适，这就是信息过载现象（贺青，2010）。信息过载引发了特殊的心理问题，心理学上称之为信息焦虑。信息焦虑的症状可能是心血管压力的升高、视力减弱、困惑、挫折、判断力减弱、同情心降低及过度的自负等。漂浮治疗的限制刺激，创造的信息缺乏环境，正好可以中和当代大部分人面对的信息过载的情况，极大缓解这种信息焦虑症状。

根据 Thompson 和 Shaefer 的研究，人体有两套感觉传导机制。第一套机制是从感觉接收器接受信息后直接传导到丘脑，并同时投射在特定的皮质层某区。这一传导机制保证了和从前接受的信息类似的新信息会启动之前的旧有反应模式。第二套机制是通过大脑的一般网状激活系统（the generalized reticular activating system），将脉冲信号传导到身体各处，同时脉冲信号也会传导到大脑皮质的每一处。第一套机制的传导是定向的，第二套机制的传导是弥散的。成人的第一套传导机制更为发达，儿童的第二套传导机制较发达。

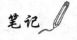

在环境刺激被限制的情况下，人会有比较强烈的欲望去寻求额外的刺激，个人的感官灵敏度也提高了。

额外的刺激可以从内源性刺激中寻找，而内源性刺激一般由第二套传导机制传导。启动第二套刺激传导机制使得成人可以回避旧的已经习得的反应模式，从而拓展了处理问题的思路。另一方面，限制的环境刺激使得人特别依赖于外部环境即使是很小的刺激。所以，在漂浮过程中或者漂浮结束后，针对来访者的语言暗示会特别有效。这就是限制刺激起效的机制。

限制环境刺激主要在以下四个方面有效：①迅速地诱发来访者进入倒退状态，使来访者能重新体验早年的创伤，从而摆脱其不良影响；②使来访者能获得较高的领悟力，更清楚地认识自己的问题，并为这些问题的解决想出适当的办法；③增进来访者同治疗者间的关系；④使患者自己深刻地认识到自己的有害于健康的行为或反应，出现行为改变。

人体的疾病，究竟是一种比如遗传基因导致的实质疾病，还是一种习得性失调？漂浮治疗的研究者们认为，人的生存环境不是真空，人需要对各种外部刺激进行反馈和适应。漂浮治疗的研究本质，就是研究如何控制外部刺激的数量，从而达到提升个人健康的结果。

二、改变认知

医学界关于疾病和疾病成因的观点很多。心理压力是一些心身病理症状（如高血压、头痛）以及行为症状的加速器或者病因。担负着压力的来访者不一定有器质性损伤，他们的压力通过积累的方式对情绪，对心身健康产生影响。这些压力来源于常见的社会 - 心理问题，比如不快乐的家庭生活、照顾患者、工作不顺利等。

由于这些压力是累积的、长期的，所以不能够通过一般的"打或逃"的方法，或者通过服药的方法去解决。Kihlsttrom 认为，大多数的心理压力是由于应对威胁的元认知模型过于僵化所造成的：人们会将固定的情绪反应带到所面对的社会 - 心理问题上。一旦认知程序认定为"威胁"，某种固定情绪将被激发，大量促肾腺皮质激素和皮质类固醇被释放出来。皮质类固醇除了在身体适应紧张物理刺激时起重要作用外，还有抑制免疫系统的功能，致使机体的生理防御效能减弱而致病。同时，还会引发肌肉疼痛，在心理层面上会有患有恐惧症或者物质滥用的可能。

这种僵化的元认知模型是非理性的，因为面对不同的现状，人的应对却是相对固定的。使人们穿越非理性认知的限制并且看到自己面对威胁的全新解决方案，是应对这类累积的心理压力的解决方案。这种能力可以称之为洞见或者创见，这一解决方案就叫作改变认知，漂浮治疗就是能自然带来改变认知的一种治疗方法。

累积的压力触发元认知模型的生物机制是这样的，在累积的压力情况下，下丘脑 - 垂体 - 肾上腺系统会处于一种"警报"状态，这种状态会将人体的认知资源的使用方向限制住。此时大部分认知资源会被机体分配到对内部信息的监控和扫描上。这是人在面对威胁的一种固定程序，人的认知资源会反复扫描人内部主观认知到的威胁，并启动机体的规避行为。这样一来，只有很少的认知资源被用来分配到对客观威胁的扫描和对客观环境的分析上。也就是说，应激的结果是认知资源被内部产生的幻象和记忆所占据，而屏蔽了外在信息的输入。上述提到的认知资源包括意识和潜意识。这一应激机制使得人们在处理威胁或者问题的时候，不能根据情况的不同而做出不同的应变，而仅仅只能按照旧有的模式处理新的情况。

认知的改变，就是让人们在看待每天出现的问题时，能够采取新的观点和角度。Schactel（1959）把这一改变称为是非自我为中心的认知模式。在新的认知模式下，压力源被看作是一种前进的台阶而不是对心身健康的障碍。

笔记

第十五章
漂浮治疗

关于漂浮治疗引发的认知改变的具体机制是前文所述 S·Gdlligan 对意识改变状态的研究解释，不过特别具体的机制目前尚并不十分清楚。但是实验和临床都证明，在漂浮前后两次填写自我认知的心理测试量表，来访者明显改变了对自我认知的评估。同时也发现来访者对外部世界的评估也更加客观。

三、微量元素

人体的大部分碳废物通过肺部或支气管以二氧化碳的形式排出，二氧化碳的形成过程称为氧化。为了排出二氧化碳，人体血液和组织需要足够的氧气进行这种氧化过程。

如果人体内代谢过程不足，氧化过程将发生延迟。这就会发生部分氧化，然后形成部分氧化的碳化合物废物如尿酸和其他酸类物质以及毒素。这些部分氧化形成的碳化合物废物往往会在血液和器官中累积起来，这会导致健康恶化和疾病。

漂浮设备中的漂浮液，七水合硫酸镁溶液作为一种中间的治疗介质，可以通过皮肤吸收和中和这些有害的碳化合废弃物，而达到治疗效果。

另一方面，使用七水合硫酸镁溶液的漂浮治疗对镁缺乏症患者有特别的好处。精神紧张会造成通过肾的镁含量增多，刺激肾上腺皮质激素排泄，从而导致肠对镁吸收量减少。人或动物在过重的精神压力和紧张环境下容易引起疾病，而镁是治疗这些疾病如周期性头痛、心肌功能失调、高血压和气喘等的良药。

美国农业部格兰福克人类营养研究中心所整理出的回顾文献指出（Nielsen and Lukaski, 2006），镁的补充对于提升运动表现有很大帮助。作者指出特别是体内缺乏镁的运动员，当适量地给予补充镁时，补足身体所需摄取的量，则可对于运动表现成绩明显提升。

四、物理因素

漂浮时，人的主动肌和对抗肌（agonist/antagonist）精确地平衡了，膝关节和肘关节也放松了。当外部的力量和刺激基本消失为零时，唯一剩下的力量就在于内部——就是那些存储在肌肉、筋腱和韧带的力量，还有身体维持在地球重力场的力量。漂浮的深度放松，使得肌肉得到在其他环境下得不到的一种休息和修复机会。

另外，当人体浸入 34.5～35℃ 恒温水中时，人体通过皮肤温觉感受器的刺激，将温度变化的信息传入下丘脑，以降低交感神经系统活性、舒张皮肤和内脏血管、减慢心率。而内脏血管舒张可引起中心血容量增加，导致心、肺和动脉压力感受器兴奋，从而反射性降低交感神经活性，血管加压素释放减少，肾素 - 血管紧张素 - 醛固酮轴受到抑制，血压下降。同时，漂浮液的静水压压力效应也可使心率减慢，外周循环阻力降低，去甲肾上腺素、肾素、血管加压素的释放受到抑制，协同导致血压下降（张丽，2016）。

第五节　漂浮治疗的适用范围

一、神经症

神经症也称为神经官能症。常见病种：焦虑症、恐惧症、强迫症、疑病症、神经衰弱等。治疗方面，多有求治愿望，首选心理治疗，也可酌情给予抗焦虑药或抗抑郁药等治疗。

由于受试者在漂浮的状态下可以达到深度的放松，因此对于消除神经症的紧张、焦虑、头昏、失眠等症状能"立竿见影"且有"维持效应"的效果。

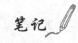
笔记

301

二、心身疾病

心身疾病的治疗强调综合性治疗原则，即在原发病躯体治疗的同时兼顾心理、行为等方面的治疗。由于漂浮治疗的原理和临床应用的特点，可以有效地在心身两方面对心身类疾病进行治疗。常用漂浮治疗的病症包括：头痛等机体疼痛、高血压、冠心病、脑血管病、糖尿病、类风湿关节炎、进食障碍、睡眠障碍、睡眠 - 觉醒节律障碍、性功能障碍等。

三、用于行为紊乱的治疗

许多文献指出，现代社会环境中通常水平的刺激对某些人而言是过多的。这种环境刺激的超负荷导致过多的刺激的信息充斥个体认识系统，使个体无法有效应对，从而导致了不适当行为的产生，儿童孤独症正是这种情况。如果个体能够从这种超负荷情况中解脱出来，而被置于刺激较少的环境中，那么个体就能够获得平静并重建自我控制，能够发展或学会更为适宜的行为模式，不适宜行为就会减少或消失。Peter Suedfeld 依据这一理论应用小室治疗对儿童孤独症患儿治疗时发现，48 小时的治疗结束后，儿童在各项心理量表的得分显示患儿的认知和学习能力提高，在实际环境中表现的得分显示儿童社交和游戏行为改善。

漂浮治疗在解决来访者心智中的内部冲突特别有效。以饮食行为紊乱的病症来说，漂浮治疗特别有助于减少由于饮食的欲望，社会准则和健康考虑之间的冲突，而产生的焦虑所导致的饮食行为紊乱。在过去的几十年中，厌食症、贪食症和身体外在形象相关的心理问题大大增加，已经达到了流行性的程度。"对苗条的无情追求"（Bruch, 1973）已经成了一种文化痴迷。当代的这种文化导向，造成的不仅仅是来访者内心的冲突，而且是一种深深的羞耻感。文化现象常常会与一个人的心理发展纠缠在一起，常规的心理治疗手段很难抗衡这种文化和认知。漂浮治疗在这一领域就很自然而且有效，来访者可以有机会建立起一种关于身体、气质的新认知。

研究显示，在漂浮中给予目的是行为改变的教育类信息后（语音或者视频），严重的行为失常患者会有非常有效的治疗结果（Suedfeld, 1985）。

用于治疗行为紊乱的漂浮治疗方法，有一个特殊的优点，就是患者的症状改善后，这种效果会有长期持续效应，比如对嗜酒症的治疗，漂浮治疗的效果会保持多年而不反复，这种效应在其他心理治疗方法中很少见。

四、用于压力管理

众所周知，压力能导致机体加速老化、病变，还常常导致行为问题，如过量吸烟和饮酒。

在心理学研究上，对压力的干预技术也被称为是二级干预技术。压力管理的目的是减少压力症状的严重性，防止心理压力演变为器质性病变。放松技术是这类二级干预中最常使用的一种技术。放松技术专注于减少紧张、平复情绪、提高感受性。常见的放松技术包括渐进的肌肉放松技术、生物反馈技术、自律训练和冥想。漂浮治疗技术作为一种综合性技术，有迅速获得深度放松的效果，所以经常用于压力管理。

五、用于缓解疼痛

疼痛是一种非常复杂的感受或者体验，影响到个人生活的很多领域，包括思维、情绪、个性等。早期的漂浮治疗的研究者，认为漂浮治疗中的疼痛缓解是来源于深度放松后人体释放的内啡肽。但是后来的学者更多是认为，漂浮治疗改变了个体对疼痛的认知，就是说改变了疼痛的神经标志，从而有效地缓解疼痛。临床研究显示，用疼痛量表在漂浮治疗的整个疗程前后进行检测，测得的疼痛得分能下降50%以上。

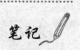

笔记

专栏 15-1

漂浮治疗与身心衰竭综合征

身心耗竭综合征（burn-out syndrome，BOS）定义为：心理能量在长期奉献给别人的过程中，被索取过多，而产生极度的心身疲惫和情感枯竭。我国的学者也将身心耗竭综合征称之为职业倦怠症，相关文献数据指出，在我国，医护人员中身心耗竭综合症发生的比例在45%。ICU 工作的医务人员是发生比率最高的人群之一。上海的一项调查也指出，在同一岗位上工作两年的职工大约有33%出现职业倦怠现象。职业倦怠在我国已经进入了高发期。

Maslach 在1982首次提出了身心衰竭这个概念，Maslach 认为身心衰竭来源于长期压力。它是指生理和心理的同时衰竭，导致了认知障碍，以及对人对工作的敌意或者负面态度。身心衰竭的患者常常是感觉长期性疲劳、睡眠障碍、感觉毫无希望、抑郁、容易被激怒而出现攻击性、嗜酒、忍耐性差、肌肉疼痛或者头痛、免疫力低下、无法解释的身体衰弱或者感染、不能集中注意力和健忘。

由于压力导致疼痛的来访者和身心耗竭综合征来访者是有明显的症状上的区别。由于压力导致疼痛的来访者他们的精力会更充沛一些，也会比较乐观。

在现代社会中，患有身心耗竭综合征的人群越来越多。一方面，很多患者不知道自己患有这种疾病，他们要么是忍耐要么是逃避，没有去寻求正确的治疗方法。另一方面，即使是寻求医疗帮助的患者，在我国现有医疗体系下，对于这一症状的治疗手段特别有限。

国外很早就有漂浮治疗应用于身心衰竭综合征的临床应用，而且临床应用的效果十分显著。这主要是漂浮治疗所带来的身心两方面综合效果，特别是提升自尊，提升自我认知，有效地解决了身心耗竭综合征的认知障碍，缓解了患者的身心压力。

KENT ÅSENLÖF 在2007年的一项研究表明，漂浮治疗对身心耗竭综合征有综合的优秀治疗效果。在治疗案例中，两位妇女各自为55岁和58岁，一位有身心耗竭综合征导致的抑郁，已经有5年时间无法参加工作。一位是身心耗竭综合征导致的纤维肌痛（Fibromyalgia），她在过去的10年里无法工作，只能偶尔做一点兼职工作。这两个女性曾经使用了各种治疗方法，包括心理访谈、放松技术、药物治疗、针灸、等等，但是都没有任何效果。她们的整个漂浮治疗过程持续了超过半年，每周至少一次45分钟的漂浮治疗一共35次，同时还有8次配套治疗，每次的配套治疗包括团体治疗、心理访谈和图像治疗（picture therapy）。整个过程是一开始是30分钟的团体治疗，然后是一对一的60分钟心理访谈。再后来是清淡的午饭并稍事休息。接着是45分钟的漂浮治疗，最后30分钟医师要求漂浮者绘画出漂浮时的感受，漂浮者的绘画作品在下一次心理访谈中会被探讨。8次配套治疗之外的漂浮，都是单纯的漂浮而没有其他治疗方式。

治疗的结果是两位患者发现了生活的意义和自我价值，并且身体状况全面好转，而且都重新找到工作。在治疗后的18个月后，她们都在工作，而且认为自己的工作有意义。她们往日的焦虑都消失了，有一位患者基本忘了以前自己的日子过得多么痛苦，只能通过自己以前的日记才能回忆起来。

六、用于表现提升和个人成长

这是漂浮治疗在21世纪运用和研究特别广泛的一个领域。漂浮治疗已经被证明在提升智力、创造力、乐器演奏能力、运动能力方面（篮球、足球、橄榄球、网球、体操、滑雪、射击、射箭、高尔夫等运动领域）有很好的效果。特别是如果在漂浮过程引入视觉化训练后，

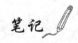
笔记

个人表现的提升（enhanced performance）是非常明显的。

在认知过程中，人们对那些"视觉化"了的事物往往能增强表象、记忆与思维等方面的反应强度，这一现象称之为视觉化效应。据研究，人生活动百分之七十都和视觉有关。

许多研究表明，大脑中的一种生动逼真的意象可能会被潜意识感知而且那些意象就像真的一样，预想你自己在熟练地演奏钢琴或用手反手回击了一个球或解决了一些问题，都可能会和你真的动作一样效果显著：心理意象产生了现实效果。

问题是许多人发现，要把一种想象达到视觉化程度是很难的，首先是很难达到一种全神贯注的状态，因而使我们身体各部相信，我们确实在做那一动作，另外生动的视觉化所要求的高度清晰的思维很不容易达到。不过这些难点在漂浮中可以得到解决。漂浮中的视觉化能力甚至比处于催眠状态时都强得多，这时的意象更接近真实，更像梦一样。所以视觉化能力的提升同时也提升了漂浮者的个人表现。

另外，在日常生活情境下，外界信息和刺激输入过多，个体忙于应对外界信息，内源性信息被忽略了。当个体所处环境变得单一和安静时，外源性刺激减少，内源性刺激就会得到更多的注意，也易于超越某种注意的阈值。因此，漂浮治疗使个体能够更了解自己的内心情感、动机和直觉，有利于内心矛盾冲突的解决，从而得到个人成长和表现提升。

第六节　漂浮疗法的治疗技术

漂浮治疗的临床应用分为两类：一类是单独的漂浮治疗，一类是将漂浮和心理治疗的各种手段结合起来的综合漂浮治疗。

一、单独的漂浮治疗

在早期的研究和临床中，漂浮师一般用单独漂浮治疗法比较多。常见的治疗安排是每周漂浮 1～2 次，每次漂浮 45 分钟～1 小时，持续 8～16 周。完成治疗后效果可以继续持续8 个月以上（Bood, 2006）。从目前中国的实践观察来看，单独漂浮起到的效果是有限的。更多的漂浮师建议综合的漂浮治疗。

专栏 15-2

年轻人群患者的漂浮治疗

在年轻群体人中，心理疾病的发生率在快速增长，这对心理治疗提出了新的要求。

神经精神病学（neuropsychiatric）的症状，伴随着严重的情绪失调和其他精神共病（psychiatric comorbidity），使得传统的治疗方法起效率很低。在某些情况下，无效的治疗甚至会激发更严重的病症。特别是对儿童和年轻群体的神经精神病来访者，无效治疗是出现额外身心问题的强烈预兆，对后续治疗是非常不利的。比如，同时治疗自闭症和多动症的失败，对导致来访者后期出现创伤后应激障碍症、物质滥用、抑郁、焦虑、睡眠障碍等的风险加大。

这里的案例是一位 24 岁的瑞典女性来访者，她从小学开始就有严重的社交和学习问题，高中二年级她辍学，并开始与一男子交往。交往中她遭受到了男子的暴力虐待。在设法逃离后，她患有抑郁和焦虑，伴随着社交恐惧症，她害怕说话，生怕说错什么，生怕被别人看作是笨拙的。在家病休 2 年后，她被诊断为 ADHD 注意力缺失的亚类型（deficit hyperactivity disorder predominantly inattentive subtype, DSM-Ⅳ），同时伴随着非典型性自闭症（atypical autism）。在她接受漂浮治疗时，她患有创伤后应激障碍症（由于之前

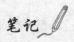

的暴力虐待）、高压力累积、疲劳、社交恐惧症、焦虑、周期性抑郁、肌肉疼痛和其他身体僵硬。

为她开的药物包括 54mg 的哌甲酯制剂（18mg 服用了 5 周，36mg 服用了 2 周，54mg 服用了 8 周）和奥沙西泮，在漂浮前已经服用了 15 周药物。

她采用漂浮治疗的最初目的是为了缓解吃药的副作用：头痛。而漂浮治疗几次后，她自动要求医生将哌甲酯制剂减少到 36mg，3 天后又减少到 18mg，再 3 天后就完全不服用哌甲酯制剂。她在漂浮治疗后的 1 个月内，完全停止服用所有药物。

漂浮治疗的第 1 周，她进行了 3 次各 45 分钟的漂浮，第 2 周和第 3 周，是 2 次 45 分钟的漂浮，第 4～6 周是 1 次 45 分钟的漂浮。从第 7 周起，一般是一个月 1～2 次漂浮。从她第一次漂浮起，一共进行了 50 次漂浮治疗，总共持续了 1 年半。后面的一年之后再跟踪，她又漂浮了 25 次。之后的两年后再跟踪，她仍然没有服用任何药物，在之后的第 2 年，她一般 1 个月漂浮一次。而且她戒烟了，之前她连续九年每天都要抽 15 根烟，她认为这是由于漂浮治疗带来的压力的释放导致的。

在整个一年半的治疗过程中，她在漂浮 3～4 次后就感觉到更有活力，有更积极的想法和获得更深的放松，漂浮 10 次之后，有非常深的放松感。随着放松感的加深，她感觉到生活中一些"坏"的东西，好像从她身体里离开了，她感觉自己重新活过来，虽然不知道这是怎么发生的。负面想法越来越少，漂浮给了她强烈的安全感、自尊和面对挫折的力量。她一开始漂浮的时候并不相信漂浮会带来什么，但是最终的结果让她非常吃惊。

二、综合漂浮治疗技术

近十年来，临床上更常见的是将漂浮和心理治疗的各种手段结合起来的综合漂浮治疗。

1. 漂浮结合心理访谈治疗　在一周 2 次的漂浮治疗安排下，同时安排一周 1 次的心理访谈。心理医生可以在每周的某次漂浮之后立刻开始一个大约 1 小时的心理访谈。

在这种综合漂浮治疗过程中，心理医生先指导来访者在漂浮中尽量放松，当来访者放松困难的时候，心理医生可以给予帮助，比如一个简单的呼吸技术指导，让来访者在漂浮时对自己的呼吸从 1～10 计数。在漂浮结合心理访谈的综合治疗过程中，心理医师对漂浮的过程不多做要求，一般只要求来访者在漂浮中尽量放松。

漂浮之后的心理访谈的内容是了解来访者的基本状况并加以分析。当交谈中发现一个待解决的问题以后，后续交谈的重点将集中到对这个问题的分析上。这就是说，整个心理访谈不一定要有预先制订的内容计划。常见的漂浮心理访谈的开场一般是来访者叙述漂浮体验，但漂浮体验并不是访谈的重点，只是一个开场。一般心理医生会发现在开始几周的几次心理访谈中，来访者更多地谈论漂浮的直接感受；而在后面的心理访谈中，来访者会谈更多关于治疗效果方面的内容。

对心理访谈内容的分析，推荐漂浮治疗的心理医生使用经验现象心理学分析法（empirical phenomenological psychological method, Karlsson, 1995）的相关技术对来访者的叙述内容进行分析。

临床中发现，在漂浮后进行心理访谈会更适合，因为漂浮让来访者非常放松，似乎是把自己的外壳卸下来了。漂浮大大降低了来访者在心理访谈中的心理防备机制，有学者指出，来访者在漂浮后的访谈中，可以被看作是处于一种轻微的意识转变状态。这时的来访者对心理访谈更开放和敞开心扉，所以心理访谈的结果也更理想。文献显示，参与到漂浮治疗结合心理访谈的心理医师会常常惊讶于 10 周的心理访谈所解决问题的速度和深入问题的程度（图 15-4）。

笔记

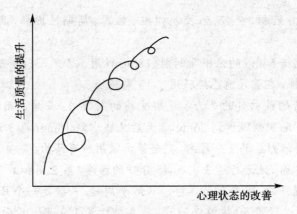

图 15-4　漂浮治疗过程中的综合效果螺旋上升

2. 漂浮结合催眠暗示治疗　漂浮治疗被证明能显著提高来访者的可被催眠性,这可用标准的催眠感受性量表检测出来。漂浮后来访者的催眠感受性量表的得分显著提升。

对这一现象的解释是,参与催眠的来访者的可被催眠性,不但与来访者的主观意愿有关,还和来访者是否有能力能启动次要认知程序有关(参见漂浮治疗的神经生物学理论)。一些没有能力启动次要认知程序的来访者,在漂浮治疗的环境中,能够通过漂浮设备获得启动次要认知程序的能力,从而提高了自己的催眠感受性量表的得分。A. Barabasz 指出,漂浮治疗迫使来访者专心于自体内部的想象性活动中,从而提升了可被催眠性。

运用可被催眠性指标,我们可以将一般人群分为三类,一类是高度可被催眠人群,一类是难以被催眠人群,一类是中间人群。Wickramasekera(1988)指出,高度可被催眠人群和难以被催眠人群患有压力导致的心身失调疾病的风险是最高的。由于漂浮治疗可以提升来访者的可被催眠性,因此这一疗法结合催眠暗示,用在难以被催眠人群的压力管理方面是非常有效果的。同时,伴随着可被催眠性的提升和肌肉的深度放松,联合带来了在漂浮治疗中催眠暗示的更强效果。这就是在临床中漂浮治疗常常结合催眠暗示的原因。

漂浮治疗和催眠暗示的结合应用方式有很多种,可以在漂浮前、漂浮中进行催眠暗示的结合。

漂浮前:漂浮者进入漂浮舱中,开始的时候有微弱的灯光,灯光逐渐减弱到熄灭。然后播放 2~3 分钟重复的录音:"我的胳膊和腿又沉又温暖。"随后开始无声无光状态下的漂浮治疗。

漂浮中:在不少临床中,医师将催眠暗示安排在漂浮过程的中后期。以 45 分钟的漂浮为例,催眠暗示信息一般安排在第 25 分钟左右。这一时间段的漂浮者已经适应漂浮环境并已进入意识的转变状态。此时漂浮者一般不能抗拒暗示信息或者其他教育性信息。因为此时的漂浮者很难去逻辑地用左脑与接触到的信息进行争辩或者思考,或者他们非常放松也不愿意进行争辩或者思考。

另外,在漂浮结合催眠暗示的治疗过程中,也可以让来访者在漂浮时进行自我催眠来实现治疗预期。

在漂浮治疗结合催眠暗示的应用上还要注意一点。之前体验过催眠感受的个体,更容易在漂浮治疗中获得比较好的催眠效果。Suedfeld 指出催眠是在漂浮中即刻发生的,在漂浮前如果一个漂浮者的催眠感受性量表的分数很高,那么在漂浮过程不需要任何催眠暗示,漂浮者都能感受到和被催眠了一样的体会。因此,为了更好地发挥漂浮治疗效果,漂浮师可以为之前没有催眠经验的来访者首先进行催眠引导训练,然后再进行漂浮和催眠暗示的结合治疗。

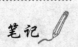

3. 漂浮结合生物反馈训练 漂浮治疗和生物反馈技术可以互相补充,来获得一个更优的效果。Lloyd 在研究漂浮治疗结合生物反馈治疗效果的文献中指出,针对压力问题的治疗过程的一个难点,就是人很难在一个持续的"噪音背景"下处理一种感受性线索。在漂浮治疗中,漂浮的环境设置最大限度地减少了外部噪音,而同时进行的生物反馈训练则可以放大感受性线索,在这种一小一大的双重作用下,治疗效果得到提升。

常见的漂浮治疗中进行的生物反馈训练是呼吸训练。在漂浮环境中,即使不做任何呼吸方面的指导,来访者也会越来越关注于自己的呼吸,很大一部分来访者会注意到呼吸和思想是联系在一起的,或者他们很快能体会到放松时候的呼吸和一般情况下呼吸的区别。

漂浮中的呼吸训练技术可以有很多种,漂浮师可以在常见的呼吸训练技术中自主选择。国内有一些漂浮治疗师采用正念呼吸训练和漂浮治疗结合。在这里我们提供一种心身医学相关的呼吸训练方式:第一步,要求漂浮者放慢呼吸节奏;降低呼吸发出声音到最低,这样就降低了机体与环境间的气流交换过程所产生的噪音。到最终,有的漂浮者可能听不到自己的呼吸,只能感到通过鼻腔的气流进出。第二步,在漂浮者能做到呼吸节奏放慢的时候,可以让漂浮者想象,或者用意念指示呼吸的气流在身体中的每一个地方运行,扩大气与血之间的交流。这样使那些平时相对缺氧的地方,有了氧气的补充,以心身医学的观点来看,这样的呼吸能够打开平日机体里受到抑制的血脉不通之处。

完成这两步后,漂浮者的注意力已经发生了转移,往日的记忆及各种幻想此时开始从无意识深处浮现到了意识中。

4. 漂浮结合音乐治疗 在漂浮设备中需要配置音响系统,漂浮师常常在漂浮治疗的开始和结束阶段播放舒缓或者功效性的乐曲和语音。漂浮结合催眠暗示的综合治疗中,也需要用音响系统来实现漂浮者和医师在漂浮设备内外的对话沟通。

在临床中漂浮治疗师发现,音乐治疗与漂浮治疗的结合比较自然,而且使用中的效果较好。其原因是:在漂浮治疗过程中,人的注意力很集中,很容易集中到音乐的意象中去从而达到音乐治疗的效果。另外一方面,音乐治疗的心理治疗作用与漂浮治疗的物理治疗作用结合产生叠加:人的身体趋于深度放松时进行音乐治疗,产生了心理和身体的两重效果。从形式上说,可以增加漂浮师开出治疗处方的选择性。对来访者来说,音乐治疗与漂浮治疗的结合使他们感觉上会比较丰富,更愿意接受治疗。音乐与漂浮相结合营造的氛围能够使来访者更快、更容易达到所需的人体指标目标值和所需的身心状态。

音乐治疗本身有独立的治疗效果,漂浮师通过音乐观察和洞悉患者的内心世界,然后与患者建立信任而进行引导。音乐治疗和漂浮治疗的结合,结合的形式比较自然简单。所以治疗者能较好地将音乐治疗运用到漂浮治疗中,使音乐成为漂浮治疗中一个比较有效的治疗因子。

有一点需要注意,漂浮治疗的一个基本环境设计是减少外部的感官刺激,所以在音乐治疗的引入问题上,建议是在漂浮治疗的前半段时间引入,在漂浮者获得安全感和更深的放松体验的中后期,不宜引入音乐治疗。

5. 漂浮结合视觉化训练 视觉化训练是在暗示语的指导下,在头脑中反复想象某种运动动作或运动情境,从而提高运动技能和情绪控制能力的方法。它也被称作表象训练(motive training)、表象演练、意想演练或想象训练等,是运动心理学研究的重要内容。Feltz和 Landers 通过对 60 多项有关表象训练的文献进行分析发现,表象训练对于完成那些认知成分较多的任务的效果总是好于那些纯运动性的任务。这一发现在漂浮结合视觉化训练的研究中也被证实。对过于复杂和需要灵活应变的运动技能,实施视觉化训练的效果一般,但是如罚球等认知成分较多的运动技能,漂浮结合视觉化训练的效果就非常好。

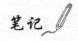

漂浮结合视觉化训练的过程，与一般的表象训练相比较起来操作更为简单。常见的漂浮结合视觉化训练的过程是这样的，每周进行漂浮治疗训练一次，持续 10 周左右。在漂浮过程中的中后段，如 50 分钟漂浮的第 30 分钟起，开始为漂浮中的专业运动员播放录制好的包含 3~5 个技术要点的技术动作录像。整个播放录像的时间长度不要超过 10 分钟，播放完毕之后，运动员还有 10 分钟时间可以在漂浮设备中沉浸于刚才的画面中进行反思和回味。另外一种漂浮结合视觉化训练，是通过音频的方式，在漂浮的中后期播放录制好的音频，这一音频包含一般的放松引导和对技术动作进行的视觉化引导，在漂浮最后时间还有一个"唤醒"的引导录音。Patrick McAleney 的研究指出，对篮球运动员罚球动作进行漂浮中的视觉化训练，可以提升竞技场上罚球准确率 50% 以上。

美国认知疗法心理学家罗德·保瑞博士，用视觉化手段治疗他的患者，帮助他们提高学习能力，改进他们的运动技巧和工作方式，改变他们的抽烟和贪食等习惯。他运用信息论的方法解释了这种效应。他说："大脑一次只能处理七个单元的信息。复杂的运动，如体育技巧动作，一项所包括的远非七个信息单位。视觉化活动则把这些信息单位集成一个信息块，就像把一大堆杂乱无章的字母合理排列，组成一个单词一样，要记住那些杂乱动作组成是不可能的，但在组成一个单词后就很容易记了。同样，当你漂浮时，你也把许多动作组成一个整体意象。所以当你真的在做那一动作时，整个动作就以一个整体意象的形式回忆起来了。"

目前随着心理训练的理论和实践的进一步发展和完善，视觉化训练或者表象训练成为运动心理学和教育心理学理论研究与实践活动的一个重要领域。未来在这一领域漂浮治疗可以有大的作为。

第七节　评价和未来发展

一、漂浮疗法的评价

漂浮疗法是一种成本低、效果好，特别适合精神共病和心身类疾病的治疗方法。总的来说，漂浮为来访者提供了一个使他们的大脑从混乱和迷惑中清醒过来的机会。这是一个他们可以用感受来分析自己思想的地方，一个他们能够说我感觉良好，敢于做自己，放松和享受自由的地方。漂浮治疗也激发了相当程度的身体的感受性，这反过来导致了来访者对自己和身体的更大接受。在漂浮时关注并有意识关照自己的呼吸，导致漂浮者获得了更深层次的身体意识和与自己的接触机会，这使得来访者有可能从紧张、焦虑和痛苦中解脱出来。紧紧地包裹在温暖且有治疗功能的漂浮液中，会让来访者产生安全感和内心的平静。漂浮的过程让来访者有时间思考和处理心理访谈的内容。这时的孤独不是带来焦虑和痛苦，而是带来和平与和谐。没有人没有事情可以打扰漂浮者，四周又黑又静，时间也似乎不再存在于这种失重状态中。此时此刻，漂浮者可以感受当下，在清明的状态下做出重要决定。

对漂浮治疗的正面评价非常多，但是也有一些相反的评价。Julian Huxley 评论漂浮治疗是一种去人类化的技术，并把这一技术称之为"除了佛教之外别无所有"。Julian Huxley 的说法是相当片面的，比如去人类化不代表人就成了动物。也有人评论漂浮治疗技术和放松技术及冥想技术在技术手段、概念、结果上都有类似性，认为漂浮治疗技术是冗余的。有人提出，如果漂浮治疗的效果跟药物治疗的效果一样好甚至更好，为什么没有更多的医师去开漂浮治疗的处方呢？由于学术界对漂浮治疗的研究还不够深入，因此对相关评价的回应也是不够的。

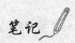
笔记

构建出正面的治疗预期是所有心理治疗技术可以起效的重要因素之一。漂浮心理治疗技术的广泛应用和大量医学文献的问世将对病患建立起正面的治疗预期。许多研究者指出，现阶段的成果尚需要更多的临床证据及设计完善、方法严谨的研究成果，来进一步重复验证，以建立漂浮治疗对心身健康的治疗效果的高度公信力，在循证医学的发展上，提供更丰富的信息资源。这样才能通过构建正面的治疗预期，证实漂浮治疗研究者所笃信的漂浮治疗的优秀效果。

批评者常提出的另外一个问题是漂浮治疗的常规程序还没有被确定下来，也就是每次治疗的时间、漂浮的间隔时间以及漂浮的总次数都是研究者依据各自的直觉确定的，还没有系统的研究显示每次漂浮的最佳持续时间应当是多久。而专家指出，REST 是随着时间起作用的。最初，被试者的新奇感或对环境的不安全感会掩盖治疗的效果。随着时间的推移，REST 逐渐起效达到某一水平。然后，对某些心理过程的作用可以维持在此水平。直到治疗结束后，如果不降低漂浮的频次，一些心理过程的作用则会逐渐下降，有些甚至会有负面的效果。因此，漂浮时间过长会影响治疗的效果。另外，有些研究者指出，多次治疗后被试有适应的趋势，后来的治疗效果不如前面的治疗效果显著。因此，研究者们面临的另一个课题是探索出一个效果最佳又最省力的治疗模式。

二、漂浮疗法的未来发展

我们的社会是物质性，而且是以外向型为导向，时间就像是一种商品被使用、被填充。让自己很忙等同于成功和健康。独处一室是被人们所避免的，是"病态"的。所以如果要求人们把自己和外部世界隔绝，仅仅只有一小时也会让人们感觉害怕。在某种程度上，漂浮是和我们所处社会的商业文化相悖的，这是曾经的国际漂浮治疗研究者们面临的共同障碍。

进入 21 世纪以来，随着社会文化的发展，人类的意识发展和人类科学发展出现了新的特征。新的科学技术的进展例如量子物理学、混沌学都被用于进一步理解人类的心理运作。因此我们就有一个巨大的机会，可以把漂浮治疗的领域和应用进行理论上的扩充，用意识领域的心理学研究成果来论证漂浮治疗的效果，从而获得医学界更广泛的认可和应用。比如现在医师运用漂浮去治疗患者的关节炎病患的时候，经常发现有一种额外作用：患者发现自己建立了一种对自己生活的新认知，建立了一种新的自我认识、自我觉察系统。这种觉察和洞见如果通过专业心理医师进行后续指导的话能够对这些患者产生真实有效的心身效果。所以漂浮治疗，绝不仅是缓解身体和常见的心理症状。它构建了患者的自我认知，使漂浮者能够动用自己的内在资源来自助。未来的社会将会是具有较少物质性的社会，有更多的关于人类潜能、人类意识的研究成果出现，所以未来社会是属于漂浮的。

临床案例与思考

20 岁女性，服务行业普通职员。身材略胖，平时生活工作很正常，性格积极，没有任何想要寻求心理治疗的想法。她在偶然的情况下尝试了 40 分钟的漂浮，漂浮过程中没有漂浮师指导。

漂浮结束后走出漂浮室，她开始无法抑制地痛哭。她描述自己在漂浮过程中，没有预期地，突然眼前涌现小时候的一个场景：小学时某天自己不小心把手臂摔坏了，应该是骨折。但是自己的继母不带自己去看医生，很长时间以后自己的胳膊才长好，不过骨折的地方出现了一个再也消退不掉的很大的凸起。

她在痛哭完以后，感觉心情非常轻松。在随后的 2 个月内，虽然没有再次漂浮，期间自

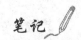

己的饮食习惯也没有刻意改变,她发现不知不觉中体重下降很多,变得很苗条。

思考题:

1. 用漂浮治疗的理论解释为什么这位女性会回忆起儿时的情况?

2. 如果你是治疗漂浮师,面对来访者漂浮后出现的反应,该如何开展后续的心理访谈治疗?

(朱 凯)

第十六章　眼动脱敏再加工疗法

学习目标：

1. 掌握　EMDR 疗法的概念；EMDR 疗法的基本程序和步骤。
2. 熟悉　EMDR 疗法的基本理论；EMDR 疗法的主要治疗技术。
3. 了解　EMDR 疗法的历史与发展概况；EMDR 疗法的应用。

本章将介绍以治疗心理创伤症状为主的一种心理疗法——眼动脱敏再加工疗法。该疗法由美国心理学家弗朗辛·夏皮罗创立，运用双侧刺激、稳定化等技术，通过眼动、脱敏和再加工等过程，干预人的信息处理过程，用于治疗以 PTSD 为代表的各类心理障碍。其特点是疗程短、实效性强。

第一节　EMDR疗法概述

一、概述

"眼动脱敏与再处理"（eye movement desensitization and reprocessing，EMDR）是近年来兴起的一种新的心理治疗方法。EMDR 疗法是由美国心理学家弗朗辛·夏皮罗（Francine Shapiro）于 1987 年创建的。最初 EMDR 疗法仅为眼动脱敏（EMD），1991 年发展为眼动脱敏与再加工，其中眼动脱敏仅是 EMDR 中双侧刺激的一种，而双侧刺激是 EMDR 操作中众多组成成分的一部分。EMDR 整合了生理学、催眠学、心理动力学、行为学和认知学等多学科的观点，构建了适应性信息加工模型的理论基础，通过眼动、脱敏和再加工，来恢复大脑信息加工系统的平衡。可以帮助患者迅速降低焦虑，并且诱导积极情感、唤起患者对内在的洞察、观念转变和行为改变以及加强内部资源，使患者能够达到理想的行为和人际关系改变。EMDR 是一种以眼动等双侧刺激为主的、可以在短短数次访谈之后，便可以在不用药物的情况下，有效减轻心理创伤程度及重建希望的治疗方法。EMDR 被认为是治疗创伤后应激障碍（PTSD）非常有效果的心理治疗方法，并且 EMDR 是在国外治疗 PTSD 的方法中使用最广泛的心理治疗方法之一。

EMDR 可以减轻的心理创伤症状包括长期累积的创伤痛苦记忆、因创伤引起的高度焦虑和负面的情绪，以及因创伤引起的生理不适反应等。EMDR 治疗可以建立起的正面效果，则包括健康积极的想法及健康行为的产生等。在 EMDR 的治疗过程中，其核心的一步治疗步骤中，通常患者被要求在脑中回想自己所遭遇到的创伤画面、影像、痛苦记忆及不适的身心反应（包括负面的情绪），然后根据治疗师的指示，让患者的眼球及目光随着治疗师的手指，来回移动约 15～20 秒。完成之后，请患者说明当下脑中的影像及身心感觉。同样的程序再重复,直到痛苦的回忆及不适的生理反应(例如心跳过快、肌肉紧绷、呼吸急促)被成功地敏感递减为止。若要建立正面健康的认知结构,则在程序之中,由治疗师引导,以正面的想法和愉快的心像画面植入患者心中。EMDR 的基本理论假设为:人会遭遇到不幸的事件,但人们也有一种内在的本能去冲淡和平衡不幸事件所带来的冲击,并从中学习使自己成长和茁壮。虽然 EMDR 疗法的机制尚未完全明朗,并继续在研究之中,但基本上可能和增进左右半脑之间的神经顺畅运作及沟通有关。根据研究,创伤记忆和负面资讯常被储存,凝滞在大脑右半球的身体知觉区,使大脑本身的调适功能和健康的神经传导受到阻碍,因此造成了想法上的执着和知觉、情绪上的不适。在这样的情形下,让双眼球有规律地移动,可以加速脑内神经传导活动和认知处理的速度,使阻滞的不幸记忆动摇,让正常的神经活动畅通。

夏皮罗认为,除了由器官缺损、中毒或受伤引起的症状外,精神障碍的基础是关于早期生活经历的未加工的记忆,是负性生活事件引起的高警觉状态使原始的情绪、躯体感觉和信念被储存在记忆中;PTSD 患者的闪回、噩梦和侵入性的想法就是由这些记忆触发的反应,而 EMDR 的双向眼动者恢复大脑信息加工的平衡,找到适应性解决方案,最终达到自我康复。因此,夏皮罗认为,EMDR 的治疗目标不仅在于帮助患者减低焦虑,也包括引出正向情绪、唤起自觉、改变信念和行为。

二、EMDR 的历史与发展

1987 年美国心理学家弗朗辛·夏皮罗创立了 EMDR(图 16-1),其主要概念从开始的单纯降低焦虑的脱敏法发展为整体整合再加工的概念。EMDR 理论基础的构建共经历了 4 个主要时期,即从一种简单的技术(眼动疗法)、早期的程序(眼动脱敏)以及治疗单一病症的流程和整体观,发展为适应性信息加工模型的理论基础。

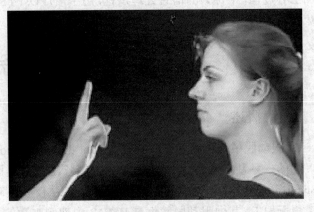

图 16-1 眼动治疗场面

EMDR 的产生似乎也颇为偶然,1987 年,年仅 39 岁的夏皮罗被告知患了癌症,她决心要与命运抗争。于是她辞去工作,开始周游美国,去寻找、探索不同的治疗方法。有一天,她正在某地公园散步,突然产生了一种异样的感觉,等这一短暂的时刻过去,一些在头脑中挥之不去的不快想法消失了,她竟然奇迹般地平静下来。为什么那些烦恼忽然间烟消云散了呢?她开始仔细琢磨发生的事情,注意到当这些想法浮现在脑海时,她的双眼开始以特定的斜线飞快地左右移动了好多次。然后这些想法马上从她的意识中转移了出去。即使再将这些想法找回,也已经失去了对情绪的干扰力。为了彻底弄清出现这种情况的原因,她开始到圣迭戈大学学习,潜心攻读心理学博士课程,成了一名心理医生。她在很多场合下试验了她的"疗法",即用伸出的两三根指头来引导患者的目光左右移动,同时进行有关的提问,从而使患者恢复记忆和忘记恐怖,让心情平静下来。结果均取得了满意疗效。夏皮罗相信她误打误撞碰上了大脑的自然康复过程,即在一般情况下,人的思想上受到打击时,一部分大脑会立即动员起来,前来救援受伤害的地方,但是,非常沉重的打击会毁掉大脑的这一自然机制,于是伤痕便得不到应有的消除,从而留下心理疾患。EMDR 可以重新激活大脑的这一机制,把那些沉重的打击变成以往经历中的一件平常事,再不用一想起来就背起消极情绪的包袱。EMDR 从最

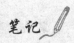

初的一项引人争议的方法，到现在其疗效已经被多项研究所证实，成为公认的医治心理创伤的有效疗法。

刚开始夏皮罗认为眼部活动的主要效果就是减少一个人的情感障碍，即行为疗法中的脱敏，所以把这种疗法称为眼动脱敏疗法，后来才意识到除了减少焦虑以外，稍微改变一下程序，可以实现很多其他的疗效，可以改变各种各样的情感身体反应和行为方式乃至对自己对他人和对世界的各种信念都会发生改变。针对各种记忆全部可以重新处理——和其他记忆的联系、重组，并且以更好的方式储存起来。所以在进一步发展这种疗法后，最终在这个疗法后边增加了再处理三个字，正式命名为眼动脱敏与再处理疗法。

夏皮罗认为EMDR是"由一个模式，一套原则，治疗程序和协议组成的一种新的心理治疗方法"。这种治疗方法被认为能够帮助接近和处理来访者的创伤性记忆，而且通过对来访者情绪痛苦的脱敏、相关认知的重新建构和伴随的生理警觉性的降低，使创伤性记忆得到适应性的处理。夏皮罗主张EMDR开创了心理治疗领域中一个新的范式（a new paradigm）。由于EMDR要求来访者短暂地暴露于相关的创伤性记忆内容和能诱发痛苦体验与事件有关的外界和内心的迹象，以及它的结构性的治疗协议等特点，所以EMDR是一种显然完全不同于其他心理治疗的方法。

自从1989年夏皮罗发表了她的最初研究成果以后，全世界的临床工作者和研究者都对EMDR进行了研究和发展。研究发现，不仅仅是让眼球运动，而且在PTSD患者专注于一个记忆内容的同时，让他听一种音调或感觉手的节拍运动都可以使患者与该记忆内容相关联的情绪、思维、感觉和行为发生快速的适应性变化。

EMDR作为一种实践性较强的心理疗法，夏皮罗一直强调标准化、专业化培训的重要性，认为需要由专业人员来进行操作。她不断进行标准化的EMDR的培训和推广工作。1991年制订出了EMDR的培训标准，1995年由夏皮罗编写的专业教科书出版。

目前，EMDR的专业性机构，包括EMDR国际协会、EMDR亚洲分会、EMDR欧洲分会等跨国学会以及各个国家的EMDR学会组织，它们致力于为EMDR的治疗实践、研究和教育大众方面提供高标准的、优越完善的服务。1995年EMDR组织培训首次进入中国，到现在已经培训了许多EMDR治疗师和督导师，并在亚洲EMDR组织中占有重要的一席之地。目前我国的中国心理学会和中国心理卫生协会均成立了EMDR学组。

三、EMDR的适应证和疗效评估

EMDR是针对PTSD应用心理治疗的首创方法之一。EMDR操作性强、起效快（一般只需要数次，不超过十次）、历时短，但疗效却十分显著。夏皮罗发现经过一次治疗后，患者即可获得多方面的改善，尤其是焦虑症状，而且无反弹的趋势。较之其他的疗法，EMDR似乎有神奇的疗效，故引起学术界的关注。2000年，国际创伤应激协会（International Traumatic Stress Society）将EMDR列为治疗"创伤后应激综合征"的最有效方法。另外，因为临床中许多症状似乎基于或很大程度上受早年经历影响。根据信息处理模式，这些事件可能功能失调地以"隔离状态的形式"储存在大脑中，可分解为情感、认知、生理等片段性未处理的信息，通过EMDR适应性解决。因此，在临床实践中EMDR亦被用于对各种类型神经症、成瘾行为、人格障碍、分离障碍、躯体形式障碍等各种心理障碍治疗。

EMDR与其他心理疗法的比较研究，主要集中在对PTSD的治疗领域。荟萃各项比较研究发现，EMDR疗法在治疗PTSD方面较其他心理疗法有明显的优势。不仅其效果优于放松和以生物反馈为基础的脱敏疗法、暴露疗法、精神分析、催眠、认知行为疗法，其治疗时程更是其最大优势，对PTSD的治疗，其他疗法均需要长达数十次治疗，16～45小时的治疗时长，而EMDR平均仅需要3～10个小时。

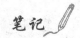

第二节　EMDR 的基本理论

一、EMDR 的理论

自从 EMDR 问世以来，不仅对其临床疗效进行了研究，也有许多对其治疗原理和神经心理机制的研究。EMDR 理论研究者把 EMDR 定义为一种整合疗法，充满了形形色色的理论解释。如情绪网络理论（network theories of emotion）、PTSD 网络理论、解离（dissociation）、情绪依存学习（mood-dependent learning）、同化和调适（assimilation and accommodation）、非言语创伤记忆表征（nonverbal representation of traumatic memories）、并入矫正信息（incorporation of corrective information）以及对创伤信息处理初期分析的"完成趋势"（tendency of completion）。EMDR 理论研究者认为，EMDR 治疗方法结合了信息处理的动态观点，这与包括连接论者（connectionist）理论在内的新学习／认知模式是一致的。

夏皮罗提出一个"加速信息处理"（accelerated information processing）模式，以说明创伤记忆的解析。该模式包括的主要论点如下：

1. 创伤化留下对心理和生理过程的干扰，而那些过程通常会提升对事件记忆的适应，创伤性记忆到时会从更广阔的语意情感网络中部分解离，并以"状态依存"（state-dependent）的形式呈现，而导致知觉、感受和反应的扭曲。

2. 当人们内在的自我疗愈机制被激发时，会重新将创伤记忆整合成常态形式。在 EMDR 程序情境中所从事的共轭眼球运动（或其他刺激如发声或轻敲），会激发此自我疗愈机制，人们提出了一些假说来说明这些刺激可能的贡献。

3. 有关自我 - 他人归因的资讯，以及认知、情感和生理反应元素都被编码，自我表征在保存扭曲的创伤性记忆方面扮演了关键的角色。

4. 对于多重创伤，EMDR 治疗剂量取决于会触及和解决的创伤记忆数目。有时可将记忆按主题分类。

二、EMDR 的治疗机制

已经有证据说明，人类具备一种内在的适应性信息处理系统（an innate adaptive information processing system），这个信息处理系统是作为人类思维和情绪自我调节功能的一个部分而存在的。研究认为当一个人感觉非常心烦和痛苦的时候，他的大脑是不能像正常时那样处理信息的。一部分人在经历创伤性事件时，那些能激发强烈情绪反应的创伤性事件和经历创伤时反复出现的情景（recurring situation）使当事人内在的适应性信息处理系统的功能发生"凝结"和"阻滞"。随后，那些创伤性体验的内心和外界的象征或迹象不断地触发与当事人首次曾经历创伤时一样强烈的视觉、听觉、味觉、思维、身体感觉（生理）或情绪上的重复再体验（reexperiencing），导致了 PTSD 症状的出现。诸如此类的没有被当事人适应性处理的创伤性记忆可能对当事人在如何看待世界和对他人关系的问题上产生一种非常深刻的负性影响。在这些未能被适应性处理的创伤性经验影响下，当事人的行为往往会变得非常不灵活和局限，以避免痛苦再体验现象的反复发生。这就是 PTSD 症状的精神病理学基础。

目前对大脑功能认识不足，我们无法肯定地解释 EMDR 或者其他任何心理疗法是如何生效的。但据夏皮罗的信息处理模式，消极生活事件或创伤因使大脑皮质某区域的过度兴奋而阻滞了正常的信息处理过程，表现在影响大脑物理信息加工系统的生化平衡，并引起

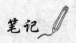

神经病理改变。这种平衡的扰动使得信息加工无法达到适应性的解决，结果从经验中得到的知觉、情绪、信念和意义被"困"在了神经系统内。被阻断的信息可能被事件的不同方面触发—情景画面、躯体感觉（身体不适、嗅觉、味觉、声音等）、情感、认知（如自信、价值评价）—也可能与其他相关或不相关的事件存在内在的联系，如有相同的画面、感觉等。通过对人类和动物的快速眼动睡眠的研究发现，或许可以告诉我们一些关于为什么 EMDR 可以有效。快速眼动睡眠（REM）是正常睡眠周期的一个阶段，在快速眼动睡眠期间，眼睛从一边到另一边称为快速的移动，反映大脑活动的活跃。假设是在快速眼动睡眠期间，有一些类型的记忆加工正在进行。在快速眼动睡眠期间大脑的电生理活动形成了θ波，它可以在海马区域被观察到。创伤性事件可以导致脑部杏仁核区域θ波活跃和快速眼动睡眠被干扰。当它发生时，最初在记忆中和随后在情绪和认知理解中，信息通常被加工和整合而变成歪曲的。因为关于当现实事件的记忆被锁定在杏仁核，前额叶就不能够去处理它。大脑的理性化部分就会降低，就不能够帮助杏仁核整理分类对这个情绪的加工和整合。通常这些创伤记忆被永久地锁定在杏仁核。然而 EMDR 中运用的双侧刺激能够在大脑创造一种类似快速眼动睡眠的状态。因此，激活杏仁核和其他的脑区，这样先前被锁定在杏仁核的记忆，就可以被释放并开始进行整合。当引导来访者注意困扰的情绪和与创伤事件相关的身体的感觉（情绪或感觉作为记忆被锁定在身 - 心）时，通过激活杏仁核的双侧刺激，大脑快速启动记忆整合过程，安定边缘系统，并让前额叶更高功能地运行和整合记忆。EMDR 作为一种信息加工的方法，可能通过几种方式"解放"大脑内被困的信息加工过程：它可能触动了类似在学习和记忆中使用的机制，此时大脑的功能状态如同在慢波睡眠中呈现的那样；受阻的信息加工可能由于大脑两半球相对应脑区之间的阶段性不一致，EMDR 有节奏的干预使得大脑两半球的沟通得到改善，被阻断的信息材料得到了加工；EMDR 可能促进神经生理功能中一种定向反射的改变，直接带来了脱敏化的结果。从而 EMDR 通过双侧刺激眼动（可选刺激还有交替击双手、交替的滴答声等）来激活存在于大脑内的适应性信息加工系统，使来访者在过去的创伤中形成的非适应性的或功能障碍的信息的各个方面（表象、情绪、认知、躯体不适）转化为适应性的解决方式，形成健康的应急反应模式，接受并适应随之而来的丧失，重新建立同环境的社会和情感联系。EMDR 对情感和认知的转变可能比传统形式的心理治疗快得多，故常被用于创伤后早期的心理干预。

EMDR 可以对创伤性事件当事人大脑处理痛苦材料信息的过程产生直接的作用。研究显示，在治疗者的导引下，当事人专注于眼球运动、耳听音调或手打拍子可以触发一种被称为"探究反应"（the investigatory response）的内在神经生理机制。而正是这种内在的神经生理机制—探究反应，使当事人的适应性信息处理过程的功能恢复正常，从而导致减轻当事人的 PTSD 症状反应。这种"适应性信息处理过程"原本就是当事人自己的内在能力，并不是通过治疗者的解释而导致了当事人思维和情绪自我调节的适应性变化。EMDR 的真正作用是帮助当事人恢复了内在的调节和发生适应性变化的能力。

成功的 EMDR 治疗能使令当事人心烦意乱的痛苦体验被"修通"并达到"适应性的处理"状态，从而使 PTSD 症状减轻或消失。接受 EMDR 治疗的当事人最终会理解和接受创伤性事件的意义和事件已经过去了的事实，正确地认识到谁应该为所发生的事件负责、负什么责任，并且感觉到现时是更加安全的，有能力对自己的行为作出选择。此刻当事人可能还仍然会记忆起曾经发生过的事件，但是伴随当事人可怕的痛苦已经明显地减轻，当事人的行为也会随着变得更加灵活、更加具有适应性。

EMDR 不同于其他心理治疗之处在于其被认为引入并激活了当事人一个以神经生理为基础的信息处理程序，PTSD 症状的减轻完全是依靠当事人一个自然的心理愈合过程。

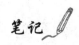

笔记

临床报告和多数研究都显示,EMDR 治疗可以产生更快的疗效,而且具有比其他常规心理治疗较低的脱落率。

第三节 EMDR 的治疗过程和技术

一、EMDR 的基本工作方式

EMDR 的基本工作方式是让当事人在一个设定好的治疗关系中,通过病史采集、准备、评估、脱敏、资源植入、身体扫描、结束和再评估 8 阶段标准流程,帮助患者降低与创伤记忆有关的反应,进而通过认知重建使患者建立与创伤有关的正性认知,减轻和消除痛苦。即通过 EMDR 技术来面对创伤,使之整合创伤,使得潜意识中蕴积的认知的、情感的和身体的反应、感觉、加工能力能针对创伤再次复苏。因创伤而导致的分离能通过有效的 EMDR治疗来抵消。在创伤环境中丧失的感觉、思想、情感和躯体反应的联合能力能再次建立。同时带来认知重建,改变对于自我和客体的消极的看法。在最基本 EMDR 的治疗中,其程序是指导个体识别并将注意力集中在一个创伤性景象或者是记忆(目标评估阶段),然后治疗师引出关于创伤性记忆的负性认知和信念。指导个体在困扰量表上评估这些记忆和负性认知,确定该创伤在身体上的位置。通过进行脱敏等一系列的眼动治疗阶段,一直到困扰水平降低到 0 或者是 1 为止。然后植入阶段让个体评估他对积极认知的感受,帮助个体产生与该记忆相联系的积极认知。

EMDR 治疗模式分为:全面治疗模式(comprehensive treatment)和时限模式(time-limited therapy)。全面治疗模式是指所有痛苦记忆都得到处理,处理的时间点包括过去 / 现在 / 未来。全面治疗模式的目标策略:①最痛苦的事件:识别出童年最痛苦的 10 个事件,沿着时间、主题或症状加工;②从过去到现在历时的目标移动,识别主题或症状的最早例子,沿着时间线处理所有的创伤 / 痛苦事件;③引发痛苦和困扰的当前的扳机点;④未来模版:适应性资源,心理发展和适当的未来的行动。

时限模式又称为症状减轻模式、诊断 / 特殊症状模式,只针对某一特定的症状和创伤事件处理。在临床实践中这种治疗模式更常用。

专栏16 -1

实践中运用 EMDR 治疗的四种层次

EMDR 作为一种实用的、操作性强的心理治疗技术,在实践中被不同的心理治疗师以不同的方式去应用。纵观他们的应用方式,可以有以下四种层次:

1. 协议导向的 EMDR 严格遵守 EMDRIA 最近对 EMDR 的定义,这很大程度上受创立者夏皮罗博士(Francine Shapiro)所发展的协议和程序的影响。在这个层面,EMDR 明显地作为心理治疗的一种方法,而夏皮罗的自适应信息模型被认为是唯一的指导理论。许多实践者指出,通过这个层面来使用 EMDR 和其他干预,前提要忠实于夏皮罗的协议,这样是为了维持 EMRD 的组成。在这个层面中,正如在所有的层面中会有不同程度的灵活性(例如,有的实践者认为眼动是唯一应当采用的双边刺激形式,而另外的实践者对其他的方式也接纳;一些实践者坚持夏皮罗推荐的 90 分钟的治疗,而另外的实践者喜欢 50 分钟的临床治疗时间)。

2. 灵活的 EMDR 临床医生通过修订使用夏皮罗的最初协议和步骤,可以更好地符合临床个体的风格或者是更好地适应来访者的学习 / 加工方式和其他的特殊需要。EMDR 仍在很多程度上被认为是一种心理治疗方法。然而,许多尝试灵活的 EMRD 的实践者选择

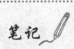

合并其他治疗概念模型而不是夏皮罗的自适应信息处理模型。尝试使用灵活的 EMRD 的实践者比层面 1 的实践者更可能使用通用的 EMRD 方法和其他心理治疗方法来进行心理治疗。

3. EMDR 作为技术　使用必要修正过的夏皮罗协议和步骤等同于第二种；然而，从这个层面而言，EMDT 被简单地用作其他心理治疗取向的一种附属的技术或步骤（例如，格式塔疗法、来访者为中心的治疗、认知行为疗法、精神分析等）。这个层面而言，EMDR 不会去支配或引导治疗。一些层面 3 的实践者忠于夏皮罗八个阶段的主要协议，然而另外一些实践者却不断变换，让它能适应他们主要的治疗取向。

4. EMDR 为本的干预（EMDR-informed interventions）　使用 EMDR 为本的干预或者最初 EMDR 元素演化出的新技术或方法来进行治疗。也可能包括使用双边刺激作为脱敏的过程，类似于最初的 EMDR。

二、EMDR 治疗的疗程或阶段

EMDR 治疗的疗程可分为 8 个步骤，包括采集一般病史和制订计划、稳定和为加工创伤做准备、采集创伤病史、脱敏和修通、巩固植入、身体扫描、结束、反馈与再评估。

（一）一般病史采集

此阶段的目标是建立治疗关系，收集病史，制订治疗规划和个案概念化。要评估患者是否适合接受 EMDR 疗法，订出合理的治疗目标和可能的疗效。通过对患者的症状、病因以及当前问题的功能性分析，进而推断其适应性和非适应性记忆网络底层的功能性结构；用标准 EMDR 治疗流程组织治疗的总体计划被称为三叉治疗流程。三叉目标是指过去（基础记忆）、现在（当下扳机点）和未来（期望达到的状态）。病史收集包括以下方面：

1. **目前问题**（current problem）　如：你为什么来做心理治疗？你的问题什么时间开始的？什么是最初事件？你有什么症状？症状什么时候开始的？现在你有没有开心或烦恼的事情？你的治疗目标是什么？

2. **家庭历史**（family history）　如，你生长在什么家庭？你的父母喜欢什么？

3. **健康状况**（health state）　如，你目前或过去是否在用药物治疗？如果有，是什么？你是否有任何疾病？什么是你的自我管理方案？你是否经历过意外或头部受伤？

4. **优势**（strengths）　如你有哪些积极记忆？你怎样成功地应对你的问题和挑战？你喜欢自己的什么？你能想起来你什么时候感到安全、强壮和胜任？你有没有导师、角色榜样或者你关心的或关心你的人？

5. **目标**（goals）　你希望用 EMDR 疗法获得什么？你知道这个治疗什么时候完成？

（二）准备阶段

帮助患者预备好进入重温创伤记忆的阶段，教导放松技巧，使患者在疗程之间可以获得足够的休息及平和的情绪。准备阶段中，治疗师需要向来访者介绍 EMDR 的治疗原理和治疗目标，并采用一系列稳定化技术帮助患者达到一个稳定状态，加强治疗关系。

给来访者解释 EMDR 的适应性信息加工原理可以用以下引导语："一件让人难受的事情发生后，它原始的图像、声音、想法、感情和身体感觉会被锁在大脑里。EMDR 看起来会刺激这些信息，让大脑加工这些体验。这就和快速眼动睡眠阶段或者睡觉做梦时候发生的情况是一样的，这是你自己的大脑在做治疗的工作，而且你是控制这一切的人。"

在这一阶段，发现来访者的内部和外部优势（或称内外资源），建立 EMDR 治疗的基本技术，是成功进行 EMDR 治疗的关键。采取稳定化技术，如安全地带（safe place）、保险箱（containment）、放松（relaxation）、腹式呼吸（belly breathing）、接地（grounding）、正念

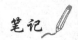
笔记

317

(mindfulness)等，强化其积极的内在资源。

探索和选择最适合来访者的双侧刺激，刺激的形式等要与来访者匹配，以来访者感到最舒适为宜，包括坐姿、距离，眼动的范围、速度、方向，运用弹指或声响，约定停止手势，以及其他充分理解和同意治疗合同等。

（三）评估阶段

评估阶段中，治疗师需要引导患者选择需要被再加工的靶标（如图像、情绪、躯体感觉和患者对创伤事件的负性认知及其应该持有的正性认知），并取得对靶标的基准测试参数，即主观不适度（subjective units of discomfort，SUD）和认知有效度（validity of cognition，VOC）分值；SUD 是指创伤事件后患者体验到的心理痛苦或困扰程度，分为 0～10 级（没有困扰为 0 分，最大困扰为 10 分）。用已发展出的 SUD 量表，评估患者的创伤影像、想法，和记忆为何，分辨出何者严重，何者较轻。VOC 是指创伤事件后患者对正性认知的评价，分为 1～7 级（完全不真实为 1 分，完全真实为 7 分）。

评估的目的：找到来访者和治疗师共同同意的、作为治疗计划的和创伤事件直接相关的记忆。要通过激发记忆的原始部分，进入 EMDR 需要加工的目标，TICES：Target=Image，Cognition，Emotion，Sensation，即靶标包括：图像、认知、情绪和感觉。

1. **图像**　首先治疗师要先帮助来访者发现创伤事件图像、记忆或问题，然后帮助他去发现这个图像最坏的部分。代表性图像：哪一幅图像最能代表那个事件？最痛苦的图像："什么图像代表那个事件最糟糕的部分。"如果没有图像："当你想到那件事情的时候，你脑海中出现了什么？"

2. **负性认知**　其次治疗师将帮助来访者发现其与这个图像伴随的消极信念。"你想到那副图像的时候，什么话最能表达你现在对你自己的负性看法？"负性认知的特点包括：负性的、非理性的、自我指向的信念（"我"陈述）；当前保持的信念（当聚焦于图像／事件时）；准确地聚焦于来访者当前的事件；会泛化到其他相关的领域；和来访者的情绪相协调。

3. **正性认知**　再一步要问来访者一个积极信念，或者在曾经克服创伤困扰时自己所持有的关于自己的信念。"当你想起那副图像的时候，你现在希望对自己的看法是什么？"正性认知的特点：正性的自我指向的陈述（"我"陈述）；准确地聚焦于来访者渴望改变的方向；可接受的；往往指向一个有希望达到的目标；泛化到相关事件；是针对于负性认知出现的同一个事件的。对正性认知或积极信念的效度打分，积极认知的有效性（validity of positive cognition，VOC）。当你想到这件事情的时候，这个信念"我是……"对你来说的相信程度可以打几分，如果 1 分代表完全不相信，7 分代表完全相信？

4. **情绪**　下一步就是识别伴随图像的情绪和这个与创伤事件相关的消极信念。一旦来访者识别了自己的情绪，治疗师将用 SUDS 量表评估这个创伤事件对自己当前情绪的干扰程度。"当你想起那件事情和那些话……（负性认知），你现在的情绪是什么样的？"SUDS"0 分，代表没有痛苦吗，10 分，代表你能想到的最痛苦的程度，你现在的痛苦可以打几分？"

5. **躯体感觉**　最后一个问题是定位在身体上的困扰。"这种情绪体现在你身体上什么地方可以感觉到？"

（四）脱敏阶段

实际操作动眼和敏感递减阶段，以逐步消除创伤记忆。脱敏阶段主要是通过眼动实现的，也被称为眼动阶段。由于 EMDR 的脱敏、资源植入和身体扫描 3 个阶段都涉及不同形式的双侧刺激操作，且与其他的程序性要素一起旨在提升患者对信息的加工，故将此 3 个阶段共同作为再加工组合；双侧刺激操作的形式包括双侧眼动、双侧音调和双侧手掌轻拍膝盖或肩膀等信号形式；此阶段的目标是使靶标体验再加工到一种适应性的解决方案，

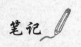

SUDS 降为 0 分。该阶段治疗师将引导来访者进行适应性信息加工。这包括一系列的组合。每一组将经历对包括图像、思想、情绪和身体感觉等在内所有通道的双侧刺激。每组处理一个记忆目标，对记忆网络充分加工。在目标记忆和更加适应性的网络发生联结后，出现信息加工（学习）过程。在每套双侧刺激后反馈加工的变化情况。最后回到目标，确保治疗进入了所有通道，所有通道的信息都得到了加工。为给来访者解释信息处理过程，治疗师可以用火车比喻（为了帮助你"只是注意"体验，你可以想象你坐在火车上，那些感觉、想法等，只是窗外走过的图像）或电影比喻。"这都是过去的信息了""看着它们走远，别被它们带走"。

引导语"我们要做的事情就是检查一下你正在体验到的是什么。我需要从你那边尽可能得到清晰的回馈。有时候体验会改变有时候不会。我会问你你的感受，从 0～10 打分——有时候这个分数会改变，有时候不会。我可能会问是否有些新东西出现——有时候出现，有时候不会出现。在整个加工过程中没有应该是什么样的这种说法。所以只要给我准确地反馈，告诉我正在发生什么就行了，而不要判断是否某件事情应该发生还是不应该发生。无论出现什么，就让它出现。我们会做眼动运动，然后我们再谈论""我希望你想那些图像、那些负性认知，并且注意到它在你身体上的感觉，眼睛跟着我的手指运动（或者其他双侧刺激）"。每次双侧刺激后的反馈，"清空，深呼吸，现在有什么？你观察、注意到什么？"稍息，再重复进行这种暴露和眼动活动（双侧刺激）。直到 SUDS 水平降为 0。当一组结束时回到原始目标（目标记忆）。回到原始目标可能会激发其他通道的联想，所以时间不够的时候，应该推迟到下一次治疗中。在一个通道处理的最后回到目标记忆（出现正性反应），检查患者的进步。另外要识别另外的通道，评估 SUDS 水平。如此往复依次处理相关记忆。

（五）资源植入

把原有的灾难情况画面，和后来植入的正向自我陈述和积极想法，在脑中联结起来，取代负面、悲观的想法以扩展疗效，虚拟练习以新的力量面对旧有的创伤。资源植入阶段中，治疗师需要引导患者对靶标事件和适应性信念（即所希望的正性认知）保持觉察状态，同时提供几组独立的双侧刺激操作，然后评估 VOC 参数。此阶段的目标是继续对靶标进行再加工，把适应性信念整合进记忆网络，VOC 为 7 分或达到"生态性适宜状态"。目标：检查原始正性认知的效度值，完全整合正性情绪，和原始目标事件联结。适应性信息加工提高和正性认知网络的连接提高联想网络的泛化效应。检查初始的正性认知，"当你想起原来那件事情，你原来的看法是……现在是否仍然适合，或者你有其他的想法"。植入认知直到它不再变化，VOC=7。

（六）身体扫描（"观照"）

失调储存的材料经常通过躯体感觉体现出现。身体扫描是标准 EMDR 治疗流程中最后的再加工阶段，是通过几组双侧刺激操作让患者聚焦于对所有残留的躯体感觉的再加工。此阶段的目标是验证任何残留的与靶标相关的困扰是否都已被完全再加工，完成和目标事件相联系的残余的创伤和痛苦材料的加工，直至患者只体验到中性或正性的躯体感觉。这一阶段需要完成脱敏和植入阶段后进行。治疗师让来访者想起最初的目标事件同时伴随积极信念，然后像躺在 X 光机器下一样扫描自己的身体，感受自己的身体感觉，"闭上眼睛，注意原来的那个记忆和你的看法（重复正性认知）。然后注意你身体的各个部位，从头到脚。如果有任何地方你发现有紧张、不寻常的感觉，就告诉我。"躯体扫描需要在有足够时间的情况下进行。如果有不适的感觉应该由治疗师用双侧刺激加工进行驱散；如果有新的联想出现，则需要在接下来的治疗中得到完全处理，直到躯体扫描时不再出现负性感受，加工才算完成。

笔记

（七）结束（关闭）阶段

准备结束治疗，若有未完全处理的情形，以放松技巧、心像、催眠等法来弥补，并说明预后及如何后续保养。结束阶段中，治疗师需要与患者对治疗效果进行简短讨论，并告知患者在治疗间隔期应坚持写自我观察日志，必要时需要采用稳定化技术以保证患者的稳定性和当前的适应状态。此阶段的目标是在保证在每次 EMDR 会面结束时来访者的稳定性和适应状态。指导语："今天我们所做的加工可能在治疗后还会继续。你可能注意到一些新的想法，记忆和梦，也可能不会注意到。请力图关注你所体验到的东西（包括你看到的、感觉到的、想到的及扳机是什么），并且记录日志。下一次我们可以使用这个新的材料。同时请记住每天使用一次自我控制技术，在你完成了日志后也使用一次自我控制技术。"要注意由于时间所限等因素造成的不完整会面的关闭，可以与患者协商停止治疗，治疗师要准备好一些正性陈述鼓励患者。在会面间隔期要对不完整案例采用一些稳定化技术，如安全地带、放松练习和光流技术等。

（八）再评估阶段

总评疗效和治疗目标达成与否，再制订下回治疗目标。再评估阶段中，治疗师需要复查所有靶标，检查患者的整体功能状态及 SUDS 参数，必要时需要根据患者的日志报告调整治疗规划。此阶段的目标是验证治疗规划的全部内容是否都已经过处理，以保证稳定的治疗效果。保证治疗目标精确有效。保证结案之前相关材料都已经得到完整加工。保证患者能够成功整合到更大的社会系统中。纳入正性的未来模板。

三、EMDR 的几种操作技术

（一）稳定化技术（忍受情绪、降低痛苦的技术）

EMDR 通常处理的是令人痛苦的创伤性经历的记忆，在治疗过程中痛苦的经验暴露不可避免，为了避免对当事人的二次创伤，让他们学会与相关回忆和感受保持适当距离的稳定化技术非常必要。稳定化不仅仅是治疗开始的一部分，而是贯穿创伤治疗的始终；创伤暴露一定要在当事人感到温暖和安全的环境中进行的，否则就相当于"二次创伤"；对于心理创伤严重者，稳定化要成为每天生活的一部分，甚至终生。

常用的稳定化技术包括：①安抚技术：与增加安全感或自我力量有关的，比如内在帮助者、安全地带、大树、内心花园、光柱等；②分离技术：与创伤经历保持距离的技术，如保险箱、屏幕技术、遥控器、火车比喻（想象坐在火车上，那些感觉、想法等，只是窗外走过的图像）等。其中安全地带技术是一项最基本的稳定化技术，通常在准备阶段就要进行。

"安全地带"（平静地带）技术：在开始创伤暴露之前为了给当事人一个可以获得安全感的一个港湾，我们需要建立一个其心理上的安全地带或安全岛，以便在治疗过程中面对创伤回忆可能带来的严重情绪冲击和心理不适时，他们可以选择随时回到这个心理上的安全之地。况且治疗的目的也在于增加个体通往积极记忆网络的途径，记忆网络中包含大量愉快的经历，是生活中留存下来的美好记忆。而积极的愉快的体验的增多，相应的不愉快经验可以相对减少和抵消。

建立"安全地带"的基本步骤：

1. **图像想象**　想象一段当事人曾经经历的积极经历，确定一个地方，有安全感、平静感觉的地方（真实或幻想的）。它能帮助他找回一段积极情感，让他能够随时随地想起来，用来替代那种烦恼的感觉。生动地想象这个场景的各种细节，形状、颜色、声音、气味等各种与之相连的任何其他感官的经验。"我希望你现在想一个地方，一个对你来说安全或平静的地方。也许是坐在海滩边或者山上。"（暂停）"你会到什么地方去？"

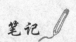

2. **情绪和感觉**　让来访者集中注意力于和安全地带有关的图像,注意当下的情绪和躯体感觉,尽可能地感受身体各个部位涌上来的种种感觉,如胸部、腹部、肩部、面部等。"当你想到安全地带的时候,注意你现在看到了什么、听到了什么、感觉到了什么。"(暂停)"你注意到了什么?"

3. **强化**　让来访者不断地回忆这种感受,治疗师口头强化这些正性体验。"注意你的安全地带,它的样子、声音、气味以及身体上的感觉。""告诉我你注意到了什么?"

4. **双侧刺激(4~6次)**　"带出那个安全地带的图像","注意你的身体什么地方感觉到愉悦的感受,并允许你自己享受这种感觉","现在注意这些感觉并且跟随我的手指动"(4~6次),"你现在感觉如何?"如果正性;"注意。"(重复眼动)"你现在注意到什么?"在回忆感受过程中,运用双侧刺激(4~6次),有助于引导词和这个积极情感体验,强化这种记忆和感受。

5. **确定引导词**　让患者用一个词来描述这种情感和场景,即用一个词来代表其安全地带。比如用平和,或者是树林。"可以用一个词或一句话来代表你的安全地带吗?""想着(引导词),注意当你想到这个词的时候你的正性体验。""现在注意这些感受和引导词,跟着我的指头。"(4~6次眼动)"现在感觉如何?"重复这个程序几次,通过眼动强化正性感受。

6. **自我引导**　让来访者自己重复整个过程,"现在我希望你自己说那个词,并且注意你的感受"。

7. **在困扰情绪中引导**　让来访者回想近期的、中度困扰程度的事情,然后引导他们进入安全地带,并且注意他们感觉的不同。引导来访者经历整个过程直到他们体验到正性的情绪。"现在想一件让你有些小小烦恼的事情,并且注意感觉如何",(暂停)"现在带出你的安全地带——(引导词),并且注意你身体上的改变"。

8. **在困扰情绪中自我引导**　来访者自己进行上述步骤6,"现在你可以想一下烦恼程度为中度的事情,并且自己带出你的安全地带。""再一次,特别要注意当你进入安全地带的时候你身体上的变化。"

9. **强化**　让患者闭眼,进行体验,治疗师缓慢交替叩击患者膝盖6次。同时,布置为家庭作业。

安全地带的建立不仅可以让来访者在治疗过程中有了一个躲避情绪冲击的港湾,是进行暴露治疗的一个重要准备。而且它也可以作为一个单独的技术,进行日常练习、运用,可以增加当事人的总体积极情绪体验。

(二)双侧刺激(bilateral stimulation,BLS)

双侧刺激除了医生用手指引导来访者眼睛进行左右移动的最基础形式外,还可以用声音(比如沙锤、打响指在双耳边交替进行)、身体触觉(医生轻拍来访者的双膝或双肩);双侧刺激还可以由来访者自己对自己进行。如自己进行双侧刺激的一种方法是把两只手分别放在两侧大腿上,先一只手轻拍,然后另一只手轻拍,在想安全和平静地带时,只要慢慢地来回轻拍4到6次,约5秒钟。第二种自己双侧的方法叫作蝴蝶拥抱(butter-fly),先把左双臂在面前交叉,右手放在左肩上,左手放在右肩上,然后双手在两个肩膀轻轻拍打,慢慢地拍打,大概4到6次。在做双侧刺激之前,想象安全和平静地带的景象,同时想象与这个景象相联系的积极词语,让自己慢慢地进入安全和平静的状态(称为灰色技巧),我们用灰色技巧可以找到相关记忆。

(三)情绪反应扫描(affect scan)

夏皮罗认为大部分的心理症状、消极的性格特征和长期的情绪困扰等都是由未处理的记忆引发。大部分的痛苦和煎熬都是由10~20个未处理的记忆所引发。为当前某个特定

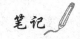

问题奠定基础的、最早的且未经处理的记忆，称为"标准记忆"。情绪反应扫描技术有助于我们寻找与最近这件事相关的标准记忆。0～10级的焦虑等级量表，我们称它为主观痛苦感觉单位量表。

情绪反应扫描：思考最近让你感到困扰的事情，跟随这些困扰你的事情一步步往下做，直到把十个步骤都做完，主要关注的是个体所感受的情感和身体感受。

1. 当你想到这件事时最让你感到烦躁不安的是哪个部分？

2. 记忆中的什么景象代表了这件事情最糟糕的部分？

3. 当你在脑子里不停回想这个情景时，你会出现什么样的情感？

4. 你在身体的什么部位感受到这种情感？

5. 伴随这种情感而来的是什么样的消极想法？

6. 现在把记忆中的情景和消极想法放到一边，体会身体的感受。

7. 集中注意力，专注这些感受，让你的思想回溯到童年时代，注意脑海中浮现出最早记忆，而你那时的感受和现在一模一样。

8. 在SUD量表上（0～10），过去的记忆给你现在带来的痛苦感受是几级？

9. 如果你感觉身体变得越来越糟或者SUD水平在3级以上，那么这段记忆很可能没有得到全面的处理，如果这样就选出几个词作为提示，以便让你辨别出这段童年记忆。

10. 在最近发生的事情相对应的记忆一栏里写下你的记忆，包括这件事发生时你多大年龄？同时写下你的SUD水平。

使用情绪反应扫描后，一定要用回到安全地带或用改变呼吸方法的方式让自己恢复平静。

（四）回溯技术（floating back technique）

回溯技术可以帮助来访者找到相关的记忆。消极认知包括很多类型，包括负罪感、缺乏安全感和缺乏控制感等，它会导致种种不良反应。而消极认知来源于记忆，辩认出这些导致问题反应的根源，才能更好地理解当前的反应，而不是无意识地受我们难以掌控的情感所任意驱使。回溯技术为情绪反应扫描添加了另一个成分，经常能帮我们引导出更多的回忆，通过使用消极认知来帮助我们获得具体的记忆，它同时还能让我们更好地理解到底是什么在控制我们的表现。

1. 当你在想到消极认知或者是最近发生的事情时，思绪不要转移，在你身体的什么地方能够感受到它？

2. 在你想到最近的事情和消极认知时，注意身体感受的变化，然后让思绪漂移到你的童年时代，当你有同样感受时，什么记忆会出现的脑海里？如果有什么东西来自动来自脑海里，那么请在回忆一栏里把它记录下来，同时写上年龄以及SUD水平。

3. 使用一些提示词，列出最早的和最高SUD水平的那些记忆。

4. 把以上这些放在"最近发生的事"隔壁的一栏里。

按照上面的指示一步步地去做，一定要确保在找到相关记忆以后马上停下来，然后使用改变呼吸方式的技巧或者安全／平静地带的方法，让自己重新回到平静状态，然后在记忆一栏中写下这个标准记忆。

（五）光流技术（light stream technique）

让来访者集中注意力于难受的身体部位，"如果这种难受有（形状、大小、颜色、温度、声音），会是什么样的？"问："你最喜欢的和治愈有关的颜色是什么？"说："想象这种颜色的光芒正从你的头顶进来，把这种光芒指向你身体上那个难受的形状（三角形），让我们想象光来自宇宙，源源不断，你用得越多，你拥有得越多。光自己指向形状（三角形）并且开始振动，在里面振动并围绕三角形振动。此时，三角形的形状、大小或颜色有什么变化？"如果来

笔记

访者的回馈是形状有改变，就继续，直到形状消失。感觉良好之后，把光线带到这个人全身每个部位。积极正性暗示。然后数5让他回到现实。

另外，一些EMDR治疗技术还有腹部呼吸、TICES记录未来模板卡通角色、水管或雨刮器、颜料罐、螺旋、冥想等。

临床案例与思考

林恩，在经历一次地震后患上十分严重的创伤后应激障碍。其实在这之前她已经经历过两次地震了，那是发生在她大学期间的。但是多年以后经历的这次地震让她的症状变得非常严重，让生活受到极大影响，好像已经没有办法再过下去了。当时是她一个人，带着年幼的儿子待在家里，地震袭来了，后来她开始受到严重的干扰。她开始寻求心理治疗。在治疗开始的阶段，她一想到地震这件事，马上感到极高水平的焦虑和无力感，和刚开始地震发生时的那种焦虑和无力感完全一样。这就是创伤应激后障碍的一个典型症状，过去的经历感觉如在眼前。在接受EMDR治疗之前，她已经和治疗师进行了一段时间的工作，完成了收集病史、确定治疗方案，并且已经做好准备，让各种记忆联系自动连接起来。医生决定帮助她以特定的方式将某个记忆挖掘出来，还包括采取必要的措施来监控她取得的进展。她认为这段记忆中最糟糕的景象是她想方设法和儿子一起躲藏在门道里，而地板在不停地晃动，各种物体不断地从架子上面掉下来，重重摔落在他们的周围，种种事情之外，她还发现自己在这场地震中持有的那些消极想法，"我软弱无力"，以及她想到这一点时所感受到的种种情感。她的焦虑程度非常高，在0到10级的焦虑表上，她的焦虑程度达到8级。然后医生引导林恩的眼睛不断快速地来回移动，每次持续大约30秒的时间，这被称为"一组眼球运动"。在每组运动当中，她只是被简单地告诉："你只要注意有什么东西出现在你的脑子里就行，不管是什么东西，并且无论什么事情发生，都顺其自然好了。"在这期间她是完全清醒的、有意识的，新的联系还是得以建立起来。各种想法、情绪、感受以及其他记忆，经过她的脑海，恰如它们在快速眼动睡眠期间经过人的大脑一样。每一组运动结束，医生都告诉林恩："放手吧，不要再纠结了，然后深呼吸一次。"在这之后，她被问到诸如"你现在脑子里想的是什么"这类问题，然后根据她的回答，医生再帮助她设定下一组眼球活动期间注意力集中的方向。通过这种方式医生就能够带林恩深入她尘封已久的未处理的记忆，将这些记忆连接起来，找到解决问题的途径。在刚开始的几组眼球运动活动期间，林恩注意到各种各样的事情，包括"软弱无力"以及无法掌控这类感受相关的各种联系。更多几组眼球运动后，悲哀和抑郁的感觉就开始浮现出来，这和林恩在早期所报告的那种焦虑感截然相反。焦虑可能会是一个大筐，被表象掩盖的各种情感都可以往里面装。经过更多组的眼球活动以后，她更久远地追溯到自己的过去。在这个期间，通过眼动各种联想和联系得以建立起来。在每次活动开始之前，医生让她集中注意力，关注记忆中的某个部分，并且是说"只要注意就行"，每次活动结束之后，医生会问她："现在你心里想到的是什么？"然后林恩告诉他一点自己心里想到的事情，这样就能够监控她的进展，并且在必要的时候重新引导她回忆的方向。每一组眼球运动之后与新的记忆和见解相关联的连接联想都会发生。医生引导的关注和刺激，让林恩自己的信息处理系统自动产生必要的可以让记忆产生适应性解决方案的东西。治疗师让信息处理系统一直处于活动状态，引导这个过程，以确保整个记忆网络都能够得到解决。

在另一组眼球运动的过程中，当林恩专注于自己身体一侧疼痛时，她认识到自己生活的家庭是多么乱七八糟和危机重重。她还记得自己的妈妈和爸爸在以为孩子已经入睡的时候大打出手，相互扔东西。她和妹妹一起藏在床底下，设法想要入睡，但她实在太害怕，心怀恐惧的孩子躲在床底下的情景和地震中她躲在门廊里、周围一片狼藉、到处是掉下来的东西的景象正好相吻合。这也可以解释为什么是这次地震让林恩患上了创伤后应激障碍，虽然她以前也经历过两次地震。而这次和儿子一起蜷缩在门廊里，周围一片狼藉，和她饱经磨难的童年正好产生直接的联系。另外，林恩的其他童年时期的经历和后来感情关系之间也存在着联系。林恩成长的家庭简直是一团乱麻，她的稳定的感觉常常受到动摇。后来她嫁给一个患有双相情感障碍的男人，这种疾病会产生严重的情绪不稳定，她选择男人的眼光延续了她那种不安全的感觉，并且又一次将她放到了"保护者"的角色上。在这个疗程的结束部分，现在她也意识到自己其实并不是"软弱无力"，她已经做了必要的努力保护自己和儿子，她感觉自己有能力处理家里发生的一切事情。现在让林恩回到当初的那件事时，和儿子一起站在门道里，医生问："对这件事你感觉怎么样？"林恩回答："嗯，我想到的是原来这是一场地震（大笑）。嗯，不过是一场地震而已。"

　　运用 EMDR 治疗林恩的创伤应激后障碍，通过激发她的信息处理系统，来重新处理这段记忆，适当的神经联系就会建立，不同的联想自动地变得明晰起来。她逐渐懂得什么是有用的，从而重获她那种掌控生活的感觉，那些无用的东西（消极的情感、想法和身体感受）在逐渐消失。现在对于地震的记忆以适当的方式在她的脑海里储存起来，因为她不再对地震感到惊恐。这种记忆就替代了过去那种惊慌失措感。

　　思考题：
1. 试述 EMDR 治疗的程序或步骤。
2. 试述如何运用 EMDR 治疗的主要技术。

（张红静）

[附] EMDR 工作卡

姓名_____

诊断_____

检查日期_____　　　治疗次数_____

指导语："在今天 EMDR 的过程中，请告诉我，你当前的体验。在加工过程中，我会停顿，并需要你尽可能清楚地告诉我，在这个过程里，你的脑中出现了些什么。有的时候这些东西会变化，有的时候不会。在这里无所谓'应该如何如何'这种说法是什么，所以，你只需要尽可能完整地描述正在发生的事情，不管那是什么。"（不要忘记告诉来访者代表停止的手势）"别忘记了，正如以前说过的，整个加工过程进程都是由你来控制的，如果你觉得不想继续加工的话，请举手表示停止。"

_____

议题，问题或者记忆：那么，请告诉我，今天我们要用 EMDR 加工什么？（记录目标事件的基本情况）

_____

画面：什么样的记忆／表象／画面代表了这件事情最坏的部分？

_____

消极认知：当你想到那个记忆／表象／画面的时候，什么词表现了现在你对自己的消极信念或者想法？

_____

积极认知：当你想到那个记忆／表象／画面的时候，你现在愿意或者希望如何看待自己？

_____

笔记

VOC（认知有效度）：当你想到那个记忆／表象／画面的时候，对这些积极的词汇（重复上面提到的积极认知），你现在觉得它们的可信度或者说真实性如何？你可以用一个 7 点量表标记一下，1 表示你觉得是完全错误的，7 表示你感觉是完全正确的。

完全错误　　1　2　3　4　5　6　7　完全正确

_____

情绪 / 感受：当你想到那个记忆 / 表象 / 画面，还有那些词（重复消极认知）的时候，你现在有什么感觉？

_____

SUDs：在一个从 0～10 的量表上标注一下对这个事件你现在感到有多痛苦，0 表示一点都不痛苦，10 表示你所能想象的最严重的痛苦。

没有痛苦　　0　1　2　3　4　5　6　7　8　9　10　最严重痛苦

_____

身体感觉的定位：你的感觉位于身体的哪一部分？

_____

脱敏：我希望你回忆一下那个记忆 / 表象 / 画面，和那个消极的词（重复消极认知），并且注意你在身体的哪个部分感受到它，跟着我的手指动。

- 缓慢地开始眼动，大概接近 24 次（24 movements）
- 当你停止移动手指时，对来访者说："深呼吸，清空，随它去。"（"先到这里""休息一下"）
- 然后问来访者，"有什么？"

_____

- 不管来访者报告什么，接着说："继续"，开始眼动。
- 继续眼动和暂停的交替，并记录每轮眼动后来访者报告的关键内容。
- 继续眼动和暂停的交替，直到来访者报告发生了改变。

[在下面简要记录每轮眼动后来访者报告的关键内容]

1. _____
2. _____
3. _____
4. _____

- 如果来访者连续两轮眼动后都报告中性或者积极的改变，那么在第二次中性或者积极报告后，可以问来访者"当你想起那件事情的时候，你现在有什么感觉和想法？"

_____

_____

- 不管来访者报告什么，都进行一轮眼动。

1. _____
2. _____
3. _____
4. _____
5. _____

- 如果来访者报告了中性或者积极的材料，问："当你想到最初让你痛苦的那件事情时，你现在有什么感觉，在一个 0（没有痛苦）～10（最严重痛苦）的量表上标出"。

0　1　2　3　4　5　6　7　8　9　10

- 如果 SUDS 等级大于 1，继续进行数轮眼动。

1. _____

笔记

2. _____

3. _____

_____

• 如果 SUDS 等级在 0～1 之间，询问来访者："是什么让它不能到 0？"对来访者报告的任何东西进行眼动，直到来访者报告 0（或者你认为目前的 SUDS 是生态适宜的）。

1. _____

2. _____

如果为 SUDS 0，进入植入阶段（installation phase）

植入：联系期望的积极认知与最初的记忆 / 事件 / 画面：

"那些词（重复积极认知）还合适吗？或者还有其他的积极陈述你觉得会更合适。"

"回忆那个事件和那些词（重复积极认知），从 1（完全错误）—7（完全正确）选择一下你觉得它们有多正确？"

_____

"注意这个想法。"做一轮眼动。然后说："这些词（积极陈述）有多正确，在一个 1—7 的量表上表示？_____当你想到那个事件时你现在的感觉如何？"

　　　　　1　　2　　3　　4　　5　　6　　7

1. _____

2. _____

3. _____

4. _____

继续植入：直到材料变得越来越适应性和积极的。如果来访者报告了一个 6，询问来访者："什么东西可以继续使它变成 7？"再次做眼动以加强积极的加工，然后继续直到再也无法加强。

1. _____

2. _____

3. _____

4. _____

如果来访者报告的是 6 或者比 6 小，并且没有任何变化，就检验状态适宜性，评估是否存在一个阻碍信念，这可能需要额外的再加工来解决。当植入阶段完成时（VOC=7），开始做躯体扫描。

1　2　3　4　5　6　7

躯体扫描："闭上眼睛，集中精力于那个事件和你对自己的积极想法，把你的注意力放到全身各个部位，从头到脚。如果任何地方感觉到紧张或异常的感觉就请告诉我。"如果有任何感觉的报告，就进行一轮额外的眼动。如果来访者报告了积极或者舒服的感觉，进行眼动强化。如果此过程中报告不舒服的感觉，就重新进行再加工，直到不舒服的感觉消退。

躯体感觉：_____

_____

结束：简要说明一下以上练习："今天我们所做的加工可能在治疗后还会继续。你可能注意到一些新的想法、记忆和梦，也可能不会注意到。请力图关注你所体验到的东西（包括你看到的，感觉到的，想到的及扳机是什么），并且记录日志。下一次我们可以使用这个新的材料。同时请记住每天使用一次自我控制技术，在你完成了日志后也使用一次自我控制技术。"

重新评估：在下一次治疗，治疗师进行重新评估。

笔记

第十七章 生物反馈疗法

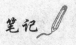

学习目标：

1. 掌握　生物反馈方法的基本操作。
2. 熟悉　生物反馈方法的基本理论。
3. 了解　生物反馈的分类。

当代医学研究结果表明，许多疾病不是由细菌、病毒或致病的理化因素引起的，而是根源于有害的社会心理因素。因此，我们医疗工作面临的任务，不仅应研究消除患者机体的病变和残疾，而且还应研究解除患者心理上的困扰和不安。这两者是紧密联系和不可分割的。生物反馈疗法是现代物理治疗学的一项新技术，它涉及物理医学、控制论、心理学、生理学等许多学科。从这个意义上讲，它又是一个涉及多学科综合应用的新技术。

第一节　概　　述

一、生物反馈疗法的基本概念

（一）发展简史

生物反馈疗法是在行为疗法的基础上发展起来的一种治疗手段，20 世纪 20 年代，美国的 Jacabson 就使用了肌电仪监测患者的肌电活动，并对患者进行了放松训练。

科学的发展、人类的进步对生物反馈疗法的发展起到了积极的推进作用。尤其是 20 世纪 40 年代兴起的控制论，更促进了人们对自身调节的研究，使人认识到，改善信息反馈就能提高对自身的调节及控制能力。操作性条件反射的相关研究证明，通过学习训练，内脏活动可以在一定程度上达到随意控制，借助电子仪器将体内的肌电、皮温、心率、血压等信息转变为人体能意识到的视、听信息，再通过操作性训练，学会掌控自身的不随意功能，从而调节生理功能、消除病理状态、恢复身心健康，起到防治疾病的功效。

最先将生物反馈应用于临床的是夏皮诺（Shapiro）。他和他的研究人员将被试者随机分为两组，分别训练血压增高和血压降低反应。当被试者出现符合要求的反应时即给予奖励。结果，两组被试者都学会了控制自己的血压。

20 世纪 60 年代末，生物反馈技术在美国最先应用于临床治疗中，随着研究的发展，目前在北美和欧洲国家，生物反馈疗法的临床应用已经成为健康保健的一个重要部分。在许多主要的医疗中心，各领域的临床专业人员都在使用不同类型的生物反馈治疗方法。许多方面的因素在支持生物反馈技术及其进一步的发展，包括研究方法的提高、研究结果在新领域的应用、临床操作程序的完善以及生物医学设备的发展。

我国的生物反馈研究始于 20 世纪 80 年代，原湖南医科大学精神科开展了工作研究，随后逐渐在精神卫生单位的临床治疗中展开应用。目前已有多数地区和医院的临床中应用了生物反馈技术。当前的临床报告和研究都提示了生物反馈疗法对控制各种症状和疾病都有着积极的作用。生物反馈疗法极大地丰富了传统治疗学的内容,已成为防病、治病的有效手段。

(二)基本概念

1. 反馈(feedback)技术　是指将控制系统的输出信号以某种方式返输回控制系统,以调节控制系统的方法。工程和电子技术领域常用反馈控制技术,应用于生物领域及医学方面的反馈技术称为生物反馈技术。

2. 生物反馈(biofeedback)　完成生物反馈有两个必须具备的条件:首先需具备能够将生物信息转换为声、光、图像等信号的电子仪器;其次,需有人的意识(意念)的参与。只有同时具备这两方面的条件,才能形成完整的反馈环。正是由于此过程中加入了人的主观意识,所以称生物反馈。生物反馈不同于动物通过训练而形成的条件反射,它的形成有赖于人主观意识的参与,同时需要根据不同的治疗要求有意识地调整声、光等信号的强度。当患者能够用意念控制声、光等信号时,就能够调节和控制自身的某些生理活动。

3. 生物反馈疗法(biofeedback therapy)　是通过现代电子仪器,将个体在通常情况下不能觉察到的内脏器官生理功能予以描记,并转换为数据、图像或声、光等反馈信号,使个体根据反馈信号的变化了解并学习调节自己体内不随意的内脏功能及其他躯体功能,达到防治疾病的目的。因为在治疗训练开始时必须借助于灵敏的电子仪器(生物反馈仪)进行监视,所以又称为电子生物反馈训练法。

生物反馈疗法是一种新的心理(行为)治疗方法,也是一种意识自我调节的新方法。当代医学研究和临床实践证明,来自心理和社会的紧张刺激已成为人体疾病发生、发展的重要因素。对于这类疾病,单纯依靠药物、手术等常规治疗,效果不佳。生物反馈疗法为防治此类心身疾病提供了新思路,是对生物-心理-社会这种新的医学模式的积极响应。

二、生物反馈疗法的基本理论

(一)理论基础

传统的医学观点认为:骨骼肌是人可以随意控制的,因此也称为随意肌,而内脏和腺体的平滑肌则不受人的大脑皮质支配,由自主神经系统支配,称为不随意肌。也就是说个体是不能调控自主神经系统,从而来支配内脏器官的。

但古老的养生之术如瑜伽、气功的训练者能调控内脏生理指标的事实却对此观点提出了挑战。大量的临床研究表明,个体的心理活动与内脏活动具有相关性。美国心理学家米勒(Miller,N.E)在20世纪60年代首先在动物身上进行如何用主观意志控制自主神经的实验研究,并于1967年获得成功。由此,米勒用科学事实证明,通过一定的学习和训练,个体可以随意控制自己内脏器官的生理活动。

生物反馈治疗是在上述理论指导下产生的,是心理治疗技术与现代物理技术的结合。借助生物反馈仪记录个体的各种生理指标,如肌电、皮肤电、皮肤温度、脑电、心电、血压等,因此,生物反馈仪也被分类为肌电生物反馈仪、皮温生物反馈仪、皮肤电生物反馈仪等。

生物反馈治疗的原理是,仪器将描记的生理信号以声、光、图像等方式反馈给患者,患者根据这些信号了解并学习调节自己的生理指标。仪器提供的信息作为患者训练效果的反馈,鼓励或提醒患者训练效果的好坏,而患者的主动意识活动是治疗的关键。

(二)基本原理

1. 自我调节　人体实现自我调节主要有三种方式,即神经调节、体液调节、器官组织调节。

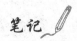

笔记

神经调节是人体的主要调节方式。中枢神经系统通过传入神经纤维与外感受器连接，通过传出神经纤维与骨骼肌、内脏器官连接。在中枢神经参与下，机体对内、外环境刺激产生自我调节和适应性反应，这种神经调节过程即为反射。神经反射活动有两种：条件反射和非条件反射。非条件反射是人和动物所共有的，是比较低级的神经调节方式；条件反射则是经过学习和训练而后天形成的，必须有大脑皮质的参与，是较高级的神经调节方式（图17-1）。

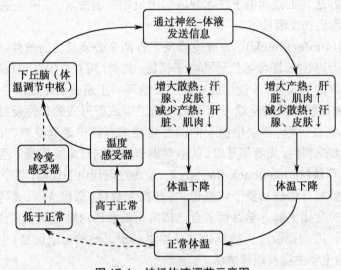

图 17-1　神经体液调节示意图

体液调节人体内分泌腺分泌多种激素，通过血液循环输往全身，具有调节人体新陈代谢、生长、发育、生殖等重要功能，使血液激素的浓度维持着相对恒定水平，激素过多或不足，都会引起功能紊乱甚至是疾病。

器官组织调节是指身体内外环境发生变化时，这些器官和组织不依赖神经体液调节而产生的适应性反应。一般来说，人体内环境自身调节机制十分复杂，虽然调节范围有限，但对人体内环境平衡具有重要意义。

生物反馈治疗是通过反馈仪的信息反馈，获得机体对自身内脏活动的信息感知，并靠自身主观努力去改善内脏活动信息，通过反复的学习与训练，逐步学会有意识地调整、控制机体的生理、心理活动，改变不良的生理、心理模式，从而起到调节机体功能，缓解紧张情绪，提高应激能力，最终达到防治疾病的目的。

2. 生物反馈与控制论　根据控制论的观点，人体是靠反馈信息的调节作用维持平衡的。中枢神经系统是控制部分，具有控制作用，通过不同方式的信息传递调节人体的器官，被调节的器官为被控制部分。这些中间信息，由两部分构成，一部分是由中枢神经系统发往各个器官的信息，另一部分是由各器官发回给中枢神经系统的反馈信息。中枢神经系统对人体各器官的调节与控制是根据反馈信息实现的。

专栏 17-1

控制论与信息反馈

1834年法国物理学家安培写了一篇论述科学哲理的文章，其中把管理国家的科学称为"控制论"。1948年诺伯特·维纳发表了著名的《控制论——关于在动物和机器中控制和通讯的科学》一书之后，控制论的思想和方法已经渗透到了几乎所有的自然科学和社会科学领域。维纳把控制论看作是一门研究机器、生命社会中控制和通讯的一般规律的科学，是研究动态系统在变的环境条件下如何保持平衡状态或稳定状态的科学。在控制论中，"控制"

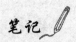
笔记

是指为了"改善"某个或某些受控对象的功能或发展，需要获得并使用信息，以这种信息为基础而选出的、于该对象上的作用。由此可见，控制的基础是信息，一切信息传递都是为了控制，进而任何控制又都有赖于信息反馈来实现。信息反馈是控制论的一个极其重要的概念。通俗地说，信息反馈就是指由控制系统把信息输送出去，又把其作用结果返送回来，并对信息的再输出发生影响，起到制约的作用，以达到预定的目的。

控制论认为，一个完整的控制系统必须是一个闭合的回路，控制部分与被控制部分的联系是双向往返的，而且在形式上是多种多样的。实际上，人体内的调节形式，都是双向的，都是一个闭合的回路。控制部分与被控制部分有多种信息联系方式，有电信号（神经活动），也有化学信号和机械信号。自我调节的过程，一方面是控制部分发出信息，调整被控制部分的功能和状态；另一方面是被控制部分向控制部分返回信息，调整控制部分对被控制部分的影响。这就是自我调节的闭合回路，这种双向的联系使调节可以达到十分精确的程度。

人们把被控制部分输回控制部分的信息，称为反馈信息（feedback information）。生物反馈的概念就是基于控制论的自身系统理论。其概念指出系统的控制需要有一个反馈环的运作，这个反馈环的功能就是将系统输出的作为修正系统的输入信息不断反馈给该系统，从而稳定系统的行为。

生物反馈疗法是控制论的反馈原理在人体的应用，是通过再学习或训练调整人体内环境、改善身体内部调节机制的治疗方法。

专栏 17-2

生物反馈的作用方式

1. 直接作用　即利用反馈仪发出的信号来补充、完善体内反馈联系通路，以达到加强对骨骼肌运动的调节能力和内脏器官活动的随意性调节。如通过生物反馈训练，可直接降低或提高骨骼肌的肌张力，对急性腰扭伤、落枕、肌痉挛等的治疗是直接通过肌张力的下降而达到治疗目的的。

2. 间接作用　通过反复训练，改变行为模式，达到抗应激的作用。如生物反馈放松训练，能对身心疾病起到良好的治疗作用。

以上两种作用方式都是从行为疗法基础上发展起来的，经训练后，建立操作性条件反射。

（三）经典条件反射与操作性条件反射

经典条件反射，也称为巴甫洛夫条件反射，是指一个刺激和另一个带有奖赏或惩罚的无条件刺激多次联结，可使个体学会在单独呈现该刺激时，也能引发类似无条件反应的条件反应，是一种低水平的条件反射。经典条件反射是在非条件反射的基础上建立的，是暂时性的神经联系，建立联系的基本条件是强化过程。巴甫洛夫认为学习是大脑皮质暂时神经联系的形成、巩固与恢复的过程。

专栏 17-3

巴甫洛夫经典条件反射

在每次给狗喂食之前，先发出一次铃声，然后再给予食物。就这样，经过多次结合以后，当铃声一出现，狗就会产生唾液分泌。这种无关刺激（铃声）与非条件刺激（食物）再实践上多次结合（即强化），便形成一种不受意志控制的、简单的、低级水平的条件反射。（图17-2）

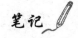笔记

斯金纳操作性条件反射

　　将大鼠放入实验箱内,大鼠在走动中,偶然踩在杠杆上时,就给大鼠喂食,以强化这一操作。如此重复多次,大鼠便学会自动踩杠杆而得食,在这个基础上,再进一步训练动物,只有当出现某一种特定信号(灯光)时,踩杠杆才能得到食物。通过反复训练,动物见到特定信号,就去踩杠杆而得食。(图17-3)

条件反射形成前

食物　　　　　　分泌唾液

铃声　　　　　　无反应

条件反射形成阶段

铃声+食物　　　分泌唾液

条件反射形成后

铃声　　　　　　分泌唾液

图 17-2　条件反射

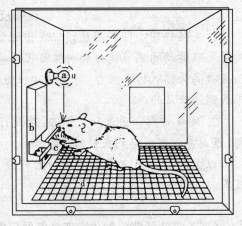

图 17-3　操作性条件反射

　　操作性条件反射又称工具性条件反射,是一种由刺激引起的行为改变,是通过某种活动,某种操作才能得到强化而形成的条件反射。其关键在于有机体(动物或人)做出一个特定的行为反应,这个行为反应导致环境发生某种变化,即发生了一个由有机体引起的事件。操作性条件反射的建立,要通过一定的操作或是使用工具,并且通过尝试错误的过程。因此,操作性条件反射是受主观意志控制的,是一种比较高级和复杂的学习。

　　过去的经验认为,对随意的骨骼肌反应可以通过操作性条件反射来改变;对不随意的内脏反应,则只能用经典条件反射来改变,高级和随意的工具无法对其作出改变。但米勒(Miller,N.E)的研究认为,经典条件反射和工具学习,是同一现象在不同条件下的两种表现。米勒的实验证明,通过工具训练程序,动物能产生任何通过经典条件反射获得的内脏反应。

　　(四)生物反馈疗法形成的基本条件

　　1. **靶反应(target response)**　是实验者和受试者均希望得到的一种特异反应,又称主体反应,是被训练的患者由体内引发出的一种自主且持续的信息。这种信息与治疗训练有直接的关系,是由患者体内某一器官或组织的生理活动所产生的。例如肌电(EMG)、脑电(EEG)、心电(ECG)、血压(BP)、心率、皮肤温度及皮肤电位等。

　　2. **强化刺激(reinforcing stimulus)**　是由生物反馈仪在主体反应出现时立即显示出来的各种信号。这些信号作为一种刺激不断地通过患者的感觉器官反馈给患者,使其能够及

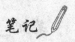

笔记

时了解自身体内的功能活动状态。例如声音、光线、曲线以及仪表的读数等。

3. 工具（instrument） 是指各种类型的生物反馈电子仪器。其功能是通过放置在患者体表或体内的具备各种功能的传感器，将接收的主体信号输入仪器中，经过仪器放大处理将其转换为声、光等信号，通过显示系统反馈给患者，使其更便利地认识和学习控制机体的某些非随意功能。例如肌电反馈仪、皮温反馈仪、皮电反馈仪、脑电反馈仪、脉搏血压反馈仪等。

强化刺激最好只在正确的靶反应出现时才给予，通过多次的结合，患者就能学会控制自身某种非随意化的功能。经过正确的指导和反复的训练，最终达到即使不使用仪器，也可以控制自身某些不随意活动的能力。

生物反馈仪上显示的信号，作为强化刺激的条件与主体反应之间的联系本来没有被患者认识，但是在医务人员或者训练者指导之下的治疗训练中，一经主体反应被显示出来，即给患者以强化刺激，逐渐使两者之间产生暂时性联系。经过多次反复自我训练之后，上述联系即可牢固地建立起来，从而使患者通过调节主体反应能随意控制某些体内的功能活动。最后，患者可以脱离仪器，在不存在强化刺激的情况下，亦能够自主地调节和控制，最终达到恢复功能、治疗疾病的目的。

完成生物反馈治疗，必须经过三个阶段：第一，运用生物反馈治疗仪引起主体反应的某种特殊信息，并及时地给予强化刺激；第二，反复训练患者，建立操作性条件反射，使其能自主地控制主体反应；第三，患者在不借助仪器时自行训练，以期能随意控制前述主体反应。

（五）生物反馈的作用原理

受大脑皮质与脊髓控制的随意活动领域，称为意识上水平；受皮质下和自主神经系统控制的不随意活动领域，称为意识下水平。当机体感知到外部信息时，会产生各种情绪及心理反应，这些情绪及心理反应经过边缘系统及下丘脑与垂体的加工，将引起相应的应激生理反应。如果引入生物反馈训练，个体则能够在电子生物反馈仪的帮助下，间接感知体内的信息变化，经过有意识的学习和训练，形成对内部信息的情绪和心理反应的感知，同时将感知信息通过边缘系统以及下丘脑和垂体反馈给机体，形成新的应激生理反应，达到修正应激反应的作用。这个控制环路在随意控制下维持机体内环境的平衡。另外，机体内还可通过内部信息反馈环路调节机体的生理反应（图17-4）。

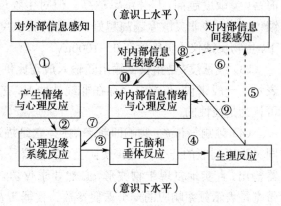

图 17-4 生物反馈的作用原理示意图

生物反馈训练能加强机体对体内信息的直接感知，提高机体的敏感度，使间接感知转化为直接感知。例如，用肌电反馈疗法治疗焦虑障碍，可以通过贴附在肌肉表面的电极测得肌电活动。肌电反馈仪可以记录和显示肌肉电活动，并通过电极将测得的肌电活动信号输入反馈仪，然后放大，整合成声、光或数字显示在荧光屏上，使我们能够检测到自己的肌肉活动及其细微的变化。这些变化通常是正常感觉意识不到的。这样，患者即可在肌电反馈仪的帮助下，通过反复的体验和学习，逐步了解在什么情况下肌肉电活动升高，在什么情况下肌肉电活动降低，于是就能够通过个体主观意识的努力，掌握调节肌肉紧张度的方法。一旦具有了这种控制能力，患者就能随心所欲地进入肌肉松弛状态，从而有效对抗紧张、焦

笔记

虑。在此过程中，肌电反馈仪是学习和训练的工具，不再只是一个单纯的治疗仪。利用生物反馈仪训练的目的，在于增强患者对机体内部的自我感知能力，达到由意识控制内环境、调节机体平衡和防病、治病的效果。

第二节　生物反馈疗法的过程与方法

一、主要方法

（一）设备准备

1. **生物反馈仪**　生物反馈仪（图 17-5/ 文末彩色插图 17-5）作为本疗法的主要设备，其性能和质量的好坏往往直接关系到治疗效果的优劣。故而，选择一台精密度高、性能好、直观清晰、操作简单的生物反馈仪尤为重要。一般情况下我们可以通过以下参数来初步判断生物反馈仪能否满足治疗需求：

（1）仪器的工作范围：是指输入信号的幅度和频率范围。不同的生物反馈仪其工作范围也不尽相同，例如：肌电生物反馈仪的信号幅度为 $1\sim250\mu V$。

（2）灵敏度：是指该仪器所能测得的最小信号变化。灵敏度可直接影响仪器的分辨率，一般而言，灵敏度越高，其分辨率越高。但对生物反

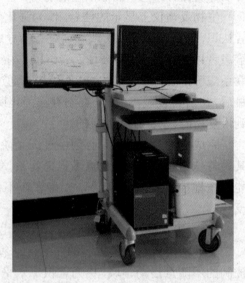

图 17-5　生物反馈仪举例

馈仪来说，并非灵敏度越高越好，过高的灵敏度会导致系统非线性及不稳定性。通常情况下，生物反馈仪的灵敏度在 $0\sim1000\mu V$。

（3）线性度：是指仪器输出随输入成正比例变化的一个技术指标，通常用非线性百分数表示。一般来说，仪器总会存在非线性情况，在仪器的工作范围内，非线性百分数较小，就可认为是线性的。

（4）频响与带宽：频响即频率响应，它是描述仪器对被测信号的各个频率成分，具有不同灵敏度响应的一个参数。实际上，生物信号总是多种频率组合的复杂形式，希望通过仪器输出，真实地复现生物波形，必然要求仪器对生物信号所有频率成分的灵敏度都一样。带宽是表示频率响应的一个重要参数。仪器带宽应该覆盖被测信号的主要频率成分。实验证明肌肉活动所形成的电势，有效频率在 $20\sim8000Hz$，但从多数受试部位的肌电信号来分析，影响肌电大小的频率成分，主要在 $30\sim100Hz$ 的低频段。

（5）音噪比：信号噪声比，简称音噪比，是指信号大小与各种噪声干扰总和的相对比值。信噪比越大，仪器性能越好。所谓噪声干扰，是泛指肌电以外的其他信号，它既来自仪器本身（包括电极），也来自某些生理因素（运动、动脉搏动、出汗潮湿、脑电、心电等）。从这个意义讲，非但要求在仪器本身设计方面要考虑抗干扰的能力，而且在治疗操作时，也要主动排除各种干扰因素。

（6）稳定性：是指肌电生物反馈仪在干扰震动等不良的条件下，能维持仪器本身的稳定工作状态，使之不致失控而发生振荡的能力。仪器的稳定性与放大器、滤波器、增益及反馈量的大小等因素都有密切关系。应具有良好的稳定性。

（7）隔离度：是指仪器在使用过程中，被测部位、仪器与交流电的隔离程度。从安全角

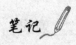
笔记

度考虑要求人体、仪器地线与交流电源没有直接电联系,要做到安全隔离。有些生物反馈仪采取电池供电,这就保证了安全的基本要求。

(8)反馈方式:多利用视觉信息(有表式指针、数字、有色光标、曲线、和图形显示等,这些反馈方式以图形或曲线显示最优,数字读数次之,表式更次之)和听觉信息(有声音频率、节拍和音调变化等,音调以柔和、动听为佳)来反馈。

总之,对生物反馈仪的基本要求是:精准、可靠、稳定、高效、便捷,以便于及时、准确地分析各种变化因素。

2. **电极** 生物反馈中的电极是一种把生物体中离子电势转换成电子电势的传感器(图17-6/文末彩色插图17-6)。其主要功能是用来测量和记录生物体现象,主要分为微电极、表面电极、针状电极等。不同的生物反馈仪,其电极的材料也不尽相同,如温度生物反馈电极需要迅速而准确地反映温度变化,故采用热敏元件制成;而皮肤电生物反馈仪直接与皮肤接触,因而选用对汗腺功能影响较小的材料;而脑电、心电生物反馈仪往往使用银或金制的电极,配以特制的导电胶。

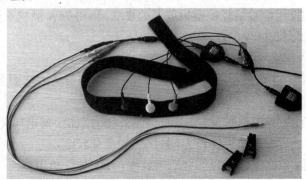

图 17-6 电极举例

(二)治疗前准备

1. **充分了解病情** 治疗前要充分了解患者的疾病性质、心理状况、预后估计等,全面评估患者智力、视听能力、注意力和自我调节能力等。

2. **适宜治疗环境** 选择一个安静、舒适、空气清新、温度(室温 18～25℃)及湿度适中、光线偏暗的环境,并尽量减少人员走动。在有条件时,应在一个单独的与周围环境隔绝的房间中进行训练,以免受外界环境干扰。

3. **充足的心理准备** 进行生物反馈治疗前,消除患者的顾虑(是否安全,疗效如何)十分必要。向患者简单解释其工作原理,可以提高患者对这种治疗的信心。

4. **治疗前评估** 通常治疗前需要记录患者在安静状态下的脉搏、呼吸、血压、肌力、肌张力等,提供客观检验指标,制订生物反馈治疗观察表格,治疗前后进行对比,认真总结经验,反复实践,逐步提高。

(三)一般性训练

1. **训练体位** 充分放松身体,解除身体束缚物品,如领带、腰带、领扣、鞋带、胸罩等。通常采用仰卧位,两臂平放于身体两侧;若采用半卧位,头部需有所依托,保证身体充分放松;取坐位时,座椅要有足够的宽度,两手平放于大腿上,双足平放落地。总之,无论取何种体位,均要求舒适、放松、自然,治疗期间若有不适,可随时调整。

2. **皮肤清洁** 一般先用肥皂水清洗,再用 75% 乙醇脱脂,对角质层较厚的皮肤,可使用细砂纸轻轻摩擦,以保证良好的导电性。

3. **电极放置** 额肌通常可代表全身肌肉紧张与放松程度,多数情况下把电极放置在额肌上。清洁皮肤后,电极接触面涂上导电膏,然后将两个记录电极放在眉上 1cm 处,地极置

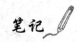

于两个记录电极中间，使用直径 3.5cm 的双面胶固定电极。皮温反馈仪只有一个正反两面的电极，检查时可将电极的一面固定于对温度变化敏感的示指或中指末节指腹部。皮电反馈仪的 2 个电极则分别置于第二、三手指或手掌皮肤表面。

专栏 17-5

肌电生物反馈电极放置

肌电生物反馈电极放置部位因人而异。若做上肢单侧肌电记录，两个记录电极置于一侧前臂上，地极置于两个记录电极之间，可反映指、腕、肘和前臂肌电活动水平；做上肢双侧记录时，两个记录电极分别放置于两前臂上，地极置于胸部，可反映双臂、肩、躯干上部肌电活动水平。

4. 训练步骤　治疗周期一般需 4～8 周或更长时间，每周 2～3 次，每次 30～45 分钟。

（1）训练前准备

1）裸露治疗部位，用细砂纸轻擦电极放置处皮肤，再用 75% 酒精脱脂；

2）于电极的金属面涂抹导电膏，固定电极；

3）将电极线插入仪器输出孔；

4）测定肌电基线，注意量程选择和细调旋钮，每次均要从大端调至小端，否则易损坏仪器。

（2）松弛训练：让患者根据听觉、视觉反馈信息努力放松，使电压降至目标值以下。全身各部位依次进行，并逐渐增加训练内容，最终达到全身放松。

（3）兴奋性训练：根据反馈信号加强肌肉收缩，逐渐加强肌电电压，最终达到目标值以上。一般每次训练 5 分钟，肌肉收缩 75～100 次，休息 3 分钟，如此重复 4 次，通过反复训练，逐渐撤掉生物反馈仪进行训练。

（4）指导语：患者的每项训练均应在指导语的引导下进行。指导语的语速、声调及音量都要适当。其形式可以多样化，如录音磁带等。当患者熟悉指导语后，可自行默诵指导语。例如在手指温度反馈训练中的指导语如下：请闭上你的眼睛，静听或默诵，我呼吸平静、缓慢，我感到安静，我感到十分安静；轻松的暖流，流到我的双手，我感到双手放松、温暖；我的双手好像在炉火旁烘烤，感到发热，感到发烫；我感到身体富有生命活力和力量，流到我的全身，这力量使我感到轻松、充满活力，等等。

（5）记录及总结：详细记录每个患者的训练情况，并给予总结、评估。一般来说训练次数与额肌电数值成反比，也就是说，放松训练次数越多，放松充分，额肌电数值越小。

5. 治疗完毕　关闭仪器，记录电极位置，方便下次治疗。

（四）技巧性训练

为缩短疗程、提高疗效，可使用如下训练技巧：

1. 强化刺激　是指当患者达到目标反应时，生物反馈仪给予相应的反馈信息。不断反复施加强化刺激，用以强化患者对反馈信息的认识和记忆，最终取得更好的生物反馈疗效。

2. 体会肌感　所谓肌感，就是让患者仔细体会肌紧张和放松的感觉，可以采取渐进放松法培养患者肌感。具体做法是：让患者根据指导语和靶反应，注意听觉和视觉信号，依次进行四肢部位肌肉紧张和放松训练，使患者认真体会肌紧张、放松感觉及身体内部的感觉，凭借这些感觉对肌紧张的肌肉进行有效的放松调节。

3. 全神贯注　很多生物反馈治疗（放松训练、皮温生物反馈、皮肤电生物反馈、脑电生物反馈等）均需要患者"全神贯注"。要求患者注意力集中在治疗上，逐渐进入大脑空白、无主动思维活动的状态，类似睡前的朦胧、漂浮、自由流动的状态。可以说，全神贯注是放松

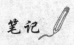

训练的核心,需要患者自己的领悟、理解、掌握,只可意会,难以言传。

4. **技能转换** 生物反馈的技能转换可分为两个部分:其一,将有反馈信号训练与无反馈信号训练交替进行,使患者体会放松时的感觉,目的在于去除反馈信号后,患者仍能保持放松的感觉,有利于延续放松效果;其二,在生物反馈训练过程中进行变换体位,如由坐位变为卧位、直立位等,以此提高患者精神集中能力,提高治疗效果。

5. **认知放松** 个体的感觉、知觉、思维、情感都会影响肌肉紧张。如个体在焦虑、紧张、恐惧时肌肉会紧张,以应对可能发生的威胁(逃跑或攻击等行为),同时产生肌电活动变化。因此让患者知道情绪对机体的影响,学会控制情绪,调节心理状态,有利于提高治疗效果。

除了上述技巧外,塑造技术、温暖训练等方法也具有较好的疗效。

(五)家庭治疗

家庭治疗是指在治疗室以外,不借助生物反馈仪的情况下进行自我训练。患者将之前学会的放松训练感受在脱离生物反馈仪的情况下独自训练,一日2~3次,每次约20分钟。以达到巩固疗效的目的。

1. **意义** 随着家庭治疗进行次数的增加,患者逐渐熟悉并掌握生物反馈治疗的流程及方式,即使在嘈杂的场合,只要默念指导语,数分钟后就能够进入指导语所暗示的感觉和精神状态。此时,患者进入治疗室就可以引起条件反射性情绪反应。即使没有指导语,反馈信号也会向放松方向改变,逐步形成一种固定的、随意的行为习惯。

2. **方法** 家庭治疗是在治疗室训练的基础上进行的。故患者需在治疗室训练时认真听从指导,掌握并背诵指导语,体会其中内容,注意每次训练基线数值及放松程度,在家庭训练时模拟治疗室训练方法、步骤。每日二次,记录日记,定期向医生汇报,征求指导。

3. **训练日记** 要求每日记录,内容要包含生物反馈治疗所有项目,帮助医生分析病情及制订方案。其总体原则是具体、详尽、重点突出。必要时可使用图表形式表示。

(六)生物反馈治疗效果评估

生物反馈治疗的目的是使患者通过仪器训练,逐步学会自我调节,提高自我控制能力,达到身体放松、情绪改善。上面已经谈到如何操作与训练过程,那么,如何评估患者的放松能力及治疗的效果呢?

1. **放松能力评价**

(1)肌电下降能力:正常情况下,肌电生物反馈放松训练后,随着放松能力提高,其肌电信号应逐渐下降。肌电下降能力为基线值与训练后最低值之差与基线值的比值,通常使用百分数表示。

(2)皮温上升能力:指通过生物反馈训练后,实际皮肤上升温度与可能上升温度的比值。

2. **治疗效果评价** 效果评价较为复杂,因疾病种类而异,通常可以通过观察记录、训练日记和各项客观指标进行评估。如头痛患者可以通过计算小时头痛强度的平均值评估治疗效果。当然患者的主观感受、其他客观指标(体温、血压等)以及必要的物理及化学检查同样可以用来评估疗效。

二、生物反馈分类

(一)肌电生物反馈

是目前临床应用最多、发展最早、最为成熟、应用最广泛的一种生物反馈疗法,肌电信息经放大、滤波、平均技术、频谱分析、校正等信号处理,驱动声、光、电、数码显示器,肌电电压与肌紧张成正比关系,观察肌紧张和松弛。骨骼肌的活动是由中枢神经系统复杂的冲动引起的,这种冲动从脑、脊髓通过运动神经通路最终达到肌肉纤维,出现相继的肌肉收

笔记

缩，当神经冲动减少后便出现肌肉松弛，伴随肌肉活动产生的电活动称为肌电。肌电常常可以通过贴附在该部位皮肤表面的电极测得。肌肉的紧张程度是与肌电的高低呈正比关系的，因此，肌电是肌肉收缩或松弛的一个直接的生理指标。肌电反馈仪把测得的肌电放大，然后整流、集合变成声光信号，告诉被试者他的肌肉是相对的紧张或是松弛。被试者还可在声、光信号的提示下体会自己肌肉的细微变化，这些变化一般是感觉不到的。通过这种训练，可以使被试者对肌肉活动获得空前的自我控制能力，这种控制能力对于使紧张的肌肉松弛和恢复衰退肌肉的运动功能有特殊的意义。

1. **放松性肌电生物反馈**　根据病情选择需要放松的肌肉，将电极放置于肌张力过高的肌肉肌腹部，治疗开始前安静 10 分钟，并记录基线电位（μV）、仪器声音响度、指示灯颜色。使患者能够清楚地获得反馈信号。通过指导语的引导，训练患者主动降低该肌肉的张力，同时注意反馈信息中电位的下降、声音响度和指示灯颜色的变化。不断启发患者努力通过主观意念放松肌肉，降低肌肉张力，最终达到治疗效果。例如，通过肌电生物反馈疗法降低头颈部肌肉张力，避免其发生痉挛，可有效缓解紧张性头痛；通过调节自主神经功能，消除焦虑、沮丧情绪，对哮喘的治疗具有较好的效果。

2. **增强性肌电生物反馈**　基本操作同上。此疗法旨在通过训练使患者自主地提高患病肌肉的肌张力，增强肌肉功能，预防肌肉萎缩，使松弛的肌肉收缩功能得以恢复。例如，脊髓或周围神经损伤后，相应肢体的肌肉由于失去神经支配而发生迟缓性麻痹，或因脑血管意外后遗症所致足下垂，伸腕、伸指困难等，均可通过肌电生物反馈训练增强病肌功能，改善症状。

（二）脑电生物反馈

脑活动时会不断地产生一些微弱的电信号，通过仪器将这些信号记录下来的图形就是脑电图，脑电图主要有 α、β、δ、θ 四种基本波形。当个体处于安静状态时 α 波为主要脑电波；当个体焦虑、情绪紧张时，β 波增加，α 波消失；当个体昏昏欲睡时，θ 波增加。脑电反馈仪就是将个体觉察不到的脑电信号（主要为 α、θ 波）转换成听觉或视觉信号，并让被患者理解这些信号的意义。治疗时，令患者设法增加 α/θ 波成分，逐步随意控制脑电活动，使患者减少焦虑、紧张，增加睡眠欲望（图 17-7）。

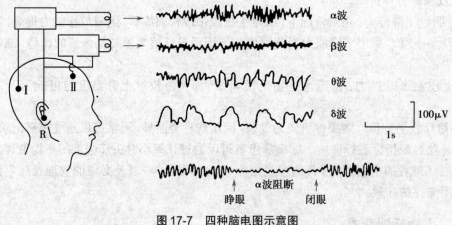

图 17-7　四种脑电图示意图

（三）手指温度生物反馈

手指皮肤温度的变化反映了周围血管和血液循环的功能状态。当个体处于应激状态时，外周血流减少，手指温度降低；而当个体情绪稳定、心态平和时，周围皮肤血流良好，手指温度升高。生物反馈仪可通过温度传感器或红外线测量装置测量手指皮肤温度，并将其转换为明显可见的信号再反馈给患者，在指导语、反馈信息的引导下，通过训练使患者能随

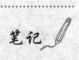

意地使交感神经兴奋性降低。缓解小动脉痉挛，减低动脉管壁张力，以使局部血液循环改善，皮肤温度升高。

（四）血压生物反馈

研究结果显示，在原发性高血压中有相当部分是由于心理应激或中枢神经系统过度紧张造成的。因此应用生物反馈结合放松性生物反馈训练，缓解紧张情绪，提高抗应激能力，可使部分原发性高血压患者对血压有部分自我调节能力，减少降压药服用剂量。

（五）心率生物反馈

心率受自主神经支配，当精神紧张、情绪激动时心率增快；当精神松弛、心情平和时，心率下降。借助心电生物反馈进行训练，可达到部分自行调节和控制心率的目的。国外的方法：通过生物反馈仪将心率转换为指示灯信号，当绿灯亮时，提示心率较慢，指示患者想办法提高心率；当红灯亮时，提示心率过快，令患者设法降低心率；黄灯亮时，提示心率正常。仪器上的仪表刻度（0～100）用于表示训练成功的程度。患者根据指示灯的颜色变化调节自身心率，一般在训练开始时可先让患者学会通过意念增快心率，然后再学会减慢心率。每4分钟交替1次。经反复训练，最后力求达到脱离仪器而自主地控制和调节心率。此法常用于治疗室性期前收缩、心动过速、心房颤动以及预激综合征等。

从生物反馈疗法的原理上看，各种生物信息都可以用于生物反馈疗法，除上述方法外，还有皮肤电生物反馈、血管容积、胃肠 pH、直肠压力等生物反馈。

第三节　生物反馈疗法的应用与评价

一、应用

生物反馈疗法归根到底是一种学习过程，它与传统的内科、外科治疗不同，它不是在根本上改变人体的生物学功能和生理结构，而是旨在让患者学会自我控制和自我调节。生物反馈技术应用于临床治疗的原理是：假定被记录和显示的生理活动与临床的某种问题之间是因果关系，那么人体通过调节这种生理活动就能够缓解该种临床问题，从而最终治愈该问题。临床应用中，生物反馈疗法常与心理治疗、营养治疗及其他行为技术相结合，共同用于疾病的预防与治疗，目前，生物反馈治疗在临床中的范围有逐渐扩大的趋势，下面简要介绍几个应用领域。

（一）在心理咨询与治疗中的应用

生物反馈疗法能够缓解个体的紧张和焦虑，可用于治疗失眠和以情绪问题为主要表现的心理问题，常作为放松训练的方式与系统脱敏等其他心理治疗联合使用，以增强其他心理治疗的效果。在临床中也可用于精神分裂症的康复期，能够帮助精神分裂症患者恢复其社会功能。

1. 在失眠治疗中的应用　失眠是焦虑、抑郁等患者常见的临床反应。焦虑的患者常常表现为入睡困难、多梦、易惊醒等，抑郁的患者则多早醒、醒后难入睡。不同类型的失眠其表现特征也有所不同，但临床应用显示，生物反馈治疗对于各种失眠均有显著的疗效。不同类型的失眠可使用不同的生物反馈疗法，比较常用的有脑电生物反馈和肌电生物反馈。一般来说，伴有紧张情绪的失眠患者，可采用肌电生物反馈；而对那些不伴有焦虑情绪的失眠患者可使用脑电生物反馈治疗。

2. 在焦虑障碍治疗中的应用　生物反馈训练能明显减轻焦虑，降低个体的应激水平，可用于治疗以焦虑情绪为主要表现的相关问题，比如强迫性障碍、广泛性焦虑障碍、社交焦虑障碍、恐怖性障碍等。在恐怖性障碍的系统脱敏治疗过程中，可以采用生物反馈疗法帮

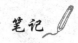
笔记

助患者进行放松训练，使其快速掌握放松方法和技巧；同时可通过生物反馈仪的反馈信号明确患者的放松程度，有利于患者更好地建立焦虑评价等级。对广泛性焦虑障碍的治疗可采用肌电和皮温电作为反馈信号，也可采用脑电反馈的方式。例如，使用 α 波作为反馈信号进行放松训练，训练广泛性焦虑障碍患者学习通过调节脑电活动，达到放松和缓解情绪的目的。国外在 20 世纪 70 年代就有肌电反馈治疗焦虑症的相关报道，并且追踪研究了生物反馈治疗对焦虑症的长期疗效。在我国也有这方面的报道，如陈钟舜报道了运用肌电反馈治疗 20 例神经症患者（1987 年），潘集阳报道了肌电生物反馈集合 Jacobson 训练治疗 61 例神经症患者（1991 年），均有很好的治疗效果。在治疗效果方面，可以通过肌电的基础电压下降幅度以及下降后的稳定性来评判，也可视临床症状减轻情况及利用焦虑等级评定量表的评定结果来判断。

3. **在儿童多动症治疗中的应用**　多动症多发于儿童时期，是指与同龄儿童相比，表现为同时有明显注意集中困难，注意持续时间短暂，不分场合的活动过度，情绪冲动并伴有认知障碍和学习困难的一组症状群。早在 1938 年就有研究显示儿童多动症患者的脑电图存在异常。后来大量研究证明了这一结果，并发现这类患者的前额叶脑电活动减慢。在 20 世纪 70 年代中期，脑电生物反馈疗法用于治疗儿童多动症，近年来，用神经反馈取代脑电反馈，并且在方法上有了较大的改善。临床研究显示，多动症儿童的多个脑电活动异常，如常有脑电的幅度、频度、周期异常，某些局部出现过多或过少的脑电波，皮肤电阻反应值低于正常儿童，听觉诱发电位的幅度高于正常儿童，脑电波以 θ 波（4～8Hz）为主，且这些异常的脑电与感知觉有一定的关系。

神经反馈治疗多动症主要是以脑电波作为反馈信号调节患者的行为、注意力，改变其认知功能。神经反馈结合其他治疗方法能明显改善多动症儿童的症状，还可以起到提高其学习成绩、增强自信心等作用。

4. **在癫痫控制治疗中的应用**　Sterman 在其研究中发现猫在安静状态下会出现 12～15Hz 的脑电波节律，这种高频的脑电波来自大脑皮质的感觉区和运动区，被称为感觉运动节律（sensorimotor rhythms, SMR）。以 SMR 为反馈信号，使癫痫患者学会增加 SMR 的出现频率，癫痫发作的次数就能明显减少。

专栏 17-6

应用脑电生物反馈治疗癫痫

脑电生物反馈除脑电 α 反馈、脑电 θ 反馈外，还有大脑皮层慢电位反馈及脑电感觉运动节律训练。在癫痫患者的治疗中，多采用加强感觉运动节律的方法。感觉运动节律是由大脑中央回诱发出来的脑电波，其频率为 12～15Hz，不具 4～7Hz 的高幅 θ 波成分。一般认为，感觉运动节律的出现，意味着运动系统受到抑制。训练时要求患者必须注意仪器发出的反馈信号，一旦感觉运动节律出现，即刻让患者记住当时的信号特征。然后要求患者通过主观意念去寻求产生这种信号的状态和方法。通过训练，使患者脑电的感觉运动节律得到加强，同时使频率为 4～7Hz 的脑电波受到抑制，从而使癫痫发作得到缓解。

（二）在心身疾病治疗中的应用

心身疾病是指其发生、发展、转归及防治都与心理 - 社会因素有密切关系的一组疾病。当个体长期处于紧张性情绪反应中时，情绪能够通过多种途径使人体某些器官的结构和功能发生改变，从而产生一系列的疾病。生物反馈疗法对心身疾病的作用机制如下：一方面利用生物反馈技术进行肌肉放松训练，缓解紧张的情绪反应，从而阻断情绪反应在心身疾病的发生、发展中的作用；另一方面，生物反馈疗法是在行为疗法的基础上衍生出来的，而

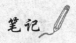

行为主义的理论认为，某些疾病实际上是一种病态的条件反射，根据条件反射的对抗性原理，可以通过建立一个良好的条件反射来对抗病态的条件反射，从而改善心身疾病。

1. 原发性高血压　原发性高血压的发病原因不是很明确，通常以舒张压的升高为主要特征，并且发病期无明显的病理性改变。研究显示，原发性高血压的发生、发展与应激及应激后的情绪状态有明显的关系，紧张、焦虑也能明显地增加患者的血压。生物反馈治疗高血压主要有两种方法：一是将血压作为反馈信号进行训练，一是通过放松训练达到降低血压的目的。具体操作中，可使用血压计测量血压，使用多导生理记录仪记录反馈信息出现时的血压值，通过观察血压描记曲线学习自我调节血压。

2. 支气管哮喘　支气管哮喘的发生是多种因素互相作用的结果，如呼吸道感染、遗传因素等，而哮喘的发作频度和严重程度则与内分泌的改变及情绪应激有密切关系。情绪应激可诱发甚至加重哮喘的发作。生物反馈疗法治疗哮喘可采用肌电反馈、皮温反馈等多种方式，最简便的方式是：以呼吸音和气管痉挛音为反馈信号，让患者进行呼吸训练并结合放松练习来控制支气管痉挛。研究显示，生物反馈训练能够预防患者的哮喘发作，并能在减轻哮喘发作症状的同时，起到增加唾液中免疫球蛋白浓度的作用。

3. 偏头痛　偏头痛是一种周期发作性血管舒缩运动障碍引起的一侧性头痛，常伴有恶心、呕吐、视觉障碍（眼花等），持续数小时或数天后可自行缓解，女性的发病多于男性。在人群中约有10%的人会出现偏头痛，到目前为止发病原因尚不十分清晰。临床上治疗偏头痛的方法很多，但对某些患者而言，即使使用药物治疗也无法减轻其症状，这种情况下减缓患者的紧张情绪，解决其生活中的心理冲突和困难是一种比较有效的干预方式。

生物反馈疗法较早应用于偏头痛，且疗效肯定。在偏头痛的治疗中主要采用皮温反馈训练法，其原理是让患者通过皮温训练学会控制血管舒张，通过舒张末梢血管增加手部温度，达到治疗偏头痛的目的。减轻头痛的皮温反馈训练有两种：一是间断性地增加手部温度调节血管舒缩；一是经常地或持续性地增加手部温度调节血管舒缩。需要说明的是，皮温生物反馈训练只能在偏头痛发作之前起到阻止、预防头痛发作的作用，一旦头痛已经开始，生物反馈训练则不能再起作用。

专栏 17-7

应用手指温度生物反馈治疗偏头痛

一般在治疗开始时，先用10分钟预测手指皮温，以便与训练中皮温变化相对照。每次训练10～15分钟，每日可行数次。治疗偏头痛时，将两个热敏电阻传感器分别置于前额和右食指。文献记载，经过反馈训练可在2分钟内使皮肤温度升高0.5℃，手部皮肤显著发红，偏头痛症状明显缓解。

4. 心律失常　心律失常是心脏节律性活动障碍的表现，可表现为期前收缩、心动过速或心动过缓，严重时可导致心肌缺血，危及生命。心律失常经常与慢性焦虑、应激情绪有关。生物反馈治疗可有效减轻心律失常和焦虑的症状，并可以改善心电图。将心律作为反馈信号是较常用的生物反馈方法，也可使用肌电、皮温电为反馈信号训练患者控制心律节奏和学习放松。但生物反馈治疗心律失常最好是在患者住院期间进行。

5. 消化性溃疡　消化性溃疡是指食管下段，胃、十二指肠黏膜的溃烂，是心身疾病的一种，目前为止，发病原因尚未十分清楚。心理因素，如情绪紧张、心理冲突等是溃疡形成的一个重要因素。在临床研究中发现，消极的情绪（焦虑、恐惧、抑郁等）会使胃液分泌增加，胃酸增高，胃及十二指肠黏膜血管收缩，加快胃的蠕动，而这一系列的生理反应即可导致溃疡的形成。生物反馈疗法对消化性溃疡患者有明显的治疗效果。生物反馈训练可以让患者

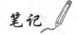

学会对应激情绪的管理，放松技巧的训练能够降低情绪的唤醒水平，从而间接调整人体的生理功能，减少胃液的分泌，减缓胃肠蠕动，促进胃黏膜血管扩张，改善溃疡部位的血液循环，达到对溃疡部位的治愈。在临床应用中，常使用肌电反馈、皮温反馈对溃疡患者进行放松训练。训练过程中，患者要注意颈部、颌部肌肉的放松，尽可能使放松成为日常生活的一部分，即使在平时的活动状态中也应尽可能多地保持放松状态。生物反馈疗法在消化性溃疡以及结肠炎的治疗中有良好的效果。

（三）在康复医学中的应用

1. 在大便失禁治疗中的应用　大便失禁的原因有很多，肌肉疾患、先天的缺损、外科手术等都有可能造成大便失禁，生物反馈治疗主要应用于由外科手术导致的大便失禁。在大便失禁的康复治疗中需要使用一种特殊的装置，这种装置能够记录肛门内、外括约肌的活动，并且能够模仿大便进入直肠时的刺激，患者通过观察内外括约肌的活动进行训练，提高对直肠压力改变的敏感性，逐步建立直肠肛门括约肌反射，训练肛门内外括约肌对直肠扩张性刺激的同步性收缩反应，从而达到控制大便的作用。

2. 在瘫痪康复治疗中的应用　瘫痪的康复治疗，也就是恢复骨骼肌正常运动功能的过程。一般采用肌电生物反馈的方式，以肌电为反馈信号训练患者增加肌肉电位。瘫痪患者在早期可以通过对骨骼肌的运动训练，使肌电电位增加，关节运动幅度增大，改善症状。肌肉瘫痪的严重程度不同，电极放置的位置也有相应不同，对于严重肌麻痹的患者，难以引出肌电位时，可将另一电极同时置于健康侧的相应肌部位，让患者双侧肌肉做相同的动作。这时，健康侧肌肉的收缩运动，引发的肌电位变化会增强患者治疗的信心，能够促进生物反馈治疗的效果。

（四）在其他临床领域的应用

生物反馈疗法的应用现在已经很广泛，而且有着广阔的应用前景。以上仅列举了几种常见的临床应用。其实，生物反馈应用于临床时，并不是对某类疾病的特异性疗法，而是主要针对于症状的改善。生物反馈疗法中的放松训练能够显著减轻患者的焦虑情绪，因此，作为一种心理干预方法较多地应用于应激的管理，如飞行员、运动员的训练，改善他们在应激状态下的心理生理反应。其他临床疾病，如皮肤科的神经性皮炎、荨麻疹，眼科的青光眼，妇科的经前期紧张症、早孕吐、习惯性流产，儿科的遗尿、口吃等均可将生物反馈疗法作为辅助治疗的手段。总而言之，凡是能够找到反馈信号的功能失调，均可采用生物反馈疗法进行训练。

（五）生物反馈治疗的禁忌证

生物反馈疗法并非所有的问题都适用，以下几种情况是禁止使用生物反馈疗法进行训练的：各类急性期精神病患者；严重智力缺陷者；有自杀、自杀观念，冲动、毁物、兴奋不合作者；训练过程中出现头晕、头痛、恶心、血压升高、幻觉、妄想等症状者；被动求治，不合作者。

生物反馈治疗有别于普通的医学治疗，如打针、吃药、手术，不管患者主动还是被动接受，都可以药到病除。但生物反馈治疗却是一个患者必须主动参与的过程。生物反馈仪本身对患者没有任何治疗作用，除了提供信息以外，没有给患者任何物理的、化学的干预。治疗师应该让患者明白，是他在支配信号，而不是仪器在支配他，如果患者无所用心，那么他将一无所获。

二、评价

生物反馈疗法应用于临床只有数十年的时间，相较于其他成熟的治疗手段，尚属于一种新型的治疗方法，无论是理论基础，还是临床应用研究，均不是十分成熟。但就当前国内

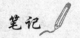

外的临床应用情况来看，生物反馈疗法作为适应当前生物 - 心理 - 社会医学模式的一种响应，不仅对多种社会心理应激疾病具有一定的疗效，而且对于疾病功能康复也有一定的效果。生物反馈疗法已经被证明能够很好地治疗紧张性头痛、偏头痛、大小便失禁、高血压等疾病，同时也能够很好地治疗失眠、慢性头痛、焦虑、多动症、哮喘以及糖尿病等。

生物反馈疗法具有无创伤、无痛苦等特点，而且需要医患双方共同参与，对医患双方均有许多有利之处。

对于患者而言，能够调动患者的主观能动性，激发患者同疾病作斗争的精神，同时，能够增加患者对自己心理、生理活动的认知反应能力；增加患者自我管理心理、生理活动的能力与信心；领会思维、行为和生理变化之间的关系；发展对心理、生理活动自我管理的技能以及加快学习速度；增加对心理治疗的认可；增加患者应用心理、生理自我管理技能来处理新问题的兴趣；是一种安全、有效和经济的非药物治疗方法；对于监控和改进药物治疗以及自我练习，是一个十分有价值的工具。

对于使用生物反馈治疗的医生而言，能够提供有价值的诊断和治疗信息；可以很好地评估一些症状导致的心理、生理反应，包括对刺激的反应和刺激后的恢复能力；可以很好地评估心理治疗过程中以及治疗前后的心理、生理变化；增加专业人员对于传授患者自我管理心身变化的技能和信心。

生物反馈治疗作为一种治疗手段，合理地使用生物反馈仪器、规范的程序以及掌握技术的熟练程度都与治疗效果密切相关。只有治疗者合理、有效地使用电子反馈设备，正确地解释心理、生理数据，并指导患者熟练地掌握训练技能，坚持不懈地进行训练，才能使之达到良好的放松效果，对内脏活动具有自我调节和随意控制能力，使效果持久而显著。这同时也要求进行生物反馈疗法的患者具有良好的自我控制能力和良好的治疗依从性。

生物反馈疗法是生物信息反馈与放松训练相结合，使患者在信息反馈的鼓励下，更快、更有效地学会放松技术，从而达到调整血压、呼吸、肌肉紧张度等生理指标，消除临床症状的方法。其目的最终是为了在不使用生物反馈设备的情况下，个体也能够完成自我控制。从更高的角度来看，生物反馈疗法在帮助人们承担起维护自我健康的责任，与那些只给患者开药、手术或者通过"外部"控制的传统医学模式相比，生物反馈疗法允许个体积极地参与自我健康的维护，更强调自我意识的参与和自我控制。当一个人通过生物反馈疗法学会了控制自我的一些状况，即可以减少药物的用量，甚至避免某些严重的处理方法（如手术治疗等）。所以，无论是在临床医学方面，还是在康复医学方面，生物反馈疗法都有着广泛的发展前景，如果能与传统的气功、瑜伽等方法相互辅助，有可能会产生更积极的治疗效果。

临床案例与思考

1. 失眠障碍的治疗

李某，女，28 岁，小学教师。长期存在睡眠障碍，持续时间大约 1 年，每晚睡眠时间段为 0：30—5：00，有午睡习惯，每次大约可睡 30 分钟。能上班但却感到力不从心，平时食欲不佳，情绪低落。曾服用过阿普唑仑两个月，症状有减轻，停药后睡眠状况仍旧不佳。其对自己的失眠状态感到无助。在某精神专科医院做失眠状态评估和 PSQI（匹茨堡睡眠质量指数量表，Pittsburgh sleep quality index）测试，结果为重度失眠。李某在医生建议下接受肌电生物反馈训练。

首次治疗，治疗师将肌电电极放在李某的额头上，让其用力和放松，同时观察肌电反馈仪上蓝标的变化。通过 4 次调整训练，李某对这种治疗方式产生了兴趣，激发了其对生物反馈训练的动机和信心。当时其肌电值在 16μV 左右，表明处于一种极度紧张的状态。在肌电反馈仪的帮助下，逐渐掌握了放松训练的技巧，能够在仪器的帮助下使身体保持放松

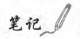

状态。经过反复的练习，肌电值逐步降低。当额部肌电降低后，李某感觉到轻松和愉快，不再为睡眠问题而担心了，睡眠问题有所缓解。

经过 20 次（一个疗程）的训练调整后，李某的睡眠有了很大改善，经失眠状态测评，为轻度失眠；之后李某持续接受两个疗程的生物反馈训练，失眠症状彻底消失。

分析：对于失眠者，通常给以安定类药物，如艾司唑仑、阿普唑仑、劳拉西泮等治疗。但由于长期服用这类药物会形成依赖，近年来应用肌电生物反馈技术治疗失眠取得了较好的效果。用肌电生物反馈对掌握肌肉放松十分有效，而且前额肌肉的放松或紧张还能泛化到其他肌群。当受试者的前额肌电图出现电静息时，受试者处于放松状态，常伴有困倦感觉，容易入睡。

肌电生物反馈训练是利用生理信息，并将其放大成有意义的视觉和听觉信号反馈给受试者，从而使机体学会有意识的自身调节，维持健康稳定的状态。作为现代新兴的绿色疗法，它具有无损伤、无痛苦、无依赖性等特点，已被越来越多的患者接受。

2. 儿童注意力缺陷多动障碍的治疗

飞飞，男，8 岁，小学一年级学生。上课总是东张西望，小动作不断，扰乱课堂纪律，不能正常上学。经了解，飞飞是足月剖宫产，父母平时上班忙，由爷爷奶奶照看。爷爷奶奶对其特别溺爱，平时爱看动画片，善言谈但表达不清。曾到医院做过瑞文智力测试显示智力正常，被诊断为儿童注意力缺陷多动障碍（ADHD），口服哌甲酯 2 个月因效果不明显停药。

医生建议飞飞进行生物反馈训练，通过训练选择性地强化或抑制某一频度的脑电波达到治疗目的。对飞飞的生物反馈训练采用脑电生物反馈的方式，以抑制 4～8Hz 慢波活动，增加 15～20Hz 快波，同时增加 12～15Hz（SMR）感觉运动节律波为训练目标，通过脑电生物反馈仪采集脑电波并以各种图像、动画及声音的方式进行实时反馈，从而提高大脑的低唤醒水平。飞飞通过 20 次的训练后，注意力有所提高，情感活动水平、异常行为等方面的问题下降 30%；40 次的训练后除有时没得到父母允许企图做一些小动作外，前述问题减少70%。

分析：注意力缺陷多动症（ADHD）是种常见的儿童神经精神发育障碍，一般在儿童 7 岁之前出现，以注意力不集中、活动过多和冲动、任性、自控能力差等为特征。一直以来的治疗以哌甲酯为代表药物起效明显，但有些家长不愿意接受。脑电生物反馈训练是近年来一种治疗儿童 ADHD 的有效方法，它因安全、无创伤等优点逐渐成为治疗儿童 ADHD 的主要方法。

生物反馈训练治疗儿童 ADHD，其治疗效果可通过询问儿童的课堂纪律、多动行为、近期测验成绩以及平时作业中马虎错误等情况评定疗效。主要依据老师、家长和儿童三方面的观察，其中有两个方面好转，即认定为有效。

思考题：

1. 案例一中治疗师应用的是肌电反馈治疗，治疗前应做哪些准备工作？

2. 案例一的患者李某，除了采用肌电生物反馈治疗，还可采用哪种治疗方法，请简述治疗过程。

3. 请根据案例二分析生物反馈治疗的优劣。

（赵希武）

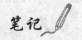

第十八章 表达性心理治疗

学习目标：

1. 掌握 音乐治疗的目标与干预层次。
2. 熟悉 绘画治疗对治疗关系的要求。
3. 了解 舞蹈、游戏及心理剧治疗的基本理论和治疗过程。

音乐、绘画、舞蹈、游戏、心理剧等表达性心理治疗从20世纪50年代自美国兴起并快速发展起来，形成音乐、心理、医学、康复学、教育学等多学科为一体的边缘交叉型学科。

第一节 音 乐 治 疗

音乐治疗（musical therapy）是以心理治疗的理论和方法为基础，运用音乐特有的生理、心理效应，使求治者在音乐治疗师的共同参与下，通过各种专门设计的音乐行为，经历音乐体验，达到消除心理障碍、恢复或增进心身健康的目的。音乐治疗主要以节奏和旋律较为关键，在心理方面，音乐通过艺术感染力影响人的情绪和行为，以情导理，恢复心理平衡；音乐对人的生理影响主要体现在镇静、镇痛、降压等方面。20世纪80年代初期，音乐治疗学作为一门新兴的学科从西方传入中国，从而开始了音乐治疗学在中国的发展之路。

一、概述

（一）音乐疗法的概念及特征

关于音乐疗法概念近来在音乐界公认的比较权威的说法是前美国音乐治疗协会主席，Temple大学教授K. Bruscia在他的《音乐治疗定义》一书中所做的定义：音乐治疗是一个系统的干预过程，在这个过程中，治疗师利用音乐体验的各种形式，以及在治疗过程中发展起来的，作为治疗的动力的治疗关系来帮助被治疗者达到健康的目的。该定义强调音乐治疗的内涵主要有3方面。

1. 音乐治疗是一个科学的系统治疗过程，治疗师系统的、有目的的干预是音乐治疗的首要前提。音乐治疗师在这一过程运用各种不同方法和流派理论知识，而不是单一简单的疗法完成三个阶段工作，即评估、干预和评价。

2. 音乐治疗运用一切与音乐有关的活动形式作为手段，如听、唱、器乐演奏、音乐创作、歌词创作、即兴演奏、舞蹈、美术等各种活动，而不仅仅是听听音乐，放松放松，其中音乐体验是引发音乐治疗的催化剂。

3. 音乐治疗过程必须具备3个因素，即有目的导向的音乐素材、被治疗者和训练有素的音乐治疗师。

（二）音乐治疗的历史沿革与发展

虽然音乐治疗学是近代才兴起的学科，但用音乐来祛病强身的做法无论是中外均古已有之。

1. 西方音乐治疗发展的历史　古希腊人认为音乐对情绪和躯体健康具有特殊价值：亚里士多德是音乐治疗的先驱，他认为音乐剧有情绪宣泄作用；柏拉图则把音乐描述为"心灵的药物"。古罗马大卫的竖琴安抚过达所罗王忧郁不安的情绪。文艺复兴时期，音乐不仅用来治疗抑郁、绝望和疯狂，而且医生把音乐作为预防性"药物"来应用，还把特定音乐作为改善情绪的有力工具。英国的莎士比亚和阿萨斯特朗在他们的戏剧和诗歌中也列举了大量把音乐作为治疗手段的例子。18 世纪奥地利维也纳医生、催眠大师麦斯美（Mesmer）以音乐联合催眠术获得治疗多种疾病的巨大成功。19 世纪后有关音乐治疗的理论与实践又有了长足发展。

近代音乐治疗始于 20 世纪 40 年代二战时间的美国军队医院中，50 年代，美国成立了国家音乐治疗学会，标志着音乐治疗作为一门新兴的学科由此诞生了。1974 年世界音乐治疗联合会在美国成立。70 年代以来音乐疗法在国际上得到广泛应用，国外许多综合医院、精神病院、养老院等机构都设有音乐治疗室，迄今为止世界上已有 45 个国家 150 所大学开设了音乐治疗教育专业。在欧美发达国家音乐治疗已形成了一个社会职业，仅美国就有4000 多名注册音乐治疗师在精神病医院、综合医院、老年病医院、儿童医院、特殊教育学校和各种心理诊所工作。

美国的音乐治疗在近半个多世纪的进程中，通过理论与实践的不断创新与总结，确立了音乐治疗的体系、流派及方法技术，其理论思想给世界范围内带来深远的影响，更成为现代音乐治疗的标准及风向标。西方音乐治疗学注重音乐治疗师与来访者的关系建构，强调音乐的功能性以及音乐对人体的生理及心理作用，突出音乐治疗的实证研究与客观分析。

2. 中国音乐治疗发展的历史　与西方一样，中国古代也早就有音乐治疗与健康关系的文献记载。早在春秋战国之前，《黄帝内经》就认为五音（宫、商、角、徵、羽）归属五行（木、火、土、金、水），并与 5 种基本情绪即五志相联系，运用宫、商、角、徵、羽等各种不同音乐，针对不同病症，可调整五脏（肝、心、脾、肺、肾）功能，治疗多种疾病。两千多年前《乐记》一书中也谈到音乐对调节生活和谐与增进健康都有重要作用；《左传》记载了秦国著名医学家医和关于音乐可以防止疾病的论述；《史记·乐书》中也说："音乐者所以动荡血脉，流通精神而和正心身也"；著名医学家张景岳、徐灵胎还在《类经附翼》《乐府传书》中专门论述了音律学与医药学。历史文献中还记载了一些运用音乐治愈疾病的实例，例如唐宋八大家之一的欧阳修通过学琴消除抑郁症，而元代刘郁的《西使记》中记述了中国乐器琵琶治好了一位阿拉伯皇帝的顽固性头痛。

中国当代音乐治疗起源于 1980 年美国阿利桑那州立大学音乐治疗专家刘邦瑞到中央音乐学院讲学，第一次将音乐治疗介绍到了中国。1988 年中国音乐学院建立音乐治疗专业，从此我国正式开始培养音乐治疗方面的专业人才。中国音乐治疗学会于 1989 年成立，目前有会员近 600 人，集体会员近 150 个。本会自 1989 年成立以来举办了两次全国音乐治疗骨干培训班，6 次中美音乐治疗讲习班，召开了 7 届学术年会，出版了音乐治疗丛书和音乐治疗学科信息，翻译了美国音乐治疗师手册。到目前为止，全国已有近 300 家医疗单位开展了音乐治疗，初步形成了音乐家、心理学家、医学家和其他专业人员组成的音乐治疗队伍，有了全国性的学术团体、专门的教育机构、专业的音像出版社和设备研制中心，可以说一个覆盖全国的音乐治疗网络已初步形成。还尝试把音乐与中医传统理论与实践结合起来，创造了音乐电针灸仪、音乐电疗法、音乐电针麻醉和音乐电磁疗法等中国特有的音乐治疗方法。

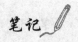

目前国内外很多的综合医院、精神病院、康复医院、儿童医院、疗养院、教育机构等都先后开展了音乐治疗。应用领域从原来的精神科疾病扩展至精神科(精神分裂症、抑郁症、焦虑症),内科(心血管疾病、脑血管疾病、脑炎、高血压、糖尿病),外科(围手术科、烧伤),儿科(脑瘫、自闭症、儿童智力障碍),肿瘤科与癌症康复,妇产科(分娩、人流),非手术疼痛,失眠,亚健康,运动性疲劳,麻醉,护理等。随着音乐疗法在这些领域实践、检验、应用过程中,新功能、新疗效和新的应用领域也不断被发现,技术也不断地成熟与更新,音乐疗法的理论逐渐丰富起来。至今已发现的音乐的功能有,音乐能表达和宣泄情绪情感,拓宽认知领域,促进思维发展,提高智力水平、审美欣赏功能,影响人的行为与人格,体现社会功能、教育教化功能、生理反应功能、符号象征功能、娱乐愉悦功能。音乐疗法的形式也从以前聆听法拓展到主动法和综合式音乐疗法。

(三)音乐疗法与一般心理疗法的异同

1. 音乐疗法与一般心理疗法的相同之处　音乐疗法与一般心理疗法有着共同的特点:音乐师或一般心理咨询师与当事人都需要建立良好的医患关系,才能使治疗得以顺利开展;一般心理治疗与音乐有着共同的功能,两者都具有交流和传达作用,都能沟通人们的内心世界,从而矫正患者的情绪和行为障碍,使人们最终达到心身和谐与健康,社会适应良好。

2. 音乐疗法与一般心理疗法的不同之处　音乐疗法与一般心理疗法不同之处在于治疗手段和对大脑的影响不同。

一般心理治疗的手段是语言,要通过谈话进行治疗,语言不仅能改变人的认识,而且能使行为、情绪发生有利的变化;而音乐治疗的手段是乐音,主要通过聆听、表演等音乐活动进行治疗,它主要通过物理作用、生理作用和心理方面的途径,对人体产生了积极的作用。

神经生理学认为,人的心理活动的生理基础是脑的功能。大脑是神经活动的高级中枢,它由左、右两半球构成,大脑两半球以及大脑皮质的不同部位各具相对独特的功能:左半球是人的语言中枢,左半球还有逻辑思维、数学计算和分析判断的功能;右半球主导音乐活动,右半球还具有形象知觉、空间感知、直觉思维等功能,此外,情绪和行为也由右半球控制。从认知心理学角度分析,左半球偏重认识过程的理性认识阶段,是抽象思维与求同思维智力活动的控制中枢,而右半球侧重感性认识阶段,是形象思维与求异思维的控制中枢,是人类创造力的心理基础。总之在脑的功能中,音乐和语言并非密切相关,音乐活动是大脑右半球与左半球的功能,右半球占较大优势,但其优势不如语言功能在左半球那么明显。由此可见,音乐治疗与一般心理治疗在手段上的不同,实际上反映了音乐与语言对大脑两半球影响不同,其作用有较大的差异。

二、基本理论

(一)音乐治疗的机制

1. 音乐疗法的物理学基础　音乐是声音的艺术,有音高、音长、音强、音色四种物理属性,这四种特性构成了旋律、节奏、节拍、和声、速度、力度、调性、调式等音乐要素。①旋律是音乐的基础,是音乐的灵魂。音乐中最具特征占有显著地位的旋律的发展变化则塑造不同的音乐形式,表达不同情感,反映不同的现实。人们在欣赏音乐作品的过程中,有助于疏泄负性情感,可使某种过分强烈的情绪得到宣泄疏导甚至升华,有助于培养健康向上的良好情绪。②节奏又称节律,是生命的基本特征之一。人生活的大环境性,人的各种生理、生化功能和行为情绪反应都具有节律变化,统称生物节律。生物节律又称生物钟现象,是指机体的生物活动以一定周期,按一定时间周而复始地发生变动的现象。节律是音乐的骨架,节奏在表现情感方面越来越丰富、细腻、深刻。快节奏通常表现兴奋、活跃的情绪;强烈节奏使人产生动感,形成一股动力;和缓平稳的节奏表现安谧、松弛、宁静的情绪。节奏有助

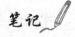

于调节人类的生物节律,节奏可引起人体组织、细胞的和谐共振现象,起到一种微妙的细胞按摩作用,从而改善人体各系统功能,提高抗应激能力,有助于消除心理社会因素造成的不良心理反应与生理反应。③和声是指两个以上的乐音同时发出的声音。著名音乐作家科普兰说过,和声是人类智慧的最高体现。和声表现情感,是由和声紧张度、和声稳定性和声节奏3个因素决定。音乐是一个整体,和谐的和声给人以舒适完美感,有利于培养优雅、平稳的情感,使人感到清澈、明亮、平静、安详。④音乐要素中速度的情感作用十分突出,它和人的情感运动状态完全同步,当人高兴时语速会加快,而在悲伤时语速会徐缓,因此,恰当的音乐速度可准确表达人的情感。⑤两音之间高低的距离叫音程,音程的单位是度,一般有八度。不同高度的几个音(一般不超过7个音),按照一定的音程关系结合起来,以其中一个音为中心(主音)建立起来的体系叫作调式。任何一段音乐都是以调式的形式出现的,围绕一个主音构成。调式有大调式与大小调式之分,前者充满激情,犹如波澜壮阔的大河;后者轻柔细腻,像平静的小溪,都会使人获得深刻的情感体验,从而宣泄疏导潜意识的心理,陶冶情操,净化心灵,使内心趋于和谐与平衡。

2. 音乐治疗的生理学基础　音乐治疗的生理学机制在于音乐能调整中枢神经系统、自主神经系统、神经-内分泌系统与免疫系统的功能。①音乐能直接作用于中枢神经系统主管情绪的中枢,能对人的情绪进行双向调节。边缘系统又称情绪脑,其突出功能是调节情绪反应和情绪体验。由于音乐直接作用于边缘系统,所以能对人的情绪和行为发生调节作用。下丘脑在进化中是储存情绪模式的部位,脑生理实验中发现下丘脑有专门的"快乐中枢"和"痛苦中枢",音乐能兴奋"快乐中枢"而抑制"痛苦中枢"。大脑网状结构既有上行激动系统,又有抑制系统。在音乐刺激下上行激动系统能保持一定唤醒水平和清醒状态,激活情绪,保持注意状态,同时也启动抑制系统降低大脑皮质的兴奋水平,诱导进入睡眠状态,这就有助于睡眠障碍、注意障碍的消除以及紧张情绪的调节。②音乐对自主神经系统的影响是主要激活副交感神经系统,降低交感神经的兴奋性,从而提高抗应激作用,有利于机体的修复,提高能量储备,使机体从紧张状态或高生理唤醒水平上松弛下来,达到或接近内稳态,恢复正常的生理水平与健康状态。另外自主神经系统的活动与情绪密切相关。人的情绪常伴明显自主神经反应,并影响相应的器官。音乐治疗能明显影响人的情绪,进而通过自主神经系统影响人的内脏器官。③音乐影响神经-内分泌系统主要表现在对神经递质系统的影响。国内外研究表明,音乐刺激乙酰胆碱和去甲肾上腺素的释放;音乐还能刺激大脑多巴胺、肾上腺素与内啡肽等非生物活性的增加从而调节脑垂体功能、脑电流,调整血压、皮温、皮电、肌电等。④从80年代末,美国一些医学家开始研究音乐对人的免疫系统的作用。研究发现,音乐可以明显地增加体内的免疫球蛋白A(IgA)的含量。IgA存在于人体中的分泌物之中,是人体抵抗细菌侵害的第一道防线。因此,音乐可以增强人体免疫系统的功能。

3. 音乐治疗的心理学机制

(1)感知觉中的听觉与莫扎特效应:所谓莫扎特效应(Mozart effect)是指包括莫扎特在内的许多音乐家的好作品都具有治疗功能,包括治疗多种疾病,增进智力,集中注意力,增强记忆力,疏泄抑郁情绪以及提高意志水平等。音乐治疗的良好效果离不开对音乐的感知与感受,积极聆听音乐时,不仅启动了听觉中枢,而且额叶也十分活跃,因此发展聆听能力是莫扎特效应的关键所在。

音乐感受的心理基础是听觉,从心理学角度出发,获得音乐感受主要有下面6个特点:①音乐刺激听觉分析器,更容易引起联觉。听觉容易产生联觉这一特征是人在感受音乐时易于产生联想的心理原因。例如从声音中感受到丰满、明丽是听-视联觉;感受到甜蜜、清新是听-味嗅联觉;感受到柔和、圆润是听-触联觉;感受到清脆、铿锵是听-振动联觉。

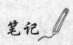

②音乐能使人进入一个无意想象丛生的幻想世界，也能使人进入一个有意想象的探索世界，一有所感，便浮想联翩，思路通达，纵横捭阖，为灵感的产生创造了许多机会。总之，听觉表象有效地发展了人们的想象力，开拓了人们的认知领域，容易打破和改变人们习以为常的固定认知模式。③乐音强弱交替的力度变换、节奏起伏变化与情绪变化有很大的相似之处，易于引起人的情绪反应。④由于音乐与情绪情感有较好的吻合性，人在专心聆听音乐时极易集中精力，积蓄内在力量，协调统一内在目标，改变旧有精神状态，从而增强信心、鼓舞斗志、坚定意志，激发克服困难的勇气，因此音乐可提高意志水平。⑤积极聆听 10～15 分钟豪华、新奇的巴洛克音乐或者优雅、精致的莫扎特音乐，能使意识分散或负性情绪的β脑电波转换为呈高度集中或平静状态的α脑电波，从而增强注意力并改善智力结构；也可以听取浪漫音乐（浪漫曲、浪漫交响曲、新浪漫主义曲）、爵士乐或新潮音乐，有助于把左大脑抽象思维方式转换为右大脑形象思维状态，有利于激发创造力。⑥音乐造成独具特色的听觉表象。回顾一些著名歌唱家的演唱，他们的声音虽看不见、摸不着，常显得空幻朦胧、缥缈奔逸，虽然时过境迁，但仍给人绕梁三日的感觉，这是因为听觉获取的形象与主体生活距离较远，距离更增加美感与空灵感。

（2）运动知觉与音乐运动觉：运动知觉是人对物体运动特征的反映，其具体内容有真动知觉、似动知觉、诱动知觉与游动知觉；音乐表演运动觉大致相当于感觉与知觉之间的概念，是指大脑和肌肉操作活动之间存在着的一种反馈系统，这种反馈系统迅速往返传递信息，通常是由下（潜）意识完成的，这些下意识反应是"不自主的动作"。意大利钢琴家布卓尼说，自己演奏时"手指像狗在熟悉的道路上奔跑，意识起作用反而糊涂起来"。布卓尼的这种"手指记忆"说明下意识建立起来的运动觉犹如自动化系统，受到意识的干扰反而会紊乱。

布卓尼的体验给人们的启示是：如果在音乐教育的理论与实践中注重利用音乐运动觉，那么，学生与学员的才能可以得到充分的发挥，同时也可以矫治音乐表演中的焦虑症。

（3）情绪情感与音乐治疗：苏联音乐治疗专家别特鲁辛为研究音乐作品中的情绪与人们日常生活中情绪的关系，特将不同特征的乐曲按快乐、愤怒、忧伤、宁静 4 种情绪加以区分，并与音乐要素中的速度（徐缓—快速）、调式（小调—大调）相结合的音乐情绪模式构成 4 个象限。

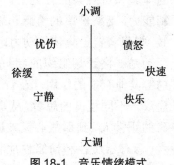

图 18-1 音乐情绪模式

以上音乐情绪模式（图 18-1）中，起主要作用是速度与调式这两个要素参数，而节奏、力度、旋律、和声等参数则是较次要的。

观察音乐情绪图，发现该图的结构类似艾森克人格测量（EPQ）中的气质类别参数。事实上，EPQ 中内倾—外倾、稳定—不稳定的坐标体系与音乐中的徐缓—快速、小调—大调的使用模式体现了人的情绪生活与天赋气质之间以及此种情绪生活在音乐上的反映之间，存在着密切的联系。别特鲁辛还认为，明尼苏达多相人格测量（MMPI）的 10 个临床量表即 10 项人格特征（疑症、抑郁、癔症、心理变态、男性化女性化、偏执妄想、精神衰弱、精神分裂、轻躁狂症、社会内向），每一项内容都可通过音乐加以表达，这就为音乐疗法治疗这些心理障碍提供了干预手段。也就是音乐治疗家强调情绪决定认知，音乐直接改变情绪，进而影响人的行为，这也是音乐治疗进入人的深层意识时，明显优于单纯言语治疗的原因所在。

4. 音乐治疗的社会学机制　当今社会特征是科技发展迅速、信息流汹涌澎湃、竞争激烈、节奏加快，但是人类个体所接受的社会信息和社会交往却相对不足，这种矛盾就会使人

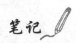

不安和痛苦，并影响人的身心健康。音乐是一种非言语交流社会信息的艺术形式，音乐活动如歌唱、乐器、演奏、创作、舞蹈等方式都是社会交往活动，它为患者提供了一个安详愉快的交流环境和宣泄内心情感机会，从而提高了患者自信心，促进患者心身健康和社会适应能力发展。上边谈到音乐能影响人的心理，而人的行为又由心理决定，故音乐通过影响人的心理而影响其行为的渗透力、改造力与控制力，进而提高其免疫力、抵抗力与代偿力。

（二）治疗目标与层次

1. 治疗目标　音乐治疗师的治疗旨在帮助治疗对象达到身心健康和社会适应完好，其要达到的目标有两个：一是对于有生理躯体疾病、创伤、残疾、障碍等治疗对象，治疗目的在于治疗、矫正、减缓、改善疾病症状，如果是某些危重病如肿瘤、癌疾，治疗师则要帮助治疗对象适应当前的状态，使求助者获得较好的生命质量和生活质量；二是帮助治疗对象保持较好的健康状态，保持精力充沛，从容不迫，处事乐观，态度积极，体重适当，体态匀称，睡眠良好，反应敏捷。

2. 治疗层次　音乐治疗在不同的治疗环境和治疗条件下，根据不同的治疗目标，进行不同层次深度的治疗。美国著名音乐治疗家 Wheeler（1983）根据以前的心理治疗的分类体系和临床实践以及研究，将音乐治疗临床应用分为三个层次。

（1）支持性的层次：这是较浅层次的治疗，但是在临床应用中可以面对数十人甚至上百人的集体，受众面可以做到很大，非常适于在中、大型的医疗机构或教育机构中使用，因此它有着不可替代的优势。在这一层次，各种治疗的目标一般来说是通过各种治疗性的音乐活动，而不是通过心理的内省或心理的分析来达到的。支持性音乐治疗活动是为了提供患者参与和体验治疗过程的机会，强化患者健康的行为。内省、思考和语言的心理分析等方法的使用在治疗时仅占一个很小的部分，整个治疗的重点集中在对现实生活的体验和可观察的行为上。活动的目标是增强正常的心理防御机制，促进正确的行为控制能力，支持健康的情感和思想，打破社会性孤立状态，提供安全感和现实社会的信息刺激，把患者置于集体的动力影响之下，并对紧张焦虑的患者起到安抚作用。治疗性的音乐活动是严格计划组织的，目的是为患者提供情感上的支持和体验成功感的机会和缓解焦虑等其他有益的作用。在音乐活动的过程中，治疗师对患者进行指导、支持并提供安慰和建议。不同程度的患者，从那些自我人格基本完整，仅仅是在紧张状态下暂时产生心理障碍的正常人，到那些心灵破碎、心理严重退行、患有幻觉幻想的、急性或慢性的精神病患者、患有器质性和情绪性症状或严重的恐惧和焦虑的患者都可以从这一层次的音乐治疗中获益。

支持性层次的音乐治疗干预对音乐治疗师能力的要求很高，他必须具有较高的音乐技能和较强的对治疗集体的组织控制能力，在众多人群的场合中，既要能够充分地渲染和烘托现场的愉悦气氛，通过音乐活动达到治疗的目的，还要能够牢牢地抓住每一个患者的注意力，并随时处理可能发生的，包括个别患者行为失控在内的意外情况，造成一个有高度组织和结构的治疗环境。另外，还要尽可能适应各种不同的患者对于音乐的不同爱好和欣赏习惯，以此这就要求治疗师能够熟练地掌握各种不同时代、不同风格的音乐。

（2）认知和行为的层次：这一层次的治疗较前面的支持性治疗更深，但人数通常不可多，一般以 8~12 人的小组集体形式为宜，在各种医疗机构中应用的也较广泛。在这一层次音乐治疗的过程中，在音乐活动的同时伴随着治疗师与患者之间的语言交流，而且语言的交流越来越多地成为重要的组成部分。在治疗过程中，音乐活动的内容是主要针对情感和思想观念来安排的，并成为音乐活动之后语言讨论过程的主题。治疗强调暴露个人的思想、情感和人际之间反应的问题。治疗的注意力主要集中在对现实的体验，以及治疗师与

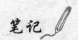
笔记

患者之间的人际反应过程。在这一层次的治疗中患者的心理防御机制和不正常的人际行为都可能受到挑战，而治疗的目的是建立和促进正确的行为模式。因此治疗活动的设计是强调认识自己的情感，创造性地解决自己所面临的问题和促使不良行为的改变。在这一层次的治疗中不进行对潜意识矛盾的探索。

对比前面的支持层次而言，仍然要求患者把主要精力放在自我暴露，并主动和有能力通过内省来理解自己的行为。内省层次的音乐治疗体验侧重于帮助患者重新建立自己的价值体系和行为模式，学习新的人际之间的态度和责任感。在这一层次的治疗过程中，语言的使用比重明显增加，因此对治疗师的语言技巧和运用心理治疗，特别是认知疗法的能力的要求也就随之提高。

（3）分析和体验的层次：这是最深层的音乐心理治疗，其主要目标是针对深层的潜意识活动。在这一层次，音乐治疗活动是被用来发现、释放和解决那些对个人的人格发展产生消极影响的潜意识矛盾。心理学认为，人的适应性行为不是建立在思想意识之上，而是由人的潜意识的心理活动引发的，如内心需要与现实矛盾所产生的压抑等。在这一层次的治疗中，音乐治疗活动常常被用来引发联想和与患者的现在或过去经历有关的情感，患者的潜意识内容被用来重建新的心理防御机制，深化自我理解，促进自我的冲动控制能力和更加成熟的本能动机和内驱力，进而达到重建人格的目的。

这一层次与内省层次治疗的区别在于要求患者内省的程度和质量不同，并集中在患者的过去经历，并集中在患者的过去经历（精神分析取向）或人格内部的结构或矛盾冲突（存在主义、格式塔主义取向）。心理分析层次的治疗目的是引发被治疗者对关键的、潜意识的矛盾的领悟和通过在内省中经过对最深层的恐惧和矛盾的领悟，促使人格的转变。通常，心理分析层次的治疗是治疗师用来针对心身疾病、抑郁症、人格障碍和神经症的行为症状的。在这一层次上，要求治疗师必须受到过高级水平的训练和督导。参与这一层次治疗的患者通常是要向自己的现有人格结构进行挑战的，必须能够，并有足够的治疗动机参与这种通常为长程的治疗。在欧美，只有具有硕士以上学位，并经过规定时间的督导被治疗的训练（通常为各100～150小时）的治疗师才有资格从事这一层次的治疗。

（三）音乐治疗的适应证

音乐疗法的适应证首先就是心理疗法的适应证，具体说来包括神经症、严重精神疾病、心身疾病、综合医院有关心理疾病及各类行为问题、社会适应不良、某些老年病、各种心理障碍、人格障碍与性变态、亚健康状态等。但音乐治疗又不完全等同于一般心理治疗，尽管治疗目标基本一致，但音乐治疗的治疗手段与一般心理治疗有所不同，又由于音乐乃人之天性，因此音乐治疗对象极为广泛，除上述一般心理治疗的适应证外，还包括智力障碍、心智疾病、戒毒、怯场、临终关怀、孤独自闭症等。

（四）音乐治疗的形式

音乐治疗的形式分为集体治疗和个体治疗两种。根据治疗的目的、患者的生理心理条件和治疗环境的条件，治疗师选择不同的治疗形式。

个体音乐治疗是指一个治疗师与一个患者的，一对一的个体治疗形式。在个体治疗中，治疗师与患者的关系是至关重要的，它往往决定了治疗的成败。这里的医患关系应该是建立在共情、理解、信任和支持的基础上。治疗师与患者应该是平等合作的关系，共同积极参与治疗过程，帮助患者达到治疗目的，而不是如普通医患关系中的那种医生与患者的关系，这是个体音乐治疗中医患关系的关键所在。同时，移情与反移情的现象也是个体治疗中至关重要的。就个体音乐治疗的目的而言，适用较深层的心理分析与治疗，它为患者提供了一个开放和暴露自己内心深处的情感和情结甚至隐私的安全环境。治疗师与患者共同探讨、分析，挖掘和理解患者的内心深层世界，甚至潜意识矛盾。因此个体治疗是音乐精神分

笔记

析学派常常采用的方法。当然有些患者由于生理条件或心理因素的限制不能参加集体治疗，也会被安排在个体治疗中。

集体治疗的目的与个体治疗不同。如果说个体治疗是强调治疗师与患者之间的关系，那么集体治疗则强调的是小组成员之间的动力关系。集体治疗的特点在于为患者提供一个"小社会"的环境，患者在集体的音乐活动中与其他成员以及治疗师形成一个多层次的互动的治疗关系。每个成员的行为及心理都受到其他成员的影响，并同时影响着其他成员。在这一集体环境中，有社会行为障碍的患者可以通过音乐活动和音乐交流学习来促进自己的社会交往和与人沟通的能力，学习理解和接受他人的情感及行为，患者可以在这一环境中逐渐调整自己的社会角色，建立起集体意识和社会现实感，控制不良的反社会行为，强化为社会所接受的行为。小组以8～12人为宜。人数过多容易失去控制，治疗师也不容易给每一成员以足够的注意。人数过少则缺乏足够的交流，也难以形成丰富的人格特征类型。座位安排应形成一个圆圈，使每一成员，包括治疗师都有一个平等的位置。在集体治疗中，最重要的是充分调动小组成员之间的互动反应，避免每一个成员都仅仅与治疗师发生反应。小组成员之间的动力关系远远比治疗师和个体成员之间的动力关系更为重要。

（五）音乐治疗原则

音乐治疗是心理治疗的一种方法手段，因此它应遵守与一般心理治疗相同的一些治疗原则，如真诚、保密、中立、回避原则。除此之外，音乐治疗还有一些特殊的治疗原则。

1. 循序渐进原则　音乐治疗要根据来访者的心理特点，循序渐进播放音乐。从音乐的选择的角度来看，要循序渐进。如引导悲伤情绪的音乐有轻度、中度和重度之分。选择音乐时一般从轻度音乐开始，逐渐过渡到中度悲伤音乐。从播放音量角度来看，音量也要逐渐增大，让来访者逐渐适应。

2. 学习与启发原则　在进行音乐治疗时，对不懂音乐的来访者进行教育和引导，向来访者介绍有关音乐创作的背景和音乐家所要表达的意境。可以在治疗前，先尝试让来访者听一段音乐，用心体验音乐的意境。如果来访者听不懂音乐的意境，心理治疗师应作一些解释，帮助来访者理解音乐含义。

3. 体验原则　是治疗中让来访者根据音乐所营造的氛围，用心体验自己的情绪或感受。

（六）音乐治疗注意要点

1. 了解当事人的背景资料，确定治疗用的乐曲　医生实施音乐治疗前，应对当事人的人格特征、心理病患的性质和历程、文化程度、家庭背景、个人爱好等个人资料要有一定的了解。选择适合患者背景和符合治疗目的的音乐作品或歌曲。如对具有中国传统文化背景的中老年人可以考虑使用中国民乐，而对于青年人可以考虑使用西洋乐或流行乐。不同曲目的音乐对人的生理和心理效应是有所差异的。

2. 治疗前的语言指导　治疗者应告知当事人音乐治疗的效果或体验到的生理与心理反应，主要取决于欣赏者把注意力投入作品，以及将自己融入作品意境之中的程度，而并不直接取决于其欣赏者所具有的音乐修养和文化程度的高低。因此，任何文化程度和音乐修养程度不一的当事人都不必有什么担忧。

3. 治疗环境的选择　音乐治疗应选择一个安静和光线柔和的地方。被治疗者采取坐、卧、躺等任何舒适的姿势均可，凝听音乐时要轻轻地闭上眼睛，这样有助于大脑皮质的放松。古人很重视欣赏音乐的地点选择，认为凡鼓琴，必须净室高堂，或升层楼之上，或于林石之间，或登山巅，或游水湄，或观宇中，值二气高明之时，清风明月之夜，焚香静室，坐定，心不外驰，气血和平，方与神合，灵与道合。

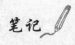

4. **设备要求和注意音量的控制**　音乐治疗要有较好的音乐播放设备。音乐的声音应由小逐渐增强，音量恰到好处。古人早就注意到了欣赏音乐时音量要适中的道理，《吕氏春秋·适音》中说：声音太大，耳朵不仅难容，而且心志就会摇荡不安；声音过小又使人心志得不到满足；声音过清使人空虚疲困，兴趣情致减退；声音过浊使人心志低下，情志躁动。而只有以适宜的心情欣赏适宜的乐音才能达到人乐和谐的境界。

5. **治疗的时间与禁忌**　每次接受音乐治疗的时间不应持续过长。一般来说，在30～60分钟之间为宜。疗程可短可长，以有所感悟为准。在耳痛、头痛剧烈、情绪极度激动的情况上应暂时避免使用音乐治疗。

三、治疗程序

音乐治疗的过程一般包括4个主要步骤：

1. 评估与确定患者问题所在；

2. 制订长期和短期的治疗目标；

3. 根据治疗目标制订与患者的生理、智力、音乐能力相适应的音乐活动计划；

4. 音乐活动的实施并评价患者的反应。

由于各种音乐活动可帮助患者发展其听觉、视觉、运动、语言交流、社会认知与自助能力和技术以及自我情感能力的表达，故应及时地、动态地判断患者的各种反应状态。

四、基本技术

（一）被动音乐治疗法

被动音乐治疗法又称聆听法或接受式音乐疗法（receptive music therapy），是目前国内外治疗的一种主要方法，也是西方国家最早开展的治疗方法。被动音乐强调的中心是聆听音乐以及由聆听音乐所引起的各种生理心理体验。治疗师先对患者催眠，使患者潜意识中的活动呈现出来，通过播放事先选好的音乐，边听边进行中性的引导，让患者产生想象，然后自由联想，使患者在不知不觉中，充分进行自我认识，重新认识丰富的世界，这种治疗方法多用于对非器质性的心理、精神疾病的治疗。

接受式的音乐治疗方法很多，这里只简单地介绍其中几种。

1. **第一类歌曲讨论**　这是最常用的方法之一，多用于集体治疗中。可以由治疗师或患者选择歌曲，在聆听之后对音乐以及歌词的含义进行讨论。此方法的目的在于：①引发小组成员之间的语言和情感交流。②帮助患者识别不正常的思维和行为。患者常常对歌词的含义有不正常的理解或认识的误区。通过小组讨论，治疗师与其他成员可以对不正常思维进行澄清和纠正。③患者对某一种风格、形式的音乐或某一首歌曲或乐曲的喜爱和认同往往可能反映出他的深层心理需要或人格结构特点，因此治疗师通过对患者提供的歌曲或乐曲进行深入的分析、体验和探讨，了解和发现患者的深层心理需要和问题。

歌曲讨论的方法既可以在浅层的支持层次的干预中使用，即引导患者简单地对歌曲的音乐欣赏体验进行讨论；也可以在认知层次的干预中使用，即引导患者对歌曲中表达的思想观念进行讨论，以达到改变错误认知的目的；该方法也可以在心理分析的深层次的干预中使用，即通过对音乐的体验的讨论来发掘患者潜意识情感矛盾。

2. **第二类音乐回忆**　治疗师要求患者选择一首或数首歌曲或乐曲在小组中播放。这些歌曲或乐曲都是他在自己的生活历史中有着特别意义的。此方法的目的在与引发由音乐所伴随的情感和回忆。在现代社会中，音乐是如此地深入社会的各个领域中，以致几乎每一个人在他的重要生活经历中都会有特定的音乐回忆与之伴随。一首抗战歌曲可以立即引发一位经过抗日战争年代的老人对当时生活经历的生动回忆；同样，一首"文革"歌曲又会把人们带回到"文化大革命"的风风雨雨中去。在听这些音乐时，丰富的生活事件往往会立即活生生地出现在脑海之中，并出现相关的情绪反应。当此方法运用在集体治疗时，小组的成员互相倾诉自己的往事，宣泄自己的情感，互相支持和安抚，以促进相互理解和情感沟通。

在个体治疗中，治疗时通过音乐回忆来达到探索和了解患者的生活历史和情感事件的目的。如治疗师要求一个新来的患者按照自己成长阶段的顺序，选择与每一人生阶段相联系的一段音乐，则形成一个"个人音乐历史"，治疗师可以通过这些音乐在较短的时间里很快地了解到患者较为完整的成长史和情感发展史。

3. **第三类音乐同步**　治疗师使用录制好的音乐或即兴演奏音乐来与患者的生理、心理状态同步。当患者与音乐产生共鸣后，逐渐地改变音乐，把患者的生理、心理和情绪状态向预期的方向引导，以达到治疗目的。例如治疗师给抑郁患者播放或演奏与他的情绪状态一致的、缓慢忧伤的音乐，当患者的情绪与音乐的情绪产生共鸣后，逐渐改变音乐的情绪色彩，接着安排使用较为明朗抒情的音乐，然后使用节奏较为明确稳定、情绪较为积极的音乐，最后再使用节奏欢快、情绪积极振奋的音乐。而对于躁狂或焦虑的患者则可以安排相反顺序的音乐。

这里需要注意的是，使用的音乐风格必须是患者所喜爱的，至少是能接受的。另外还要注意的是，不能主观地认为其一种音乐就一定会引起某一种情绪。要注意到患者对音乐反应的特异性，例如某患者因其特殊的生活经历（在童年时，父亲常常带她到舞场，自己沉醉于跳舞，而置她于不顾），使她对欢快的圆舞曲节奏产生厌恶的情感和被遗弃的恐惧反应。这种音乐反应的特异性在治疗阶段开始前应通过对患者音乐史的了解，做尽可能多的掌握。

4. **第四类音乐想象**　患者在特别编制的音乐的背景下产生自发的自由想象。这种想象通常是生动的视觉联想，有时会伴随强烈的情绪反应，想象不会是无意义的，它往往会与患者的深层内心世界和潜意识中的矛盾有关。治疗师可以给予患者导向性的指导语，例如："想象你走在一条上山的小路……你看到了一座房子，这是你小时候住过的房子……"治疗师也可以不给予患者明确的联想指导语，而是说："请你仔细地体验着音乐，看看音乐会给你带来什么样的画面？"在个体的治疗中，治疗师与患者在音乐想象的过程中可以保持语言的交流，随时了解患者想象的内容和当时的情绪状态，并在必要的时候对患者的想象进行引导和推动。在集体的治疗场合中，治疗师不与患者保持语言交流，而是在音乐结束后，患者向治疗师报告想象的内容，双方共同探讨想象内容的意义，帮助患者了解自我。体验自己的内心情感世界。

音乐想象的方还可以分为引导性的（directive）和非引导性的（indirective）两种：引导性音乐想象的特点是治疗师始终引导和控制着音乐想象的全过程，其中包括对音乐的选择、想象情景的设定以及过程中想象进程的发展，而患者基本上是跟随治疗师的引导进行想象。想象的内容通常是美好的大自然情景和良好的自我体验（高峰体验）。这种方法通常在较浅层次上进行干预，目的在于减轻消极的心理和生理体验，增强积极的心理和生理的体验，以达到减轻或消除焦虑、紧张或抑郁，建立和强化安全感、放松感和良好的自我体验的目的。在这种情况下，治疗师并不面对或触及患者的内心痛苦情绪或矛盾冲突。

引导性音乐想象通常被运用在单纯的音乐放松训练，或深层次心理治疗的开始阶段（稳定化阶段），其目的是帮助患者增强面对内心痛苦的承受能力和自我的力量。在这种情况下，治疗师一般选择抒情美好并富于情景描绘特点的音乐。音乐的结构不宜复杂，要特别避免选择富有激烈的发展和矛盾冲突的交响乐作品。

非引导性音乐想象的特点是治疗师不对患者进行想象的引导，而是把想象的主动权交

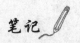

给患者，让患者进行自由联想，而治疗师对想象内容方向的控制是通过对音乐的选择来体现的。在这里治疗师的任务是跟随患者想象的方向，推动和深化患者的想象深度和情绪反应。这种方法通常会被运用在深层次的心理治疗过程中。患者在受到音乐情绪的影响而产生丰富的，而且富于情绪色彩的想象中体验，发泄和挖掘丰富而又复杂的内心世界和潜意识的心理活动，以达到宣泄痛苦情绪，认识自我和人格成长的目的。在这种情况下，治疗师通常选择结构复杂、充满了矛盾冲突和复杂的情绪特点的交响乐作品。

5. 第五类音乐引导想象（GIM） 音乐引导想象技术是美国著名音乐治疗家邦妮（Bonney）在非指导性音乐想象的方法基础上发展出来的，是以使用音乐想象为手段的治疗方法，称作"音乐引导想象"（guided imagery and music, GIM）。这一方法成为目前音乐心理治疗中最复杂，也是最强有力的方法。由于这种方法涉及的心理层次很深，在使用不当的情况下可能会给患者造成很大的心理伤害，因此在美国除了受过专门训练，并获得专门执照的人以外是不允许随便使用的，即使专业的音乐治疗师也不例外。

但是，GIM 的使用范围有限，通常用于那些有心理、情感危机和长期遭受心理矛盾困扰和痛苦，而又心智健全的正常人，帮助他们深化对自我内心世界的体验和自我认识，解除深层的内心矛盾和潜意识矛盾冲突，达到提高生活质量，自我的完成和自我升华的目的，产生一种类似新生的精神体验。此方法对于精神分裂症的患者或有认识错乱的患者，以及自我人格结构不健全和情感过于脆弱的人则是禁用的。GIM 治疗师可以是精神分析取向，也可以是存在主义取向，或格式塔取向。

（二）主动音乐治疗法

主动音乐疗法又称参与式音乐疗法，是国外精神病院和康复医疗机构的主要治疗方法之一。主动性音乐治疗活动中，患者是执行者的角色，具体方法有歌曲演唱及音乐演奏操作等。使患者在演奏、演唱中情绪高涨、心理充实，并逐步建立适应外界环境的能力，最大限度地调动身心各部分功能的发挥，最终达到康复目的。主要分再创造式音乐疗法和即兴演奏式音乐疗法。

1. 再创造式音乐治疗（recreative music therapy） 再创造式音乐治疗强调的是让患者不仅仅听，而更重要的是亲身参与各种音乐活动。此方法通常包括演唱演奏和音乐技能学习两类。根据治疗目的和所依据的理论不同，音乐演奏演唱的治疗活动可以是非音乐性，即活动的目的不在于音乐，所以演奏演唱出来的音乐是否好听是无关紧要的。但也可以是音乐性的，即活动的目的在于音乐，因此对患者的演奏演唱则要求好听、具有相对较高的艺术性。同样，音乐技能的学习，根据治疗的目的不同，可以是以非音乐为目的，也可以是以音乐为目的。音乐技能学习通常是以个体治疗的方式进行，而演奏演唱虽可用于个体，但更多用于集体治疗。

无论是演奏演唱还是技能学习，当音乐活动是非音乐的目的时，也就是以过程为取向（process orientation）时，治疗的中心在于音乐活动的过程，即患者在演奏演唱和技能学习过程中所表现的行为和相互间的反应。在集体的音乐演奏演唱时，患者必须克制自己的反集体行为，学习和适应在集体活动中适当的角色，并努力与他人合作。

当音乐活动是以音乐为目的时，也就是以结果为取向（result orientation）时，治疗的中心则集中在音乐行为的结果，患者克服自身的生理或心理障碍，努力学习音乐技能，最终获得音乐上的成功。

学习音乐技能的过程与生活中其他学习过程一样，是一个不断地解决问题、克服困难和获得成功经验的过程。但它们的区别在于，学习音乐技能的过程同时也是伴随着愉悦体验的过程，因此可以增强患者的学习动机和抗挫折的能力。患者最终会把自己在学习音乐过程中所获得的成功经验泛化到日常生活中去。另外，患者在演唱演奏中所获得的成功感可以有效地改善患者的自我评价,增强患者的自尊心。

2. 即兴演奏式音乐治疗(improvisational music therapy) 即兴演奏的治疗方法,在欧美国家运用得十分普遍。在有些欧洲国家中,音乐治疗即等于即兴演奏式音乐治疗。即兴演奏所采用的乐器多为简单的,不需经过学习训练即可演奏的节奏性的和旋律性打击乐器,如各种不同型号的鼓、三角铁、铃鼓、木琴、铝板琴等。而治疗师多是用钢琴或吉他参与演奏。

在集体的即兴演奏中,先安排患者坐成一个圆圈,各种乐器置于圆圈的中间,让患者先试一试每一种乐器,使他们了解和熟悉每种乐器的音色和演奏方法。然后让患者自由选择乐器。患者对乐器的选择显示出他的人格特征、在人际关系中的角色和他准备在这次演奏活动中所占有的地位。例如退缩的患者通常选择音量小、不易引起人们注意的乐器,而支配欲较强和攻击性强的患者通常选择体积大、音量大的乐器,有情感表达欲望的患者多选择旋律乐器等。

演奏通常由一名志愿者开始,其他成员可以在任何时间进入演奏,甚至根本不演奏。治疗师根据治疗目的可以参加或不参加演奏,但大部分情况下是参加的。大家虽然是随心所欲地演奏,但音响效果却迫使每一个人自觉或不自觉地不断调整自己的节奏、速度、音量或旋律以至在整个音乐中找到和确立自己的位置和角色。这时每一个成员在社会和人际关系中的行为特征和人格特点便十分生动地表现无遗。

即兴演奏的结果可能是和谐动听的,也可以是杂乱无章的,这反映出整个治疗小组人际关系的状态。在多数情况下规律是这样的:和谐——杂乱——新的和谐。在刚开始的几次合奏时,每一成员都较为保持着社会的礼貌,较为克制自己的个性而表现出彬彬有礼的态度,表现出各自友好的一面,所以他们在演奏时较为克制自己的冲动和个人表现欲,注意与其他人的配合,因此音乐就会听起来较为和谐。但在后来的演奏中,个人特点和个性,以及人际关系的矛盾就逐渐显露出来,音乐开始变得杂乱无章。而杂乱无章的音乐效果是每一成员所不乐于见到的,于是大家不得不逐渐改变自己的行为特点以适应他人而最后达到重新和谐。

每次合奏后都是由治疗师引导进行讨论,每个人都谈出自己的感受和对他人演奏的感觉,这样每个人在小组中的行为表现都得到及时直接的反馈。这是一个学习适应社会生活和人际关系的很好的机会和环境,每个人都在这个环境中学习如何在社会中寻找和确立一个为他人所接受的地位和角色。学习如何改变自己不适当的社会行为,与他人和谐地相处。

在即兴演奏的个体治疗中,治疗目的主要以建立起良好的治疗关系,以及帮助患者利用自发随意的演奏来抒发和宣泄自己的情感。在这里治疗师为患者共同即兴演奏音乐。演奏可以是标题性的(如"我的童年""我的妈妈""悲伤"等)、非标题性(即没有任何主题,随心所欲地即兴发挥)的或是先非标题,然后确定标题的(在一段无标题的即兴演奏之后,让患者为刚才演奏的音乐起一个名字)。治疗师在演奏中应始终处于辅助、引导、支持、启发的角色,不应喧宾夺主。通过两人之间一段时间的合奏练习,患者逐渐建立起对治疗师的信任,治疗师进一步为患者提供一个安全地宣泄内心情感的环境,即使这种情感是不正常的或是非理性的,治疗师也应予以接纳、理解。

在每次演奏之后都要进行讨论,帮助患者澄清和确定在音乐中表现出的情感。治疗师在良好的治疗关系确定后,在理解的基础上对患者的情感进行分析指导,以达到治疗目的。

即兴演奏的音乐治疗方法分为很多不同的流派。有以精神分析为取向的流派,也以人本-存在主义为取向的流派,还有以格式塔为取向的流派,等等。每一种流派都有各自不同的评估方法、治疗设计和操作的不同模式,以及对演奏中所呈现出的音乐现象进行不同的分析方法。

(三)综合治疗法

1. 音乐电治疗 音乐电治疗为当前刚刚开始出现的把音乐和"电疗"有机统一的治疗

手段,现阶段在国内得到了普遍认同。在医疗过程中患者通过耳机倾听音乐,音乐电流能够借助板状电极安装于患部,电流往往和音乐保持一致。既有音乐心理的调节作用,又有音乐电流的刺激作用,使音乐治疗与物理治疗有机地结合起来。也可配合激光或声光结合治疗。治疗剂量是病情越急剂量越小,慢性疾病可适当加大剂量,对改善局部血运、消炎、锻炼肌肉、调节神经和增强内分泌等有良好作用。临床常用于神经痛、神经衰弱、头痛、失眠、早期高血压、扭挫伤等疾患的治疗。

2. **音乐电针疗法**　音乐电针疗法推动了音乐疗法和针刺疗法有机统一。因为音乐电流能够有效地止痛、活血,推动针刺产生应有的影响。在神经痛、肌肉萎缩等疾患的治疗及电针麻醉时得到采纳。部分把音乐和色光有机统一,将其叫作"音乐色光疗法",在易怒、头痛、心痛的治疗过程中得到采纳,产生了非常明显的效果。

3. **音乐声波循经按摩疗法**　魏育林等研究发现声波在正常人体内存在循经传导现象;之后他们经研究、整理后创立了一种可用于健康领域的、具有中西医结合特色的、新颖的且简单易于推广的音乐声波循经按摩疗法。该疗法是一种以音乐治疗学、音乐声波的生物物理学和中医经络学等理论为指导,在音乐声波、循经传导研究的基础上,结合临床音乐治疗和按摩技术的成熟经验而创立的新型疗法,其基本原理为:音乐引发的情绪情感试验可改善不良情绪,达到调节心身作用;音乐声波循经传导可疏通经络,达到调节脏腑、舒筋、活血、镇痛、安神、健脾、和胃、通腑的功效。

4. **音乐体感振动疗法**　音乐体感振动治疗是起源于日本的另外一种被动性音乐治疗方法,人类对于声音的感受缘于振动。人类通过身体可以感受到的音乐振动称之为"音乐体感振动"。研究证明,人类可以听到的低频音乐最能够给人以心理和生理愉悦的快感和陶醉感。体感音响技术是将音乐中低频部分电信号通过换能器转换成物理振动,作用于人体传导感知。日本的一些综合医院采用了此种治疗,在临床中用于治疗失眠症、抑郁状态、过敏性肠综合征、神经性贪食、厌学症等心身或身心疾病,同时也应用在输血、手术、血液透析的过程中和老年痴呆、便秘和压疮的预防等方面。

五、治疗案例

郝某,35岁,是一位能干和成功的女法官,显得十分干练和理性,可近来她深深陷入情绪的困扰中。自己结婚十二年的恩爱丈夫自从下海经商后,逐渐地变了,对家庭生活越来越没有兴趣,越来越多地以工作为由夜不归宿。敏感的女法官开始生了疑心,终于一天看到了自己不愿意看到的一幕:丈夫与一位年轻时髦的小姐挽着胳膊,亲热地走进了一家宾馆……。当郝某质问丈夫时,对方却理直气壮地说:"在这个家里我受够了,从未感到温暖,从未得到过自由",并提出了离婚。郝某多少年来的自信顷刻间便倒塌了:"竟然连个三陪小姐都不如,这样不值得人爱,我怎么是这样一个人?!"她不愿离婚,因为离婚是人生失败的代名词,她怕自己瞬间变成一个没有丈夫、没有家的人,怕女儿没了爸爸,怕被人笑话……来访者在心理咨询面谈中显现出她疑虑、优柔的一面,她无助地问治疗师:"我该怎么办?我该怎么办?"治疗师一方面肯定来访者对当下自我探索的成长意义,另一方面也不断支持和鼓励来访者在面临自我挑战过程中鼓起勇气,并真诚表达了在音乐治疗过程中治疗师协助来访者自我探索的基本特性和诚恳的态度。

在催眠之后,治疗师逐步使用了一组表达伤感、孤独、激动、不安和平静等不同情绪的音乐。她的视觉联想是这样的:

(缓慢凄凉的音乐)"一片草坪上,有一棵老树,没有树冠,也谈不上枝繁叶茂,树的中间是空的,有一个很大的空洞,像是被火烧过的。树下有一个石桌和两个石凳……"(这个情景显然是象征着她的家庭,树上的空洞象征着他们的爱情生活的现状)。

笔记

357

（甜美欢快的音乐）"两只小鸟在飞，它们不愿在这棵树上停留，又飞走了。"

（快速幽默的音乐）"这棵树上的空洞越来越大，树上的叶子慢慢地消失了。"

（缓慢忧伤转为激动的音乐）"树下有一条小路，路的另一边也有一棵树，没有叶子，全是枯枝……渐渐地这边的树枝剩下半个了，对面的枯树也剩下半个了，桌子也看不见了，没有什么东西了。两棵树之间的草地开始沙化了，沙漠把小路、草坪淹没了。"（这象征着她与丈夫之间的爱情终于枯萎了，变成荒漠了……）她的眼睛流出了泪水……

第五次治疗前她告诉治疗师，她已经作出了决定，并委托了律师开始办理离婚手续。但仍旧感到一些茫然和痛苦，对未来的生活缺乏信心。治疗师选用了一组抒情优美、宽广坚定和圣洁的音乐。

（缓慢、抒情、宽广的音乐）"我走在草原上，一片迷雾（象征着对未来生活的迷茫）……远处有什么不断地闪亮光，像是堆在一起的珠宝，发出耀眼的光芒，美丽的霞光穿透了面前的迷雾。"（象征着对未来的向往）

（抒情转为激动、坚定有力的音乐）"渐渐天亮了，面前有一个汉白玉的台阶通向远处的山峰。我沿着台阶一步步走上去……"（象征着未来生活的道路）

（抒情的慢板，沉思，激动后转为宁静的音乐）"草原上的草变枯黄了，有一条河流（象征着自己的情感），在我面前，我和女儿一起站在河岸边，看着河水流向远方……水流干了，什么也没有了……"（象征着过去的一切都结束了）

（宽广、圣洁的音乐）"面前是山脉、森林、碧绿的大草坪，让人心旷神怡……下雪了，森林、群山、草原变成了一片白茫茫。这一切真美，我的灵魂得到了净化。"

音乐治疗过程中，她逐步体验到自己情感生活中许多不被自己察觉的需要和能量，充满美好情绪体验的真实感受不断灌注其身。来访者对自我认识、自我接纳和自我发展的探索历程，帮助她平静地度过了离婚带来的情绪困扰，她明确了自己的情感需要，重新反思了自身在婚姻关系中尚待发展的问题。最终她作出了自己的选择。两个月后她打电话来，用平静甚至是愉快的语调告诉治疗师，她已经办好了离婚手续，自己的感觉很好。在办公室里，她甚至用开玩笑的口气向同事们宣布："告诉大家一个好消息，我走出'围城'了。"大家都为她所呈现出来的坦然精神状态而感到惊讶。

上述案例运用的是哪种音乐治疗技术与方法，属于哪一层次的音乐疗法？通过这个案例，你们可以看到音乐治疗与常规的心理治疗在哪些方面一样，又有什么不一样？

六、应用与评价

音乐作为一种特殊的心理治疗手段，通过物理、生理、心理和社会机制影响着人的情绪、认知、智力、审美、行为、人格、社会功能和生理反应等方面，对人类的养生、保健和某些疾病的治疗具有一定的作用，在心身疾病的康复上有着广阔的应用前景。许多国家不同地区的医疗机构中的多个科室、康复中心、疗养院、心理咨询和教育机构等部门都纷纷开展音乐疗法的实践与研究，并取得了较好效果。但是需注意，音乐治疗在很多实践领域只是发挥辅助作用，药物治疗与患者自身康复治疗原则是前提条件。

我国音乐疗法在近几十年时间里也得到了迅速发展，在学科建设和临床应用上卓有成效，尤其是在中国古典音乐理论和中医思想指导下，音乐疗法更具中国特色。但作为一门新学科在发展过程由于多种复杂原因也出现不足，如大多数音乐治疗师专业训练背景缺乏系统教育，这就限制了音乐疗法的方法与技术多样化与音乐疗法层次的深入。随着生物 - 心理 - 社会医学模式的转变，人们关心的健康不仅是身体无疾病，还应包括心理健康和社会适应良好，因此音乐治疗师应综合发展医学、心理学和音乐等多方面知识理论体系和技术才能达到上述目标。回顾近十年文献还发现音乐疗法理论方面的研究较少，而以临床实践

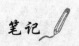
笔记

研究居多,构建理论对音乐疗法的深入认识至关重要。我国现阶段音乐治疗必须钻研和吸纳先进的音乐理论和方法,以务实、严谨、科学的治学态度进行探索实践,才能使我国的音乐疗法得到更好的发展和应用。

临床案例与思考

李某,男,10岁,因被诊断为"精神分裂症、中低度智力障碍"经人介绍而来。李某第一次来音乐治疗室时笑眯眯的,头发很乱。与治疗师见面时家长让其跟治疗师打招呼,他也不说话。交流中,治疗师发现李某注意力欠集中,自言自语,说话含糊,与其他人交流困难,只会简单地使用"是"或"不是"等语言回答治疗师的一些问话。家长告诉治疗师李某从小性格内向、孤僻,少语,欠合群。在家长与治疗师交谈中,李某只会在电子琴上乱弹,无论治疗师在旁边有意识地配合,他仍然在电子琴上没节奏地乱弹,弹一会儿,会对治疗师笑笑。教他弹do、re、mi 三个音时,他手指就发抖,情感幼稚,不准别人碰琴,否则就生气。但他非常喜欢唱歌,虽然唱歌时音高和节奏都不准,但注意力有时还是集中的。在掌握了患者基本资料后,治疗师对患者进行了评估,将患儿目前情况总结为:社会性行为能力低下;语言交流能力发育迟缓;动作协调性不够;注意缺陷。双方协商后确立了音乐心理治疗方案。

以下是音乐治疗过程中一部分记录:

(1)治疗师要求李某模仿节奏,目的是训练他注意力和肢体的协调能力。在节奏模仿中,治疗师敲出一个节奏型,让其模仿,一般为四拍。如:在节奏模仿中,李某刚开始就是乱敲,后来在治疗师的指令下,只能敲击最简单的四拍节奏型 x x x x,如果节奏有变化的话,就跟不上,在第8次的治疗后学会敲二分音符和四分音符的节奏,情绪趋稳定,有兴趣。

(2)动作训练,李某大部分时间喜欢静坐,但在有趣的律动活动中,李某也会跟随。虽然做得不够好,如节奏点不准确,肢体不协调,但整个治疗过程都能积极参与。在一个听鼓声走和跑活动中,能分辨走和停的关系,慢走的时候律动与鼓声一致,但鼓声加快,律动就乱了,踩不到鼓点上。但活动的过程始终很开心。

(3)训练语言的表达能力和提高自信心,在这项训练中,让其即兴演奏《世上只有妈妈好》,然后说:我的妈妈很关心我,对我很好,虽然口齿不清,言语简单,但说得很感人。

(4)李某会很主动要求唱喜欢的歌,在一次歌曲讨论中,李某主动说想唱《数鸭子》,在唱歌表演时,节奏还是不准确,音高小部分准确,但注意力始终很集中。在唱完歌曲后,治疗师要求李某来说一下为什么会选这首歌曲为大家表演,他说因为喜欢小鸡、小鸭、小狗和各种小动物。虽然口齿不清,言语简单,但他对自己还蛮有信心。

经过一个疗程的治疗,李某在音乐治疗中始终是快乐的,能大胆地表现自己,自信心明显提高。李某在治疗中的表现已经基本达到预期目标,进步最大的是人际交往的能力、注意力集中的能力,语言应答能力提高得特别明显,动作的协调性和音乐技能水平也在慢慢地提高。

思考题:

1. 这属于哪一种心理治疗法,写出他的定义。

2. 简述该种心理疗法的程序步骤。

3. 试述与一般心理治疗有何相同与不同之处,为何可以用来治疗该类患儿。

(郭 丽)

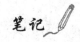

笔记

第二节 绘画治疗

一、概述

(一) 绘画治疗定义

绘画治疗是以绘画作为治疗师和患者间的中介物来进行治疗,属于艺术治疗(art therapy)的一种(图18-2、图18-3/文末彩色插图18-2、文末彩色插图18-3)。广义的艺术治疗或创造性治疗指所有的艺术表现形式的治疗,包括视觉艺术、音乐、舞蹈、戏剧、文学、书法等形式。狭义的艺术治疗即指绘画治疗。

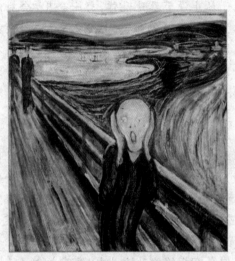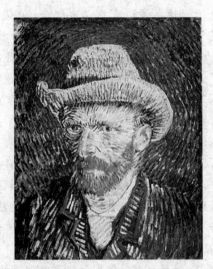

图18-2　爱德华·蒙克《呐喊》作品　　　　　　　图18-3　梵高自画像

绘画治疗让绘画者透过绘画、雕塑、拼贴等艺术形式的创作过程,利用非语言工具,将潜意识内压抑的感情与冲突通过一个象征性语言呈现出来,并在这个过程中获得纾解与整合。

"我感到一声刺耳的尖叫穿过天地间;我仿佛可以听到这一尖叫的声音。我画下了这幅画——画了那些像真的血一样的云。——那些色彩在尖叫——这就是'生命组画'中的这幅《呐喊》。"挪威画家爱德华·蒙克(Edvard Munch,1863—1944),堪称20世纪表现主义艺术的先驱。他出生于挪威洛顿。童年时父母双亡的经历在其心灵深处打下不可磨灭的印记。这使他早年画下了许多以疾病与死亡为主题的作品。

画面的线条短促变化迅速,显示画中人内心的不安与焦灼,似乎与梵高生活的艰辛很相应。文特森·威廉·梵高(Vincent Willem van Gogh,1853—1890),荷兰后印象派代表性画家。他充满幻想、爱走极端,在生活中屡遭挫折和失败,最后他投身于绘画,决心"在绘画中与自己苦斗"。1890年7月梵高终因精神疾病的困扰,在法国瓦兹河畔终结了其年轻的生命,时年37岁。

(二) 绘画治疗的历史背景

绘画治疗的起源,可推溯到史前人类的岩洞壁画(cave drawings)。这些绘画表现了原始人类与当时世界的关系和其对生命的探讨(wadeson,1980)。古埃及时代,相传英霍蒂普(Imhotep)用艺术活动来治疗精神病患。在我国,庄子在其著作中主张透过对艺术的对照(contemplation),人方能超越自我。1880年,意大利人隆布洛索(Lombroso)在医院应用艺术活动来纾解人的身心障碍。20世纪初,心理学大师弗洛伊德(Freud)以意象(image)、心象(mental image)和梦中的映象,来作精神分析式的心理治疗,而其门徒荣格(Carl Gustav

360

Jung)也常在心理治疗活动中，鼓励患者用绘画的形式，将自己的心象和梦记录下来。1920年，德国的精神科医师 Rinzhorn 从治疗中，发现患者的绘画作品表达了个人的心路历程，可作为诊断病情发展的工具。诺南姆（Nolam）和路易斯（Lewis）亦在 1925 年开始对成人神经症患者实施自由绘画，而史滕（Stern）亦于同年以心理分析的方式来解析神经症患者的自由绘画。

（三）绘画治疗的形成和发展

近代绘画治疗的形成起因于 19 世纪 30 年代的精神治疗运动（psychiatric movement）。该运动主要受弗洛伊德和荣格等精神分析理论学派影响，强调潜意识（unconsciousness）和象征化（symbolization）作用。当时的绘画治疗纯属于心理分析导向。1930 年，玛格丽特·诺堡（Margaret Naumburg）建立运用艺术表达作为治疗的模式。该模式与精神分析取向的心理治疗有密切关联，重视"分析"（analysis）和动力（dynamic），鼓励病患自发地描绘，并对其图画加以自由联想和解析。该模式重点强调了一对一的治疗关系。至此，"艺术"作为一种基本治疗的方法，而非其他治疗方法的辅助治疗，正式成为精神治疗领域里的一个专有名词。

1950 年，美术教师依利诺·优曼（Elinor Ulman）致力于残障儿童的美术教育，并发展了绘画治疗用于各种不同团体治疗的理念。1955 年到 1965 年十年间，她从事绘画治疗工作，并发展了被日后广为重视的"Ulman 评估程序"系统（Ulman assessment procedure）。同年，依蒂斯·克拉曼（Edith Kramer）以其在从事儿童的治疗经验中建立了她的理论，其治疗重点强调创造性艺术过程中本身固有的治愈特性。Kramer 认为绘画治疗是心理治疗的辅助，借着它帮助当事人发泄存在潜意识的东西，而不必消除其防卫（defense）。这种象征性经验的结果，当事人能在安全的环境及被保护之下，试验其行为改变。Kramer 和 Naumburg 各持不同的立论观点，此二论点一直成为艺术治疗专业内的两极。Naumburg 强调透过艺术的形式只是作为治疗中顿悟（insight）的基础；而 Kramer 则强调艺术创作过程和艺术升华作用在治疗中的功效，并主张当事人参与团体，在团体中，艺术活动和其产品均是治疗性环境的一部分，而团体的领导者则扮演着艺术家、艺术教师和治疗师三种角色。Kramer 的观点对艺术治疗的影响一直持续至今。20 世纪 50 年代后期，费克多·罗恩费尔德（Viktor Lowenfeld）开始研究儿童绘画和智力发展的关系。Lowenfeld 以皮亚杰 Piaget 的儿童发展理论为基础，并发展了"绘画发展阶段说"，奠定了在儿童艺术治疗中绘画诠释的根基，并开创了艺术教育治疗的新模式。

随着 20 世纪 60 年代艺术治疗的发展，艺术治疗已逐渐被心理治疗专业所接纳。1962年 Naumburg 和 Ulman 共同创立了艺术治疗公报（The Bulletin of Art Therapy），此刊物乃为美国艺术治疗期刊（American Journal of Art Therapy）的前身。1969 年美国艺术治疗协会（American Art Therapy Association，AATA）正式成立。AATA 首先确定了艺术治疗专业领域的训练课程标准，以培养专业的艺术治疗师，并建立专业的资格登记制度。

20 世纪 60 年代后在人本主义的思潮和卡尔·罗杰斯以人为中心的治疗方式的影响下，艺术治疗除了应用在心智残障者的医疗和特殊儿童的教育之外，亦应用到一般人或病患的自我探索和自我成长的心理咨询与治疗中。70 年代中期葵亚特科斯卡（Kwiakowska）将 Kramer 的团体治疗扩大到家庭治疗中。雷恩（Rhyne）将完形治疗的技巧应用在艺术治疗中，以激发成员的自我表达、自我知觉和团体互动性。至此，艺术治疗也被视为协助改变人的人格或生活方式的一种方法。

绘画治疗从早期以心理分析的理论与技术为取向，发展到今日百家齐鸣的状态。绘画治疗根据不同的哲学观点，如存在主义治疗、理情治疗、完形治疗、当事人中心治疗、沟通分析治疗、身心治疗和认知行为治疗等哲学观，已形成绘画治疗的各种理论模式与方法。因

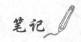

此，在绘画治疗的技术上，鼓励治疗师在治疗中能灵活地运用不同的表现性技法以开拓艺术治疗的领域。绘画艺术治疗在解决患者情绪障碍等方面问题存在优势，研究主要集中在情绪障碍、创伤、丧失或损失等方面。

二、基本理论

（一）绘画治疗理论观点

1. 绘画治疗理论基础　绘画治疗理论研究主要以心理投射理论（projection）（图18-4）、人类大脑分工功能理论以及升华理论为主要理论基础。

（1）心理投射技术是用非语言的象征性工具对自我潜意识的表达，是一种类似自由意志物在意识中的反映。绘画治疗是一种心理投射技术，是有效、科学的心理测验及心理咨询与治疗的工具。

罗夏墨迹测验是由瑞士精神病学家罗夏于1921年编制的，是非常有代表性并在当今世界上广为使用的投射测验。它主要是通过观察被试对一些标准化墨迹图形的自有反应，评估被试所投射出来的个性特征。

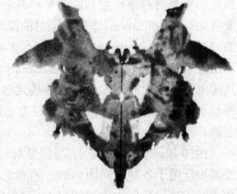

图18-4　罗夏墨迹图形

（2）1974年，美国神经生物学家Sperry的裂脑实验得出大脑两半球具有功能分工特性。大量文献表明，大脑左侧半球主要与语言、意识、分析等密切相关；右侧半球则主要感知非语言的视觉图像和艺术能力以及情绪反应等，所以绘画治疗对处理同属右半球控制的情感等问题有很明显的疗效。

（3）升华（sublimation）指移置（当个体无法直接表达对某对象的欲望、情感时，会改变驱力或者把这些转移到其他对象上，使自己的欲望和情感等得到发泄，以此达到减轻精神负担的目的）发生在社会道德允许范围内。当内心的冲突，原始的欲望、冲动、本能等元素反映到画面上的时候，就是一次升华的过程。通过升华，个体可以找到合理的方式发泄未得到满足的性本能，同时也为社会创造了价值。

2. 绘画治疗的作用机制　国内外关于绘画治疗的作用机制主要采用绘画艺术治疗大师Robin的论述，认为人类的思维和心理活动大多呈现视觉性，而绘画治疗正是运用可视图画去呈现来访者的内心世界，通过来访者对可视图画的表达和思考，从而达到认识和解决问题的目的。其二，人类大多情绪体验是言语无法描述的，但却通过图像存储在大脑中，即难以通过语言来达到治疗的目的，而绘画治疗可将这些无意识释放和表达出来，从而达到治疗目的。其三，绘画本身是一种符号，其价值也是中立的，来访者运用它能较为安全、顺畅地表达自己内心的冲突、情感、愿望等。其四，在绘画治疗中，艺术创作与心理治疗是平行的，在心理治疗过程中，通过艺术创作，那些破坏性的力量将得以升华，进而转为建设性的力量来帮助来访者。

3. 诠释绘画的一些理论　在绘画治疗中，当事人的绘画创作也常常是治疗师用以评断病情的具体工具。"绘画诊断"是以客观的态度来评估当事人的绘画，因此，在搜集其画作时莫做过多的引导和介入。一般，常用来诠释绘画的一些学说或理论包括：自然写实说、摘要说、人格说、发展说、智慧说、触觉-视觉两极说、知觉发展说、知觉记述模式和综合以上各家说法而形成的综合说。

（1）自然写实说（naive realism）：自然写实说认为客体与人所知觉到的意象是一致的，由于儿童与成人的肌肉运动控制能力不同，可借以说明两者的艺术表现不同。自然写实说强调艺术活动只是客体的再现。因此忽视情感等因素对艺术创作的影响。不考虑任何文化上的差异，认为写实主义对所有人类而言都是一样的。

（2）摘要说（recapitulation）：绘画如同人类的进化一般，儿童绘画表现亦呈阶段性的发展。摘要说是用原型（archetype）意象的观点来诠释象征符号。基娄格 kellogg 被公认为此派儿童书论的代表学者。

（3）人格说（personality theory）：人格说接受 Freud 艺术反映潜意识状态的说法，依据表现性（expressiveness）的优劣来研讨儿童的书法和绘画，它认为艺术品基本上反映的是个人的情感和生活经验。而影响大多数艺术治疗师对艺术品的看法是植基于心理动力论的观点和分析。

（4）发展说（developmental theory）：发展说与 Piaget 的认知发展阶段说有密切的关系。它根据观察儿童的书法、细部之描绘和儿童之实龄（chronological age），来建立各年龄儿童的认知之标准依据。发展说认为人的现阶段学习与先前学习的经验有关。借由影像的呈现，人们有将复杂的人生经验加以象征化的能力。发展说从多方面来探讨人类的认知，如迦德勒 Gardner（1985）的多重人类象征系统说（multiple human symbol systems）和费尔德曼 Feldman（1980）的多重认知领域论（multiple cognitive domains）。

（5）智慧说（intellectualist theory）：智慧说与认知发展学的许多观点雷同。它认为个体对某件物体的认知，即是对该物体的概念。每个人的概念形成和视觉分析都受学习、经验和文化的影响。人的心龄（mental age）与实龄并非一致，甚至可能有极大的出入。因此，我们可以由正式的绘画能力测验来判断儿童的心智发展。古德那夫（Goodenough）的"绘人测验"（draw-a-man test）就是以此学说为依据而建立的。

（6）触觉 - 视觉两极说（haptic-visual theory）：触觉 - 视觉两极说认为个体的生理因素决定其对空间的认识。一般来说，触发型的个体比较依赖其自身的情绪反应及身体感觉，而视觉型者多依赖其所处之环境。因此，它强调在艺术表现上，鼓励利用个体内在自发的和外在客观环境的线索。Lowenfeld 和 Brittain（1987）的儿童绘画研究与此理论有极大的相关。

（7）知觉发展说（perceptual development theory）：格式塔心理学（Gestalt psychology）为此理论提供了一个基本的架构。所谓形容知觉的成长，即是个体能应用所得的视觉资讯的能力增加，并且能对此资讯加以组织和综合，亦即是对其有所反应。它认为孩子最初只能知觉一个未经分化的整体，而后才能渐渐地分辨出细节。因而认同 Arnheim（1974）知觉与文化及智力息息相关的说法。

（8）知觉记述模式（perceptual-delineation model）：知觉记述模式的观点相信每个人都是独特的，并有许多学习的潜能。借以更多的机会和反馈去实践，重视观察对某一特定的团体而言是重要的形式，强调文化可影响个体的知觉训练。它认为心理文化层面和视觉生理层面的学习环境有助于资讯的处理。人的艺术记述和对艺术的反应包含个体视觉影像和象征符号的发展。并提出回馈互动系统（feedback interaction system），其中包括学生发展、教学效果和预备情况的评估。

（9）综合说：综合说认为艺术的成长反映了个体生理心理的成熟状况；人在迈向成熟的过程中，存在着许多个体差异和不同的学习方式，其中环境是影响学习的要素之一。艺术是认识事物的一种表现性方式，它给予意念一个视觉的形式。艺术作为一种象征系统，经由对艺术史、艺术批评、美学和艺术品的研究，我们便能了解艺术，认识这种表现性方式的意义。

（二）绘画治疗的理论取向

1. 精神分析取向　以弗洛伊德和荣格的精神分析理论为基础，在此模式中，艺术成为

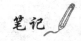

非语言的沟通媒介。认为来访者所创造的艺术作品是其心理问题的一个表达，并在绘画治疗过程中将移情揭示出来，追寻来访者过去发生的心理问题。因此，这一取向的艺术治疗师在促进创作性发生的同时，十分重视对绘画过程和作品意义的解读。

2. **人本主义取向**　以人本主义为理论基础，认为来访者本身具有自我指导能力，以及先天的完善自我倾向。治疗者在绘画治疗过程中为来访者营造利于其自我成长的氛围，让其欣赏感知自己的作品，并揭示出作品中包括的不同层次的含义。通过这个过程，可以丰富个体主观经验，学会用新角度看待自身和外部世界，可能实现来访者持久的改变，让来访者逐步认识接纳自我，最终达到自我整合。

3. **教育与发展取向**　以认知理论、行为主义理论及发展心理学相关理论为基础，通过艺术创作的方式，对存在认知、行为或情绪障碍的来访者提供干预，帮助其症状得以改善。主要用于处理情绪紊乱和心智发育迟滞的儿童、青少年的治疗。

4. **艺术作为疗法的心理治疗取向**　该取向认为艺术品和艺术创作活动本身具有治愈作用，强调艺术疗法中最有效的部分在于艺术本身，这个力量不是来自其他各种理论或技术，而来自于艺术所具有的使人心灵升华的本质。

（三）绘画治疗的特点

自心理咨询诞生以来，已出现的心理治疗方法达千种，每一种疗法都有其独特的价值，绘画治疗也有其特点，有些则成为其区别于言语治疗和其他治疗的优势。

1. 绘画治疗的表达，常运用心象作思考。此种心象思考，属于直觉式的思考方式，往往能透露潜意识的内容。

2. 绘画治疗因具非语言沟通的特质，治疗的对象较一般心理治疗为广。如凡智能不足者、口吃者、幼儿、丧失语言功能者等均能接受艺术治疗。

3. 在绘画创作的过程中，当事人较能投入事件的主体，防卫心理较少，潜意识的内容能自然浮现，是建立良好关系的有效方法。

4. 绘画创作可以是一种愤怒、敌视感觉的发泄，它是一种能被社会所接受，且不会伤害到他人的发泄方式。

5. 绘画是一种自发与自控行为。经由创作的过程，当事人的情绪得以缓和。

6. 绘画治疗中的作品是当事人意念和情感的具体呈现，透过此具体的形象，当事人得以澄清其情感和意念。

7. 绘画作品可为治疗师提供当事人的潜意识素材，而不必担心影响到当事人脆弱的或需要的防卫机制。

8. 绘画治疗的成品是一种诊断指标，可作为个案其他资料的补充。治疗师亦可从当事人一系列作品的表现中来评估其病情的发展。

9. 当绘画治疗团体中的团员在陈述其作品，并与团体分享时，常能唤起或刺激旁观成员的情绪反应，加强其他成员积极参与活动的动机，增进团体的互动和凝聚力。

10. 绘画涉及当事人应用其知觉和感官。绘画治疗可促进幼儿的感觉统合，或成为某些患者的康复方式。

11. 绘画的表达具有时空的整合性。当事人能将所表达的思想和情绪与过去事件、现在和将来联系起来。

12. 在绘画创作过程中，当事人能直接经历和体验到能量的改变，创造的潜能得以释放。

（四）儿童绘画的心理发展

一般来说儿童绘画有如下特征：随着年龄的增长，复杂程度也逐渐增加；具有夸张和省略的特点，反映其本人的生活经验和情感世界内容；年龄越小，其肌肉与手、眼协调

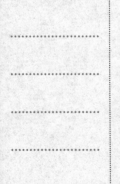
笔记

差,以后逐步协调;与整个精神生活的发育是平行关系;不同的绘画有不同的目的,素描(drawing)有利于传递观念,油画彩绘(painting)有利于感情的抒发;绘画技能在青少年时期自然停止;一般成人的绘画技能不超过12岁的孩子。根据儿童绘画的特征及其反映出来的心理特点,治疗者在进行绘画治疗时应采取和儿童绘画心理发展各阶段相适应的方法,给予相应的关注和指导。

1. **涂鸦期(2~4岁,注重自我表现)** 涂鸦主要是借由身体、手指和手臂的肌肉运动而产生的不规则点、线。心理学家认为,涂鸦与幼儿的哭、笑等行为类似,是儿童所有感觉对外部世界的综合形象,经过心理和大、小肌肉的活动而作的"自由表现"。观察表明,幼儿在涂鸦时伴随的撕碎或弄脏纸张的行为,以及同时呈现出来的快感和满足,说明绘画可以成为儿童表达和满足心理需求的一种手段,经过随意涂鸦、控制涂鸦到命名涂鸦几个阶段的发展,儿童逐渐地发展到能有意识地控制手臂,尝试画出长线条和圆圈,并逐渐地显示出与自己熟悉的事物的相关性的时候,涂鸦就升华成为一种创造活动。

2. **样式化前期(4~7岁,尝试初次的艺术表现)** 观察表明,这一时期的幼儿开始有意识地创造某些形象化的东西来表达他对外界的感觉统合经验。儿童开始将自己的情绪和感觉都投射到他所画的拟人化的动物上去。治疗者应注意到这时儿童的变化并给予正确引导。

3. **样式化期(7~9岁,形成形式概念)** 经过一段时间的尝试,这一时期的孩子终于发展出用一些比较固定的符号象征来表述自己的请核实?经验。一般来说,虽然一个儿童所画的每个人和物体的造型都大同小异,但每个儿童所画的样式都是十分独特的,其空间的表现与智力、知觉和人格的发展有关,而绘画的用色则与其情绪、感情的成长密切相关。

4. **写实萌芽期(9~11岁,写实萌芽)** 随着儿童社交关系的发展,这一时期孩子的自由画往往以"群"为主,会描绘较多的细节和环境,呆板的样式不再出现,并尝试去表现深度,对其情感上有意义的物体,可能会主动地用某种颜色去描述它。在幼儿园和学校,可以让学生几个人一组围住一张大桌子进行美术创作,让他们有分享经验和成果的机会,促进成员相互之间的学习与沟通,共同成长,克服自我中心倾向。

5. **推理阶段 - 拟似写实期(11~13岁,理性推断)** 这正是处于青春期的青少年时代,他们开始追求写实的表现。在人物造型方面,夸张的性别特征反映出他们对于自己身体发育情形的不安、焦虑和期望。同时在绘画上也表现出较高的创造力。这一时期孩子的创作大约可以分为"视觉型"(visual type)和"触觉型"(haptic type)两种表现类型,前者通常由物体的外表去表达少年对事物的认知,后者则依赖肌肉或物体的运动来感知事物,有观察表明,有"触觉型"倾向的儿童似乎在绘画和阅读上可能存在着较多的困难,也比较多见于低智者。

专业的心理医生可以从儿童绘画作品的细节来推断儿童的心智发展和情绪状况。一般来说,所画的细节越多,表明孩子对环境的认知愈深、愈全面,给予的情感和关注也较多,艺术治疗学家们发现,认知能力较强、心智能力发展较高的孩子常常会应用"X线透视法"来表现物体内部的结构,如隔着墙壁,画出屋子里的人物活动来,如果一个孩子所画的画尚未达到同龄儿童的一般水平,那么就提示该儿童有智力发育迟缓。如果一个孩子把人画成"棒棒人"、把房子画成又小又矮、没有门窗的几何图形时,提示该孩子可能存在冷漠、敌意等情绪上的困扰。在样式化前期的儿童,其绘画应该具有多样化的特点,如果一个孩子所画的画的题材和样式都一成不变的话,则提示该孩子的情绪和心理发展可能出现了某些障碍。同理,在样式化期,如果一个孩子尚未发展出自己的样式的话,则提示其心理发展可能出现了停滞。在党群 - 写实萌芽期的儿童,若不能在图画中建立起适当的空间关系,很少创作以"群"为主题的画画,提示该孩子存在着孤立、自闭、自卑的情绪障碍。

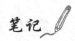

365

三、治疗程序

（一）绘画治疗的基本过程

1. 绘画治疗前准备工作　艺术治疗室应如一般的心理咨询室一样要具备一些必需的条件，如安静、安全、洁净、舒服等，除此之外设置上还应适用于绘画创作的一些要求，需明亮、通风，要有足够空间和器具可以用于创作、摆放艺术媒材和展示作品。艺术媒材指可用于艺术创作的工具和材料，在选择时要特别注意选用有利于调动来访者创作兴趣以及便于来访者使用和操控的媒材。

可运用的媒材包括：铅笔、蜡笔、粉笔、马克笔、记号笔、水彩、墨水、各种颜料、纸、描图纸、黏土、陶土、游戏面团、橡皮泥、帆布、纤维织物、线、拼贴材料、金属丝、刷子、剪刀、胶水、强力胶、画架、画盘、清洁工具等。

治疗师也应做相应的功课和准备。身为绘画艺术治疗师，不仅要具备一般治疗师的素养，还要具备一定的专业背景和伦理道德与职业素养。此外，治疗师需同时胜任"教师、治疗师和艺术家"的角色，这样才能很好地将艺术和心理治疗结合起来，给予来访者心灵的升华和帮助。

2. 绘画治疗实施步骤

（1）绘画治疗前的诊断阶段：同一般的治疗一样，在正式实施之前，先要收集相关信息，作出诊断，以确定治疗的方向和目标。一般来讲，绘画艺术疗法的诊断方法包括两种，非结构性（unstructured）方法和结构性（structured）方法。

非结构性方法即让来访者自由选择媒材、自主作画，称为自由画。采用这一方法进行诊断时要把来访者对媒材和主题的选择作为重要的参考指标。

结构性方法即来访者按照治疗师的要求进行艺术创作。采用这一方法进行诊断时通常运用系列性的评估方式，而不是以单幅绘画或单一类型的绘画作为标准，以增强诊断的准确性。

（2）正式治疗阶段：首先治疗师可采用一些热身活动或口头鼓励等方式降低来访者的防御，减少其阻抗和焦虑，调动起其创作积极性，以使来访者尽快地进入治疗阶段。

之后，可能来访者还是会在作品中表现出虚假的情感，或是避免表现其真实的情感，治疗师常会使用结构性的方法或建议来访者更换艺术素材，引导其进入真实表达的状态，以做出更多的自我揭露。

当来访者逐渐进入真实的自我表现后，治疗的重点则转移到治疗师和来访者借助作品互动的阶段了。治疗师要善于把握时机，让来访者以自己的方式来描述和解释自己的作品，实现无意识和意识的对话，促进来访者自我的和谐统一。

（3）结束阶段：绘画治疗的结束部分主要是在治疗师的带领下，治疗师和来访者一起回顾治疗的过程，达到修通的目的，巩固治疗效果。在这一阶段要特别注意的一个问题就是来访者在即将要结束时产生的失落感和与咨询师分离的焦虑感，治疗师要妥善处理，例如鼓励来访者运用新的媒材进行创作；如果是在团队中，可以和其他人分享自己的感受等。

（二）团体绘画心理辅导与治疗

在团队建设培训中应用绘画治疗最大的益处是：很多人会享受作画本身，可以创建轻松的团队氛围，让人们在愉悦中达到良好的团队活动效果。根据团队成长的生命周期，团队治疗培训介入的目的也不一样。一般把团队绘画治疗分为：初期阶段、中期阶段、后期阶段。

1. 初期阶段　以结构型绘画或非结构型绘画形式，加深团体成员之间的相互了解。如以小组为单位，请每个人想象自己是一朵玫瑰花，画完后介绍自己的作品和自己的情况：姓名、年龄、教育背景、主要经历、兴趣爱好等。每个人介绍完后，治疗师协助小组成员相互了解，明确成员的治疗目标，共同达成小组治疗目标（图18-5~图18-7文末彩色插图18-5~文末彩色插图18-7）。

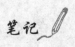
笔记

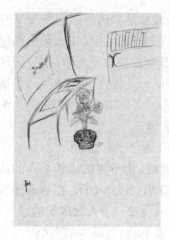 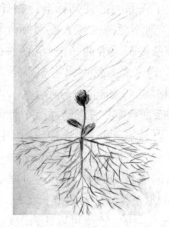 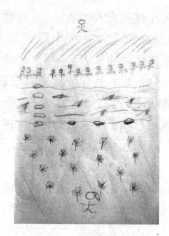

图18-5 "我长在舒适的家里"　　图18-6 "我深深地扎根在土地上"　　图18-7 "我跟大家在一起"

2. **中期阶段**　促进团体凝聚力，拓展建设性行为。如通过完成一个团队任务—画一幅团队图画，了解团队成员对自己在团队中的定位、角色认识、相互信任、合作关系等，在建立相互信任的工作阶段后，也可让成员将自己的困扰情绪绘画出来，之后再进行绘画作品的转化。如地震后儿童将自己恐惧、害怕所选出的象征性黏胶色块，以小组为单位，完成黏胶绘画作品，绘画主题呈现出"我的家"或"我们的团队"等，绘画结束后请每个小组派一名代表分享小组的作品和每位成员的作用。如图18-8/文末彩色插图18-8所示地震后儿童康复小组分享的作品。

3. **后期阶段**　创建及共享远景。个体对未来愿望的分享，对于建立共同目标、激励团队成员非常重要。治疗师可引导成员进行深呼吸，进入身心放松状态，给出具体的想象指令，请成员想象自己几年后的样子，包括社会角色，想象得越具体、越生动效果更好。引导出具体形象后，请成员保持安静开始把自己头脑中的形象画下来。如汶川"5·12"大地震1个月后，什邡保健院帐篷中山大学妇幼系辅导的儿童治疗小组后期阶段创建的具有鲜明饮食和娱乐需求的"儿童乐园"黏胶作品（图18-9/文末彩色插图18-9）。

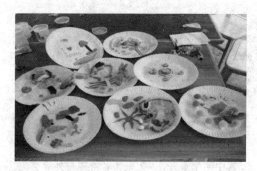 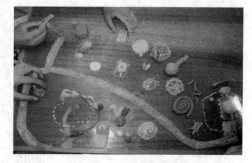

图18-8　各小组分享的作品　　　　　　图18-9　"我们的乐园"

四、基本技术

（一）常见的绘画评定技术

心理评定是心理治疗不可或缺的部分，绘画固有的特性给临床工作者带来与传统心理测验所不具备的优势：其一，绘画评定不受语言表达能力限制；其二，绘画评定能隐藏评定目的，减少被试的掩饰性；其三，被试的潜意识内容能投射到绘画中，从而减少其阻抗。

1. **画人测试**　画人（draw-a-man）是最基本的绘画技术。应用最广泛的画图技术之一，

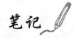

从儿童到成人都适用,并且建立了一系列的评判标准。指导语通常是:"请你画一个人。"有的治疗师会加上一个限定条件:"请不要画火柴人或漫画人物。"(火柴人指像用火柴棍搭出来的那种抽象人,漫画人物是描摹漫画或卡通画技)这两种因其高度抽象或变形,所以无法得到来访者具体或真实的信息。通常画人常用来考察以下方面:一是智力、成熟度;二是情绪状态,包括负面情绪;三是人格特点,如自信、自我意识、攻击性等。对儿童来说,画人测试还可以了解其听力障碍、神经系统疾病、适应问题及个性问题等。

画人测试衍生的其他形式:自画像、画一名异性、画雨中人、画一个家庭。

2. **树木人格投射测验** 树木人格图(baum test)指画一棵树,由于树的成长与人的成长有相似性,所以用树来比喻人的成长,可以让人产生丰富的联想(图18-10)。指导语通常是:"请画一棵树。"通过画树,可以考察一个人的成长历程,可以反映一个人对成长的感受。画树更容易表现一个人对于自我负面的感受,可以让人表现出较原始、较基本的层面。

画面偏右、偏上提示被试自信度较高,树冠是理想、追求、信念等理性层面的投射,树冠中果实多提示追求和兴趣广泛,果实较小提示个体能为理想付出的努力程度较低。树干较粗壮提示被试的个人能力和社会支持良好。

3. **房 - 树 - 人投射画** 房 - 树 - 人投射画测验又称 H-T-P 测验(图18-11/文末彩色插图18-11),HTP 测验能激发来访者有意识和无意识的联想,其所画出的人物、房子和树木或其他内容可以投射出其知觉、人格和态度。房子能投射出个人、家庭以及家庭成员的相关信息。树木则能投射出其心理发展和对环境的感受。治疗师应通过分析来访者所画的人、房子和树的特征以及画的细节比例、颜色的选择和透视,对所画形象进行评估和分析。

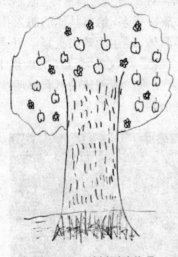

图 18-10 绘树测验作品

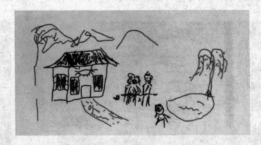

图 18-11 理想中的家

注:房屋有三个窗,其中两扇敞开,表明来访者希望与外界交流。门口通向右下方的路也传递了同样的信息。但门没有把手打开,甚至比窗还要小,说明敞开心扉依然是件比较困难的事

4. **自由绘画** 也称为自由联想绘画。指导语:"你可以随意画。""画任何你想画的东西。"通过自由画,可以考察来访者最主要的情结、被压抑最深的情绪、最迫切需要解决的问题等。在自由画中表达出的信息是开放的、丰富的,但它对治疗师的评估能力要求较高。治疗师对来访者经历的熟悉、双方信任关系的建立,对理解和评估自由画有重要作用。

5. **涂鸦** 涂鸦是在热身的基础上进行的自由绘画。通过身体的运动,创造轻松愉悦的氛围,让来访者创作出自己的作品。热身阶段让来访者随着音乐做全身运动,随着音乐的韵律,双手在空中做画的动作,主要是解除来访者的压力和束缚。之后,再让其在纸上自由

笔记

作画。通过涂鸦，主要引导来访者发挥自己的主观能动性，整合自己。涂鸦本身就是一个充满新奇的创造性活动，在这种创造过程中表现潜意识的一些东西。

6. 风景构成法　由日本的中井久夫于1969年创立的一种艺术疗法，被认为是投射法的一种。在画面中画上框架，让来访者根据指导语依次在框中画上远景群（山、河、田等）、中景群（路、房、树等）以及近景群（人、花、动物、石等），再补充上不足的东西以构成一个整体的风景画，然后再提问来访者关于画的内容和联想。近年来，风景构成法得到了很大发展，它现在和罗夏墨迹测试、树木人格测试一样，在心理治疗中得到了广泛使用。

7. 家庭图（draw-a-family）　该方法是画一个家庭，把画人技术应用在家庭方面。给出指导语："画出你的家庭。"从家庭图中可以考察来访者对家庭的态度、家庭成员之间的动态关系。有时来访者画家庭图时会省略自己，有些学者提出"家庭动态图"模型，给出指导语："请画出你家庭的每一个人，包括你，正在做某件事或从事某个活动"，此又称为动态型家庭图。有学者指出，最好是在第一幅家庭图后再给出这样的指导语，可以察觉来访者省略自己的情形。

8. 其他技术　在实践中治疗师还发展出众多技术，借助绘画工具可以把抽象的感觉、情绪具体化，也可以跨越时空，创造出具体的形象。例如，关于情绪、感觉、梦、愿望、经历、特定事件、动物等内容作画。通过这些作画内容可以获得丰富的信息，治疗师要善于灵活运用以上技术。

（二）诠释绘画作品应具备的态度

绘画的诠释，诚然并非绘画治疗的全部，但它是引领我们进入当事人内心世界的重要途径。它对于个案的全面了解，不仅能提供相关的资料，而且在建立良好治疗关系的基础之上，扩大了治疗的思考领域，强化了"艺术即是治疗"此一理念的认识。

绘画治疗的功能，在以往常被视为一种"迷思"（myth）。在了解上述诠释绘画的种种理论之后，我们应以一种审慎的态度来对待。不管采用哪一派的学说来诠释绘画，在诠释画之前，都应先了解该画作者的家族史、既往史、发展史和在家里或学校的一般生活情况，并观察其实际作画过程。更理想的情况是，能研读数张同时期的图画，再作治疗上的诊断。简而言之，治疗师应以一种人性和理性的态度来诊断绘画，忌讳感性而主观的诠释方式。

在绘画治疗中进行绘画诠释时应注意考虑下列几个问题：

1. 你所认同的心理治疗取向是什么？它（们）能否与绘画治疗的理论相结合？
2. 你的个案（画的作者）正处在哪个发展阶段？
3. 是否有文化因素的影响？
4. 学习美术（技巧）是否对心象的形成有所助益？
5. 是否有生理、医学或药物的使用等因素影响其创作的过程？

（三）分析绘画作品

从心理学的角度分析一幅绘画作品，至少可以从三个层面去分析：一是从整体上分析，包括其画面的大小、笔画的力度、构图、颜色等；二是从绘画的过程分析，包括先画什么、再画什么、是否有涂擦、花了多长时间等；三是从画的内容上分析，要分具体主题，如画人、画树、画房子等。

以下例举一些国外对绘画作品的分析和解读。绘画分析是一个动态的过程，分析作品应该是专业的、慎重的，不能照搬文章的只言片语去分析，而一定要从整体上进行个性化分析。

1. 画面大小　画面非常大有可能是一种攻击性倾向；有可能因内心的无力感而表现出外在的防御机制；表现出情绪化、躁动的倾向。

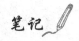

画面非常小表现出对自我评价较低；表现出拘谨、胆怯和害羞的倾向；可能缺乏安全感；可能情绪低落；可能有退缩倾向；画面在纸的上方且较小时，表现出来访者心理能量较低。

2. 画面位置 处于纸的中间是最普遍的情况，代表了安全感；处于纸的正中央，可能表明没有安全感，在人际关系上比较固执。

处于纸的上部表明高层次的抱负，会努力达到目标；也可能代表一种乐观，有时是一种不合理的乐观。

处于纸的下部表明没有安全感；代表一种匮乏感；情绪低落倾向或悲观主义倾向。

处于纸的边缘或最下部表明没有安全感，或缺乏自信，需要外部支持；依赖他人，害怕独立；逃避尝试新的东西，或沉迷在幻想中。

3. 用笔力度 有力的笔触表示思维敏捷、自信、果断。

特别用力可能代表自信、有能量、有信心；可能代表神经紧绷；可能代表攻击性或脾气暴躁；可能代表器质性病变，如脑炎、癫痫等。

轻微力度可能代表犹豫不决、畏缩、害怕、没有安全感；可能代表不能适应环境；代表低能量水平。

断续、弯曲的笔触表示犹豫不决；表示依赖和情绪化倾向；代表柔弱与顺从。

4. 线条特征 长线条表示能较好地控制自己的行为，但有时会压抑自己。短而断续的线条表示冲动性。

线条方向：强调横向直线代表无力、害怕、自我保护倾向或女性化；强调竖向直线代表自信、果断；强调曲线可能代表厌恶常规；线条过于僵硬代表固执或攻击性倾向；不断改变笔触的方向代表缺乏安全感。

5. 颜色 罗夏（Rorchaoch，1942）提出颜色是人们情绪生活的核心，由此他在墨迹实验中使用了彩色图案。但也有学者提出人们对于颜色的感受具有不确定性和多变性，对颜色的解释是主观的。一般来说，暖色调象征温暖、热情、能量，冷色调象征冷漠、无能量。但对于每种颜色代表什么意义，可更多地倾听来访者自己的解读。

一幅画中使用颜色的多少也有不同的信息。单色或两种颜色，整体来说表明淡漠；三色至五色，则是正常的，是大多数人的选择；超过五色，图画会显得繁复，要寻找原因，可能有一种急躁症倾向。

6. 绘画的过程 最先画的部位或事物是来访者最关注的方面。

很多涂擦的痕迹表明来访者犹豫不决、优柔寡断或追求完美的个性，或是对自己不满，或是情绪焦虑，或是想要隐藏真实的自我。

很长时间去画一幅简单的画表明来访者不愿表现真实自我，在把哪方面表现出来、如何表现进行过多的思虑。

来访者不满意自己的画时把不满意的作品撕掉（或要求换纸）表明其追求完美的倾向，或者被自己画出来的真实内容吓了一跳，重新进行绘画是整饰的过程；如果来访者在不满意的画稿上继续作画，表明其为达到目的不在意挫折。

五、应用与评价

（一）绘画治疗的应用

国内外许多研究都表明绘画治疗是一种科学有效的心理治疗方法并取得了一定的成果。首先，绘画治疗在处理情绪冲突、创伤、丧失有很好的疗效。其次，绘画治疗可以促进自我的完善和社会技能的提高。

1. 绘画治疗的适用人群 绘画治疗可以适用于任何人，从黄发小儿到耄耋老人，绘画治疗都能发挥其独特的作用。

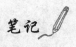

（1）对儿童来说，绘画是一种很好的表达方式，可以帮助解决儿童因言语功能发育不全所造成的咨询和治疗中的不便，对于家庭成员的丧失、新的兄弟姐妹的到来、新环境的适应、学习困难、身体残疾等都能起到很好的治疗作用。

（2）对青少年来说，绘画治疗为其开辟了一个安全的空间，对于同一性危机、成长过程中的障碍、适应问题等都能起到一定的治疗作用。

（3）对成人来说，绘画治疗更多地用于特定的问题上，如自我成长、情绪障碍、神经症、哀伤辅导等。绘画还能起到消除紧张等的心理调节和保健作用。

（4）对老人来说，绘画治疗有助于他们展示和改善因衰老带来的危机感、自我形象和生活的变化等方面的主题。

（5）一般来讲，绘画治疗特别适用于以下几种类型的人群：

不能说话的来访者，如患有自闭症、失聪、大脑损伤等疾病的人群。

不想说话的来访者，如对心理咨询阻抗很大的人群。

难以用语言表达自己的来访者，如经历了创伤和丧失的来访者、不善言辞的来访者等。

2. 绘画治疗应用范围　绘画治疗应用范围从医学、精神病学领域拓展开来，可应用于学校、社区、企业、诊所、医院、艺术工作室等多种组织机构和场所。目前绘画治疗在国内外较多应用于以下治疗：患有癌症等生理疾病、残障人士、创伤和丧失、暴力问题、分离焦虑、适应问题、情感混乱、性问题、物质或药物滥用、神经症、饮食障碍、人格障碍等。

主要归为以下几类应用：①情绪功能的恢复；②社交功能的改善；③自我概念的提升；④认知功能的恢复；⑤精神症状的改善；⑥躯体症状的改善。

（二）绘画治疗的评价

1. 绘画疗法不受患者语言、年龄、认知能力及绘画技巧的限制。

2. 治疗的实施不受地点和环境的限制，并且可以灵活采取单独或集体进行的方式。

3. 绘画疗法可以使患者通过正当的方式安全地释放毁灭性能量，使患者焦虑得到缓解，心灵得到升华。

4. 绘画疗法是运用非语言的象征方式表达出潜意识中隐藏的内容，患者不会感觉被攻击，阻抗较小，容易接受，有利于真实信息的收集。

（三）绘画治疗在我国的发展现况

1. 教育领域

（1）治疗取向的艺术教育：20 世纪 80 年代，国外开始在中小学开展心理治疗取向的艺术教育。国内外均有研究证明，在学校正规课程中，心理治疗取向的艺术教育能对学生心理健康成长发挥促进作用。我国也在理论和实践两个方面探索了如何将艺术治疗融入从幼儿园到大学的艺术教育体系中。2002—2006 年华东师范大学艺术教育研究中心进行的一项"美术教育促进青少年心理健康的实验研究"探索了艺术教育与艺术治疗两个领域的交融点，突破了以往艺术教师不能担任艺术治疗师角色的观点。

（2）与特殊教育结合的艺术教育治疗：在特殊教育领域，欧美等国家已将艺术教育应用于有情绪和行为问题的儿童、残障儿童以及患有器质性疾病儿童等的临床治疗中。而绘画治疗已成为特殊儿童有效的辅助治疗方式和教育方式，能够帮助其增强自信与自尊，使其与教师和正常儿童建立更融洽的关系。

（3）为心理辅导培训和应用提供更多选择：20 世纪 70 年代香港中文大学教育学院林孟平，早年于美国师从罗杰斯人本主义学派，将绘画治疗技术整合于当事人中心治疗的小组辅导和心理辅导的教学培训中。她于 1997 年在华中师范大学将她的辅导方法系统培训了来自国内 125 所高校的心理咨询骨干教师，并在随后的北京师范大学心理辅导与心理治疗的硕士和博士高级课程教学培养中进一步推进了该理论方法在亚太地区的系统应用。美籍

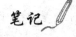

华人龚鉥的心理剧治疗培训中也融入了绘画治疗技术。

目前在各大高校都设有心理咨询中心，绘画艺术教育也应用到学生个人及团体辅导之中，为校园的心理辅导方法提供了多种多样的艺术形式。

2. 医疗领域

（1）灾后心理干预：1989 年美国加利福尼亚州发生大地震，在震后心理救治中，Paul Joseph Dowling 发展出来以绘画为主要干预手段的艺术治疗方案（art therapy project）。随后，1999 年我国台湾地区发生了 9·12 大地震，赖念华根据华人特点对 Paul Joseph Dowling 的艺术治疗方案做了修订并在我国台湾地区采用该治疗方案。创伤记忆有视觉特性，通过绘画的表达方式可能是呈现这些无法抹灭的印象最有效、最原始的方法之一。在 5·12 四川汶川大地震中，郭丽、张雯、卢勤等学者对灾区不同群体进行灾后团体辅导和艺术治疗，显示了预期疗效。2010 年 6 月青海省社会科学界联合会和中国科学院心理研究所针对玉树 5000 余名大中小学生开展了"创造性艺术治疗技术连续培训"，在受灾地区长期开展艺术治疗活动，有助于灾区儿童情感宣泄和表达。

（2）精神疾病的辅助治疗：绘画艺术治疗可以作为精神疾病药物治疗的辅助手段，它对精神疾病的治疗有重要作用。上海精神卫生中心学者费明首先在国内对精神分裂症患者进行绘画艺术心理治疗研究，证实了绘画治疗在改善患者阴性症状方面的积极作用。2009 年，赵玉波在对康复期精神分裂症患者采用绘画治疗的研究中，发现绘画治疗有效地促进了精神分裂症患者的康复，可提高其自理能力，降低了该病复发率。目前，绘画治疗在减轻精神分裂症患者精神症状的应用已得到广泛证实。

（3）成瘾患者的辅助治疗：2011 年，郭丽等研究者将以人为中心取向的绘画治疗应用于海洛因戒毒者成长小组，通过 100 例男性海洛因戒毒者随机分为 ST 组（治疗组）和 LC 组（对照组）治疗后 3 个月、6 个月随访测评显示：该治疗对改善海洛因戒毒人员的抑郁、焦虑情绪，提高自尊的即时疗效显著；在自我接纳水平的提高方面具有良好的远期疗效。2004 年，李仁鸿等对 283 名海洛因依赖康复者的 333 幅绘画作品进行了分析，发现 333 幅作品中呈现出 70 多种象征符号，其中包括正面的意向和负面的意象，认为绘画治疗可及时了解戒毒者的心理状态。

（4）肿瘤患者的康复治疗：2010 年郭丽等对乳腺癌改良根治术后患者与保乳术及良性肿瘤切除术后患者比较研究显示，乳腺癌根治术后患者存在显著体象困扰，自我接纳水平较低，焦虑水平高；其体象困扰与不成熟防御机制和神经质防御机制呈正相关。对 34 例体象困扰者进行自画像个人探索的会心小组治疗后，近期疗效显示：该治疗可缓解患者焦虑抑郁情绪、改善人际关系疏离和消极认知。

（5）孤独症患者的辅助治疗：2009 年，张雯等对 60 例孤独症儿童进行绘画治疗，进行随机对照后结果表明，绘画治疗能显著提高患儿的语言表达能力和沟通能力。2013 年，崔建华等也发现绘画治疗能有效改善孤独症患儿的认知和行为表现。

临床案例与思考

瓦利德是个 14 岁的男孩，在他进行了脑瘤手术后被送进康复医院时，便开始了绘画治疗。他是个说话大声，但是很讨人喜欢的男孩，常和治疗师在绘画治疗室一起画画、唱歌、讲笑话。由于他处于康复初期，四肢不能协调运动，无法灵活掌控画笔，治疗师便将彩色水笔的墨水滴在他的手掌上，让他随意在准备好的画纸上涂鸦。他激动地往白纸中推抹着手掌上的彩色墨水，急切地表达他想运动、想康复的愿望。他画出一条条美丽的线条，他大声解释这是他美丽人生的线条（图 18-12、图 18-13/ 文末彩色插图 18-12、文末彩色插图 18-13）。虽然是如此简单的标记，瓦利德却可以通过这些说出他患病的痛苦迷茫、他的

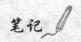

父母朋友，还有他的足球赛，一切存在他脑海中的任何东西。他的画是他内心世界连接外面世界的大门，是他的过去和现在的大门，也是他的社会生活和个人生活的大门，它们变成他有象征意义的语言，充分表达了他自己，用这样的方式来治愈自己的痛苦。

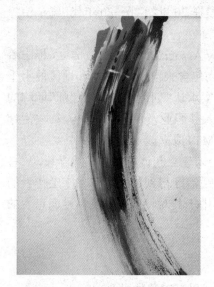

图 18-12　美丽人生线条之一

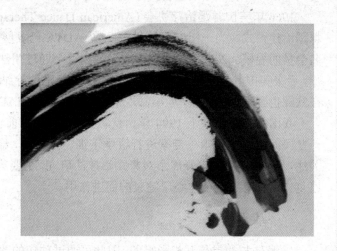

图 18-13　美丽人生线条之二

思考题：

1. 该案例中绘画治疗对该患者起到了哪些作用？

2. 在治疗师和患者之间担任了何种角色？

3. 请你谈谈绘画治疗在临床中应用的情况（适应证和适用人群）。

4. 绘画治疗还有哪些形式可以运用于行动不便的患者？

（郭　丽）

第三节　舞　蹈　治　疗

一、概述

（一）定义

舞蹈治疗（dance therapy），又称舞蹈动作治疗（dance movement therapy，DMT），美国舞蹈治疗协会把其定义为利用舞蹈或即兴动作的方式治疗身体障碍以及增强个人意识，改善人们心智的一种心理治疗。舞蹈治疗是包括医学、心理学、艺术学等多学科交叉的产物，让患者通过动作这一非语言形式以释放情绪、探索潜意识，最终实现情感自我、精神自我和认知自我与环境的整合。

舞蹈治疗有两个基本理念。其一，个体的身体和心灵是紧密联系的。个体的心理问题会在身体上呈现出一定的动作模式，同时，个体的身体状态也会对人的心理产生影响。其二，创造力能够促进人的心理健康。舞蹈动作中的创造性活动能使个体获得自信，获得自我满足感和价值感。

（二）舞蹈治疗的历史与发展

19 世纪末至 20 世纪初，现代舞作为一种强调内心表达、张扬个性的非传统艺术形式，在当时正经历社会经济变革的欧洲逐渐兴起。一批现代舞先驱先后在美国成立舞蹈学校，

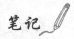

笔记

培养出现代舞人才。其中一些人开始关注到现代舞对表达个人内心的帮助，并发现舞蹈动作对人的身心有一定疗愈效果。舞蹈治疗在美国的兴起和发展经历两个阶段：第一阶段在20世纪40—60年代，以玛丽安·雀丝和玛丽·怀特豪斯等为代表的先驱们通过把舞蹈与精神医疗结合，将舞蹈治疗作为一个学科建立起来。第二阶段在20世纪70—80年代，舞蹈治疗被其他治疗师尝试逐渐整合到心理治疗中。

1966年美国舞蹈治疗协会（American Dance Therapy Association，ADTA）成立，标志着舞蹈治疗正式成为一门专业学科。目前，ADTA已发展为包含来自34个国家和地区的上千名会员的规模。2002年，纽约州成为美国首个通过州法案承认"创造性艺术治疗师"职称的州，后来美国其他各州也陆续通过法案，将舞蹈治疗纳入其职业及保险系统中。舞蹈治疗在欧洲也有不小的规模，近年，欧洲舞动治疗协会（EADMT）成立。

我国的舞蹈治疗于1994年由伏羲玉兰引入，目前仍未建立起该方面的正式学科，只有一些民间组织邀请国外专家进行讲学培训。近年来，舞蹈治疗得到越来越多临床工作者的关注，同时，学者们也开展了对舞蹈治疗的研究，主要集中于其对特殊儿童及精神病患者的康复作用及对正常个体心理健康的促进作用。

二、基本理论

1. 身体与心灵是互相影响的，因此可通过动作的改变以影响整体身心功能；

2. 动作能反映人格；

3. 治疗关系至少在一定程度上被非语言信息调节，比如治疗师模仿来访者的动作有助于治疗关系的建立；

4. 动作包含一种象征性功能，可以表达潜意识过程；

5. 即兴创作的动作能协助来访者体验新的存在方式；

6. 舞蹈治疗能再现来访者早期客体关系，这主要通过非语言中介以实现。

三、治疗程序

（一）初期阶段

治疗师与来访者进行会谈，了解其求助原因，评估舞蹈治疗是否适用于该来访者；建立咨访关系，让来访者信任治疗师；然后让来访者在房间内自由走动，借此了解来访者的姿态、空间使用、动作力度、节律性、小节性、动作隐喻性等。最后，治疗师与当事人商定心理治疗目标，阐明设置，并向当事人介绍舞蹈治疗。必要时要进行风险评估。

（二）中期阶段

进行常规性且持续的舞蹈治疗。治疗师鼓励当事人通过舞蹈动作来表达自身的感受、想法，并观察、回应和分析当事人的动作，协助当事人对自身、对他人及对关系的觉察，并引导当事人产生相应的变化。治疗师在需要的时候模仿当事人动作，可增强其被接纳感，促进咨访关系。此阶段可细分为"孵化"和"解释"两个阶段，该两个阶段不是以直线式前进，而是来访者会经常在二者之间波动转换。

1. **孵化（hatching）** 以自发性动作（authentic movement）表现来访者内部心理活动或团体内的共享主题。主要依靠动作的隐喻性来表现潜意识过程。同时强调给来访者留有空间，让其体验此时此地的感觉。

2. **解释（interpretation）** 动作对来访者的意义或启发开始呈现，其信息逐渐意识化。来访者能把动作信息与现实联系起来，对自身有更进一步的了解。

双方定期回顾治疗过程，讨论已开展的工作能否促进患者向治疗目标前进，若偏离目标则需调整计划。治疗师需在治疗过程中根据患者实际情况不断调整、充实治疗方案。

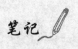
笔记

（三）总结巩固阶段

结合舞蹈和谈话方式，进行回顾及评估，讨论结束进程并处理分离焦虑。

治疗师与当事人共同回顾整个治疗历程，肯定收获，巩固已有的改变，学习把治疗中学会的东西带到生活中；并适当布置延续性舞蹈作业，让当事人在结束治疗后能借此独立面对生活；让其了解治疗永远不会真正结束，它会是真实生命中的一个过程。

舞蹈治疗结束后，治疗师可进行适当的效果跟踪，通过反馈总结经验，进一步巩固成效，并在需要的情况下做补充建议。

四、基本技术

1. **镜像技法（mirroring）** 治疗师适时适当地模仿来访者动作，有助于双方建立起信任的治疗关系。该方法能帮助来访者自我觉察，同时体验到被认可、信任或理解，相当于"运动直觉的共情"。关键技巧在于，治疗师用动作来体验来访者的经历，以及其希望表达的东西。好的舞蹈治疗师不仅有对来访者动作形式上的模仿，还能切身体会来访者的感觉或想法，并通过相似的动作来回应来访者。需要注意的是，不能机械照搬来访者每一次无心或有心的小动作，如眨眼或咬唇，否则有可能让其感到被招惹或被嘲弄，损害治疗关系。

2. **即兴动作（improvisational movement）** 即兴动作是来访者创造性和自发性的体现，有助于培养其内省能力，并自然而然地表达真实自我。治疗师需要关注的不仅仅是来访者的动作表现，更重要的是通过动作来了解其内部心理状态。

3. **对立性动作（opposite movement）** 对立性同时存在于身体或心理中。身体的对立包括放松与紧张、屈伸、开合、上下、轻重、宽窄等，它们都应维持在平衡状态。治疗师要注意觉察对立性动作的存在，并与来访者探讨其内涵。此外，治疗师可引导来访者在对立的动作间转换，感受动作过渡的可能性，并逐渐从动作对立转换的体验转化到多种心理状态之间平衡转换等体验，如快乐与难过、理性与感性、焦虑与平静等。

4. **音乐和道具的配合使用** 适当的音乐和道具使用能渲染相应的情绪氛围，增强来访者动作和舞蹈的内在表现力，有助于表达情绪。治疗师还能运用道具作回应，在动作回应的基础上加强共情的表达。

五、应用与评价

（一）舞蹈治疗的应用

舞蹈治疗的应用范围非常广泛，可适用于不同年龄阶段的各种人群。

1. **特殊儿童和青少年** 情绪/行为障碍者、适应不良者、违法犯罪者、贫困者、品行障碍者、学习障碍者、孤独症患者、精神病患者、多动症患者、厌食症患者、学校恐惧症患者、抑郁症患者等。

2. **老年人** 退休后，老年人会失去以往的收入、活动和社会地位，还有可能丧失健康、亲友。此外，老年人还常受到"对老年人的歧视"，以上种种均不利于老年人心理健康的维持。舞蹈治疗能促进老年人相互支持、提高自信、提升整体健康水平。

3. **亲子沟通/家庭治疗** 以躯体动作呈现早期依恋关系，同时通过动作的改变促进依恋关系的修通。

4. **精神疾病患者** 舞蹈治疗旨在帮助患者通过肢体动作探索其个人存在。肢体动作可以帮助患者重现身体原始经验和记忆，从而让这些被压抑到潜意识中的信息得到修通。

5. **无法用语言表达自己的患者** 作为非语言形式的治疗，患者在舞蹈治疗中的非语言行为可以呈现其前语言时期的发展或所受的创伤，进而达到修通的效果。

6. **团体治疗** 着重人际互动和关系建立。舞蹈治疗使来访者在团体中更容易感受、理

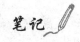

笔记

解他人，同时学会以能让他人理解的方式表达自己。

7. 正常人群 可用于减压、提升创造力、增强人际沟通能力、促进个人成长等。

（二）舞蹈治疗的评价

1. 舞蹈治疗是多学科交叉的产物，同时得益于多种心理学理论的支持，主要包括精神分析、人本主义、行为主义、超个人心理学等。与传统谈话治疗相比，它能突显独有的非语言优势。

2. 舞蹈提供了一种轻松、安全的氛围，让来访者降低防御和阻抗，更顺畅地表达内部信息。

3. 舞蹈治疗在国外（尤其美国）已是一套较为成熟的治疗理论和方法，国外设立了专门的舞蹈治疗学会及相应的学科期刊，已形成一套以研究促进应用的完整体系。

4. 舞蹈治疗在我国内地发展时间尚短，未在任何高校建立专门的学科，更未有正式的治疗学会或相应学术期刊，临床应用很少。然而近年来已有越来越多的临床工作者开始学习该方法，并尝试应用于临床上，相关研究也日渐丰富。

（三）舞蹈治疗在中国的应用

1. 舞蹈治疗对特殊儿童的辅助治疗 2014年，任晨静运用舞蹈治疗对智障儿童的交往能力进行干预，结果发现舞蹈治疗能缓解轻、中度智障儿童的焦虑情绪，改善患儿的肢体协调和认知能力，并提升其人际交往能力；同年，林敏对60名孤独症儿童进行为期3个月的舞蹈治疗，结果显示患儿情绪变得更稳定，沟通能力得到提高。

2. 舞蹈治疗对精神病患者的辅助治疗 2009年，熊梨花等发现舞蹈治疗能提高抑郁症患者的自我效能感，且4周后的治愈率比对照组高；2012年，刘玉兰等对32例恢复期精神分裂症患者进行为期3个月的舞蹈治疗，结果显示舞蹈治疗有助于改善患者的紧张、焦虑情绪，并提高患者的社会能力。

临床案例与思考

玛丽，女，26岁。被诊断为精神分裂症4年，住院两年。玛丽在性上经常有过度唤起，经常对其他患者（同性、异性均有）进行性挑逗，同时害怕被人认为是同性恋者。她是一名非常不合作的患者，常与医护人员激烈争吵，甚至打护士。即使精神科医生责骂她并提到要报警，她依然轻蔑应对，不觉懊悔。舞蹈治疗每周1次。

首次见面，玛丽叼着烟，对舞蹈治疗充满兴趣，但第二次来的时候就表现得害羞、退缩，对展现任何肢体动作感到不舒服。治疗师邀请她进行一些简单的热身动作。玛丽总是提到自己在性上的越轨行为，而治疗师从她的仍停留在早期发展阶段的肢体动作推断，玛丽很难进入一段成熟性亲密关系，而只是用性来满足她婴儿般的依赖需求。第三次治疗，玛丽在热身中突然停下，说要离开治疗室。她提到自己很讨厌自己的身体，而妈妈的皮肤比她白，妈妈常虐待和欺骗她。治疗师认为玛丽把对妈妈的愤怒移情到了治疗师身上（治疗师也具有白皮肤）。前几次的治疗中，玛丽一直表现得很抵抗，总是机械重复治疗师的动作。直到一次治疗结束后，治疗师发现玛丽与另一位患者开心地一起跳舞，后来治疗师把这个事情反馈给玛丽，同时告诉玛丽其实她的动作很像在治疗中的动作。玛丽没说什么，但此后她很快就能把动作和语言结合在一起去表达自己。治疗中她先诉说，一旦说到一些会唤起焦虑的事情，她就即兴舞动起来；或者反过来，她在舞蹈中如果突然出现一些想法、感受，就会停下来跟治疗师讨论。后来，治疗师在治疗室中加入镜子、钢琴等，在治疗的开始、中间和结束时，玛丽都会仪式性地照一下镜子，同时跟治疗师讨论看到镜中的自己的想法。玛丽对自己身体的观念经常变化，有时说自己"丑"和"肥"，有时说自己"挺不错"或"漂亮"。玛丽对自己身体的感知同时反映了咨访关系的变化。同时，治疗师也充当了"镜子",经常模仿玛丽的动作让她看到自己呈现出来的东西。一次团体治疗中,玛丽看到别的患者假装洗澡,她当时没有加入,但回到个人治疗中,她也假装洗澡,而且细致展现了整个流程。这说明玛丽学会了在足够安全的地方,照顾自己的身体。之后的治疗中,玛丽对治疗师充满愤怒和敌意(缘于治疗师拒绝在治疗外陪伴她外出办事),她认为治疗师完全变成了"坏母亲",而自己的母亲便成了完全的"好母亲"。尽管这样,她依然愿意回到治疗中,而且会随时突然停止舞蹈,勇敢谈论自己此刻的感受。咨访关系在冲突、远离又靠近中发展,玛丽逐渐会更多地敞开自己的内心。她提到上学的时候,别人喊她"黑人",她坚信是12岁时涂的面霜烧毁了她的脸(虽然她知道现实中她脸上没有瘢痕),她这种"皮肤被烧坏"的信念其实在侵蚀她与外界的身体界线,进而让她形成了扭曲的身体意象。

在8个月的治疗中,舞蹈动作帮助玛丽连接到早期婴儿的身体经验,逐渐地让玛丽重塑身体意象、建立和稳定身体边界,从而让她开始感受到自己跟他人之间的界线。同时在治疗中,玛丽可以感受到主动权,这是她以往经历很欠缺的。治疗中的舞蹈动作能快速、即时展现自己的想法、情绪,同时把它们与过去的经验连接。舞蹈帮助玛丽时刻感受到真实的自己,并不断修通自己。

思考题:

1. 上述案例中,治疗师主要运用哪种理论取向的舞蹈治疗?
2. 上述案例中,舞蹈治疗对玛丽起作用的因素主要有哪些?

(郭　丽)

第四节　游　戏　治　疗

一、概述

(一)定义

美国游戏治疗协会把游戏治疗(play therapy)定义为一种运用系统的治疗模式以建立良好人际关系的过程。治疗师在此过程中借助游戏的治疗作用,协助来访者预防或解决某些心理问题,以实现来访者更好的成长和发展。游戏治疗最初是针对儿童的疗法,它作为成人与儿童沟通的媒介,能以象征的形式协助儿童表达过去难以言表的情绪和矛盾。游戏治疗能增加治疗的趣味性和吸引力,从而提高患者的依从性,因此后来渐渐被运用到成人治疗中。游戏使成人降低防御和掩饰,有助于其触及内心真正的自我。目前的游戏治疗已不局限于儿童和青少年,还适用于包括成人及老年人的各种人群。

(二)游戏治疗的历史与发展

20世纪早期,弗洛伊德为了寻找适用于儿童的治疗方法,在其典型案例"小汉斯"中,首次尝试通过在游戏中改变汉斯父亲对汉斯的某些行为反应,从而达到治疗目的,这是首次公开发表的关于游戏对儿童有治疗作用的案例。20世纪20~30年代初,弗洛伊德之女安娜在对儿童治疗的准备阶段加入游戏,以此与儿童给患者建立积极的情感联系。而后,克莱因认为治疗师能通过游戏而加深对儿童的理解,并建立了系统的精神分析游戏疗法技术。20世纪30~40年代,精神分析流派的治疗师继续发展以精神分析为理论背景的游戏疗法。到了20世纪50年代,亚瑟兰以人本主义为理论基础,创立了"非指导性游戏疗法"(又称"以儿童为中心游戏疗法")(child-centered play therapy)。她认为儿童有自我疗愈、自我成长的能力,治疗师要尊重他们的这种能力。到了60年代,为解决专业人员短缺的难题,心理学家提出了亲子治疗,目的是训练家长成为"治疗代理人",使他们有能力在家里对

笔记

儿童进行游戏治疗。20世纪80年代后，不同流派的心理学家们根据自己的理论发展出多种治疗方式，包括沙盘游戏治疗、格式塔游戏疗法、生态游戏疗法、视频游戏治疗、虚拟现实治疗等。

1998年，主要以精神分析为理论背景的沙盘游戏疗法（或称箱庭疗法）由申荷永教授和张日昇教授引入国内，近二十年来，沙盘治疗在国内得到一定发展，有关其理论和实证研究日趋增多，研究范围也逐渐扩大。此外，结构式游戏疗法在国内的应用也较广泛。

二、基本理论

（一）游戏治疗的理论观点

1. 游戏是儿童自我表达的象征性语言，能帮他们表达对自己以及对生活中人和事的感受；游戏可以揭示：①儿童经历了什么；②儿童对这些经历的反应；③这些经历引发的感受；④儿童的愿望和需求；⑤儿童的自我概念发展状况。

2. 从发展角度看，儿童缺乏相应的认知能力及语言使用能力；从情感角度看，他们还不能一边专注于自己的感受一边考虑如何用语言的方式表达自己的感觉。

3. 在游戏中儿童可以获得控制感，这种控制感能满足其在情感发展和精神健康方面的需求。

4. 首先儿童通过游戏演绎自己的感受，然后把它们提升到意识表层，之后把这些感受表达出来，最后面对这些感受。

（二）游戏治疗的理论取向

1. **精神分析取向**　强调以游戏方式揭露过去和激励自我的重要性，相信游戏使儿童功能自由表达自我的最佳媒介。克莱因重视对儿童在游戏中表达出的幻想、焦虑、防御进行解读，她会带儿童回到婴儿时期的客体关系中，让其再次体验自己早期的情感和幻想，并理解它们，最终从治疗师的解读中了解自己的内心，消除焦虑。安娜·弗洛伊德则主要用游戏更好地建立儿童对治疗师的积极情感依恋，而很少直接解读游戏内容。当儿童与治疗师的关系建立后，治疗的重点就从游戏转变成语言交流。

2. **释放疗法取向**　该取向的治疗认为解读游戏是没必要的，游戏治疗的重点在其宣泄效果上。治疗师在与儿童建立关系后，用游戏重现儿童曾经历过的创伤情景，让儿童释放由它所引起的痛苦和焦虑。在这个过程中，儿童能控制整个游戏的发展。最后，儿童被允许自由玩耍，让其从创伤的重现后抚平情绪。

3. **关系游戏取向**　不强调个体的过去和潜意识，而是把咨访关系作为关键，相信情感关系是有治疗力量的，并不断关注此时此地此景。该取向把儿童看作是内心力量强大到足以积极改变自己行为的人，他们必须承担自己在成长过程中的责任。

4. **非指导式游戏取向**　是罗杰斯对关系疗法的扩展。该取向相信个体为了成长而付出的自然努力以及个体自我引导的能力，它不会试图控制或改变孩子，而是促进孩子自我意识和自我引导的产生。它相信孩子们的行为时刻受自我实现的需要所驱使。

5. **认知行为取向**　把游戏形式整合进认知行为治疗中，借助游戏的象征意义及切身体验，协助如暴露疗法、强化技术、厌恶疗法、识别自动化思维等的实现。

三、治疗程序

1. **第一阶段（第1～4次治疗）**　此阶段的任务是建立咨访关系。儿童充满好奇，游戏主要以无目的性及具有创造性的探索为主。他们会同时表现出愉快和焦虑，也会作一些简单描述。治疗师需要在过程中关注儿童的特质，收集一般性资料。

2. **第二阶段（第5～8次治疗）**　此阶段儿童的攻击性游戏开始增加，它们一般无显著

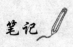

特点；儿童的情绪继续表现得既欢乐又焦虑；在无目的的探索性游戏基础上，自发的行为逐渐明显。治疗师需设置规则，让儿童学会以恰当的方式表达攻击性；同时要以无条件积极关注的态度，让儿童感受到治疗师虽然不接受不恰当的攻击行为，但依然接纳儿童本身。

3. **第三阶段（第9~12次治疗）** 涉及关系的游戏开始增加，创造性游戏和欢快情绪占主导；儿童与治疗师之间非语言交流开始增多，治疗师可收集到更多关于儿童自己和其家庭的信息。

4. **第四阶段（第13~16次治疗）** 创造性和涉及关系的游戏占主导，同时具攻击性游戏增多；此时儿童内心的情绪感受更加丰富，开始表达如愉悦、困惑、厌恶、疑虑等情绪。治疗师需着重反馈儿童此时此地的感觉，容纳其各种情绪。

5. **第五阶段（第17~20次治疗）** 情节类及角色扮演类游戏成主导，攻击性表达依然持续；该阶段儿童与治疗师关系加深，愉快成为主要情绪表现。儿童用游戏及语言表述更多关于自己和家庭的信息，治疗师可以用游戏的语言与儿童讨论这些议题，引导儿童表达其感受，在讨论中寻找资源，协助儿童构建积极的自我概念。

6. **第六阶段（第21~24次治疗）** 上一阶段的涉及关系、角色扮演游戏占主导地位，其他次要游戏也开始增加。治疗师继续以游戏为媒介与儿童沟通，协助其发展自我概念。

四、基本技术

1. **结构性游戏（structured games）** David M. Levy 在30年的临床实务工作中，发展出一系列适用于儿童的游戏形式，其基本做法是设计出一系列特殊情境，使儿童能在其中自由演出。这些结构性游戏是为解决儿童不同的问题而设，比如手足对抗问题、释放攻击及敌对情绪、同伴对抗问题、性别问题等。结构性游戏也可以作为一个先导活动，刺激儿童在治疗中创造性地独立游戏。当儿童通过结构性游戏熟悉了游戏室里的玩具，才可进一步尝试探索结构性游戏以外的玩具或游戏。需在治疗室中提供充足且丰富的游戏材料，才能促使儿童自由地选择和表达。

2. **沙盘游戏（sandplay）** 沙盘游戏以荣格心理分析理论为基础，让来访者在安静的环境中，通过沙盘、人或物的微缩模型以及水罐等材料塑造与其内心状态相对应的象征世界。沙盘是将意识与无意识的对峙以创造性的游戏形式具象成三维图示。关于沙盘游戏治疗的介绍详见本书第十四章。

3. **视频游戏（video games）** 指用户与视频设备的互动，它建立在认知行为理论的基础上，操作简便，保密性好，吸引度高，因而在西方被广泛应用。在此类游戏中，治疗师可观察到来访者：①解决问题的策略；②接收、回忆及借助细微线索去预测结果的能力；③手眼协调能力；④情绪的发泄及处理能力；⑤处理成败的能力；⑥与他人合作时的表现。随着时代的发展，视频设备在人们的生活中占据越来越重要的地位，相对传统游戏而言，来访者也对视频游戏更熟悉，因此治疗师有必要了解、掌握这些新型游戏方式。

4. **虚拟现实游戏（virtual reality game）** 利用虚拟现实技术，将模拟环境、仿真系统和视景系统融合，让游戏者体验到真实的视、听、触、嗅等感觉，其特点包括构想性、沉浸性及互动性。该技术优势在于，治疗师能够根据治疗的需要定制游戏，且不用离开治疗室就能提供一系列虚拟的治疗环境。同时，患者的隐私权和治疗安全性得到保证，避免了药物治疗的依赖性及不良反应。

5. **良好行为游戏（good behavior game）** 以认知行为理论为基础，最早用于课堂行为的策略管理，以减少学生的破坏性课堂行为，其实质属于以游戏形式为载体的认知行为治疗技术。游戏中，治疗师制订对来访者行为的期望值以及不良行为的判定标准，包括突发事件的界定。来访者可以个体或团体参与,由治疗师定期总结,进行奖惩。除了课堂不良行为及情绪的改善以外,该技术还被用于物质依赖及成因、青少年情绪及行为障碍等。

6. 感觉统合训练(sensory integration training) 感觉统合理论最早由心理学家 Ayres AJ 结合脑神经生理学、职业治疗学及发展心理学提出,用于解释感觉信息的神经加工过程。该理论认为,注意力 - 活动 - 神经系统功能三者间可能存在一关联轴,大脑对身体不同部位接收到的信息进行分类,并对不同感觉通道的信号进行解释、联系和统一,再进行多次组织加工和分析整理,使各信息在中枢神经形成各种有效组合,最终做出决策,指挥机体系统运作和发展,完成各种高级复杂的认知活动。感觉统合训练实质上是给予患者以试听、皮肤触压、前庭、肌肉关节等多感官刺激,提升其从周围环境中整合信息的能力,并发展适应性和感统能力,最终改善其心理和行为问题。

五、应用与评价

(一)游戏治疗的应用

1. 游戏治疗在儿童及青少年中的应用 已有研究发现,游戏治疗在儿童及青少年患者中对以下问题有良好疗效:创伤后应激障碍、孤独症、注意力缺陷障碍、学习障碍、精神心理发育迟缓、肥胖、恐惧症、课堂不良行为等。

2. 游戏治疗在成人中的应用 已有研究发现,游戏治疗对成人患者以下问题有良好疗效:创伤后应激障碍、物质成瘾、人格障碍、精神分裂症、抑郁症、焦虑障碍、恐惧症、心身疾患如 1 型糖尿病、脑卒中、疼痛治疗、性别角色紊乱等。

(二)游戏治疗的评价

近年来,游戏治疗在发达国家被广泛应用于身心健康的促进。游戏具有轻松、目的性低的特点,为各种心身疾病患者提供了自由的环境,使他们被压抑的情绪得以表达。经过不断的改良、扩展和完善后,目前的游戏治疗包含了多样化的治疗形式,以应对不同的心理障碍,对患者的疗效显著。

目前,游戏治疗在西方发达国家飞速发展,已有完整的游戏治疗师培养体系及规范的游戏治疗临床指南,学术上也开展了大量的相关实验、临床研究,更有成规模的游戏治疗学会。然而,该疗法在我国依然处于起步阶段,大量技术仍未引进使用,未来具有巨大的发展空间。

(三)游戏治疗在中国的应用

20 世纪 80 年代中期,游戏治疗首先被引入我国台湾地区,经过约 10 年的发展,逐渐传入中国内地。目前国内对游戏治疗的应用和研究主要集中在沙盘游戏治疗,其余形式鲜有报道。2014 年,米莉和贺辉把沙盘治疗运用于 35 例住院抑郁症患者(联合药物治疗),治疗 16 周后,实验组的抑郁量表评分比单纯药物治疗对照组的评分降低更显著,证实沙盘游戏治疗对住院抑郁患者的疗效优于单纯药物治疗。2017 年,王峰等对 16 例注意缺陷多动障碍(ADHD)患儿及其母亲进行为期 24 周的沙盘治疗,结果显示沙盘治疗能安全有效地改善 ADHD 儿童不良的母子依恋关系及 ADHD 核心症状。此外,近年来我国也有对沙盘游戏治疗用于孤独症、问题行为、人际关系问题、焦虑障碍、强迫症、精神分裂症、人格障碍等的研究报道,显示沙盘游戏治疗在以上方面均取得不错疗效。

临床案例与思考

小海,8 岁,男。尿便失禁超过 1 年半,每周出现 3~4 次,被妈妈带来治疗。小海情绪低落、抑郁，且有自杀意念和自伤行为，没有任何朋友，而且在学校会被人取笑。他6岁时父母离异，此后跟着妈妈生活，每两个月去爸爸处一次，有一个姐姐，跟着爸爸生活。小海的尿便失禁只发生在学校，家庭医生确认他没有器质性病变。小海不愿意使用公共卫生间，认为那里很脏且厕纸很硬。治疗每周一次，共14次。

咨询首要目标是让小海减少自杀意念和自伤行为，它们是跟他的尿便失禁被同学们发现有关的。前7次治疗中，小海表现出越来越多针对父亲和同学们的攻击性。例：

小海：（与塑料老虎玩耍）爸爸，你从来不接我！……boo hoo（老虎儿子哭泣）

治疗师：由于爸爸不接小老虎，所以小老虎哭了。

小海：噢！老虎敌人来了！

治疗师：老虎敌人来了！

小海：拿这个和这个。

治疗师：老虎敌人正在伤害老虎爸爸。

小海：是呀！现在他能知道小老虎的感受了！

通过治疗师的共情、反馈，小海能感受并承认自己的敌意、失望和不安全感。游戏中小海也展现了他被取笑的经历，这个过程表现出他的低自尊和孤独感。大约第10次治疗，小海能用更多语言去表达他的生气和难堪情绪。

小海：我只想打倒它

治疗师：你只想打倒它

小海：（撞倒了用积木堆成的宝塔）

治疗师：释放了一些生气，你感到挺不错的。

在第10次治疗的那一周，小海的尿便失禁出现增多了，达到每天一次。在第11次治疗时，小海说治疗室中有摄像机在监视他。他想把钟涂黑（他相信摄像机镜头在钟上）。此外，小海说在学校和家里的厕所中都有摄像机监视他，这是一个同学告诉他的。治疗师共情了他的感受，然后小海承认他不愿意用洗手间是因为害怕。这样的自我暴露是一次情绪的释放，之后他利用2次治疗时间在治疗室中到处寻找摄像机，即使找不到，他也不愿意放弃这种想法。第13次治疗，母亲告诉治疗师小海已经没有尿便失禁1周半了，小海告诉治疗师自己在学校卫生间找过摄像机，同样没找到。此时小海说他自己不会再害怕使用公共卫生间了。治疗终止1个月及6个月后的回访显示，小海没有再出现尿便失禁的问题。

思考题：

1. 游戏治疗对小海起到了哪些作用？
2. 上述案例中，治疗师主要运用了哪些理论取向的游戏治疗？

（郭　丽）

第五节　心理剧治疗

心理剧作为一种有效的心理治疗方法，至今已有80余年。心理剧是"心灵的演出"，用行动的方式帮助我们探索我们的内部和外部世界，是一种使用行动技术的团体心理治疗方式。心理剧是创造性治疗的一种形式，它强调个体的自发性和创造性的发展，运用演出的方法，促进个体成长并且使个人的创造潜能得到最大限度的发挥，它旨在最大限度激发个体的创造性潜能，从而有效地面对生活中的挑战与机遇。心理剧的参与者不是简单地在一起讨论彼此的生活以及生活中存在的问题，而是通过扮演将生活带到现场，通过他们对生活场景（过去的、现在的，或者将来的）的体验，重新体验他们的思想、情感、梦境以及人际

笔记

关系。这个过程生动有趣、内容丰富。团体成员运用他们的创造力和自发性找到问题解决方案。心理剧的过程包括暖身、操作、分享。其方法论基础包括社会人际学、角色理论和团体互动。心理剧的组成部分包括舞台、导演、主角（剧中的男主角或女主角）、辅角和团体成员。

Dayton（1994）为心理剧下的定义是："心理剧是一种治疗方法，是随着人们进入他们的内在现实，让他们描述，并以他们看到的情形去运作。透过戏剧行动，做心理剧的人将长期埋藏的情境带到表面，以释放情绪压力，他通过分享、支持与接纳创造一个能掌控的环境，然后让心灵自然疗愈的力量和情绪上的自我继续运作。"

心理剧提供一个安全的场所及一群可以信任的成员，在心理剧导演催化下，允许成员探索心灵深处的一些情结，心理剧强调再创内心情境、尊重主角的现实性和自发性，处理的是个体内心的故事。心理剧适用于个案或团体咨询、心理治疗。它可以用于小组、夫妻、家庭心理治疗或者咨询。

一、心理剧的历史发展

心理剧始创于维也纳的精神科医生莫雷诺（Jacob Levy Moreno，1889—1974），并与他的夫人哲卡·莫雷诺（Zerka Moreno，1917—2017）一同将其发扬光大。

专栏 18-1

莫雷诺与哲卡·莫雷诺生平

Moreno（图 18-14）是犹太人，生于罗马的 Bucharest 城，1889 年 5 月 18 日出生。母亲 Paulina Ianescu 生下 Moreno 时才 15 岁，而他的父亲 Moreno Levy 是一位周游各地的商人，很少有时间陪伴妻子和孩子，留下 Paulina 独立生活。从很多方面来看，Moreno 和母亲关系很不寻常。由于父亲的缺席，他很早就对父亲有一种理想化的幻想，导致 Moreno 一生都在为自己的身份挣扎（挣扎到底自己的存在为何）。尽管 Paulina 信仰的是犹太教，但她却在天主教修道院学校接受教育，直到 14 岁嫁给 Moreno 的父亲为止。她这种结合犹太教和天主教传统的经验，对 Moreno 有着很大影响。Moreno 一岁时，因得软骨病很严重。一个吉普赛人要 Paulina 让 Moreno 躺在被太阳晒得很热的沙子上，这样 Moreno 就会痊愈。这个吉普赛人说

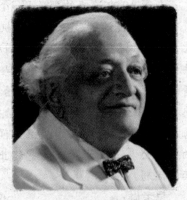

图 18-14　莫雷诺（Jacob Levy Moreno，1889—1974）

Moreno 长大将会是个很伟大的人，人们会从世界各地来拜会 Moreno。Paulina 将这件事谨记在心，而这个小男孩也带着他母亲的信念长大，认为自己长大后会是一个类似弥赛亚的人。Moreno 对于耶稣的确认，终其一生都是很重要的议题，在早年尤其重要。他持续尝试满足母亲的幻想，因此，每当他失败的时候，都会让他好长时间处于沮丧中。而父亲的缺席，加上 Moreno 对父亲的理想化，让他发展出一种信念：相信他就是自己的父亲。这样的信念随着他不断采用父亲的名字来当作他自己的姓而达到最高峰。他还编了一个他是如何出生的故事，甚至在几个著作中不断提到这个故事。这种期待可以神奇地解决内在和外在冲突的全能期望，让 Moreno 的早期生活充满了扭曲，并不断改变他的方向。就如先前所述，在他早期还是维也纳某个医学院学生时，Moreno 会花时间在公园里对一群孩子讲故事。后来，他鼓励孩子们站出来对抗家庭和学校的压迫，并且建立一个孩子的戏剧团体，在公园或者是小的表演厅中表演，将那些地方转换成一个剧场，就此发

展了他的心理剧。

　　莫雷诺约在五六岁时全家移居到维也纳。1909 年莫雷诺进入维也纳大学就读，主修哲学之后又转读医学；他认为在每个人身上都存在着"自发性"和"创造性"的自然倾向，"演剧"是即兴发挥的结果。1911—1914 年他在儿童教育中使用了这种自发性戏剧。莫雷诺 1919 年第一次使用"心理剧"这个名称。1921 年开始，用于治疗精神疾病。二战前夕，他移居美国，于 1936 年建成了第一座心理剧剧场，随后又成立了"美国集体心理治疗和心理剧协会"，并召开了国际心理剧会议，成为世界心理剧研究中心。莫雷诺独钟于研究人们的情绪与社会的关系（Paul,1990），他花了毕生的经历推展心理剧、社会关系治疗（sociometry）。莫雷诺除了是心理剧的创始者，同时也是一位精神科医师、戏剧家、神学家、诗人、哲学家、发明者、团体心理治疗者、心理剧导演、社会剧导演、社会关系诊疗专家、社会学家、教育家等（图 18-15）。

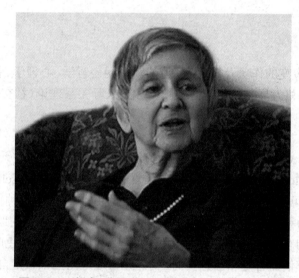

图 18-15　哲卡·莫雷诺（Zerka Moreno, 1917—2017）

　　哲卡·莫雷诺（Zerka Moreno）在 1941 年初遇到 Moreno，她当时陪着姐姐到比肯的疗养院。Moreno 很快认识到 Zerka 的天赋，他们在 1949 年结婚。Zerka 在心理剧的发展上逐渐扮演起重要的角色，最后成为比肯训练中心的负责人。一开始，她是 Moreno 思想的翻译者，后来成为心理剧最重要的元素。她特别负责了再治疗单位推广心理剧的发展，架设出心理距的架构，成为今天的形式。自 Moreno1974 年逝世后，她继续周游世界各地，出色地介绍传统心理剧的方法，并推广 Moreno 的思想给下一代以及接受心理剧训练的人。

　　心理剧发展之时，正值第一次世界大战，导致欧洲四分五裂。这段时间也是法西斯主义开始兴盛的时候。Moreno 所发展的团体心理治疗、戏剧治疗，以及社会计量学，将人们心理以及社会的纷争统合起来。Moreno 从 1920 年开始，一直到他于 1974 年去世为止，心理剧逐渐变成心理治疗的主要学派之一，并在世界各地被实行。心理剧是在特殊的历史背景下产生，具有一定的哲学和心理学基础。它对于人性采取正向的观点，他强调探索人类社会跟政治形态的纠纷，同时探索个人与家庭的病理学。心理剧并不只是一连串的技巧而已，心理剧是一种探索的方法，其中包括心理治疗。

　　随着东西方的学术交流，心理剧被介绍到日本。20 世纪 80 年代末至 90 年代初，心理剧作为一种心理治疗方法正式被介绍到我国，被我国心理咨询领域的专家学者了

笔记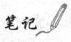

解并开始有所实践。在中国的权威的《心理学百科全书》(Encyclopedia of Psychology, 1995)出现了关于心理剧概念简介。中国包括台湾和香港地区，在近 20 年内先后邀请了美国的 Joe.Moreno（北京、成都，1987，2004）、哲卡·莫雷诺（Zerka Moreno，南京，1995，1997）、凯特（Kate Hudgins，南京，2004）和龚鉥博士（Gongshu，南京，1995，1997，2004），奥地利的米歇尔（Michael，南京，2003）分别进行了心理剧和音乐治疗、心理剧治疗自杀人群、心理剧基本技术、螺旋治疗模式（TSM）等讲学与培训。台湾地区邀请龚鉥（1993—至今）和 Rory Remer（2003）进行心理剧的理论技术研究，邀请 Kate Hudgins（2003）进行心理剧治疗创伤后应激障碍（post-trauma stress disorder，PTSD）等培训与讲学。香港（浸会大学）邀请有关专家进行心理剧技术等培训与讲学。近年来，我国大陆地区开展了多项心理剧培训项目，如台湾地区的赖年华等举办了多次工作坊和课程班，推广心理剧技术。不同风格的心理剧导演和活动也让我们看到了心理剧的创造性和生命力。

二、基本理论

Moreno 是一位多变的作家及理论家，他的写作涵盖哲学、心理学、社会学，发展了角色理论（role theory）、人格发展理论、自发／创造理论、人际关系理论（社交景）。例如与心理剧有关的理论精髓有：

（一）角色理论

Moreno 早在 1913 年与红灯区妓女工作时发现了角色与角色的关系。

1. **角色定义**　Moreno 认为角色是实际且具体形式存在于自我（self）中，因此角色具有功能性，当个体可以再将特定的片刻伪装……每一个角色都是由一种行为组成，例如护士的角色会有很多行为和它产生连接，象征生命照顾者、治疗者、医生的助手、给予安慰者等，这些行为的某部分可能也会出现在其他角色中，但想到护士这个角色时，我们就会浮现出这些行为。角色对我们而言是相当重要的，我们经常透过角色来认定自己或他人，如"她是我的好友，小玲，她是一位护士"。事实上，Moreno 认为我们是由生活中所扮演的各个角色组成，因此若要研究一个人，可以从他扮演的各个角色入手。

2. **角色成分**　Moreno 认为每个人扮演的每个角色都包括了集体的成分和个人的成分。集体的成分指的是在这个成分中存有共同的义务，例如护士的职责是照顾患者和患者有身体互动，这是每个护士在这个角色中存有的集体成分。而个别成分则指的是每个护士会以自己的方式来扮演这个角色。例如 A 护士可能不喜欢与患者互动，因此她总是尽可能避免和患者接触，B 护士喜欢电视连续剧，因为在与患者互动时总会将连续剧中的笑话告诉患者博得一笑，C 护士对治疗性接触有研究，因此她会在行政单位和患者许可的情况下，为患者做身体按摩。这种在角色中展现个人风格的方式即称为角色的个人成分。

Moreno 进一步将角色分成三个部分：身心角色（psychosomatic roles）；社会角色（socio roles）和心理／自我内在角色（psycho dramatic/ intrapsychic）。

（1）身心角色指的是生活的角色，他是我们出生后第一次发展出来的角色。Moreno 认为当我们刚出生时，我们无法区分自己与他人的不同，我们更无法察觉妈妈不是我，我们总认为世界每个东西都是我的，换句话说，就是人我不分。而 Moreno 认为这是认同的矩阵（matrix of identity），也是婴儿的第一世界（the first universe），此时世界是完全属于他的。渐渐地他会与团体的人开始互动，大约在两岁半时，孩子开始将我和你分开，他们开始明白二者的不同，Moreno 称此阶段为第二世界（the second universe），而此时逐渐发展出社会角色和心理角色。

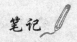

（2）社会角色指的是我们开始与他人（妈妈、朋友）产生互动，而我们第一个社会角色是与照顾者互动逐渐发展出来的，如婴儿饿了就会哭，而妈妈就会喂他，而在这个过程中日复一日，婴儿就会在他的行动中开始发展出持续且期待的互动方式。

（3）心理角色指的是心理的、内心的，也就是内在的角色。如思考者、解决问题者、发明者。而心理角色经常在我们所想的生活世界中出现，如英雄、芭蕾舞剧的第一女主角等。而且心理角色在我们的生活中占有极其重要的位置，借由它可以让我们深思熟虑、反思以及发明。解决我们对角色的幻想，可以让我们放松且重新创造，当我们在想象自己做某些事情时，我们会期待能做或可以不做，有时我们对未来做一些想象，当我们用了心理角色，他会协调我们想象的角色在现实生活中的实现。因此有些内心的角色会转换成社会角色，也可能留在内在。

3. **角色呈现的方式**　Moreno 定义呈现角色的三种方式，即角色担当（role taking）、角色扮演（role playing）和角色创造（role creating）。

（1）角色担当：角色担当是最规律化的形式，我们取一个角色经常会随着文化对此角色树立的形象来扮演，就如同一个补习班的电话推销员，他们有一套宣传的脚本，通常角色担当的推销员就是照本宣科去完成任务，角色担当总是缺乏变适性。

（2）角色扮演：角色扮演有较大的自由发展与自由空间，那推销员的例子，他同样会给顾客一些补习班的讯息，但他会在彼此的对话中加入一些其他的信息来提高顾客对此补习班的兴趣。

（3）角色创造：角色创造具有高程度的自发与创新，当一个人可以创造角色，他会增加一些新的面貌在角色中或者全然以一个新面貌出现。如一个具有创造力的推销员，在打电话给顾客时，他发现白天和晚上接电话的族群不同，因此他就发展出全然不同的推销方式给不同的族群对象，甚至他会在述说过程中加入美好的背景音乐来衬托，展现其独特的风格，有的更进一步创造一个全新的自我，即用网络联系的方式来推销自己补习班的课程，可以在线对话等。

因此，角色担当、角色扮演、角色创造会有许多不同的方式。如发展性的，当我们学习一个新的角色时，我们开始会直接学习者角色的行为，当我们对这个特定的角色觉得舒适熟悉时，我们就会开始渐渐转移到角色扮演，理想上最后是角色创造。另外，社会上对各个角色有它的要求及形式，当别人期待你自发与创意时，一个角色就可能会被要求有很多结构面了。事实上，每个角色都涵盖角色担当、角色扮演和角色创造。但无论什么角色我们都可以选择角色担当、角色扮演和角色创造的行为。

（二）基本观点

Moreno 原始的哲学思想以及最典型的方法中，有一个很重要的观念：内在的抗争以及个人的病理是个人与家庭以及社会这两个外在世界互动产生出来的结果。"一个真正的治疗过程再怎么客观都不能将'整个人'排除在外。"借由协助，人们可以被鼓励去改变他们内在的世界。对 Moreno 而言，在他早期的生命中，这个想法常常和他内心那个想要改变整个"世界"的全能幻想弄混。当然，世界是需要改变，而我们每个人也都负有改变世界的责任，但是 Moreno 常常陷入他的幻想中，认为他是唯一可以造成改变的人。

Moreno 认为精神分析理论太过于负面，"倾向于将生命的起源和灾难连接"，而且有"痛苦和邪恶统治了宇宙"这样的思想。他另一个主要的批评是认为精神分析"弥漫着分析却排除了行动力"。对 Moreno 而言，行动力是最重要的。

Moreno 在维也纳创立了"自觉剧场"，从而来培养人们与生俱来的创造性和自发性。在这个剧场里，演员们被要求扮演他们自己，他们已不是传统意义上的演员。在表演过程中，

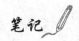

场景都是自发产生的，观众也参与到戏剧的表演中，他们既是演员，也是观众，还是导演。传统意义上的观众也不存在了，每个人都是演员。

在这个剧场里，Moreno 发现自发性不仅可以被检测，而且可以被训练。个体可以从许多文化沉积中学会自觉和自由。一个人可以学会采用不同的方式去应对生活状况。自发性的训练帮助演员的习惯反应变得更加灵活，降低其依赖性。这个过程需要时间，但却非常有效。

与自发性训练有关的，是对角色检测的探索。角色检测是衡量个体的角色行为：检测个体沉浸于其自己经历的程度（Moreno，1953）。角色检测是一种人格检测的形式，它通过区分个体的心理年龄和其实际年龄，来检测个人的经历商数。它试图区分角色感知和角色扮演，然而，这两者并不能被完全地割裂开来。对角色充分的感知并不意味着就能充分地扮演角色（Moreno，1985）。尽管角色检测有它自身的局限性，但它比其他的人格测试要好，因为角色检测是具体化的、可观察的。

Moreno 将制作人、分析者、导演和训练中的表演者，以及心理治疗专家的技能结为一体，创建了治疗性的剧场。他创设了心理剧和社会情景剧剧场，其基础就是自发性剧场。自发性演员成了治疗当事人和辅角。Moreno 说，"我们作为演员和辅助演员，是对整个世界的共同负责"，"一个真正的治疗过程，与全人类一样，有着伟大的目标"。

Moreno 认为自我的发展依赖于个体的自发性，以及角色获得、角色扮演、角色创造的能力。他说，"自我像一条河，它由自发性的溪流汇聚而成"（Moreno，1983）。自我不是文化沉积的仓库，也不是重要他人留下的印记。

Moreno 认为婴儿生活在一个本质上与我们完全不同的空间里。婴儿没有"自我"这个概念，角色先于自我存在。Moreno 发现一个人可以通过生活所有的时期和维度，来掌握角色这个概念。角色包含三个维度：社会角色，表现社会维度；心理角色，表现心理维度；心理剧角色，表现自我的心理维度（Moreno，1985）。

对于 Moreno 来说，每一个角色都由个体的和集体的成分组成，一部分是文化上的共同点，一部分是个体的差异。在角色设定中自发性的程度越高，自我就越加变得有创造力。"如果自发性的潜能是无限的，那么自我的潜能也就是无限的"（Moreno，1983）。

文化沉积是所有形式的创造性活动的基础，而其也可能成为创造性活动的障碍。当然，文化的延续性是很重要的，但当旧的文化模式无法再满足新的社会形势的迅速发展时，它就会变得畸形。社会和文化的沉积确实能给人以必要的支持，特别是在比较危急的时期，但当个体自己开始给予支持与帮助的时候，它就会逐渐成为一个束缚。

不可忽视的是对于心理剧的理论与哲学观点在心理剧导演眼里并不一致。很多导演认为这些理论与哲学观点至关重要；而另一些心理剧导演则认为不论心理治疗者的理论取向为何都可以运用心理剧技术。因此，有的心理剧导演是在精神分析框架下实践心理剧，而有些导演则是在罗杰斯的理念下实施心理剧。Blatner（1995）认为心理剧是"对新兴的折中主义共同观点的补充"。但心理剧的"理论自由"观（即心理剧是在任何心理治疗观和哲学观背景下都可以采用的一种方法）并没有被普遍接受。Sprague（1994）认为心理剧的潜在哲学观是整体观，与我们每个人都相关；Bustos（1994）也认为心理剧具有重要而独特的理论基础。人们会发现如果根据理论去实施心理剧实际上是困难的，这可能缘于莫雷诺对其思想描述的杂乱，但却"给予了人们发挥自身自发性的自由"，这既是心理剧的长处，也是心理剧的短处。心理剧的最大优势是心理剧对行动的聚焦。它是一种经验疗法，其学员的学习过程是一种体验性学习，从行动中而非听和读中学习。如果将心理剧像其他心理治疗流派那样系统化和规条化时，就会失去某些重要的东西。心理剧需要做中学，具备创造性和了解"社会生态"的能力对心理剧实践者非常重要。因

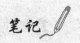

此,心理剧导演的培训也变成了需要最多训练时数和最长实践历程的心理治疗技术培训之一。

莫雷诺曾经说过"我的哲学观念被误解。它在许多宗教和哲学派系里受到忽视。这并不妨碍我继续发展技术,但事实上,我对于世界可以是什么样子的观点也应当被确立起来。我感到奇怪的是这些技术——社会计量学、心理剧、团体治疗——这些被我创造出来的贯彻在潜在的生活哲学的技术得到了普遍接受,而它们背后的哲学观点却被转入图书馆书架上的黑暗角落或是完全被推到一边。"

三、心理剧的治疗过程与技术

(一)心理剧的基本过程

心理剧过程包括三个部分:暖身(warm up)、演出(action)和分享(sharing)。第四部分是训练时用的审视(analysis)(图18-16)。

1. **暖身** 暖身的作用是用来催化创造性的潜能。暖身是每一个心理剧的第一部分。第一个阶段像是在编织一个安全的摇篮,在这个摇篮中,每个人都可以开始相信导演、团体以及心理剧这种方法。

在团体过程中"暖身"的功能有:

(1)导演本身的暖化。

(2)建立团体的凝聚力。

(3)发展一个团体主题。

(4)选出一个主角。

(5)将主角带上舞台准备演出。

当一个人从团体外进入团体时,他总是带着之前所发生的一些事,或所做一些事情的想法、感受进来,因此他的身体虽然坐在团体内,但他们的心可能依旧

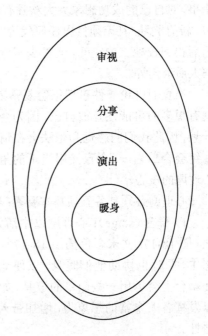

图18-16 心理剧的四个阶段

停留在他的工作或生活中。所以,心理剧导演要协助他们进入团体成员的角色中,并协助团体成员间能在这当下能有所互动,因此当团体成员彼此感到舒适,当团体主题浮现出来时,我们就可以准备演出。

在暖身时,导演可以给成员一些足够时间彼此互动,当成员热烈讨论此刻心中所浮现的议题时,思考什么是他们想探索的,如果能有足够的暖身进入演出时,成员就会热切地参与行动演出,导演的责任是协助团体找到他们想探索的主题而不是导演探索的主题,因此,一个好的暖身的导引会让导演能得到充分的讯息,同时也可以协助团体知道他们想要的及需要的是什么。

暖身可以是认识的(cognitive),也可以是情感的(affective),可以由导演来引导并可由团体成员来引导,认知性暖身比较是讯息的提供而此讯息是要暖化团体成员相关的感受。而情感性暖身是直接地说出我们的情感,以及我们的身体状况,它经常是以互动性及生活活动方式来进行,它经常是愉悦的且常是推着团体成员使大家苏醒且参与团体。暖身可以是结构式的、非结构式的暖身,其主要的目的都是协助团体成员能共同参与且发展到演出的阶段,所以暖身过程中当成员们分享中核心议题出现时,导演在团体中透过重新叙述以及探索激发他们的想法来协助团体成员从暖身转移到行动演出的阶段。当团体自在地讨论各种不同情境时,此时团体可投票来决定所与探索的心理剧主题。

笔记

2. **演出** 演出是心理剧的第二部分。暖身过后，导演及被选出来的主角，更进一步地将问题从表面带入核心。导演利用团体的成员作为辅角（auxiliary），来表演这个局中重要的人物。大多数的心理剧都是在一个经过设计的舞台上演出的。在演出的过程中，其他团体成员，除非是担任角色，否则是不能坐在舞台上的。

当团体成员自发地演出一个景或是演出他们选择的那个景即是演出阶段。演出可以直接记下他们所分享的核心议题以及协助参与者在他们所关注的行动中去表达出他们的感受，能有更好的理解，或成员找到以联系出一个新的方法来处理问题，演出是多样化的，它的价值远远超过简单的讨论，因为演出可以让我们在当下的情境中直接表露，经验感受在真实生活中我们经常无法完整真实地将内在感受表达出来，也无法让自己在错误中学习错事，对自己的成功想象大大欢呼有所禁忌，所以让我们可以直接将情绪表露出来，尝试学习，新的学习，且无须付出任何代价的场所，因此透过心理剧可以让老师学会如何与学生讨论后得到较独立的空间，让青少年学会如何与自己的父母会心，并可以训练警察学会如何与人质谈判等。

当我们讨论一件事情很容易落入理论的讨论，当我们在行动中探索一件事情时，我们就有更多的可能性开放自己，因为会有其他的人以其他的方式来与你互动，让你无法预先计划，因此我们的感觉和想法会在情境中很真实而且自发地浮现出来，因为我们的理性和情绪会合二为一，会直接用当下的角色来和别人互动为行动中表露无遗。事实上，演出是心理剧的核心。

心理剧必须具备五项基本要素：舞台、导演、主角、辅角与团体（或观众）。

1）舞台（stage）：心理剧以生活为基础。个人所移动的空间在舞台上都被重新制造出来（图18-17/文末彩色插图18-17）。建造出真实的空间可以帮助个人真正地进到那个状态中，同时也协助他们暖身，以便能够创造出存在或不存在的那个空间中的感觉。通常在舞台上会运用一些简单的道具，如几张椅子、桌子，一些各种尺寸、不同色彩的布等，借以发挥各人丰富的想象力，增加带入感或现场感，使大家更能身临其境，激发自发性和创造性。

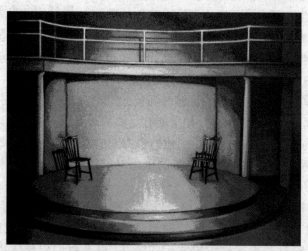

图18-17　Moreno 1936年建造的舞台

2）导演（director）：心理剧导演通常是心理咨询师。这种咨询师必须具有深厚的心理学及心理剧导演训练。导演是一个受过训练、能协助引导心理剧进行的人。在北美及一些欧洲国家皆有训练心理剧导演的中心，且有一定的训练制度。学员必须一一完成各个阶段的考试，方能得到美国心理学会所颁发的心理剧导演证书。导演是这个剧的协同制作人，他

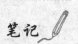

可以从寻求协助的这个人的观点中找到线索。导演的身份不是单一的，他同时兼有分析师、治疗师、制片人和团体领导者等多重角色。

3）主角（protagonist）：也就是剧中最重要的角色，是一个代表的声音，团体的其他成员可以透过他来处理自己的部分问题。主角只要陈述他想要处理生活中的那些部分，导演与主角就搭设起布景，这个布景可以让我们看到在现在、过去，或者是未来中可能的行为模式。我们的目标是可以在此时此刻看到这个问题，同时，也借着建立这个问题的核心或根本，可以试着去解决它。

4）辅角（auxiliary）：辅角是由主角从团体中选取的任何一个人，扮演主角生命中的某个重要他人。这可能是某个外在角色，也可能是个内在的角色，或是一个人内在的声音。扮演外在人物称为对角，而表现内在自我的称为替身（double）。替身可以协助主角将没有表达出来的部分，通过语言或非语言表达出来。辅角可能是每次心理剧中皆需要的角色，其功用即是烘托主角的现实感，让主角能与当事人再度对话。由于辅角是由主角在团体成员中挑选的，主角亦是用其角度诠释其特征或行为，担任辅角的成员必须用专注、同理的态度去配合当时的情境、甚或激发主角内心对此情境的挣扎与矛盾。有时，辅角的角色可能过于复杂，或过于艰难，被挑选出来的成员可以婉拒演出该角色，或者，导演可以布偶或以其他方式表现。无论如何，辅角之演出是遵循主角之感受与意见，让主角能在他所创造的场景中去澄清他的问题或思绪。

5）团体（group）：心理剧团体的大小通常是介于五到十五人之间。导演的自发性会引发团体成员的真实性，转而创造出亲密感。有很多社会化的角色都可以在团体中被呈现出来。心理剧团体与其他团体不一样的一个向度，就是这个团体中的角色繁多，而团体中的每一个成员都代表了这些角色。我们或许会被团体中的其他人邀请去扮演一个角色，这样，角色结构在心理剧团体中就会有剧烈的改变，这种改变可以让个人的角色不是那么一成不变，避免了在其他团体中可能会有的状况。经由团体的每个成员在心理剧中扮演不同的角色，甚至比他本身在这个团体中所扮演的角色还要多时，各种角色的内涵也就跟着被拓宽了。

观众：在一出心理剧中，未担任任何角色的团体成员，则成为观众。观众通常在心理剧进行时仅默默地注视眼前的演出。但是在心理剧完成后，这些人可以与主角分享他们的感想，或与主角对话，如此可以帮助主角了解他并不孤单，也让主角能从自我的情境中跳出，重新走回现实。观众对主角的支持与同理，是支持主角重生的一股力量，亦是让主角省思整个情境的动力。

3. 分享　分享可以作为演出的结论，它是相当重要的，分享是一个让团体可以宣泄并且整合的时间。他让成员开始反思，同时统整在整个心理剧中的学习，也是让会员彼此有机会知道刚才的演出与自己的联结是什么，以及他们的想法感受，甚至在自己生活中所出现的相似经验等，而经常一个成员的分享会触发其他成员一些新的感受及洞察。

而导演在分享阶段会要求成员分享自己的感受及经验，分享要循序几个原则：不分析、不评价、不批评、不比较、不给建议、保密。只分享自己的经验和感受，包括在剧中自己扮演角色或观众而产生的真实体验和自己生活中的个人相似经历。在分享过程中不是回馈，不鼓励事件分析，但鼓励认同。那些进入团体最多的成员，他们的意见在这个时候都会被听到，同时，每个成员都能发现自己跟主角哪里像、哪里不像。分享的片刻就是要抓住这个学习的过程，让团体的成员去宣泄自己的情绪，或者是得到一些反省。分享的目的也是倾听别人在相同的过程中，如何在不同的程度上，有类似的牵扯，来将主角的经验一般化。有的时候，整个过程的有效与否可以借由分享的深入程度来评估。分享更进一步的功能是冷静下来，是在团体活动过后，让成员可以重新进入其个人现实世界的方法。在心理剧的这个

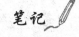

笔记

阶段中,适当的分享是一种完成。

分享在心理剧中过程(process)是最重要的。分享有几个重要的意义:

(1)参与演出的成员在分享时是在团体中可以让他们再次整合(re-integrate)的经历。

(2)分享另一个极大的意义与价值是可以减少成员在团体中的受孤独感觉。当成员看见许多成员与自己有相似的经验,相似的反应、感受时,会让他真正地明白,并得到释放,毕竟自己不再是那个唯一的,特别是其他成员在分享自己的焦虑感、低自尊的感受时,会格外有用。

(3)分享同时也是协助我们去寻找一些替代的方案来解决问题,而这个想法可以变成我们下一个演出的行动,尤其可以在互相分享中发现人们解决问题的方式经常会随着他们的人格及特质以及人际风格而有所不同。这样的理解可以协助参与者对其他不同类型的人有更大的包容。

(4)分享同时也是团体对探索议题作总结的阶段,团体成员会将提出时的情欲慢慢冷却下来,而且到一个认知层次中,同时也帮助成员为团体结束来做准备。

4. **审视** 审视是在整个心理剧过程完成之后,检查讯息的处理以及运用得宜与否。这是为了团体、主角以及导演,特别是那些正在接受训练的导演,所进行的一种学习过程。

(二)心理剧的主要治疗技术

心理剧有很多技术,很多是心理剧独有的和原创的,主要心理剧技术包括:

1. **角色扮演(role playing)** 角色扮演是指让当事人暂时脱离当前角色,承担他人的角色或扮演另一个自我。让彼此相互对话,直到某种冲突获得解决为止角。角色扮演可用于重新演出过去、现在或未来的情形("未来投射",future projection)——尤其是人际关系和处事技巧方面的问题——进而有机会检视和评估在该情景中的行为和角色表现。由此,特定的问题可以得到深入处理,或通过未来情景尝试不同的表达和回应。

2. **角色交换(role reversal)** 心理剧角色扮演理论的核心。莫雷诺强调这一技术鼓励尽量最大限度地表达冲突情境。尽管在这些主角扮演与他们有冲突的其他人的角色过程中,这些人际关系的歪曲信念可以被解释、探究和进行行为矫正。通过角色互换,主角可以重新整合、重新消化和超越束缚他们的情景。角色互换可以充分表达他们对现实的理解,从团体中的其他人那里中获得关于他们的态度的反馈,一定程度上,修正他们发现的歪曲信念。

3. **角色训练(role training)** 角色训练是运用心理剧的技术,来指导他人在困难情景中如何更为有效地表现,或者给予他们某种(在真实生活中很难感受的)角色体验,使当事人习得面向未来的新的行为方式。在社会剧情景中,通过讨论、示范、镜观技术和角色互换,团体所有成员都能参与进来,探索在各种情形下的自发性和角色灵活性、拓展自己的"角色库",学会特定情形下有效的角色表达。

4. **替身(double)** 一个配角站在主角的身后与主角同台表演,或替主角说话,这个配角即是替身。替身可以模仿主角的内心思想和感受,并时常表达出潜意识内容。替身帮助主角觉察到内部心理过程,引导他表达出非语言思想和感受。替身辅助主角,并充当导演与主角之间的联络人。每个人皆有内在的感受、一个"内在的小孩"。当一个人孤独或无人可诉时,会怎么办?可能就是与自己对话。以下节录一段莫里诺提出他为主角创造一个替身的说法:在心理剧舞台上你会看到什么?譬如你可能看到一位有着心理问题的人。这个人的心理问题严重到连沟通都极困难:护士无法与她讲话,医生也无法沟通。于是你就可以采取以下的方式导演心理剧:你带着这位成员(假设是女性),你和她说,你可能与你的父母、兄弟、姊妹皆无联络。你也和你的丈夫或任何人都失去联络,但是,假设你可以就和你自己说

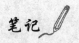

话。假设你可以和一位最亲近你、最了解你的人说话。假如我们能为你制造一个你的替身，然后你就拥有一位你可以向她说话的人，你可以与她一块儿行动，因为你们属于彼此。

多重角色的自我（multiple parts of self）：也称多重替身。当主角有多重矛盾的感受时，多重替身技术可以被有效地运用。多重替身可以参与到心理剧中，展现主角的多面性，表现主角内部状态、渴望、优点和缺点。

5. **镜观（mirror）** 在某些情境中，主角可能一直很困惑、情绪挣扎、无法自拔，或是一再陷入类似的状况，此时，导演可以将主角带出场景，使他跳脱原来的境况，而让替身通过模仿主角的手势、姿势、表演中的语言，来反映主角的状态，主角观察由他人反映出来的自己的行为，像别人一样来看待自己；并且也可以让替身与辅角重复那些矛盾的情境，如此可让主角有机会以旁观者的角度去观看整个心灵挣扎的过程或紊乱的情境，以激发主角重新诠释这个情境，进而产生新的领悟。

6. **空椅（empty chair）** 将一张空椅子放在舞台中间，让每位成员将其空椅子想象为一位他想诉说的对象，而展开对话，如此空椅子即是一个辅角。例如，治疗师希望每一位成员都有机会上来对他生命中的某个人说几句感恩的话时，这空椅子即可代表每位成员心中的那位人士。在心理剧中，有时也可以用多个椅子，来定角不同的角色。不同的空椅子代表不同的人物。如果在椅子上放上不同颜色的布代表相应的人物或角色，则更容易通过情景带入情绪。

7. **独白（soliloquy）** 独白是指主角直接面对观众说话，表达一些未觉察的感受和思想。在心理剧表演中，主角会被导演要求表达当时感受。主角也可能被要求在扮演自己之后，自言自语。这种做法可以是他总结概括他的思想，表达他的情感，更密切地检验情感。

8. **雕塑技巧（sculpture or action sociometry）** 这是从社会计量技巧中发展出来的。通常，这技巧是让主角将他与家庭中成员之关系以雕塑的方法表现出来。例如，某成员可能将他放在父母之间，然后将其他成员排在他的后面，或背向父母等，而这些成员彼此之间的距离皆不同，或许他大哥与家人之间的距离最远，每个成员的姿势亦由主角摆布，一切完成后，即可让主角陈述整个雕塑的意义，以及对每位成员的感受，甚或与成员对话，由此即可演出一出心理剧。

（三）心理剧的基本理念

心理剧强调原创性与自发性，导演可以随时随着剧情的需要创造适当的技巧。

1. **再创内心情境** 心理剧犹如一条桥梁可以让成员将内在与外在的现实互通，而得到平衡与和谐。通常，每个人心中都有一些想说却永远没机会说的话、想做却一直无机会做的事，无论是生气的、懊悔的、感恩的或困惑的情境，时时萦绕心头，尤其是某些极难忘的经验，例如恋爱分手、对父母的不谅解或生离死别等人生历程。这些能引起情绪化的事物，会妨碍我们的心境，久而久之甚或酿成身心病。但在心理剧中我们可以重现这些事件，让我们能将想说的话说出、想表现的行为直接表现出来，以达到内心的平静、抚平遗憾。而透过心理剧将内心的世界具体化、立体化后，主角可以有机会揣摩别人对该事的感受或想法，因此，产生新的领悟与了解，如此或可打开心灵僵局、人际情结。

2. **尊重主角的现实性** 心理剧允许主角从不同的角度或方式重新经历某些事件或心境。无论主角对某个事件的看法或叙述是否正确，必须尊重主角的反应与想法，导演或任何成员应该随着主角的心意帮助他完成这出戏。在安全的情境下，透过一些心理剧技巧，使主角能确实感受到该事件对他所造成的影响，也让自己能省视当时真实的情绪感受，可以帮助主角跳脱对过去的情结，将希望寄予现在与将来。

3. **自发性** 自发性是在当下、现时、当场发生的；它触发个人对一个新的情境做出适当

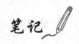

的反应,或是对一个旧的情境做出新的反应。要求有一种自然自在的精神。心理剧是激发每位成员的天才型的自发性,具有新鲜感与创造性。因为绝大多数的人在日常生活中只会对环境做出习惯性的反应,但那是例行公事,缺乏生气与活力,更缺乏创意。

四、应用、研究和评价

(一)心理剧的应用研究

在当代的心理剧治疗与教育领域中,许多有力的行动取向方法都源自于心理剧。心理剧帮助人们想象并将问题演出来代替空谈。Morene 发展了心理剧及其相关的方法:社会剧、角色扮演、社会人际关系计量(sociometry)。

心理剧的方法整合了认知分析的模式与经验分享的参与层面。运用人们的身体与想象力,实际地"进行"互动,就好像情景正在当下发生,这能够将许多想法与感觉带到意识层面,在个别咨询中如果只谈论情景,是无法接触到这些想法或感觉的。

行动取向的方法对于治疗较缺乏智力、言语表达的患者是很有用的(例如小孩、精神病患者、不良青少年等),同时,心理剧也对于习惯过于理智化的人有帮助。心理剧最大的优点是将患者外化的冲动行为(acting-out)转化为更具建设性的心灵演出(acting-in)的管道。

当人们行动饥渴受挫,人们常会冲动地用行动将其外显,他们的行为展现出不为他们所觉察的内在需求(Kellerman,1984;Ormont,1969)。精神分析学家很完整地描述了这样的动力,但他们却忽略到如何利用这样的倾向来帮助我们得到更多的自我觉察(Rubin,1981)。在心理剧中,行动被夸大,由于这一切发生在人际领域中,能够被导演和观众所见证,这也能引发主角的自我"见证"功效。心理剧将逃避觉察的行为,转化成促进洞察的行为以及更大的自我省察的能力(Bromberg,1958;Fingarette,1969;Zwligs,1957)。

Adam Blatner 将行动饥渴的升华,取名为"行动内化"(acting-in),作为治疗或针对个人/团体成长中所使用的一个工具。行动内化或是 1976 年 Davies 所称的"行动修通"(acting-through)使用戏剧化的情景来产生"角色距离"(role distance),使演员能够象征地跳出角色并见证他们自己的行为。

除了澄清情绪冲突的任务,心理演剧的方法还可以应用在发展人类潜能的挑战上。借由行动内化,我们可以重新引出被当代这个过度理智化的社会所忽略的个人经验的许多层面,如:创造力、自发性、戏剧性、幽默、兴奋、活力、童心、仪式舞蹈、肢体运动、肢体接触、幻想、音乐、非语言沟通等。只有在心理剧的游戏场景中,才能滋养生命的活力;借由培养、精练玩的能力,才能永远将童年的精神保留在成人的生活中(Blatner&Blatner,1988)。

心理剧也适用于临床以外的情景,例如教育或工商业、在建立社群的方案中进行角色扮演,甚至也可以用在日常生活中的问题解决与休闲娱乐。心理剧可以用来催化家族治疗的过程、婚姻治疗,甚至个别治疗中(Blatner,1994;Stein &Callahan)。心理剧的方法已经被许多其他学派纳入,包括行为治疗、认知治疗、家庭治疗和完行治疗。

(二)心理剧、角色扮演、社会剧与校园情景剧的区别

1. 心理剧与角色扮演　角色扮演是指咨询过程中,咨询师为了协助求助者觉察与宣泄情绪、体验相关人物的感觉与想法、学习新行为与预演即将面对的情境,而由求助者扮演相关人物,进入他们的经验之中的技术。

联系:广义上,角色扮演是心理剧的通俗说法,常常把角色扮演等同于心理剧。

区别:狭义上说,角色扮演是心理剧的一种技术——角色互换(role reversal),是心理剧技术在个体咨询中的应用;心理剧包括角色互换(角色扮演)、独白、旁白、替身、未来投射等技术。在个体咨询中使用角色扮演技术为空椅子技术(empty chair)。

2. 心理剧与社会剧　社会剧主要是探索集体的成分,社会剧的重点是没有任何特定时

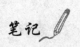
笔记

间限制,参与者共同去探索我们共有的议题而不是个人的问题

区别:社会剧主要是探索集体的成分,而心理剧探索的就是个人成分;社会剧创造的是一个[例如](for instance)情景,心理剧是将主角个人生活中真实情景重新在团体中演出;社会剧是一个教育性的模式,而心理剧就属于治疗取向的形式。

联系:社会剧和心理剧共同关心人类的发展,都期待协助人们对自己及世界有更多的理解、期待帮助人们成长产生改变,同时也帮助人们学会或是更熟悉一些技巧来应对一些探索的场景,也协助人们提升自尊,使人们觉得自己更加完整和美好,因此无论社会剧或心理剧,无论教育者或治疗师,都是以全人类的进化为目标的。

3. 心理剧与情景剧　情景剧(scene-drama)也称心理情景剧,是利用与生活相似的情景,通过角色扮演等心理剧的方法,重现当时的心理活动与冲突,使当事人和参与者认识到其中的主要问题,自己或在参与者的协助下加以解决,促进心理健康发展。

联系:扮演情境和角色。

区别:体现在目标与程度上,心理剧用于心理治疗,较深层次的心理问题、心理障碍;情景剧用于教育辅导,较浅层次的心理问题、广泛意义的心理教育。

(三)心理剧在中国的应用

近年来随着热爱心理剧技术、注重实操的心理学工作者的努力,心理剧在中国也有了长足的发展和广泛的应用。主要应用领域包括:

1. 学校心理健康教育的应用　心理剧以角色扮演等形式,在大中小学得到了应用。可用于各级学生的心理辅导、团体活动、心理健康教育课程。常用的技术有以下几种:哑剧演出,空椅子演出,角色互换,改变自我,双重扮演和魔术商店。角色扮演生动有趣,简单易行,在中小学中恰当地运用,对促进学生心理健康素质的发展有重要的意义。首先它可以排解学生的不良情绪,改变学生的态度。同时可促进学生对他人的理解,使学生获得创造性的生活。自20世纪90年代中后期,在中国大陆地区一些高校大学生心理健康教育辅导中将心理剧部分进行探索与尝试,有人进行了以校园生活为主题创作实践的校园情景剧。

2. 临床治疗实践和培训督导的应用　通过实践研究发现,在康复期精神分裂症患者的心理治疗中,心理剧具有消除自卑、提高自尊的心理康复作用,可作为一种有效的心理治疗手段应用于临床。例如将心理剧运用在监狱女犯自杀未遂的同犯小组治疗中。同时有人将心理剧应用在大学新生适应障碍的团体心理治疗中,效果良好。

在医学临床与护理教学中,心理剧也可应用于临床实习前训练。另外还有在教师培养中运用角色扮演心理问题分析和解决的教学研究,通过情景讨论、榜样学习和角色扮演对儿童助人行为影响的实验研究,以及采取生动活泼的角色扮演教学方式,开展毒品生理危害的心理剧教学应用。

临床案例与思考

中考前焦虑的母亲

通过暖身活动暖出主角,40岁的一位母亲,因孩子面临中考,学习成绩欠佳,自身焦虑烦恼,亲子关系冲突。让主角在团体中先选两个人,一个扮演儿子,一个当自己的替身。然后让主角布景,设定了儿子放学回家的一个场景,主角先展现自己在客厅做家务等活动,然后让替身站在原来主角的位置,而主角则去扮演儿子,儿子考试成绩不好,进门后试图悄悄溜进自己房间,被妈妈看见不得不拿出自己的试卷,回答妈妈的问题;然后主角再回到自己的位置对孩子提出一连串问题和指责;然后主角再到儿子位置,表现儿子的反应……如此反复地进行角色交换,展现了母子交流的场景。其间有一节由演员扮演儿子与主角的替身进行场景再现,而主角则站在一旁作为观众,镜观母子互动的场景。在母子对话的情景中,

笔记

看到了母亲对孩子的过度要求、指责、失望、焦虑以及感到在班主任和其他家长丢面子的恼怒;而儿子(实则是借用主角的口)说出了自己对父母的愧疚、害怕、能力不足的无力感、对考试的恐慌焦虑等。最后,在分享阶段,主角谈了在扮演儿子的过程中,自己切实体验到了儿子的感受,从只看见成绩到看到孩子的情绪,对孩子的成绩问题有了新的认识,孩子已经很努力了,以后只要孩子尽力就可以了,也可以采取一些具体措施帮助孩子,而不会再去一味指责、唠叨。自己的情绪问题不会再转嫁给孩子。

思考题:

1. 在心理剧中如何做好替身?
2. 思考镜观技术在促进主角转化中的作用。

(张红静　郭　丽)

第十九章　传统文化特色的心理疗法

学习目标：

1. 掌握　文化的内涵、特点以及心理疗愈机制；悟践疗法的三个阶段；认识领悟疗法的三个步骤；心理疏导疗法的三个阶段以及面对非理性思维的两个误区；道家认知疗法"32字诀"；森田疗法的内涵、基本理论和基本技术；积极心理治疗的治疗目标，以及对于冲突平衡模式、现实能力与基本能力的理解的论述。

2. 熟悉　文化对心理治疗的影响层面；悟践疗法的理论基础；认识领悟疗法的主要技术；心理疏导疗法中，克服"怕"字的主要理念；心理疏导疗法的信息反馈流程；道家认知疗法的五个治疗阶段；森田疗法的实施方法和各种治疗案例的实施过程；积极心理治疗干预的五阶段疗法；积极心理治疗辅助性干预技术。

3. 了解　体现文化影响的三类心理疗愈技术；悟践疗法"悟"与"践"的治疗技术；认识领悟疗法与经典精神分析的异同；心理疏导疗法的主要治疗技术；中国现代心理咨询与治疗的发展状况；森田正马发现和创立森田疗法的过程；积极心理治疗的发展历史、现状及对于常见疾病的独特解读。

心理治疗的对象是人，而人的生存和发展离不开特定的文化与环境。因此，各个心理治疗的理论与流派自创始之初，就充分体现着各自独特的文化与氛围。诞生于20世纪20年代的森田疗法由日本精神病学家森田正马创立，它既是一种基于东方文化背景的、自成体系的心理治疗理论与方法，又是一门独特的人生学问，在强迫症、恐怖症、广泛性焦虑、疑病症等神经症的治疗上有着良好的效果。而致力于让患者通过累积或发展自己的积极力量来摆脱心理问题的积极心理治疗，则深受人本主义心理治疗的影响，更是一种跨文化的、多种心理治疗流派理论与方法整合的模式。因此，研究各个民族文化的背景和人格特点，发展适合各国国情和患者需要的心理治疗理论与技术是心理治疗的本质，更是一种趋势，体现了当前心理咨询与治疗的本土化发展诉求。

相比发达国家的心理咨询与治疗，我国本土的心理咨询与治疗工作起步较晚，可分为如下几个阶段：启动阶段（1949—1965），社会影响最大的应属神经衰弱的综合快速治疗，其代表人物有李心天、王景和、李崇培等人。80年代末，李心天将此法总结提炼后，称之为"悟践疗法"。准备阶段（1978—1986），改革开放为医学心理事业的发展创造了良好条件，西方心理学著作被大量翻译出版。1979年，中国心理学会医学心理专业委员会成立。20世纪80年代初期，北京钟友彬、南京鲁龙光、广州赵耕源、北京张伯源等在医院中开设心理咨询门诊，开始探索具有中国特色的心理分析、疏导等方法。初步发展阶段（1987年至今），我国医学心理学专业有了长足的发展，各大综合医院普遍设立心理门诊，大专院校相继开设心理咨询中心，国内外专业交流日益增多；中国心理学会、中国心理卫生协会等行业管理日

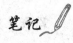

渐规范，专业刊物及论文、著作等广泛出版。20世纪末，中南大学杨德森、张亚林、肖水源等基于道家哲学的养生之道，结合现代心理治疗理论创立了"中国道家认知疗法"。北京大学医学部许又新、华西医科大学何慕陶、上海精神卫生中心严和骏等专家对我国心理咨询与治疗事业也做出了突出的贡献。

第一节　文化与心理治疗

一、文化的概念

（一）文化人类学的定义

文化是人类适应和改造自然的过程中出现的，与自然存在和自然现象相对的人文性存在和现象，是一群人共有的，区别于其他群体的独特行为模式、生活方式。包括：作为群体的人的活动方式、物质财富和精神产品。

其中，精神产品指的是一个群体的成员所共有的语言、传统、习惯和制度，有激励作用的思想、信仰、价值，对于人、事、物的成套的观点、信念、态度，体现在调控生活的各种方式（如仪式、习俗、礼节、禁忌、法律、人际交往、工作），以及日常生活和文化产品（如传说、神话、文学、戏剧、艺术、哲学思想、宗教）中。

在千姿百态而且变化多端的要素中，文化的核心是一个社会群体中的价值观，也就是人们据以判断人、事、物好坏美丑的参照系与标准。

文化与"民族"常连带使用，但有时也要做区别。单一的民族一般有共同的文化系统，但有的文化可以由多种民族共享和遵循。

（二）文化的特点

1. 文化通过"人文教化"（enculturation）习得，并经由家庭养育和社会环境——包括学校教育——而代代相传。

2. 文化塑造个体的行为，同时也受其成员的观念和行为的影响而被塑造。

3. 连续性是文化的基本特性，但也随时间发展、变化。

4. 文化在宏观层面存在，却在个体的微观水平起作用，所以，"大同而小异"，有时容易因为个别经验被过度泛化、以偏概全而形成"刻板印象"。

5. 文化的影响有时是个体意识得到的，有时却是无意识的。精神分析家荣格甚至认为存在集体无意识。

（三）文化意识与理解的心理学

心理学中的文化心理学，以及精神医学中的文化精神医学，是研究文化与正常心理及精神障碍关系的重要领域。华裔文化精神医学家曾文星认为，文化精神医学，一是要面对每个人、每个社会——包括本社会中多数的各个成员与少数群体，而不宜只是注重少数民族、移民、外国人等；二是要对所有医护人员，当然也包括心理健康服务工作者，提供文化有关的训练，提高他们的文化意识和技能，因为文化问题不仅与严重的精神障碍有关，而且也被纳入与各科、与所有患者相关的心身医学的领域。与社会精神病学强调应用社会科学方法，从"外位"（etic）的客观角度研究宏观因素有所不同，文化精神医学更多借用了文化人类学、心理学的方法，较强调用"内位"（emic）的观察、体验方法，理解特定文化群体中人际系统的各种规则，以及个人的内心体验和行为。

这里所说的"理解"，着重于"意义的理解"，与生物精神病学、神经科学及基于自然科学的心理学所追求的"因果解释"不同。按精神病理学家、哲学家雅斯贝尔斯100多年前对"解释的心理学"和"理解的心理学"的论述，理解的心理学探讨精神内部有意义的关系，如

笔记

研究动机"为了什么而产生"和"如何产生";研究情绪与意志、认知与外显行为的关系。几乎与此同时由弗洛伊德创建的精神动力学说,可以被视为一种在理解心理意义与疾病关系方面所做出的努力,不过它同时又试图在意义与生物学因素之间进行解释。

心理学对意义的强调,决定了文化与心理之间密不可分的关系。一方面,人的心理活动,如观念、激情与意志,创造了文化,凝聚、反映人的价值意识;另一方面,文化又对心理过程和活动赋予意义,进一步塑造人的价值意识,并引导人的心理与行为。通过意义系统的建构,文化与心理自然地联结起来,构成两个层面的文化心理:一是文化中蕴含、折射出的社会集团或民族的心理特征,二是人的内心世界中明显受到特定文化影响而形成的心理特质与行为模式。

心理治疗主要是在理解的心理学领域进行的,治疗师通过人际互动,为患者寻找、固化、重新赋予或扩展意义,甚至构建、创造意义。这与生物医学的方法是有区别的。药物等躯体治疗不能取代个体对于生命意义的追求。没有文化意识及文化能力,不可能成为合格的心理治疗师。

二、文化与心理治疗

人格、个性特征,是在心与身、生物素质与环境因素、个体与群体之间的长期互动中积淀而形成的"微观文化聚合物",每个人都具有不同的文化身份认同,即使他们来自同一个文化或亚文化群体。因此,心理治疗工作其实可以被看作是不同文化背景的人之间的互动。应该从以下几个层面重视文化问题的影响:

1. **操作技术层面**　配合社会背景、文化习俗及期待而采取适当的治疗措施,例如:保持文化上恰当的医患关系;克服言语交流的困难,选用合适的语言、表达方式及内容进行有效的会谈与沟通、解释与指导,避免大量使用术语;处理文化上禁忌但对患者重要的敏感问题,等等。

2. **社会环境因素层面**　考虑不同人群的社会经济环境,包括收入、对心理健康服务的了解程度、医疗卫生条件、医疗保险制度等,在社会管理的宏观层面,针对诸如治疗模式的选择、收费价格、费用支付 - 报销政策等问题推出合理的政策;在临床微观层面,要对具体的患者、咨客做出适当的对待,例如,酌情安排访谈时间、地点和次数,合理收费,遵守伦理原则。

3. **理论层面**　要对所学所用理论一边接纳,一边保持批判性思维,进行文化适应性方面的改进与创新。一方面,目前引入中国的学说大多来自西方,应该斟酌其是否适合东方文化及中国社会,并进行必要的修正与调整,而且还要根据应用情况进行创造、发展。另一方面,可以对传统的心理学思想进行改造、革新,结合现代科技和社会文化变迁的现实,发展本土化的心理治疗。

4. **哲学、信仰层面**　站在民族文化自信的角度,发展关于人生意义的价值体系,定义心理健康的目标及标准,指导社会治理中的社会心理服务,建立现代化的社会帮助及支持系统,在各行各业推动心理健康促进事业,尤其是在学校及家庭教育中体现有利于心理健康的世界观、人生观。

三、文化的疗愈作用与传统心理疗病术

现代心理治疗来源于最古老的心理疗病术。世界各地各民族都有主要以巫术和其他传统、民间疗法为载体或表现形式的心理性疗病术。在一些明确排斥巫术的传统医学中,超自然的神灵力量不再受重视,但仍然有在心理学层面发挥作用的疗法,或者很多以物质为介导的疗法发挥着明显的心理效应,即有意无意中被利用的"安慰剂效应"。在中国,巫术

笔记

活动不被鼓励,被当作迷信活动而被禁止,但汉族及少数民族人群中仍有传统的巫医活动,也有以各种名目出现的现代巫术,甚至在滥用的情况下成为违法的邪教。不过,汉文化中的无神论传统很强大,更多的人最为信任的,而且受到国家保护、支持的传统医学,是受朴素唯物主义哲学指导的中医。

曾文星将世界各国的有心理疗愈作用的疗法分为三大类:①本土文化中的疗病术;②受文化影响的独特心理治疗;③文化相关的"通用心理治疗"。第一类指的是没有主动、明确地采用心理学理论指导疗病实践的所有传统或民间疗病术;第二类指的是在本土文化基础上,使用心理学理论和方法,有意研发的心理治疗模式,对所在的文化群体有较好的使用效果,但其推广性、普适性却正好因此而受到一定限制。第三类主要指近一百年以来发展出来的心理治疗理论和技术。总体而言,多数现代心理治疗是在西方白人基督教文化土壤里出现的。由于受到西方现代科学技术普适性的鼓舞,以及政治、经济实力和"欧美中心主义"优越感的加持,目前占优势的心理治疗主要流派容易被认为是对其他文化群体也有普遍适用性的通用心理治疗。但即便如此,我们在引进和应用这些现代心理治疗理论和技术时也要进行跨文化的处理。

在与《中华人民共和国精神卫生法》配套颁布的国家《心理治疗规范》中,纳入了首批值得在医疗机构推广使用的十三类心理治疗技术,其中包括两种不见于西方式分类的"其他特殊心理治疗",即道家认知疗法和森田疗法。二者都是在本土传统文化基础上融合了现代心理学原理和技术,在相应的文化群体中有成功应用经验的心理治疗理论和方法。除了这两种之外,我国还有其他一些基于传统的或创新的心理学原理开发的治疗技术。对于这些心理治疗方法,宜进行充分的科学探索,在严格规范管理之下谨慎使用,经充分验证、论证后再加以推广。

(赵旭东)

第二节 悟 践 疗 法

一、概述

(一)创立

悟践疗法(wujian psychotherapy)是由李心天等人在治疗神经衰弱的"综合快速疗法"基础上创立的心理治疗方法,是中国人将现代心理学理论和心理治疗技术本土化的最早和最成功实践之一,体现了鲜明的中国文化特色和辩证哲学思想。

李心天(图19-1),是中国医学心理学与临床神经心理学的奠基人,祖籍湖南永州,1924年出生于浙江嘉兴。1942年考入贵州湘雅医学院,1948年毕业后留校任内科医师。1954年担任湘雅医学院精神病学教研室副主任、精神科主任等职,开展了精神病患者的电休克与胰岛素昏迷治疗。1958年调至中国科学院心理研究所,在丁瓒教授的领导下,开展心身关系的理论与临床实践研究。1958—1959年,李心天与李崇培、陈仲庚等人合作,对患有神经衰弱的大学生、钢铁工人、军事机关干部进行了综合快速治疗,疗效显著。此后又将综合快速治疗方法广泛运用于高血压、溃疡病和慢性精神分裂症的治疗。事实证明综合快速治疗比原有的治疗方法

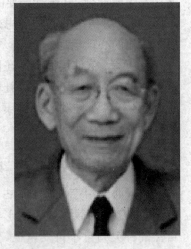

图19-1 李心天(1924—)

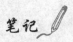

更有效，尤其是针对慢性妄想型精神分裂症，因为加入了心理社会治疗的内容，较传统的治疗方案效果更为显著。

这种将身、心、社会三方面融合为一个整体的治疗思路贯穿于治疗全过程，国际上同期也未有相关的研究报道。20 世纪 80 年代末，李心天等将综合快速疗法更名为"悟践疗法"，悟践疗法得以正式创立。

（二）产生背景

中国心理学思想源远流长。中国人在漫长的生产生活实践中对心理活动进行认识、体悟、升华、总结，经过数千年的孕育，逐渐形成了以东方哲学为核心的完整的理论体系，医学心理学思想在这一理论体系中占据了重要的地位。这些医学心理学思想在解决人的健康和疾病问题上发挥了重要的作用，而且在促进人格的成长完善以及丰富社会思想与风俗方面也担负起了无可替代的角色。

现代医学心理学的发展为悟践疗法的产生提供了科学基础。几千年来，心理学（思想）一直从属于哲学的范畴内，直到德国学者冯特（William Wundt, 1832—1920）1879 年在莱比锡大学建立了世界上第一个心理学实验室，用科学的方法观察和研究人的心理现象，心理学才脱离了哲学的母体成为一门独立的学科。冯特于 1867 年出版了《医学物理学手册》，用实验的方法研究人在医疗过程中的心理学问题，为医学心理学的发展开拓了道路。冯特的学生、美国心理学家韦特默（Lightner Witmer, 1867—1956）在宾夕法尼亚大学创立了世界上第一所临床心理学诊所，标志着心理学真正被用于医学实践并解决临床问题。

尽管有着悠久的医学心理学历史，科学心理学也于 20 世纪初就在中国传播，但中国形成专业的医学心理学研究团队却经历了很长时间。1956 年 12 月，中科院心理研究所成立，其中第三研究组是医学心理组，这是我国医学心理学研究起步的标志。1957 年，中科院心理研究所开始了实际的研究工作。随着西方心理学理论与实践的进一步发展成熟，越来越多的中国学者开始研究心理学，心理学的中国化变得尤为迫切。

二、基本理论

悟践疗法的理论基础是人性主义理论（human-essencism）和整体健康模式（holistic health model）理论。

（一）人性主义理论

人性主义理论由李心天、郭念峰创立，是研究人的本质属性（essence）的理论，其基础是"心理是脑的功能"。人性主义心理学认为，人性由生物属性、社会属性和精神属性这三个部分构成，这三种属性共同组成了一个矛盾的辩证统一体，彼此相互依存与制约。社会属性以生物属性为基础，以精神属性为表现，精神属性以生物属性为前提，以社会属性为内容，这三种属性便构成了人性三要素。人的心理是人性的反映，是人性三要素的辩证统一体，人的心理动力是人与环境、个体与社会以及主观与客观的相互作用，产生和推动心理活动的力量源于三对矛盾的对立统一——人的社会活动和经验的对立统一，生产活动和人脑的对立统一，以及脑与经验系统的对立统一。

对于疾病，人性主义心理学并不排除外部因素，而是在肯定外部因素的基础上，从人性内部去说明和解释疾病的原因。因此人性主义认为疾病本质上是人性的挫折和扭曲。所以，从人性层面分析疾病具有如下两点重要意义：一是治疗师不能单单只是治疗病症，最根本是要治疗患者；治疗本身不应该是片面的，也不应该是单因素的。二是如果能从人性角度看待疾病和处理疾病问题，那么所谓的现代医学模式便可从一般的理论观念转化为活生生的实践。

个性是心理学的研究对象。个性是指"个体独特的、持久的心理或者行为上的总和"。

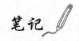

既然个性是由身体、社会和心理三种不可分割的要素组成的,那么个性就是由身体、社会和心理三种不可分割的素质组成的。素质的三种成分包括生理、心理和社会三种素质。对患者的诊断要从这三个素质及其相互关系中寻找答案。其中,心理健康在人格健康中占主导地位,而人格健康可以用一个字概括——"悟"。个体的悟、群体的悟都在社会实践中得以验证,从理想变为现实,又在实践中不断被修改,成为新思想、新的追求目标,使个体更加健康,更加适合人类健康的生活。

(二)整体健康模式

健康不仅仅是没有体弱多病,更是一种身体、心理和社会的完满状态。健康可指个体,也可指群体,它包含了身体、心理和社会三个要素。一个人是否健康,要从身、心、社会三个方面进行整体的审视与评判。

整体健康模式是由李心天等在20世纪80年代提出的。整体健康模式把个人与环境(自然环境与社会环境)视为一个整体,以"天人合一"的观点来看待健康,将生物、心理、社会因素合而为一。其特点是:整体健康模式融合生物、心理、社会为一个整体的同时又不囿于医学模式;整体健康模式将人性视为三种属性有机结合的整体的系统,三种属性水乳交融,彼此难以区分,融合为一个全方位的人性;整体健康模式不仅仅是对健康的解释,也是对人性的解释,更是对人类发展命运的解释。

三、治疗程序

(一)三个阶段

悟践疗法的总体原则是:把患者看成完整的、有自觉性的人。基于人性的三种属性、个性的三种素质理论,采取心理治疗、生物治疗和社会治疗三方面的综合措施进行整体干预,以恢复患者的整体健康。治疗分为如下三个阶段:

第一阶段:在初次和前期访谈时,帮助患者首先认识到其问题所在的原因和意义,并主动采取针对性的活动以消除消极情绪,如积极服药、放松训练和体育活动。

第二阶段:在病情好转过程中,帮助患者再次认识到需要劳逸结合,体力和脑力劳动并重,并坚持贯彻到日常生活中。比如制订标准的作息时间表,根据自身的特点安排体力和脑力劳动,让患者从实践中看到自己身心状况的明显进步,从而建立信心。

第三阶段:在康复期,使患者认识到患病的根本原因是其个性的三种素质存在某些不足、不健全或不完善。初步制订出加强后天素养的长期计划,通过不断的实践,不断地"践→悟→践→悟",逐步进入理想的健康环境,通过螺旋式的上升,实现自身价值。

悟践疗法的治疗手段包含心理治疗、生物治疗和社会治疗三个方面。其中心理治疗由内而外可以分为认知、情绪和人际三个层面。在认知层面患者不仅仅要学习心理学知识和医学知识,还要学习人文社会文化等方面的知识。情绪层面上,要求患者在放松的状态下坦陈自心、直抒胸臆,做到真正的自我和谐、表里如一和榜样参照。人际层面上,除了做到已经成为共识的接纳、理解、信任、真诚等基本要求外,还可以密切联系人性中的社会属性,宏观上的人类进化和社会发展浓缩于一次心理治疗。力图让患者意识到自己正在经历一个自我成长的过程,也是一个实现人性的过程。生物治疗包括药物、物理和化学治疗。需要注意至少三个原则:对症下药、标本兼治和身心结合。社会治疗包括以下七个方面:一是进行主动调节体内各器官生理活动的运动,主要是腹式呼吸和生物反馈治疗;二是体育活动,患者可以根据自己的体质、喜好和特长选择各类练习活动,并且不断坚持;三是文娱活动,患者可以通过欣赏戏剧或者参加比赛等方式进行活动;四是脑力活动,如举办"脑筋急转弯"等智力竞赛;五是体力活动,如在室内和室外进行园艺、农作等活动;六是家务活动,患者可以在自家进行打扫、烹饪、刺绣等活动,也可以在住院环境中进行模拟;七是社交活动,

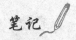

可以有组织地进行集体参观、旅游，也可以就某一社会热点问题展开调查讨论，还可以由患者组成健康俱乐部并定期活动。

（二）对神经衰弱患者的治疗

悟践疗法最初称为综合快速治疗，是针对神经衰弱患者进行的治疗方式。

作为一种公认的心因性疾病，神经衰弱不仅表现出许多躯体性症状，还有许多心理与行为症状，是大脑功能失调的一种表现。因此神经衰弱患者治疗的指导思想是：在单纯的药物治疗基础上增加相应的心理行为方面的疗法，心理治疗的重点在于纠正患者对疾病的歪曲认识，通过掌握疾病防治的知识和努力参与各种治疗活动，来获得正确的认识。患者不再单纯被动地服药，而是主动消除负性情绪，营造一个积极的心理状态，加强自身的调控能力。消除由疾病引起的病理性联想和病理反应，建立一个遵循大脑活动规律的新的学习、工作和生活方式，以达到治疗目的。

综合快速疗法的治疗过程为期四周，按照上述三个阶段进行。采用集体治疗和个别治疗相结合的方式，向患者讲授关于神经衰弱的医学知识、有关个性的心理学知识和正确使用药物的知识。在不到一个月的时间内，让患者意识到：只要针对自己的个性特点，调控自己的工作与学习，建立起科学的生活方式，调试心理，克服症状，就可以逐渐恢复健康，成为自己的保健治疗师。

（三）对慢性精神分裂症的治疗

针对精神分裂症患者"只服药，不进行心理治疗"和"过快出院"的两个误区，李心天认为，在治疗中除了药物以外，有必要采取能促使心理过程得以调整的心理治疗和社会治疗。

治疗分为三个阶段：第一阶段为前3周，即症状活跃期。此时，药物治疗与个别、集体心理治疗并重；第二阶段为4~8周，即症状动摇期。治疗至第8周，绝大多数患者病理症状消失，自知力恢复，此时患者能配合治疗师进行治疗；第三阶段为第8周，即症状消失期，又称"试验性出院"。在此阶段前4周，患者晚上住在院内，白天在院外活动，回到病前的环境中生活。后4周，患者晚上住在家中，白天回医院活动。因此又称实验性出院。

在治疗过程中，还同时进行个别治疗和集体治疗。个别治疗要求治疗师无论何时何地，一旦与患者接触，总是对患者说："这里是医院（言下之意，这里不是监狱）"，"你是患者（言下之意你不是犯人）"，"我是治疗师（言下之意我不是警察）"。集体治疗要求在患者入院的第2日起，在护士陪同下听治疗师讲解精神病防治的相关知识半小时，这对早日恢复认知功能是非常有必要的。

专栏 19-1

关于人性的三种属性以及个性的三种素质理论

人性的三种属性

世界（宇宙）已经从物质运动、生命运动演化到社会运动的阶段。科学也已经从天文、地理等自然科学，发展成为生物科学、社会科学，当今科学更多地是对人本身进行科学研究。自然物质的本质属性称为"自然性"，生命生物的本质属性称为"生物性"，社会的本质属性称为"社会性"，人脑的本质属性则称为"人性"。人性是一个科学概念，人性主义理论对人性进行研究，将人性规定为三种属性：生物属性、心理属性和社会属性。

在人性中，生物属性、心理属性和社会属性这三种属性自成型以来就相互渗透和转化，彼此不能分割，共同构成了人性的整体。因此，三种属性之间是相辅相成、辩证统一的关系。如果直观地理解，可以将其比喻为"三足鼎立"。缺少生物、心理和社会这三个属性中的任意一个"足"，作为整体的人性的"鼎"也就难以稳定地支撑。

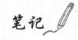
笔记

个性的三种素质

心理学主要研究每个人的人性,即人性的个体化,又称"个性",有时也称"人格"。有了个性的概念后,就可以从这一维度上去判断一个人的品质。历史上,心理学中不同的学派对个性有不同的理解和论述,使个性这一概念成为心理学中最复杂的研究对象之一。时至今日,多数心理学家将个性或人格定义为"个体独特的、持久的心理或行为上的特征的总和(综合)"。在人性主义理论中,个性是人性在每个具体人身上的体现,或者说,宏观上的人性微观上表现为个性。既然人性是由身体、社会和心理三种不可分割的要素所组成,那么个性就是由身体、社会和心理三种不可分割的素质所组成。因此,素质理论成为人性主义理论的重要内容。

一般意义上的"素质",对人而言,是指人的本来性质,通常指一个人固有的品质。心理学意义上的素质,是指一种习惯性的或定型化的行为模式称谓,是从素养演化而来的,其先天的基础则为禀质。

在人文社会环境中,素质表现为"人文素质",这更能说明"个性"和"人性"的科学内涵:是指具有一定文化知识和文明行为的人。因此,素质是指生活在社会中的每个人由于其生物遗传、社会教育和心理行为融合在一起而形成的独有特点,区别于他人的人性即个性(人格)。人在社会中、在他人之前所呈现的种种活动都说明了该人的素质水平。

人性包含了生物、心理和社会三种属性,个性则包含了身体(生理)、心理和社会三种素质,也就是素质的三种成分。在人文环境中成长的每一个具有个性(人格)的人,其社会素质是他从小到大在家庭、学校等周围环境的教养下形成的习惯性的心理行为模式。社会素质可以分为六大类,即:道德素质、政治素质、经济素质、哲学素质、科学素质、艺术素质。人格中的身体素质不仅仅是指他的身高、体重是否符合他这一年龄段的常模标准(高于或低于正常比例范围就称为过高、过矮、过胖或过瘦,都是不健康的表现),而且包括他是否经常、系统地进行锻炼。根据神经信息论的理论,每个人在人前所表现出的种种言谈举止都说明了他的心理素质水平。这并非一朝一夕就能习得,而是在长时间的社会生活中由种种素养转化而来。

引自:彭旭.悟践疗法.北京:人民卫生出版社,2010.

四、基本技术

(一)悟践疗法的"悟"

悟践疗法的"悟(insight)"可以从如下两方面来理解。一方面,不能认为"悟"高不可攀或者遥不可及,它与宗教玄学无关;另一方面,不能片面地把"悟"理解为"认知",它在认识的程度上比"认知"更深刻。

学习悟践疗法的"悟",要经过"悟"的准备、过程和效验三个阶段。

在"悟"的准备阶段,主要内容是学习。悟践疗法的学习,不仅仅要学习悟践疗法的基础理论及相关知识,还要学习中国传统文化和语言学。要学会在专业上以及生活中不断寻求自我成长,生活中处处都是自己的老师。"悟"的过程也是"超越"的过程。在原有的相对稳定的模式下,以一种内在的动力对原模式进行突破,造成一种暂时的不平衡状态,形成与原来相反的模式,并逐步趋于稳定,最终完成一个超越的过程。要尤其注意对信息联系的超越、对思维运动的超越、对固有功能的超越。"悟"的效验在于自由,自由正是人心理活动本身具备的特征,所以"悟"使人去伪存真,恢复其本有特质,这就是"悟"的效验。

(二)悟践疗法的"践"

如果"悟"是在精神层面发生的活动,那么"践(practice)"就是"悟"的实施平台。悟践

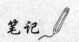

疗法的"悟"和"践"难以截然分开，正像是人的成长过程中"悟"与"践"每时每刻都在共生，人的成长也是一个持续的、反复的悟践过程。

"践"始于放松。个体通过具体的方法，遵照一定的程序，主动地、有意识地调控自己的心理、生理和社会活动，降低肌体的紧张水平，使一度紊乱的肌体功能重归于有序，恢复并保持原有的和谐状态。这一过程就是放松。放松过程是一个主动的过程，也是一个本能的过程。中国古老的道家气功和源自佛教的禅定等传统修身养性方法中，也常常看到主动放松的影子。

呼吸是"践"的基本形式。悟践疗法提供的腹式呼吸运动放松练习是简便易行的有效呼吸方式，可以作为患者每天的必修课程，也可以有组织地开展锻炼，更可以作为治疗师帮助他人的有效手段。

对于悟践疗法的学习，要以"快乐""助人""无我"为学习目标，以"淡泊""恭敬""放松"为学习态度，以坚持唯物辩证法、理论联系实际、古今中外相结合、"学徒"与发展并重相结合为学习原则。在学习中不断自我成长，不断完善自我，使得学习过程更加自然、顺畅。

五、治疗案例

患者Z，女，28岁，大学本科学历，某高中生物教师。因为心悸、心前区疼痛、胸闷、头晕等症状，近半年一直在各大医院内科和心血管专科就诊。经检查，各项生理功能均正常，于2006年9月转至心理门诊就诊。

Z生长于知识分子家庭。父亲为大学历史系教授，患高血压多年，后并发脑出血，8年前去世。母为该校附属中学语文老师，患高血压，后又经诊断发现患有糖尿病，4年前退休。

Z从小学至高中学习成绩一直名列前茅，后考入父亲所在大学生物系，爱好音乐。读书期间，因为父母有病，她一直在家帮母亲料理家务。毕业前夕，父亲去世，为了照顾母亲，主动要求在该校附中教书。后男友要出国深造而分手。此后，曾感心悸、心慌、心前区疼痛。后经常出现此类现象，有一次行至心电图室门前时，两腿发软、晕倒在地，后经抢救苏醒。

第一次咨询：Z叙述病情之后，治疗师让其了解了原发性高血压、冠心病等知识，其症状完全是因焦虑情绪、过分紧张而引起。同时为其提供了消除紧张的办法：第一点，大脑既控制人的认知情绪，也是调控心血管疾病和其他脏器活动的中枢，故坚信自己的心血管系统和同龄人一样健康，不理会在任何场合下出现的心悸、胸闷等症状。第二点，高血压等慢性病属于生活方式疾病，健康的生活方式可以延缓其发生。健康的生活方式包括：不进食过多脂肪，防止体重增加，清淡饮食，不嗜烟酒，工作有规律和有节奏，坚持体育运动，心情开朗，养成思考后再行动的习惯。第三点，初步掌握腹式深呼吸运动放松练习的具体方法，并坚持每天练习。

第二次咨询：Z汇报了1周的情况，心情轻松了许多，不再感到头晕、胸闷，睡眠好转，还将高血压、糖尿病的基本防治知识告诉了母亲，自认为在饮食上基本合乎健康的要求，就是体育活动较少，对于腹式深呼吸方式练习掌握得不熟练。治疗师肯定了她的进步，指出，不少患有心脑血管病的人，虽然认识到除药物外生活上的综合防治措施，如平衡膳食、杜绝烟酒、劳逸结合、增多活动、心情开朗的重要性，但行动上却达不到要求。实践是检验患者对疾病防治认识的唯一标准。因此，共同为Z制订了作息活动表，增加了体育项目，并且帮助患者进行腹式呼吸练习，帮她掌握要领。同时，要求她帮助母亲采取综合防治措施。

第三次咨询：面带笑容前来咨询，她感觉上周的作息表设计得有张有弛，运动和休息并重，感到心情愉快。治疗师指出，她的行为方式由好静转为好动，增加了人际交往的内容，是弥补性格上弱点的好方法，还应该在各种活动中广交朋友，以便寻访知心朋友，增加情感生活的支持力量。

第四次咨询：Z经过3周的悟践疗法治疗后，已经掌握了调节、控制自己的情绪和身体内脏器官生理活动的有效方法，每次感到劳累或者心前区不适，就做20分钟的腹式呼吸，不适的感觉就消失了。

回访：患者社会功能恢复正常，找到新工作和人生伴侣，自觉身心状况良好。

六、应用与评价

悟践疗法的早期理论以综合快速治疗的理论与实践为代表，诞生之初借鉴了苏联心理学的理论。在发展过程中引入了中国人自己的独特见解，避免了机械论和生物医学模式的弊端。悟践疗法的后期理论以相对成熟的人性理论和整体健康模式为代表，具有一定的理论高度。

悟践疗法的理论体系建立在科学哲学的基础上，突破了医学和心理学的局限，在一定程度上协调了心理学各个理论分支莫衷一是的问题。同时从人性的研究出发，解决了人本质的实际需要。悟践疗法的理论发展具有与时俱进、联系实际、高屋建瓴的特点，这将成为实现心理学中国化与本土化目标的重要参考。

悟践疗法的理论在人性层面上整合了几大心理治疗理论取向的精髓，并克服了它们的不足。悟践疗法根植于源远流长的中国传统文化，并且通过心理学将文化因素传递到人性的深处，使患者不仅仅是接受一种治疗，更是重建一种基于文化的人生。悟践疗法在理论上的优越性，更多在于它并非是一两位心理学家或者治疗师的主观论断，而是基于辩证哲学的人性观。这种哲学高度使之比其他理论更直接地接近人的本性，换言之，更有"直指人心"的意义。

（高　玥）

第三节　认识领悟疗法

一、概述

钟友彬（图19-2），1925年生，山东滕县人。1945年考入北京大学医学院，1952年毕业后留校任教，并做精神科医师。钟友彬平素一贯随和，但在学术上却坚持事实，不向教条主义权威妥协。1964年，钟友彬在《中华神经精神科杂志》上发表《神经衰弱患者对心因的否认》一文，向当时占学术主流的巴普洛夫学说权威发起质询，对学术界占主导地位的治疗方式也不以为然。1965年至1975年，钟友彬被下放到没有精神科的首钢医院门诊部做内科医生。"文革"结束时，钟友彬已到"知天命"的年纪，但他仍向医院领导提交了报告，要求由他管理首钢医院的精神病患者，自此又重新踏回了专业道路。

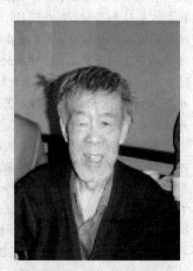

图19-2　钟友彬（1925—2009）

在接下来的十几年里，由一开始在内科的走廊义务给精神病、神经症患者诊治，到后来患者越来越多，便于1982年增设了北京地区最早的心理咨询门诊，钟友彬和他年轻治疗师们在治疗精神病和神经症的道路上越走越远。一开始，钟友彬完全遵循弗洛伊德的正统治疗方法，启发患者回忆幼年经历，也有简单病例出现效果。但他逐渐发现，回忆

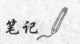

出与症状根源相关的心理事件比较困难，况且病例大多极其复杂，即使回忆出一些幼年经历，对恢复的益处也不大，这促使他对心理治疗机制进行再分析。他注意引导患者认识症状的幼稚性，并认识到这种幼稚性是早年形成的，从而放弃幼稚的恐惧和行为。后来，结合精神分析疗法，他逐渐探索出一个适合中国人的心理动力学的治疗方式——认识领悟疗法（cognitive insight psychotherapy）。1988 年，他出版了《中国心理分析——认识领悟心理疗法》一书。

认识领悟疗法可以应用于多种适应证，如各种心理问题（一般心理问题、严重心理问题、神经症性心理问题）、神经症（恐惧焦虑障碍、强迫障碍、以疑病障碍为主的躯体形式障碍、神经衰弱等）、性心理障碍（恋物癖、窥阴癖、露阴癖、摩擦癖等）、进食障碍、习惯与冲动控制障碍等。

二、基本理论

（一）认识领悟疗法与经典精神分析的关系

钟友彬认为，中国人至少在以下两方面的生活习惯，与传统认识、心理动力学的原理相近：①相信幼年经历或遭遇对人的个性及日后心理健康有重大影响，幼年和成年心理特征有连续关系。②可以从成年人的观念、作风和行为中看出其幼年时期受到的影响。但如何领悟（方式）、领悟什么（内容）则有所不同。

正统的心理分析疗法要经过长时间的自由联想，了解症状的象征性意义，除去心理防御机制的伪装，让患者领悟到幼年期未得以满足的性心理症结；而心理动力学疗法让患者尽量回忆过去各种精神创伤的经历，从而找出症状的无意识根据；而认识领悟疗法则是直接和患者一起讨论分析症状临床表现的性质，使他们认识到病态情感和行为的幼稚性，领悟到这些感情和行为是幼年期儿童的心理和行为模式，与他的实际年龄和身份并不相称，从而主动放弃这些想法和行为。必要时，也可让患者回忆容易记起的幼年经历作为佐证，但不必追究深处无意识的动机。认识领悟疗法可以看作是在治疗师的指导下进行的患者的自我教育，是对幼稚心理的改造。患者在接受治疗前，对他们病态行为的幼稚性和幼年儿童的行为模式概不自知，通过治疗师的解释、分析、讨论，并联系自身深入思考后，才真正认识到病态行为的幼稚性，领悟到它是儿童时期留下的痕迹，但成年人不应再保持的幼年心理行为模式。最后随情感和行为的改变，症状也就自然消失了。

认识领悟疗法认为，治疗的目的是要消除患者的症状，而症状的消除就需要患者领悟治疗师的解释。患者的领悟是在治疗师的引导下进行的，因此疗效的取得不在于揭示幼年的创伤，而在于患者对治疗师解释的信任，这就是领悟的本质。领悟的内容是治疗师灌输给患者的，当患者自感以前的想法及行为可笑时，也就抛弃了原有的态度、行为，使症状得以消除。因此，治疗的过程不仅是一个治疗师与患者交互作用的过程，也是需要患者主观努力的过程。

（二）认识领悟疗法的病理心理观

认识领悟疗法将人在成长发育中的年龄分为实际年龄、生理年龄、智力年龄和心理年龄这四种层次。智力年龄是获得知识、运用知识以及解决问题时必须具备的条件。心理年龄则是思维能力和情感情绪等心理活动随着年龄增长而发育并和年龄相适应的体现，是生活中的需要和刺激是否得到满足的体现。在此基础上，存在着两种心理应对模式。

1. **成熟的心理模式**　成年人对事物的分析是以客观事实为依据的，能分清假想与现实，不会把想象当成事实。能以逻辑思维的方法来判断事物的本质，揭示事物的因果关系，并以语言表述。成年人已有细致的分化并能调节自己的情绪活动，在行动上能遵守社会行为规范。此时心理年龄达到成熟水平，是成熟的心理模式。

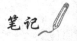

笔记

2. 幼稚的心理模式　儿童往往对听到的、看到的和想到的事物加以偏离事实的想象，并把想象的内容当成事实。这种对事物的分析以想象为依据，分不清幻想和现实，由此产生的情感反应与行为也不是以事实为依据的。另外，儿童的情感还没有细致的分化，不能稳定控制自己的情绪表现。在行动上还不会懂得哪些是社会允许的，受到称赞的；哪些是社会禁止的，会受到指责的。

认识领悟疗法强调，每个人的童年经历都会形成"幼稚的心理模式"。大多数人随着年龄的增长都会逐渐趋于成熟，形成"成熟的心理模式"，较好地适应成人的工作、学习和生活。但因为某种原因和特殊经历，这种"幼稚的心理模式"没有向成熟发展并一直延续到成年，或者在成年后因为某种诱因从"成熟的心理模式"退回到"幼稚的心理模式"，那么就会对成年人产生影响，出现一般心理问题和各种心理障碍。

认识领悟疗法认为，一个成年人产生神经症的根源不在当前，而在于无意识的幼年期的创伤体验，这些创伤包括但不限于父母离异、缺乏或失去母爱、各种躯体病痛和灾难、体罚、过度的情绪刺激、剧烈惊吓等。由此产生的焦虑称为初级焦虑。成年人处在困境中或遇到严重的心理冲突时，同样会产生焦虑情绪，称为次级焦虑。这些焦虑经过心理机制的加工被伪装成各种不易察觉的神经症症状。因此，治疗侧重于分析症状的"幼稚性"，治疗的重点不是放在回忆、挖掘幼年症结或初期焦虑的具体事件，而是和患者一起对症状中显露出来的童年"初级焦虑"的情绪和思维行为模式，用启发式谈话反复讨论分析，使其逐渐认识并领悟到症状是儿童式的、幼稚的，"病根"是成年人仍然停留在"幼稚的心理模式"上。当患者知道症状的真意后，一旦能够站在成年人立场上看清自己症状的幼稚性，就会产生顿悟的效果。

认识领悟疗法在临床工作中对两种心理模型进行深入探讨后归纳出常见的心理病理学模式图（图19-3），对于适应证中的疾病来说，其心理病理学模式虽然也大致遵循此图，但因早年经历和个性特点的不同，各自的侧重点及表现形式仍有差异。

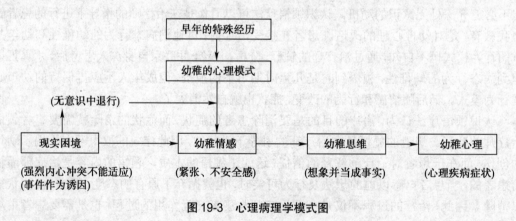

图19-3　心理病理学模式图

三、治疗程序

（一）治疗目的

认识领悟疗法自始至终强调患者的主动性，强调"师傅领进门，修行在个人"。每次治疗后，都要求患者写出自己的体会。还有一项作业是要求患者暗中调查一下其他成年人对自己恐惧的事物、认为有意义事物的看法，以消除他们某些不正确的观念。强调："要下决心不做儿童心理的奴隶"，"这是吓唬小孩子的，自己是成年人了，不应该再害怕了"。这是要求患者自己有一个消化、吸收的过程，使治疗师的信念变为患者的信念，这样才能放弃其病态行为，达到治疗目的。

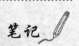

（二）治疗方式

认识领悟疗法采取直接全面的交谈方式。每次时间为 50～90 分钟，疗程由双方商定，可间隔几天至两周。会见最好单独进行，每次会见后，要求患者写出对治疗师解释的意见，并结合自己对病情的体会提出问题。

初次会见时，让患者或家属叙述症状产生和发展的历史及其症状的具体内容，尽可能在 1 小时内完成。同时进行躯体和精神检查以确定诊断。如果是认识领悟疗法的适应证，即可进行初次讲解，阐明疾病是可以治好的；如果初次会见时间许可，可直接告诉患者，其病态情绪和行为源自幼年时期。病态实际上是用幼年的方式排除成年人的心理困难或满足成年的性欲望，是幼年时期恐怖情绪的再现等。解释的内容因诊断不同而略有出入。

在以后的会见中，可以询问患者的生活史以及容易忆起的相关经历，但不要求"刨根问底"。对于患者的梦，也可偶尔谈到，一般不进行过多的分析。用较多的时间引导患者并与其一起讨论分析症状的性质，让患者充分领悟症状大都是幼稚的、不符合成年人思维逻辑规律的感情或冲动，其本质是以幼稚的方式来解决成年人的问题。在这一过程中，具体的解释要结合患者的实际情况做出。

当患者对上述解释和分析有了初步认识和体会之后，再向患者进一步解释疾病的根源在于过去，甚至在 5 岁以前。例如：对强迫症患者，可指出他的主要问题是恐惧情绪，而恐惧情绪源于幼年期的精神创伤。要认识到现在已经是成年人了，不要再像孩子那样认识恐惧、相信恐惧和排除恐惧了；对性变态患者，要分析、讨论他们的变态性行为的幼稚性，并让他回忆儿童期的性游戏行为，说明他们是用幼年方式来满足成年人受挫的性欲或应对成年人的心理困难，是幼稚和愚蠢可笑的；对恐人症患者，可指出他实际上还处在青春初期对异性感兴趣但又怕羞的年龄阶段，并分析是什么原因妨碍了他们心理发育，以促使他们改变认识达到成熟。

（三）治疗的重点步骤

1. 分析症状的幼稚性　通过提问和讨论分析症状的幼稚性。例如，强迫症患者能逐渐认识到他们症状的核心是幼稚的恐惧情绪和思维方式，这种恐惧情绪导致患者不断地想象，以及为了摆脱想象的可怕结果而做出的行为（如害怕被污染的反复洗涤，怕出错而反复检查，等等）。因为在健康成年人看来，这些都是没有充足理由、完全没有意义和不必要的，甚至是可笑的，不符合成年人的经验和逻辑，只有几岁的孩子才那样认真对待、真正相信和恐惧。正如一个两三岁的小孩子在家里害怕大灰狼来吃他，甚至吓哭了一样。因为这一切都不是事实。对性心理障碍患者，引导其认识到性心理障碍行为实际上是"用幼年儿童的方式宣泄成年人的性欲"，去解决现实中遇到的困难。

2. 分析幼稚的心理模式　当患者通过治疗师的解释以及共同讨论与分析，对症状的幼稚性有了初步认识后，治疗师即可向其解释病的根源在过去，甚至在幼年期。幼年期的某些经历尤其是情感的激动或创伤，虽已"遗忘"或大部分"遗忘"，但并没有消失。在成年后遇到冲突时就会再现，影响人的情感、思维和行为，以至于不自觉地用幼年的态度来对待成年人看来不值得恐惧的事物，或用幼年儿童的性取乐行为来解除成年人的心理困难，而无法自察。

治疗的重点在于通过对症状的幼稚性分析和结合幼年期情感的激动或精神创伤经历，使患者进一步体会到形成心理问题和心理障碍的根源是幼稚的心理模式。

3. 促使患者的领悟和成熟　从临床表现统计来看，患者的情感、思维和行为中，一部分是与实际年龄相适应的成年部分，另一部分则是与实际年龄不符合的幼年部分，与幼稚的心理模式同时存在并交织在一起，治疗师帮助引导患者和自己成年的情感、思维和行为部分联结起来；站在成熟的心理模式立场上，认清并领悟到心理症状的幼稚心理模式，患者和

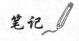

治疗师共同攻破、分化和攻击幼年部分。不使幼稚的情感、思维和行为模式继续支配患者。

如果患者能坚持到最后，病情得到治愈，在结束治疗时，可让患者写出总结性体会，以巩固治疗效果。

四、基本技术

1. **自由联想式的家庭作业**　让患者在一个自由的、安全的、无人打扰的时间段内去自由联想，并把自己所想起来的个人成长经历记录下来，以家庭作业的形式交予治疗师。然后，治疗师再和患者讨论相关的经历，进行进一步的治疗。

2. **解释（interpretation）**　运用精神分析理论和心理动力学原理来分析和阐明患者的认知、情感和行为的原因、心理病理机制、发生和演变过程以及认识领悟疗法的原理、治疗设置、方法步骤和可能达到预期效果等要素。解释应因人而异，深入浅出，通俗易懂，尽量少用专业术语，多举例打比方，准确把握时机，灵活运用理论，恰当表达，让患者容易理解和接受。

3. **澄清（clarification）**　让患者对上述情况，如"别人确实能够看透自己的内心活动""认为自己的行为（如露阴等）受到女性的欢迎和欣赏"等个人观点进行实际调查，到社会上现实调查10～30人，看看实际的情况是否与他的想法一致。用调查后的客观事实来纠正他们脑中的错误判断和观念。

4. **扩通（work through）**　治疗师多次反复地与患者进行讨论，以消除患者对自己以前幼稚的想法和做法的模糊认识，最终明白自己的症状的本质是心理幼稚的这个过程。治疗师需要反复多次重复解释，直到患者完全理解为止。

5. **类比**　治疗师通过举例，用比喻的方法来启发患者深入思考，使其充分认识到自己以前的思想和行为的幼稚性及其所在，经常使患者产生顿悟，从而主动放弃以前的幼稚想法和行为。

6. **领悟**　反复和患者一起讨论、分析症状的幼稚性，以及在成年人的症状中显露出的儿童思维模式和行为模式。患者从治疗前对症状幼稚性的一无所知，到治疗后认识到以前的病态观念和行为是多么的幼稚可笑，这种转变就是"领悟"。

五、治疗案例

患者，男，露阴癖，高中毕业，机关职员。

由本单位两位领导陪同自外地来北京求治。领导单独向医师介绍说，患者参加工作十余年，业务能力强。平时为人"忠厚老实"，上级曾重用他。但由于他曾多次在公共厕所向妇女显示生殖器，影响很不好。近四年间，因在公共场所露阴被拘留四次。

自述：自知这种行为特别令人憎恨，几次被拘留、揭露，感到没脸和别人来往。妻子甚至有些女同事对他都持谅解态度，更让他无地自容。

治疗师：你是怎样评价自己的这些行为的？

患者：是一些流氓行为。

治疗师：为什么说是流氓行为呢？

患者：在公开的场合叫妇女看我的生殖器，还用生殖器"顶"他们，这太不礼貌了，谁不说是流氓行为呢？

治疗师：既然你知道这是流氓行为，而且多次受到惩罚，为什么还要去干呢？

患者：（停顿一会）我也不知道。

……

治疗师：假如，我们带一个两三岁的孩子到商店去，他突然说要撒尿，便拿出"小鸡鸡"

笔记

在许多女顾客面前撒起尿来，人们能理解他的行为吗？会惩罚他吗？

患者：人们不会惩罚他，会理解他的。弄脏了地，我们给人家擦干净就是了。

治疗师：人们为什么不惩罚他？为什么理解他？

患者：因为小孩子不懂事，人们当然不会惩罚他。

治疗师：是不是可以说，这种在众人面前公开拿出"小鸡鸡"撒尿和露出来，是一种幼年儿童的行为，对吗？

患者：对。

治疗师：回过头来说，你在公共场所取出阴茎向女性显示甚至挨触他们，就行为本身来说，和上面讲的儿童行为有什么不同呢？

患者：（沉思）我从来没有这么想过……就行为本身来说，好像没什么不同。

治疗师：就行为本身来说，两者没什么不同。所不同的是这种行为儿童做出来，人们能理解。但成年人在同样的场合这么做，不管什么理由，人们都是无法理解的，甚至会指责、惩罚你。你的行为不是到20岁才突然无故产生的。

（建议他回去后写出书面体会，并回忆其童年有关经历。后来，患者自述其经历与其童年时期与邻居男孩、女孩一起玩阴茎的游戏有关。这种体验在患者的心理发展中形成固结，以至于成年后仍采用儿童式的游戏方式。）

治疗师：儿童和成人不同，儿童不懂得真正的性交，但这些性的游戏会使孩子们产生快感。这种快感在内心深处留下痕迹。性游戏的经历虽已忘记，但成年后遇到挫折或困境无法摆脱时，便会不自觉地用幼年性取乐的方式来解除成年的苦闷，因此，一半是成年人的心理，一半还有幼年的心理在支配着他的某些行为。这就是你患病的本质。认识到这一点，你应该想到：自己已经是成年人了，怎么还做出这种幼稚可笑的行为呢？

经过几次会谈后，患者有如下体会：在接受治疗前，我总认为自己很流氓，很痛心，想改也改不掉。越想控制，那种念头冒得越频繁。现在，通过和治疗师谈话，情况有了改变。首先，心理压力减轻了，不再有"犯罪感"，认识到那是不懂事的孩子的性取乐游戏，现在我已经是40岁的成年人了，怎么还做出这种幼稚可笑的行为呢？……明白了这点以后，脑子里刚一冒出小孩子的念头，就立即被"我是成年人了"这个想法给他压下去……

六、应用与评价

对于认识领悟疗法的评价，首先应从认识领悟疗法与心理分析的异同理解入手，然后再对认识领悟疗法的方法进行分析。认识领悟疗法与心理分析的相同之处是：①病态的行为是无意识的心理活动所致；②病态的恐惧是心理防御机制的表现；③幼年的创伤体验有可能成为成年后疾病的根源等。不同处在于：心理分析理论中强调的"象征性"与患者症状相吻合的观点有些牵强，"情结"也不能说明问题，钟友彬认为"领悟"是治疗师强加给患者的。他主张患者所能领悟的内容与治疗师的观点有密切关系，治疗师的解释更为重要，解释是进行心理治疗的武器。

钱铭怡认为，认识领悟疗法的优点在于：①认识领悟疗法按照中国文化背景、中国人的性格特点采用了适合这些情况的方法与解释。②从钟友彬所采用的心理分析原则看，他强调患者以儿童式的思维逻辑、儿童式的行为方式解决成年人所遇到的问题。而他在治疗中所要做的事情是使患者对这一点达到某种程度的领悟，从而以健康的行为模式代替过时的、幼稚的行为模式。这种解释反映了传统的自然观，即顺应自然而发展的要求，这一过程可以改造患者的人格，是最富于创造性的部分。③认识领悟疗法把工作的重心集中在患者的意识领域，引导患者改变信念，更为正确地认识自己，认识自己的行为。同时，钱铭怡也指

笔记

出认识领悟疗法的不足：①从理论上讲，认识领悟疗法还未达到真正成熟的程度。②从疗效上讲，各种因素的分析研究亦未真正进行过。

总之，认识领悟疗法对于中国心理咨询与治疗本土化的发展意义重大，但是其理论与方法仍需在实践的不断考察和检验中求发展。

（高　玥）

第四节　心理疏导疗法

一、概述

鲁龙光（图19-4），南京医科大学脑科医院教授，1930年生于河南杞县，1954年毕业于大连医学院。毕业后一直在南京脑科医院从事精神卫生以及临床心理治疗工作。在精神科工作期间，面对众多自知力完整但却难以摆脱心理障碍的患者，他就开始了心理治疗工作的探索。1978年，鲁龙光建立了心理门诊，开始接待各类心理障碍患者。

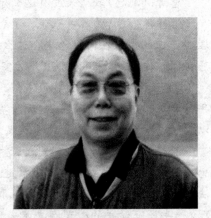

图19-4　鲁龙光（1930—　）

他发现绝大多数心理障碍患者，特别是神经症患者，内心深处都有一个"怕"字，"怕"的背后则是性格上的缺陷，症状只是这些性格缺陷的外在表现而已。克服了"怕"字，症状就会逐渐消失；适当调整性格的偏差，不但能巩固疗效，而且能改变患者的整体面貌。他将众多患者的实践经验进行系统化的总结，结合中国传统文化和系统论、信息论、控制论等成果，创立了心理疏导疗法（dredging psychotherapy）。

1984年，心理疏导疗法通过了由高觉敷、陈学诗、严和骎等著名专家学者组成的专家组的评审。经对强迫症、恐怖症、抑郁性神经症、心身疾病、性功能障碍等案例随机抽样300余份进行的疗效鉴定，有效率为85.7%。评委认为："该疗法是具有我国民族特色的、较为系统的心理治疗理论及临床广泛运用的心理治疗方法。深受广大患者、家属和医务工作者的欢迎……"

二十几年来，根据心理疏导治疗原理，鲁龙光对各类心理疾病、心身疾病、精神病康复期预防复发及青少年适应障碍等进行心理疏导治疗，效果显著。1984年至今，鲁龙光教授及其学生先后举办集体疏导治疗班100余期，《心理疏导疗法》一书也多次再版。通过临床实践，心理疏导疗法本身也不断进行补充，增强了可操作性，并被制成录音、视频等，方便边远地区患者及国外华人等接受系统的心理疏导治疗，简便、经济，受到了广大患者的欢迎。

二、基本理论

心理疏导疗法把正常的心理活动比作一渠清流，它原本是清澈畅通的，但是如果经常有泥沙和其他杂物不断淤积，久而久之这渠流水就会被阻塞。只有经过疏导，才能重新畅通无阻。人的心理活动本来也是畅通无阻的，但由于各种内外刺激的不断作用，久之也会产生心理障碍。要恢复正常的心理活动，就必须通过心理的疏通（dredging）和引导（guiding），即心理疏导治疗。通过分析心理阻塞的症结及引起阻塞的原因，引导患者深化认识并勇敢实践，促进认识的转化，逐步克服不健康的心理。

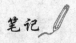

（一）疏导治疗模式

心理疏导系统及治疗系统主要由治疗师 - 信息 - 患者三个要素构成，以社会信息——语言或文字作为治疗的基本工具，其治疗机制主要是通过治疗师的疏导信息和患者的反馈信息实现信息的转换，从而优化认知结构，改变与社会文化背景相关的病理心理问题。

如图 19-5 所示，患者接受治疗师的疏导后，必须把心理变化（信息加工）反馈出来。治疗师接受这个反馈信息后，才知道自己输出的信息被患者接受和利用的程度，然后才能进行后续的治疗信息并进行再次输出。正如一枚飞向目标的导弹，在飞行过程中必须根据目标的具体情况（信息）不断修正方向和速度。反馈的信息不断提供了导弹运行的新数据，治疗师根据反馈的数据不断地做出校正，直至最后准确命中目标，取得满意的疗效，即"最优化"。同时，患者也要不断进行调整——修正自我，排除干扰。治疗过程也是一系列负反馈的过程。

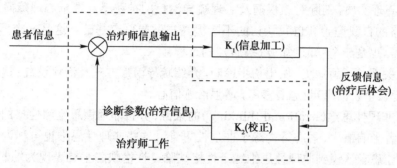

图 19-5　心理疏导治疗信息反馈流程示意图

K_1——患者对治疗信息进行加工处理（理解→联系→转化→反思）

K_2——治疗师对患者的反馈信息校正（设计新的方案，输出新的治疗信息）

⊗——综合器：提取诊断参数，预计新的治疗信息输出。

以上治疗程序反复循环，不断提高、优化认知结构，直至痊愈。

（二）病理模型

心理疏导疗法将心理障碍的产生和发展形象地比作一棵树（图 19-6），这棵"树"分为根、干、冠（枝叶）三个部分。树冠代表各种症状，树干代表"怕（fear）"字，树根则代表性格缺陷（character defect），树成长的土壤代表个人所处的社会和自然环境。因此，要治愈心理疾病，就必须除去这棵"树"。具体分为三个阶段：疏通阶段（认识病理之树）、实践锻炼阶段（砍树干，克服怕字）、改造性格阶段（挖树根）。

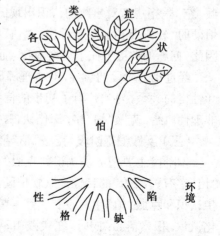

图 19-6　"树"- 心理障碍示意图

个别疏导治疗与集体疏导治疗均遵循此三个阶段，疏导过程严格按照疏导治疗信息反馈流程操作。每次疏导治疗后，均要求患者写出反馈材料，下次治疗时交予治疗师。其中，个别治疗遵循"治疗师疏导→患者实践锻炼与认识转化（信息加工处理）→患者反馈→治疗师接收→反馈分析、讨论→治疗师进一步疏导"的程序往复循环，直至最优化。集体治疗按照"治疗师疏导→患者交流→患者间协同实践锻炼与认识转化（信息加工处理）→患者分别反馈→治疗师接收→集体反馈分析、集体讨论→治疗师进一步疏导"的程序往复循环。

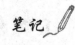

411

三、治疗程序

心理疏导治疗的模式是:"不知→知→认识→实践→效果→再认识→再实践→效果巩固。"此模式是一个循序渐进、螺旋式上升的过程,也代表着逐步除去上述病理之"树"的过程。共分三个阶段。

(一)疏通阶段(提高认识阶段)

本阶段主要任务是建立良好的治疗关系,帮助患者了解心理障碍及其形成原因,为治疗奠定基础。治疗前,要求每位患者写出详细的病情自述。治疗师在详细收集患者个人资料的基础上,根据每位者的具体情况,科学讲述心理障碍产生的原因、发病机制等;并阐明疏导治疗必须具备的条件与要求,以激起患者的求治愿望。引导患者正确认识自己,进而解剖自己的心理实质,消除对该疾病及心理疏导治疗的神秘感。揭示心理障碍形成的基本规律,为性格的自我完善和自我认识的不断提高与发展奠定基础。这是一个"不知→知→认识"的过程,也是一个"知己知彼(疾病)"的过程。

1. **建立关系** 了解病史,做出初步诊断,介绍疏导治疗方式及治疗设置,提供已治愈案例及资料(隐去个人信息)供患者参考,增强治愈信心。

2. **认识非理性思维(irrational thinking)的来源,分析非理性思维和性格的关系** 非理性思维对患者影响最大,病态行为缘于非理性思维。这些非理性思维也可称为过头思维或病态思维。让患者认识到非理性思维缘于性格缺陷。性格缺陷主要表现为"过",也可称为过头性格,如过分要求完美、过于严谨、道德观过强、过于刻板等。性格缺陷如哈哈镜一般,使患者产生了歪曲的认知。

3. **非理性思维的界定** 所有非理性思维,基本可以用"怕"字概括,主要表现为怕"万一"或怕"不完美"。因为"怕"的持久化,造成大脑神经细胞兴奋与抑制的失调,才导致出现了各类症状。因为患者"过"的性格,容易犹豫不决,为避免遇到"万一""不完美"再次陷入犹豫不决、纠缠不清的误区。界定非理性思维,提倡"快刀斩乱麻"和适当的矫枉过正。因此,疏导疗法认为,对于性格过头的患者来说,凡是怕"万一"、怕不完美、担心、怀疑等甚至让自己情绪低落的想法都是非理性思维。

4. **了解非理性思维的特点** 虚、假、空是"怕"的本质;欺软怕硬,是"怕"的特点。虚、假、空,是指患者对事物的认识出现的巨大偏差,本来不可怕的但患者认为非常可怕;欺软怕硬的"软",是指过头的性格。"怕"字本来是个纸老虎,经患者扭曲放大,感觉像真老虎。因此,问题的关键不在于事物本身,而在于患者的认识。

经过第一阶段的疏导,对心理障碍发生、发展及预后等有了基本了解,认识到心理障碍和性格的关系,对治疗有了初步的信心,逐步进入到下一阶段:通过实践与挑战,学会处理非理性情绪,克服"怕"字,深化认识,转化非理性认知。

(二)实践锻炼阶段(克服"怕"字阶段)

本阶段主要任务是认识并克服"怕"字。帮助患者认识到:心理障碍与"虚、假、空"的"怕"字有关,"怕"的特性是欺软怕硬,只有多实践、多挑战,少想多做,方能"习以治惊",逐步认识和克服"怕"字。没有实践锻炼,是无法认清"怕"的本质的。通过实践,患者逐步深化认识,积累信心;同时,在实践中不断获得新领悟,病态的认知结构不断得到改善并逐步被新的认知结构取代。这个阶段是"认识→实践→效果"的过程。

1. **正确应对非理性思维和病态行为** 如何应对非理性思维?鲁龙光认为:对待怕字,就像对待一个自己不欢迎的人一样,置之不理。更形象一点说,非理性思维就像讨厌的小混混一样,患者厌烦它、唾弃它,但它却总是纠缠,难以摆脱。应对的方式一般存在着对抗与屈从两个误区。对待小混混可以有三种态度以及由此导致的三种截然不同的结果:①对

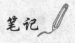

抗（fight），排斥他。越想赶他走，他越觉得你还是怕他的，就越要纠缠，无法摆脱。②屈从（surrender），投降或逃跑。投降或躲避，就会被他牵着走或追着跑，仍然无法摆脱。③既不对抗，也不屈从，不搭理他。对其视而不见，继续做自己的事情。坚持下去，他出现的频率和每次出现的时间就会越来越少，就会逐渐远去。

患者对待非理性思维往往也会陷入以上两个误区。具体表现如下：

误区一的表现：对抗，怕非理性思维出现，排斥它，赶它走。如一些"怕"字甚至某种感觉，患者越是怕它出现，便出现越频繁。这类误区在某些强迫症（如余光强迫、观念或画面强迫、关注异性敏感部位强迫、非道德观念强迫、注意力集中强迫等）、部分恐惧症（如社交恐惧、失控恐惧等）、焦虑障碍、部分疑病障碍（如过分关注身体某个部位而致感觉异常等）等心理障碍中较为常见。

误区二的表现：屈从，被非理性思维牵着走或追着跑。如分析、推理各种可能性；无根据、无限度地想象与假设；检测、核实、尝试、感受；出现逃避行为或重复行为等。具体表现为：让"怕"字牵着走，反复分析，为怕字找借口；或言听计从，如反复检查、询问等。有的是一出现"怕"字，就不断地陷入"想象"之中，出现逃避行为，如逃避人际交往、学习、工作、日常生活等，甚至轻生。这类误区在大多数强迫症、恐怖症及其他心理障碍[如焦虑症、抑郁性神经症、疑病症、神经性贪（厌）食症、适应障碍、冲动控制障碍等]中常见。

在神经症患者中，多数人往往是两个误区都有，往往是先怕某些念头出现，排斥它，而后越想越恐惧，进而出现屈从或逃避行为。也有的是直接陷入第二误区，很少出现第一误区的。普通人群有时也会陷于负性情绪之中，往往也是进入这两个误区所致。

2. **"少想多做，习以治惊"策略**　在两个误区之间，有一种"走独木桥式"的正确方式——少想多做，习以治惊（图19-7）。

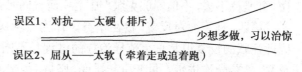

误区1、对抗——太硬（排斥）

少想多做，习以治惊

误区2、屈从——太软（牵着走或追着跑）

图19-7　"少想多做"策略示意图

少想多做（less-thinking and more-doing），即少想病态的东西，多做"正常的"事情。"少想"不是不想，而是想也没关系，只是不再过分排斥或屈从于它，而是通过"多做"让生活回到应有的轨道上。"多做"，除了病态的事情，都是正常的，如工作、学习、娱乐等。只要是正常的什么都可以做。不等非理性思维出现，就把自己的时间安排紧凑，做到事先转移，不给非理性思维留下时间和空间，通过转移把非理性思维消灭在萌芽之中。

习以治惊（practice cures fear），即面对恐惧的事物，多看、多听、多接触、多实践，恐惧感就会逐渐减少直至消失。当非理性思维出现，无论如何干扰，继续做自己的事情——觉察到它的存在，但不与其纠缠——既不排斥，也不屈从，即"视"而不"见"，或者"觉"而不"知"。这里的"视"和"觉"是对"怕"字的觉察，类似于"发现、看到"，知道而已。这里的"见"和"知"指的是出现"怕"字后进行过多的分析、推理、评价等。有过头的性格基础，这类"见""知"的结果往往是扭曲的或病态的。刚开始走"独木桥"时，类似于走"钢丝"，很难把握。因为对于非理性思维太过恐惧（把纸老虎当成真老虎，把小混混当成杀人罪犯），"怕"字一出现，很容易习惯性地或条件反射性地采取错误的方式应对，陷于上述两个误区之中。但如果能坚持"少想多做"，随着患者对非理性思维"虚、假、空"的本质看得越来越清楚，越来越不在乎，它的干扰就会越来越小，就能逐步从误区里走出。习以治惊的过程也是消除病理性条件反射的过程。

3. **"少想多做"策略的关键点**　首先，由于非理性思维干扰，做事效率会受到极大影响，摆脱接纳效率不高的状态是摆脱不良循环的第一步。在"少想多做"策略的初期，由于非理性思维的干扰，做事情的注意力会非常不集中，效率较低，表现不佳，患者会非常痛苦和不

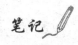

笔记

习惯。能否逐渐学会接纳自己的不完美甚至犯错误，是能否逐步克服非理性思维的关键。同时，学会自我接纳也是性格改造的一部分。

其次，勇敢实践，主动挑战，避免逃避。趋利避害是人类的本能，在普通人群中，逃避现象很常见，但心理障碍患者多表现为病态逃避。疏导疗法将逃避定义为：因为"怕"而躲避正常的事物或表现出不当行为。逃避是疏导治疗失败的最主要原因，逃避越严重，疗效越差。疏导治疗中，患者逃避的形式很多：总怕"万一"，为"怕"找理由、找借口，屈从于病态的"怕"；对正常社会功能的逃避；过多抱怨外因；过分依赖家长或治疗师；过分依赖药物；不愿面对心理治疗的痛苦，对心理治疗存在逃避心理；等等。在与"怕"字斗争的过程中，经过斗争和努力后的暂时失败比逃避所取得的暂时轻松更有意义。

在治疗过程中要主动允许非理性思维出现，主动挑战误区一。让其出现并不是一直顺着它，而是患者允许它出现，并在出现后一定要坚持继续做自己的事情。在"做"的过程中，逐渐淡化对非理性思维的关注。对于误区二的主动挑战：以前习惯做的病态行为坚决不做，以前不敢做的正常行为坚决去做（两个坚决），通过行为改变逐步调控过去面对非理性思维的恐惧心态。对于一些强迫症、恐惧症等逃避行为明显的患者，治疗师陪同患者挑战和实践，协助患者"习以治惊"，对其战胜"怕"字很有帮助。

再次，无法界定非理性思维怎么办？随大流。在某些情况下，如特别焦虑、恐惧或抑郁时，患者分不清哪些是非理性思维，或不知该如何做时，建议"随大流"——与大多数人的选择一致。这也是社会学习的过程。自己想不清楚的就尽量少想，像社会上的其他人一样，坚决地抛弃或坚决地去做，使自己尽快从恐惧中摆脱出来。如果真正能按照两个"坚决"去做，并坚持下去，不但能够克服"怕"字，而且同时也改造了犹豫不决等不良性格。

第四，理智面对反复，贵在坚持。作为一种病理性的条件反射，非理性思维非常顽固，因此症状的反复很常见。疏导治疗的过程是不断的"进三步，退两步"的过程，每战胜一次反复，就是一次进步。量变引起质变，坚持"少想多做"，症状的克服和心理素质的提高自然水到渠成。

（三）改造性格阶段（提高心理素质或巩固阶段）

本阶段的任务是改造性格，减少疾病的反复。只有逐渐提高心理素质，不断完善性格，才能实现与心理障碍较量的彻底胜利。否则，容易出现"落了老树叶，又长出新树叶"的情况，即克服了一个症状，却出现新的症状。要活学活用，学会经验的"迁移"，将克服一个症状的经验用于其他症状或日常生活。引导患者树立改造性格的理念，逐步掌握完善性格的方法和手段。通过逐步矫正"过"字，逐渐达到改造性格的最终目标——接纳自我。这个阶段的目标是"斩草除根，预防反复"，是"效果→再认识→再实践→效果巩固"的过程，也是一个长期的过程。

1. 认识与改造性格的重要性和长期性　提高心理素质、改造性格是一个长期的过程。虽然患者往往最关注如何克服症状的第二阶段，但相对于第三阶段来说，克服症状是短暂的，而改造性格的任务却是艰巨而漫长的。克服症状只是千里之行的第一步，在症状有所减轻后，仍要坚持克服性格之"过"，减少症状反复，提高生活质量。

2. 认识与改造性格的艰难性——行动转变性格　向患者强调认识性格之难、改造性格之苦，需要通过生活中的点点滴滴来认识与改造性格。改造性格必须付诸行动，坚决不因怕而逃避。以"改造性格"为目标，以"少想多做"为手段，坚持实践就能进步。

3. 以传统文化来指导性格的认识与改造　在改造性格阶段，疏导疗法广泛借鉴中国传统文化里的儒、道、释等各家理念，引导患者逐步掌握完善性格的方法。其中，儒家的"中庸、仁"、道家的"清静、无为、抱一、守中、无争、处卑"、佛家的"放下、活在当下、接纳"等思想，都被疏导疗法借鉴用以性格改造的指导。同时，疏导疗法还提供了六个改造性格的挖

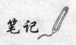

"根"工具——轻松、乐观、勇敢、果断、灵活、随便。通过这些工具,逐步矫正紧张、悲观、胆小、犹豫、固执、拘谨等性格缺陷。

疏导治疗虽然分为"提高认识、克服'怕'字、改造性格"三个阶段,但这三个阶段始终以"认识性格、改造性格"为主线。三个阶段有机统一,互为前提,密不可分。提高认识的过程,也是逐步减轻"怕"字和改造性格的过程,逐步克服"怕"字的过程中,自然会有认识的转化和性格的调整。改造性格犹如灯塔,指引疏导治疗的方向。

四、基本技术

从事心理疏导治疗的治疗师必须经过专门的训练,具备一定的条件及疏导技能后,才能完成疏导治疗任务。疏导内容要科学、通俗易懂,应结合实际,注意针对性、灵活性和多样性,忌生搬硬套。可用图片、音频、视频等多媒体工具,多讲实例和故事,以帮助患者深化认识。多提问题,启发患者联系自身实际。

1. **以辨证施治**(treat patient differently and dialectically)**为原则** 心理疏导治疗以辨证施治为原则,讲求"一把钥匙开一把锁",切忌生搬硬套。从每个案例实际出发,实事求是,详细占有资料,反映个案历史的真实,具体地进行分析,施之以恰当的心理疏导。以"从患者中来,到患者中去"为宗旨,通过实践不断深化和完善理论。

2. **以中国传统文化和古代心理疏导的思想方法为主导** 除儒、道、释理论外,中国传统医学思想也被疏导疗法加以借鉴。如《黄帝内经》:"人之情,莫不恶死而乐生,告之以其败,语之以其善,导之以其所便,开之以其所苦,虽有无道之人,恶有不听者乎!"这种思想成为心理疏导治疗的主要理念。"习以治惊"是我国古代最具特色的行为治疗方式,为心理疏导疗法所借鉴。金元名医张子和说:"惟习可以治惊。《经》曰:惊者平之。平,谓平常也。夫惊以其忽然而遇之也,使习见习闻,则不惊矣!"

3. **指导信息反馈** 心理疏导及治疗要求按照信息反馈程序规范操作,但具体疏导内容应根据患者的反馈信息随时进行调整。疏导者必须掌握患者足够的真实信息及反馈信息,才能使信息加工处理操作活动向着预期疏导目标前进。每疏导一次,要求患者根据治疗师的疏导内容,结合自己的情况写出新的认识和体会,即反馈材料(feedback information)。反馈是一种促进自我探索的重要手段。

4. **做好心理教育** 心理疏导疗法十分重视对患者的心理教育。个体或集体疏导中,在获取充分的信息并对患者进行评估和诊断后,借助图片、模型等向患者讲述心理生理、心理疾病的相关知识,并重点阐述心理障碍的本质和特点。让患者自己做到心中有数,相信心理治疗是有效的,同时培养患者自我认识和自我矫正能力,这也是建立良好治疗关系和取得疗效的基础。

5. **注重案例示范**(case demonstration) 在疏导实践中,尽可能地列举同类典型病例,具体地介绍各种同类病例的病情、症状与治愈的过程。这些典型病例常常比患者的症状更为严重,典型案例能够治愈的事实,会极大地鼓励患者治愈的信心和治疗的能动性。同时也启发了患者在自我认识过程中的领悟,促进认知结构的转变。

6. **指导实践** 疏导疗法强调认识与实践同步,反对没有实践的认识。很多患者在治疗中出现了问题,原因多是因为逃避而不敢实践。因此要做好实践的指导工作,必要时治疗师陪同患者一起实践,有利于提高治疗效果。

五、治疗案例

患者女,19 岁,大二学生,独生女,来自江苏一中等城市,从小和父母生活。独自前来咨询。

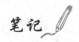

笔记

主诉：因害怕自己出现余光而致紧张近3年。

16岁时，有次上课注意力集中到了余光中的一个物体上，想到"万一自己的注意力一直在余光上怎么办？"，从此就特别怕出现余光。在需要集中注意力的时候，如学习或考试前，余光更为严重。往往是越怕出现余光，对余光越关注，余光就越出现，导致注意力不集中。后来，发展到与别人对视的时候，如果旁边有人，就总是想用余光看旁边的人。越是觉得不应该这么做，越是注意，就越用余光斜视。与人交往时，总怕别人会看出自己的不正常，因此极为紧张，与人交往常常脸红、手足无措，逃避社交场合。症状已经严重影响到了患者的日常生活，焦虑严重，学习效率大为下降，严重逃避与人交往。

评估与诊断：强迫症伴社交恐惧症。

（一）第一阶段：建立关系及提高认识阶段（4次）

主要内容：①建立咨询关系；②提高患者的自信心；③反馈作业；④寻找问题存在的原因。

通过收集资料，建立良好咨询关系。分析与患者的强迫观念有关的原因，特别是内因——过头的性格。引导患者认识到问题的根源所在，提高其对疾病和自我的认识。

咨询后，介绍《心理障碍自我疏导治疗》一书供其阅读。

每次咨询后，患者均写出反馈材料（略）。

（二）第二阶段：实践锻炼阶段（6次）

主要任务：

1. 指出强迫观念的误区　患者在面对强迫观念时，存在较大的误区：对本来正常的余光充满了恐惧，过于排斥，进而陷入"越排斥，干扰越大，越痛苦"的不良循环（误区一）。在自己努力想摆脱余光恐惧而不可得时，为了减少痛苦，开始屈从"怕"字，出现逃避与人交往（误区二）。本阶段咨询的初期，主要让其认识到这两个误区。

例如：

……

治疗师："你感觉这种特别关注余光的念头是正常的吗？"

患者："我感觉是不正常的，但我没办法控制它不出现啊！"

治疗师："你冒出这种念头后，是怎么对待的？"

患者："一直都特别烦，总希望它马上消失，让自己回到从前轻松的时光！"

治疗师："结果呢？"

患者："摆脱又摆脱不了，实在没办法，只好能逃避就逃避了！"

治疗师："倘若面对一个小混混一样，你如果总是和它硬斗，或者向他投降，能不能让他离开你？"

患者："不能，他会继续缠着你！"

治疗师："你想想，你对待病态思维，是不是类似于要么和他斗，要么逃跑？"

患者（沉思）："好像是的。开始我烦它冒出来，排斥它！后来，我又顺着它！"

治疗师："这两种办法有用吗？"

患者："没用，症状似乎越来越严重了！"

治疗师："在硬斗和逃跑之间，有没有一种好办法呢？"

患者："那我怎么办？"

治疗师："你好好想想，这个想清楚了，就知道如何面对强迫思维了。"

……

2. 介绍应对强迫观念及社交恐惧的方法——少想多做，习以治惊　告诉患者，人人都有出现余光或在人面前紧张的时候，某些情绪问题或某些念头人人皆有，往往是无法控制

笔记

的,如果将其作为自己的一部分,不加控制,你的生活就不会受到太大的影响,如果你不能接纳,总想控制这些本来十分正常的念头,就会适得其反,"越想控制,越会失去控制",反而会陷入一种病态之中。对其症状而言,就是要视而不见,避免陷入两个误区,勇敢与人交往,在实践中慢慢学会接纳它。

例如:

……

治疗师:"如果你坚持一直不理他呢?"

患者(沉思):"这个倒没想过!"

治疗师:"试想,无论他怎么干扰你,如果你一直坚持不理他,做自己的事情,他会怎么样?"

患者:"他应该感觉很无趣吧!"

治疗师:"坚持下去呢?"

患者:"他会感觉很无趣?但一定会离开吗?"

治疗师:"对,他出现的频率和时间都会越来越少的!也就是说,当你越关注它时,它对你的干扰越大!你越排斥它、越和它斗——你越不想让它冒出来,它就越冒出来。他一出现,你就跑,他就会一直追着你!这两种方式就是治疗的误区。而在这两个误区之间,还有一个独木桥可以走,就是坚持不理他——视而不见,少想多做,慢慢地他就离你而去了!"

患者:"就这么简单?"

治疗师:"道理很简单,但实践起来难度是很大的!比如,让你不逃避,坚持与人交往时,习惯性的余光恐惧会一如既往地出现,让你很尴尬、很痛苦,甚至有时表现很差,你能够坚持实践下去是很关键的。为什么?这和你的性格有关,让你学会不在乎,学会脸皮厚,学会接纳自己不好的表现,是需要一定的时间的。如果无法接纳,就很容易重新陷入'排斥与屈从'两个误区之中,很容易逃避。"

患者:"那怎么办?"

治疗师:"这就需要你的勇气和果断。只有在实践中,才能逐步摸清"怕"的脾气,认清怕的本质。是否逃避至关重要。"

……

3. **案例示范**　本阶段的两次咨询中,分别介绍了两例治疗师本人以往治疗过的余光及社交恐惧患者的疏导治疗过程,并让患者阅读他们的反馈材料(隐去个人隐私)。这两位患者的症状虽然与本个案不尽相同,但病理心理过程基本一致,性格特征也很相似,病情材料较为翔实,两位患者的反馈材料描述具体,认识深化,详细记录了自己运用疏导疗法治疗的认识和体会。

4. **布置反馈作业**　以新的方式面对强迫观念,积极践行"视而不见,少想多做,习以治惊"的理念,勇敢挑战,多与人交往,及时写出反馈材料。

（三）第三阶段:改造性格阶段（6次）

本阶段,主要交流如何认识性格、改造性格,改造性格的关键、长期性等。此外,为其介绍一位强迫症患者性格改造的反馈材料,借此案例分析性格改造的具体方法和难点、重点。并且要重点说明,改造性格是个艰难、长期的过程。谁的性格修炼得越好,谁的自由度就越大。

最后,治疗师介绍疏导疗法的相关著作,儒家、道家和佛家的通俗著作,让患者阅读。

16次疏导治疗结束了,但自我疏导和挑战的路才刚刚开始。疏导治疗只是将战胜敌人的武器交给了患者,患者初步掌握了武器的用法及维修方法,但远未达到熟练使用的水平。

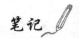

417

回到生活中进行实践，应用越来越熟练，方能逐渐进步，直至走出困扰。

疗效随访（初次咨询的两年后）

患者症状的改善：强迫观念大为减轻，社交恐惧症状基本消失。"原来只要与人交往，都会出现关注余光的紧张感。现在虽然偶尔还会出现，但已经少多了。当我不太在乎时，它对我的干扰就很小了，每次我一紧张，又出现余光恐惧时，我都提示自己'没关系，随它去'，十几秒钟甚至几秒钟后，紧张感自然而然就消失了，基本不影响我的日常交往了。"患者不但紧张感消失，而且能够活学活用，对自己的其他负性情绪进行有效调控。"比如，今天做了一套四级试题，成绩很差，心情很郁闷。后来，我将其扣上非理性思维的帽子，坚持少想多做，很快就走出来了！"此外，她还用疏导疗法的相关知识帮助了周围几个同学走出困扰。

六、应用与评价

心理疏导疗法是具有中国特色的心理治疗方法，其植根于中国文化，"从患者中来，到患者中去"，较受患者的欢迎。

疏导疗法适用性广，除了心理障碍患者外，也适用于普通人群；其来自临床，是广大患者智慧的结晶，有较好的临床适应性；疏导治疗系统具有较强的包容性，有利于整合其他心理治疗的理论和实践；疏导治疗相对短程化，较为容易将主动权交给患者，适合患者自我疏导；疏导疗法的理论通俗易懂，容易为不同文化的人群所接受；疏导疗法将非理性思维外化，易于患者的理解和操作。集体疏导治疗模式时间短、效果好，患者在离开治疗师的组织后仍能形成相对完整的治疗团体，同时集体治疗能有效降低患者的医疗成本，深受广大患者的欢迎，值得普及和推广。

疏导疗法也有其局限性。对于一些执行力差，容易逃避现实的患者，疏导疗法疗效甚微。同时，疏导疗法强调对自我的探索和对性格的认识，非常重视患者的反馈作业，因此对领悟力较差者很难适用。虽然疏导疗法颇受患者欢迎，但在国内的研究较少，理论体系尚不够成熟，需要进一步深化研究。

（高　玥）

第五节　道家认知治疗

一、概述

1995 年，以杨德森（图 19-8/ 文末彩色插图 19-8）为首，联合行为医学教研室的团队提出了"道家认知疗法"（Taoistic cognitive psychotherapy）的概念，对焦虑症的治疗产生了很好的疗效。在此之后，张亚林仿效艾利斯（Albert Ellis，1913—2007）在合理情绪疗法（RET）中的 ABCDE 步骤提出了中国道家认知疗法"ABCDE 技术"。

二、基本理论

道家是春秋战国时期"百家争鸣"中的一个哲学派别。它认为"道"是派生天地万物的精神本原，所以称为道家。春秋末年的老聃和战国时期的庄周是道家哲学思想的主要代表，所以道家思想又称老庄哲学。老庄哲学

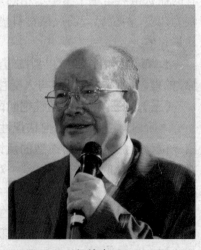

图 19-8　杨德森（1929—2017）

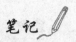

中的许多处世养生准则，无论过去或者今天，都是一套行之有效的保健方法。它能缓解精神应激、抚慰精神创伤、调整心身状态，对于与精神应激相关的疾病是一付对症的良药。道家认知疗法是在道家的处世养生哲学和我国古代朴素的辩证法的基础上，参考国外成功经验，并结合多年的心理治疗临床体会而创立的。它主要是通过改变个体的认知观念和应对方式来达到调节负性情绪、矫正不适行为和防病治病的目。

道家认知治疗的理论认为：人们的焦虑、抑郁情绪及其行为方式不仅是表面上的认知误区造成的，还有与其文化相关的价值根源。道家认知治疗是改变价值观的治疗。中国人受传统儒家思想的影响，以修身齐家治国平天下为己任，从小就形成对事物积极向上、勇于进取的认知模式，因此当人们面对与自己的价值取向相矛盾的事实而产生应激时，就会出现各种心身反应，这也是道家认知治疗更适合中国人的文化根源。

杨德森教授所带领的研究团队，在浩瀚的道家思想中，经过从思辨到实证的反复研究，总结出道家修身养性的 32 字原则："利而不害，为而不争；少私寡欲，知足知止；知和处下，以柔胜刚；清静无为，顺其自然"，并把这一原则贯穿于现代认知疗法之中，发明了中国的"ABCDE 技术"。它的主要治疗目标是神经症与精神应激性障碍。因为神经症患者往往是价值系统出了问题，通过调整价值系统，就可以减轻心理压力。

道家处世养生 32 字原则，既可作为中老年人健康的价值观，培养超脱精神，求得精神上的平安；也可在面临生活事件，遭遇挫折与失败时，作为摆脱精神痛苦的一种心理应对方法。这种应对方法在精神分析学派的心理防御机制中，称为超脱（detachment）。生活事件中的当事人转换了角色，换一种想法，即假定发生的生活事件与己无关，自己变成了旁观的第三者，采取"冷眼旁观"态度，从而解除因挫折、损害引起的负性情绪。林语堂说过："道家学说给中国人心灵一条安全的退路"，"是用来慰藉中国人受伤心灵的止痛药膏"。积极、有为、竞争、进取，追求名利权位或希望为社会多做贡献，期望值高的人，是革命家（十分投入）与儒家（投入）的价值取向；以淡泊、无为、逍遥、自在、不争、谦让，不求名利，只求一生平安，期望值低的人，是道家（超脱）与佛家（过分超脱）的价值取向。不同信仰，不同年龄阶层，不同社会生活处境，不同健康状况的人有不同的个人价值取向，确实是很自然的现象，应当被允许自由选择。

对一部分神经症患者和急性与迁延性应激障碍患者，以及某些人格障碍与特殊个性的人，推荐道家处世养生方法作为其价值取向或心理危机应对方法，使其减少或摆脱精神痛苦，促进心理健康，是应该得到社会与医学界认可的。因为宗教信仰自由是受宪法保障的，同时道家不是道教，此项治疗的施治者与受治者，都是无神论者。在中国传统文化中，道家学说的哲学造诣，远在儒家之上，撰写《中国科学史》十卷本的英国学者李约瑟说："中国人的特性很多，最吸引人的地方，都来自道家的传统。中国如果没有道家，就像大树没有根一样。"在心理治疗领域，既然颇具唯心主义色彩的精神分析学说和颇具机械唯物主义色彩的行为疗法都可各行其道，那么，我们应用本国传统文化思想精华作为心理治疗的理论基础就更有意义了。

三、治疗程序

道家认知疗法可以分为五个步骤：①调查患者目前的精神刺激因素（actual stress factors），使用的是张亚林、杨德森合编的"生活事件量表"；②了解患者的人生信仰和价值系统（belief system），采用张亚林自编的"价值观量表"，以及肖水源、杨德森合编的"中国传统价值观量表"；③分析其心理冲突和应对方式（conflict & coping styles），使用张亚林自编的"心理应付方法量表"；④道家哲学思想的导入（doctrine direceion），使用的是杨德森总结的 8 项原则、32 个字诀；⑤评估与强化疗效（effect evaluation），对比治疗前后各项量表评分的变

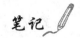笔记

化以及生化检测指标的变化。取每一步骤关键词的首字母，此治疗程序可简称 ABCDE 技术。其中第四步是治疗的关键和核心。

1. 测查患者当前的精神压力

时间：60～90分钟。

目标：帮助患者找出主要的精神刺激因素，并对精神压力进行定性和定量分析。

内容和方法：应激有两种性质，一种叫良性应激（eustress），它可以激发潜能、振奋情绪、增进健康。另一种叫不良应激，或称为苦恼（distress）。大量的研究表明，不良刺激可以影响神经、内分泌、免疫系统的功能，从而导致疾病。因此，找出主要的精神刺激因素在缓解和治疗应激性疾病中有首要的作用。

但并非所有的患者都能清楚地知道他们患病的精神因素，或者不愿意承认这些精神刺激与他们的症状有关。所以，要对患者进行耐心细致的解释，消除其顾虑，使其认真地回忆并如实报告。为了使患者正确全面地理解应激源的概念，要向患者说明：精神刺激不仅指重大的突发事件，还包括反复遭遇的日常琐事；不仅指令人悲痛的灾难，还包括令人兴奋的喜事；不仅指客观存在的生活事件，还包括并非事实的错误感知与推测。应激源虽有其固有的性质和强度，但唯有患者实际感受到的精神压力才对健康构成真正的威胁。要消除患者的精神紧张因素就要弄清患者的真实感受。为此，在与患者完成上述交谈后，我们使用自评的"生活事件量表"来评估患者的精神压力水平。

通过评估，我们可以比较全面地了解患者精神刺激的来源、性质及严重程度。然后经过综合分析，判定应激源是属于外在性的（即客观产生，如天灾人祸）还是内在性的（即主观产生，如杞人忧天），以便在治疗时采取相应对策。在完成该步骤的同时，辅以一般性的社会支持。

2. 调查价值系统

时间：30～40分钟。

目标：帮助患者完成价值系统序列表。

内容和方法：在应激过程中，个体对事物的认知和评价有着重要的中介作用。当某件事情发生时，不同个体会根据其自身的内部需要，分辨其性质，做出是大利、小利、大害、小害，或是无利无害的评估，然后产生大喜、小喜、大悲、小悲或无动于衷的情感反应及相应的行为。由此可见，个体的内部需要是决定情绪和行为的关键。内部需要一旦改变，情绪和行为也会随之改变。

个体根据自己的需要形成了对各种事物的不同评价。最需要的才是最有价值的，反之亦然，这就是个体的价值观。人生在世，通常有许多的需要，如温饱、健康、爱情、金钱、名誉、事业，地位等，何为第一需要，何者次之，何者再次之，以序排列，便构成一个人的价值系统。有的人为财而死，有的爱情至上，有的仁义为重，有的名誉关天。价值系统直接反映了个体的内部需要，而内部需要又与个体的生理状态、文化背景、以往经历及现实处境密切相关。价值系统决定了人们对事物的态度，并制约其情绪反应和行为方式。厘清患者的价值系统，可以更深刻地了解患者应激症状的主观原因，使我们在运用道家思想帮助患者重建认知时有的放矢。有时候，患者在明了自己的价值系统后便可产生"顿悟"，更有利于下一步骤的进行。

评定价值系统时，要提醒患者，应完全按照他自身的想法去评分，而不要考虑别人和社会的看法，更不要考虑孰是孰非。下面所列举的都是人们通常的一些需要，让患者首先从中选出他认为最重要的一项，评为10分；再选出他认为最不重要的一项，评为1分；然后按此标准衡量其他各项并予以评分。如果患者认为还有此处未列出的项目，可补写在后。

①金钱分；②自由分；③安全分；④爱情分；⑤地位分；⑥健康分；⑦事业分；⑧享乐分；

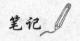

⑨权力分；⑩和睦分；⑪名誉分；⑫情义分；⑬（　　）分；⑭（　　）分。

3. 分析心理冲突和应对方式

时间：30～40分钟。

目标：分析确定患者的心理冲突，并了解患者的应对方式。

内容和方法：通过应激源和价值系统的调查，我们可以比较清楚地发现患者内部需要些什么，而客观环境又给他提供些什么。两者之间的不一致，就是心理冲突之所在。内部需要是个体生存和种族延续的必备条件，内部需要是推动人们从事各种活动的原动力，内部需要形成了动机。可以说人的一切活动都是为了满足需要。但是，客观现实并不总是能够满足个体的需要。此时个体便面临着一种选择：或是付出更大的努力改变客观现实以满足需要，或是改变自己的需求以适应环境。如果改变客观现实与改变主观需求同样困难，心理冲突便形成了，这属于性质相反而强度相近的心理冲突。如果若干种需要不可同时满足，它们性质相同，强度相近，使人难以取舍，也会形成心理冲突。有时候，即使需要已经满足，如果个体满足需要的方式有悖于社会规范和道德良知，且两种力量旗鼓相当，个体也会产生犹豫不决的心理冲突。

人的一生始终处于不断的选择之中，因而人常常感到焦虑和痛苦。于是，人在成长之中会自觉或不自觉地运用一些方法，试图减轻这种焦虑和痛苦。这些方式称为应对方式（coping）。常用的应对方式有以下八种：①压抑或否认；②倾诉；③升华；④物质滥用；⑤发泄；⑥自我惩罚；⑦超脱和自慰；⑧消遣娱乐。每种应对方式分为"不用、很少用、常用、总是用"四种情况，让患者根据自己的实际情况选择。

经过心理冲突的分析，明了冲突双方的性质和强度，然后根据合理性和可行性的原则，强化一方并弱化另一方，以减轻或化解冲突。通过应对方式的了解，可针对其不当或不足之处予以调整或加强。

4. 道家哲学思想的导入与实践

时间：100～120分钟。

目标：让患者熟记32字保健诀，并理解吸收。

内容和方法：此步骤是道家认知疗法的核心和关键。首先向患者简单介绍老庄哲学的来龙去脉，亦可说明，老庄的道家人生哲学与我国另一大哲学派系孔孟的儒家人生哲学是人生不同侧面的反映，前者适合于身处逆境者，后者更宜于一帆风顺者，二者互补，共同构成完整的人生。然后逐字逐句讲解道家认知疗法的四条原则，即32字保健诀。

（1）利而不害，为而不争：此条由《老子》二十二章中的"不争之德"引申发展而来。"利而不害"意思是说只做利己利人利天下之事，不为害己害人害社会之举；"为而不争"是指做事要尽力而为，且不争名争利，不与人攀比，不嫉贤妒能。前句属起码要求，应从现时做起，后句为崇高境界，需长期修养。

（2）少私寡欲，知足知止：《老子》十九章、四十四章、四十六章，以及《庄子·逍遥游》中反复强调了"少私寡欲、知足知止"的思想。人要生存、要发展，总是有欲望的，但老庄认为欲海难填。要减少私心、降低过高的物质欲望和对名誉地位的追求，只有知足才会常乐；只有知止才能避免危险。

（3）知和处下，以柔胜刚："知和处下"是由《老子》四十一章中"上德若谷"的思想演化而来，和谐是天地万物的根本规律，谦恭是中华民族的传统美德，知和处下能减少人际冲突、维持安定团结。"以柔胜刚"的思想则出于《老子》第四十三章和七十八章。老子以水为例，天下柔弱莫过于水，随圆而圆，随方而方，但大家都知道滴水穿石和水容万物的道理。

（4）清静无为，顺其自然：此句是老庄哲学的核心思想之一。老子崇尚"静"，即所谓"非宁静无以致远"，老子的"无为"，不是什么都不做，是与"妄为"的对抗。顺其自然，不要勉

 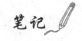

强去做那些有悖于自然规律的事情，不要强迫蛮干，不要倒行逆施，不要急于求成。要了解和掌握事物发展的客观规律，因势利导，循序渐进，才能事半功倍、游刃有余。否则的话，就是揠苗助长、劳民伤财、费力不讨好。

总之，要让患者领悟道家思想的真谛。它不是一种纯粹消极的保守思想，不是要人去听天由命。它的最高境界是认识并顺应自然规律，外柔内刚、后发制人、不言自明、不战自胜。

这一步骤的内容较多，可分两次咨询完成。可以通过个别交谈的形式，亦可进行集体宣讲。要求患者透彻理解32字保健诀，并反复诵读乃至背诵。每位患者应准备"道家认知疗法实践日记本"一册。首页抄录32字保健诀。并列出自己原有的价值系统和应对方式与之对照，找出自己原来价值系统和应对方式中的不当或不适之处。按照32字保健诀，制订矫正计划并布置家庭作业，强调反复练习运用新的价值系统和应对方式解决实际问题，并逐日记录心得体会。

5. 评估与强化疗效

时间：45～60分钟。

目标：评估治疗效果，总结实践经验，强化和巩固疗效。

内容和方法：道家认知疗法是一种治疗手段，其短期目标是消除症状、治愈疾病。其远期目标是促进健康、预防疾病。可以通过患者自我感受的陈述、症状量表的评估、生理生化指标的测定来综合评估。在评估疗效的过程中，对已有的进步给予明确的肯定和鼓励，同时要了解原有的不适观念是否完全改变，32字保健诀是否字字落实。此时仍然布置家庭作业，日记可改为周记。每次复诊不仅要评估疗效，更要强化道家认知观点，同时制订进一步的治疗目标。

以上为道家认知疗法的五个基本步骤，标准的ABCDE技术分五次完成，每次60～90分钟，每周可安排1～2次。A、B、C三步在前2次治疗中完成。D是关键步骤（即导入32字保健诀），需要安排2次。第五次用于评估疗效和强化疗效。如治疗需要，D、E两步骤可反复多次使用。

四、基本技术

2001年，杨德森教授指导其博士生在神经症门诊、病房和大学生群体中开展道家认知治疗，建立了一套治疗操作程序，简述如下：

1. **松静术** 要求患者每日放松全身肌肉和少思入静默坐15分钟的技术。

2. **柔动术** 要求受试者每日配合32字处世养生口诀，做4套（每套4拍）柔动体操。配合呼吸调整，运动全身的各肢体与躯干关节，耗时15分钟。部分受试者原来每天自练健美操或其他运动，可以保持原有活动不变。

3. **病情分析会** 每次集体讨论分析一个志愿者的神经症症状、病程、病前个性和作为诱因的生活事件，以及遗传史或其他有关躯体和神经系统的病史，其他功能性疾病与心身疾病的病史。

明确疾病诊断与治疗方案，帮助患者了解自己的性格弱点，认知方式和心理应对方式的缺陷；指出他们对治疗师和药物迅速取效与彻底治愈的过高要求，对药物副作用和依赖性的过度担心，对主观努力和生活实践的不够重视等情况。每次耗时1～2小时，整个疗程2～3个月，要求患者每周参加集体讨论。

4. **保健心得志** 要求患者每日自习道家处世养生原则，调整心态，应付日常生活事件，改变价值观和心理应对方法，改变生活方式，改善人际关系，提高社会适应能力。畅谈心得体会，每周在讨论会上座谈，互相启发，坚持实事求是原则，防止鼓动、暗示与夸大效果，或

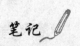

报喜不报忧。参加者多数为初诊患者,也邀请多年治疗无效的强迫症患者参加。

道家认知治疗的临床实践中,采用的松静术、柔动术、病情分析会、保健心得志博采众长,是从瑜伽、气功、松弛训练、默坐、太极拳、森田疗法、国外认知疗法中,对某些环节进行综合、改良和创新而建立的。同时,充分注意到过度修炼和过度超脱的消极后果。从转变认知开始,在意识清晰状态下,通过生活实践潜移默化,逐步转变情感与行为。

五、治疗案例

患者 A,男,40 岁,公司职员。因为前段时间有个升职机会,领导没有提拔自己而是提拔了另一个同事。自己觉得那个同事不如自己。心里觉得气愤,认为领导有失公平,所以处处与同事针锋相对,想尽办法去使绊子。领导布置的任务也消极处理。情绪上焦虑烦躁,经常出现整夜失眠的情况,体重也减轻了。

治疗师通过两次的治疗,了解 A 当前主要的精神压力是他的对权位的追求。他内心有一个极强的目标,而且因为年龄原因对于升职的压力更加迫切,他的人生观是:人生只能前进,不能停下和后退。所以一旦目标受阻就不能很好接受或调试,就会出现相应的心身症状。治疗师根据所掌握的这些情况,决定对 A 实施道家认知心理疗法。

治疗师在治疗中重点与 A 共同讨论了"少私寡欲,知足知止"和"清静无为,顺其自然"。《老子》及《庄子·逍遥游》中反复强调了少私寡欲、知足知止。人要生存、要发展,总是有欲望的,但老庄认为欲海难填,要减少私心,降低过高的物质欲望和对名誉地位的追求。只有知足,才会常乐;只有知止,才能避免危险。"清静无为,顺其自然",此句是老庄哲学的核心思想之一。老子崇尚"静",即所谓"非宁静无以致远"。老子的"无为",不是什么都不做,"无为"是与"妄为"的对应。顺其自然,就是说不要勉强去干那些有悖于自然规律的事情,不要强迫蛮干,不要倒行逆施,不要急于求成。要了解和掌握事物发展的客观规律,因势利导,循序渐进,才能事半功倍、游刃有余。否则的话,就是揠苗助长、费力不讨好。

经过六次治疗,A 的人生观终于发生了大转变,他临别时向治疗师表示,他不再把追求地位的上升作为自己的人生目标了,他回去后要好好与同事、领导相处,不再急于求成,放松心态,健康生活。

六、应用与评价

道家认知疗法以中国道家养生哲学为理论基础,强调顺应人的内在本然之性,重视个性的发展,近乎于罗杰斯的强调自我发展目标,但又不同于西方一味地追求个人主义。因此,我们说中国道家认知治疗具有一定的哲学文化基础。另外,它把西方认知治疗的操作技术引入了治疗过程,使疗法本身具有一定的可操作性。因此在国内的心理治疗著作中都会提及中国道家认知疗法,认为中国道家认知疗法与认识领悟疗法、心理疏导疗法一样,是本土化心理咨询与治疗方法中发展得较为成熟和有效的一种方式。

道家认知疗法今后应该加强适应证方面的比较研究,通过系统的比较研究,厘清该疗法的有效适用范围。另外,应该加强改变患者认知的技巧研究,研究如何让患者在短时间内接受道家养生之道的技术,使中国道家认知治疗最终成为既有一定的理论基础、有客观规范的操作技术和良好治疗效果,同时又有较高治疗效率的中国化的心理治疗方法。

(高 玥)

第六节 森 田 疗 法

森田疗法是由日本森田正马(图 19-9)在 1919 年创立的,主要用于神经症的治疗。80

笔记

年代末传入我国,在中国迅速推广,我国的临床实践也证明,森田疗法是治疗神经症的最佳心理疗法,其治疗范围也在扩大,对普通人的心理健康也非常有益。本节将系统介绍该方法的理论与操作。

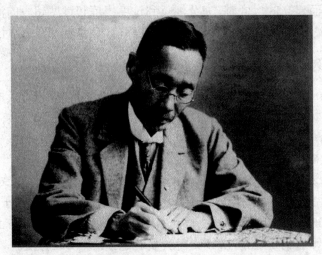

图 19-9　森田正马（1874—1938）

一、概述

森田心理疗法（morita therapy）简称森田疗法,是由日本东京慈惠医科大学教授森田正马博士在 1919 年创立的具有东方文化特色的一种心理疗法。主要用于神经症的治疗,其疗效和价值在日本已被充分证明和广泛确认,并且在世界范围内形成了一定的影响,在精神医学和临床心理学领域确立了相应的地位。日本与中国同源于东方文化,森田疗法源于我国古代哲学思想,所以很容易被中国人所接受。到目前为止,在我国几乎所有的省市都开展了这一心理疗法。需要特别提出的是,森田疗法之所以能够在短短的十几年时间里在中国得到普及,是与日本精神卫生冈本纪念财团理事长冈本常男先生的大力支持分不开的。

其基本理论是:疑病素质论、精神交互作用、思想矛盾、精神拮抗作用、生的欲望和死的恐怖等。其治疗原则是"顺应自然（comply with nature）"。其实施方法有:门诊森田疗法、住院森田疗法,另外,还可以读森田疗法的书自助自疗。

森田疗法的主要特点是,服从精神的自然状态,不问患者的过去,只是重视目前的现实生活,以建设性行动为中心,通过行动改变性格,改善症状。森田疗法的治疗原理是"顺应自然"。

人脑是实验室研究尚未触及的最后领域之一,心理活动与大脑结构之间关系的奥秘还没有真正搞清楚。各种心理学说大都是心理学家在自己的行动中体验出来的。例如著名的弗洛伊德的精神分析理论大体来说是自传性质的,他在青年时代也患过神经症。森田学说的理论也不是来自实验室的结论,而是来自森田正马先生自身的神经症体验和临床经验的总结。了解森田先生是怎样发现了自己的治疗原理,对理解和运用森田疗法是十分重要的。

专栏 19-2

森田疗法格言之三种境界

一、不安常在

1. 不安心即安心　即使感到不安,如果能毫不惊慌失措地泰然处之,那么这种不安就会逐渐消失,即使有不安也如同没有一样。

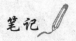

2. 为值得烦恼的事而烦恼 意思是不值得去烦恼的事，烦恼也没有用，值得烦恼的，不妨为之烦恼。

3. 不安常在 人要活着，总会伴有不安。期望越大，不安就越甚，不安是必然存在的。你要摆脱不安，它却穷追不舍，你和不安抗争，它就一味地加剧。对于不安应该是来者不拒、顺其自然，继续做自己该做的事。

二、坦诚

1. 坦诚 当因脸红而恐怖，在人面前被称作"你是腼腆的人"时，最好是敞开心扉照实说。"实际上我胆小而发愁，无论对方说点什么，我都立即脸红。这样无可奈何的事情真是少见。我真是的。"这种讲法暂且作为公式来套用也可以。请多次地反复使用。

2. 纯真的心 意思是坦诚的心，富于人情味的心。按照森田疗法的观点，"越是坦诚的人，治愈得越快"。

三、无所住心

1. 无 最近这一阶段，主要感到能够带走的体验就是个"无"字。50天的休养—不想叫作什么治疗—所获得的，也就是这个"无"字。今后，我还有可能出现迷惑的情况。但是，唯独在这个"无"字上，再也没有什么迷惑了。

2. 心随万境变，变化之处实幽玄 意思是：人的心境随着境遇不同而千变万化，甚至可以说：这种现象实在是玄妙。在森田疗法中它赋予的含义是"情绪就像天气一样容易变化；情绪恶劣时不要悲观，情况顺利时也不要高枕无忧，要着眼于行动，努力去干。

（一）森田先生自身的神经症体验

1. **强迫学习导致"学习恐怖"** 森田正马先生1874年1月18日出生在日本高知县农村一位小学教师的家庭里，他的父亲对子女要求很严格，尤其对长子森田正马寄托了很大的期望，望子成龙心切，从很小就教他写字、读书，5岁就送他上小学，一从学校回家，父亲便叫他读古文和史书。10岁时，如果晚间他背不过书，父亲便不让他睡觉。学校功课本来就很多，学习已经很紧张了，可是回家后父亲又强迫他背这记那，这使得森田渐渐地开始厌倦学习，每天早上又哭又闹，缠着大人不愿去上学。用现在的话来说就是"学校恐怖"，这与强迫学习、被动学习是很有关系的。

2. **看到地狱画卷导致"死的恐怖"** 森田正马在7岁时，祖母去世，他的母亲因悲伤过度，曾一度陷入精神恍惚、默默不语的状态，第二年他的祖父又相继去世，正当家庭连遭不幸时，森田偶尔在本村寺庙里看到了彩色地狱壁画，立即感到毛骨悚然。他看到地狱图中人死后下地狱的惨状：有的上刀山，有的下火坑，有的进血池，等等。这些可怕的画面在其幼小的心灵中留下了深刻的烙印，后来一直在他脑海里盘旋。这就是后来森田学说中关于"死的恐怖"理论的来源。对死亡的恐惧无疑是最普遍、最根深蒂固的人类本能之一。这些经历还说明，童年的精神创伤影响人格的健康成长。

3. **经常苦于神经质症状** 森田自幼就有明显的神经质倾向，他在《我具有神经性脆弱素质》一书中写道："其表现是12岁时因仍患夜尿症而苦恼，16岁时患头痛，常常出现心悸亢进、容易疲劳，总是担心自己的病，是所谓神经衰弱症状。"因有夜尿症，为了不弄湿被褥，总是铺着草席睡觉。有人就明知故问："铺上草席子干什么呀?"，他生气地回答说："夜里尿炕。"但其内心是十分难受的。这种回答带有对大人的嘲笑挖苦的反抗。后来他在自己的著作中写道"不要谴责孩子的夜尿症，越是谴责挖苦孩子，夜尿症就越恶化"。这大概是他自己的切身体验吧。森田因患夜尿症而深感自卑，有强烈的劣等感。后来听说当地很有名望的板本龙马先生小时候也患过夜尿症，这才聊以自慰，心情好受一些。中学五年级时，他在患伤寒的恢复期学习骑自行车，夜间突然出现心悸，全身颤抖，又被死的恐怖所袭击，经医生打针后，症状消失，后来经常发作，一直持续到上大学。他后来认为是神经性心悸亢进。在高中和大学初期，他经常苦于神经衰弱，经常到东京大学医学部内科诊治，诊断为神经衰弱，给予药物治疗。

4. 彻底放弃治疗，神经衰弱悄然而愈　大学一年级时因某种原因，家里忘记给他寄生活费，致使他贫病交加，内心痛苦到极点，非常气愤，并想放假回家后当着父母的面自杀，以示抗议。于是，放弃一切治疗措施，全神贯注地学习，要干出个样子来让家里人看看。期末考试取得了预想不到的好成绩，在全班名列前茅。这时才发现不知什么时候神经衰弱症状全部消失了。这一经历使森田发现了他的治疗原理"顺应自然"。

（二）多年的临床探讨

从以上可以看出，森田疗法的基本理论全都是他自己病痛体验的结晶，包括神经质的本质论，神经质者具有很强的生存欲，因而死的恐怖也很强烈，是努力主义者。症状发生的心因性，即精神交互作用。神经衰弱不是真的衰弱，而是假想的、主观的臆断。对症状"顺应自然"具有治疗作用。然而，仅仅个人体验是不够的，更加重要的是他长时间地对神经质者的密切观察，掌握其症状的实际表现，注意其经过转归，再把这些观察与自己的体验做对照。他大量阅读国内外文献，将当时认为有效的治疗神经症的各种方法逐一进行实践验证。例如催眠疗法，森田是研究催眠术的名家，但他认为催眠疗法不能根治神经症，并认为精神分析也不能根治神经症，与当时日本著名精神分析学者丸井清泰教授进行了轰动一时的大辩论。他还给神经症患者服用溴剂，这是巴甫洛夫的治疗神经症的方法。又给患者服用磷剂、亚铅、砒素剂等。注射核素酸钠、林格液及各种脏器制剂等，确认这些药物都没有治疗效果。后来他又应用当时的心理治疗方法如说理疗法、安静疗法、生活正规法、作业疗法、生活疗法等对患者进行治疗，均无明显疗效。最后，森田先生把上述心理疗法的合理成分进行有效的组合，以自己发现的治疗原理为主导，提出了独创的心理疗法。1919 年森田先生让一名神经症患者住到自己家里，同家人一起治疗这位患者，结果一个月就治愈了。森田对他的疗法没有找到一个合适的名称，他的后继者们就把这一疗法命名为"森田疗法"，也有人称为"顺应自然疗法"。

随着时代的发展，森田疗法在治疗方式上有了一些变革，但是都没有定型。如，一些森田治疗者将家庭治疗吸收到森田疗法中，在调整家庭成员的关系上下功夫，不仅效果很好，而且使森田疗法的适应性范围得到了扩大。一些治疗者从治疗经验出发，认为 40 天比较短，而将疗程扩展为 3 个月左右。此外，森田疗法的适应证也有所扩大，不仅限于神经症，在对心身疾病、抑郁症、精神分裂症、酒精依赖、药物依赖等疾病进行治疗时，也采用此方法，甚至还有人运用此疗法进行危机干预。这些发展和探索显然是有价值的。

二、基本理论

（一）疑病素质论

森田认为，神经质发生的基础是某种共同的素质倾向，称为疑病素质（hypochondriacal quality theory），是指精神上表现为一种疑病性基调，其表现如下：

1. 精神内向　是指精神活动偏重于自我内省，注意力围于自身，对身体的异常、精神的不快等特别在意，并为此而担心，不能释怀，被自我内省所束缚，陷入自我束缚状态。精神外向是指精神活动趋向外界，追逐外在的事物，目的明确，对人热情，常因热衷于事业上的追求而忽视个人健康，有时表现轻浮。弗洛伊德曾说过："精神内向者易患神经症，精神外向者易患歇斯底里。"

2. 内省力强　内省力是自我反省、自我批判的一种能力，这种能力在人格成熟上起着重要的作用，是不可缺少的一种能力，一个人有丰富内涵的人格是对过去不断反省的结果。

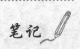

但这种能力太过度也会出现负面作用,容易过度检点自己的缺点和弱点,成为神经质的温床。

3. 求全欲过强　神经质者求全欲过强,是观念上的完美主义,事事苛求完美,容易在理想与现实之间形成冲突,导致适应性不安,从而诱发神经症。但这种人是努力主义者,如努力方向正确,常常得到事业上的成功。

4. 疑病倾向　也称为疑病性基调,即害怕得病的倾向,并且"始终放在心上"。这是人人都有的一种倾向,神经质的人只不过程度过强而已。森田认为神经质是一种先天性素质,是一种侧重于内省,很容易疑病的气质。

5. 过分敏感　神经质者具有比一般人更敏锐的感受性,其自身丰富的感受性给他们的生活带来了积极作用,这在工作、艺术、自然观赏方面是不可缺少的。敏感的感受性能使人觉察到微细的变化,但是内向而敏感的人对自身的不适感及情感变化也过分敏感,容易导致疑病倾向。而且对生活事件容易出现过度反应的倾向会引起精神痛苦。

(二)精神交互作用

所谓精神交互作用(mental interaction),是指对于某种感觉,如果集中注意它,这个感觉就变敏感,如此更加使注意集中在这感觉上,感觉与注意持续地交互作用,使这个感觉如滚雪球似地越来越过敏的精神过程。例如:人平时并不注意自己心脏的活动,如果偶尔看到有人因心脏病发作而死去,任何人都会产生极大的恐怖感受。有的人也许会想:"我将来也会这样吧?"从而焦虑地注意自己的心脏,便会引起心悸,进一步会引起心脏神经症。又如神经性头痛是由于紧张或疲劳而出现的头部异常感觉,本人如果为此而焦虑,过度注意这种异常感觉,导致注意固着状态,会形成所谓"习惯性头痛"。

(三)思想矛盾

思想矛盾即心理冲突(psychological conflict),主要指"应该如此"与"事实如此"之间的矛盾。这里的事实也包括身心内的自然事实,如情感、意念等。如同人们从道理上认识到世界上没有鬼,但夜间走过坟地时照样会感到害怕恐惧一样。单靠理智上的理解是不成的。又如学生听课时心里知道不应走神,但还是有走神的现象发生。这些精神现象是不以人的意志为转移的,企图用意志来克服这些不以意志为转移的现象必然会导致内心冲突,也就是思想矛盾。

(四)精神拮抗作用

森田认为,人的精神活动也存在一种类似屈伸肌相互调节的拮抗作用。例如当我们面对恐怖时,又出现不要害怕的自我暗示;受到表扬时会出现内疚心理;非常想买某件物品又考虑到浪费钱财;等等,这种相对观念被称为精神拮抗作用(spirit antagonism)。这种对应作用也是精神领域中的一种自然现象,可以保证人的生命安全和精神安全。这种精神拮抗作用过弱,如白痴和小孩,一旦产生欲望,立即毫无顾忌地去行动,就会出现麻烦。这种精神拮抗作用过强,如神经质性格的人,由于欲望强烈和自我抑制之间的拮抗作用,常引起犹豫不决而精神痛苦,如"强迫性犹豫不决"。又如在某种情况下出现对某人,尤其是大家崇拜的人的不敬念头,同时会想到这是错误的,不是自己的真意而加以否定。这种情况在一般人只是一闪而逝,不留痕迹,但是有疑病素质而且精神拮抗作用很强的人,这些观念会固执地出现,形成拮抗对立,再通过精神交互作用而形成"强迫观念症"。

(五)生的欲望和死的恐怖

森田认为,生的欲望是人的根本欲望,是人类本性的表现。生的欲望的含义至少有如下几点:①希望健康地生存;②希望更好地生活;③希望被人尊重;④求知欲强,向上努力;⑤希望成为伟大的人、幸福的人;⑥希望不断发展。

神经质的人求生的欲望过强,就会出现强迫性完美欲,总想将自己生的欲望达到一种

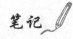

完美的境界。强迫性完美欲也是神经质人格的特征之一。这种人是理想主义者，往往在理想与现实、情感与理智之间形成心理冲突，形成欲求不满的心理状态。这种人甚至对自己的内向性格、神经过敏、焦虑情绪等倾向也非常不满，形成劣等感。由于有神经质性格者生的欲望很强，所以死的恐怖也强，二者是成正比的。其表现是：怕失败，怕疾病，怕种种有价值的东西失去，怕衰老，怕死亡，等等。人的焦虑情绪也是死的恐怖的一种表现。这也可以说是神经质性格者所特有的病理学概念。

总之，神经质的发病因素有三：

1. **素质因素**　内向、内省、疑病倾向、过分敏感、求全欲强等；
2. **诱发因素**　精神压力导致的精神紧张等；
3. **持续因素**　精神交互作用等。

精神压力导致精神紧张后，心身可能出现某些一过性不适感或轻度的功能障碍（如精神紧张引起的失眠、心悸、头昏、口吃等）。对这些现象如果不特别注意，常可以自行消失。但是有疑病素质的人往往把这些现象误认为是病态，过度注意这些病态，企图排除这些病态，由于精神交互作用，使这些一过性不适感和轻度功能障碍在心理上不断进行放大，引起注意的"固着"，最终形成神经症症状。症状一旦形成之后，患者又过分担心与注意，由此产生紧张、焦虑、恐惧、悲观等不良情绪。这些不良情绪及疑病观念与症状恶化互为因果的恶性循环，陷入自我束缚的状态。可以说，神经症患者是被关在自己建造的地狱中痛苦而绝望地哭泣着。

三、治疗过程

（一）森田疗法的适应证

森田称他所指的神经症为神经质，按症状分类为：

1. **普通神经质（所谓神经衰弱）**　失眠症、头痛、头重、头脑不清、感觉异常、易兴奋、易疲劳、脑力减退、乏力感、胃肠神经症、劣等感、不必要的忧虑、性功能障碍、眩晕、书写痉挛、耳鸣、震颤、记忆力减退、注意力不集中等。

2. **强迫观念症（包括恐怖症）**　社交恐怖（包括：赤面恐怖、对视恐怖、自己表情恐怖等）、不洁恐怖、疾病恐怖、不完善恐怖、学校恐怖、口吃恐怖、罪恶恐怖、不祥恐怖、锐器恐怖、高处恐怖、杂念恐怖、渎神恐怖、查考癖等。

3. **发作性神经症**　心悸发作、焦虑发作、呼吸困难发作等。

附：森田神经质的诊断标准：

（1）症状上的特征：森田神经质的症状表现应满足 A、B 的标准，同时 C 的 5 个标准中应满足 3 项。

A. 对症状具有异常感，伴有苦恼、痛苦、病感。（自我异质性）

B. 对自己现有状态（性格、症状、烦恼）不能适应环境而感到焦虑。（适应不安）

C. 症状的内容及对症状的认知等项目中，满足 3 项以上。

①由于症状（烦恼）引起的持续的预期焦虑。（预期焦虑）

②症状（烦恼）的焦点明确。（主要是对一件事情而烦恼，防卫单一化）

③认为自己的症状是特别的、特殊的。（认为自己的症状特别）

④具有想消除症状的强烈愿望。（克服症状的趋势）

⑤症状内容与日常生活情感相关，可以了解。（了解可能性）

（2）症状形成的机制：在此，必须满足 A、B 两个标准。

A. 必须确认精神交互作用：把握由于注意和感觉（或症状）的相互激活而使感觉（或症

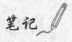

状)鲜明化,注意固着,注意狭窄而陷入恶性循环。

B.必须确认思想矛盾:要满足①、②的标准。

①消除症状的趋势:认为只要消除症状,就能做好自己期望做的事,或期望完全没有焦虑、恐怖的状态。

②由于"理想自我"和"现实自我"的差距而产生的内心冲突。

(3)性格特征:有以下 A、B 两种特征。

A.内向性、弱力性

①内向性(对自己的存在过度内省,有劣等感)。

②顾虑性(拘泥于细节,难以自拔)。

③易受伤害性,过敏性(容易因别人的言行而受到伤害,过分在意别人的言行)。

④疑病性(对自己的身体及感觉过分敏感的倾向)。

⑤被动性(缺乏主动性,易消极,对新事物接受慢)。

B.强迫性、强力性

①求全欲强(强迫地追求完美,不这样做就不满意)。

②优越欲强(厌恶失败)。

③自尊欲强(自尊心强,希望有好的评价)。

④健康欲强(总想心身健康,期望完全没有焦虑的状态)。

⑤支配欲强(按照自己的想法把握自己和周围的欲望强烈)。

(二)森田疗法的实施方法

森田疗法的治疗原理为"顺应自然"。

森田认为,对发病具有决定作用的是疑病素质,而对症状形成和发展具有决定作用的则是精神交互作用,这正是森田疗法的着眼点。对此,森田采取了与众不同的对策。他曾十分肯定地指出:"对神经质的治疗,顺应自然好了,顺应自然以外没有别的办法,唯有顺应自然。""顺应自然"的含义是:①患者要老老实实地接受症状的存在及与之相伴随的苦恼焦虑,认识到对它抵抗或用任何手段回避、压制都是徒劳的;②患者要靠原来就存在的生的欲望去进行建设性的活动,即一面接受症状的现状不予抵抗,一面进行正常工作和学习活动。总的说来,是要患者不把症状(躯体的、精神的)当作身心的异物,对它不加排除和压抑,这样就解除了精神交互作用,症状也因而减轻以至消失。根据这一原理,采用读书、通信或门诊治疗都是可以进行的。日本青木薰久先生曾调查,在日本有 80% 的神经症患者在读森田疗法的书进行自我治疗。森田早就说过,对他的疗法理解好的人,单靠读他的书或论文即可治愈。由此看来,推广普及森田疗法的知识对人们的精神卫生是非常有益的。下面介绍一下治疗的实施方法。

1. **门诊森田疗法**　铃木知准先生认为,向患者解释神经质的发生机制,劝告他们改变对症状的态度,努力去做应该做的事,就可以解除精神交互作用的恶性循环,也可以得到显著效果,只是需要时间较长,门诊治疗要点如下:

(1)详细检查以排除躯体病,明确神经质的诊断。

(2)向患者解释神经质的发生机制(森田机制)。

(3)指导患者接受自己的症状,不要再企图排除它,对症状变化要"顺应自然",同时带着症状"为所当为"。

(4)嘱患者不要再向亲友谈论症状,亲友也不听、不答复他们的病诉。

(5)社交恐怖者,不要回避人,要积极主动参与社交活动,即使有症状而感到不适也要坚持行动。

(6)病员每次要写日记,通过日记指导以补充对话的不足之处。

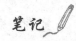

(7) 每周治疗 1 次,每次 1 小时左右。

2. 住院森田疗法 森田疗法的适应证前已述及,对于症状比较轻、对日常生活影响不大的人,可以让他读书治疗或门诊治疗。对于比较重的,影响到日常生活的正常进行者应采取住院森田疗法。

(1) 住院治疗的禁忌证

1) 合并严重躯体病或躯体严重衰弱者;

2) 精神病、癔症、严重抑郁伴有自杀企图者、冲动控制力差,曾有过暴力、犯罪、性变态等行为者;

3) 对焦虑忍耐性不强而借助药物、酒精来解决问题者;

4) 生活自理能力差,日常生活都要依赖家庭者及 14 岁以下少年;

5) 家属劝告而来,本人无求治动机者。

(2) 住院治疗一般分为四期(表 19-1)

1) 第一期:称为绝对卧床期,一般 7 天。隔离患者,禁止会面、谈话、读书、吸烟以及其他所有的安慰,除饮食、排便外,几乎令患者绝对卧床。这时患者自然会出现各种想法,尤其是对病的烦恼、苦闷,这样会使病情暂时加重与难以忍受。对此不采取任何措施,告诉他,症状出现,焦虑、烦闷出现,就让它自然存在下去。原则上对患者的症状采取不问的态度,目的是使患者养成接受症状、接受焦虑的态度,同时激活起患者生的欲望及活动欲。

2) 第二期:轻工作期,一般 3 天。仍禁止交际,晚间卧床 8 小时左右,白天到户外散步,并开始记日记。

3) 第三期:重工作期,一般 1~4 周。进行稍重一些的劳动,如园艺活动、木工、手艺、割草等,可以读书,包括森田疗法的书。在这期间,患者由于工作,自然出现向外注意的态度,体验到工作的愉快,培养忍耐力,完成"顺应自然、为所当为"的体验。

4) 第四期:社会实践期,一般 1~2 周。根据需要外出进行复杂的实际生活,晚间回医院休息,这也是出院准备期。

表 19-1　住院森田疗法的阶段

阶段	持续时间	内容	目的
绝对卧床期(第一期)	一般 7 天	隔离患者,禁止活动,几乎令患者绝对卧床	养成接受态度,激活生的欲望及活动欲
轻工作期(第二期)	一般 3 天	禁止交际,可以散步,开始记日记	将积聚的活动欲望转为自发的行动
重工作期(第三期)	一般 1~4 周	参加稍重一些的劳动,可以读书	培养忍耐力,完成"顺应自然、为所当为"的体验
社会实践期(第四期)	一般 1~2 周	外出进行复杂的实际生活	为出院做准备

要顺利完成上述治疗,稳定的医患关系是很重要的。医生每周 1~2 次与患者交谈,每天批改他们的日记。森田疗法是一种再教育、再适应,医患之间要互相信赖、互相了解、互相配合,以达到陶冶素质、消除或减轻症状的目的。患者不可能在短期内脱胎换骨,症状可能有反复,要不断重温森田原理。指导患者,让他明确,与其费尽心思去消除症状,不如不管症状,集中力量去进行建设性的生活,即"顺应自然、为所当为"。这样会收到"不治自治"的效果,而且可以提高生活质量。森田说,"经他治疗的患者,不但症状消失,而且成为更加活跃的事业活动家,生活中更能忍受艰难,更能适应环境的变化"。

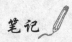

四、基本技术

（一）解释发病机制

针对病情向患者解释神经症症状的发生机制（森田机制）是治疗的关键所在，无论是门诊治疗还是住院治疗都是很重要的。当然，要实事求是地加以解释，不能穿凿附会。那些用森田机制不能解释的病症，应该说不是森田疗法的治疗对象。下面举例说明。

1. **用森田机制解释神经症性失眠**　失眠是神经症最常见的症状之一，也是神经症恶化的原因之一。失眠的原因是多方面的，但神经症性失眠的原因首先是精神交互作用，偶尔失眠是正常人也不可避免的，但神经质的人在第一次体验失眠的痛苦后，就患了"失眠恐怖症"。晚间上床后，担心再失眠，过分地注意自己的精神活动，痛苦地体验失眠，人为地追求睡眠，例如采取默读数目字或做深呼吸等方法，这样一来睡眠的自然进程受到了人为的干扰。结果是越怕睡不着，就越睡不着。打开电灯一看，已经凌晨2点了，更加焦虑起来。于是关上电灯，闭上眼睛，强迫自己赶快入睡，形成焦虑与失眠的恶性循环，影响了正常的睡眠进程。另外，神经症患者在上床后往往有强迫性思维的情况，一念未息，一念又起，杂念丛生，欲罢不能，为之苦恼，影响入眠。消除精神交互作用及强迫性思维的唯一方法就是"听其自然"。首先是不怕失眠，也不去人为地强求睡眠。这样，精神自然会放松，放松有助于入眠。所以，不怕失眠的人，不会长期失眠。出现强迫性思维时，不要加以抵制，任其"自然流动，无所居心"，安然地躺着。强迫性思维就会自生自灭，不知不觉地进入梦乡。抑郁症的失眠特点是早醒，要尽早用抗抑郁药治疗。

2. **用森田机制解释恐怖症**　恐怖症种类很多，而恐怖症患者多具有神经质性格倾向。由于某种诱因而出现一过性恐怖情绪时，如不特别在意，常可自行消逝。但有神经质倾向的人，认为自己不应该有这种情绪，企图用意志克服这种情绪，从而引起了对自己恐怖感觉的特别注意，注意与感觉不断地交互作用，使恐怖感觉越来越强化、泛化，陷入恶性循环状态，出现回避行为。实际上，患者这时所害怕的是自己的恐怖感觉。治疗方法就是让患者对自己的恐怖感觉要"听其自然"，行为上千万不要逃避，要任凭恐怖起伏，甘心带着恐怖生活。当患者真正直面自己的恐怖感觉时，恐怖情绪往往在半小时后逐渐弱化、消失。

3. **用森田机制解释口吃**　偶尔出现口吃→引起自我注意→企图克服口吃→口吃加剧→越想克服→越加剧→形成口吃的恶性循环状态。

如能对口吃"听其自然"，甘心让它出现，甘心在众人面前献丑，口吃反而减轻以至消除。

（二）日记指导

森田疗法的日记指导是非常重要的一种方法，其一是作为交流的一种补充，其二是作为重要的临床资料，是治疗者与患者的间接交流方式。治疗者要灵活运用森田理论，有针对性地进行具体指导，以促使其人生态度、病态心理及错误应对方式的转变，消除以前对病的种种臆断和误解，从而达到康复的目的。有时不分具体情况地用"顺应自然"进行说教，不如有针对性地用通俗易懂的语言解说，会使患者更容易接受。患者在日记中记述自己的病情变化和治疗体会，治疗者给予适当的指示，针对其错误的认知和行动，反复使用森田治疗格言，如"顺应自然地生活""顺应自然，为所当为""思想矛盾，事实唯真""杂念即无想""不安心即安心""欲以一波消一波、千波万波连接起""欲治不治，不治自治""求不可得""努力即幸福""流汗悟道""服从自然，柔顺境遇""日新，又日新""无可，无不可""烦闷即解脱"等。通过这些简明的治疗格言，将森田疗法的治疗理念输送给患者，对患者的治疗有指导作用。患者也可以找到特别适合于自己的格言作为自己的座右铭。例如，有位强迫症的患者，对自己的强迫观念采取了"花开花落两由之"（鲁迅诗）的应对方式后，强迫症逐渐缓解了。还

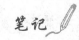
笔记

431

有的患者对自己的症状采取"见怪不怪，其怪自败"的应对方式，效果也很好。在重作业期，应要求患者在日记中尽量不要记述自己的症状和烦恼，只记录每天的活动内容和感受。目的是打破对症状的"注意固着状态"，培养"不管症状，只管作业"的生活态度。

五、治疗案例

某男性，24岁，长期闷居家中的社交恐怖症1例。

1. 初诊时的状况　患者由父亲陪同来院，在父母的劝导下阅读了森田疗法的书，希望得到治疗而前来就诊，他身体消瘦，到肩的长发束在头的后面，虽然不算干净利索，但也没有不整洁的印象。他默默地向医生鞠躬后坐下，表情紧张，举止呆板，总是低着头，开始自发地叙述迄今为止的病史。他的思路使人感到不乱，在谈到过去痛苦的体验的过程中，时而流露出痛苦的表情。其体验内容可以使人充分理解。会面结束后，比刚来时对医生更加礼貌地鞠躬，然后离开。

在初诊时很自然地要进行精神医学的诊断，然后对希望用森田疗法的人探讨其是不是森田疗法的适应者。①能看到神经质性格吗？②能用"自我束缚的机制"来解释吗？③能评定有自己内省倾向及克己的状态吗？如此等等。另外，还要询问患者"想通过森田疗法得到哪些改善？"，以判断对治疗的动机如何。

患者主诉在意周围人的视线，感到自己举止动作笨拙，想到如果这样就会被别人认为是异常的，为此而更加紧张，说不出话来，几乎不能外出。来初诊时，由于畏惧乘客的目光，不敢乘电车，只好乘出租车来院。

2. 病历的听取　出生在日本的中部地方，有两个妹妹，父亲是公司职员，生性认真，对家庭成员不流露感情，对虚假的行为看不惯，即便是别人这样做也会感到很生气，常常带患者去看电影及逛动物园。母亲是洁癖，感情容易波动，没有耐性，常常对孩子感到无可奈何，在她情绪不好的时候，即使孩子让她给念念书，她也会常常在半途就将书丢到一边。患者在幼儿期，在母亲面前常常提心吊胆。幼儿期因为父亲工作调动而迁居东京。据本人说，从自己懂事起"不能表现自己的感情"，个性内向、被动、感情细腻，容易受到别人语言行动的伤害。但是，另一方面却热切地希望"自己成为大家的中心"。另外，如果鞋弄脏了之类的小事，就总是惦念着。刚入幼儿园时，觉得别人会嘲笑他的名字，不跟他一起玩，因此不能与人说话，两年中从未说过一句话。但是上小学后，有少数几个朋友。三年级时搬回出生地居住，转入当地小学，在当地也许是比较自然的缘故吧，生活得比较自在，尤其是喜欢画画，喜爱跟动物接近，可以说由此在某种程度上有些自负。小学毕业后再次移居东京。从小学毕业前开始在人面前感到紧张，尤其是到初中二年级时，因为同级学生的身份、服装都是渐渐走向成人化，渐渐有明显的个性，因而开始感到与周围人难以融合。比从前更加害怕展示自己，"想象大家也都变成大人"，而另一方面又为"自己变成大人"而感到不安。在此之前就很讨厌自己的脸，从这时开始，更加长时间地坐在镜子面前，没完没了地整理自己的服装和发型。三年级时认为"与人交往是件很痛苦的事"。坐下后就一直低着头，姿势僵硬。进入高中后"奇迹般地"交了朋友，但几乎都是一对一地在一起，如果是三人以上就会无所适从，经常"落在人后"。在教室内仍然感到很紧张，坚持不休学而终于毕业。但是，毕业的时候，时时"在意周围人的视线，行为变得笨拙"，同时又因感到"人们是否认为我不正常"，而更加紧张，不能开口讲话，高考落榜，一直闷居在家。

在家期间，走读了一年专科学校。实际在家闷居有5年之久，尤其在最初时，几乎不能安心做任何事，由于焦虑和厌恶自己，每月就有一次感情爆发，或扔东西或大喊大叫，半年后稍安定，能随手拿起书来读，有时听听音乐。时间不长，又得到一只狗，因为需要牵着狗散步，所以常常外出，这段时间几乎不再发生感情爆发，感到自己的生活简直像"蚁狮"（一

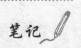

种小虫）。闷居第 3 年，放弃了上大学。此后，为将来的事情而烦恼，迫切地感到自己"必须掌握一门技术"。在高中毕业后第 5 年才下定决心开始到绘图专业学校上学。但由于是走读专科学校，"反而起到相反的效果"。在那儿没有一个朋友，一下课就逃走似的回到家里。好不容易读完了一年课程，又回到过去闷居在家的生活。又过了一年，终于听从双亲的规劝前来就诊。

3. 初诊时的诊断　对人恐怖症。主症状：（他人）视线恐怖，长期闷居在家。相当于 DSM-Ⅳ中的"社交恐怖症，普通型"。

也考虑进行"回避性人格障碍"的附加诊断。

4. 门诊治疗经过　初诊时，对森田疗法理解很少，受父母规劝被迫来院，治疗动机不充分。因此作为导入治疗期，由其他医师来实施门诊治疗。门诊医生的基本方针是一边按森田疗法的理论指导他记日记，一边劝导他在自己家中生活得有建设性。与志也付出了相应的努力，日常生活与初诊前相比，多少变得积极了。例如开始打扫自己的房间，准备晚饭，昼夜颠倒的生活规律也有了一定程度的改善。但是对外出的恐惧仍然没有改变，经常因焦虑、烦躁而心情不安，这时候常常中途放弃自己的行动，中断写日记。对去住院治疗感到极其焦虑，稍后又表现犹豫。但是由于无法使他采取更大的行动，治疗陷入停滞状态。最后与门诊医生商谈后，决定进行住院式森田疗法。

5. 住院期间的经过　住院后，作为初诊医生的我，担任患者的主治医生。

（1）绝对卧床期：从大约一周的绝对卧床期开始森田疗法的住院治疗。这期间，指示患者除了吃饭、洗漱、如厕外禁止一切活动和消遣，在单人房间中独自卧床。预先告诉患者，在卧床中思考、感受什么事情都可以。即使出现令自己不安的思想或症状，也都听其自然。主治医生每日进行短时的查房，检查患者的心身状态。与志的卧床使他追寻了对人恐怖症的形成经过。通过追忆全过程，他对以前的闷居生活感到后悔，反复思考将来该做什么才好呢？中间强烈地感到厌倦和无聊。到了后半期又想到就要出现在其他患者当中而渐渐感到不安。

（2）轻作业期：卧床期接下来是为期 1 周的轻作业期。这期间禁止劳作和外出等行动，指令其好好对外界进行观察，督促他开始写日记，逐渐开始做木雕、搞卫生等轻工作。这段时间的主要目的是使他在卧床期间积聚起来的身心活动欲望逐渐转为自发的行动。同时让他对症状和焦虑听其自然。与志刚结束卧床时，告诫自己"不必害怕，他们也有神经症"，终于走出了自己的病房。然而，一旦出现在其他患者面前，却又感到非常紧张，有很强的压迫感。第一天从午后开始就闷居在病房里读书。为此主治医生指导他"尽量不要把自己关起来"。此后一段时间，在大家中间常常感到"被赤裸裸地暴露在大路上，无处藏身"。

（3）作业期：在这期间，从事照顾动物、园艺、手工、陶艺、运动、娱乐等各种活动。尤其是与其他患者协同作业的场面有了飞跃性的扩展。通过这样的场面，养成不依照心情去做事，而是无论如何也要动手去做，要达到预定目的这样一种生活态度。随着这种生活态度的养成，逐渐开始打破被症状困扰的状态。

与志在开始时，虽然认真地参加劳动，但总是胆怯地跟在大家后边，很少走在前头。对治疗者也很少主动提出面谈，总是被动地等待被召唤。

入院 1 个月后，有一位与他年龄相同的焦虑症男患者前来住院，此人很坦率，喜欢说话，由于两人兴趣相通，开始亲密地交谈。对与志来说，好不容易有了一位有同感的朋友。虽说对方占主动，但总算可以不感紧张地与人自然接近了。后来，又有一名同性别、同年龄的患者住院，三人一起形成一个小组，也许这位新患者是位寡言少语的被动型的人的缘故，与志奇迹般地在小组中不再感到以前的那种被排斥感。

恰在此时，为迎接一年一度的圣诞节，大家都忙了起来。前面讲到的那位焦虑症患者

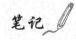
笔记

433

很自然地担任了领导的角色，他们三人负责圣诞节的主要准备工作。在此过程中，与志对集体的感情表现出很大的变化。在不管愿意还是不愿意地与人交往中，渐渐感到"可以让自己在大家面前出现，很奇怪地变健康了"。对人紧张情绪迅速减轻，在集体中开始有了安心感。但是另一方面，自己也感到"变得任性了"，开始将对周围人的好恶感情表现出来。

在圣诞典礼之前，患者的病友因病情加重而退院，与志情感的波动更加激烈。不自觉地与周围的人生气，与年长的患者发生冲突，周围的人都可以感受到他焦躁的情绪。后来与他亲近的患者一个一个地出院了，他突然感到孤独起来，又闷居在自己的房间内，几次因感情爆发而击打墙壁。有一次，在电话中受到妹妹的痛骂而怒不可遏，将病房的墙壁踢破。这时，主治医生指出了他的以自己情绪为中心的做法，告诉他这样会给别人带来很大不安，影响别人的情绪，同时警告他，如果再这样做，只好出院，并决定对他实施一周的隔离治疗，让他住在院外。患者这时才发现自己只被感情所支配，看到周围人的反应，自己感到很惊讶。经过这段波动，患者的情感逐渐平稳下来，在生活中重新建立起与其他患者的关系。这时常常与主治医生谈起自己在闷居期间乱读的书，例如说为《索罗门国王的指环》一书深深吸引等。从他所读的内容中可以看到他内在潜藏的对知识的热心和丰富的感受性。主治医生坦率地将这一看法告诉了他，并为他借了一本他喜欢的书，书名已记不起来。这时还发现患者对一同龄女子怀有恋爱的感情，经常发现两人在一起的身影。此后也经常看到他对人际交往的不安和不灵活，也有与其他患者发生冲突的时候，但是不再像过去那样内向了。在夜间医院（夜间住院，白天打工）又住了一个月后轻松愉快地出院了。住院时间共7个月。

6. 出院后的经过　出院后仍然继续打工，但是在工作单位感到"自己也不是大人，也不是小孩，两头都不像"，经常被一种劣等感所折磨。这种时候，能专心地投入工作中，紧张也自然缓和下来。并开始为将来的道路发愁，感到不安。这时，主治医生告诉他"即使比同龄人晚就业，这也不过是生活的一个方面。在此期间，你反省自己，阅读各种书籍，进行透彻的思考，不也只有你一人做到了吗？不管是好是坏，这就是自己的特色，重要的是接受自己的现实"，同时劝告他不要为能否正式就业而焦虑，可以试着干各种自己感兴趣的事。出院10个月后，患者决定一边继续打工，一边去读美术夜校。原本就喜欢绘画，有这方面才能的患者终于产生了满足感，一开始曾担心被孤立而紧张，不久就交了几个朋友，人际关系由此而打开局面。这时自己决定终止定期回院检查。后来又来医院，据他讲，出院一年半后，根据学校布置的课程画了一幅自画像。患者专心致志地画完了，朋友们看了他的作品都露出惊讶的表情，老师沉默片刻后评价道"完美无瑕"。从此之后，觉得似乎有什么不良感觉消除了，完全习惯了学校中的人际关系。出院三年后，患者这样对主治医生说道："现在虽不能说自己像自己年龄应有的那样成熟，也时常因反省自己而不快乐，但是已经与住院前完全不同，我想可以这样评价现在的自己吧！"

（刘兴来）

第七节　积极心理治疗

积极心理治疗（positive psychotherapy）是20世纪70年代诞生的一种心理治疗方法，该方法独具特色，大量地运用了寓言、传统、故事等经典的文学作品，作为启发和疏导人们心理困惑的手段，在实践应用中颇有成效。

一、概述

（一）积极心理治疗的产生
积极心理治疗的诞生要归功于诺斯拉特·佩塞施基安（图19-10/文末彩色插图19-10）

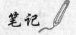

（Nossrat Peseschkian, 1933—2010）。他原是位神经科学医生，1933年出生于伊朗，1954年定居德国。这种经历让佩塞施基安对于跨文化的情境具有独特的敏感性。作为一个伊朗人，生活在欧洲，他注意到许多行为、习俗和态度在两种文化中受到不同的评价，导致一些矛盾冲突的产生。他对此做了深入的探讨，最后得出结论：人际冲突和内心冲突的产生与特定的社会文化因素密切相关。

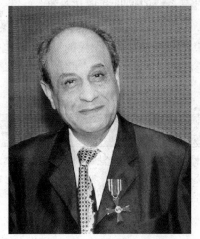

图 19-10　佩塞施基安（Nossrat
Peseschkian, 1933—2010）

佩塞施基安发现不管是东方的（主要指近东和中东，不包括远东）还是欧洲或其他国家的患者中间，通常在一些实际的症状后面隐藏着冲突，这些冲突可以追溯到一系列一再反复的行为规范。佩塞施基安试图将这些行为规范整合起来，概括为密切相关的概念，并列出清单，借以集中描述出冲突领域。佩塞施基安称这些行为规范为现实能力，这个概念涵盖了在我们日常人际关系中起作用的那些标准，因此具有现实意义。借由此概念，积极心理治疗所研究的就不再是某些神秘莫测的专业术语，而是每个人每天都必须面对的行为标准和行为方式。当人们生气，对一个人极为恼火，而又忍无可忍以及遇到诸如此类的事情时，会怎样处理呢？佩塞施基安探索了这个问题，力图在当事人的痛苦和冲突后面，把握住这些冲突产生的内在条件，并以此为出发点，发展出了积极心理治疗。

积极心理治疗是心理动力学和行为治疗的综合模式，着眼于冲突和苦恼的积极方面。治疗师使用谚语、神话和寓言等形式，提供跨文化的现象，使患者能从比喻的角度来认识自己，从而建立自我信任和安全的新形式。它激励人们依靠自己的能力去摆脱心理的困惑，并且教给人们如何自助。正如佩塞施基安所说："那些没有问题的人，不全是健康的，而健康的人却是那些有能力解决问题的人。"

需要注意的一点是，尽管积极心理治疗的主张与积极心理学有着相似性，但它并不是美国心理学家塞里格曼（Seligman）所倡导的积极心理学的临床实践。从已有的文献来看，积极心理学众多论述中几乎从没有提及佩塞施基安及其思想观点，从时间上来说，积极心理治疗的实践也要早于积极心理学的出现。从某种意义上来说，积极心理治疗还应算作积极心理学产生的思想来源之一。虽然塞里格曼也使用"积极心理治疗"这一术语，但这只是"积极心理学在心理治疗中的运用"，并不是某一种成熟的特定疗法，更不是佩塞施基安所创立的积极心理治疗。

（二）积极心理治疗的重要概念

1. "积极"的概念　佩塞施基安使用"积极"一词时，特别强调它源于拉丁语 positum，含有"实际的"和"潜在的"意思。这里边，不仅指实际的和潜在的冲突和疾病，也包含有每个人实际的和潜在的能力。这也就意味着：任何问题都有正反两个方面，只要人的视角足够全面，就能从冲突问题中看到潜能，从困顿中看出希望。

一种行为、一种疾病或一种症状，从不同文化视角或历史的观点来评估，会得出不同的含义。与以治疗症状作为目标的传统心理治疗相比较，积极心理治疗既看到了紊乱的一面，也考虑到人们所具有的能力。

个人看待事物的标准会带来偏见，并阻碍了与他人的交往。积极心理治疗不去关注并解释那些奇怪的行为，而是寻找什么使这些行为看起来那么令人感到奇怪。当这样做的时候，就有可能把其他文化的观点、标准和规律运用到我们的家庭和治疗系统之中，借此打破

笔记

435

已有系统的偏见和僵化标准。

在治疗实践中，积极心理治疗取向的治疗师也会关注某个人的症状，但实际上，他是希望从中得知症状"积极的"含义。比如"我从抑郁中能得到什么好处？""失眠和睡眠障碍起什么作用？""我的焦虑意味着什么？"等。表19-2列举了佩塞施基安曾提到的一些有趣的例子。

表 19-2　积极的概念

	传统的解释	积极的解释
性欲缺乏	无法达到性快感	能不以身委人
抑郁	被动的情绪低落	能对冲突做出深刻的情绪反应
懒惰	没志气、不勤奋、性格软弱	能避免争强好胜
怕独处	跟自己都处不来	说明要求与他人相处
神经性畏食	食欲丧失、青春期过分地追求苗条	能约束自己；能用饥饿摆脱女性角色；能分担世界饥荒

2. **现实能力**　佩塞施基安试图寻找人们症状背后的冲突，并找出冲突的原因。他发现，这些冲突背后往往有特定社会规范在起作用，而每一种社会规范都是人们适应环境、更好地发展自己的一种能力。因此，他提出了现实能力的概念，认为它是一些社会规范，人们在自己的生活历程中学习并且发展这些规范。

现实能力是积极心理治疗的核心部分。它是个体经验和人际关系中具有影响力的因素，人们能在自己身上感受到它们的作用。

3. **基本能力**　积极心理治疗认为，每个人与生俱来都有两种基本能力，即认识的能力（知觉）和爱的能力（情绪）。由于对现实的认识而派生出守时、有序、整洁、礼貌、诚实、节俭等。由于爱而派生出耐心、时间、交往、信心、信任、希望、怀疑、确定和团结等。

二、基本理论

（一）人性观

积极心理治疗受到心理动力学、行为疗法、人本主义疗法的影响，它成功地整合了多种心理治疗方法，并形成了自己独特的人性观。积极心理治疗赋予人以积极形象，认为人的本性是好的。它从文化和历史的观点来评估人的心理问题，强调每个人实际的和潜在的能力以及心理社会因素的重要性。认为心理治疗的目标是帮助患者发展其与生俱来的能力，从而保持其日常生活的平衡。"治疗者只是把患者带到水边，至于喝不喝水，则在于患者自己。"

（二）对于现实能力与基本能力的理解

1. **现实能力**　佩塞施基安认为，能力是人成长的基础，需要逐渐成熟，还需要环境的帮助。跟本能相比，能力更加灵活，更强烈地与环境相呼应。从这个意义上讲，各种形式的社会秩序反映了人们以这样或那样的方法创造秩序的能力。比如没有条理这一现实能力，秩序是不可想象的。

现实能力是一些社会规范或者社会标准，人们在自己成长的过程中学习并且发展这些规范。同时，这些规范也在这个过程中获得其个人意义。此外，现实能力在心理层面的意义由于一个人的生活史而发生变化，同时获得自己特定的意义。对一个关系人（一个人若因亲密的个人关系而在思想和行为方面均以某人为参照，后者便是前者的关系人。自童年

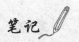
笔记

早期开始，个体的发展主要受关系人的影响）来说，勤奋／成绩具有特殊意义；而对另一个关系人来说，条理、准时、礼貌、诚实、节俭、公正等却特别重要。不过，现实能力并不是一些仅仅局限于个人的心理因素，它们还延伸到心身和社会领域。从社会心理学的角度看，它们既是整个社会的行为规则，又是人际间的行为规则。

可以列举出来的社会规范（现实能力）有：准时、清洁、整齐、服从、礼貌、诚实／公开、忠诚、公正、勤奋／成就、节俭、信赖、仔细、认真以及爱／情感、榜样、忍耐、时间、交往、性、可靠、信任、希望、信仰、怀疑、确信和统一。

这些社会规范在内容上又可以分为两个基本范畴，即继发能力和原发能力。

继发能力表现为知识传授和认知能力。在继发能力中反映出社会群体的个人准则：准时、清洁、整齐、服从、礼貌、诚实／公开、忠诚、公正、勤奋／成就、节俭、信赖、仔细、认真等。

在日常的叙谈和评价中以及伙伴双方的判断中，继发能力起着决定性的作用。谁认为一个人讨人喜欢和令人同情，那他就会这样来表述他的看法：他端庄，可以相信他。反过来若要贬低一个人，就会说：我觉得他不值得同情，因为他懒散、不准时、不公正、不礼貌和吝啬，并且太不勤奋了。

继发能力发生障碍时产生的强烈情绪波动，只有从情感关系的基础才能理解，原发能力就是这种关系的表现。原发能力涉及爱的能力，即同关系人建立起联系的能力。属于原发能力的有：爱／情感、榜样、忍耐、时间、交往、性、可靠、信任、希望、信仰、怀疑、确信和统一。

把这些能力称为原发能力并不是因为它们比继发能力更重要。"原发"这个词是指这些能力涉及自我的情感领域，而情感贴近自我。原发能力是构筑继发能力的基础。在内容上，原发能力针对人们在继发能力上获得的经验。

佩塞施基安试图将那些主要的和几乎在任何地方都能发挥作用的行为规范总结出来，以便勾画出这些社会规范，并可以批判地考察人们的立场。他认为，绝大多数冲突都是在这些行为规范的基础上发展起来的，他称为继发能力与原发能力（表19-3）。他同时开发了被称为鉴别分析调查表（DAI）（表19-4）的工具，帮助人们了解自己和他人的冲突以及潜能。

表 19-3　继发能力和原发能力

继发能力	原发能力	继发能力	原发能力
准时	爱／情感	公正	信任
清洁	榜样	勤奋／成就	希望
整齐	忍耐	节俭	信仰
服从	时间	信赖	怀疑
礼貌	性	仔细	确信
诚实／公开	交往	认真	统一
忠诚	可靠		

现实能力的列表还可以继续列举下去，然而13种继发能力和13种原发能力已经可以解释人际关系中最经常反复出现的行为。此外其他的行为可以理解为上述能力的某个阶段和组合。

2. 基本能力　一粒种子具有许多潜能，这些功能会通过土壤、雨水、园丁等环境条件而

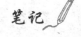

笔记

437

得到发展；同样，一个人也在他与周围环境的密切关系中发展自己的能力。积极心理治疗基于这样的观点，就是每个人都毫无例外地具备两种基本能力，即认知能力和爱的能力（易感动性），它们需要得到实现和分化。其他所有能力都可以从这两种基本能力中派生出来，或者被理解为基本能力的各种结合，并且在多种生活场合得到运用。这两种基本能力处在功能关联之中，一种能力的恰当发展支持并且有助于另一种能力的发展。

（1）认识能力：每一个人都努力去认识现实中的联系。他可能会好奇：为什么苹果掉到地上？为什么树木会生长？为什么太阳会发光？为什么汽车会跑？为什么会有疾病和痛苦？等。提出这样的问题并且寻求答案是人的特性，这种特性就是认识能力的表现。从教育上来说，认识能力依赖于知识的传播。认识能力可以区分为学习能力和教导能力，也就是有获得经验和传播经验的能力，这两种细分的能力相辅相成。从认识能力中发展出继发能力，像准时、清洁、礼貌、诚实、节俭。

（2）爱的能力：认识能力的发展是同人们经历的成功和失败、满足和拒绝密切相关的，如果一个孩子在学校里得了坏成绩，他在学校里很快就会遭到别人的耻笑。他将努力避开那些同失败联系在一起的所有作业。在学习方面的失败对父母来说也不能等闲视之。与此相反，好的学习成绩可以使整个气氛变得令人愉快起来。这里涉及的不仅仅是狭义上的成就，而且还涉及继发能力。对认识能力的各个方面的态度和反应属于人的情感关系，可以将人的感觉领域称作情感关系，也就是爱的能力的表现。这里有两个重要的方面：积极接纳情感关系的能力（爱）与承认和容忍情感的馈赠的能力（被爱）。爱的能力将进一步发展为原发能力，像爱、忍耐、时间、交往、信任、信赖、希望、信仰、怀疑、确定和统一。

认识能力和爱的能力属于每一个人的本质。这意味着：人按其本质是好的。如果我们对某个人无法忍受，并不是这个人真的存在什么问题，可能是这个人看起来与我们所期望的不一样，他有不同的肤色、不同的面部表情和某些躯体特征，而这些我们又不愿意承认。

（三）心理病理观

积极心理治疗理论认为，现实能力是产生心理冲突和人际冲突的一个根本因素。受到阻碍、忽视或过度发展的能力，都可能成为个体内心和人际关系领域中冲突和紊乱的根源，或者增加出现冲突的可能性。这些冲突和紊乱是在个体与环境的互动过程中产生的，可以表现为恐惧、好斗、行为异常、抑郁以及各种心身疾病。凡是人们感受到伤害、人际冲突、恼火、负罪、恐惧、激怒，都是通过一系列人们几乎毫无觉察的小冲突累积形成的。个体经历过的创伤体验，日常生活中困扰的累积，两者共同致病，这就是冲突和失调的病理。因此，疾病是心理冲突的体现，是处理自身潜在冲突的积累。

与传统心理治疗方法不同的是，积极心理治疗并不把关注的焦点集中于症状、问题上，而是关注它们背后积极的一面，用扩大积极面的方式来降低直至消除消极症状的影响。积极心理治疗认为，消极心理本质上可以视为一种保护模式，个体借这种保护模式来降低自己受到各种伤害的可能性。这样，积极心理治疗就把人的消极心理理解为保护性心理。在此基础上，积极心理治疗力图使患者建立一种对疾病和问题的积极认识，并使患者在日常生活中坚定地保持这种积极的解释。在临床实际操作中，积极心理治疗常常用积极情感来消解人的消极情感，或者在求助者的消极情感中寻找积极的成分。"我们每个人都有50%的能力没有发挥出来，患者也是如此，如果医生能让患者和他们的家人积极地理解疾病，能使患者寻找到摆脱疾病困扰的精神力量。"因此，积极心理治疗总是以激发求助者的积极情感为工作重心之一，并通过这些积极情感所形成的个人长久资源来使其得到自我实现。

（四）关于冲突的论述

佩塞施基安很关注冲突，包括人际之间的冲突和个体内在的心灵冲突，他研究了18种不同文化背景对冲突的处理方式，认为可以将冲突归纳为4种领域，其中任意一个领域的

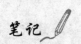

片面发展或者不健全都可能产生冲突。当人们面临难题、感到忧虑不安、生活在持续的紧张之中，或者感到生活没有意义，都可以通过4种方式表达出来，即：躯体/健康、成就/职业、联系/人际关系、未来/直觉（图19-11）。这4种方式能帮助我们理解，人是如何觉察其自身及其环境，又是如何检验现实的。

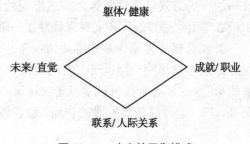

图 19-11 冲突的平衡模式

躯体/健康：以心身疾病的方式或以觉察自己躯体的方式来反映冲突。

成就/职业：与个体的自我概念相结合，可以采取逃匿到工作中去的方式，也可以采取逃匿到成就中去的方式。

联系/人际关系：与家庭、伴侣及社会群体的关系，由传统的方式以及个人的学习经验所决定。

未来/直觉：直觉和幻想可以超越现实，能够包罗万象生活中的一切事物，乃至对遥远的将来想入非非。人们可以从幻想中谋求冲突之解决，从想象中达到愿望的现实。

当个体面对压力和烦恼时，可能会在这4种反应方式中寻找自己偏好的一种，以此去化解和处理生活中的冲突与矛盾。比如，可以借疾病来逃避，在碰到难以承受的矛盾时，出现严重的身体症状，比如心脏或者消化系统出问题；可以借工作来逃避，以为只要工作努力、收入增加就能解决很多问题，成为"工作狂"；有的人可能会借人际关系来逃避，或者不敢与人交往，出现社交恐惧症，或者将过多的精力和时间用于社交活动。还有一些人会逃避到对未来的幻想中，不去面对现实，结果出现焦虑症或者妄想症的症状。

这个平衡模式提示人们，如果过多或过少地选取这4种方式中的一个，都有可能带来消极后果，逃避矛盾的方式反而带来更大的矛盾和压力。因而，在4种反应方式中寻求一个平衡点，将精力尽量合理分配到4个领域中，有助于个体保持积极的心理状态，有效应对现实生活中的矛盾和冲突。

三、基本过程与方法

（一）主导疗法：五阶段疗法

积极心理治疗在教育和自助的框架内，发展出一套系统的五阶段疗法，这个方法涉及前面所述的现实能力，这些现实能力的过度发展或者缺失，导致人际关系的冲突和心灵上的障碍。

1. 第一阶段：观察和拉开距离 如果一个人认为自己对另一个人负有责任，那么他看待对方的方式自然跟其他人不同。这个人会将自己的希望转移到对方身上，并且希望对方按照自己的期待行事。这一转移过程是在无意识的情况下发生的。这种情绪上的参与导致个人将他人的忧患当成自己的忧患，并且横加干涉。

在这种情形下，对方会觉得自己所受到的不是客观而平等的看待，而是主观的、带有情绪参与的看待。对方离我们越近，这种参与就越强。对方跟我们的接近使我们获得了关于这个人的大量信息，然而这些信息并不能够导致对对方的客观认识。相反，个体人格特征强行成为注意的中心。这个过程形成了片面的人格影像，它是几乎所有心理社会冲突以及心理和心身障碍的先决条件。为了客观地认识他人，并消除导致冲突的行为，需要进行三个步骤的工作：观察和书写、克制批评、排斥无关的第三方参与。

（1）观察和书写：当患者描述他人哪方面令他恼火的时候，通常只能说出一些宽泛的内容，比如："他就是令我不安。我们就是合不来……反正我们就是合不来。"这些泛泛之谈跟

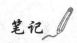

具体的行为方式以及这些行为方式出现的情境没有连接，它们只是充满了负面情绪色彩。积极心理治疗通过远距离观察来处理这一现象。

患者观察冲突和争吵在哪些情况下出现，它们造成什么后果，并将这些观察写下来。这些记录可以作为一面镜子。在这一过程中，那种含糊的病态状态开始获得看得见、摸得着的形状，这样患者就可以学习新的认识，并且开始清除人际关系中原有的不可取的因素。另外，书写也可以起到发泄的作用：患者可以沉浸在他的冲突中，但并不强化外界的冲突情境。

（2）减少批评：批评可以按不同的方式进行，建设性的批评有助于改善对自身和他人的评价，并且可以扩展和完善鉴别能力。与此相反，片面的、经常性的数落和找茬儿带来的后果是，一个人的自我形象和自我价值感就会出问题。找茬儿会在人们之间设置障碍。人们不仅愿意和能够听别人数落他们有多么坏，更需要的是得到他人对自己的肯定。

（3）限制冲突：冲突首先是个人的事情。很多事情本不会闹大，可惜当事人之间不直接沟通而是与别人讨论。别人会支持某一方，给出建议（这些建议有时候是相互矛盾的），或者在当事人中间制造出了矛盾。这样，冲突经常无法解决，不是因为参与冲突的人不能克服它，而是其他人不能忘记它。

（4）观察阶段的自助式问题

请您观察您的伙伴。

请将您为什么生气记录下来。

请将您生气的场合准确地记录下来。

在您观察您的伙伴时，您不要批评他。

在这段时间您不要提出任何善意的建议。

您不要将这些事告诉没有参与这些事的人。

2. 第二阶段：调查　治疗师请患者完成鉴别分析调查表，并以此为依据，从现实能力的角度鉴别患者对冲突伙伴或冲突场合的态度，向患者说明其在体验和行为方面产生紊乱的主要原因是片面地重视个别的现实能力，而忽视了其他的现实能力。对患者来说，往往认为自己的态度是由个性决定的，无法改变的。治疗师要帮助患者澄清这些态度的生活史基础，了解产生这些观念和误解的背景，患者就可以认识到自己的态度和行为方式是可以控制和改变的。

表 19-4　鉴别分析调查表（简版）

现实能力	我	冲突伙伴	患者自发陈述谁、何时、何地、经常性
准时			
清洁			
条理			
服从			
礼貌			
诚实 / 坦率			
忠诚			
公平			
勤奋 / 成就			
节俭			

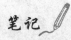

续表

现实能力	我	冲突伙伴	患者自发陈述谁、何时、何地、经常性
可靠			
爱			
耐心			
时间			
交往			
性			
信任/希望			
信心			
希望			
信仰/宗教			
怀疑			
确信			
统一			

"+"表示积极;"-"表示消极;积极或消极的程度,用多个"+"或"-"表示

调查阶段的自助:只有当患者对每一个个别的现实能力都做了简短的说明,说明行为是在什么地方、什么时候、多少次数和在谁那里发生的,调查表才是有价值的。请患者像给伙伴填写调查表那样给自己也填写一份调查表:请您评价一下自己的现实能力。请您一次为伙伴,另一次为自己,最后为了对两种特征鲜明的现实能力进行比较而找出具有冲突特征的现实能力。

3. **第三阶段:处境鼓励** 如果从患者的眼光来看,和自己发生冲突的另外一方有些事做得好和正确,那么现在就可以开始鼓励他(冲突的另一方),而不是批评他。一般性地肯定"你是一个可爱的人"或者"我爱你""你有眼光",那是不够的,因为这类确认多半没有具体的指明,显得较为宽泛。有效的鼓励应该直接涉及某个处境,应该在积极的行为之后,当场和立即予以鼓励。

在最初的一段时间,在选择出来的行为方式每发生一次就加强鼓励一次,以后只是在积极的行为方式发生1次、2次、3次、4次,最终没有规律地发生时才予以鼓励。作为"加强鼓励"而发挥作用的是:一个友好的目光、微笑、表扬、抚摸和偶尔的物质鼓励(喜欢吃的食品、钱等)。

"鼓励"的过程也有不少危险,如变得啰唆和不得要领,从而逐渐失去效果,制订一个鼓励计划有助于避免这种发展。利用鉴别分析调查表所做的观察,可以作为该计划的基础。

(1)极端判断的组成:患者为选择鼓励在每一栏里写下了3个被极端评价的能力,按它们的程度分类,挑选出来做对照比较。如:

积极的	——	消极的
准时	——	整洁
诚实	——	勤奋
花钱节俭	——	在家里节俭

(2)现实能力组合:在处境鼓励过程中应该从"鉴别分析调查表"的六个极端正面和负

笔记

面能力中选出一对目前在内容上最为重要的能力。如：一个 15 岁的女儿的母亲当时挑选出的组合是：准时（+++）（这具有引人注目的最积极的特征）和整洁（———）（她认为在这方面遇到的麻烦最多）。最负面的现实能力往往也暗示当事人自己可以发展的某些能力。

（3）处境鼓励的实践：在至少 3 天到最多 1 星期这段时间里，患者对自己的伙伴在上述现实能力组合方面表现出来的积极行为进行处境鼓励。至于他眼中伙伴的负面行为，在这一阶段不要批评，而是采取暂时忽视的方法。这一方法的目的不仅仅是有意识地强化新的行为，还包括改变患者及其伙伴的态度，这样伙伴会在一个从前一直司空见惯的领域忽然感到被欣赏。这种与习惯相反的新做法有助于建立新的伙伴关系，学习理解已经证明这种鼓励的方法是很有效的。

4. 第四阶段：言语表达　　言语表达阶段的特点就是试验在冲突伙伴之间进行语言交往的可能性。多数情况下，人际关系出现障碍是因为人际沟通出了问题，语言之所以会产生误解，主要因为语言经常存在形式上的歪曲和内容上的歪曲。人们往往局限于片面的说法和命令，而这些又经常一再重复。"你的功课做完了吗？""为什么你还没有做完？""你的不准时真让我头痛！"

对方很可能同样也是回答些很短的话，像"不""是的""也许""让我走"。这些回答根据它们的防御特征往往被认为是一种任性，甚至可能重新引发一场批评。这个恶性循环产生了。这里是说，关系伙伴中的一位喋喋不休地诉说，而另一位却没有机会做出真实的回答。如果要求伙伴讲话，则主要的问题在于什么时候、什么地方和怎样去讲话。例如，孩子在玩耍中就叫他回来，只是要与他谈论他的整洁问题，那意义不大。显然这里选择的时间是不妥当的。同样当着亲戚、熟人和朋友进行这类谈话也是不适宜的。伙伴会立即正确地认识到这样一种行为是中伤和挑战，他会进行反抗。

在言语表达阶段可以使用的技术主要有：

（1）以鼓励开始对话：在准备好（保持距离、调查和可选择的鼓励）之后，言语表达意义上的对话才能导致公开地交换看法（也就是没有遭到误解阻碍的交流）。只要在这个基础上建立或重新建立信任之后，就可以开始处理那些可能导致冲突的行为方式。在这一过程中，有些人习惯于开门见山。比较有利的是下述策略：对话应从鼓励开始，要提出一种积极的行为方式，还要说出伙伴的成就，然后才能转移到批评的话题上来。这样做有两方面的优点：一方面提醒患者注意到伙伴的积极能力；另一方面也为伙伴建立了信任基础。个体发现自己被接受了，他得到了承认因而能比较好地接受批评。比如，在实践中，可以这样做："你知道，你能帮我买东西我感到十分高兴。不过你也知道，我们俩在整洁问题上有一些麻烦。你看，我们应该怎样去做呢？"

（2）客观的批评：患者具体说出出现的麻烦。他要具体解释，他为什么生气，还要举例子。因此患者不要满足于一般性的确认："你对我当面说谎"，而是要举出具体的例子。为了使伙伴容易理解，可以多举出一些例子。

如果一个患者要进行客观的批评，除了批评伙伴外，也要承认伙伴积极的特点，此外，他也不能期待伙伴表现出同样的客观性和距离感。即使患者清楚伙伴关系中交换意见的动态过程，他有时也难以采取平静的和公正的态度，更不要期待伙伴突然有可能对其问题采取坦诚而直率的态度。

（3）不要提建议：患者在进行对话的第一阶段扮演着一个积极的角色。而现在需要简单地注意听。这意味着不要打断伙伴的谈话，不要做出评语，不要去提好心的建议，不要在伙伴面前为自己辩解。我们必须意识到，我们应该研究双方的分歧，而不要期待双方意见的统一。相反，不同意见的表述可能是对话的公开性和真诚的标志，也是信任的标志。

（4）对话的游戏规则：谈话双方都提出一些解决问题的办法，并且把它们记录下来。例

笔记

如，一位母亲批评自己的女儿不讲条理，并且要求她做完游戏之后把所有东西都放回原处。这时，这个女儿可以提出反建议，就是在确实结束了游戏以后再收拾东西：在下午或临睡觉前。只要女儿的建议符合外部情况（住宅的大小、兄弟姐妹的多少等），它就被母女双方所接受。否则，双方再继续寻求其他解决办法。在一定情况下，双方还可以商定改日再进行这样的谈话。不过双方的关系若是已经陷入严重困境，则应对伙伴可能作出的对抗反应有所准备。

5. **第五阶段：扩大目标**　伙伴关系中的沟通障碍通常伴随着相当程度的关系萎缩。一方受到惩罚，惩罚的形式可能是剥夺某种他想要的东西，或者是对方的退缩。这种惩罚本来是用来教育子女的一种手段，人们往往对这一方法习以为常，它已经成为伙伴关系中的固定成分了。"因为你缺乏条理而且撒谎，所以星期天的出游取消了。"

这种情况可能造成全面的关系萎缩，这种萎缩并不被认为是惩罚，而是被当作相互关系的冷却和排斥。我们称这一过程为目标萎缩。目标萎缩可以指向伴侣，也可以指向其他人。

扩大目标阶段遵循的基本原则是：伙伴关系不仅仅受眼前冲突的影响，眼前这个问题只是其他许多问题当中的一个问题；除了眼前的冲突关系之外，当事人和自己的伙伴还有其他许多关系。限制自己的目标是心理障碍患者的特征，因此，克服患者对自己目标的限制，就成了扩大目标阶段的具体治疗内容。

借助现实能力的概念，能够把握受到压抑的行为领域。因此可以把现实能力作为扩大目标的对象，让患者的各种行为领域、态度和思维形式进入他的视野。例如，治疗师要求患者不仅注意自己冲突伙伴的准时性，而且也要注意他的诚实、勤奋、条理和交往等现实能力。

简言之，扩大目标阶段的任务是消除患者视野的狭隘性，让患者学着不把冲突转移到其他行为领域，而是努力追求新的、过去从未体验过的目标。

积极心理治疗将5个操作阶段作为一个整体过程，是一种将心理治疗和心理自助结合起来、努力使之兼有最高效率和最佳疗效的治疗策略。上述5个阶段的治疗在操作程序上并非一成不变，而是因人而异，可以根据患者的不同情况进行调整。佩塞施基安教授认为，这5个阶段可以形成一种完整的治疗模式，合理运用这种模式，不同的心理治疗流派即使有巨大差异，也可以共同开展治疗工作。

（二）辅助疗法：故事和寓言的使用

积极心理治疗理论借鉴东方神话和寓言的教育形式，将讲故事作为治疗的辅助手段，将东方智慧和直观思维同西方最新的心理治疗理论相结合。许多神话和寓言能够激发患者的联想，揭示社会生活中人们态度和行为的问题，启发治疗师与患者就有关的冲突领域进行交谈。在治疗过程中，患者往往不愿意放弃自己的基本观念，因为这是长期以来形成的，能够帮助患者勉强应付现存冲突。讲故事的方式可以充当治疗师与患者之间的媒介，使患者能够脱下保护机制，缓解治疗中观念的对立。通过讲故事，治疗师向患者提供了处理冲突的补充观念或反观念，在轻松友好的气氛中获得患者的认同。另外，生动的故事便于理解和记忆，影响更持久。

有助于理解的神话故事以一定形式包容了心灵深处的、人际的和社会的冲突，并且给出了解决冲突的可能办法。神话故事可以帮助患者摆脱直接的经验世界，摆脱面对自身冲突和弱点时产生的矛盾心理。人们倾向于以直观的形象思维和富有感情的想象理解自身问题，这使得我们可以在心理治疗过程中吸收形象思维、神话故事和寓言来帮助患者理解。

治疗过程中运用直觉和想象，是积极心理治疗一个很有特色的做法，运用故事作为治疗师与患者之间的媒介，在不与患者已有观念直接发生冲突的情况下提出改变的建议。由

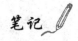

于观点的转变,患者能够放弃自己不完善的看法,对问题有了新的解释。

四、治疗的基本原则

"希望""平衡""磋商",这是佩塞施基安教授总结积极心理治疗理论体系时所提到的3个关键词,也是运用积极心理治疗技术应遵循的最基本的原则。

首先是希望原则。前面已经提到,积极心理治疗中对于"积极"一词的理解与日常语言有所差异,它强调的是激活患者身上的各种能力和自助潜力,而不是非常主动地聚焦于消除患者存在的种种症状。在这里,就要实现一个思维上的转换,当面对患者的时候,应全面审视其症状和问题的影响,既要看到负面的,也要看到它正面的可能,对它进行正面的诠释 --- 问题和冲突很有可能是新的机会和突破的预兆。积极心理治疗主张将症状和潜能分开,逐个解决问题,以便激发患者对于康复的信心和希望。

其次是平衡原则。通过跨文化的研究,佩塞施基安发现,冲突的平衡模式所强调的4个领域,涵盖了人们一生中所做、所想、所感(觉)的方方面面。任何一个领域被关注过多,或者被忽略,都会让个体丧失平衡,出现种种问题冲突;而当人们在现实生活中遇到压力和烦恼时,也很容易选择逃避到这4个领域中的一个,增强了心身疾病出现的可能。因而,积极心理治疗就是帮助患者积极自主地保持平衡、恢复平衡或者建立新的动态平衡。

再次是磋商原则。在某种程度上也可称为开放原则。积极心理治疗本身源于跨文化的一些思考,因而避免了对于特定文化传统的盲目遵从。在具体的治疗技术上,它同样注重兼容并蓄,吸收其他心理治疗方法和流派中有益的东西,补充到自己的治疗实践中,形成了极具特色的整合模式。比如精神分析、行为主义、人本主义等不同学派理论、技术和方法,都被灵活地运用在治疗当中,如学习理论在处境鼓励阶段的应用等。磋商的精神还体现在治疗师与患者的关系上,治疗师并不以权威的身份告诉患者如何做,双方保持在一个平等的位置上,相互讨论,从而达到最好的效果。

专栏 19-3

积极心理治疗视角下的某些常见疾病

1. 肥胖症 积极自我关系:强调感觉手段,尤其是食物的味道和美学;在饮食方面大方而不计较;恪守现有的饮食传统(胖即美)。

提示:加强同其他感官及理智的关系,加强对你和我们的关系,加强对诚实交往和性生活等现实能力的重视程序。

2. 害怕孤独 强烈地需要一种——对你和我们的——关系。

提示:加强对自我的关系;加强对各种现实能力(自己的兴趣和利益)的关系;诚实地对待自己的兴趣和利益。

3. 害怕集体 强调对自己或对现有伙伴的关系。

提示:加强同他人的交往,加强对我们的关系;加强礼貌和诚实这两种现实能力;通过语言向别人表达自己的问题,扩大自己的生活目标。

4. 支气管哮喘 强调对自己身体和对一个关系人的关系,具有通过症状(呼吸时的呼噜声、咳嗽、喘息和脸色发青)引起别人的注意的能力。

提示:通过语言向别人表达自己的冲突(加强理智手段);加强同他人建立联系以及脱离他人的能力;加强诚实、信任和希望这几种现实能力。

5. 尿床 经过一段清洁时期之后又重新出现,这是孩子需要和别人的联系的标志。

提示:加强孩子同感觉手段的关系;加强他的信任、清洁、时间和准时等现实的能力(孩

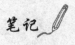
笔记

子可以学习在何时何地撒尿）。

6. 抑郁症　一种压抑感，主要是在人的消极态度中产生的，是一种以深沉的感情对外界做出反应的能力。

提示：加强对你、我们和原始我们的关系；加强时间、信任和希望这几种现实能力。

7. 学习困难　这是青少年对外界在感情或学习成绩方面对自己提出过高要求的反应。

提示：搞清学习困难涉及哪些具体内容，是涉及学生本人的智力、校方、学生的家庭问题还是涉及学生与同龄人的交往问题，考虑是否因此而换个老师、班级或学校。

8. 同性恋　这是一种积极的自我和对同性别的你的关系；患者强调感觉的功用。

提示：加强患者同异性的你的关系；加强诚实和交往这两种现实能力。

9. 高血压　患者强调勤奋、成就这种现实能力，而且随时准备对冲突做出反应。

提示：加强礼貌、诚实、耐心、时间、信任和联系等现实能力。

10. 手淫　性方面的自我满足。跟"我"、跟自己的身体的积极关系。个体具有跟自己的性器官建立关系的能力。

提示：跟"你"的关系，与伴侣的性行为、坦白和清洁。

……

五、治疗案例

一位28岁的女患者，已婚，育有一子，在接受心理治疗中被妇科医生诊断为性冷淡和忧郁症患者。在内科、妇科以及内分泌方面无法做出诊断。女患者在初次面谈时说：

"我上床睡觉时总是在想，但愿我的丈夫今天不要与我同房。可是当他表示了这个愿望时，我问心有愧并感到不安，我觉得性行为是我必须逆来顺受的事情。因此，从一开始我整个内心是抵触的。在他要发生性行为时，对我百般温存，但我严厉地拒绝，以便尽快地结束这个过程。过了一会儿，他企图进入我的身体，这总是很困难的，因为我的全身肌肉都痉挛了，也不让步……我感到一阵阵恶心朝我涌来。我要克服这种感觉，这就是说，我在反抗，这时情况变得更糟……"

大约在开始治疗的2年前，她的孩子出生，此后这种病痛就明显地加剧。在这个实际冲突的场合中，下列因素起了作用：

女患者曾当过秘书，工作出色。她能独立地管理几项任务，而且还有钱帮助家庭盖房。在孩子出生后她的丈夫反对她继续工作。她报告说，自那以后她感到不独立了，注定是一个家庭妇女。

丈夫获得了处理对外事务的新职位，这项工作使得他不能经常准时回家。女患者抱怨道："如果我的丈夫说，他晚上7点回家，只要他晚上9点能回家，我就会很高兴。他回家晚了总是有理由。我真不知道，对他回家太晚应该怎样看待。每当他不能准时回家时，我的信任开始动摇了。"

经常性的争吵要点就是与钱打交道。丈夫指责女患者，说她不够节俭："你不能再像过去那样花钱了。你很清楚，我是唯一挣钱的人。"为这种论调女患者哭得都痉挛了，她将她个人的储蓄都投入盖房了。

丈夫的整洁和清洁也显得特别重要。以前当女患者还在工作时，家务由分工就可以很好地解决，现在丈夫将家务完全放心地交给了妻子：你整天待在家，总得要做点什么。女患者说："他将他穿过的袜子、衬衣和他的其他东西不放在柜子里或洗衣袋里，而是扔在卧室的地板上。他认为洗衣服费不了多少时间，这与他的职业无关。当我很注意身体的保养时，而我的丈夫连身体的清洁都忽略了。当他不洗澡不刷牙就上床时，我最大的愿望就是跳下床。"

笔记

对患性障碍的 28 岁的女患者进行了积极心理治疗的鉴别分析。

按鉴别分析，实际冲突可表述如下：

冲突潜能存在于同丈夫的关系中，对家庭妇女角色的限制造成与丈夫不和谐。这涉及：准时、时间、节俭、整洁和清洁。虽然这些因素是巨大的阻碍，但对严重的症状还是没有解释清楚。这里除了实际的负担外，还应该问一问患者的承受能力和基本冲突。患者生长在一个极关注勤奋和成就的家庭里。此外，患者还必须胜过小她 2 岁的弟弟。这方面的标准反过来给她带来了成就。在孩提时，这一点主要涉及勤奋和整洁。

实际冲突适合基本冲突的下述领域：

1. 作为自我价值的勤奋和成就；

2. 作为信任标准的准时；

3. 整洁是得到关照和承认的标准；

4. 节俭是实现自立的标志；

5. 清洁是自重和完美无瑕的标准；

6. 礼貌是植根于家庭传统中的攻击障碍，礼貌的作用在于将问题藏于内心。

发生障碍的身体原因无法证实，冲突集中在上述的那些实际能力的领域。冲突的处置方法一部分可以作为基本冲突（过去），它将借助实际冲突的条件（现在）而得以实现。现存的冲突是人与人之间关系的本性，是建立在内心剧烈冲动的基础之上的。

对患者的心理治疗在 6 个月里进行了 12 次，这种治疗取得了很好的效果。1 年后的诊断如下：患者和丈夫一致报告，性障碍已消除。出现的波动他们自己也能驾驭和监控。夫妇俩培养了新的共同的兴趣，与外界的接触也改善了，就这个意义上说，他们的生活风格发生了变化。正如她丈夫描述的那样，性欲对他们来说"不再是唯一的生活目的"。

这里叙述的治疗方案不应该理解为一成不变的公式，应该根据病例的情况来考虑对个人治疗方案的修正。这取决于患者的年龄，特殊的冲突环境和内在的与外在的动机。根据个人的健康状态，治疗的重点应该放在分析、催眠疗法以及团体心理治疗。

六、对积极心理治疗的评价

（一）积极成果

1. 积极心理治疗是一种跨文化的、整合了多种心理治疗流派理论与方法的治疗模式，适应了心理咨询与治疗领域中整合的发展趋势。在具体的治疗步骤中，能看到多种心理治疗方法的影子，如行为强化、自我管理等。这种整合还表现在对于心理问题的理解层次上，积极心理治疗包括了认知、行为、情绪、想象、人际关系及生理等不同层面，避免了单一视角的局限。

2. 积极心理治疗注重社会因素对个体心理的影响，反映在治疗上，就是突破了传统上医生（治疗师）- 患者的关系模式，将治疗置于三项活动的密切关联之中，即以关系人为核心的教育，以患者为核心的自助，以及以治疗师为核心的心理治疗。这样便把心理治疗对个体的影响延伸并渗透到个体所处的人际环境之中，从而对环境产生积极的调适与改善。

3. 积极心理治疗具有很强的实践性。它着重从患者的主观和客观困扰方面去理解患者，注重患者的独特性，根据患者的具体情况选择相应的干预策略，这种技术上的弹性拓展了治疗的范围。

4. 积极心理治疗倡导"无病变原则"，即主张即使一种紊乱持久地影响患者的人格，这种紊乱也不代表患者人格的全部，只有具有神经症症状的人，没有神经症患者。这种疾病观代表心理治疗范式从医学模式向文化模式的转变，有可能在心理治疗的实践中带来重大突破。

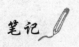

（二）主要局限

积极心理治疗提出了很好的理念，但是由于从事研究和应用的人员较少，因此这种方法还不是十分成熟，主要表现在：

1. 理论基础还欠扎实，核心概念的界定不够清晰。如把人的现实一切统称为现实能力，使现实能力与社会期望、社会规范、价值标准和目标等同，泛化了能力的概念。且积极心理治疗罗列了几十种现实能力，希望通过逐一分析来寻找冲突的潜在因素，这种方式把问题简单化、表现化，掩盖了某些整体性原因，具有明显的元素主义倾向。

2. 实践操作上还欠规范。从目前能够得知的操作手段上还不是十分清晰，其治疗方法表述烦琐，难以掌握。

积极心理治疗还处于发展阶段，试图对它作出全面的评价还为时过早，但它肯定是对传统心理治疗的一种有益补充与发展，为心理治疗开辟了新的方向和途径，丰富了心理治疗理论，是推动心理治疗进一步发展的不可忽视的动力。

（胡远超）

临床案例与思考

案例一

患者 C，男，19 岁，某高校大一学生。性格内向害羞，半年前在自习英语时候出现了强迫思维，不断重复想："我要是忘记了这个单词怎么办？""现在记住了，考试时忘记了怎么办？"虽然知道在自己反复背诵下已经记得了，但是仍然会不断担心、害怕。严重时候会用手不停地拔自己的头发。以前遇到事情就习惯往坏处去想，明知道这样不好但是仍然无法摆脱。这次的情况持续了近半年，连上课的时候都无法集中注意力，严重影响了正常的学习和生活。

思考题：

1. 对于该案例，可能的诊断是什么？

2. 如何在本案例中运用心理疏导疗法的相关疏导技巧？

案例二

林某，男，36 岁，某单位中层管理人员。上初二的时候，在一次课堂发言时出现脸红、紧张，心动过速，怕同学看出来后瞧不起自己，自己认为，一个优秀的人不应该表现出丝毫紧张，更不应该表现出脸红、脸部肌肉颤抖等没有出息的行为。从那以后就出现了在与人交往方面的问题：有陌生人的场合不敢说话，不敢交朋友，在公众场合讲话出现心悸，伴脸红、脸部肌肉抖动、手发抖等，如果是他认为重要的场合就更严重，后来发展到在事情发生很多天以前就开始紧张，参加工作后，工作的性质要求他经常与人接触，这更加使他难以适应，压力很大，在特定的场合来临之前很多天就开始焦虑，想控制自己的情绪。自己特别希望改变，并作了很多努力。自己也尝试了很多方法来努力地消除症状，如告诉自己要勇敢大胆，骂自己没用，告诉自己一定要克服羞怯，还参加过口才训练、成功训练班，但都坚持不久就败下阵来；还收集了很多医学、哲学、心理学的书籍和资料，企图找到对自己问题的正确理解和解决方案，后来学会在重要场合事先服用速效救心丸，认为可以减轻心悸、脸红、脸部肌肉抖动症状，但同时他又担心自己长期服药会上瘾，会有副作用。

思考题：

1. 根据以上陈述，请判断林某所患何病。

2. 请用森田疗法为该患者设计一套治疗方案。

笔记

案例三

小张,男,20岁,某重点大学社会科学类专业大三学生。

小张的父亲是公务员,母亲经商,家庭经济条件优越。身体健康状态良好,社会功能正常。他大一成绩尚可,但自大一下学期开始,用在学习上的时间减少,成绩下滑明显,有四门课不及格,如果再不做出调整,有退学的危险。其父母多次与其交谈或写信交流,小张每次均答应得非常好,但事后仍然我行我素,改变不大。家人因而要求其到学校的咨询中心进行咨询。该生比较配合,前来咨询室求助。

自述:自己也觉得现在这种状态不对,但是不知道为什么,就是看不进去书,总觉得还有很多事情可以做。同寝室同学也不喜欢学习,经常在一起玩,自己如果不和他们来往,会被孤立。工作的事,还要再过几年才考,因为还想上研究生,不用本科毕业就要找工作。

思考题:

1. 如果采用积极心理治疗,如何引导该患者做鉴定分析调查表?

2. 对其困扰可以从哪些方面做出积极的解释?

3. 当室友邀请患者不上自习,而是去打游戏,如果患者觉得自己不知道如何拒绝,可以使用什么样的寓言帮助他学会拒绝?

笔记

第二十章 心理治疗督导

学习目标：

1. 掌握 督导、个别督导、团体督导和现场督导的概念，以及督导的目标。
2. 熟悉 心理治疗师的成长，督导的原则。
3. 了解 督导的意义。

 心理治疗督导制度是培训合格心理治疗师的过程中必不可少的一部分，也是治疗师职业素质的保证。督导工作从治疗师的学习阶段就开始了，督导师的指导范围很广，从治疗师的人格、道德及知识背景到治疗的方法技巧、理论选择、个案咨询的方案等。同时督导师还可以帮助治疗师解决部分自身的心理困惑，预防和应对倦怠的发生。

第一节 督 导 概 述

一、督导的概念

 督导（supervision）是指心理治疗师在有经验的督导师的指导帮助下，实践咨询技巧、监控治疗服务质量、改进治疗工作、提高自身专业水平的过程。督导大约在 1925 年至 1930 年间开始发展起来，得到了心理学界的承认（Burns，1958）。在 1959 年，埃克斯坦（Eckstein）和沃勒斯坦（Wallerstein）用国际象棋（图 20-1）的开局、中局和残局来类比形容督导的三个步骤。

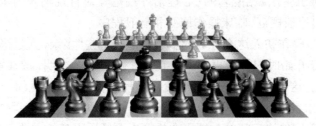

图 20-1 国际象棋的博弈

 在第一阶段，治疗师和督导师互相观察，判断对手的专业水准及技术弱点。相互得到的信息会影响到督导师的权威性和影响力的大小，为下一阶段的交流做准备。到了"中局"，冲突开始展现，进攻，防守，刺探以及闪躲。这个阶段正是督导起作用的时候，督导师扮演着顾问和老师的角色，主导着督导过程的深入，挖掘治疗师的弱点并指导其改进。等到了最后的"残局阶段"督导师发言减少，更多的时候是沉默，重心转为鼓励治疗师的独立性。尽管督导技术发展了很多，但这个比喻仍然有存在的价值。

笔记

二、督导的意义

心理治疗师在从业之初和从业期间，需要定期接受督导，这是衡量治疗师是否合格的标准之一，更是心理治疗的职业要求。资深有经验的督导师可以帮助初入心理治疗行业者尽快熟悉并进入工作状态，可以帮助已经工作过一段时间的心理治疗师进一步提高专业技能和自身心理健康素养。

从整体上看，健全的督导制度是心理治疗行业高质量的一种保证。国外的心理咨询、心理治疗开展的历史久，已经建立比较好的督导制度和体系。比如，美国心理学会（APA）规定取得心理学博士学位后，必须至少具有 2 年（3000 小时）的被督导的心理健康服务的经验，方可申请执业资格，即使在通过行业资格考试取得独立执照后，也必须接受终身的专业督导。而当前国内的心理治疗行业培训的程序不规范，心理治疗从业人员缺乏足够的临床实践经验，需要有经验的督导师的指导。随着国内心理治疗行业的发展以及心理治疗从业人员的增加，业内也已经认识到督导的重要性，并且开始尝试开展督导。

那么，为什么督导是如此的重要呢？多年的实践证明其原因有以下几点：

（一）心理治疗的特点

心理治疗相对于治疗躯体疾病的医学方法而言，具有其特殊性。治疗师所要面对的是世上最复杂、最难以把握的对象——人的心理，所以对要成为优秀治疗师的人要求很高，除了要掌握心理学相关的学科知识、治疗师专业的职业理论和技巧，还需要有很好的哲学、医学、教育学、社会学以及自然科学等学科的训练。目前我国的心理治疗行业起步不久，心理治疗师的培训体系也不完善，还无法完全满足实际工作的要求。当前心理治疗师认证的准入资格比较宽松，资格考试主要考察的是心理学的理论知识，缺少对心理治疗的实践和操作方面的培训和考察。因此，心理治疗师的实践技能需要学员在今后的工作中边学边用，靠自己提高。这种情况下，很多治疗师在没有足够的实践经验就匆匆上岗，心理治疗行业的整体质量很难得到有效的保证。一旦由于部分治疗服务的质量不高而导致整个行业信誉的受损，将会极大地影响这个新生行业的发展。此时督导制度显得尤其重要。

（二）规范和程序的重要性

规范的医疗技术服务以理论作为基础，遵循一定的原则，都有着成熟的操作程序。同样，遵守心理治疗的规范操作程序也是优质治疗的保证。2013 年，国家卫生与计划生育委员会出台了与《精神卫生法》相配套的《心理治疗规范》，对首批纳入的 13 种心理治疗方法进行了定义，并提出伦理规范、临床操作原则和一般程序。

有些程序操作步骤在初入这个行业的新手看起来有些"多余，太过形式化"，其实不然。例如，治疗师在治疗开始时的保密声明就很重要。同样一个声明，放在前面说和后面说对患者效果大不一样。这只是为了保证一个治疗过程的质量，程序化的一个技术处理，是单个治疗师的专业化水准问题。此外，治疗师培训程序的重要性，直接影响到大批治疗师整体的专业素质。如美国的治疗师的长期职业生涯中要经历很多的重要程序来保证执业水准的提高和稳定。和欧美发达国家相比，我国目前心理治疗师的培训和督导严重不足，上岗前普遍缺乏临床督导培训，进入临床岗位后也多数没有接受督导，督导服务质量难以保证，治疗师的个人成长也得不到保障。因此，必须建立严格的督导制度，以提高心理治疗行业的整体水平。

（三）心理治疗的实践性

好的外科医生在扎实的理论和充分的动物、软件模拟手术基础上，才能在上级医生的指导下为患者做手术。而治疗师面对的是复杂的人的心理，心理治疗没有好的模拟方法，

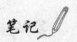

治疗师只能直接面对患者进行治疗实践。从这个角度看，有经验的治疗师成材甚至要比好的外科医生还要耗费时间，而有经验的督导师就更加需要时间来成长，实践性对心理治疗这个行业显然比其他一些行业更重要。

第二节　督导的作用与自我体验

一、督导的作用

心理治疗的短期目标是解决患者的心理问题，长远目标是塑造患者的健康人格。要完成这样的心理工程，对治疗师的要求是很高的。因此，要成为一名合格的心理治疗师，需要具备良好的个人素质和专业素质，督导主要可以从以下四个方面促进治疗师的成长。

（一）人格素质

众多学者都认为治疗师的人格素养是成为好的治疗师的最重要因素，也是治疗师应当具备的首要条件。治疗师的人格是心理治疗工作的支柱，是建立良好的治疗关系关键的影响因素。如果一个治疗师不具备助人的人格特点，他的知识和技能就不能有效地发挥作用，甚至可能起反作用。治疗师如果仅仅具有理论知识和治疗技巧，但缺乏共情、乐于助人的品格，就难以赢得患者的信任，也就不能成为一个合格的治疗师。

人格是一个人在思考、体验、行为以及与他人关系中所表现出的典型方式。具有良好人格的治疗师在患者看来，有时候像一面镜子，能帮助自己发现、解决心理问题，而如果治疗师的人格有大的缺陷，可能会起到反作用。人格一旦形成，有着很高的稳定性，要想成为好的治疗师，本身的良好人格其实是一个先决的必要而非充分条件。而这点在目前的治疗师的培训选拔上也已有所体现了。目前在人格理论研究领域的新范式是人格的五因素模型，或称大五人格，这五个维度分别是：外倾性（extraversion），表示一个人健谈、果断、有活力、热情、活跃等；宜人性（agreeableness），表示一个人友好、合作、真诚、愉快、利他、有感染力等；尽责性（conscientiousness），表示一个人有责任心、有条理、坚忍不拔、公正、拘谨、克制等；神经质或情绪稳定性（neuroticism），表示一个人情绪易于波动、对待批评的过分敏感等；开放性（openness to experience），表示一个人富有想象力、有洞察力、聪明、有修养、直率、有创造性、思路开阔等。

这里强调了一些人格的知识，对治疗师更好地认识自己的人格、认清患者的人格和其心理问题之间的相关性是有帮助的。一个好的治疗师大都有以下特点：

1. **心理健康**　治疗师的健康水平至少要高于他的患者。当然，治疗师也是凡人，也有许多欲望，同样希望得到爱，被接受、被肯定。但他必须有能力在治疗关系以外来求得这些欲望的满足，而不至于因为个人问题干扰治疗工作，从而保证有效地完成治疗师这一社会角色的任务，不致引起角色紧张。一个合格的治疗师应当是一个愉快的、热爱生活、有良好适应能力的人。那些情绪不稳定的人，经常处于心理冲突状态而不能自我平衡的人，是不能胜任心理治疗工作的。

2. **乐于助人**　乐于助人的人能在治疗关系中给患者以温暖，创造一个安全、自由的气氛，从而接受患者各种正性和负性的情绪，进入患者的内心世界。"乐于助人"这个条件说起来容易，但并非任何人都具有这种品质。弗洛伊德曾经承认自己并不热衷于帮助人，他宁愿将自己看成是一个研究者，与患者在一起的时候，他表现得很没有人情味，很冷淡。弗洛伊德曾对一个朋友坦言，自己缺乏帮助人的热情。而弗洛伊德的缺陷正好是罗杰斯的财富，助人的热情贯穿了他的一生。大多数后弗洛伊德流派的方法仍保留着弗洛伊德理论的核心内容，这些方法也在很大程度上采用了罗杰斯的态度，以改善治疗关系，并对患者实施

笔记

充满尊重的治疗。

以上这些人格条件是在先天素质基础上和后天环境的长期影响下形成的，是相对稳定的心理特点，不是仅靠学习理论知识可以得到或改变的。系统的督导可以帮助治疗师完善自己的人格，提高自己的心理健康水平，促进治疗师的个人成长。心理治疗界有个说法，你自己能走多远，你才能引领你的患者走多远。治疗师个人的心理健康水平直接影响着心理治疗的效果。

（二）伦理道德素质

治疗师的伦理道德素质，一是指普通人应该有的社会公德，二是指从事心理治疗这个特殊的行业所必须具备的职业道德。无须赘言，如同绝大多数行业一样，没有社会公德心必定被行业剔除，被社会抛弃，心理治疗更是要求拥有高尚的社会公德。不论是在训练中还是在平时的工作中，伦理道德应该是一种主动行为而不是反应性的被动行为。另外，很多伦理道德问题的出现并不是由于蓄意的犯罪，而是某些行为疏忽。如果治疗师没有对一个类似的情形作反复的详细的识别判断和体验，伦理道德问题发生的可能性就很大。而职业道德具体地来说，治疗师不能因为任何因素而歧视患者；建立治疗关系之前，让患者清楚地了解心理治疗工作的性质特点、优势和局限以及患者拥有的权利和义务；治疗时应与患者对治疗的重点进行讨论并达成一致；治疗师与患者不得建立治疗以外的任何关系；当治疗师认为自己不适合为某个患者进行治疗时，应明确表明并转介他人；严格遵守保密原则。

治疗师直接面对的是人的心灵，治疗师的伦理道德要体现社会的伦理道德观的判断取向，优良的道德和人格在治疗中的积极作用不可低估，特别是对人格未完全定型的少年患者具有感召的力量，部分地起到榜样的作用，从而帮助他们塑造良好的人格。

对于初入行的心理治疗师，也需要接受专业的伦理道德方面的督导，以避免在工作中犯错甚至是触犯法律。

（三）专业训练

治疗师的专业训练主要包括：理论知识和实践技能的训练。通过专业训练，从而能熟练运用心理学以及相关学科的专业知识，遵循心理学的原则，通过心理治疗的技术与方法，帮助患者解决心理问题。

心理学的学科领域非常广泛，心理治疗师需要掌握普通心理学、发展心理学、社会心理学、心理测验学、变态心理学、咨询心理学、临床心理学、精神病学等知识以及与心理治疗有关的法律与伦理知识。仅仅掌握这些仍然是不够的，好的治疗师会不断加强自身的文化修养，并根据工作中患者的需求补充各个领域的知识，以便更好地理解患者的处境，更好地理解心理问题可能的根源所在。更重要的是，对心理治疗师实践技能的培训，作为治疗师，应该有足够的临床实践经验，如通过与执业医师培训类似的临床见习和实习过程后，才能独立接诊个案。在美国，心理治疗相关的专业工作者必须具备理学博士或者教育学博士学位，它包括了对专业人员的专业水准的要求。而在欧洲，一名心理治疗工作者必须获得硕士学位，而要获得硕士学位的学习年限为至少 5 年，长的可达 7 年，学习的最后一年全部投入临床实习训练。毕业之后必须先去医院或者诊所做不拿工资的助理工作人员，1～2 年之后，才有可能受聘做正式的心理治疗或治疗专业工作人员。而我国大陆地区心理治疗师的培养要求和发达国家的要求还有不小的差距。

心理治疗非常需要实践经验的积累，很多治疗技巧是一种基于经验的艺术，很难从书本上得到，其中的奥妙很多都是在督导的互动中体现出来的。此外，治疗师在治疗过程中往往因为自身的经验等方面原因，有时会遇到困难，以致治疗难以继续进行下去。督导可以帮助经验不足的治疗师及时调整治疗策略，更好地帮助患者获得成长和改变。因此，督

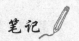
笔记

导可以帮助治疗师提高实践操作能力。

（四）倦怠应对

倦怠（burnout）是指在工作中，个体面对长期的情绪和人际关系紧张源而产生的一种反应。许多职业都可以出现倦怠现象，而心理治疗作为一种较为特殊的服务工作，治疗师是倦怠的高发人群之一。因为心理治疗需要真诚和耐心，在工作中治疗师要投入大量的情感，并承受多方面的压力，容易产生诸如精力不济、心理疲劳、情绪障碍、心身疾病、工作效率低下等倦怠现象。

对于从事心理治疗工作的人员而言，如何维护自身健康，预防倦怠的发生，是一个无法回避的问题。为了更好地采取措施预防和应对倦怠，真正做到有的放矢，治疗师首先需要了解导致倦怠发生的原因。造成治疗师倦怠的因素很多，大致可以归纳为三方面：与患者有关的因素，例如工作负荷过大、情感投入之类治疗技巧的频繁使用等；治疗师个人特征方面的因素，如社会支持缺乏、应对策略不充分等；与工作环境有关的因素，例如治疗师角色模糊、角色冲突、机构目标过高而使得压力过大等。具体而言，从性别上看，女性比男性更易发生倦怠。在对倦怠的体验上，男性和女性存在一定的差异，即女性更容易体验到强烈的情绪衰竭。为了与患者建立良好的治疗关系，治疗师使用共情、积极关注、尊重、温暖、鼓励、对质等需要情感投入的技能来帮助患者，这种对情感的经常性要求，以及设身处地地体验患者所经历的种种强烈的紧张情绪，是造成治疗师情感倦怠的一个重要原因。而患者负性情绪影响的日积月累也会在一定程度上损害他们的心身健康。心理治疗本身是个高技巧性的职业，为了有好的效果，治疗师必须要有足够的智力投入。即使这样也还是有着太多的困难、失败，因此治疗师常常会感受到来自自己本人、患者及家属、同事和咨询机构等多方面的强大压力。久而久之，会在一定程度上动摇治疗师的自信心，使治疗师对自己的能力和技术产生怀疑，个人成就动机受损。

由于造成倦怠有上述诸多因素，也就需要采取相应的应对措施。首先治疗师自己要有意识地调整自己的心身状态、平衡工作和生活，对可能来临的倦怠有所准备。其次，良好的人际关系对治疗师也很重要。此外，有专家提议，治疗师工作时要理智地选择心理治疗理论和方法；善于学会超然于事外；也要善于改变或调节环境中的压力因素而自我放松。对于过于困难的个案也许还没有充分的准备来解决，这时就应该放一下，这样也是对个案负责；经常进行自我测验，定期检查和澄清心理治疗的角色、预期和信念，检查自己从事心理治疗的动机；拥有一定的私人时间和自由，拥有自我生活目标。需要注意的是，系统的督导对预防治疗师的倦怠有无法替代的作用，不仅能有效帮助治疗师应对倦怠，还能帮助治疗师减轻心理压力，从而避免倦怠的发生。如前所述，治疗师的工作压力大，经常接触不良情绪，作为一个普通人，在工作外也会有这样那样的心理问题出现。那么在治疗师本人出现心理问题时，有人能及时发现并帮助其恢复心理健康对其能很好地工作是相当重要的。但是要注意督导师并不是治疗师的治疗师。督导师起的作用更多的是及时提醒，帮助治疗师释放心理压力，如果治疗师本人需要进一步的心理治疗就应该去找自己的治疗师。

二、自我体验

所谓"知人者智，自知者明"，治疗师在从事心理治疗工作时，很重要的一点是要对自己有清晰的认识。知道自己的优点和缺点，更要知道自己有哪些缺点和不足会影响对患者的治疗。如自我防御机制可以用来处理那些无法面对和接受的感觉、欲望或情感，对治疗师有一定的保护作用，但在有的情况下，也会破坏治疗师与患者的关系，甚至对患者产生不良影响。自我防御机制是无意识的，治疗师有时会把个人生活中的焦虑、愤怒等负性情绪带

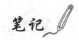
笔记

到治疗室里而不自知,无意中就会表露出来而对患者造成伤害。治疗师自己往往难以察觉,要靠自己的及时反思或他人的指导才能够注意到。一个治疗师要想了解自己的防御机制,需要在工作中不断反省自己的言行举止,才能够提高自己的专业水平。更重要的是,在心理治疗师的成长过程中需要找有经验的督导师进行自我体验,也就是治疗师自身作为求助者来寻求心理健康服务,克服现实的困难,以促进自己的成长和人格的完善,尤其是心理动力学取向的治疗师更强调需要进行系统的自我体验。

尽管接受督导对心理治疗师的成长非常重要,可是事实上往往难以随时获得有经验的督导师的督导。在我国,心理治疗行业的发展处于起步阶段,也更缺乏资深有经验的督导师。因此,治疗师的成长,还需要寻找各种途径去自我学习,提高自己心理治疗的专业水平。心理治疗师如同医生一样,都是需要终身学习的职业。

专栏 20-1

督导问卷调查 *

1. 你如何评定你接受的督导的质量?

很好(4)　　好(3)　　一般(2)　　差(1)

2. 你是否得到了你所期望的督导?

肯定没有(4)　没有(3)　基本上是的(2)　肯定是的(1)

3. 督导在多大程度上满足了你的需要?

几乎全部需要得到满足(4)　大部分需要得到满足(3)　仅一小部分需要得到满足(2)
需要丝毫没有得到满足(1)

4. 如果一个朋友需要督导,你会向他或她推荐这位督导师吗?

肯定不会(4)　不会(3)　会(2)　肯定会(1)

5. 你对你接受的督导的数量有多满意?

非常不满意(4)　无所谓或不太满意(3)　大部分满意(2)　非常满意(1)

6. 你接受的督导是否有助于你更有效地承担一名咨询师或治疗师的角色?

肯定是(4)　一般(3)　不是(2)　肯定不是(1)

7. 总体上讲,你对你接受的督导有多满意?

非常满意(4)　大部分满意(3)　无所谓或不太满意(2)　非常不满意(1)

8. 如果你将再次寻求督导,你会回来找这位督导师吗?

肯定不会(4)　不会(3)　会(2)　肯定会(1)

* 以各项数字总和计分。

第三节　督导的原则与实施

一、督导的原则

督导工作中需要注意以下四个基本原则。

(一)心理治疗中的知情同意

和其他医疗行为一样,心理治疗整个过程中患者也有知情权。而这个度的把握是有一定难度的,特别是对于新手。实际操作中治疗师既要让患者清楚地明白相关事宜,又不能过于加重患者对治疗操作带来负面作用的过分担忧。在对待知情同意方面,每个患者均有其独特之处,比如对特别敏感、过分忧虑的患者和对比较乐观、承受力强的患者表述就不能完全一样。在操作带来的风险、花费等细节的告知要考虑对象来分级处理。知情同意的处

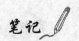

理也体现着一位治疗师的成熟和实力,不可轻视。

（二）治疗师对患者的理解

一方面治疗师要理解患者发病的背景、原因,患者各种可能的心理状态和可能的发展动向,这样才能很好地透过行为发掘出内在的心理结构及其潜在的问题,才能找到合适的处理方法。另一方面,治疗师也要能包容理解患者的文化、学识、工作、信仰等背景。

心理治疗能改变的仅仅是人的心理,而作为一个患者,对心理治疗往往会抱有不少过于理想化的高期望,对一些额外的要求,治疗师当然是无法满足的。督导师须把这些内容结合在督导过程中与治疗师交流并总结应对的方法。比如患者曾经深爱的人意外离世,由于长时间的痛苦,患者对治疗师有很高的期望,伴有感人肺腑的情感流露。这时候会导致治疗师产生强烈的同情,在治疗时段里下意识地去替代那个空缺造成的情感需要,这是作为普通社会人的第一援助反应,但作为一名治疗师用这种方法就显得不专业了,甚至会带来害处。因此治疗师有时候不仅仅是和患者的心理问题作战,同时也要和与普通人所共有的心理反应较量。对于那些因为失恋而长期痛苦的人,帮助他找到产生这种痛苦的原因,使得患者明白他的痛苦来源中所可能含有的不正确的认知,患者一旦醒悟到这些问题根源后,就有可能逐步校正这些错误的看法,痛苦自然也就慢慢地消退了。这里治疗师做的是改变患者的视角,从"我是被动的受害人"变成"我是这个问题的造成者",从而使得患者能够接受这些不可改变的事实,以良好的心态重新积极生活。

（三）治疗师与患者的关系

治疗师的职业化要求治疗师能将这种关系控制在正常的工作界限内。特别是对于有些患者更要注意保持合理的距离,这是职业化的体现。这一点对于没有足够经验的治疗师尤其要重视。由于工作中经常要使用共情这一类情感共鸣性思考方法,治疗师也是有感情的人,有些时候的确有自己失控的可能,这时就需要治疗师在督导过程中及时发现患者与治疗师的关系的发展,提醒治疗师注意。

刚入行的治疗师要特别注意,心理治疗是不同于与朋友间的倾谈,不要在治疗时与患者聊得热火朝天,却都是些题外话。这样等到结果治疗结束时,患者还是一头雾水,从而失去对治疗师的信任,甚至错误地理解心理治疗行业。另外也要明白,一个治疗师是不可能适合所有患者的。患者在选择治疗师,治疗师也在选择合适的患者,当然,一个治疗师的技术越成熟,经验越丰富,适合的范围会越大。

此外,治疗中还有一个要注意的问题,就是患者与治疗师的冲突。不少患者在治疗过程中对治疗师产生了意见,比如认为治疗师对他不够关心、对治疗师的某些言行及治疗感到不满,但却不敢表露出来,怕治疗师不高兴。这样一来,交流受到阻碍,治疗效果自然会受到影响。对这些矛盾,治疗师尤其要敏感,主动地去排除。明确地告诉患者这些感觉非常重要,更有利于治疗师对患者心理问题的理解和更好的沟通。

（四）治疗师与督导师的关系

良好的沟通是治疗师与督导师之间互相信任、坦诚相对的基础。相互尊重和理解能更好地保证督导的价值,提高治疗师的专业水平,也同时给督导以反馈,改进督导技术。某种程度上说,治疗师与督导师之间的关系可以形容为合作、互动、共同提高,而非单方面的"高高在上"的教授。

首先要声明的是督导制度中的保密问题。这点和治疗过程的保密原则类似。通常,督导师对治疗师所谈到的关于患者的任何信息要严格遵循治疗保密原则。如果在不经意间向其他治疗师泄露了本应保密的信息,那么不仅可能对治疗师和患者产生不利的后果,而且在听到这些信息的治疗师眼里,督导师也是不合格的。

笔记

对刚入行的治疗师来说，他会学着如何处理治疗过程中得到的信息资料，最大效度地理解背后的关联，利用好这些材料，并且在督导过程中与督导师分享、探讨遇到的困难、成功及技巧。而督导师的任务是使得这样的交流更加便利流畅。另外，适当的术语、专业概念的使用以及较易互相理解的思考方式可以使得这样的交流更高效。

在督导过程中，督导师应避免过多的纯理论探讨，相反，谈得更多的应该是和治疗师提出的特殊案例相关联的一些理论解释。如果督导没有涉及治疗师所关心的问题，或者对此仅仅是轻描淡写而并没有足够展开来探讨，那么治疗师会认为督导没有价值，甚至就此产生反感情绪。

一般来说，督导师对治疗师的评论主要包括以下四个方面的内容：

1. **治疗师对患者的理解程度**　这是督导评论的主要部分，这部分评论将会直接帮助治疗师更好地理解患者的行为、想法和感受。

2. **患者相对治疗师的关系**　最常见的关系评论，这个方面的评论会帮助治疗师理解患者看待心理治疗以及患者对治疗师的看法。

3. **治疗师相对患者的关系**　相对的，这方面内容出现机会少些。而治疗师却经常很看重这部分。这部分内容会加深治疗师对自己在心理治疗过程中的角色的理解。这方面的评论要抓住治疗师更深层次的弱点，促进治疗师明白自己的缺点，使其保持活力、积极性。

4. **治疗师相对督导的关系**　这部分评论较少出现，对它的评论有时候却有较大帮助。

二、督导的实施

（一）督导的分类

督导的形式，在目前情况下大致有以下几种分类。

根据督导师的情况可以分为两类：一类是对治疗师的职业化过程的督导（实习时），一类是对治疗师的心理治疗工作的长期专业督导（长期工作时）。

根据时间安排，又可分为两类：一类是全职督导，一类是临时性督导。前者是一种持续的、持久的、定期的系统督导；后者是短期的、有一定针对性的、间断的督导。通常督导师可以根据各自的不同需要进行选择。

根据督导师与治疗师的关系，可以分为两类：一类是上级督导，一类是同级督导（也称互导，intervision）。前者是水平高的治疗师与水平低的治疗师之间进行的不同级别治疗师间的督导，后者是同水平、同级别的治疗师之间的督导。

根据督导的情境不同，督导的实施可以分为三种形式：个别督导、团体督导和现场督导。个体督导是指督导师对被督导者进行的一对一的督导方式，被督导者通过自我报告、案例记录或者录音、录像的方式呈现自己的心理治疗过程，由督导师对其进行定期或者不定期的督导，以促进被督导者的职业发展。团体督导是指由一个或几个督导师同时对一个被督导者群体进行的定期或者不定期的督导方式。一般认为被督导者群体的人数为6~12人时相对较好。现场督导是指督导师对被督导者心理治疗过程进行直接观察，并在治疗现场通过耳机、打电话和咨询间断等方式进行的一种督导方式。目前在国内的实际督导工作中，个别督导和团体督导是比较常用的方式，现场督导应用相对较少。

（二）督导的目标

督导师所期望的目标是通过督导过程，能让治疗师对心理治疗有新的理解，并把这些传递给患者，与此同时，也伴随着交流互动模式的改进，提高心理治疗的质量。治疗师在专业理论认识、心理治疗实践操作、对人的心理敏感程度以及个人知识文化素养上也总是存在着一定程度的主观性和局限性。而如果存在心理盲点或误区，患者会心中疑惑"一位不清楚自己的创伤体验、不了解自己心理盲点的治疗师，会不会把自己的某方面需求放在患者身上以获得满足而不自知呢?",实践证明这会对心理治疗进程产生一定的消极影响。

为了顺利贯彻好督导制度、保证督导质量、实现督导的目标,下列事项要注意:一是治疗师有自由选择督导的权利,但不能长时间没有督导;二是督导是长期的,不能只靠突击行为。

(三)督导的实施

督导的实施过程中,督导师对督导方式和方法的选择往往受很多因素的影响。如博德斯和莱迪克(Borders & Leddick, 1987)提出影响选择具体督导方法的原因有如下6种:被督导者的学习目标;被督导者的经验水平和发展问题;被督导者的学习风格;督导师对被督导者的期望目标;督导师的理论取向;督导师自身的督导经验方面的学习目标。此外,督导实施过程中还需要注意治疗师选用的心理治疗方法对督导的影响。不同的治疗方法、不同的理论流派对督导的要求也有所不同,如心理动力学治疗、人本主义治疗、认知行为治疗、系统家庭治疗等。督导师可以针对特定的心理治疗理论对治疗师进行督导。

督导师除了以某种心理治疗理论为依据指导治疗师,还可以根据治疗师本人专业水平的不同阶段来给予督导,这样的督导具有纵向的发展性特点。斯托尔滕贝格(Stoltenberg)、霍根(Hogan)等人对治疗师掌握专业水平进行了分阶段评估和描述。他们将治疗师的专业水平分成四个层次,由低到高。第一层次:治疗师的专业水平,依赖、模仿,只关注技巧的获得,缺乏自我觉察,缺乏对他人的觉察。高自我关注,低他人关注。对理论与技术无法统合思考。第二层次:治疗师在独立与自主之间徘徊,对自我和对方观察增加,渴望独立,不再死守程序,模仿性减少,较多自信。第三层次:治疗师已经能深刻理解并运用各种心理治疗方法,有很好的专业信念和判断力。并对"自我"有很好的理解,但性质与第一层次的高自我关注有本质区别。第四层次:治疗师已经形成个人的治疗风格,治疗个性化,熟练的跨领域整合的能力,深知自己的优点与不足。督导师在首先判断出治疗师所处专业层次后,再根据这个专业层次的特点加以针对性指导,并促进治疗师向更高一个层次发展,以提高治疗师的专业水平。

三、督导师的培养

目前,国内督导师无论是在数量上还是质量上都存在严重不足,督导师的培养也是迫在眉睫。督导师的培养必须要有合理的培养制度和灵活的操作方案,完全照搬国外的模式有所困难。应当结合我国国情,一步一步地把各类型、各层次的督导师培养起来。督导师的成长也需要大量实践经验,在督导互动过程中和治疗师共同提高。

作为督导师,应当从其自身的视角出发来考虑哪些词语可以描绘出治疗师的担心、心理盲点、冲突、问题、难以解决的困境及僵局、话题、控制、文化、教育等。在督导过程中,这些问题都应该和实际的案例材料有机地结合起来。在专业人员看来,心理治疗具体工作包括运用相关专业知识进行初诊接待、初步诊断、确定诊断与鉴别诊断、病因诊断等心理诊断;进行治疗方案的制订、个体治疗工作的实施、团体心理治疗的实施等心理治疗;进行量表的分数与转换,测验的信度、效度与项目分析,测验结果的解释,群体心理测验的实施等心理测验。

可见,督导工作的内容一方面是具体指导治疗师在上述各项工作中的操作、技巧及方法,帮助治疗师总结成功或失败的原因,另外一方面则是帮助治疗师更好地把理论和实践结合起来,促进治疗师个人的成长,在提高治疗师专业能力的同时也要帮助其提高职业道德、助人的积极性,从而增进其自信心,更好地完成心理治疗工作。能达到这样效果的督导师才是一个合格的督导师。

笔记

四、督导评述

督导制度既是培训合格治疗师的过程中必不可少的一部分,也是心理治疗行业高质量的一种保证。治疗师在理论认识、实践操作以及个人修养上也总是存在着一定程度的主观性和局限性。而如果存在心理误区或盲点,往往会对心理治疗工作产生一定的消极影响。督导可以提高治疗师的心理素质以及专业水平,更好地为患者服务。当前,督导制度和体系还不健全,随着心理治疗行业的发展,督导体系会逐步建立,这也是行业良性发展的必要环节。

临床案例与思考

陈医师最近接诊了一个案例,李女士,65岁,某国企退休职工,丈夫在5年前已去世。前来咨询时感觉自己的女儿有严重的心理问题。其女35岁,本科学历,原在一家企业工作,2年前由于男朋友和她分手,和别人结了婚,而出现明显的焦虑、抑郁情绪,曾经服安眠药自杀过两次,均被家人及时发现抢救了过来。第二次抢救之后,没有再出现过自杀的行为,但是这两年一直呆在家里没有回单位工作,平时就是上网、看电视,拒绝和外人接触。情绪较差,经常和家人发脾气,饮食睡眠不规律,有时会失眠,有些消瘦。家人建议她找心理医生进行治疗,她又拒绝前来。李女士为此感到很焦虑,自己身体也不好,有高血压,因为女儿的问题导致自己经常失眠,血压也控制不好。此次咨询主要是想看看有没有什么办法帮自己的女儿恢复正常的工作和生活,再就是自己该如何面对和看待女儿的问题。陈医师针对李女士的问题进行了心理疏导。但是在如何处理李女士女儿的问题上有一些困惑,面对一个不愿前来治疗的有心理问题的人,该如何对她进行帮助,再就是如何帮助她的家人去面对和处理这样一个困难?

思考题:

1. 面对陈医师的困惑,督导师该做些什么?
2. 针对案例中的李女士,督导师有哪些建议?
3. 此案例督导的目标是什么?该如何实现?

（郝树伟　胡佩诚）

笔记

推荐阅读

[1] 胡佩诚.心理治疗.北京：中国医药科技出版社,2006.

[2] 车文博.心理治疗指南.长春：吉林人民出版社,1990.

[3] Freud S.精神分析引论.高觉敷,译.北京：商务印书馆,1984.

[4] Rogers CR.当事人中心治疗的实践、运用和理论.李孟潮,李迎潮,译.北京：中国人民大学出版社,2004.

[5] Corey G.心理咨询与治疗的理论与实践.石林等,译.北京：中国轻工业出版社,2004.

[6] Miltenberger RG.万千心理·行为矫正-原理与方法.石林,译.北京：中国轻工业出版社,2015.

[7] Beck JS.认知疗法：基础与应用.翟书涛,等译.北京：中国轻工业出版社,2006.

[8] Beck JS.认知疗法：进阶与挑战.陶璇,等译.北京：中国轻工业出版社,2014.

[9] Dobson KS.认知行为治疗手册.李占江,译.北京：人民卫生出版社,2015.

[10] 弗里茨·B·西蒙.循环提问-系统式家庭治疗案例教程.于雪梅,译.北京：商务印书馆,2013.

[11] 萨尔瓦多·米纽琴.大师的手艺与绝活：米纽琴家庭治疗精髓.曾林,译.上海：华东师范大学出版社,2014.

[12] 维吉尼亚·萨提亚和约翰·贝曼.萨提亚家庭治疗模式.易春丽,等译.北京：世界图书出版公司,2007.

[13] Yapko MD.临床催眠实用教程.4版.高隽,译.北京：中国轻工业出版社,2016.

[14] 许维素.焦点解决短期心理治疗的应用.北京：世界图书出版公司,2009.

[15] Joyce P,Sills C.格式塔咨询与治疗技术.叶红萍等,译.北京：中国轻工业出版社,2005.

[16] Payne M.叙事疗法.曾立芳,译.北京：中国轻工业出版社,2012.

[17] 欧文亚龙.团体心理治疗-理论与实践.5版.李敏,李鸣,译.北京：中国轻工业出版社,2010.

[18] 哈罗德·贝尔.心理动力学团体分析-心灵的相聚.武春艳,等译.北京：中国轻工业出版社,2017.

[19] Ammann R.沙盘游戏中的治愈与转化：创造过程的呈现.蔡宝鸿等,译.广州：广东高等教育出版社,2006.

[20] 燕铁斌.物理治疗学.北京：人民卫生出版社,2008.

[21] 郑延平.生物反馈的临床实践.北京：高等教育出版社,2003.

[22] Moschini LB.绘画心理治疗-对困难来访者的艺术治疗.陈侃,译.北京：中国轻工业出版社,2012.

[23] Payne H. Dance Movement Therapy: Theory and Practice. Routledge, 2003.

[24] Landreth GL.游戏治疗.4版.雷秀雅,葛高飞,译.重庆：重庆大学出版社,2013.

[25] Wilkins P.心理剧疗法.余渭深,译.重庆：重庆大学出版社,2016.

[26] 钟友彬,张坚学,康成俊,等.认识领悟疗法.北京：人民卫生出版社,2012.

[27] 高良武久.顺应自然的人生学-森田心理疗法实践.康成俊,商斌,译.北京：人民卫生出版社,2004.

[28] 诺斯拉特·佩塞施基安.积极心理治疗-正向的理论与实践.李培忠,译.北京：知识产权出版社,2013.

[29] Walker M, Jacobs M.督导.胡连,译.北京：人民卫生出版社,2009.

中英文名词对照索引

G

K

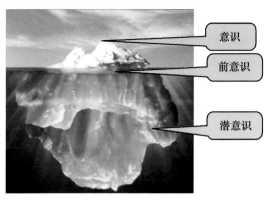

图 2-2　冰山理论

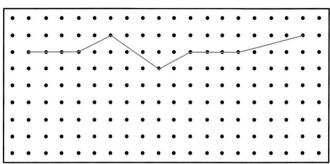

图 12-1　主线故事图示

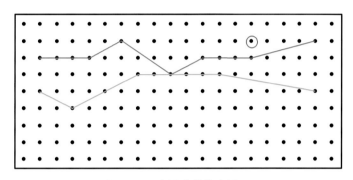

图 12-2　发展支线故事图示

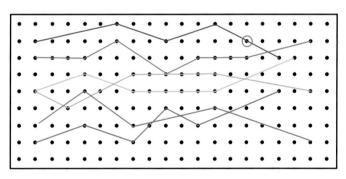

图 12-3　多元故事线

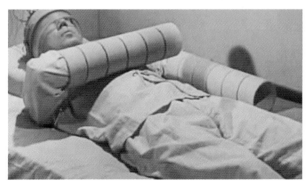

图 15-1　感官剥夺实验

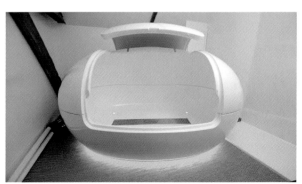

图 15-2　常见的蛋形漂浮仪

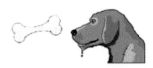

条件反射形成前

食物　　　　　分泌唾液

铃声　　　　　无反应

条件反射形成阶段

铃声+食物　　分泌唾液

条件反射形成后

铃声　　　　　分泌唾液

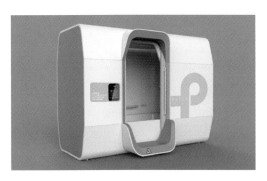

图 15-3　常见的屋形漂浮仪

图 17-2　条件反射

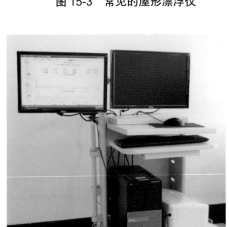

图 17-5　生物反馈仪举例

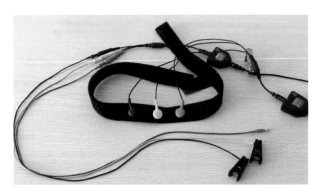

图 17-6　电极举例

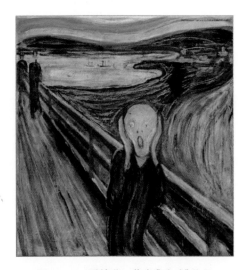

图 18-2　爱德华·蒙克《呐喊》作品

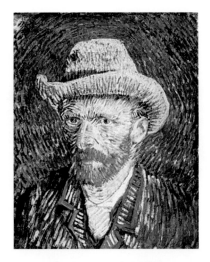

图 18-3　梵高自画像

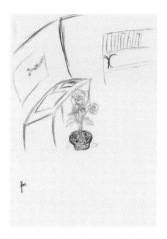

图 18-5 "我长在舒适的家里"

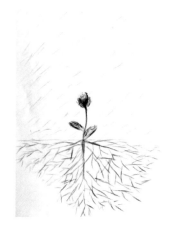

图 18-6 "我深深地扎根在土地上"

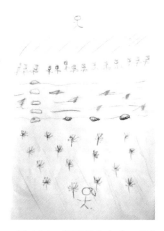

图 18-7 "我跟大家在一起"

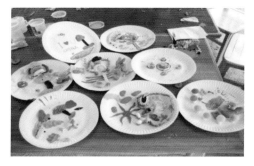

图 18-8 各小组分享的作品

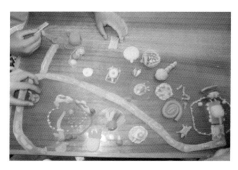

图 18-9 "我们的乐园"

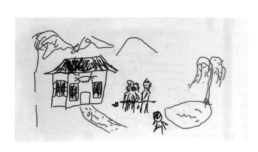

图 18-11 理想中的家

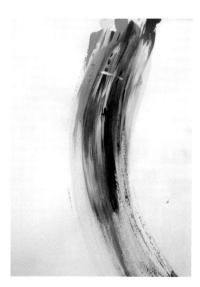

图 18-12 美丽人生线条之一

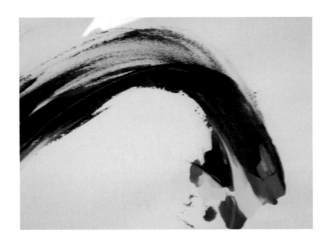

图 18-13　美丽人生线条之二

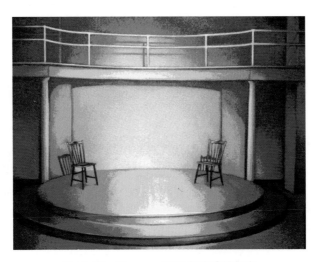

图 18-18　Moreno 1936 年建造的舞台

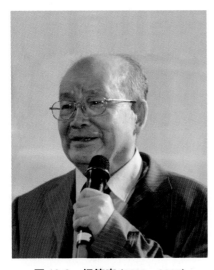

图 19-8　杨德森（1929—2017）

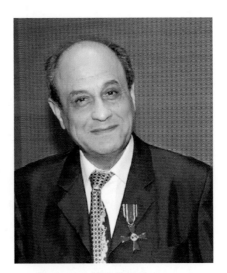

图 19-10　佩塞施基安（Nossrat Peseschkian，1933—2010）

08栓